UN LIVRE *branché*
SUR VOTRE RÉUSSITE !

Ce manuel est conçu dans le but de vous offrir une expérience d'apprentissage interactive et personnalisée. En profitant pleinement de ses possibilités pédagogiques, vous optimiserez votre temps d'étude et améliorerez vos résultats.

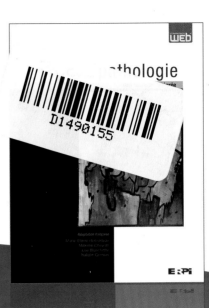

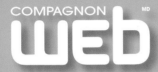

Votre Compagnon web vous permet d'obtenir une rétroaction immédiate aux tests formatifs en ligne. Ainsi, vous pourrez mieux cibler les notions à étudier.

INSCRIPTION / CONNEXION

❶ Rendez-vous à l'adresse de connexion du Compagnon web : **http://cw.erpi.com/nevid**

❷ Cliquez sur « S'inscrire » et suivez les instructions à l'écran.

❸ Vous pouvez retourner en tout temps à l'adresse de connexion pour consulter le Compagnon web.

Code d'accès
COMPAGNON WEB ►

IPSYST-SIRUP-TRAYS-DAHNA-LENTO-ROSES

AVERTISSEMENT : Ce livre NE PEUT ÊTRE RETOURNÉ
si la case ci-dessus est découverte.

Besoin d'aide ? : http://assistance.erpi.com

Les accès sont valides pendant 6 MOIS à compter de la date de votre inscription.

Note à l'enseignant :

Du matériel complémentaire à l'usage exclusif de l'enseignant est offert sur adoption de l'ouvrage. Certaines conditions s'appliquent. Demandez votre code d'accès à **information@erpi.com**

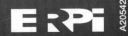

A20542

Psychopathologie

Une approche intégrée

Psychopathologie
Une approche intégrée

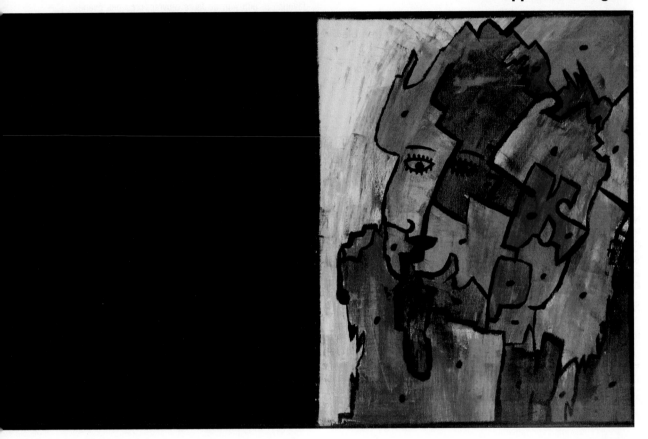

Jeffrey **Nevid**

Spencer **Rathus**

Beverley **Greene**

Adaptation française

Marie-Elaine Huberdeau
Maxime Chevrier
Luc Blanchette
Natalie Cormier

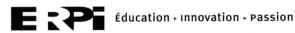

E RPi Éducation ▸ innovation ▸ passion

5757, rue Cypihot, Saint-Laurent (Québec) H4S 1R3 ▸ **erpi.com**
TÉLÉPHONE : 514 334-2690 TÉLÉCOPIEUR : 514 334-4720 ▸ erpidlm@erpi.com

Développement de produits: Pierre Desautels

Supervision éditoriale: Jacqueline Leroux

Révision linguistique: Catherine Ego

Correction d'épreuves: Odile Dallaserra

Recherche iconographique et demandes de droits: Marie-Claude Brien et Chantal Bordeleau

Direction artistique: Hélene Cousineau

Coordination de la production: Muriel Normand

Conception graphique de l'intérieur et de la couverture: Martin Tremblay

Photographie de la couverture:
Œuvre de Yan Mathieu, *Le Regard*, 2006 (collection *Vincent et moi*)

Sources des illustrations: voir page 431

Édition électronique: Interscript

Vincent et moi est un programme d'accompagnement en soutien aux artistes vivant avec une maladie mentale mis sur pied en mai 2001 à l'Institut universitaire en santé mentale de Québec. *Vincent et moi* innove en mettant au premier plan, la valeur artistique d'œuvres réalisées par des personnes qui, au-delà de la maladie, s'investissent dans un processus sérieux de création en arts visuels. La principale mission du programme étant de faire connaître et reconnaître leur contribution artistique et culturelle, on favorise la diffusion de leurs œuvres, crée des événements et expose leurs créations.

Galerie virtuelle: www.rgiffard.qc.ca
Courriel: vincentetmoi@ssss.gouv.qc.ca
Téléphone: (418) 663-5321, poste 6440

Dans cet ouvrage, le générique masculin est utilisé sans aucune discrimination et uniquement pour alléger le texte.

Authorized translation from the English language edition, entitled ABNORMAL PSYCHOLOGY IN A CHANGING WORLD, 7th Edition by JEFFREY NEVID; SPENCER RATHUS; BEVERLY GREENE, published by Pearson Education, Inc., publishing as Pearson, Copyright © 2008, by Pearson Education, Inc., Upper Saddle River, New Jersey, 07458.

All rights reserved. No part of this book may be reproduced or transmitted in any form or by any means, electronic or mechanical, including photocopying, recording or by any information storage retrieval system, without permission from Pearson Education, Inc.

FRENCH language edition published by ERPI, Copyright © 2011.

Cet ouvrage est une version française de la septième édition d'*Abnormal Psychology in a Changing World*, de Jeffrey Nevid, Spencer Rathus et Beverly Greene, publiée et vendue à travers le monde avec l'autorisation de Pearson Education, Inc., publiant sous le nom de Pearson.

© 2008 by Pearson Education, Inc., Upper Saddle River, New Jersey, 07458
Tous droits réservés

© 2011, Éditions du Renouveau Pédagogique Inc.

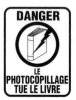

Tous droits réservés.
On ne peut reproduire aucun extrait de ce livre sous quelque forme ou par quelque procédé que ce soit — sur machine électronique, mécanique, à photocopier ou à enregistrer, ou autrement — sans avoir obtenu, au préalable, la permission écrite des ÉDITIONS DU RENOUVEAU PÉDAGOGIQUE INC.

Dépôt légal — Bibliothèque et Archives nationales du Québec, 2011
Dépôt légal — Bibliothèque et Archives Canada, 2011
Imprimé au Canada

1234567890   II   15 14 13 12 11
20542 ABCD   SM9

ISBN 978-2-7613-3069-5

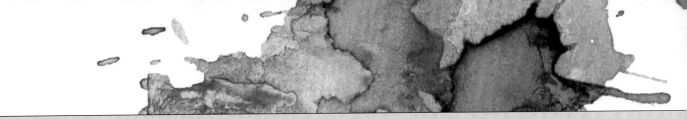

Chaque jour, les chercheurs affinent leur compréhension des anomalies comportementales. ***Psychopathologie – Une approche intégrée*** présente les fruits les plus récents de leurs travaux sous une forme stimulante et accessible.

La psychopathologie à visage humain

Les recherches et les interventions en psychopathologie ne doivent néanmoins jamais faire abstraction de la dimension humaine des troubles mentaux. Ainsi, dans cet ouvrage, nous invitons constamment les lecteurs à pénétrer l'univers des hommes et des femmes qui souffrent des troubles étudiés dans ces pages. C'est dans cette optique que nous citons de nombreuses **ÉTUDES DE CAS** tirées d'expériences professionnelles. Également, au fil du texte, les encadrés **MOI** permettent d'accéder directement au monde intérieur des personnes souffrant de troubles psychologiques. Ces récits autobiographiques amènent le lecteur à voir le monde à travers les yeux de patients aux prises avec un problème de santé mentale.

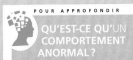

ÉTUDE DE CAS

VICTOR ET L'ÉJACULATION PRÉCOCE

Violoniste soliste âgé de 44 ans, Victor P. se délecte de montrer à son thérapeute les excellentes critiques de sa dernière tournée. Toute sa vie tourne autour de ses répétitions et de ses spectacles. Sa technique et ses prestations fougueuses éblouissent ses auditoires. En tant que musicien, Victor maîtrise parfaitement son corps et ses mains. Malheureusement, il ne contrôle pas ses réponses érectiles avec la même aisance. Depuis son divorce, il y a sept ans, Victor connaît régulièrement des difficultés dans ce domaine. Il s'est souvent engagé dans des relations nouvelles, mais s'est heurté chaque fois à la même incapacité de mener à terme ses rapports sexuels. Craignant la récidive, il a abandonné toutes ces relations une par une. Il a vécu ensuite quelques relations strictement platoniques, puis il a rencontré Michelle.

Divorcée, Michelle est une femme de 35 ans intéressante, chaleureuse, sensuelle et compréhensive. Écrivaine, elle adore la musique. Victor étant un musicien qui adore la littérature, leur union semble promise à un brillant avenir ! De fait, ils sont vite devenus inséparables. Contrairement aux autres femmes que Victor avait rencontrées jusque-là, Michelle savait converser avec ses amis et collègues musiciens. Chacun conservait son propre appartement, car le violoniste avait besoin de solitude pour répéter.

Avec ces points de vue concrets sur les nombreux défis que posent les troubles psychologiques, ce manuel abolit la frontière entre « eux » et « nous », et montre que les problèmes de santé mentale nous concernent tous, qu'ils nous touchent directement ou non.

moi

Des horreurs indicibles

Jamais je n'aurais cru devoir consulter un psychologue un jour... Je suis photographe dans la police. J'ai vu pas mal d'horreurs – des cadavres, par exemple. Les vraies scènes de crime, ce n'est pas du tout comme à la télé ! C'est bien pire... On finit par s'y habituer, je crois. Ce genre de scène ne m'a jamais perturbé, sauf peut-être au début de ma carrière. Avant, j'étais photographe dans un hélicoptère de nouvelles télévisées. On photographiait des incendies, des sauvetages. Maintenant, j'ai du mal à rester enfermé dans une voiture ou un ascenseur ! Dans toute la mesure du possible, je l'évite. Quant aux avions et aux hélicoptères, il n'en est même plus question !

Plus jeune, je n'avais peur de rien. Je me penchais hors de l'hélicoptère pour prendre des photos... Maintenant, j'ai le cœur qui bat la chamade rien qu'à l'idée de monter dans un avion. Je n'ai même pas peur que l'avion s'écrase, c'est ça qui est drôle ! Enfin, « drôle »... pas vraiment. Je veux dire : « bizarre ». Dès que j'imagine l'équipage qui claque la porte et nous enferme dans l'avion, je me mets à trembler. Je ne sais pas pourquoi.

Philippe, 42 ans, photographe des services policiers

Source : D'après les dossiers de l'auteur

Pour une réflexion critique

Le domaine de la psychopathologie est en constante évolution. Bien des gens croient, à tort, que les connaissances scientifiques permettent maintenant de comprendre les troubles mentaux avec exactitude et dans toutes leurs ramifications. Dans les encadrés **POUR APPROFONDIR**, le lecteur constatera que la recherche a effectivement fait progresser considérablement la science, mais qu'il reste encore beaucoup de chemin à parcourir. Il y découvrira, notamment, les nombreuses controverses qui agitent actuellement la psychopathologie. En établissant le bilan de ces débats, le présent ouvrage incite le lecteur à porter un regard critique sur ces questionnements d'importance et à les examiner sous différents angles.

POUR APPROFONDIR

QU'EST-CE QU'UN COMPORTEMENT ANORMAL ?

En santé mentale comme dans la vie sociale en général, la démarcation entre les comportements « normaux » et les comportements « anormaux » reste toujours sujette à débats. Contrairement à la maladie somatique, la maladie mentale (psychologique) ne peut pas être révélée par un scanner ou une auscultation. La qualification de ces troubles sollicite nécessairement un jugement clinique tributaire de l'époque et de la culture. Par exemple, les médecins estimaient autrefois que la masturbation était une maladie. Aujourd'hui, même si certaines personnes la condamnent encore en vertu de principes moraux, les professionnels ne la considèrent plus comme un trouble mental.

Aujourd'hui, d'autres comportements posent question. Le perçage corporel est-il anormal ou se résume-t-il à une mode comme une autre ? Les achats excessifs et l'usage intensif d'Internet constituent-ils des formes de maladies mentales ? L'intimidation représente-t-elle « simplement » un comportement inadéquat ou constitue-t-elle le symptôme d'un trouble sous-jacent ? Les professionnels de la santé mentale fondent leurs jugements sur des critères précis. Toutefois, la démarcation entre la normalité, d'une part, et le comportement anormal ou le trouble mental, d'autre part, n'est jamais figée dans le temps et continue d'alimenter les débats.

La diversité sociale, un paramètre incontournable

Cet ouvrage aborde les schèmes comportementaux anormaux à la lumière de la diversité : appartenance ethnique et culturelle ; genre ; orientation sexuelle ; catégorie socioéconomique. Le lecteur doit en effet comprendre que le contexte de l'émergence et du développement du comportement psychopathologique détermine en partie la conceptualisation, le diagnostic et le traitement de ce dernier. C'est pourquoi nous avons choisi ici d'analyser les incidences de la diversité, non pas dans des encadrés séparés, mais dans le corps même du texte.

Une approche intégrée

Nous considérons l'angle biopsychosocial comme le plus fructueux pour étudier les troubles psychologiques. Cette approche intégrée tient compte, d'une part, des facteurs biologiques, psychologiques et socioculturels et, d'autre part, de leurs interactions dans l'émergence et le développement des comportements psychopathologiques. Elle dessine le fil conducteur du manuel.

Les termes clés

Les termes les plus importants sont définis à mesure qu'ils se présentent dans les chapitres, ce qui évite d'avoir à se reporter en fin d'ouvrage pour en comprendre le sens. Ces termes clés sont indiqués **en ocre** dans le texte et définis en regard dans la marge, mais aussi dans le glossaire figurant à la toute fin du manuel.

trophe naturelle (comme le séisme qui a ébranlé Haïti en janvier 2010). Ainsi, dans une ville de 2 millions d'habitants, si l'on observe la survenue de 20 000 nouveaux diagnostics de trouble mental au cours de l'année qui suit la catastrophe, on obtient un taux d'incidence de 10 % (200 000 nouveaux cas / 2 000 000 d'habitants).

Tandis que le taux d'incidence s'attarde uniquement sur les nouveaux cas, le taux de prévalence mesure l'ensemble des cas, nouveaux et déjà observés, à un instant donné dans une population donnée ; il rend compte de l'état de santé de cette population à ce moment. Le taux de prévalence peut être *actuel* (proportion de personnes qui souffrent d'un problème à une date précise), mais il peut également se calculer sur un *temps déterminé*, comme une année (prévalence annuelle). Si l'on reprend l'exemple précédent, le taux de prévalence annuelle des troubles mentaux dans cette ville de 2 000 000 d'habitants tient compte à la fois des 20 000 nouveaux cas et des 10 000 cas qui avaient été diagnostiqués avant la catastrophe naturelle ; ce taux serait donc de 15 % (300 000 / 2 000 000). Ainsi, le taux de prévalence annuelle est généralement plus élevé que le taux d'incidence annuelle. La prévalence peut également être un calcul de taux *à vie* (pour l'existence entière). Le taux de *prévalence à vie* représente la proportion des membres de la population cible qui ont souffert du trouble à un moment ou à un autre de leur vie ou qui en souffrent encore. Ces calculs permettent d'estimer quelle proportion de la population risque d'être atteinte d'un problème précis au cours de son existence. Par exemple, dans les enquêtes de détermination de la prévalence à vie de la dépression majeure, on demande aux répondants si on leur a diagnostiqué une dépression majeure à un moment quelconque de leur existence. Les taux de prévalence à vie sont donc nécessairement plus élevés que les taux de prévalence actuelle ou pour un temps donné.

Étude épidémiologique Étude qui porte sur la fréquence des comportements pathologiques dans certains contextes ou dans certaines populations cibles.

Taux d'incidence Proportion de pathologies observées dans une population cible pour une période donnée.

Taux de prévalence Proportion de cas pathologiques observés dans une population cible à un moment donné.

Les rubriques d'amorce *VÉRITÉ OU FICTION*

Chacun des chapitres commence par une série de questions regroupées sous le titre VÉRITÉ **OU** FICTION et destinées à aiguiser la curiosité du lectorat. Certaines de ces questions visent plus particulièrement à déboulonner les idées reçues et à pulvériser quelques mythes profondément ancrés dans la croyance populaire ; d'autres renvoient aux constats les plus récents de la recherche scientifique.

Les réponses à ces questions sont indiquées dans le chapitre, aux sections correspondantes. Le lecteur peut ainsi mesurer l'exactitude ou la fausseté de ses points de vue antérieurs à l'étude du chapitre.

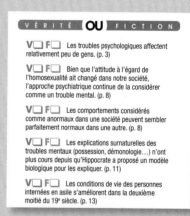

V☐ F☐ Les troubles psychologiques affectent relativement peu de gens. (p. 3)

V☐ F☐ Bien que l'attitude à l'égard de l'homosexualité ait changé dans notre société, l'approche psychiatrique continue de la considérer comme un trouble mental. (p. 8)

V☐ F☐ Les comportements considérés comme anormaux dans une société peuvent sembler parfaitement normaux dans une autre. (p. 8)

V☐ F☐ Les explications surnaturelles des troubles mentaux (possession, démonologie…) n'ont plus cours depuis qu'Hippocrate a proposé un modèle biologique pour les expliquer. (p. 11)

V☐ F☐ Les conditions de vie des personnes internées en asile s'améliorent dans la deuxième moitié du 19e siècle. (p. 13)

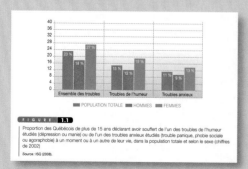

FIGURE 1.1

Proportion des Québécois de plus de 15 ans déclarant avoir souffert de l'un des troubles de l'humeur étudiés (dépression ou manie) ou de l'un des troubles anxieux étudiés (trouble panique, phobie sociale ou agoraphobie) à un moment ou à un autre de leur vie, dans la population totale et selon le sexe (chiffres de 2002)

Source : ISQ (2008).

L'édition québécoise

Quatre professeurs du réseau collégial ont adapté cet ouvrage à la réalité québécoise et canadienne. Ainsi, cette édition se distingue de la version américaine originale par l'apport de nombreuses **statistiques et recherches tant québécoises que canadiennes**. Autre innovation, l'*approche intégrée* (biopsychosociale) – déjà présente dans l'ouvrage de départ – a été renforcée par la réorganisation du contenu ainsi que par l'ajout de **schémas intégrateurs** lorsque le découpage de la matière s'y prêtait. Ces schémas intégrateurs permettent une compréhension plus juste de l'étiologie des comportements pathologiques.

Avec cette édition québécoise, le lecteur a entre les mains un ouvrage résolument moderne.

Bonne lecture !

Les auteurs et les adaptateurs

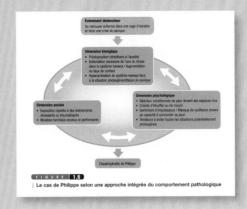

FIGURE 1.5

| Le cas de Philippe selon une approche intégrée du comportement pathologique

ÉDITION QUÉBÉCOISE adaptée par

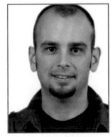

Marie-Elaine Huberdeau

Marie-Elaine Huberdeau enseigne la psychologie au Collège de Valleyfield. Détentrice d'un baccalauréat en psychologie de l'Université McGill, d'une maîtrise en psychologie sociale de l'Université de Montréal et d'un certificat en pédagogie d'enseignement supérieur de l'Université du Québec à Montréal, elle participe également à divers projets de recherche concernant le rôle de l'écriture, les conflits identitaires et les relations interpersonnelles.

Marie-Elaine Huberdeau a adapté les chapitres 5, 7 et 9.

Maxime Chevrier

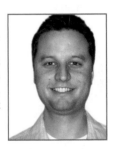

Maxime Chevrier enseigne la psychologie au Collège de Valleyfield depuis janvier 2008. Il est engagé auprès des enfants et des adolescents et travaille en psychologie sportive auprès des athlètes, tant amateurs que professionnels. Il est détenteur d'un baccalauréat en psychologie, d'une formation en relation d'aide ainsi que d'un DESS en santé mentale. Actuellement, il est doctorant en psychologie à l'Université du Québec à Montréal.

Maxime Chevrier a adapté les chapitres 2, 4 et 10.

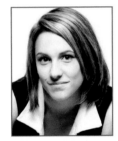

Luc Blanchette

Depuis plus de dix ans, Luc Blanchette enseigne la psychologie au Cégep de Trois-Rivières. Précédemment, il a œuvré comme intervenant en santé mentale. Il est activement engagé dans la vie collégiale : il participe notamment aux activités de la Direction au soutien à la pédagogie et à la réussite (DASPR) et à celles du service de la Coopération et du développement international du collège.

Luc Blanchette a adapté les chapitres 3, 8 et 11.

Natalie Cormier

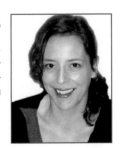

Natalie Cormier enseigne la psychologie au Cégep du Vieux Montréal depuis 18 ans. Détentrice d'un doctorat en psychologie de l'Université du Québec à Montréal, elle a également travaillé comme professionnelle de recherche, notamment à l'analyse de la communication conjugale et à l'évaluation de programmes communautaires visant l'optimisation du développement des personnes vivant en situation de pauvreté.

Natalie Cormier a adapté les chapitres 1, 6 et 12.

Remerciements

Nous remercions tout particulièrement Étienne Hébert, professeur au Département des sciences de l'éducation et de psychologie de l'Université du Québec à Chicoutimi, Jean Rochette, professeur au Cégep Beauce-Appalaches, Richard Thibodeau, professeur au Collège de Shawinigan, et Cynthia Hamel, professeure au Collège Lionel-Groulx. Leur lecture attentive du manuscrit et leurs commentaires pertinents ont été une aide précieuse aux adaptateurs.

Nous remercions également Patrick Doucet et Marie-Pierre Milcent, professeurs au Cégep Marie-Victorin, Frédéric Talbot, professeur au Collège Ahuntsic, et Viviane Aubé, professeure au Collège de Rosemont. Leur appréciation de l'ouvrage original de langue anglaise nous a permis de prendre la décision de publier cette version québécoise.

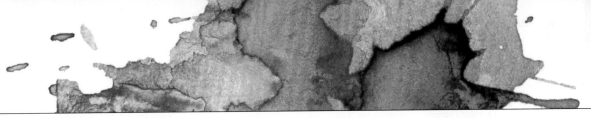

5   Les troubles de l'humeur et le suicide 141

6   Les substances psychoactives : consommation, abus et dépendance 169

7   Les troubles des conduites alimentaires 203

8   Les troubles de la sexualité et de l'identité sexuelle 221

9 Les troubles de la personnalité 253

10 La psychopathologie chez l'enfant et l'adolescent 283

11 Les troubles cognitifs et psychologiques liés au vieillissement 331

12   La schizophrénie et les autres troubles psychotiques 357

Le comportement pathologique : évolution historique et approche intégrée

1

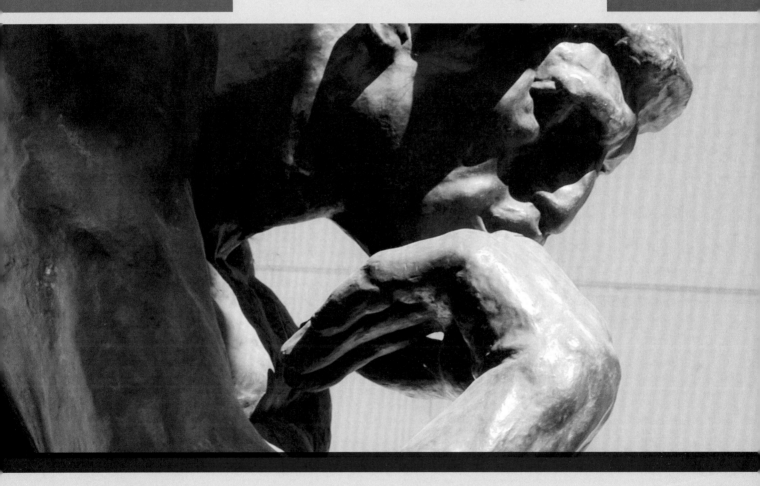

SOMMAIRE

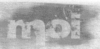

Des horreurs indicibles

Jamais je n'aurais cru devoir consulter un psychologue un jour... Je suis photographe dans la police. J'ai vu pas mal d'horreurs – des cadavres, par exemple. Les vraies scènes de crime, ce n'est pas du tout comme à la télé! C'est bien pire... On finit par s'y habituer, je crois. Ce genre de scène ne m'a jamais perturbé, sauf peut-être au début de ma carrière. Avant, j'étais photographe dans un hélicoptère de nouvelles télévisées. On photographiait des incendies, des sauvetages. Maintenant, j'ai du mal à rester enfermé dans une voiture ou un ascenseur! Dans toute la mesure du possible, je l'évite. Quant aux avions et aux hélicoptères, il n'en est même plus question!

Plus jeune, je n'avais peur de rien. Je me penchais hors de l'hélicoptère pour prendre des photos... Maintenant, j'ai le cœur qui bat la chamade rien qu'à l'idée de monter dans un avion. Je n'ai même pas peur que l'avion s'écrase, c'est ça qui est drôle! Enfin, « drôle »... pas vraiment. Je veux dire: « bizarre ». Dès que j'imagine l'équipage qui claque la porte et nous enferme dans l'avion, je me mets à trembler. Je ne sais pas pourquoi.

Philippe, 42 ans, photographe des services policiers

Source: D'après les dossiers de l'auteur.

Tapie sous les couvertures

Quand je vais bien, je ne suis plus une femme au foyer ordinaire – loin de là! Je suis organisée, épanouie, créative. J'écris de la poésie et je compose de la musique sans effort. Je peins. J'ai l'esprit clair et je comprends tout – sans difficulté. J'ai plein d'idées pour améliorer le sort des enfants atteints de retard mental, la gestion des services hospitaliers pédiatriques, les conditions mises en œuvre pour qu'ils soient heureux, paisibles, sereins. Je me sens capable de réaliser des projets ambitieux pour le bien de l'humanité! J'ai des tas d'idées pour sensibiliser les gens aux questions de santé et d'environnement. Je me sens capable d'accomplir de grandes choses pour ma famille et pour les autres. Je suis heureuse – euphorique, même, joyeuse! Je voudrais que ça dure toujours... Je n'ai pas besoin de beaucoup de sommeil, je crois. J'ai perdu du poids; je me sens en bonne santé, bien dans ma peau. Je viens d'acheter six robes; elles me vont très bien! Je me sens belle, ces temps-ci. Les hommes me regardent avec beaucoup d'intérêt! Je pourrais sûrement avoir une aventure d'un soir, ou même plusieurs. Je n'ai pas peur de m'exprimer; je sens que je pourrais faire de grandes choses en politique. Je voudrais aider les gens qui ont les mêmes difficultés que moi et qui ont perdu l'espoir.

C'est incroyable, cet état! La joie, la bonne humeur... Je me sens légère, heureuse de vivre. Mais très vite, je deviens maniaque. Ma créativité bouillonne tellement qu'elle déborde: je vois des choses qui n'existent pas. Une nuit, par exemple, j'ai réalisé dans ma tête tout un film – formidable! Je voyais les acteurs aussi clairement que s'ils avaient été devant moi.

En même temps, j'étais terrifiée, comme si le scénario se déroulait pour de vrai: je savais qu'un crime allait être commis. Je me suis tapie sous les couvertures. J'étais une vraie loque, je grelottais... J'ai crié. Mon mari s'est réveillé. Il a tenté de me rassurer; il m'a dit que nous étions dans notre chambre, que tout allait bien, qu'il n'y avait rien à craindre. Le lendemain, j'ai été hospitalisée.

Femme atteinte d'un trouble bipolaire, 45 ans

Source: Fieve (1975), p. 27-28.

Trouble psychologique Comportement anormal qui limite les capacités fonctionnelles d'un individu.

Psychopathologie Branche de la psychologie qui étudie les anomalies du comportement.

Les deux cas cités précédemment font état de problèmes que les professionnels de la santé mentale considèrent comme des troubles psychologiques ou mentaux. Le **trouble psychologique** se définit par un comportement pathologique accompagné d'une détresse émotionnelle, par exemple l'anxiété ou la dépression, ou d'une incapacité fonctionnelle, par exemple la difficulté à garder un travail ou à distinguer la réalité de l'imaginaire. La **psychopathologie** est la branche de la psychologie qui étudie ces anomalies du comportement. Elle s'intéresse à leur description, à leurs causes, mais aussi à leur traitement.

À première vue, les comportements pathologiques ne semblent pas concerner grand monde. Le nombre des admissions en hôpital psychiatrique s'avère en effet relativement faible ; la plupart des gens ne consultent jamais de professionnel de la santé mentale (psychologue ou psychiatre) ; enfin, rares sont les accusés qui plaident non coupables pour cause de folie. Nous avons tous un proche plus ou moins « excentrique » – mais combien d'entre nous seraient prêts à le considérer comme fou ? En fait, les troubles psychologiques nous affectent tous et toutes, d'une manière ou d'une autre. Une personne sur cinq souffre d'un trouble mental au cours de sa vie ; les quatre autres le vivent indirectement parce qu'il touche un proche, un ami ou un collègue de travail (Santé Canada, 2002).

Les **études épidémiologiques** analysent la fréquence des comportements pathologiques dans certains contextes ou populations. Par des entrevues ou des questionnaires, elles déterminent la présence de divers troubles dans la population générale et dans des sous-groupes définis selon des paramètres bien précis (par exemple l'appartenance ethnique, l'âge, le sexe ou la classe sociale). Ces études aident à comprendre l'ampleur des problèmes de santé physique ou mentale et à définir les priorités en matière de santé publique. Elles s'appuient notamment sur l'analyse de deux types d'indicateurs statistiques : les taux d'incidence et de prévalence.

Le **taux d'incidence** permet de suivre la vitesse d'apparition de nouveaux cas pathologiques dans une population jugée à risque. Il représente donc le nombre des nouveaux cas observés dans une population cible sur une période donnée, par rapport à l'effectif moyen de cette population pendant la même période. Par exemple, on pourrait calculer le nombre de nouveaux cas de troubles mentaux qui apparaissent dans une ville au cours de l'année suivant une catastrophe naturelle (comme le séisme qui a ébranlé Haïti en janvier 2010). Ainsi, dans une ville de 2 millions d'habitants, si l'on observe la survenue de 20 000 nouveaux diagnostics de trouble mental au cours de l'année qui suit la catastrophe, on obtient un taux d'incidence de 10 % (200 000 nouveaux cas / 2 000 000 d'habitants).

Tandis que le taux d'incidence s'attarde uniquement sur les nouveaux cas, le **taux de prévalence** mesure l'ensemble des cas, nouveaux et déjà observés, à un instant donné dans une population donnée ; il rend compte de l'état de santé de cette population à ce moment. Le taux de prévalence peut être *actuel* (proportion de personnes qui souffrent d'un problème à une date précise), mais il peut également se calculer sur un *temps déterminé*, comme une année (prévalence annuelle). Si l'on reprend l'exemple précédent, le taux de prévalence annuelle des troubles mentaux dans cette ville de 2 000 000 d'habitants tient compte à la fois des 20 000 nouveaux cas et des 10 000 cas qui avaient été diagnostiqués avant la catastrophe naturelle ; ce taux serait donc de 15 % (300 000 / 2 000 000). Ainsi, le taux de prévalence annuelle est généralement plus élevé que le taux d'incidence annuelle. La prévalence peut également être un calcul de taux *à vie* (pour l'existence entière). Le taux de *prévalence à vie* représente la proportion des membres de la population cible qui ont souffert du trouble à un moment ou à un autre de leur vie ou qui en souffrent encore. Ces calculs permettent d'estimer quelle proportion de la population risque d'être atteinte d'un problème précis au cours de son existence. Par exemple, dans les enquêtes de détermination de la prévalence à vie de la dépression majeure, on demande aux répondants si on leur a diagnostiqué une dépression majeure à un moment quelconque de leur existence. Les taux de prévalence à vie sont donc nécessairement plus élevés que les taux de prévalence actuelle ou pour un temps donné.

Menée auprès de gens âgés d'au moins 15 ans, l'Enquête sur la santé dans les collectivités canadiennes révèle que plus de 1 Québécois sur 5 (23 %, soit 1,3 million de personnes vivant au Québec) présente au moins un trouble mental au cours de sa vie (Institut de la statistique du Québec [ISQ], 2008). Mesurant plus spécifiquement la prévalence de deux troubles de l'humeur (dépression majeure et manie) et de trois troubles anxieux (trouble panique, phobie sociale et agoraphobie), cette enquête indique une prévalence à vie de ces troubles de l'humeur de 15 % (916 000 personnes) et une prévalence à vie de ces troubles anxieux de 11 % (677 000 personnes). Dans les deux cas, la prévalence est plus élevée chez les femmes que chez

VÉRITÉ OU FICTION

V☐ F☐ Les troubles psychologiques affectent relativement peu de gens. (p. 3)

V☐ F☐ Bien que l'attitude à l'égard de l'homosexualité ait changé dans notre société, l'approche psychiatrique continue de la considérer comme un trouble mental. (p. 8)

V☐ F☐ Les comportements considérés comme anormaux dans une société peuvent sembler parfaitement normaux dans une autre. (p. 8)

V☐ F☐ Les explications surnaturelles des troubles mentaux (possession, démonologie…) n'ont plus cours depuis qu'Hippocrate a proposé un modèle biologique pour les expliquer. (p. 11)

V☐ F☐ Les conditions de vie des personnes internées en asile s'améliorent dans la deuxième moitié du 19e siècle. (p. 13)

V☐ F☐ La punition n'élimine pas les comportements indésirables. (p. 24)

V☐ F☐ Selon les théories cognitives, la détresse émotionnelle n'est pas causée par les expériences négatives elles-mêmes, mais par le regard que la personne concernée pose sur elles. (p. 26)

V☐ F☐ Selon le modèle biopsychosocial, la plupart des comportements pathologiques s'expliquent par une défectuosité génétique. (p. 28)

Étude épidémiologique
Étude qui porte sur la fréquence des comportements pathologiques dans certains contextes ou dans certaines populations cibles.

Taux d'incidence Proportion de cas pathologiques observés dans une population cible pour une période donnée.

Taux de prévalence Proportion de cas pathologiques observés dans une population cible à un moment donné.

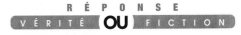

RÉPONSE
VÉRITÉ OU FICTION

Les troubles psychologiques affectent relativement peu de gens. F

D'une façon ou d'une autre, les troubles psychologiques nous touchent tous et toutes.

les hommes (voir figure 1.1). Les diagnostics de trouble de l'humeur ou de trouble anxieux sont donc relativement plus nombreux chez les femmes que chez les hommes, mais peut-être cet écart s'explique-t-il par le fait que les femmes sont plus enclines à consulter en cas de difficulté. L'enquête montre en outre une **comorbidité** des troubles mentaux (la présence concomitante de plusieurs troubles chez une même personne) dans environ un cas sur deux.

Comorbidité Présence de plus d'un trouble à la fois chez une même personne.

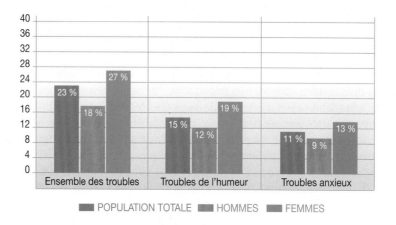

FIGURE 1.1

Proportion des Québécois de plus de 15 ans déclarant avoir souffert de l'un des troubles de l'humeur étudiés (dépression ou manie) ou de l'un des troubles anxieux étudiés (trouble panique, phobie sociale ou agoraphobie) à un moment ou à un autre de leur vie, dans la population totale et selon le sexe (chiffres de 2002)

Source: ISQ (2008).

Dans ce chapitre d'introduction, nous décrirons les difficultés que présente la définition de la notion de *comportement pathologique*. Nous verrons aussi que cette notion a beaucoup évolué au fil des siècles, induisant au passage des approches et des traitements très différents selon l'époque. Enfin, nous présenterons le point de vue généralement admis à l'heure actuelle par les professionnels et les chercheurs en santé mentale quant à l'origine des troubles psychologiques; nous verrons qu'il se traduit par la mise en œuvre d'une approche multidimensionnelle et intégrée (approche biopsychosociale).

1.1 LE COMPORTEMENT PATHOLOGIQUE: DÉFINITION

Être anxieux ou déprimé de temps à autre... est-ce pathologique? Non. Il est tout à fait normal de se sentir anxieux à la perspective d'un rendez-vous important ou d'un examen, ou d'être déprimé quand on perd un proche, que l'on échoue à une épreuve ou que l'on subit un revers professionnel. Où se situe la frontière entre le normal et le pathologique?

Plusieurs réponses sont possibles. On peut par exemple considérer des états tels que l'anxiété ou la dépression comme pathologiques dès qu'ils ne sont plus adaptés à la situation. Dans cette optique, il n'est pas normal d'être déprimé quand on obtient une promotion, ou de paniquer en entrant dans une boutique ou un ascenseur. La permanence du comportement inadapté constitue ici un critère important de discrimination entre le normal et le pathologique.

La dimension pathologique peut aussi se définir par l'intensité du problème. Dans cette perspective, il est naturel de ressentir une certaine anxiété avant une entrevue de sélection pour un emploi; toutefois, il serait anormal d'avoir l'impression que son cœur va exploser et d'annuler le rendez-vous pour cette raison.

Les critères définissant la pathologie

La qualification d'un comportement comme étant «pathologique» procède du jugement. Pour définir les comportements pathologiques, les professionnels de la santé utilisent généralement les critères suivants.

1. **Le caractère inhabituel.** Qu'est-ce qu'un comportement inhabituel? Rares sont les personnes qui entendent ou voient des choses qui n'existent pas dans la réalité. Dans notre culture, ces hallucinations sont généralement considérées comme pathologiques, sauf cas exceptionnels: par exemple en situation d'isolement sensoriel, de forte restriction alimentaire ou de consommation de drogues hallucinogènes. On estime aussi qu'il est anormal de paniquer quand on entre dans un magasin ou un ascenseur. Tous les comportements inhabituels ne sont pas nécessairement anormaux pour autant. Quand un athlète établit un record, il est le seul être humain du monde qui réalise cet exploit... mais sa prouesse n'est pas pathologique! La rareté statistique d'un comportement ne suffit pas pour établir son caractère pathologique. Elle constitue néanmoins l'un des critères fréquemment utilisés pour le définir.

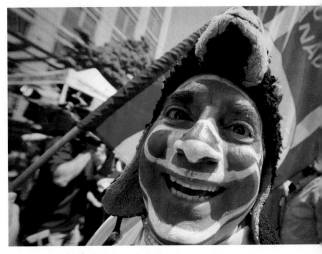

▲ *Est-ce pathologique?* Pour déterminer si un comportement est pathologique ou non, les professionnels de la santé examinent notamment son degré de déviance par rapport aux normes sociales. Le comportement et l'apparence de cet homme seraient anormaux à l'école ou au bureau... mais pas lors d'un match de hockey!

2. **Les perceptions et les interprétations erronées de la réalité.** Nos systèmes sensoriels et cognitifs nous permettent généralement de nous forger des représentations mentales précises de notre environnement. Dans notre culture, les hallucinations sont toujours, ou presque, considérées comme le signe d'un trouble mental. De la même façon, les certitudes extravagantes et injustifiées (avoir la mafia ou la CIA à ses trousses, par exemple) peuvent signaler un trouble mental – sauf si elles sont justes, aussi extravagantes puissent-elles paraître. Ainsi que le faisait observer Henry Kissinger, ancien Secrétaire d'État des États-Unis: «Même les paranoïaques ont des ennemis...»

3. **Une souffrance significative.** La détresse provoquée par un état émotionnel perturbant tel que l'anxiété, la peur ou la dépression peut s'avérer pathologique. Mais, ainsi que nous l'avons vu, ces réponses émotionnelles sont parfois très bien adaptées à la situation, et ce serait au contraire leur absence qui devrait être considérée comme anormale. Par contre, les réponses émotionnelles qui persistent longtemps après que leur source a disparu, ou dont l'intensité empêche la mise en œuvre d'un comportement adapté, sont tenues pour pathologiques.

4. **Les comportements autodestructeurs.** Les comportements malsains qui conduisent au malheur plutôt qu'à l'épanouissement peuvent également être considérés comme pathologiques. Par exemple, les comportements qui nous empêchent de réaliser les projets qui nous tiennent à cœur, de jouer les rôles qui nous intéressent ou de nous adapter à notre environnement relèvent du pathologique. Ainsi, la consommation d'alcool est pathologique quand elle menace la santé et perturbe la vie sociale. Restreignant les possibilités professionnelles et familiales, l'agoraphobie (la peur extrême des lieux publics) constitue à ce titre un comportement pathologique.

5. **La dangerosité.** Les comportements qui représentent un danger pour la personne qui les met en œuvre ou pour son entourage sont pathologiques. Ici encore, la ligne de démarcation entre le normal et le pathologique dépend du contexte social. En temps de guerre, les soldats qui chargent l'ennemi ou mettent leur vie en danger sont vus comme des héros, des patriotes courageux. Par contre, les personnes qui tentent de se suicider parce qu'elles n'arrivent plus à affronter les stress de la vie sont généralement définies comme anormales. De la même façon, les altercations occasionnelles entre joueurs sont parfaitement admises dans certains sports: les footballeurs et les hockeyeurs qui manqueraient complètement d'agressivité ne survivraient pas longtemps dans une ligue collégiale ou professionnelle! Dans la vie courante, ce même type de comportement agressif est toutefois considéré comme le signe d'une inadaptation sociale et, donc, comme pathologique.

6. **La déviance sociale.** Toutes les sociétés se dotent de normes définissant les comportements acceptables selon le contexte. Par conséquent, ce qui est normal dans une culture ne l'est pas forcément dans une autre. Dans la culture occidentale, une personne qui se méfierait de tous les étrangers de sexe masculin serait considérée comme exagérément soupçonneuse. Cette même suspicion était toutefois parfaitement admise chez les Mundugumors, une tribu cannibale étudiée par l'anthropologue Margaret Mead (1935). Dans cette culture, les hommes étrangers étaient effectivement malveillants pour la plupart; il était donc normal d'éprouver de la méfiance à leur égard. Loin de constituer des vérités universelles, les normes sociales sont relatives. Toute définition de la normalité, par opposition au pathologique, doit par conséquent tenir compte des spécificités socioculturelles (voir encadré «Cultures et comportements pathologiques»). L'évolution historique doit également être prise en considération. Jusqu'au milieu des années 1970, l'American Psychiatric Association (APA) considérait l'homosexualité comme un trouble mental; ce n'est plus le cas aujourd'hui (voir encadré «Qu'est-ce qu'un comportement anormal?»). Quand on assimile la normalité à la conformité aux normes sociales, on a évidemment tendance à qualifier de «pathologiques» tous les comportements bizarres ou choquants.

Ethnopsychiatrie Branche de la psychiatrie qui étudie les comportements anormaux en fonction de l'origine ethnique et culturelle.

Approches socioculturelles Théories qui s'attardent sur le rôle des facteurs sociaux, notamment des injustices et des inégalités sociales, dans le développement des comportements anormaux.

POUR APPROFONDIR

CULTURES ET COMPORTEMENTS PATHOLOGIQUES

Ce qui est normal dans une culture ne l'est pas nécessairement dans une autre. Les aborigènes d'Australie affirment qu'ils communiquent par leurs rêves avec les esprits de leurs ancêtres, en particulier leurs parents proches. Dans la culture occidentale, les professionnels de la santé mentale qualifieraient de telles convictions de «délires» et pourraient même les considérer comme les symptômes d'un trouble psychotique.

Kleinman (1987) mentionne que les Amérindiens ont souvent des hallucinations auditives dans le mois suivant la perte d'un conjoint, d'un enfant ou d'un parent. Du fait de sa fréquence, ce phénomène est considéré comme une réaction culturelle mais non pathologique. Chez les Amérindiens, il est tout à fait normal que les endeuillés entendent les esprits des morts leur parler depuis l'au-delà.

Les notions de santé et de maladie prennent, elles aussi, des sens fort différents selon la culture. Ainsi, selon Trimble (1991), les Amérindiens traditionalistes distinguent deux types de maladies: d'une part, celles qui auraient été transmises à leur peuple par une culture extérieure (les «maladies de l'homme blanc», par exemple l'alcoolisme ou la toxicomanie); d'autre part, celles qui seraient causées par une discordance entre l'individu et les convictions et traditions de son clan (les «maladies des Indiens»).

Les conditions d'émergence des comportements anormaux varient aussi d'une culture à l'autre (USDHHS, 1999). En Occident, l'anxiété se manifeste par exemple à l'occasion d'un surendettement ou d'une perte d'emploi. Dans certaines cultures africaines, elle est plutôt causée par les difficultés de procréation ou les peurs suscitées par les rêves «maléfiques» (Kleinman, 1987). Les aborigènes d'Australie peuvent être terrifiés à l'idée de rencontrer une sorcière ou de voir leur vie menacée par un esprit démoniaque (Spencer, 1983). Les termes se rapportant aux troubles psychologiques – par exemple «dépression» ou «santé mentale» – revêtent aussi des significations très différentes selon la culture. Ils n'ont même aucun équivalent dans certains groupes culturels, ce qui ne veut pas dire que ces populations sont à l'abri des problèmes correspondants. Ces spécificités nous montrent simplement que nous devons chercher à comprendre la manière dont la détresse émotionnelle s'exprime dans les autres cultures, sans leur imposer notre regard sur ce qu'elles vivent. Plutôt que de se traduire par de la culpabilité ou de la tristesse, comme c'est généralement le cas en Occident, la dépression se manifeste en Chine et dans d'autres pays d'Asie par la migraine, la fatigue ou l'atonie (APA, 2003; Draguns et Tanaka-Matsumi, 2003).

La branche de la psychiatrie qui étudie les troubles mentaux selon l'origine culturelle et ethnique s'appelle **ethnopsychiatrie**. Dans l'établissement de ses diagnostics comme dans la mise en œuvre des traitements, elle tient compte des certitudes culturelles: croyance aux esprits, convictions religieuses, etc. Elle s'intéresse également au parcours migratoire des patients, notamment les traumas vécus dans leur pays d'origine, les motifs de leur émigration et les modalités de leur adaptation au pays d'accueil. Ses principaux précurseurs sont l'anthropologue et psychanalyste français Georges Devereux (1908-1985) et le psychologue Tobie Nathan (1948-) (Lecomte, Jama et Legault, 2006; Pocreau et Martins Borges, 2006).

Issues des traditions sociologiques et anthropologiques, les **approches socioculturelles** s'intéressent également à la place de la culture dans la détermination des comportements pathologiques et dans leur développement. Selon les théories socioculturelles, les comportements anormaux ne sont pas intrinsèques à la personne qui les met en œuvre, mais résultent de problèmes générés par la société. Certains théoriciens plus radicaux, par exemple le psychiatre Thomas Szasz (1920-), vont jusqu'à nier l'existence des maladies mentales. Szasz (1961, 2000) affirme ainsi qu'on est malade uniquement parce qu'on est étiqueté comme tel, et cette désignation sert à stigmatiser les déviants sociaux. D'autres théoriciens socioculturels, moins radicaux, attribuent la maladie mentale aux injustices sociales telles que la pauvreté ou la discrimination frappant les minorités. Pour eux, certains comportements anormaux s'expliquent par des idéaux, des pressions culturelles ou des stress. À cet égard, le statut socio-économique, le sexe et l'origine ethnique joueraient un rôle déterminant dans le développement des maladies mentales (Hansell et Damour, 2005). Plusieurs études épidémiologiques appuient ces postulats théoriques en démontrant que les personnes aux prises avec un trouble mental sont proportionnellement plus nombreuses au sein des populations économiquement défavorisées et des minorités ethniques. Ainsi que nous le verrons dans ce chapitre et les suivants, ces dimensions sociales n'expliquent toutefois pas à elles seules l'émergence des comportements pathologiques.

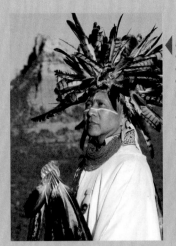

Un guérisseur amérindien traditionnel. Certains Amérindiens traditionalistes distinguent deux types de maladies : celles qui auraient été transmises à leur peuple par une culture extérieure (les « maladies de l'homme blanc »), et celles qui émaneraient d'une discordance entre l'individu et les convictions et traditions de son clan (les « maladies des Indiens »). Les guérisseurs traditionnels sont généralement consultés pour les « maladies des Indiens », tandis que les « médecins des Blancs » interviennent plutôt dans les problèmes considérés comme provenant de l'extérieur de la communauté, par exemple la toxicomanie et l'alcoolisme.

POUR APPROFONDIR

QU'EST-CE QU'UN COMPORTEMENT ANORMAL ?

En santé mentale comme dans la vie sociale en général, la démarcation entre les comportements « normaux » et les comportements « anormaux » reste toujours sujette à débats. Contrairement à la maladie somatique, la maladie mentale (psychologique) ne peut pas être révélée par un scanner ou une auscultation. La qualification de ces troubles sollicite nécessairement un jugement clinique tributaire de l'époque et de la culture. Par exemple, les médecins estimaient autrefois que la masturbation était une maladie. Aujourd'hui, même si certaines personnes la condamnent encore en vertu de principes moraux, les professionnels ne la considèrent plus comme un trouble mental.

Aujourd'hui, d'autres comportements posent question. Le perçage corporel est-il anormal ou se résume-t-il à une mode comme une autre ? Les achats excessifs et l'usage intensif d'Internet constituent-ils des formes de maladies mentales ? L'intimidation représente-t-elle « simplement » un comportement inadéquat ou constitue-t-elle le symptôme d'un trouble sous-jacent ? Les professionnels de la santé mentale fondent leurs jugements sur des critères précis. Toutefois, la démarcation entre la normalité, d'une part, et le comportement anormal ou le trouble mental, d'autre part, n'est jamais figée dans le temps et continue d'alimenter les débats.

L'homosexualité constitue depuis très longtemps un important sujet de controverses. L'APA l'a retirée de la liste des troubles mentaux classés dans le *Manuel diagnostique et statistique des troubles mentaux (DSM)* en 1973. Le *DSM* conserve toutefois une classification diagnostique pour les personnes déstabilisées par leur orientation sexuelle.

En 1973, la décision de l'APA n'a pas fait l'unanimité parmi les psychiatres. Certains d'entre eux considéraient qu'elle résultait, non de considérations scientifiques, mais de pressions politiques. D'autres s'opposaient au recours au vote pour trancher des décisions de ce type.

Le *DSM* classe les maladies selon des profils de comportements associés à une détresse émotionnelle ou à un dysfonctionnement psychologique significatif. Les chercheurs constatent que le suicide et les perturbations émotionnelles (anxiété, dépression) sont plus fréquents chez les hommes et les femmes homosexuels que chez les hétérosexuels (Skegg *et al.*, 2003).

Si les homosexuels sont plus exposés aux problèmes psychologiques, rien n'indique toutefois que ces troubles résultent de leur orientation sexuelle. À l'adolescence comme dans l'âge adulte, les homosexuels se trouvent souvent en butte à l'intolérance sociale. La difficulté qu'ils ont à s'accepter même s'ils sont en dehors des normes de la société pourrait expliquer le mal-être et les tentatives de suicide des adolescents homosexuels. Devenus adultes, ils continuent de subir les préjugés et la réprobation, parfois dans leur propre famille. Le stress social associé à la discrimination pourrait constituer l'un des facteurs causaux de leurs problèmes de santé mentale (Meyer, 2003).

L'intolérance sociale constitue-t-elle la cause principale des problèmes psychologiques observés chez les homosexuels ? En l'état actuel des choses, les résultats des recherches sont insuffisants pour qu'il soit possible de conclure de manière scientifique. D'autres facteurs pourraient intervenir dans le phénomène, notamment le mode de vie choisi ; une étude réalisée auprès de couples gays montre que ceux qui s'engagent dans une relation durable se révèlent tout aussi bien adaptés que les couples hétérosexuels (Bell et Weinberg, 1978). Dans cette optique, les problèmes de santé mentale observés chez les homosexuels pourraient être liés au mode de vie plutôt qu'à l'orientation sexuelle en tant que telle.

R É P O N S E
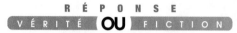
VÉRITÉ **OU** FICTION

Bien que l'attitude à l'égard de l'homosexualité ait changé dans notre société, l'approche psychiatrique continue de la considérer comme un trouble mental. F

L'homosexualité ne figure plus sur la liste des troubles mentaux de l'APA depuis 1973.

R É P O N S E
VÉRITÉ **OU** FICTION

Les comportements considérés comme anormaux dans une société peuvent sembler parfaitement normaux dans une autre. V

Ce qui est normal dans une culture ne l'est pas forcément dans une autre ; par exemple, la communication avec les esprits peut sembler tout à fait naturelle pour des aborigènes, mais complètement anormale dans une société occidentale.

Modèle surnaturel Modèle explicatif des comportements anormaux fondé sur des croyances religieuses et des superstitions.

Modèle biologique Modèle explicatif des comportements anormaux fondé sur la recherche de causes physiques.

Modèle psychologique Modèle explicatif des comportements anormaux fondé sur la recherche de causes psychologiques, telles que des facteurs émotifs, cognitifs, comportementaux, et sur la recherche de facteurs d'influence sociale.

Modèle intégré, ou modèle biopsychosocial Modèle explicatif des comportements anormaux qui intègre les dimensions biologique, psychologique et sociale.

Le « comportement pathologique » peut se définir de plusieurs manières. Selon l'approche choisie, certains critères sont considérés comme plus déterminants que d'autres. En général, la définition du caractère pathologique repose, non pas sur un paramètre unique, mais sur un ensemble de facteurs.

Reprenons les deux cas présentés au début de ce chapitre. Quels critères adopter pour déterminer si ces comportements sont normaux ou non ? Soulignons tout d'abord que, bien qu'ils ne soient pas rares, ils ne s'avèrent pas non plus très fréquents. Philippe souffre de claustrophobie, c'est-à-dire d'une peur excessive des espaces clos (la claustrophobie est l'un des troubles anxieux présentés au chapitre 4). Ce comportement est inhabituel ; les personnes qui craignent la claustration (l'enfermement) au point de ne pas pouvoir prendre l'avion ni l'ascenseur sont relativement peu nombreuses. Il cause cependant une très grande souffrance. Dans le cas de Philippe, sa peur restreint ses capacités professionnelles, et probablement familiales. Par contre, il n'a pas d'hallucinations. Enfin, Philippe reconnaît que sa peur est disproportionnée par rapport au risque réel (d'accident ou autre).

Quels critères appliquer au cas de cette femme qui se blottit sous ses couvertures ? Les praticiens ont diagnostiqué chez elle un trouble bipolaire, c'est-à-dire un trouble caractérisé par des changements d'humeur en montagnes russes, la personne passant de la liesse et de l'enthousiasme les plus flamboyants à la dépression et au désespoir les plus sombres. (Le témoignage en début de chapitre décrit la phase maniaque du trouble.) Le trouble bipolaire, que nous étudierons au chapitre 5, entraîne, lui aussi, une grande souffrance ainsi que des difficultés d'adaptation dans la vie quotidienne. Il est par ailleurs associé à des comportements d'échec et de mise en danger : conduite à risque ou dépenses exorbitantes dans la phase maniaque ; tentatives de suicide dans la phase dépressive. Il se manifeste parfois (comme c'est le cas dans notre exemple) par des hallucinations et des idées délirantes dans sa phase maniaque.

Reconnaître et qualifier un comportement pathologique est une chose ; le comprendre et l'expliquer en est une autre. Philosophes, médecins, scientifiques et psychologues ont proposé au fil du temps plusieurs approches, ou modèles, pour expliquer l'origine des comportements pathologiques*. Autrefois, faute de connaissances suffisantes, leurs explications se fondaient essentiellement sur les superstitions et les croyances religieuses, définissant au passage un **modèle surnaturel** du comportement pathologique. Parallèlement à cette approche s'est développé un **modèle biologique**. Reposant sur les causes physiques des comportements pathologiques, ce modèle a considérablement évolué au fil du temps (nous y reviendrons tout au long de cet ouvrage). Enfin, les **modèles psychologiques** s'intéressent surtout au psychisme de la personne considérée ainsi qu'à son environnement social. Ces trois grandes familles regroupent la plupart des modèles adoptés au fil de l'histoire pour comprendre et expliquer les comportements anormaux. Aujourd'hui, c'est l'approche scientifique qui domine en Occident. Celle-ci se propose d'intégrer les approches biologiques, psychologiques et socioculturelles en un tout cohérent afin de porter un regard plus englobant sur les comportements pathologiques, et de mettre ainsi en œuvre des traitements plus appropriés. C'est ce **modèle intégré, ou modèle biopsychosocial**, que nous utiliserons tout au long de ce livre pour expliquer les différents troubles à la lumière des connaissances actuelles en santé mentale. Nous verrons que ce modèle intégré émane directement des approches biologiques et psychologiques qui se sont développées au fil du temps.

---

* On nomme *étiologie* l'étude des causes des maladies.

1.2 L'ÉVOLUTION HISTORIQUE DES MODÈLES EXPLICATIFS DU COMPORTEMENT PATHOLOGIQUE

Ainsi que nous l'avons mentionné, les façons d'expliquer et de traiter les comportements pathologiques sont indissociables des croyances dominantes dans la société et des connaissances propres à l'époque. Dans l'histoire de l'humanité, trois grands modèles explicatifs se sont développés : surnaturel, biologique et psychologique (Barlow et Durand, 2007). Examinons maintenant leurs spécificités respectives.

Le modèle surnaturel

L'explication des comportements anormaux par des causes surnaturelles a dominé pendant des siècles en Occident et, comme nous l'avons vu, elle persiste encore de nos jours dans d'autres sociétés. Les comportements anormaux ont longtemps été considérés comme des signes de possession. Des archéologues ont examiné des squelettes humains remontant à l'âge de pierre et présentant une cavité de la grosseur d'un œuf sur l'avant du crâne. Il est plausible que nos ancêtres attribuaient les comportements anormaux à la possession d'un esprit maléfique. Ces cavités pourraient avoir été creusées par **trépanation**, un trou que l'on pratique dans le crâne pour en faire sortir le mauvais esprit. L'analyse de la croissance osseuse de ces squelettes indique que certains sujets ont survécu au traitement. Cependant, puisqu'on ne possède aucun écrit sur ces trépanations, on peut aussi penser qu'elles constituaient une forme primitive d'opération chirurgicale visant à extirper un éclat d'os ou une tumeur (Maher et Maher, 1985).

Trépanation Pratique préhistorique qui consiste à percer un trou dans le crâne, possiblement pour en chasser les démons.

Jusqu'à la fin de l'Antiquité grecque (c'est-à-dire jusqu'à la domination de l'Empire romain, en 146 avant notre ère), certaines théories expliquaient les phénomènes naturels par les interventions des dieux. Près de 2 000 ans avant notre ère, les Babyloniens croyaient que les mouvements des étoiles et des planètes témoignaient des aventures et des conflits divins. Les Grecs de l'Antiquité pensaient que les dieux jouaient avec les humains, déchaînaient des catastrophes sur eux s'ils étaient irrespectueux ou arrogants, et obscurcissaient leur esprit par la folie. Dans la Grèce antique, les personnes adoptant des comportements bizarres étaient envoyées aux temples dédiés à Esculape, le dieu de la santé. Les Grecs croyaient qu'Esculape visitait les affligés pendant qu'ils dormaient dans le temple et leur offrait des conseils réparateurs par l'intermédiaire des rêves. Le traitement faisait également place au repos, au régime alimentaire et au sport. Les incurables étaient chassés du temple par lapidation.

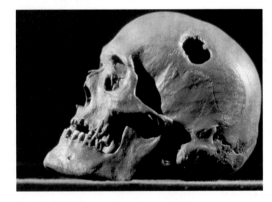

▲ *La trépanation.* Cette technique consiste à enlever une partie de l'os du crâne. Certains chercheurs estiment qu'elle constituait une pratique chirurgicale thérapeutique ; d'autres pensent plutôt qu'elle servait à libérer les démons responsables du comportement anormal.

L'époque médiévale, qui couvre un millier d'années (de 476 à 1450), constitue un « âge d'or » du modèle surnaturel en Occident. Devenue une institution centrale depuis la chute de l'Empire romain, l'Église catholique romaine professe que les comportements anormaux témoignent d'une possession par des esprits maléfiques, voire par le diable lui-même. Pendant le haut Moyen Âge, l'esprit de charité commande d'apporter soutien et réconfort aux malades mentaux. Plus tard, l'Église revitalise la croyance aux mauvais esprits déjà présente chez les Anciens. En guise de traitement, elle préconise l'exorcisme. Pour chasser les esprits malins du corps ou de l'esprit du malade, elle privilégie la prière, les incantations, les coups, la faim, voire la torture.

Bien qu'elle soit généralement considérée comme une période de renouveau, la Renaissance, qui commence en Italie vers 1400, puis gagne toute l'Europe, se caractérise aussi par l'exacerbation de la peur des sorcières.

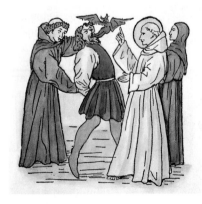

▲ *L'exorcisme.* Cette pièce de bois sculpté illustre un exorcisme visant à extirper les esprits démoniaques qui, croyait-on alors, possédaient certaines personnes.

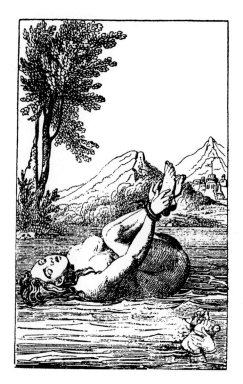

▲ *L'épreuve de la noyade.* Forme d'ordalie censée désigner les possédés et les sorcières: ceux et celles qui échappaient à la noyade étaient déclarés impurs…

Du 12e au 18e siècle, mais plus particulièrement du 15e au 17e, s'étend une période noire marquée par des persécutions massives visant surtout les femmes accusées de sorcellerie. En 1484, une bulle pontificale du pape Innocent VIII intitulée *Summis desiderantes* élargit la mission de l'Inquisition aux «praticiens infernaux» et décrète l'exécution des sorcières. Heinrich Kramer et Jacques Sprenger, deux prêtres dominicains, établissent le *Mallus Maleficarium* (*Le marteau des sorcières*), un célèbre manuel dont l'objectif est d'aider les inquisiteurs à repérer les sorcières pour mieux les éradiquer. Pendant 2 siècles, des milliers de femmes sont ainsi accusées de sorcellerie et exécutées (entre 50 000 et 100 000 mises à mort de 1560 à 1650).

La chasse aux sorcières exige l'instauration d'épreuves «diagnostiques». S'inspirant du fait que les métaux purs se déposent au fond du creuset pendant la fonderie, alors que les impuretés montent à la surface, l'épreuve de la noyade consiste à jeter les suspects dans un étang pour vérifier s'ils sont possédés par le diable. Ceux qui coulent (et se noient) sont déclarés purs; ceux qui gardent la tête hors de l'eau se voient au contraire accusés de complicité avec le diable.

Certaines «sorcières» présentaient peut-être des troubles mentaux, mais certainement pas la majorité d'entre elles. L'accusation de sorcellerie constituait plutôt un moyen de nuire à des rivaux politiques, de s'accaparer des biens et de traquer l'hérésie (Spanos, 1978).

Au 18e siècle, avec l'avènement de l'ère scientifique, le modèle surnaturel perd graduellement de sa prépondérance au profit des modèles biologiques et psychologiques, du moins en Occident.

Le modèle biologique

Alors que les Grecs anciens privilégient encore le modèle surnaturel pour expliquer les comportements pathologiques, Hippocrate jette déjà les bases d'une explication naturaliste ou biologique. Celle-ci sera ensuite développée par d'autres médecins de l'Antiquité, notamment Galien.

Célèbre médecin de la Grèce classique, Hippocrate de Cos (vers 460-370 avant notre ère) défie les croyances de son époque en soutenant que les maladies du corps et de l'âme sont le résultat de causes naturelles, et non d'une possession par des esprits surnaturels. Le *Corpus hippocratique* lui est attribué; dans l'un de ses recueils, l'auteur rend compte de ses études sur les paralysies et sur différentes maladies du cerveau (Clarac et Ternaux, 2008). Il insiste sur le rôle du cerveau dans les émotions, l'intelligence et les dérèglements de l'esprit. Hippocrate se fait par ailleurs l'ardent promoteur de la «théorie des humeurs», selon laquelle la santé physique et mentale dépendrait de l'équilibre entre quatre humeurs corporelles: le flegme, la bile noire, le sang et la bile jaune. Dans cette optique, une personne léthargique souffrirait d'un excès de flegme. Une surabondance de bile noire (ou atrabile) provoquerait la dépression, ou mélancolie; le personnage d'Alceste dans *Le Misanthrope ou l'atrabilaire amoureux*, de Molière, en constitue l'archétype. Une pléthore de sang susciterait une disposition sanguine, qui dénote un caractère joyeux, confiant, optimiste. À l'inverse, l'excès de bile jaune rendrait «bilieux», c'est-à-dire colérique (*cholé* signifie «bile» en grec).

Bien que sa théorie des humeurs n'ait plus cours aujourd'hui, Hippocrate a largement contribué à l'avancement du savoir en rompant sans équivoque avec la démonologie. En attribuant le comportement pathologique à des processus biologiques sous-jacents, il s'impose comme l'un des grands précurseurs des artisans du modèle médical moderne. Il a également contribué de plusieurs autres manières à la pensée moderne et à la pratique médicale. Enfin, Hippocrate a classé les comportements pathologiques en trois catégories dont les équivalents persistent aujourd'hui: la mélancolie (état dépressif), la manie (excitation excessive) et la frénésie (mot venant du grec et signifiant «inflammation du cerveau»), un comportement étrange qui signalerait peut-être, de nos jours, la schizophrénie. Aujourd'hui encore, les écoles de médecine rendent hommage à Hippocrate en exigeant de leurs étudiants qu'ils respectent les principes éthiques établis par ce maître ancien : c'est le fameux «serment d'Hippocrate».

Médecin de l'empereur et philosophe romain, Marc-Aurèle Galien (130-200) adopte et diffuse les enseignements d'Hippocrate. Il découvre notamment que les artères transportent du sang et non de l'air, comme on le croyait jusque-là.

LES DÉBUTS D'UNE APPROCHE SCIENTIFIQUE

En dépit des efforts déployés par Hippocrate, Galien et plusieurs de leurs successeurs pour trouver des causes naturelles aux comportements anormaux, les croyances en la possession et en la démonologie persistent au moins jusqu'au 18e siècle. À partir de cette époque, l'Occident commence toutefois à privilégier la raison et la science pour expliquer les phénomènes naturels et le comportement humain. Sciences naissantes, la biologie, la chimie, la physique et l'astronomie produisent du savoir par des méthodes scientifiques d'observation et d'expérimentation. Grâce à des techniques plus poussées de dissection, les anatomistes du 18e siècle développent par ailleurs une connaissance plus fine et plus exacte du cerveau (Clarac et Ternaux, 2008). Médecin et anatomiste allemand, Joseph Franz Gall (1757-1828) tente d'associer les circonvolutions cérébrales à des caractéristiques mentales, créant ainsi une toute nouvelle science qu'on appelle *phrénologie*. Gall distingue 27 capacités spécifiques qu'il regroupe en 3 catégories générales de facultés : les facultés inférieures (les instincts de survie, logés au bas de l'encéphale) ; les facultés médianes (notamment les capacités mnésiques [mémorielles], situées au milieu de l'encéphale) ; et les facultés supérieures (les capacités de réflexion, à l'avant de l'encéphale). Faute d'analyse scientifique crédible, la phrénologie tombera dans l'oubli au bout d'un siècle.

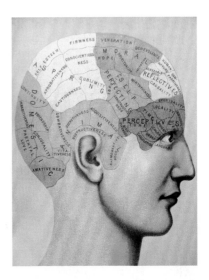

▲ *La phrénologie.* La théorie de Gall, la «phrénologie», jouit au 19e siècle d'une certaine crédibilité ; elle situe les facultés mentales dans des points précis du cerveau et affirme qu'elles peuvent être établies par une mesure des protubérances de la calotte crânienne.

C'est essentiellement au 19e siècle que commence à se développer une véritable science médicale de la pathologie, grâce notamment à la découverte d'une origine biologique pour certaines maladies mentales. Les chercheurs circonscrivent avec plus de précision les mécanismes de différentes formes d'aphasie – par exemple l'incapacité à produire le langage (Paul Broca, 1824-1880) ou à le comprendre (Carl Wernicke, 1848-1904) – du syndrome de Gilles de la Tourette (1857-1904) et de la maladie d'Alzheimer (Alois Alzheimer, 1864-1915), que nous étudierons au chapitre 11. À la fin du 19e siècle, la détermination du lien entre la paralysie générale et la syphilis renforce encore le modèle médical. Au stade avancé de la syphilis (quand la bactérie qui provoque la maladie envahit le cerveau), le malade développe un comportement pathologique : la *paralysie générale*, qui se traduit par des symptômes physiques et psychologiques, notamment des modifications de la personnalité et de l'humeur, et par une altération graduelle du fonctionnement de la mémoire et du jugement. La paralysie générale est devenue extrêmement rare depuis que la syphilis se traite aux antibiotiques.

Ayant déterminé le lien entre la paralysie générale et la syphilis, les scientifiques se sont pris à espérer qu'ils pourraient bientôt expliquer d'autres maladies mentales par des causes biologiques. Cette découverte fondatrice est ainsi considérée comme le point tournant de l'annexion du champ de la folie par la neurologie, au détriment de l'approche du *traitement moral* de Pinel (voir encadré «De l'asile à la désinstitutionnalisation», page suivante) (Postel et Quétel, 1994).

À la même époque, un médecin allemand, Emil Kraepelin (1856-1926), fait progresser d'un bond la classification des maladies mentales. Auteur d'un *Traité de psychiatrie* (1883) maintes fois réédité, il est considéré comme le père des **systèmes nosologiques** modernes, qui sont des systèmes de classification des maladies. Dans son traité, Kraepelin montre que les maladies mentales peuvent être classées en fonction de leurs causes et de leurs symptômes, exactement comme les maladies physiques. L'ouvrage psychiatrique de référence actuellement le plus utilisé dans le monde, le *Manuel diagnostique et statistique des troubles mentaux* ou *DSM*, est un exemple de système nosologique (voir chapitre 2).

R É P O N S E
VÉRITÉ OU FICTION

Les explications surnaturelles des troubles mentaux (possession, démonologie…) n'ont plus cours depuis qu'Hippocrate a proposé un modèle biologique pour les expliquer. F

Malgré les efforts d'Hippocrate, qui remontent à plus de 400 ans avant notre ère, les croyances en la possession et en la démonologie ont persisté au moins jusqu'au 18e siècle. La société occidentale a ensuite privilégié la science pour expliquer les phénomènes humains.

Système nosologique Système de classification des maladies.

Dementia praecox Terme donné par Kraepelin à un désordre mental maintenant connu sous le nom de schizophrénie.

Kraepelin décrit en particulier deux types de maladies mentales (ou troubles mentaux) : la **dementia praecox**, ou démence précoce, qui intervient avant la maturité et que l'on appelle aujourd'hui *schizophrénie* ; et la psychose maniacodépressive, qu'on nomme aujourd'hui *trouble bipolaire*. Kraepelin attribuait la *dementia praecox* à un déséquilibre biochimique, et la psychose maniacodépressive à une anomalie du métabolisme corporel.

Traitement moral Forme thérapeutique développée par Pinel au tournant du 19ᵉ siècle, visant à traiter les patients avec compassion et humanisme.

Dès le 20ᵉ siècle s'enclenche une véritable révolution psychiatrique. Si la première moitié du siècle se caractérise par les interventions médicales particulièrement intrusives, la deuxième marque l'avènement de la pharmacothérapie, c'est-à-dire le traitement des troubles de l'esprit par des médicaments ciblés, les *psychotropes*.

POUR APPROFONDIR

DE L'ASILE À LA DÉSINSTITUTIONNALISATION

Jusqu'au 17ᵉ siècle, les personnes considérées comme folles étaient prises en charge, pour l'essentiel, par leur famille et leur collectivité. Mais en 1656, un décret royal fonde l'Hôpital général de Paris : tous les errants fous, criminels ou mendiants capturés dans les villes du royaume y sont acheminés. L'État prend en charge les marginaux jugés non productifs et les enferme ensemble, sans discrimination (Mayer et Dorvil, 1982). À partir de cette époque, que le philosophe français Michel Foucault (1926-1984) appelle « grand renfermement », des asiles spécialement conçus pour les fous s'ouvrent dans toute l'Europe. Leur objectif premier est de garder les fous en captivité, de les mettre hors d'état de nuire à la société. Des conditions de vie déplorables règnent dans ces établissements : les internés sont enchaînés à leurs lits et croupissent dans leurs déjections. Certains asiles deviennent des lieux de spectacle. Dans un établissement de Londres, l'hôpital St Mary of Bethlehem, le public peut acheter des billets pour assister aux « bouffonneries » des internés – comme on le ferait aujourd'hui au cirque ou au zoo. Il en va de même en Allemagne et en France (à Charenton, le directeur Coulmier organise des spectacles mettant en scène des aliénés). Jusqu'au début du 19ᵉ siècle, les fous demeurent des êtres ou des choses qui valent d'être montrés. En France, l'ère moderne du traitement de la folie commence à la fin du 18ᵉ siècle et au début du 19ᵉ, grâce aux travaux de Jean-Baptiste Pussin et de Philippe Pinel. Tous deux attribuent les comportements anormaux à des maladies et considèrent que les patients méritent d'être traités avec humanité. Ce point de vue n'est pas très en vogue à l'époque ; les personnes atteintes de troubles mentaux sont alors considérées comme des menaces pour la société, pas comme des malades ayant besoin de soins.

De 1784 à 1802, Jean-Baptiste Pussin (qui a été lui-même interné pour une lésion tuberculeuse) est en charge d'une salle de Bicêtre regroupant des « insensés incurables ». C'est lui qui, le premier, leur ôte les chaînes qui les entravaient – et non Pinel, comme on le croit souvent. Jusque-là, les internés étaient enchaînés parce qu'on les croyait dangereux et imprévisibles. Pussin pense au contraire qu'il suffit de les traiter avec douceur pour que leurs chaînes deviennent inutiles. De fait, la plupart se révèlent obéissants et calmes une fois libérés de leurs entraves. Ils se promènent dans les jardins de l'hôpital pour y prendre l'air. Pussin interdit également au personnel de traiter les internés

avec dureté, et n'hésite pas à renvoyer les employés qui ne respectent pas cette consigne. Nommé directeur de Bicêtre en 1793, Pinel marche dans ses pas. Il devient médecin-chef de la Salpêtrière en 1795. Avec l'assistance de Pussin, il y applique les mêmes méthodes qu'à Bicêtre. Il met un terme aux pratiques brutales telles que la purge et la saignée, et sort les patients des cachots obscurs pour les installer dans des salles ensoleillées et bien aérées. Jugeant que ces marques de compréhension et d'attention peuvent les aider à retrouver un fonctionnement normal, Pinel prend également le temps de parler aux internés. La thérapie qui synthétise ses vues s'appelle **traitement moral**. Pinel la présente dans son *Traité médico-philosophique sur l'aliénation mentale* (1801), un ouvrage considéré comme la pierre angulaire de la psychiatrie moderne (Keating, 1993). Pinel y développe une nouvelle conception de la folie en la déclarant curable. Selon lui, de nombreux aliénés conservent une part de raison à laquelle il convient de s'adresser dans le cadre d'une relation thérapeutique respectueuse et individualisée – d'un « traitement moral » (Clarac et Ternaux, 2008). Pinel souhaite que les asiles cessent d'être des prisons inhumaines pour devenir des lieux thérapeutiques visant la guérison. Par leur approche humaniste des soins psychiatriques, Pussin et Pinel ont radicalement transformé le rapport au patient.

À la même époque, des réformes similaires sont implantées en Angleterre par un quaker, William Tuke (1732-1822), qui propose de faire de la religion le substrat de la vie asilaire. Plus tard, Dorothea Dix (1802-1887), une institutrice, parcourt les États-Unis pour décrire les conditions déplorables des prisons et des maisons de charité accueillant les insensés. Grâce à elle, 32 hôpitaux réservés au traitement des troubles psychologiques seront fondés aux États-Unis. Signataire de la Déclaration d'indépendance et figure de proue du mouvement contre l'esclavage, Benjamin Rush (1745-1813) est considéré comme le père de la psychiatrie américaine. Il préconise l'application de la thérapie occupationnelle (musique et voyage).

Dans la seconde moitié du 19ᵉ siècle, la thérapie morale tombe en défaveur ; elle n'a pas réalisé les miracles escomptés. Une période pessimiste s'ouvre alors, qui considère de nouveau les comportements pathologiques comme incurables. Les asiles d'aliénés se multiplient ; loin d'offrir des soins ciblés, ils se contentent de garder les internés en dehors de la société. Les conditions de vie s'y détériorent ; les asiles redeviennent des lieux effroyables. Il n'est pas rare d'y voir des internés croupir dans leurs excréments. La contention leur est imposée s'ils se montrent nerveux ou violents : camisole de force, menottes et sangles les immobilisent sur leur lit.

Les conditions hospitalières restent déplorables jusqu'au milieu du 20ᵉ siècle. Quelques établissements fournissent des soins décents et humains. Dans la plupart des cas, cependant, les internés sont regroupés dans des salles communes privées des conditions sanitaires les plus élémentaires. Enfermés, sans espoir ou presque de retourner vivre en société, la plupart des malades reçoivent peu de soins spécialisés et sont régulièrement maltraités par des équipes mal formées et mal encadrées.

RÉPONSE
VÉRITÉ **OU** FICTION

Les conditions de vie des personnes internées en asile s'améliorent dans la deuxième moitié du 19ᵉ siècle. F

Les conditions de vie dans les asiles se détériorent, au contraire. Ces établissements deviennent des lieux terrifiants.

La période asilaire au Québec

Le « grand renfermement » gagne le Canada au 19ᵉ siècle seulement, et non au 17ᵉ siècle comme en Europe. Jusque-là, les malades mentaux sont hébergés dans des ailes spéciales des hôpitaux généraux. Au Québec, la fondation du premier asile remonte à 1845, avec l'ouverture de l'établissement de Beauport, qui deviendra par la suite l'hôpital psychiatrique Saint-Michel-Archange. Peu après sont établis l'asile Saint-Jean-de-Dieu de Montréal (1873) et l'hôpital Douglas de Verdun (1889). Au 19ᵉ siècle, l'affirmation d'une élite bourgeoise capitaliste favorise l'internement d'un plus grand nombre d'aliénés, qu'elle considère comme des êtres immoraux et menaçants pour la société (Duprey, 2007 ; Mayer et Dorvil, 1982). Dès la fin du 19ᵉ siècle, les asiles sont surpeuplés. Ils négligent alors leur objectif thérapeutique et deviennent des lieux de détention pour tous ceux et celles qui ne se conforment pas aux normes sociales (Duprey, 2007 ; Keating, 1993).

Les asiles francophones du Québec ont un statut particulier, dans la mesure où ils sont gouvernés par les communautés religieuses catholiques. Ils survivent de subventions gouvernementales dérisoires. En matière de recherche et de traitement, ils accusent un retard certain par rapport aux établissements du Canada anglais. Le régime de Duplessis (1939-1936 et 1944-1949) préconise le non-interventionnisme de l'État et la mainmise de l'Église sur les services de santé. Les religieuses qui travaillent dans les asiles appliquent envers les patients les principes qui leur sont familiers : charité, pauvreté, obéissance. Ces hôpitaux psychiatriques doivent en partie leur survie au *travail obligatoire non rémunéré* des internés. Les asiles sont érigés en communautés autosuffisantes. La plus populeuse d'entre elles est la ville de Gamelin, dans l'est de Montréal, qui abrite l'asile Saint-Jean-de-Dieu, le plus grand asile d'Amérique.

À St-Jean-de-Dieu, on ne soigne pas comme ailleurs. Alors que des milliers de malades internés ne sont pas traités, d'autres se voient imposer les traitements prescrits par le médecin par la force brutale de certains gardiens. Aujourd'hui, il est d'usage de donner des électrochocs aux personnes souffrant de maladies nerveuses. Malgré la terreur que ces traitements causent à plusieurs, on ne se donne pas la peine d'endormir le patient au préalable. Il doit y aller dès qu'un gardien le désigne et on ne l'écoute guère s'il refuse. Un gardien est passé maître dans l'art d'amener les récalcitrants au lieu de leurs supplices… Combien de fois ne l'ai-je pas surpris à étouffer sauvagement un malade épouvanté par la perspective de recevoir un électrochoc ?… Dans le soin des bêtes, le vétérinaire évite la violence. Il demande au maître de l'animal de le cajoler et rester en place pendant l'administration d'une piqûre. Les hôpitaux pour chiens auraient-ils plus d'égards pour leurs sujets que St-Jean-de-Dieu n'en a pour des humains ? (Pagé, 1961, p. 77-79)

Quand, en 1961, Jean-Charles Pagé, ex-psychiatrisé de Saint-Jean-de-Dieu, publie ces lignes, 5 672 patients sont internés dans cet établissement – pour une capacité d'accueil de 3 908 personnes (Duprey, 2007). Seulement 17 psychiatres et 33 médecins généralistes à temps partiel y travaillent. Accrédité par le Dʳ Camille Laurin (1922-1999), alors directeur du département de psychiatrie de l'Université de Montréal, le témoignage de Jean-Charles Pagé est considéré comme le point de départ de la révolution psychiatrique qui s'amorce au Québec (Lecomte, 1997 ; Mayer et Dorvil, 1982 ; Wallot, 1988). Il déclenche la mise sur pied d'une Commission d'étude des hôpitaux psychiatriques présidée par le psychiatre Dominique Bédard, en collaboration avec les psychiatres Denis Lazure et Charles Roberts. Le rapport qui en résulte (Bédard, Lazure et Roberts, 1962) lève le voile sur les nombreuses lacunes du fonctionnement asilaire au Québec, notamment la déshumanisation des patients internés, et propose un nouveau projet psychiatrique reposant sur la laïcisation de l'institut psychiatrique, le développement de ressources communautaires pour les malades mentaux, le transfert des patients vers d'autres structures, plus petites et plus proches du milieu de vie, et la mise en place de traitements psychiatriques modernes et reconnus. Se démarquant clairement de l'hospitalisation, cette *psychiatrie communautaire* s'implante au cours de la décennie suivante et enclenche un processus de désinstitutionnalisation favorisé par la découverte récente des neuroleptiques (des psychotropes qui réduisent les symptômes psychotiques, facilitant ainsi l'intégration des malades dans la société, même dans les cas les plus graves).

Dans les années 1980, force est toutefois de constater que le réseau psychiatrique né du projet Bédard répond mal aux besoins des ex-psychiatrisés. Les ressources pivots de la communauté n'ont pas été suffisamment développées pour faire face à l'afflux massif des ex-internés qui découle de la désinstitutionnalisation : au total, phénomène de « portes tournantes » (réadmissions fréquentes en psychiatrie), engorgement des urgences hospitalières et accroissement majeur de l'itinérance en résultent. Le gouvernement du Québec adopte sa toute première *Politique de santé mentale* en 1989, prônant la désinstitutionnalisation comme une stratégie d'avant-plan, mais visant l'amélioration des services communautaires et hospitaliers en psychiatrie (Duprey, 2007 ; Lecomte, 1997). En 2000, il y avait 3 500 lits occupés en hôpital psychiatrique au Québec, contre 20 000 en 1960.

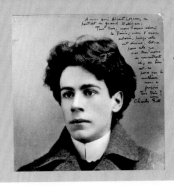

Émile Nelligan (1879-1941). Considéré comme l'un des plus grands poètes du Québec, Nelligan est aussi l'un des patients les plus célèbres de l'asile Saint-Jean-de-Dieu. Interné à la demande de ses parents à l'âge de 20 ans, il sera transféré à Saint-Jean-de-Dieu en 1925 et y restera jusqu'à sa mort. Il a écrit l'essentiel de son œuvre entre 16 et 19 ans.

LES TRAITEMENTS INTRUSIFS

N'entretenant guère d'espoir de guérir un jour la maladie mentale, les médecins de la première moitié du 20ᵉ siècle optent pour des méthodes intrusives qui visent à atténuer les symptômes, notamment l'agitation et la détresse. En 1927, le médecin autrichien Manfred Sakel (1900-1957) met au point l'*insulinothérapie*, qui consiste à plonger les patients souffrant de psychose schizophrénique dans un coma diabétique. Il affirme que la privation de sucre induit une sorte d'hibernation qui renforce l'énergie vitale des cellules du cerveau; au réveil, le malade aurait oublié tous ses soucis, ce qui faciliterait sa prise en charge thérapeutique. Les résultats encourageants publiés dans les années qui suivent confèrent une grande renommée à l'insulinothérapie (Sabbatini, 1997). Il s'avère toutefois assez vite que ses bienfaits ne sont que de courte durée. De plus, certains patients subissent d'importantes séquelles, et quelques-uns ne se réveillent pas de leur coma diabétique. Cette méthode risquée est définitivement abandonnée au début des années 1960.

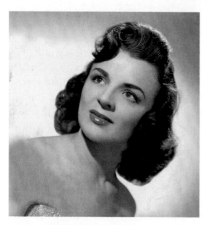

▲ *La chanteuse québécoise Alys Robi* (née Alice Robitaille en 1923) a connu un succès international considérable dans les années 1940. Souffrant d'une grave dépression, elle a été internée à l'asile Saint-Michel-Archange de Québec à l'âge de 25 ans. Au terme de cinq ans d'internement et de traitements divers (dont des électrochocs), elle a finalement subi une lobotomie. Bien qu'elle fasse encore aujourd'hui quelques apparitions publiques, elle n'a jamais retrouvé le statut de vedette qui était le sien avant son entrée à l'asile.

Le neurologue portugais Egas Moniz (1874-1955) pratique la première *lobotomie préfrontale* (ou leucotomie) en 1935. L'intervention consiste à sectionner la substance blanche entre les lobes frontaux et le thalamus (Clarac et Ternaux, 2008) afin de diminuer l'agitation et l'anxiété pathologique des schizophrènes et des grands dépressifs. L'efficacité thérapeutique du traitement vaut à Moniz de remporter le prix Nobel de physiologie en 1949. Dans les années 1940 et 1950, plus de 50 000 personnes subissent une lobotomie à l'échelle mondiale. Un nombre appréciable de ces patients conservent l'essentiel de leurs capacités intellectuelles. Toutefois, ils manifestent tous des troubles d'adaptation par la suite, par exemple une rigidité du jugement et une passivité émotionnelle. À la fin des années 1950, force est de constater que moins d'un tiers des patients lobotomisés bénéficient d'une amélioration de leur état; un autre tiers voient au contraire leur état se détériorer considérablement. De plus, l'intervention produit un nombre non négligeable de «zombies» sans émotions ni volonté. La pratique de la lobotomie commence alors à susciter une vive opposition; l'avènement des psychotropes achève de précipiter sa disgrâce (Sabbatini, 1997). Certaines formes de psychochirurgie sont encore pratiquées de nos jours. Des techniques sophistiquées permettent de cibler avec précision de petites régions du cerveau et causent ainsi moins de dégâts que la lobotomie préfrontale d'autrefois (Wichmann et Delong, 2006). Ces interventions sont notamment mises en œuvre dans certains cas graves de trouble obsessionnel-compulsif (TOC), de trouble bipolaire ou de dépression majeure pour lesquels les autres traitements, par exemple la stimulation corticale par électrodes implantées (Mallet, Polosan, Jaafari *et al.*, 2008), se sont révélés inefficaces (Kopell, Machado et Rezai, 2005). Leur innocuité et leur efficacité restant toutefois controversées, ces techniques doivent être considérées comme des traitements expérimentaux (Anderson et Booker, 2006; Bejerot, 2003). La psychochirurgie est un traitement de dernier recours.

Électrochocs, ou TEC Méthode de traitement qui consiste à administrer des chocs électriques au cerveau.

En 1938, le neurologue italien Ugo Cerletti (1877-1963) administre pour la première fois des **électrochocs** (thérapie électroconvulsive, ou **TEC**) à un patient schizophrène en proie à des hallucinations. Se fondant sur une théorie selon laquelle l'épilepsie serait antagoniste de la schizophrénie, il cherche ainsi à induire des convulsions épileptiques par des électrodes placées sur le cerveau. La TEC sera par la suite appliquée à d'autres cas; des études rapportent des taux de réussite spectaculaires de 90 % pour la dépression grave (Sabbatini, 1997). Dans les hôpitaux psychiatriques, les électrochocs seront abondamment administrés pour contrôler les patients, quel que soit leur problème de santé – et ce, à doses massives et sans anesthésie. Aux États-Unis, le roman de Ken Kesey publié en 1962 et intitulé *Vol au-dessus d'un nid de coucou* lève le voile sur ces pratiques abusives. (Milos Forman en tirera en 1975 un film mettant en vedette Jack Nicholson.) Au Québec, Jean-Charles Pagé cause une commotion similaire en 1961 en faisant paraître *Les fous crient au secours* (voir encadré «De l'asile à la désinstitutionnalisation», p. 12). Ces pratiques institutionnalisées suscitent alors une véritable levée de boucliers. Depuis les années 1970, la TEC n'est plus utilisée ou presque. Certains psychiatres recourent encore aux électrochocs, mais toujours sous anesthésie, pour des cas chroniques qui ne répondent pas à la médication. Cette pratique s'appelle sismothérapie.

LA PHARMACOTHÉRAPIE

En 1952, le biologiste français Henri Laborit (1914-1995) établit l'efficacité de la chlorpromazine pour atténuer les symptômes de la schizophrénie. Commercialisée sous le nom de Largactil, cette molécule constitue le premier **médicament psychotrope** anti-psychotique de l'histoire (Duprey, 2007). Un peu plus tard, le médecin suisse Roland Kuhn (1913-2005) découvre l'imipramine, le premier antidépresseur ; celle-ci est commercialisée sous le nom de Trofranil (1956). Les bienfaits du lithium en cas de mania-codépression sont établis en 1949 par le psychiatre australien John Frederick J. Cade (1912-1980). Parce que l'on en sait peu sur le potentiel toxique du lithium sur le corps humain, il ne sera commercialisé que beaucoup plus tard. Nous verrons au chapitre 2 que la recherche pharmaceutique a permis d'élaborer des médicaments de plus en plus spécifiques, donc mieux adaptés au traitement ciblé de troubles tels que l'anxiété, la dépression ou la psychose. Aujourd'hui, les psychotropes permettent à de nombreuses personnes d'éviter l'internement et de vivre d'une manière plus adaptée dans la société. Signalons à cet égard que ces médicaments ont largement contribué au processus de désinstitutionnalisation dans les hôpitaux psychiatriques. L'avènement des psychotropes a également permis de mieux comprendre le rôle des neuro-transmetteurs dans les anomalies cérébrales (voir section 1.3).

À partir de la deuxième moitié du 20e siècle, différentes avancées des **neuro-sciences** jettent un éclairage nouveau sur l'étiologie des troubles mentaux. Ainsi, l'imagerie cérébrale permet aujourd'hui d'observer le détail de l'activité du cerveau sans ouvrir la boîte crânienne. Nous analyserons au fil de cet ouvrage différents troubles psychologiques ou mentaux associés à des perturbations de l'activité neuronale en des zones bien précises du cerveau. Nous examinerons par ailleurs à la section 1.3 l'ensemble des dimensions biologiques que les avancées des neurosciences ont permis de mieux comprendre (Purves *et al.*, 2005).

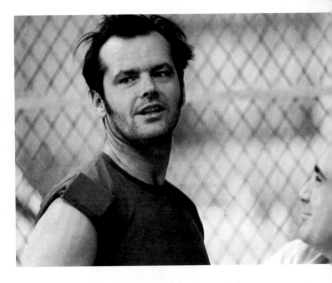

▲ *Jack Nicholson dans le film* **Vol au-dessus d'un nid de coucou,** réalisé par Milos Forman en 1975. Considérée comme un classique du septième art, cette œuvre braque le projecteur sur les traitements abusifs infligés aux patients des asiles jusqu'à la fin des années 1960.

Médicament psychotrope Médicament développé spécifiquement pour le traitement des troubles mentaux.

Neuroscience Science qui étudie l'anatomie et le fonctionnement du système nerveux.

Le modèle psychologique

Alors même que le modèle médical est en plein essor, des scientifiques commencent à soutenir que les facteurs organiques ne peuvent à eux seuls expliquer la diversité des comportements anormaux. À Paris, Jean-Martin Charcot (1825-1893), un neurologue réputé, expérimente l'hypnose dans le traitement de l'**hystérie**. À cette époque, les personnes atteintes d'hystérie (alors appelée «grande hystérie») présentent des symptômes moteurs et sensoriels sans pourtant souffrir d'anomalies physiques. La crise hystérique commence par des palpitations, une sensation d'étouffement et des troubles visuels, suivis d'un léger évanouissement. La deuxième phase se caractérise par une crise de type épileptique avec convulsions. Des contorsions et des attitudes érotiques et violentes signalent la troisième phase. Enfin, la quatrième marque un retour à la conscience ponctué de phrases incohérentes à thèmes passionnels (Palazzolo, 2004). Il est intéressant de noter que ces cas, assez répandus à l'époque victorienne, disparaissent progressivement au cours du 19e siècle. Des formes moins spectaculaires de l'hystérie figurent toutefois dans le *DSM-IV-TR* sous l'appellation de *trouble de conversion*, un trouble somatoforme que nous étudierons au chapitre 3. On pensait autrefois que les hystériques souffraient d'une altération du système nerveux qui provoquait leurs symptômes. Cherchant les causes organiques de l'hystérie, Charcot conclut plutôt à une origine psychologique. De fait, lui-même et ses confrères montrent que l'hypnose peut supprimer ces symptômes chez les hystériques – ou les induire chez des patients «normaux».

Hystérie Trouble mental observé jusqu'au début du 20e siècle, caractérisé par différents symptômes somatiques de même que par des manifestations théâtrales importantes.

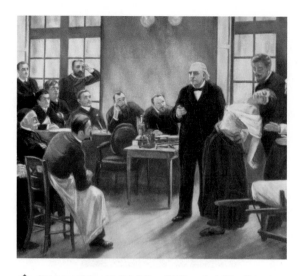

▲ « Une leçon clinique à la Salpêtrière » (1887), par André Brouillet.** Jean-Martin Charcot démontre les effets de l'hypnose sur les signes d'hystérie de Blanche (Marie Wittman). Joseph Babinski, l'un des confrères de Charcot, soutient la patiente. On distingue dans l'audience le fils du médecin, Jean-Baptiste Charcot, ainsi que plusieurs personnalités de l'époque : Pierre Marie, Charles Féré, Brissaud, Joffroy, Bourneville, Parinaud, Gilles de la Tourette, Théodule Ribot. Freud a sans doute assisté à des présentations de ce genre.

Un jeune médecin autrichien assiste aux démonstrations de Charcot : Sigmund Freud (1856-1939). Il formule l'hypothèse que l'origine psychologique des symptômes hystériques réside dans des fantasmes inconscients refoulés. Freud recevra plusieurs patientes atteintes d'hystérie dans son cabinet de Vienne, ce qui lui permettra de développer ses théories sur l'inconscient humain. Ses recherches sur l'hystérie dessinent ainsi la première approche psychologique du comportement pathologique : *l'approche psychanalytique*. D'autres modèles théoriques explicatifs se développeront peu après, et tout au long du 20e siècle, notamment les théories de l'apprentissage, l'humanisme et le cognitivisme.

L'APPROCHE PSYCHODYNAMIQUE : LA PSYCHANALYSE CLASSIQUE

De sa rencontre avec Charcot, Freud écrira dans son autobiographie de 1925 : « J'en reçus l'impression très profonde qu'il pouvait y avoir de puissants processus mentaux qui pourtant demeuraient ignorés de la conscience. » (Sulloway, 1983, p. 27)

Le médecin viennois Joseph Breuer (1842-1925) exerce aussi une influence importante sur Freud, de 14 ans son cadet. Breuer a traité par l'hypnose une jeune femme de 21 ans, Anna O., affligée de symptômes hystériques sans cause médicale apparente : paralysie des membres, engourdissement, troubles de la vision et de l'audition. Un muscle « paralysé » de son cou l'empêchait de tourner la tête. L'immobilisation des doigts de sa main gauche lui interdisait de se nourrir seule. Breuer soupçonnait que ces symptômes étaient largement d'origine psychologique. Il encourage donc sa patiente à parler, parfois sous hypnose. La réminiscence d'événements liés à l'apparition des symptômes, souvent aussi à des sensations de peur, d'anxiété ou de culpabilité, apaise les symptômes au moins pour un temps. C'est Anna O. elle-même qui surnommera ce traitement la « cure de paroles ».

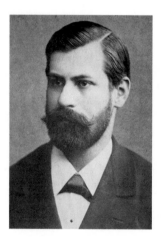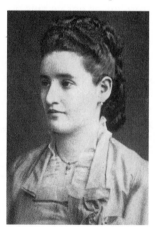

▲ Sigmund Freud et Bertha Pappenheim. Freud a environ 30 ans sur cette photo. Pour lui, les symptômes hystériques de B. Pappenheim (connue dans la littérature sous le nom d'Anna O.) traduisaient la métamorphose de ses émotions bloquées en douleurs somatiques.

Les symptômes hystériques transforment les affects bloqués (oubliés, mais non disparus) en malaises physiques. Dans le cas d'Anna O., les symptômes disparaissent une fois les contenus sous-jacents amenés à la conscience et « déchargés ». Breuer appelait cet effet de décharge « catharsis » (du grec *kathairein* : nettoyer, purifier).

La théorie psychanalytique de Freud attribue les problèmes psychologiques (par exemple l'hystérie) à des conflits intrapsychiques, ou motivations inconscientes, qui se développent dans l'enfance.

Pour Freud, ces motivations ou ces conflits inconscients émanent de pulsions primitives, sexuelles et agressives, et du besoin que ressent le patient de les soustraire à la conscience. Ce contenu primitif comprend notamment des pulsions incestueuses et violentes qui, si elles étaient amenées à la conscience, induiraient un niveau d'anxiété tel que le patient en serait paralysé. Pour Freud, le comportement anormal est un « symptôme » de cette lutte intrapsychique inconsciente. Dans le cas de l'hystérie, le symptôme témoigne de la conversion d'un conflit psychologique inconscient en un problème physique. Le patient est conscient du symptôme, mais pas de sa source. La conception freudienne de la structure de l'esprit constitue incontestablement l'une des pierres angulaires de sa théorie.

La structure de l'esprit

Le modèle freudien présente l'esprit comme un iceberg dont la partie émergée (visible) correspondrait à la conscience actuelle (voir figure 1.2). Comme pour les icebergs, toutefois, la plus grande partie de l'esprit reste cachée en-deçà de la conscience ; elle forme le *préconscient* et l'*inconscient*.

Le *préconscient* regroupe les souvenirs qui ne sont pas présents à la conscience mais qui lui restent accessibles, moyennant une attention un peu soutenue. Votre numéro de téléphone, par exemple, reste dans le préconscient jusqu'à ce que vous cherchiez à vous en souvenir. Une proportion importante de nos apprentissages loge également dans le préconscient. L'*inconscient* forme la plus grande partie de l'esprit ; il reste inaccessible, sauf si l'on met en œuvre une méthode spécifique d'exploration que Freud appelle « psychanalyse » (voir chapitre 2). Pour Freud, l'inconscient est le lieu des impulsions biologiques de base, qu'il nomme « pulsions » – pulsions primitives sexuelles, ou *libido* (pulsions de vie), et pulsions agressives (pulsions de mort).

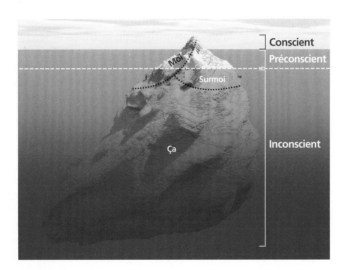

F I G U R E **1.2**

La structure de l'esprit selon Freud

La théorie psychodynamique compare l'esprit à un iceberg : seule une partie très restreinte est émergée, c'est-à-dire qu'elle reste accessible à la conscience en tout temps. L'information contenue dans le préconscient peut être amenée à la conscience moyennant un certain effort d'attention. Par contre, les pulsions et les idées logées dans l'inconscient restent généralement enfouies, voilées de mystère.

La structure de la personnalité

La personnalité humaine se diviserait également en trois instances psychiques : le *ça*, le *moi* et le *surmoi*.

Le *ça* est la structure psychique originaire, présente dès la naissance. C'est le lieu de nos pulsions primitives telles que la faim, la soif, l'assouvissement sexuel et l'agressivité. Intervenant exclusivement dans la sphère inconsciente, le ça fonctionne essentiellement selon le *principe de plaisir* ; il réclame la satisfaction instantanée des instincts primitifs, sans aucune considération pour les règles sociales ou les contraintes de la réalité. Dans sa première année, l'enfant découvre que ses besoins ne sont pas toujours instantanément comblés ; il doit donc s'adapter à cet ajournement de la gratification.

Se structurant dans ces 12 premiers mois de la vie, le *moi* établit une manière plus raisonnable de supporter la frustration. Il cherche à freiner les revendications du ça et à orienter le comportement pour le rendre plus conforme aux exigences de la société. Le moi fonctionne selon le *principe de réalité* : il tente d'équilibrer les impulsions du ça et les limites que la société et la réalité imposent aux comportements.

Le *surmoi* se développe dans la petite enfance, à mesure que l'enfant prend conscience des attentes de ses parents et des valeurs morales de la société. Le surmoi fait office de conscience, de gardien interne de la morale ; il impose des exigences au moi et juge de ce qui est bien ou mal. Le surmoi fonctionne selon le *principe de perfection* ; il vise la concrétisation des idéaux intériorisés des parents, des éducateurs et des modèles admirés. Il se structure donc à partir d'une intériorisation des valeurs et de la morale des parents et autres proches. Ainsi, le surmoi nous fait éprouver de la culpabilité chaque fois que nous contrevenons aux normes morales que nous avons intériorisées. Le surmoi structure le moi. Il est répressif, mais aussi protecteur dans la mesure où, en l'absence de critères internes permettant de distinguer le bien du mal, l'être humain serait soumis aux diktats d'un narcissisme sans limites.

Les mécanismes de défense

Mécanisme de défense Stratégie de transformation de la réalité utilisée par le moi afin de réduire le niveau d'anxiété et de culpabilité.

Bien que le moi soit conscient pour l'essentiel, une partie de son activité reste plongée dans l'inconscient. Dans cette sphère inconsciente, le moi fait office de chien de garde ou de censeur filtrant les pulsions du ça. Il met en œuvre des **mécanismes de défense** (défenses psychologiques) pour empêcher les pulsions socialement inacceptables du ça d'arriver à la conscience. Sans ces mécanismes de défense, les expériences traumatisantes de notre enfance, les exigences primitives de notre ça et les interdits de notre surmoi risqueraient de nous perturber psychologiquement. Le *refoulement* (l'oubli « choisi » de nos pensées, pulsions et désirs inavouables, c'est-à-dire leur enfouissement dans notre inconscient) constitue l'un des principaux mécanismes de défense et forme le socle de plusieurs autres, que nous décrivons au tableau 1.1.

Le recours aux mécanismes de défense pour affronter l'anxiété ou la culpabilité est normal. Ces mécanismes nous permettent notamment de mieux gérer nos mouvements pulsionnels dans nos relations quotidiennes. Par exemple, les lapsus (l'emploi involontaire d'un mot à la place d'un autre) et les actes manqués (un oubli ou un geste à la place d'un autre) peuvent trahir des motivations cachées rejetées hors du champ de notre conscience par un mécanisme de refoulement. Quand un amant fâché part en claquant la porte mais qu'il oublie son parapluie... peut-être est-il en train, inconsciemment, de se ménager une bonne excuse pour revenir ! Les mécanismes de défense protègent le moi des dangers internes provenant du ça ou du surmoi. Si ces dangers perdurent, le moi peut toutefois renforcer ses mécanismes

TABLEAU 1.1 — Les principaux mécanismes de défense dans la théorie psychodynamique

Mécanisme de défense	Description	Exemple
Refoulement	Expulsion de désirs et d'idées jugés inacceptables hors du champ de la conscience	La personne n'a pas conscience de ses désirs sexuels.
Régression	Retour à un comportement caractéristique d'étapes antérieures du développement	La personne se place en position de dépendance complète vis-à-vis des autres.
Déplacement	Déplacement d'affects de l'objet initial vers un autre objet	Un employé claque la porte après un entretien houleux avec son patron.
Déni	Refus de reconnaître ses propres émotions, pensées ou comportements	Un alcoolique notoire affirme qu'il n'a aucun problème à contrôler sa consommation d'alcool.
Formation réactionnelle	Comportement à l'opposé du désir initial (lequel est réprimé)	Une personne très agressive se montre extrêmement douce et gentille.
Rationalisation	Justifications d'un comportement aux véritables causes inavouables	Quand on lui demande pourquoi elle fume, une femme répond qu'il n'y a jamais eu de cancers dans sa famille.
Projection	Attribution à une autre personne de ses propres mouvements pulsionnels ou désirs	Une personne sexuellement inhibée interprète les gestes aimables d'un ami comme autant d'avances sexuelles.
Sublimation	Transformation de mouvements pulsionnels inacceptables en activités valorisées par la société	Une personne met ses pulsions agressives à contribution dans un sport de compétition.

Source : Nevid (2007), p. 466.

de défense au point qu'ils exigent le déploiement d'une énergie si forte qu'elle finit par épuiser le moi et l'empêche de s'investir ailleurs, de poursuivre d'autres intérêts. Les mécanismes de défense deviennent alors pathologiques.

Les stades du développement psychosexuel

Pour Freud, les pulsions sexuelles constituent les principaux moteurs du développement de la personnalité, même dans l'enfance. Dans cette optique, c'est la recherche du plaisir sensuel ou sexuel qui structure les relations fondamentales de l'enfant dans les premières années de sa vie. Toutes les activités qui procurent un plaisir physique, par exemple l'ingestion de nourriture ou l'élimination fécale, seraient ainsi «sexuelles» par essence. (Tel qu'il est employé par Freud, le terme «sexuel» correspondrait plutôt, dans notre vocabulaire actuel, au terme «sensuel».)

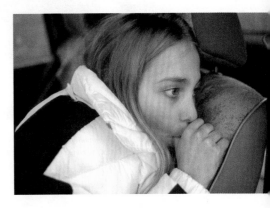

▲ *Une régression ?* À la naissance d'un petit frère ou d'une petite sœur, un enfant déjà grand peut se remettre à sucer son pouce. Il exprime ainsi sa peur de ne plus être aimé, et son désir de redevenir un bébé dont tout le monde s'occupe.

Pour Freud, la recherche du plaisir sexuel exprime une pulsion de vie extrêmement importante qu'il appelle *éros* : l'instinct fondamental de préservation et de perpétuation de la vie. Dans la terminologie freudienne, l'énergie intrinsèque de l'*éros*, celle qui lui permet d'accomplir sa fonction, se nomme *libido*, ou énergie sexuelle. L'énergie libidinale se manifesterait par le plaisir sexuel ressenti dès l'enfance dans les *zones érogènes*, des régions du corps qui évoluent selon l'âge. Pour Freud, les stades du développement humain sont psychosexuels par nature parce qu'ils correspondent au passage de l'énergie libidinale d'une zone érogène à une autre. Freud distingue 5 stades du développement psychosexuel : oral (la première année de la vie) ; anal (la deuxième) ; phallique (à partir de la troisième année) ; latent (de 6 à 12 ans environ) ; et génital (à partir de la puberté).

Dans la première année de la vie (le *stade oral*), le bébé atteint le plaisir sexuel en tétant le sein de sa mère ou en portant des objets à sa bouche. Par la morsure ou la succion, la stimulation orale procure à l'enfant nourriture et gratification sexuelle. Au *stade anal*, l'enfant dérive la gratification sexuelle de la contraction et du relâchement de ses sphincters d'évacuation intestinale et urinaire.

L'étape suivante (le *stade phallique*) s'amorce généralement dans la troisième année. La région phallique devient alors la principale zone érogène de l'enfant – le pénis pour les garçons ; le clitoris pour les filles. Point particulièrement controversé de son œuvre, Freud affirmait que, au stade phallique, les enfants éprouvent des désirs incestueux inconscients envers leur parent de l'autre sexe, et commencent à considérer leur parent de même sexe comme un rival. Ce conflit intérieur forme ce que Freud appelait *complexe d'Œdipe* – du nom du roi mythique grec Œdipe, qui aurait épousé sa mère et tué son père sans le savoir. Des adeptes de Freud (mais non Freud lui-même) ont nommé «complexe d'Électre» la version féminine du complexe d'Œdipe – du nom de cette jeune femme qui, toujours dans la mythologie grecque, aurait vengé la mort de son père (le roi Agamemnon) en tuant ses meurtriers : la propre mère d'Électre et son amant. Pour Freud, le conflit œdipien représente le conflit psychologique central de la petite enfance, et risque de susciter des problèmes psychologiques ultérieurs s'il n'est pas résolu d'une manière efficace.

Pour résoudre son complexe œdipien, le petit garçon doit réprimer ses désirs incestueux envers sa mère et s'identifier à son père. Cette identification stimulerait l'acquisition de l'agressivité et de l'indépendance traditionnellement associées aux rôles masculins. À l'inverse, la petite fille devrait réprimer ses désirs incestueux envers son père et s'identifier à sa mère, développant au passage des traits plus passifs et dépendants, traditionnellement associés aux rôles féminins.

Qu'il soit correctement résolu ou non, le complexe d'Œdipe atteint son terme vers l'âge de cinq ou six ans. L'identification au parent de même sexe structure alors le surmoi et permet l'intériorisation des valeurs parentales. L'enfant entre dans le *stade latent* de son développement psychosexuel, une étape de la fin de l'enfance marquée par la dormance (la latence) des pulsions sexuelles et une réorientation des centres d'intérêt vers l'école et le jeu.

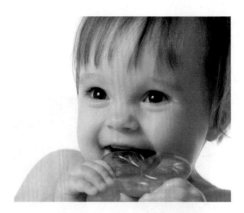

▲ *Le stade oral du développement psychosexuel?* Pour Freud, la bouche est le lieu des premières rencontres avec le monde.

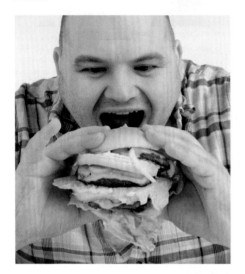

▲ *Une fixation orale?* Freud estimait qu'un excès ou une insuffisance des gratifications à l'un des stades du développement psychosexuel pouvait causer une fixation, par exemple au stade oral.

Les pulsions sexuelles reprennent de la vigueur au *stade génital*, qui commence à la puberté et atteint son plein épanouissement avec la sexualité adulte, le mariage et la parentalité. Réprimés tout au long de la période de latence, les désirs sexuels envers le parent de sexe opposé réémergent à l'adolescence mais se portent (se transfèrent) sur des personnes du sexe opposé que la société considère comme des partenaires appropriés. Pour Freud, un bon ajustement au stade génital passe nécessairement par l'obtention d'une gratification sexuelle satisfaisante auprès d'un représentant du sexe opposé, vraisemblablement, selon l'optique de Freud, dans le cadre du mariage.

Freud insistait sur le fait que l'enfant peut se heurter à des conflits à chacun des stades de son développement psychosexuel. Au stade oral, par exemple, ces tensions naissent essentiellement des gratifications orales qu'il obtient : sont-elles adéquates ou non ? Une gratification excessive risque de convaincre l'enfant que tout lui sera toujours «offert sur un plateau d'argent», sans qu'il ait à fournir le moindre effort ; à l'inverse, un sevrage trop précoce risque d'induire de la frustration. À tous les stades du développement, une insuffisance ou un excès de la gratification correspondante peut déclencher une *fixation* à cette étape, laquelle suscite l'hypertrophie de traits de personnalité caractéristiques du stade considéré. Ainsi, les fixations orales peuvent provoquer un désir excessif envers les «activités orales» de l'âge adulte : tabagisme, alcoolisme, excès alimentaires et rognage des ongles. Comme le bébé qui dépend du sein de sa mère pour sa survie et pour l'obtention d'une gratification buccale, les adultes manifestant une fixation orale peuvent également se montrer exagérément dépendants dans leurs relations interpersonnelles. Pour Freud, la résolution inefficace des conflits du stade phallique (complexe d'Œdipe) peut conduire au rejet des rôles traditionnels masculins ou féminins et à l'homosexualité.

La psychanalyse freudienne a ouvert la voie à plusieurs approches psychodynamiques actuellement mises en œuvre. Bien qu'elles reprennent à leur compte certains des pivots théoriques de la psychanalyse classique (par exemple le rôle déterminant des motivations inconscientes, des conflits intérieurs et des mécanismes de défense comme réponses à l'anxiété), la plupart d'entre elles accordent moins d'importance aux pulsions primitives sexuelles et agressives dans le développement de la personnalité. Proche collaborateur de Freud, Carl Gustav Jung (1875-1961) a été l'un des premiers à exprimer ouvertement sa dissidence en développant sa propre théorie psychodynamique : la *psychologie analytique*. Dans la théorie jungienne, on ne peut comprendre le comportement humain sans s'intéresser aux états de conscience autant qu'aux pulsions inconscientes. Jung a également forgé la notion d'*inconscient collectif* ; émanant de l'héritage génétique de l'espèce humaine, il exercerait sur les comportements humains une influence aussi décisive que celle de l'inconscient individuel. Très proche aussi des enseignements de Freud, Erik Erikson (1894-1994) développera sa propre théorie psychodynamique quelques années plus tard : sa *théorie psychosociale* accorde aux relations sociales un rôle plus significatif dans la formation de l'identité. De plus, contrairement à Freud, Erikson considère que l'identité continue de se développer jusqu'à la fin de la vie. Les théories de Jung et d'Erikson ne sont évoquées ici qu'à titre d'exemples, car le courant psychodynamique s'avère très vaste, très diversifié et toujours bien vivace.

Critique de l'approche psychodynamique

La théorie psychanalytique classique de Freud s'est largement diffusée dans la culture populaire (Lothane, 2006). Même des gens qui n'ont jamais lu Freud considèrent les rêves ou les lapsus comme révélateurs de mouvements inconscients, tout comme plusieurs supposent que les troubles psychiques peuvent avoir des fondements dans la petite enfance. De même, si leur acception courante ne correspond pas toujours au sens précis qu'ils revêtent dans la théorie psychanalytique, des termes tels que «narcissisme» ou «refoulement» font désormais partie de notre vocabulaire quotidien.

De nombreux critiques affirment toutefois que les structures de l'esprit – le ça, le moi et le surmoi – ne sont qu'une manière imagée et poétique de représenter les conflits inconscients. Ils affirment que les concepts freudiens sont non scientifiques, car ils ne peuvent être ni testés de manière expérimentale ni observés. Un thérapeute a beau affirmer que son client a oublié son rendez-vous parce qu'il avait inconsciemment peur d'y assister, sa spéculation ne pourra pas être soumise à une vérification scientifique.

Par ailleurs, des chercheurs du champ psychanalytique ont testé certains concepts freudiens par l'expérimentation et ont conclu à l'existence de processus inconscients (situés hors de la conscience ordinaire), y compris des mécanismes de défense tels que le refoulement (Cramer, 2000 ; Westen et Gabbard, 2002).

LES THÉORIES DE L'APPRENTISSAGE

Avec leurs modèles psychanalytiques, Freud et ses successeurs ont été les premiers à proposer une véritable théorie psychologique du comportement pathologique. D'autres théories psychologiques ont toutefois émergé au 20ᵉ siècle, par exemple celles qui reposent sur l'apprentissage. Ces théories se fondent sur la prémisse que les comportements pathologiques, tout comme les comportements normaux, sont appris. Si certaines personnes se comportent de façon anormale, postulent les théories de l'apprentissage, c'est peut-être qu'elles ont suivi un parcours d'apprentissages particulier. Par exemple, un enfant qui est sévèrement puni parce qu'il se masturbe peut, une fois devenu adulte, manifester des signes d'anxiété à la seule évocation de la sexualité. De même, les enfants que l'on châtie parce qu'ils ne se conforment pas aux normes ou aux attentes des adultes peuvent développer un comportement antisocial.

Les premiers penseurs de ces théories comportementales ont été le physiologiste russe Ivan Pavlov (1849-1936), découvreur du réflexe conditionné, et le psychologue américain John B. Watson (1878-1958), le père du béhaviorisme, qui a appliqué les principes pavloviens à la psychologie. La première forme d'apprentissage illustrée par ces chercheurs se nomme *conditionnement classique*. D'autres théories de l'apprentissage se développeront par la suite, notamment la théorie du conditionnement opérant (du psychologue B. F. Skinner [1904-1990]), de même que les théories de l'apprentissage sociocognitif.

Le conditionnement classique

Dans son laboratoire, Ivan Pavlov a attelé des chiens dans un dispositif (voir figure 1.3) conçu pour observer leur réponse salivaire à l'ingestion de nourriture. Il note toutefois que les animaux sécrètent de la salive et des sucs gastriques avant même de commencer à manger. En fait, leurs réponses semblent déclenchées par le bruit du chariot transportant la nourriture... Par pur accident, Pavlov vient de découvrir le réflexe conditionné ! À partir de cette expérience, il montre ensuite que la salivation peut être induite par d'autres stimuli associés à l'alimentation – quoique non alimentaires en eux-mêmes – par exemple le tintement d'une cloche.

Puisque les chiens, en principe, ne salivent pas au son des cloches, Pavlov en conclut que ses animaux de laboratoire ont appris cette réponse salivaire. Cette réponse ayant été artificiellement associée à un **stimulus inconditionné** – dans ce cas, la nourriture – qui active naturellement la salivation, Pavlov la qualifie de **réponse conditionnée**, ou réflexe conditionné (voir figure 1.4). Dans sa terminologie, la **réponse inconditionnée**, c'est-à-dire non apprise, est la salivation face à la nourriture ; le **stimulus conditionné** est le son de la cloche, stimulus initialement neutre.

Sommes-nous soumis à des conditionnements classiques dans notre vie quotidienne ? Voyons... Quand vous patientez dans la salle d'attente du dentiste, vos mains deviennent-elles moites au son de la roulette ? Si tel est le cas, ce dernier constitue un stimulus conditionné déclenchant une réponse conditionnée de peur et de tension musculaire.

Les phobies (peurs excessives) peuvent également être acquises par conditionnement classique. Ainsi, on peut développer une phobie des ascenseurs à la suite d'une

Stimulus inconditionné Stimulus qui déclenche une réponse non apprise, de type réflexe.

Réponse conditionnée Réponse apprise à la suite d'un conditionnement à un stimulus préalablement neutre.

Réponse inconditionnée Réponse non apprise, de type réflexe.

Stimulus conditionné Stimulus neutre, *a priori*, qui déclenche une réponse conditionnée à la suite d'une association répétée avec un stimulus inconditionné qui, préalablement, évoquait cette réponse.

expérience traumatique dans ce type d'appareil : initialement neutre, le stimulus « ascenseur » est associé à un stimulus aversif (le trauma), ce qui induit une réponse conditionnée (la phobie).

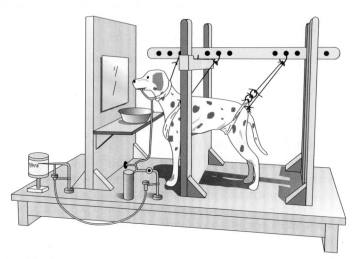

F I G U R E   **1.3**

Le dispositif utilisé par Ivan Pavlov dans ses expériences sur le conditionnement

Sur la gauche, un chercheur placé derrière un miroir sans tain fait sonner une cloche. À cet instant, la nourriture est placée sur la langue du chien. Au bout de quelques épisodes de concomitance entre le tintement de la cloche et l'arrivée de la nourriture, le chien salive dès que la cloche sonne. La salive est alors recueillie dans un récipient, la quantité sécrétée servant à mesurer l'intensité de la réponse conditionnée.

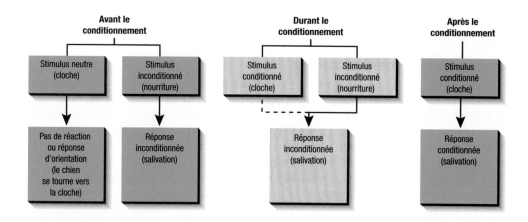

F I G U R E   **1.4**

Les rouages du conditionnement classique

Avant le conditionnement, la nourriture (un stimulus inconditionné) placée sur la langue du chien déclenche la salivation (une réponse inconditionnée). Stimulus neutre, la cloche peut certes attirer l'attention du chien, mais pas le faire saliver. La mise en place du conditionnement consiste à associer le tintement de la cloche (qui devient un stimulus conditionné) à la nourriture placée sur sa langue (un stimulus inconditionné). Au bout de plusieurs répétitions de cette associatzion, le conditionnement est implanté : le tintement de la cloche seul (le stimulus conditionné) déclenche la salivation (la réponse conditionnée), même en l'absence de nourriture. Le chien est « conditionné » il a appris à produire une réponse conditionnée à un stimulus conditionné. Les théoriciens de l'apprentissage pensent que les peurs excessives (les phobies) peuvent être acquises par conditionnement classique.

Watson a ainsi démontré les rouages du développement d'une réponse de peur par conditionnement classique. Avec Rosalie Rayner, son assistante de recherche (qu'il épousera ultérieurement), il instaure chez un petit garçon de 11 mois un conditionnement classique induisant une phobie des rats. Avant l'expérience, le «petit Albert» ne manifestait aucune peur à l'égard de ces rongeurs. Le protocole de conditionnement de Watson consiste à donner un violent coup de marteau sur une barre d'acier placée juste derrière le garçonnet chaque fois qu'il aperçoit un rat. Après avoir entendu plusieurs fois ce bruit terrifiant et désagréable en même temps qu'il apercevait un rat, le petit Albert développe une réponse conditionnée : il manifeste tous les signes de la peur dès qu'il voit le rongeur, même si Watson ne frappe plus sur la barre métallique. Évidemment, de telles expériences ne seraient plus envisageables aujourd'hui : elles vont à l'encontre de nos principes éthiques les plus élémentaires.

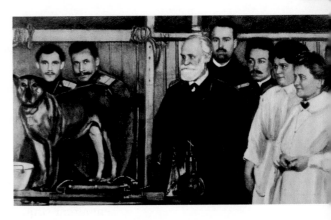

▲ *Ivan Pavlov.* Le physiologiste russe Ivan Pavlov présente à ses étudiants son dispositif de conditionnement classique. En quoi les principes de ce conditionnement peuvent-ils expliquer les phobies, ces peurs excessives et irrationnelles ?

Selon la théorie du conditionnement classique, un comportement normal est simplement une réponse adaptée aux stimuli, et cette réponse est conditionnée. À force de nous brûler, nous apprenons à ne plus approcher nos mains des serpentins chauffants de la cuisinière quand ils sont rougis par la chaleur. Inversement, les peurs inadéquates acquises par conditionnement peuvent entraver notre adaptation à notre environnement. À ce propos, nous verrons au chapitre 4 que le conditionnement peut contribuer à expliquer certains troubles anxieux tels que les phobies et le stress posttraumatique.

Le conditionnement opérant

Le conditionnement classique peut expliquer le développement de réponses conditionnées (par exemple saliver à un signal préalablement associé à la nourriture) et de réactions émotionnelles (par exemple éprouver un sentiment de peur en présence d'un stimulus associé à une douleur ou à une aversion). Il n'explique cependant pas les comportements plus complexes : étudier, travailler, établir des liens sociaux, préparer un repas, etc. Puisque ces comportements complexes produisent des effets sur l'environnement, le psychologue comportementaliste B. F. Skinner (1938) les appelait réponses «opérantes». Le **conditionnement opérant** consiste à induire ou à renforcer des réponses au moyen des conséquences. Skinner s'est principalement intéressé au conditionnement opérant chez le pigeon et le rat.

Conditionnement opérant Forme d'apprentissage par laquelle un comportement est appris lorsqu'il est renforcé.

Nous développons au fil des ans des habiletés (par exemple lever la main en classe) qui produisent un **renforcement** – un changement qui intervient dans l'environnement et qui augmente la fréquence du comportement considéré. Par conséquent, l'environnement influe sur nos comportements ; ceux qui nous apportent des gratifications (positives) ont plus de chances d'être reproduits et, avec le temps, ils peuvent même devenir des habitudes (Staddon et Cerutti, 2003). Par exemple, vous avez probablement acquis dès la maternelle l'habitude de lever la main en classe ; l'institutrice n'acceptant pas de vous répondre si vous ne leviez pas la main, vous avez appris assez vite que ce geste s'avérait indispensable pour être entendu.

Renforcement Stimulus ou événement qui survient après une réponse et qui en augmente la probabilité.

Skinner définit deux types de renforcements : les renforcements positifs et les renforcements négatifs. Les *renforcements positifs* sont des récompenses, c'est-à-dire des stimuli dont la mise en œuvre augmente la probabilité de répétition d'un comportement. Si nous obtenons une réaction amicale des personnes à qui nous tenons la porte, nous développerons facilement l'habitude d'ouvrir la porte aux autres. Les *renforcements négatifs*, à l'inverse, sont des stimuli dont le *retrait* favorise la répétition du comportement. Par exemple, si l'enfant cesse de pleurer quand son père le prend dans ses bras, le comportement paternel (prendre dans les bras) est renforcé par le retrait du stimulus aversif (les pleurs).

La **punition** constitue à certains égards l'inverse du renforcement. Elle consiste à infliger des conséquences qui diminuent la fréquence du comportement visé. La *punition positive* consiste à faire jouer un stimulus aversif : châtiment physique (fessée) ou moral (réprimande), sanction financière (contravention pour excès de vitesse) ou corvée. La *punition négative* consiste plutôt à retirer un stimulus renforçant : confiscation de la

Punition Stimulus ou événement qui survient après une réponse et qui en diminue la probabilité.

RÉPONSE

VÉRITÉ **OU** FICTION

La punition n'élimine pas les comportements indésirables. V

La punition n'élimine pas le comportement indésirable : au mieux, elle le modifie à court terme, mais celui-ci risque de reprendre de plus belle dès que la punition cessera.

console de jeux vidéo, suspension d'un privilège (réduction de l'espace de travail ou diminution du temps de loisirs) ou mise à l'écart d'un environnement physique stimulant (isolement dans une pièce vide).

La punition, en particulier physique, ne peut modifier le comportement qu'à très court terme ; celui-ci risque de reprendre dès que la sanction est levée ou arrive à son terme. De plus, la punition ne favorise pas l'apprentissage de comportements plus souhaitables. Enfin, elle suscite souvent angoisse et hostilité en lieu et place d'un apprentissage véritablement constructif. Pour les psychologues, le renforcement est nettement préférable à la punition. Mais pour encourager les comportements souhaitables, encore faut-il les repérer quand ils sont mis en œuvre ! Certains enfants réussissent à éveiller l'attention de leur entourage uniquement quand ils se conduisent mal. Les adultes qui les entourent risquent ainsi de les inciter à multiplier les bêtises – et de favoriser à la longue le développement de troubles de la conduite. Pour les théoriciens de l'apprentissage, les adultes doivent enseigner aux enfants les comportements désirables et les renforcer régulièrement en donnant eux-mêmes l'exemple.

L'apprentissage sociocognitif

Albert Bandura (1925-), Julian B. Rotter (1916-) et Walter Mischel (1930-) sont les pères des théories de l'apprentissage sociocognitif. Aux modèles traditionnels de l'apprentissage ils intègrent le rôle de la pensée (des cognitions) ainsi que l'apprentissage par l'observation, appelé **modelage** (Bandura, 2004). Pour Bandura, la punition et le renforcement directs ne sont pas indispensables à l'apprentissage ; pour comprendre qu'un comportement est souhaitable (à imiter) ou indésirable (à éviter), il suffit d'en observer les conséquences chez un modèle. Par exemple, si les comportements altruistes d'un modèle (réel ou fictif, c'est-à-dire dans la vraie vie ou au cinéma) sont récompensés, l'observateur aura tendance à développer l'altruisme.

Modelage Apprentissage par observation et imitation de modèles.

Les théories de l'apprentissage sociocognitif affirment l'interaction constante entre la personne et son environnement : chacun de nous influe sur son milieu, et inversement (Bandura, 2004). Comme celles de Watson et de Skinner, ces théories reposent sur les comportements observables. Toutefois, contrairement aux tenants du béhaviorisme traditionnel, les théoriciens de l'apprentissage estiment que des facteurs internes tels que les valeurs et les attentes individuelles jouent également un rôle décisif dans les comportements. Ainsi que nous le verrons au chapitre 6, les personnes qui entretiennent des attentes très positives envers une drogue sont plus enclines à en prendre, et ce, en quantités plus importantes.

Critique des théories de l'apprentissage

Les théories de l'apprentissage ont donné naissance à un modèle thérapeutique : la thérapie comportementale (voir chapitre 2). Visant la réorientation des comportements, cette thérapie peut effectivement contribuer à la résolution de différents types de problèmes psychologiques, notamment les phobies, les troubles sexuels et la dépression. Par ailleurs, des programmes fondés sur le renforcement sont maintenant régulièrement mis en œuvre. Leur objectif est, d'une part, d'aider les parents à développer de meilleures compétences parentales et, d'autre part, de favoriser les apprentissages scolaires des enfants.

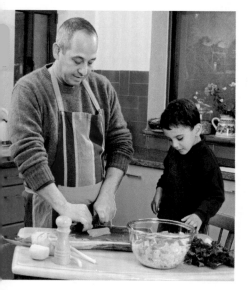

▲ *L'apprentissage par l'observation.* La théorie sociocognitive estime que la plupart des comportements humains sont acquis par «façonnage» : cet apprentissage par l'observation s'appelle aussi modelage ou imitation.

Les détracteurs du béhaviorisme lui reprochent toutefois de ne pouvoir expliquer à lui seul tout l'éventail des comportements humains, et soulignent que le vécu humain ne saurait se résumer aux réponses observables. Ainsi, ils déplorent le fait que le béhaviorisme ne prenne pas en considération certaines dimensions importantes de l'être humain : la pensée, les rêves, les buts, les aspirations. Récusant les perspectives béhavioristes strictes, selon lesquelles les influences environnementales (récompenses et punitions) détermineraient notre comportement de manière mécanique, les théoriciens de l'apprentissage sociocognitif ont considérablement élargi la portée du comportementalisme traditionnel. Certains leur reprochent toutefois de ne pas accorder assez d'importance au facteur génétique dans leur explication des comportements, et de ne pas rendre suffisamment compte des paramètres subjectifs, par exemple la conscience de soi et le sentiment d'autoefficacité.

L'APPROCHE HUMANISTE

Qualifiée de «troisième force», à côté des modèles psychanalytiques et béhavioristes, l'approche humaniste se développe aux États-Unis dans les années 1960. Les psychologues américains Carl Rogers (1902-1987) et Abraham Maslow (1908-1970) postulent alors la propension des êtres humains à se réaliser, à s'accomplir, c'est-à-dire à tout mettre en œuvre pour pousser leur développement jusqu'au maximum de leurs capacités. Chacun de nous possède des particularités, des talents, des sentiments, des besoins et des buts qui lui sont propres. En reconnaissant nos besoins et nos sentiments et en les acceptant, en étant fidèles à nous-mêmes, nous nous donnons les moyens de vivre de manière plus authentique.

Dans cette optique, la pathologie se définit par les obstacles qui entravent l'**autoactualisation** (la réalisation de soi). Le regard subjectif que chacun pose sur le monde détermine le jugement qu'il porte sur ses propres actions – échecs ou réussites. Pour aider son patient, le thérapeute doit donc apprendre à voir le monde selon son point de vue. L'approche humaniste suppose que l'on s'efforce de comprendre la réalité subjective de l'autre, tout ce qu'il vit consciemment et qui définit son «être-au-monde».

Autoactualisation Tendance, selon l'approche humaniste, à chercher à atteindre son plein potentiel.

Le comportement pathologique selon Rogers

Pour Rogers, le comportement pathologique naît d'un déséquilibre entre les différentes perceptions de soi, par exemple un écart trop marqué entre le *soi perçu* et le *soi idéal* (la personne que l'on rêve d'être). Pour aider leurs enfants à se percevoir avec bienveillance, les parents doivent leur prêter une «attention positive inconditionnelle», c'est-à-dire leur montrer qu'ils sont dignes d'amour, quel que soit leur comportement. Les parents peuvent certes désapprouver tel ou tel comportement de l'enfant, mais en prenant toujours garde d'établir clairement que c'est le comportement qu'ils considèrent comme indésirable et condamnable, et non l'enfant.

Rogers attribuait l'anxiété à un hiatus, c'est-à-dire à une discordance entre nos sentiments et nos pensées, d'une part, et les attentes que notre entourage entretient envers nous, d'autre part. Par exemple, l'enfant éprouve de la colère, mais ses parents exigent de lui le silence et l'obéissance. L'anxiété étant déplaisante à vivre, nous pouvons être tentés de nier l'existence de ces pensées et sentiments déstabilisants. Nous consacrons alors notre énergie psychologique, non pas à nous développer, mais à nier constamment ce que nous ressentons, à nous maintenir sur le qui-vive et la défensive. La tension intérieure causée par cette inadéquation entrave l'autoactualisation et cause frustrations et insatisfactions, tremplins privilégiés du comportement pathologique (Pervin et John, 2005).

L'approche humaniste convient qu'il est parfois difficile de combler les attentes des autres tout en restant fidèle à soi-même – ce qui ne veut pas dire que la réalisation de soi mène inévitablement aux conflits. L'autoactualisation définie par Rogers repose sur un processus de découverte et d'acceptation de soi, en accord avec les sentiments que l'on éprouve. L'objectif de la démarche de Rogers, ou *thérapie centrée sur le client* (ou sur la personne), est d'accepter ce que l'on ressent et d'agir en conséquence.

Critique de l'approche humaniste

La force du modèle de Rogers réside en ce qu'il accorde une large place au vécu conscient, et en ce qu'il guide les patients vers une connaissance et une acceptation de soi plus poussées. Rogers s'impose également comme l'instigateur de la recherche en psychologie clinique et comme l'inventeur de plusieurs outils permettant de mieux cerner le concept de soi.

Les critiques de cette approche font toutefois valoir qu'il est impossible de valider le concept d'autoactualisation, car la réalisation de soi n'est pas directement mesurable ni observable, conception qui conduit par ailleurs à des explications circulaires du comportement. Ils soulignent également que ce modèle qualifié d'«humaniste» regroupe en réalité toutes sortes d'approches disparates qui ont tendance à se diffuser sans que leur efficacité soient nettement établie, ni leurs conditions de pratique suffisamment encadrées.

Les travaux de Rogers présentent néanmoins une utilité clinique indéniable. Quelle que soit l'allégeance théorique des cliniciens, l'attitude empathique recommandée par Rogers et les techniques d'écoute active qu'il a abondamment décrites dans ses ouvrages s'avèrent indispensables au processus thérapeutique, quel qu'il soit (Lecomte et Richard, 1999).

L'APPROCHE COGNITIVE

Le mot « cognitif » vient du latin *cognitio,* qui signifie « connaissance ». Les cognitivistes étudient les cognitions – pensées, croyances, attentes et attitudes – qui accompagnent les comportements anormaux ou, dans certains cas, les causent. Ils s'intéressent en particulier à la manière dont nos attentes et nos attitudes colorent la réalité ; pour eux, les distorsions et les inexactitudes qui entachent notre interprétation du monde (la manière dont nous traitons l'information qui s'y rapporte) peuvent conduire à des comportements pathologiques. Les cognitivistes estiment ainsi que c'est notre interprétation des événements, et non les événements eux-mêmes, qui détermine nos états émotionnels. Albert Ellis et Aaron Beck, deux chefs de file de ce courant théorique, postulent notamment que les pensées irrationnelles peuvent déboucher sur des problèmes émotionnels et des comportements inadaptés.

Les croyances irrationnelles selon Ellis

Pour Albert Ellis (1993), ce ne sont pas les événements perturbants en eux-mêmes qui provoquent l'anxiété, la dépression ou les altérations du comportement, mais plutôt les convictions irrationnelles que nous entretenons au sujet de nos expériences malheureuses. Prenons le cas d'une personne qui perd son emploi : elle devient anxieuse, abattue. À première vue, la perte de son emploi constitue la cause directe de sa détresse. Mais pour Ellis, ce sont en réalité ses croyances relativement à cette perte, et non la perte elle-même, qui la provoquent.

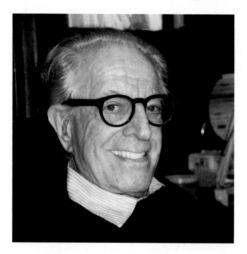

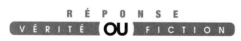

▲ *Albert Ellis* estimait que les émotions négatives proviennent, non pas des événements que nous vivons, mais du regard que nous posons sur eux.

Ellis propose l'approche « ABC » pour expliquer les causes de cette détresse. La perte d'emploi constitue un *événement activateur* (A). La détresse émotionnelle en est l'issue ultime, la *conséquence* (C). Entre l'événement activateur (A) et ses conséquences (C) se déploient les croyances (B, selon le terme anglais *beliefs*), par exemple : « Cet emploi était la chose la plus importante de ma vie. » « Sans emploi, je ne suis bon à rien. » « Ma famille va sombrer dans la misère. » « Je ne retrouverai jamais un aussi bon emploi. » « Je ne sais rien faire d'autre. » Ces certitudes, extrêmes et irrationnelles, peuvent parfois provoquer la dépression. Le schéma ci-dessous illustre l'enchaînement des trois éléments du modèle.

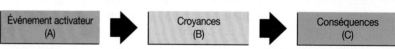

| Événement activateur (A) | ➡ | Croyances (B) | ➡ | Conséquences (C) |

RÉPONSE

VÉRITÉ OU FICTION

Selon les théories cognitives, la détresse émotionnelle n'est pas causée par les expériences négatives elles-mêmes, mais par le regard que la personne concernée pose sur elles. Ⅴ

Ellis considère que la détresse émotionnelle est causée par les convictions que nous entretenons vis-à-vis des événements de notre vie, et non par ces événements eux-mêmes.

Ellis souligne que, face à une perte, il est tout à fait normal de s'inquiéter pour l'avenir et d'être déçu. Cependant, l'adoption de croyances irrationnelles peut nous amener à dramatiser notre déception, et à la transformer alors en détresse profonde, voire en dépression. Ces convictions irrationnelles (« S'il y a des gens autour de moi qui ne m'aiment pas ou qui me désapprouvent, c'est que je suis un être méprisable, que je ne vaux rien ») limitent notre capacité d'adaptation. Nous sommes généralement conscients de l'événement activateur (A) et des conséquences (C), mais pas des croyances et des pensées qui les relient entre eux (B). L'objectif de la thérapie consiste à rendre le patient conscient de l'enchaînement A-B-C. Les derniers écrits d'Ellis s'intéressent de plus près à la nature des croyances irrationnelles et destructrices pour la personne qui y adhère (Ellis, 1997). Citons maintenant quelques exemples d'idées irrationnelles analysées par Ellis. Il est compréhensible de souhaiter l'approbation des autres ; il est par contre irrationnel de la croire indispensable à notre survie. Il serait certes très agréable d'exceller dans tous les domaines ; mais il est absurde de s'imposer un tel niveau d'exigence ou de s'imaginer que l'on ne survivrait pas au moindre échec. La thérapie émotivorationnelle d'Ellis vise à débusquer les croyances irrationnelles pour les remplacer par des convictions rationnelles. Ellis admet que le vécu de l'enfance intervient dans la formation des croyances irrationnelles, mais il considère que c'est leur répétition dans «l'ici et maintenant» qui nous rend malheureux. Pour la plupart des personnes anxieuses et déprimées, la clé du bonheur ne résiderait pas dans la mise au jour et la libération des conflits profonds, mais bien dans la prise de conscience et la réorientation des exigences irrationnelles qu'elles entretiennent envers elles-mêmes.

Le modèle cognitif de Beck

Pour le psychiatre Aaron Beck, la dépression est le fruit de «distorsions cognitives», ou déformations de la pensée, par exemple une interprétation systématiquement défavorable (pessimiste) de la réalité (Beck *et al.,* 1979). Il définit quatre grandes catégories de distorsions cognitives susceptibles d'attiser la détresse émotionnelle.

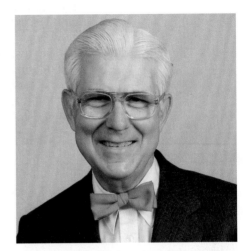

▲ *Aaron Beck* a étudié l'incidence de nos distorsions cognitives (nos croyances erronées) sur la mise en œuvre de réactions émotionnelles négatives en cas d'épreuve ou de revers.

1. **L'attention sélective.** Elle consiste à focaliser toute son attention sur un détail et, donc, à perdre de vue la situation dans son ensemble. Une personne peut ainsi avoir tendance à retenir d'une expérience uniquement les dimensions qui renvoient à ses lacunes, en ignorant celles qui témoignent de ses compétences. Par exemple, un étudiant sera obnubilé par un mauvais résultat en mathématique, en oubliant complètement tous ses autres résultats, fort honorables, dans les autres matières.

2. **La surgénéralisation.** C'est la «généralisation à toutes les situations possibles à partir d'une expérience unique» (Cottraux, 2004, p. 48). Ainsi, une femme rejetée par un partenaire en conclut qu'elle ne pourra plus jamais être en couple.

3. **L'amplification (exagération).** Les incidences probables d'une situation ou d'un comportement négatif sont grossièrement exagérées. Par exemple, un étudiant dramatise une mauvaise note en s'imaginant qu'il va être exclu du collège et qu'il n'a plus d'avenir.

4. **La pensée dichotomique.** Cette attitude consiste à voir le monde en *noir et blanc*, à penser la vie en *jamais/toujours* – sans nuances. Ainsi, la personne croit que nul n'est digne de confiance, ou que les choses tournent toujours mal.

Pour Beck, certains schémas cognitifs développés dans l'enfance se «sclérosent», se métamorphosent en pensées automatiques qui s'activent instantanément devant les événements de la vie, sans que l'on n'en ait conscience. Ce sont ces «monologues intérieurs» qui génèrent les émotions. Pour accéder aux racines du comportement pathologique, il convient de les circonscrire avec précision (Cottraux, 2004). Comme Ellis, Beck a développé un modèle important de *thérapie cognitive* (voir chapitre 2) dont l'objectif est d'aider les patients atteints de troubles psychologiques à cerner et à corriger les distorsions qui entachent leur pensée.

Critique de l'approche cognitive

Comme nous le verrons dans les prochains chapitres, les cognitivistes ont fortement influé sur la manière d'envisager et de traiter les troubles mentaux. Les thérapies cognitivocomportementales (TCC) se sont développées à la croisée des approches fondées sur les apprentissages et des théories reposant sur la cognition. Elles visent à réorienter les croyances négatives, mais aussi les comportements.

L'applicabilité des théories cognitivistes suscite toutefois une certaine controverse. Les thérapeutes cognitivistes s'intéressent essentiellement aux troubles émotionnels liés à l'anxiété et à la dépression. Ils sont moins actifs dans le développement de traitements et de modèles conceptuels pour les altérations graves du comportement, par exemple la schizophrénie. Enfin, même dans le cas de la dépression, il n'est pas sûr que les distorsions des pensées en soient la cause plutôt que la conséquence ; nous y reviendrons au chapitre 4.

1.3 UNE APPROCHE INTÉGRÉE DU COMPORTEMENT PATHOLOGIQUE : LE MODÈLE BIOPSYCHOSOCIAL

Les approches contemporaines du comportement pathologique font appel aux théories biologiques, psychologiques et socioculturelles (pour cette dernière perspective, voir encadré «Cultures et comportements pathologiques», p. 6). En effet, un même phénomène peut être interprété sous plusieurs angles, tous différents mais tous valides. En fait, aucune approche théorique ayant actuellement cours ne saurait expliquer les nombreuses anomalies comportementales, par ailleurs complexes, que l'on observe dans la réalité. Le tableau 1.2 présente une synthèse des perspectives actuelles. Le modèle biopsychosocial est une approche intégrée qui, par rapport aux autres modèles, propose un point de vue plus large sur le comportement pathologique. Nous constaterons effectivement tout au long de cet ouvrage que la plupart des troubles psychologiques mettent en jeu des causes multiples qui interagissent les unes avec les autres.

TABLEAU 1.2 — Les modèles explicatifs du comportement pathologique

Modèle	Approche	Niveau d'analyse	Question clé
Modèle biologique	Médicale	Les fondements biologiques du comportement pathologique	Quel est le rôle des neurotransmetteurs ?
Modèle psychologique	Psychodynamique	Les conflits inconscients et les motivations sous-jacentes du comportement pathologique	En quoi ce symptôme témoigne-t-il d'un conflit inconscient ?
	Théories de l'apprentissage	Les apprentissages à l'origine du comportement pathologique	Comment les modèles de comportement anormal sont-ils appris ?
	Humaniste	Les obstacles qui entravent l'autoactualisation et favorisent le développement pathologique	Quel rôle joue la tension intérieure (l'inadéquation ; la discordance) dans le mal-être individuel ?
	Cognitive	Les distorsions cognitives causant le comportement pathologique	Quelle manière de penser caractérise les personnes aux prises avec ce trouble psychologique ?
	Socioculturelle	Les problèmes sociaux (par exemple la pauvreté ou le racisme) en tant que facteurs favorisant le développement d'un comportement pathologique	Quels liens observe-t-on entre la classe sociale et le risque de trouble psychologique ?
Modèle biopsychosocial	Intégrée	L'interaction de facteurs biologiques, psychologiques et socioculturels dans le développement d'un comportement pathologique	En quoi certains facteurs, génétiques et autres, peuvent-ils prédisposer au développement de troubles psychologiques face aux stress de la vie courante ?

Source : Nevid (2007), p. 56.

RÉPONSE
VÉRITÉ OU FICTION

Selon le modèle biopsychosocial, la plupart des comportements pathologiques s'expliquent par une défectuosité génétique. F

Le modèle biopsychosocial est une approche intégrée qui ouvre une perspective sur le comportement pathologique plus large que celle des autres modèles. Dans cette optique, la plupart des troubles psychologiques seraient attribuables à des causes multiples et aux interactions entre elles.

Le psychiatre américain George Engel (1913-1999) a été le premier à proposer une conceptualisation de la maladie mentale qui intègre les dimensions psychologique, sociale et biologique. Pour lui, toutes ces dimensions évoluent simultanément et influent les unes sur les autres. Engel (1977) a développé ainsi un nouveau paradigme systémique de la maladie mentale : le modèle biopsychosocial, qui s'oppose au modèle biomédical réductionniste traditionnel (Vannotti, 2010). Cette approche s'est étoffée au fil du temps et suscite maintenant un large consensus parmi les professionnels et les chercheurs en santé mentale. Pour illustrer ce modèle multidimensionnel, reprenons le cas de Philippe, ce photographe dont nous avons évoqué le parcours au début du chapitre. Philippe n'envisage même plus de remonter dans un hélicoptère ou un avion ; il évite même tous les espaces clos. Comment expliquer sa claustrophobie ? Il faut tout d'abord expliquer que Philippe a vécu un événement stressant peu avant le déclenchement de son trouble. Un soir, tard, alors qu'il descendait dans un stationnement souterrain pour récupérer sa voiture, il est resté coincé dans une cage d'escalier. Comme il avait oublié son téléphone portable, il a dû attendre au lendemain matin pour être libéré par l'employé du garage. Pendant cette nuit d'attente, exténué et stressé, il a senti soudain des bouffées de chaleur, des palpitations et des étourdissements (les symptômes typiques d'une attaque de panique, ainsi que nous le verrons au chapitre 4) ; il a cru qu'il faisait une crise cardiaque et qu'il allait mourir seul dans cet escalier. L'examen médical qu'il a subi par la suite a montré pourtant qu'il était en très bonne santé. Un mois plus tard environ, Philippe a été pris de panique dans son hélicoptère. Il est maintenant en congé de maladie et prévoit remettre sa démission, car il n'envisage pas de pouvoir reprendre son travail un jour.

À première vue, on pourrait penser que l'épisode de la cage d'escalier explique à lui seul le développement de cette phobie. En réalité, il en constitue plutôt un **événement déclencheur** ou précipitant : un événement qui survient peu avant l'émergence d'une condition pathologique et en favorise le développement. L'élément précipitant ne saurait expliquer entièrement le trouble psychologique ; exposés à une situation similaire, la plupart des gens ne deviendraient pas phobiques pour autant. En général, plusieurs éléments interviennent de manière concomitante et entretiennent entre eux des interactions complexes en évolution constante. Chacun d'eux constitue un **facteur de risque**, c'est-à-dire un paramètre qui augmente la probabilité de développer le trouble pathologique considéré (Blaney et Millon, 2009). Les problèmes pathologiques émergent généralement quand plusieurs facteurs de risque interviennent en même temps. Certains facteurs sont *nécessaires* ; d'autres, *suffisants* ; d'autres encore, *contributifs*. Par exemple, un certain défaut génétique peut s'avérer *nécessaire* au développement d'une schizophrénie, sans pourtant qu'il soit forcément *suffisant* ; des facteurs *contributifs* doivent lui être associés pour que le trouble se manifeste, par exemple un événement stressant. À lui seul, par contre, un facteur de risque *suffisant* déclenche le trouble. Ainsi, la présence d'un troisième chromosome sur la 21e paire du patrimoine génétique constitue une condition suffisante de la trisomie 21, une forme bien connue de retard mental.

Revenons à Philippe ! La figure 1.5 illustre les influences réciproques des dimensions biologique, psychologique et sociale qui ont pu contribuer au développement de son trouble.

Événement déclencheur Stimulus ou événement qui précipite l'apparition d'un problème.

Facteur de risque Tout élément d'ordre biologique, psychologique ou social qui augmente la probabilité qu'un problème survienne.

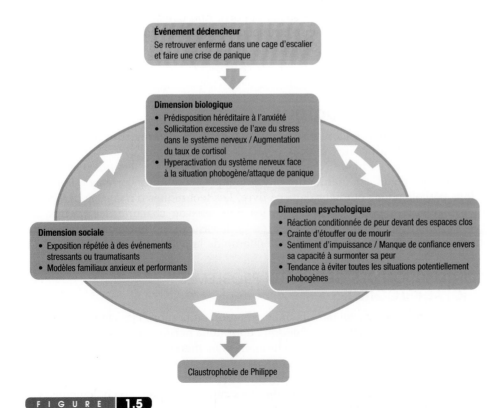

FIGURE 1.5

| **Le cas de Philippe selon une approche intégrée du comportement pathologique**

Vulnérabilité Coexistence de plusieurs facteurs de risque qui rend probable la survenue d'un problème.

Sur le plan *biologique*, les antécédents de Philippe le prédisposent à l'anxiété. Il a été élevé par des parents exigeants et anxieux (*dimension sociale*). Par ailleurs, la vie stressante qu'il mène depuis plusieurs années (*dimension sociale*) a beaucoup sollicité ses réactions physiologiques de stress, altérant ainsi de manière significative ses sécrétions hormonales et son niveau d'activité cérébrale (*dimension biologique*). Cette **vulnérabilité** accroît la probabilité que Philippe développe un trouble, celle-ci se définissant par la coexistence et l'interaction de facteurs de risque biologiques, psychologiques et environnementaux susceptibles de favoriser un développement pathologique.

Enfin, la crise de panique que Philippe a vécue lors de son enfermement dans la cage d'escalier (*événement déclencheur*) a modifié sa vision du monde et sa manière de se comporter (*dimension psychologique*). Ayant associé son état de panique au fait d'être enfermé, Philippe a été conditionné pour craindre les espaces clos et a développé une propension à imaginer le pire (peur de mourir) et à fuir les situations anxiogènes. Ce comportement d'évitement, tout comme le sentiment d'impuissance que Philippe éprouve devant les épreuves (manque de confiance envers ses propres capacités), ne fait qu'amplifier sa phobie (*dimension psychologique*).

Certains détracteurs de l'approche biopsychosociale la réduisent à un idéal théorique et dénoncent le fait qu'elle n'est pas mise en application de façon concrète : les médecins continuent de s'en remettre aux méthodes biologiques tandis que les psychologues se contentent de thérapies fondées sur une approche théorique bien précise. Il reste effectivement un certain chemin à parcourir pour passer de la théorie multidimensionnelle intégrée à sa mise en œuvre concrète dans le traitement des troubles. Par ailleurs, en cette aube du 21e siècle, le champ de la psychopathologie a dépassé les guerres de clochers dans la détermination de l'origine des troubles mentaux. Chercheurs et praticiens s'attachent plutôt à comprendre les influences respectives et réciproques des dimensions biologique, psychologique et sociale à la lumière des connaissances scientifiques actuelles.

Les progrès des neurosciences et de la génétique ont conféré dernièrement beaucoup de crédibilité au paradigme biologique. Dans le paradigme psychologique, on observe un essor significatif des théories de l'apprentissage et des modèles cognitifs, qui se prêtent mieux à la validation scientifique que les courants psychanalytiques et humanistes. Enfin, le paradigme social apporte une contribution importante en rappelant que chaque personne est un être social qui interagit constamment avec son entourage (Grunberg *et al.*, 1999). Examinons maintenant de plus près chacune de ces grandes sphères d'étude.

La dimension biologique

Les progrès des neurosciences permettent maintenant d'enregistrer l'activité du cerveau et d'obtenir ainsi des indices objectifs des altérations caractéristiques de différentes anomalies mentales (Campanella et Streel, 2008). Vos lectures ultérieures décriront plus en détail ces marqueurs physiologiques cérébraux correspondant aux évolutions pathologiques étudiées dans ce livre. Les techniques d'imagerie cérébrale aident par ailleurs à mieux comprendre les fonctions de chacune des parties du système nerveux, que nous décrivons ci-après. Cette vaste discipline aborde également les questions génétiques, indissociables du champ de la pathologie mentale.

LA CONTRIBUTION DES GÈNES AUX PROBLÈMES PSYCHOPATHOLOGIQUES

L'hérédité joue un rôle crucial dans la détermination de nombreuses caractéristiques comportementales. Le patrimoine génétique dont nous héritons nous ouvre un large éventail de comportements possibles (l'humain peut marcher et courir), mais nous impose également des limites (il ne peut pas voler). L'hérédité intervient dans la détermination de nos caractéristiques physiques (couleur des cheveux et des yeux, taille, etc.), mais aussi dans celle de nombreuses caractéristiques psychologiques. La science qui étudie l'hérédité s'appelle **génétique**.

Génétique Science qui étudie l'hérédité.

Unités de base de l'hérédité, les gènes régulent le développement de nos traits. Ils sont portés par les chromosomes, structures en forme de tige qui se trouvent dans les noyaux des cellules. Une cellule humaine normale contient 46 chromosomes organisés en 23 paires. Les chromosomes sont composés de grosses molécules complexes d'acide désoxyribonucléique (ADN). Les gènes occupent plusieurs segments le long des chromosomes. Les scientifiques estiment que le noyau d'une cellule humaine compte environ 20 000 à 25 000 gènes (Lupski, 2007 ; Volkow, 2006).

Le **génotype** est l'ensemble de l'information génétique d'un individu, c'est-à-dire l'ensemble de ses traits déterminés par son code génétique. Notre apparence et notre comportement ne sont pas déterminés uniquement par notre génotype. Ils dépendent aussi de facteurs environnementaux tels que la nutrition, l'apprentissage, l'exercice, les accidents, les maladies, la culture. L'ensemble des traits observables (anatomiques, morphologiques, moléculaires, physiologiques…) – exprimés – qui caractérisent l'individu constitue son **phénotype** : celui-ci représente l'interaction de la génétique et de l'environnement.

Génotype Ensemble des traits spécifiques au code génétique d'une personne.

Phénotype Traits qui s'expriment chez une personne.

Les personnes possédant un génotype de troubles psychologiques présenteraient ainsi une prédisposition génétique, une probabilité plus forte de développer le trouble correspondant en réponse à un stress ou à un autre facteur, par exemple un trauma physique ou psychologique.

Plus deux personnes sont apparentées de près, plus elles ont des gènes communs. Les enfants reçoivent la moitié de leurs gènes de chacun de leurs deux parents. Ainsi, chaque parent a 50 % de gènes en commun avec chacun de ses enfants. Il arrive qu'un ovule fécondé par un spermatozoïde (un zygote) se divise en deux cellules qui se séparent pour former deux embryons distincts, mais possédant le même patrimoine génétique : ce sont alors de vrais jumeaux, ou jumeaux monozygotes (MZ). Quand, dans un même cycle menstruel, deux ovules sont fécondés par deux spermatozoïdes, ils donnent naissance à de faux jumeaux, ou jumeaux dizygotes (DZ). Ceux-ci ont un patrimoine génétique aussi différent entre eux qu'avec n'importe quel autre frère et sœur.

L'étude des jumeaux MZ est intéressante en ceci qu'elle permet de circonscrire la place de l'hérédité dans le comportement, par opposition à celle de l'environnement. En effet, les différences comportementales observées entre des jumeaux MZ proviennent davantage de l'environnement que de l'hérédité, puisqu'ils ont le même patrimoine génétique. Dans les études sur les jumeaux, les chercheurs repèrent dans chaque paire gémellaire le jumeau (MZ ou DZ) qui présente un trouble spécifique, puis examinent l'autre jumeau. Si les jumeaux MZ sont plus susceptibles que les jumeaux DZ d'être tous deux touchés par la maladie, c'est probablement que la génétique intervient dans son développement. La proportion des cas dans lesquels les deux jumeaux présentent le même trait ou trouble comportemental s'appelle taux de concordance. Comme nous allons le voir, les recherches montrent des taux de concordance plus élevés chez les jumeaux MZ que chez les jumeaux DZ pour certains comportements pathologiques, par exemple la schizophrénie ou la dépression majeure.

Même chez les jumeaux MZ, toutefois, l'environnement reste significatif. Ainsi, les parents et les enseignants encouragent généralement les jumeaux MZ à se comporter de la même façon. Quand l'un des jumeaux fait quelque chose, tout le monde s'attend à ce que l'autre en fasse autant. Les attentes de ce type déterminent en grande partie les comportements et ont tendance à se concrétiser du seul fait qu'elles sont exprimées. Il convient enfin de souligner que les jumeaux ne sont pas nécessairement représentatifs de la population générale ; on ne peut donc pas extrapoler les résultats des études sur les jumeaux à une large population. Les études sur les enfants adoptés aident aussi à déterminer l'importance des facteurs génétiques dans l'apparition de traits ou de troubles psychologiques. Prenons le cas d'enfants élevés par des parents adoptifs dès leur plus jeune âge, voire dès la naissance. Ils partagent avec leurs parents adoptifs un même environnement, mais pas leur patrimoine génétique. Si l'on compare les traits et les comportements pathologiques de ces enfants à ceux de leurs parents biologiques et adoptifs et si ces traits et ces comportements se révèlent plus proches de ceux des parents biologiques que des parents adoptifs, on peut en conclure que les facteurs génétiques interviennent dans leur développement.

Les développements les plus récents de l'étude des gènes et du comportement permettent d'amorcer l'analyse de la contribution des gènes aux troubles mentaux et aux comportements qui en découlent. Déjà, les généticiens du comportement concluent qu'on ne saurait lier un gène unique aux différents troubles pathologiques ; ils considèrent en d'autres termes que « les contributions génétiques aux troubles psychologiques proviennent de plusieurs gènes, et que chacun d'eux contribue modérément au trouble » (Barlow et Durand, 2007, p. 56). Par ailleurs, le neuroscientifique et prix Nobel Eric Kandel établissait en 1983 que l'apprentissage peut modifier la structure génétique des cellules, et jetait au passage les bases d'un courant de pensée majeur des sphères de la génétique et de la pathologie au 21ᵉ siècle. En effet, si l'on reconnaît aujourd'hui le rôle de l'hérédité dans le comportement anormal, les chercheurs soulignent que des facteurs environnementaux peuvent réorienter substantiellement les dispositions génétiques individuelles (Blaney et Million, 2009).

LE SYSTÈME NERVEUX

Les neurosciences nous permettent également de mieux cerner l'organisation du système nerveux et son influence sur les comportements. Une description générale du cerveau et du système nerveux nous aidera ici à mieux comprendre leur rôle dans les développements pathologiques. Le système nerveux se compose d'un *système nerveux central* (cerveau et moelle épinière) et d'un *système nerveux périphérique* (somatique et autonome). Nous décrirons ultérieurement les fonctions de chacun d'eux. Pour l'instant, attardons-nous plutôt aux modalités de la transmission de l'information dans le système nerveux, c'est-à-dire au fonctionnement des neurones et des neurotransmetteurs.

Les neurones et les neurotransmetteurs

Neurone Cellule nerveuse.

Le tissu nerveux se compose de cellules qu'on appelle **neurones**. Le système nerveux remplit trois grandes fonctions.

1. **Fonction sensitive.** Grâce à ses millions de récepteurs, il détecte toutes les modifications de son environnement interne et externe. Il achemine ensuite cette information au centre d'intégration.

2. **Fonction intégrative.** Le système nerveux analyse et intègre les données qu'il reçoit de ses récepteurs ; il détermine la nature de cette information, sa provenance, son intensité, puis la compare à des valeurs de référence en mémoire. Il choisit ensuite une réponse appropriée.

3. **Fonction motrice.** Il envoie alors un signal à l'effecteur pour déclencher le plus rapidement possible une action compensatrice.

Les messages transmis par notre système nerveux nous permettent de ressentir les démangeaisons des piqûres d'insecte, de coordonner notre vision et nos muscles pour faire du patin à glace, d'écrire un article, de résoudre un problème de mathématique et, dans le cas des hallucinations, d'entendre ou de voir des choses qui ne sont pas réellement là.

Neurotransmetteur Substance chimique responsable de la transmission d'information entre les neurones.

Unité fonctionnelle du système nerveux, le neurone émet le message nerveux et l'achemine. Le neurone est une cellule excitable (il transmet et propage des signaux électriques) et sécrétrice. Il produit les **neurotransmetteurs** – des substances chimiques intervenant dans la transmission de l'information. Chaque neurone possède un corps cellulaire (ou soma) contenant le noyau cellulaire ; toute notre vie, le cytoplasme qui entoure ce noyau synthétise les constituants nécessaires à la structure et aux fonctions du neurone (voir figure 1.6).

Le neurone possède deux types de prolongement. D'une part, les *dendrites* sont des fibres courtes qui se projettent à partir du corps cellulaire pour recevoir les messages des neurones adjacents. Elles varient selon le type de neurone. D'autre part, *l'axone* prend naissance sur une élévation : le cône d'implantation. La longueur de l'axone dépend du type de neurone. Chaque axone émet des collatérales et se termine

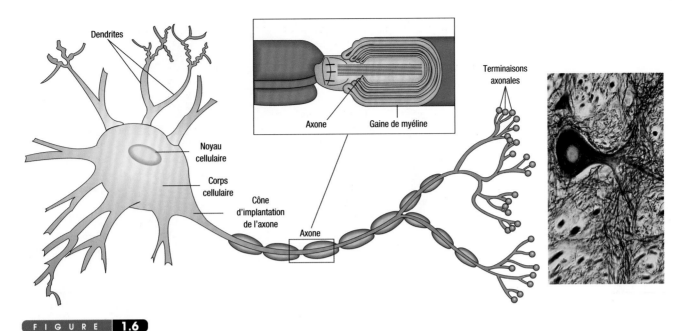

F I G U R E   1.6

L'anatomie du neurone

Le neurone se compose de trois parties : le corps cellulaire, les dendrites et l'axone. L'axone est enveloppé d'une couche de myéline qui l'isole des fluides organiques entourant le neurone et facilite la transmission des impulsions neurales (les messages qui voyagent dans le neurone).

en ramifications : les *terminaisons axonales*, à l'extrémité desquelles se trouvent les boutons synaptiques (terminaux). Ceux-ci jouent un rôle très important dans la transmission des influx nerveux entre les neurones. Les messages sont acheminés à partir des terminaisons d'un neurone vers un autre neurone ou d'un neurone vers une cellule musculaire ou glandulaire.

Les neurones transmettent les messages aux autres neurones par des neurotransmetteurs qui induisent des changements chimiques dans les neurones récepteurs. Le petit espace qui sépare le neurone émetteur du neurone récepteur s'appelle fente synaptique, tandis que le point de contact entre les deux neurones se nomme **synapse** (électrique ou chimique). Cette jonction convertit le potentiel d'action du neurone présynaptique en signal dans la cellule postsynaptique (voir figure 1.7). La synapse de type chimique est la plus courante dans le système nerveux ; elle transmet le signal nerveux d'un neurone à un autre par le neurotransmetteur libéré par le neurone afférent puis diffusé dans la fente synaptique jusqu'aux récepteurs postsynaptiques.

Synapse Point de contact entre un neurone et un autre.

Chaque catégorie de neurotransmetteurs possède une structure chimique caractéristique. Un neurotransmetteur ne s'associe qu'à une seule catégorie de sites récepteurs neuronaux – un peu comme une clé avec une serrure : seule la bonne clé (le bon neurotransmetteur) peut ouvrir la serrure – et permet ainsi le passage du message vers le neurone postsynaptique (neurone récepteur).

Les neurotransmetteurs qui n'atteignent pas les sites récepteurs du neurone destinataire peuvent être décomposés dans la synapse par des enzymes ou réabsorbés par le neurone émetteur (un processus nommé *recapture*), afin d'empêcher l'activation continuelle de la cellule réceptrice.

Les médicaments psychotropes, par exemple ceux qui sont utilisés dans le traitement de l'anxiété, de la dépression et de la schizophrénie, interviennent par modification de la disponibilité des neurotransmetteurs dans le cerveau (Snyder, 2002). De nombreux scientifiques pensent par conséquent que des anomalies du fonctionnement des systèmes de neurotransmission cérébrale joueraient un rôle capital dans le développement des comportements pathologiques (voir tableau 1.3).

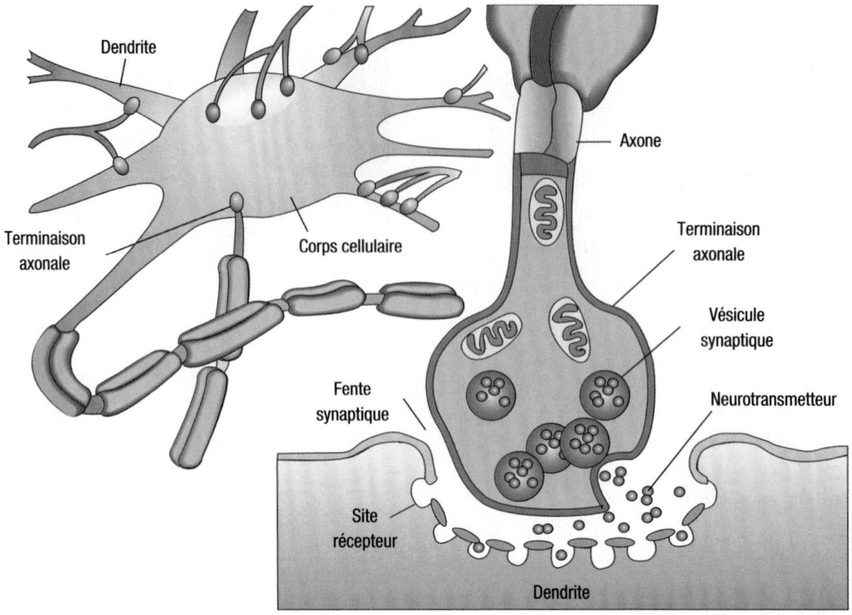

FIGURE 1.7

La transmission des impulsions nerveuses à travers la synapse

Ce diagramme illustre la structure du neurone et le mode de transmission des impulsions entre les neurones. Les neurones transmettent les messages, ou influx nerveux, par les synapses, qui sont composées de l'axone terminal du neurone transmetteur, de la fente synaptique qui sépare les neurones et de la dendrite du neurone récepteur. Le «message» est transporté par les neurotransmetteurs libérés dans la synapse et captés par les sites récepteurs du neurone récepteur. Cette libération des neurotransmetteurs donne lieu à des événements psychologiques. Différentes formes de comportements pathologiques sont associées à des anomalies de la transmission ou de la réception des messages neuronaux.

TABLEAU 1.3 — Les rôles des neurotransmetteurs et les relations avec les comportements anormaux

Neurotransmetteur	Fonction	Association avec le comportement anormal
Acétylcholine (ACh)	Contrôle des contractions musculaires et formation des souvenirs	Niveaux anormalement bas chez les patients atteints de la maladie d'Alzheimer (voir chapitre 11)
Dopamine	Régulation des contractions musculaires et des processus mentaux intervenant dans les apprentissages, la mémoire et les émotions	La surutilisation de la dopamine cérébrale interviendrait dans le développement de la schizophrénie
Norépinéphrine	Processus mentaux intervenant dans les apprentissages et la mémoire	Anomalies liées aux troubles de l'humeur tels que la dépression (voir chapitre 5)
Sérotonine	Régulation de l'humeur, de la satiété et du sommeil	Anomalies constatées dans la dépression et les troubles du comportement alimentaire (voir chapitres 5 et 7)

La dépression (voir chapitre 5) est liée à une instabilité chimique du cerveau associée à des dérèglements du fonctionnement de plusieurs neurotransmetteurs, en particulier la sérotonine (Bremmer *et al.*, 2003; Harmer *et al.*, 2003; Meyer *et al.*, 2003; Gupta, 2003). Certains antidépresseurs visent donc à augmenter la disponibilité de cette dernière dans le cerveau. La sérotonine serait également liée aux troubles anxieux et aux perturbations du sommeil et du comportement alimentaire.

Maladie dégénérative caractérisée par une détérioration progressive du fonctionnement cognitif et mnésique, la maladie d'Alzheimer est associée à une baisse du niveau des neurotransmetteurs cholinergiques dans le cerveau (voir chapitre 11). Les dérèglements de la dopamine intervenant dans le développement de la schizophrénie, les médicaments antipsychotiques utilisés dans le traitement de cette maladie visent à bloquer les récepteurs dopaminergiques du cerveau (voir chapitre 12).

S'il est avéré que les systèmes de neurotransmission jouent un rôle dans le développement et l'évolution de plusieurs troubles psychologiques, les mécanismes étiologiques correspondants restent à ce jour largement inconnus.

Les parties du système nerveux

Le système nerveux compte deux parties principales : le système nerveux central et le système nerveux périphérique. Le **système nerveux central** comprend le cerveau et la moelle épinière. Le **système nerveux périphérique** se compose des nerfs qui : (1) reçoivent et transmettent les messages sensoriels via l'encéphale et la moelle épinière (messages des organes sensoriels comme les yeux et les oreilles) ; (2) transmettent les messages de l'encéphale et de la moelle épinière aux muscles (pour la contraction musculaire) et aux glandes (pour la sécrétion d'hormones). La figure 1.8 illustre l'organisation du système nerveux.

Système nerveux central Cerveau et moelle épinière.

Système nerveux périphérique Système nerveux somatique et autonome.

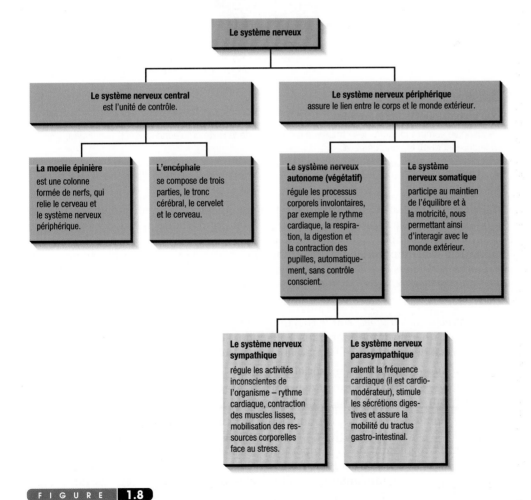

FIGURE 1.8

L'organisation du système nerveux

Source : Nevid (2007), p. 56.

Le système nerveux central. L'encéphale regroupe les trois organes logés dans la boîte crânienne : le cerveau, le cervelet et le tronc cérébral (voir figure 1.9). Le *tronc cérébral* comprend le bulbe rachidien, la protubérance annulaire et la formation réticulée. Ces structures interviennent surtout dans les fonctions vitales (par exemple le rythme cardiaque), mais aussi dans les fonctions liées à l'attention et au sommeil.

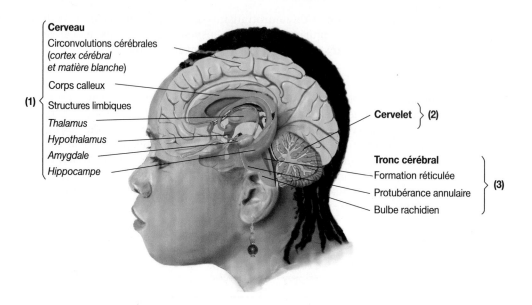

FIGURE 1.9

Les structures de l'encéphale

L'encéphale comprend toutes les structures à l'intérieur de la boîte crânienne, soit : (1) le cerveau, (2) le cervelet et (3) le tronc cérébral.

Source : Wood et al. (2009), p. 50.

Le *cervelet* (en latin : « petit cerveau ») régule le comportement moteur (muscles) et l'équilibre. Toute altération du cervelet peut détériorer notre aptitude à coordonner nos mouvements et provoquer ainsi une diminution du tonus musculaire. Le *cerveau* proprement dit comprend le cortex cérébral (ou matière grise), le corps calleux et les structures limbiques. Le cerveau est divisé en deux hémisphères (droit et gauche). C'est le *corps calleux*, une bande de fibres nerveuses, qui relie ces deux hémisphères cérébraux.

Les *structures limbiques,* soit le thalamus, l'hypothalamus, l'hippocampe et l'amygdale, jouent un rôle important dans l'olfaction, les émotions et la mémoire. Elles régulent aussi des pulsions telles que la faim, la soif et l'agressivité.

- Le *thalamus* relaie les voies sensorielles (comme les stimulations tactiles et visuelles) aux régions supérieures du cerveau. En coordination avec la formation réticulée, il intervient aussi dans la régulation du sommeil et de l'attention.

- L'*hypothalamus* (*hypo* : sous) est une petite structure localisée sous le thalamus. En dépit de sa petite taille, il joue un rôle central dans plusieurs fonctions vitales, incluant la régulation de la température corporelle, la concentration des fluides dans le sang, les processus reproducteurs, de même que les états émotionnels et la motivation. En implantant des électrodes dans certaines régions de l'hypothalamus chez l'animal, des chercheurs ont démontré son rôle dans plusieurs comportements et motivations, incluant la faim, la soif, la sexualité, les comportements parentaux et l'agressivité.

- L'*hippocampe* intervient plus particulièrement dans la formation des nouveaux souvenirs et participe à leur consolidation dans la mémoire à long terme. Il génère également de nouveaux neurones. Toute altération de l'hippocampe induit nécessairement une altération de la mémoire (par exemple dans la maladie d'Alzheimer, que nous étudierons au chapitre 11).

- *L'amygdale* joue un rôle précis dans la mémoire émotionnelle associée au souvenir.

Le *cortex cérébral* représente le summum, l'apogée du cerveau humain. Il est responsable des fonctions mentales supérieures dont, notamment, la pensée et l'utilisation du langage. Les deux hémisphères du cortex cérébral sont divisés en quatre lobes, tel que montré à la figure 1.10. Le *lobe occipital* est impliqué essentiellement dans les processus visuels, le *lobe temporal*, dans les processus sonores et auditifs, et le *lobe pariétal*, dans les processus sensoriels de toucher, de température et de douleur. L'aire sensorielle (*cortex somesthésique*) du lobe pariétal reçoit les messages des récepteurs de la peau en provenance de tout le corps. Les neurones de l'aire motrice (ou *cortex moteur*) du *lobe frontal* contrôlent les réponses musculaires, nous permettant de nous mouvoir. Le *cortex préfrontal* (la partie du lobe frontal située à l'avant du cortex moteur), quant à lui, régule les fonctions mentales supérieures comme la pensée, la résolution de problèmes et le langage.

Tout comportement mobilise simultanément ou successivement plusieurs régions cérébrales. Par conséquent, le système nerveux joue un rôle crucial dans l'expression des émotions, dans les comportements et la pensée (les cognitions). Nous décrivons ces dimensions psychologiques dans la section suivante.

Le système nerveux périphérique. Le système nerveux périphérique est un réseau de neurones connecté au cerveau par les organes sensoriels – yeux, oreilles, etc. –, de même que par les glandes et les muscles. Il se compose du système nerveux autonome et du système nerveux somatique (voir figure 1.8).

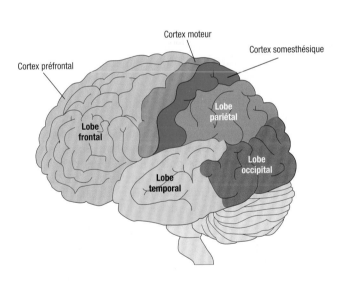

FIGURE 1.10

Le cortex cérébral

Le cortex cérébral est constitué de quatre lobes : le lobe frontal (incluant les cortex moteur et préfrontal), le lobe temporal, le lobe occipital et le lobe pariétal (incluant le cortex somesthésique).

Le **système nerveux autonome** (SNA) régule les processus corporels involontaires, y compris le rythme cardiaque, la respiration, la digestion et la contraction des pupilles. Il fonctionne automatiquement, sans contrôle conscient. Les psychologues s'intéressent particulièrement au travail du SNA à cause du rôle qu'il joue dans le traitement émotionnel. Le SNA se divise en deux systèmes : le système nerveux parasympathique et le système nerveux sympathique, qui ont des effets opposés.

Le **système nerveux sympathique** est engagé dans les processus qui mobilisent les ressources d'énergie du corps, notamment dans les situations de stress (voir chapitre 3). Dans une situation jugée dangereuse, il agit, par exemple, en haussant le rythme cardiaque et en contractant les muscles lisses afin de permettre au corps de se défendre ou de fuir. Cette activation est associée à des réponses émotionnelles

Système nerveux autonome
Division du système nerveux périphérique qui régule les processus corporels involontaires et les activités des glandes.

Système nerveux sympathique
Partie de la division du système nerveux autonome qui intervient sur les états d'hyperactivation du corps.

telles que la peur ou l'anxiété. Le **système nerveux parasympathique**, quant à lui, ralentit la fréquence cardiaque (il est cardiomodérateur) et facilite la digestion. Il est donc impliqué dans les états de détente et de calme.

Le **système nerveux somatique** (SNS) transmet au cerveau les messages de nos organes sensoriels et participe ainsi à nos expériences visuelles, auditives, tactiles, de même qu'aux autres sensations. De plus, les commandes issues du cerveau passent par la moelle épinière vers les nerfs moteurs du SNS responsables de la contraction musculaire. Il nous permet donc de tenir un objet ou de marcher.

La dimension psychologique

La dimension psychologique, ou psychique, renvoie à certains facteurs qui façonnent la personnalité humaine : les émotions, les cognitions et les comportements. Toutes les théories psychologiques présentées à la section 1.2 s'intéressent à certains de ces facteurs qui, ainsi que nous allons le voir, sont étroitement reliés les uns aux autres.

LES ÉMOTIONS

Les émotions sont des expériences personnelles formées de sensations somatiques intenses et d'impressions subjectives (Purves *et al.*, 2005). Bien qu'elles semblent parfois perturbantes, les émotions assurent avant tout une fonction d'adaptation. Charles Darwin (1809-1882) a été le premier à évoquer l'utilité fonctionnelle des émotions, notamment dans les réactions d'alerte qui se déclenchent en situation d'urgence. Rares sont les espèces animales qui survivraient si elles n'éprouvaient pas, devant les dangers, une peur qui les incite à *fuir* ou à *se défendre* (Selye, 1975). Chez l'homme, le neuroscientifique Antonio Damasio (2003) s'interroge sur le rôle fondamental des émotions dans notre adaptation à la vie en société. Il distingue les émotions plus primitives de survie, qui sont générées par le système limbique (par exemple la peur ou la pulsion sexuelle) des émotions sociales plus complexes formées par le cortex préfrontal (par exemple la honte ou la compassion). Les émotions exercent ainsi une influence significative sur le jugement et orientent les comportements sociaux. Elles incitent à l'action.

Bien qu'elles soient indispensables, les émotions interviennent aussi dans le développement de la plupart des comportements pathologiques et de certaines maladies chroniques. Ainsi, plusieurs recherches s'intéressent aux liens entre la colère et le développement des maladies cardiaques. Dans cette même optique, Suarez et ses collaborateurs (2002) ont montré que les personnes colériques développent une inflammation du système immunitaire qui contribue à boucher leurs artères et à diminuer l'efficacité de leur cœur. Par ailleurs, ainsi que nous le verrons au chapitre 3, de nombreuses études soulignent que le stress chronique atténue la résistance du système immunitaire et favorise le développement de troubles psychologiques.

De fait, nombreuses sont les perturbations psychologiques qui se révèlent liées à des désordres affectifs ou émotionnels. Par exemple, la dépression majeure et le trouble bipolaire se ramènent pour l'essentiel à une anomalie de régulation des émotions de tristesse et de joie (voir chapitre 5). De la même façon, nous verrons au chapitre 4, qui porte sur les troubles anxieux, que la peur prend parfois des proportions excessives et se porte sur des objets ou des situations qui ne présentent aucun danger réel ; c'est le cas de Philippe, que nous évoquions en début de chapitre.

Nous avons vu à la section 1.2 que la peur, comme d'autres émotions réflexes (de survie), peut être apprise par conditionnement classique. Les théories du conditionnement opérant et de l'apprentissage sociocognitif montrent par ailleurs les mécanismes par lesquels nous acquérons les émotions sociales telles que l'altruisme, la générosité ou le sentiment de culpabilité. Pour les cognitivistes, les émotions s'expliqueraient par les schémas cognitifs acquis au fil du développement.

LES COGNITIONS

Le terme «cognition» désigne tout phénomène mental, conscient ou inconscient, se rapportant à la perception, à la pensée ou à la mémoire (Cottraux, 2004 ; Matlin, 2001). Les cognitions, ou représentations mentales, organisent la conception que l'individu a de lui-même, des autres et de l'avenir. Pour les cognitivistes, ces représentations mentales spécifiques sont des **schémas** stockés dans la mémoire à long terme et largement inconscients. Comme nous l'avons vu dans notre présentation des théories d'Ellis et de Beck, ces schémas déforment la réalité (par les croyances irrationnelles et les distorsions cognitives) et induisent une sélection de l'information nouvelle propre à corroborer les schémas déjà établis (par l'attention sélective). Par exemple, si une personne se trouve méprisable et croit n'intéresser personne, elle aura tendance à ne percevoir que les situations qui renforcent ce schéma de pensée. Les comportements pathologiques reposent souvent sur de telles déformations de la réalité. Philippe, par exemple, attribue irrationnellement une dangerosité excessive aux espaces clos et craint de manière excessive les conséquences néfastes qu'il encourt s'il s'expose à l'objet de sa phobie (voir figure 1.5).

Schéma Représentation mentale stockée dans la mémoire à long terme.

Beck (1976) a bien illustré le rôle des schémas cognitifs dans l'étiologie des troubles anxieux, de la dépression et des troubles de la personnalité. Dans sa théorie, chaque trouble psychologique correspond à un schéma précis. Ainsi, les schémas d'interprétation négative du monde et de soi renvoient à la dépression ; les schémas de danger sont associés aux phobies et aux troubles paniques ; les schémas d'hyper-responsabilité et de perfectionnisme correspondent aux troubles de personnalité obsessifs-compulsifs (Clark, 2005 ; Cottraux, 2004). Dans cette perspective théorique, ce sont les émotions exprimées qui permettent d'accéder aux schémas cognitifs inconscients, les schémas constituant la source de la vie affective.

Les schémas renvoient aussi à des structures neurologiques et à des réseaux de communication cérébraux. Depuis le tournant du 21e siècle, les scientifiques déploient des efforts accrus pour jeter des ponts entre la psychologie cognitive et les neurosciences et ont ainsi ouvert la voie à un nouveau champ d'étude : les **neurosciences cognitives** (Campanella et Streel, 2008 ; Matlin, 2001 ; Reed, 2007). Ces dernières années, les techniques d'imagerie médicale, notamment l'imagerie par résonance magnétique fonctionnelle (IRMf), ont été mises à contribution pour étudier les processus cognitifs. L'IRMf permet de situer avec une grande précision tous les changements de l'activité cérébrale par l'observation des modifications du flux sanguin, l'accroissement de ce flux étant associé à une augmentation de l'activité cérébrale dans cette partie du cerveau. Les méthodes d'imagerie permettent ainsi aux chercheurs d'affiner constamment leur compréhension neurocognitive de divers troubles mentaux. Ils ont par exemple défini des marqueurs neurologiques objectifs qui illustrent les liens entre les processus mentaux, les émotions et leurs conséquences comportementales.

Neurosciences cognitives Champ d'étude qui intègre les connaissances issues des neurosciences et celles issues de la psychologie cognitive.

LES COMPORTEMENTS

Les comportements sont l'ensemble des réactions objectivement observables d'une personne en réponse aux stimuli de son environnement. Ainsi que nous venons de le voir, ils sont indissociables de leurs processus mentaux sous-jacents. Ainsi, une personne qui s'estime injustement traitée par un collègue (cognition) et qui éprouve du ressentiment à son égard (émotion) peut se comporter de manière agressive envers lui (comportement).

Les comportements constituent souvent le tout premier indice des problèmes psychologiques. Une personne qui s'isole, devient apathique, cesse d'aller au travail et pleure souvent manifeste ce faisant des comportements typiques de l'état dépressif. Ce constat nous invite à rester attentifs aux changements comportementaux pouvant survenir dans notre entourage.

Parallèlement à nos schémas cognitifs, nous développons par ailleurs des schémas comportementaux qui finissent par se rigidifier et devenir de plus en plus résistants au changement. Ainsi, la mise en place de schémas anxieux peut induire des comportements d'évitement ; des schémas d'inflation de soi peuvent se traduire par des comportements de vantardise ou de mépris envers autrui (Cottraux, 2004).

Les théories de l'apprentissage et les théories cognitives procurent des balises bien utiles pour expliquer l'acquisition de comportements individuels spécifiques par conditionnement, modelage ou apprentissage cognitif. Dans cette optique, la réorientation des comportements constitue l'un des principaux objectifs des thérapies cognitivocomportementales (que nous étudierons au chapitre 2). Nous verrons aussi la nécessité de briser le schéma comportemental d'évitement qui loge au cœur même des troubles anxieux (voir chapitre 4). Dans le cas de Philippe (voir figure 1.5), l'un des objectifs de sa thérapie consisterait à l'amener à s'exposer graduellement à l'objet de sa phobie afin de réinstaurer chez lui un comportement adapté qui lui permettrait de reprendre son travail.

La dimension sociale

Nous l'avons mentionné à plusieurs reprises dans ce chapitre : toute personne se développe au gré des stimulations qu'elle reçoit de son entourage. Ces stimulations sociales émanent de trois grandes sources : les modèles d'influence (famille, amis et autres personnes significatives) ; les événements marquants (notamment les stresseurs) ; et les influences culturelles de la société d'appartenance.

Les théoriciens de l'apprentissage social, par exemple Bandura, montrent que les humains acquièrent leurs comportements par observation et imitation de modèles significatifs à leurs yeux (voir section 1.2). Dans notre présentation des approches socioculturelles et de l'ethnopsychiatrie, dans la première partie de ce chapitre, nous avons vu également que la culture intervient dans le développement individuel et influe sur l'acquisition de comportements pathologiques (voir encadré « Cultures et comportements pathologiques », p. 6).

Enfin, nous verrons au chapitre 3 que les événements marquants de la vie (des « agents stressants ») jouent un rôle non négligeable dans la formation des comportements pathologiques. Les grands stress agissent souvent comme événements déclencheurs, ainsi que nous l'avons constaté dans le cas de Philippe ; son enfermement dans la cage d'escalier et son attaque de panique ont constitué pour lui des agents stressants précipitants. Nous avons vu aussi que les événements stressants se révèlent généralement insuffisants pour déclencher par eux-mêmes un trouble ; il faut qu'ils se conjuguent à une certaine vulnérabilité. Le modèle diathèse-stress constitue l'un des modèles classiques des interactions entre le stress (environnement) et la vulnérabilité individuelle dans le développement des troubles psychologiques.

LE MODÈLE DIATHÈSE-STRESS

Le *modèle diathèse (vulnérabilité)-stress* a d'abord été développé dans une perspective interactionnelle (Lévesque et Marcotte, 2009) pour comprendre la dépression et certaines schizophrénies (voir chapitre 12). Dans cette optique, les troubles psychologiques tels que la schizophrénie surviennent à la faveur d'une combinaison, d'une interaction entre une vulnérabilité (une diathèse, ou prédisposition, souvent de nature génétique) et les stress de la vie. Le trouble résultant dépend de la nature et de l'intensité des agents stressants survenant au fil des situations subies ou choisies. Ces stresseurs peuvent être par exemple des complications à la naissance, des traumas, des maladies graves, des sévices physique (ou sexuels) subis dans l'enfance, un chômage prolongé, une détérioration de l'estime de soi, ou encore des problèmes de santé importants (Jablensky *et al.*, 2005). Dans certains cas, si leur niveau de stress reste bas ou si elles mettent en place des stratégies d'ajustement efficaces pour surmonter les stress, les personnes présentant une vulnérabilité envers un trouble (schizophrénie ou autre) ne développent pas ce trouble en tant que tel, mais plutôt une forme bénigne. Cependant, plus la vulnérabilité est marquée, moins le stress doit être important pour déclencher le trouble. En général, toutefois, la vulnérabilité est si forte que le trouble se développe en fait dans des circonstances tout à fait anodines. Toutes les vulnérabilités ne sont pas biologiques. Une vulnérabilité psychologique peut aussi accroître le risque de développer un trouble psychologique en cas de stress ; en particulier, les traits de personnalité symptomatiques et les pensées dysfonctionnelles en augmentent la probabilité (Harris et Curtin, 2002 ; Zvolensky *et al.*, 2003). Par exemple, la tendance à s'imposer la responsabilité des épreuves subies (divorce, perte d'emploi, etc.) peut augmenter le risque de dépression lorsqu'on est exposé à de tels événements (Just, Abramson et Alloy, 2001).

Des recherches plus récentes montrent toutefois que les mécanismes en jeu s'avèrent encore plus complexes que ce modèle ne le laisse supposer ; les interactions réciproques entre les gènes et l'environnement se révèlent en effet plus importantes qu'on ne le pensait jusqu'ici, le potentiel génétique pouvant être modifié par des conditions particulières de l'environnement.

La perspective développementale

Les dimensions biologique, psychologique et sociale nous déterminent donc selon un processus d'interaction complexe. Et ce n'est pas tout ! Ces interactions ne sont pas statiques ; elles évoluent et se transforment au fil du temps (voir figure 1.11).

On ne saurait en effet étudier les comportements pathologiques sans évoquer l'un des facteurs les plus déterminants de l'existence humaine : le temps qui passe. Avec l'âge, un processus de **maturation** (évolution individuelle) biologique et psychologique se met en place ; il nous amène à poser un regard différent sur notre environnement qui, en retour, n'agit plus de la même façon sur nous.

Maturation Processus d'évolution biologique et psychologique.

L'enfance et l'adolescence se caractérisent par un processus développemental majeur, tant biologique que psychologique. Les développementalistes divisent ce processus en stades. Nous avons vu à la section 1.2 que, dans la perspective psychanalytique, des comportements pathologiques peuvent émerger à différentes étapes critiques du développement. Plusieurs observations cliniques montrent ainsi que les humains privés d'affection maternelle dans leur enfance manifestent des comportements pathologiques divers à l'âge adulte. Également développementaliste, Jean Piaget (1886-1980) s'attache plutôt à définir les habiletés cognitives fondamentales qui devraient s'acquérir à chacune des étapes du développement (Blaney et Million, 2009). Ces points de repère développementaux permettent ensuite de discerner les comportements pathologiques chez l'enfant. Par exemple, les enfants d'âge scolaire qui n'ont pas intégré ou compris les règles morales de la vie en société risquent de développer un trouble de comportement. Nous examinerons au chapitre 10 certaines pathologies associées au développement psychologique – social, cognitif et affectif – de l'enfant et de l'adolescent.

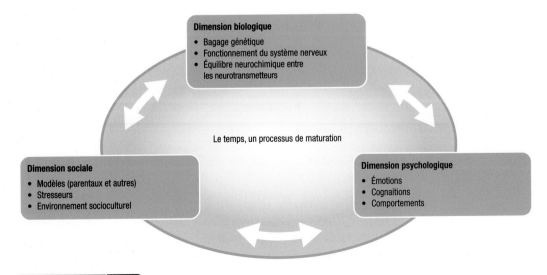

FIGURE 1.11

| **L'interaction des dimensions biologique, psychologique et sociale**

La maturation biologique se déploie, elle aussi, selon une séquence évolutive ordonnée qui est fortement déterminée par les stimulations du milieu. Dans cette optique, les percées récentes des neurosciences démontrent clairement la plasticité du cerveau et l'incidence de l'environnement sur l'activité cérébrale. Ainsi, les résultats de recherche confirment de plus en plus que la négligence et l'abus dans l'enfance compromettent l'établissement de relations d'attachement épanouissantes et entravent en retour la maturation du cerveau (Gilbert, 2002). Les chercheurs s'intéressent aussi aux difficultés d'adaptation à long terme chez les personnes ayant manqué de stimulations adéquates dans l'enfance. Il convient de souligner ici que les processus de maturation physique et mentale continuent d'opérer sur toute la vie adulte.

La perspective développementale nous apprend que nous pouvons réagir d'une certaine manière à certaines périodes critiques de notre développement, mais que notre réaction aurait pu être différente à un autre moment (Barlow et Durand, 2007). De la même façon, les acquis jalonnant notre développement ne sont pas forcément immuables : si certains apprentissages risquent de nous rendre plus vulnérables au développement de comportements pathologiques, d'autres peuvent au contraire nous fournir des outils pour surmonter ces difficultés.

La **classification**, l'évaluation et les **méthodes** de **traitement**

2

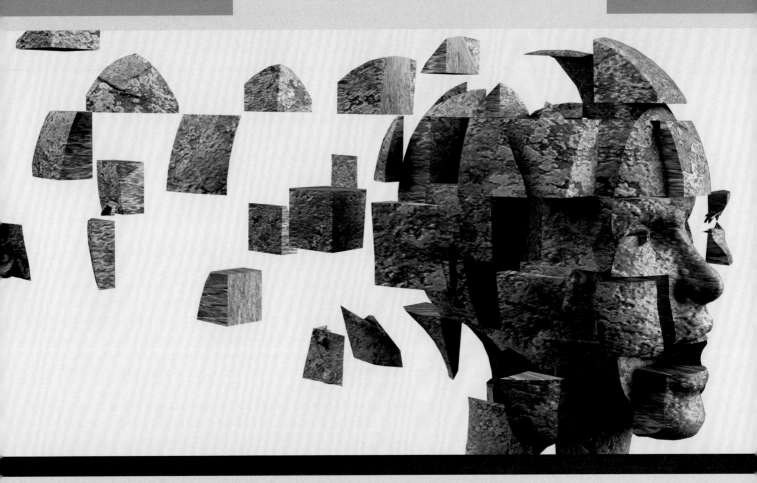

S O M M A I R E

Crise de panique sur l'autoroute

Psychologue: Pouvez-vous préciser les raisons de votre hospitalisation?

Marie: Eh bien... Depuis le début de l'année, j'ai des crises de panique. Mais je ne savais pas ce que c'était.

Psychologue: Bien. Qu'est-ce que vous ressentez quand cela vous arrive?

Marie: Euh... Mon cœur bat très fort. Il s'emballe... Je n'arrive pas à rester en place. Tout devient oppressant. Il faut que je parte!

Psychologue: Quand cela vous est-il arrivé pour la première fois?

Marie: J'étais...

Psychologue: Dites-moi ce que vous avez vécu à ce moment-là.

Marie: Je conduisais depuis dix minutes, un quart d'heure, sur l'autoroute quand, soudain, j'ai ressenti une peur terrible. J'avais le cœur qui battait à tout rompre!

Psychologue: Vous aviez peur?

Marie: Oui.

Psychologue: Votre cœur battait vite; vous étiez en sueur... Quoi d'autre?

Marie: En sueur, oui, et je ne voulais plus conduire sur l'autoroute: j'avais peur de percuter une autre voiture. Je n'arrivais plus à fonctionner.

Psychologue: Qu'avez-vous fait?

Marie: J'ai pris la première sortie et je me suis arrêtée. Je n'avais jamais ressenti ça.

Psychologue: C'était juste une...

Marie: C'est venu d'un coup...

Psychologue: C'est venu d'un coup... Avez-vous compris ce qui vous arrivait?

Marie: Non! Pas du tout...

Psychologue: Qu'avez-vous pensé?

Marie: J'ai pensé que je faisais une crise cardiaque.

Psychologue: Bien. On va s'arrêter là.

VÉRITÉ **OU** FICTION

V☐ F☐ Certains tests de personnalité sont dits «objectifs» parce qu'ils ne font pas du tout appel au jugement subjectif du répondant. (p. 58)

V☐ F☐ L'un des tests de personnalité les plus utilisés actuellement consiste à demander aux sujets d'interpréter des taches d'encre. (p. 60)

V☐ F☐ Malgré les progrès technologiques, les médecins doivent encore recourir à la chirurgie pour mieux comprendre le fonctionnement du cerveau. (p. 69)

V☐ F☐ Certains psychologues sont formés pour prescrire des médicaments. (p. 71)

V☐ F☐ Pour guérir d'une souffrance, la psychothérapie ne se révèle pas plus efficace que le simple passage du temps. (p. 72)

V☐ F☐ Les antidépresseurs servent uniquement à traiter la dépression. (p. 77)

Les psychologues et les autres professionnels de la santé mentale disposent de plusieurs méthodes pour évaluer les comportements, les cognitions et les émotions: tests psychologiques; techniques cognitivocomportementales; indices physiologiques; entretiens... Le cas en amorce de ce chapitre illustre la mise à profit de l'entretien dans un cas de crises de panique; guidée par les questions du psychologue, Marie raconte ce qui lui est arrivé.

L'entretien clinique est une technique diagnostique très importante. À la lumière de critères préétablis, le clinicien analyse la manière dont le patient vit le problème, selon ce qu'il en dit. Il compare les symptômes constatés à des configurations prototypiques issues d'observations sur des groupes; soit qu'il les connaisse d'avance, soit qu'il en trouve la description dans des ouvrages de référence tels que le *DSM-IV-TR* et la *CIM-10*. La démarche diagnostique permet de classer les troubles psychologiques ou mentaux selon leurs signes et leurs symptômes. Comme nous l'avons vu au chapitre 1, la classification des troubles mentaux n'est pas nouvelle.

Pourquoi classer les troubles mentaux? Premièrement, toute approche scientifique repose sur une classification. La caractérisation et la classification des problèmes mentaux – l'établissement de critères de définition standardisés – permettent aux chercheurs de se communiquer les résultats de leurs travaux et de comparer les résultats de leurs études respectives. Deuxièmement, il est impossible d'établir un protocole thérapeutique précis sans désigner les symptômes avec exactitude; selon le trouble constaté, certains types de psychothérapies ou de psychotropes s'avèrent plus indiqués que d'autres. Troisièmement, les classifications aident les chercheurs à discerner les populations présentant des symptômes similaires. Ainsi, en étudiant conjointement plusieurs cas d'épisode dépressif majeur, les scientifiques peuvent établir les facteurs communs susceptibles de provoquer ou de favoriser cette dépression.

Ce chapitre présente les méthodes de classification et d'évaluation des comportements pathologiques, notamment le *DSM-IV-TR*. Nous étudierons aussi les méthodes de traitement ainsi que les lois québécoises qui protègent les patients et les institutions.

2.1 LA CLASSIFICATION DES COMPORTEMENTS PATHOLOGIQUES

Le *DSM* a été publié pour la première fois en 1952. La version la plus récente de cet outil de classification est le *DSM-IV-TR* ; publié en français en 2003, il constitue le texte révisé (*TR*) de la quatrième édition (*DSM-IV*). Les praticiens utilisent également la Classification internationale des maladies et des problèmes de santé connexes (*CIM*), un système élaboré par l'Organisation mondiale de la santé (OMS). Celle-ci en est actuellement à la dixième version (*CIM-10*). Contrairement au *DSM*, la *CIM* établit la classification de toutes les maladies, pas seulement les troubles mentaux. Ces deux systèmes sont compatibles : les diagnostics du *DSM-IV-TR* figurent également dans la *CIM-10*. (Pour chacun de ses diagnostics, le *DSM-IV-TR* indique d'ailleurs celui qui lui correspond dans la *CIM-10*.) La plupart des professionnels de la santé mentale utilisent le *DSM*. Toutefois, certains psychologues et d'autres professionnels lui reprochent de calquer le modèle médical.

Selon le *DSM*, le comportement pathologique est un «trouble mental» – c'est-à-dire une détresse émotionnelle ou une perturbation grave de la cognition ou des relations sociales (par exemple troubles thymiques, anxieux ou schizophréniques), ou une baisse significative du fonctionnement quotidien (difficultés au travail, au sein de la famille ou dans la collectivité en général), ou encore la mise en œuvre de comportements représentant un risque de souffrance, de douleur, d'invalidité ou de mort pour la personne elle-même (tentatives de suicide, toxicomanie grave, etc.).

Il est à noter que les troubles mentaux répertoriés dans le *DSM* tiennent compte du contexte personnel et socioculturel. Pour être considéré comme pathologique, un comportement doit par ailleurs s'inscrire dans la durée, laquelle peut varier selon le trouble.

Le *DSM* et les modèles psychopathologiques

Le *DSM* assimile les troubles mentaux à des ensembles de symptômes. Dans ce système, les comportements pathologiques ne témoignent pas nécessairement de perturbations biologiques. Au contraire, selon le *DSM*, la cause de la plupart des troubles mentaux reste douteuse : purement biologique pour certains ; psychologique pour d'autres ; d'autres encore, peut-être la grande majorité, s'expliqueraient par les interactions entre des dimensions biologique, psychologique, sociale (socioéconomique, socioculturelle, familiale) et environnementale.

Les auteurs du *DSM* reconnaissent par ailleurs que l'utilisation du terme «trouble mental» pose problème en ceci qu'elle perpétue une distinction entre problèmes mentaux et problèmes physiques, une distinction fort ancienne, mais qui reste problématique (APA, 2003, p. XXXV). Faute de consensus sur une autre désignation, ils se résignent néanmoins à cette notion de «trouble mental». Dans cet ouvrage, nous utiliserons plus volontiers celle de «trouble psychologique», qui nous semble mieux adaptée à l'étude des comportements pathologiques considérés sous l'angle de la psychologie. Ce terme présente en outre l'avantage d'englober les schèmes comportementaux et les expériences strictement «mentales» : émotions, pensées, convictions, croyances.

Soulignons enfin que le *DSM* sert à classifier des troubles, pas des personnes. Plutôt que d'étiqueter une personne comme étant «schizophrène» ou «dépressive», le *DSM* fait état de personnes «atteintes de schizophrénie» ou «vivant un épisode dépressif majeur». Cette différence terminologique n'est pas seulement sémantique ; le fait de désigner une personne comme étant schizophrène assimile son identité au trouble qu'elle présente et induit ainsi un risque de stigmatisation.

LES CARACTÉRISTIQUES DU *DSM*

Le *DSM* s'inscrit dans un courant descriptif, et non explicatif, de la psychopathologie. Il décrit les caractéristiques séméiologiques (les symptômes) des comportements pathologiques mais n'en explique pas les origines. Il ne repose par ailleurs sur aucune approche théorique particulière de la psychopathologie (psychodynamique, comportementale ou autre). Ce système classificatoire permet aux cliniciens de comparer les symptômes constatés aux critères décrits dans le *DSM* afin de formuler une hypothèse diagnostique. L'encadré 2.1 récapitule les critères diagnostiques du *DSM-IV-TR* pour l'anxiété généralisée.

ENCADRÉ **2.1**　　Les critères diagnostiques de l'anxiété généralisée

A. Anxiété et soucis excessifs (attente avec appréhension), survenant la plupart du temps durant au moins six mois, concernant un certain nombre d'événements ou d'activités (tels que le travail ou les performances scolaires).

B. La personne éprouve de la difficulté à contrôler cette préoccupation.

C. L'anxiété et les soucis sont associés à trois (ou plus) des six symptômes suivants (dont au moins certains symptômes présents la plupart du temps durant les 6 derniers mois).

   N.-B. : Un seul item est requis chez l'enfant.

   (1) agitation ou sensation d'être survolté ou à bout ;

   (2) fatigabilité ;

   (3) difficultés de concentration ou trous de mémoire.

D. L'objet de l'anxiété et des soucis n'est pas limité aux manifestations d'un trouble de l'axe I, par exemple, l'anxiété ou la préoccupation n'est pas celle d'avoir une Attaque de Panique (comme dans le Trouble panique), d'être gêné en public (comme dans la Phobie sociale), d'être contaminé (comme dans le Trouble obsessionnel-compulsif), d'être loin de son domicile ou de ses proches (comme dans le Trouble anxiété de séparation), de prendre du poids (comme dans l'Anorexie mentale), d'avoir de multiples plaintes somatiques (comme dans le Trouble de somatisation) ou d'avoir une maladie grave (comme dans l'Hypocondrie), et l'anxiété et les préoccupations ne surviennent pas exclusivement au cours d'un État de stress posttraumatique.

E. L'anxiété, les soucis ou les symptômes physiques entraînent une souffrance cliniquement significative ou une altération du fonctionnement social, professionnel ou dans d'autres domaines importants.

F. La perturbation n'est pas due aux effets physiologiques directs d'une substance (p. ex., une substance donnant lieu à abus, un médicament) ou d'une affection médicale générale (p. ex., hyperthyroïdie) et ne survient pas exclusivement au cours d'un Trouble psychotique ou d'un Trouble envahissant du développement.

Source : APA (2003), p. 549-550.

Les troubles psychologiques sont catégorisés selon leurs caractéristiques. Ainsi, les comportements pathologiques caractérisés par l'anxiété (par exemple le trouble panique ou l'anxiété généralisée ; voir encadré 2.1) appartiennent à une même catégorie diagnostique, celle des « troubles anxieux ». Les troubles caractérisés par une perturbation de l'humeur sont classés dans celle des « troubles de l'humeur ». Le *DSM* préconise une approche clinique en cinq axes ; ceux-ci procurent un diagnostic psychopathologique mais, surtout, ils fournissent un large éventail d'information sur le fonctionnement de la personne considérée (voir tableau 2.1). Les cinq axes du système proposé par le *DSM-IV-TR* (APA, 2003, p. 33-40) sont les suivants.

- **Axe I : troubles cliniques et autres situations qui peuvent faire l'objet d'un examen clinique.** Cet axe renvoie à de nombreux troubles mentaux, par exemple les troubles anxieux, les troubles de l'humeur, les schizophrénies et autres troubles psychotiques, les troubles des conduites alimentaires, et plusieurs troubles généralement diagnostiqués dans la petite enfance, l'enfance ou l'adolescence (mais pas le retard mental, qui est inscrit dans l'axe II). L'axe I répertorie également les facteurs psychologiques susceptibles d'influer sur un problème médical, par exemple des symptômes anxieux ou dépressifs qui peuvent orienter l'évolution du syndrome du côlon irritable et déterminer en partie l'intensité de ses symptômes, même s'ils ne répondent pas aux critères de l'axe I.

TABLEAU 2.1 — Le système de classification multiaxial du *DSM-IV-TR*

Axe	Type d'information	Brève description
Axe I	Troubles cliniques	Ensemble des troubles ou des situations de la classification (sauf les troubles de la personnalité) qui répondent aux critères définis par le *DSM* pour chaque trouble et qui ont des conséquences sur le fonctionnement de la personne.
	Autres situations qui peuvent faire l'objet d'un examen clinique	Il s'agit de situations qui peuvent faire l'objet d'un examen clinique, voire d'une prise en charge, mais qui ne répondent pas aux critères des troubles mentaux de la classification. Ces situations concernent l'identification des facteurs psychologiques qui influent sur une affection médicale, les troubles induits par un médicament ou des problèmes relationnels.
Axe II	Troubles de la personnalité	Les troubles de la personnalité se caractérisent par une façon d'être pathologique, un mode durable des conduites et de l'expérience vécue qui dérive du comportement, des pensées et des émotions attendus dans la culture de l'individu.
	Retard mental	Le retard mental implique un retard ou une diminution du développement des capacités intellectuelles.
Axe III	Affections médicales générales	Il s'agit des affections aiguës ou chroniques susceptibles d'avoir une importance pour la compréhension et la prise en charge d'un trouble de l'axe I.
Axe IV	Problèmes psychosociaux et environnementaux	Il s'agit de problèmes liés à l'environnement physique et (ou) social qui affectent le diagnostic, la prise en charge et l'évolution des troubles.
Axe V	Évaluation globale du fonctionnement	Il permet d'indiquer un jugement sur le niveau de fonctionnement global de la personne. Cette information est utile pour planifier le traitement, évaluer ses effets et prédire son résultat.

Source : Adapté de l'APA (2003), p. 33-40.

- **Axe II : troubles de la personnalité et retard mental.** Les troubles de la personnalité sont des schèmes comportementaux persistants, envahissants et rigides qui s'écartent notablement des normes prescrites par le contexte culturel de la personne considérée. Ils commencent à se manifester à l'adolescence ou au début de l'âge adulte, perdurent et provoquent une souffrance ou une perturbation grave du fonctionnement. Ce sont par exemple les troubles de la personnalité antisociale, paranoïaque, narcissique ou limite (borderline) (voir chapitre 9). Également classé dans l'axe II, le retard mental se caractérise par un fonctionnement intellectuel général significativement inférieur à la moyenne (voir chapitre 10). Une même personne peut présenter un diagnostic relatif à l'axe I ou à l'axe II, ou aux deux, par exemple un trouble de l'anxiété (axe I) et un trouble de la personnalité (axe II).

- **Axe III : affections médicales générales.** L'axe III regroupe toutes les dimensions médicales pouvant aider à mieux comprendre ou traiter les troubles mentaux. Par exemple, s'il est avéré que l'hypothyroïdie (dysfonctionnement de la thyroïde) induit directement un trouble de l'humeur (dépression majeure ou autre) chez le patient considéré, cette affection médicale sera inscrite dans l'axe III. Cet axe regroupe aussi toutes les affections médicales qui influent sur la compréhension ou le traitement d'un trouble mental, sans toutefois en constituer la cause directe. Par exemple, la concomitance d'une maladie cardiaque a des incidences sur le traitement pharmacologique, au moyen de psychotropes, d'un patient déprimé.

- **Axe IV : problèmes psychosociaux et environnementaux.** Les problèmes psychosociaux et environnementaux qui influent sur le diagnostic, le traitement ou l'évolution d'un trouble mental sont inscrits dans l'axe IV : perte d'emploi ; séparation ou divorce ; conditions difficiles de logement (pas de domicile fixe) ; manque de soutien social ; mort ou perte d'un proche ; catastrophe ; etc. Des événements de vie positifs peuvent également figurer dans l'axe IV (par exemple une promotion professionnelle), mais seulement s'ils suscitent des difficultés d'adaptation pour la personne considérée. Le tableau 2.2 indique d'autres facteurs pouvant être inscrits dans l'axe IV.

- **Axe V : évaluation globale du fonctionnement (EGF).** Le clinicien évalue le niveau actuel de fonctionnement psychologique et social de la personne selon une échelle comparable à celle du tableau 2.3.

TABLEAU 2.2 — Quelques facteurs inscrits dans l'axe IV

Catégorie de problèmes	Exemples
Problèmes avec le groupe de support principal	Décès d'un membre de la famille; problème de santé au sein de la famille; rupture familiale par séparation, divorce; déménagement; remariage d'un parent; abus physique ou sexuel; [...] négligence envers un enfant; [...] naissance d'un frère ou d'une sœur
Problèmes liés à l'environnement social	Mort ou perte d'un ami; support social inadéquat; fait d'habiter seul; difficulté d'adaptation à une autre culture; discrimination; adaptation aux grandes étapes de la vie (telle la retraite)
Problèmes d'éducation	Analphabétisme; problèmes scolaires; conflits avec les enseignants ou les camarades de classe; environnement scolaire inadéquat
Problèmes professionnels	Chômage, menace de perte d'emploi; horaires de travail stressants; conditions de travail difficiles; insatisfaction au travail; changement d'emploi; conflit avec l'employeur ou les collègues
Problèmes de logement	Absence de domicile fixe; logement inadapté; insécurité du quartier; conflits avec les voisins ou le propriétaire
Problèmes économiques	Très grande pauvreté; insuffisance des revenus et des prestations sociales
Problèmes d'accès aux services de la santé	Services de santé inadaptés ou non desservis [...]
Problèmes en relation avec les institutions judiciaires/pénales	Arrestation; incarcération; litige; victime d'un crime
Autres problèmes psychosociaux et environnementaux	Catastrophes naturelles, guerre, autres conflits; conflits avec des soutiens extérieurs à la famille tels que conseillers, travailleurs sociaux ou médecins; absence de services sociaux

Source: APA (2003), p. 37-38.

TABLEAU 2.3 — L'échelle d'évaluation globale du fonctionnement (EGF)*

Code	Sévérité des symptômes	Exemples
91-100	Niveau supérieur de fonctionnement dans une grande variété d'activités	N'est jamais débordé par les problèmes rencontrés. Est recherché par autrui en raison de ses nombreuses qualités. Absence de symptômes.
81-90	Symptômes, absents ou minimes, fonctionnement satisfaisant dans tous les domaines, intéressé et impliqué dans une grande variété d'activités, socialement efficace, en général satisfait de la vie, pas plus de problèmes ou de préoccupations que les soucis de tous les jours	Anxiété légère avant un examen. Conflit occasionnel avec les membres de la famille.
71-80	Symptômes transitoires en réactions prévisibles à des facteurs de stress. Altération légère du fonctionnement social, professionnel ou scolaire	Difficultés de concentration après une dispute familiale. Retard temporaire du travail scolaire.
61-70	Symptômes légers ou une certaine difficulté dans le fonctionnement social, professionnel ou scolaire, mais fonctionne assez bien de façon générale et entretient plusieurs relations interpersonnelles positives	Humeur dépressive ou insomnie légère. École buissonnière épisodique ou vol (dans le foyer familial).
51-60	Symptômes ou difficultés d'intensité moyenne dans le fonctionnement social, professionnel ou scolaire	Émoussement affectif, prolixité circonlocutoire, attaques de panique épisodiques. Conflits avec les camarades de classe ou les collègues de travail.
41-50	Symptômes importants ou altération importante du fonctionnement social, professionnel ou scolaire	Idéation suicidaire, rituels obsessionnels sévères, vols répétés. Absence d'amis, incapacité à garder un emploi.
31-40	Existence d'une certaine altération du sens de la réalité ou de la communication ou déficience majeure dans plusieurs domaines (travail, école, relations familiales, jugement, pensée, humeur)	Discours par moments illogique, obscur ou inadapté. Un homme déprimé évite ses amis, néglige sa famille et est incapable de travailler.
21-30	Idées délirantes ou hallucinations ou trouble grave de la communication et du jugement. Incapacité à fonctionner dans presque tous les domaines	Propos incohérents, actes grossièrement inadaptés. Reste au lit toute la journée, absence de travail, de foyer ou d'amis.
11-20	Existence d'un certain danger d'auto- ou d'hétéro-agression ou incapacité temporaire à maintenir une hygiène corporelle minimale ou altération massive de la communication	Tentative de suicide sans attente précise de la mort, violence fréquente, excitation maniaque. Mutisme.
1-10	Danger persistant d'auto- ou d'hétéro-agression grave ou incapacité durable à maintenir une hygiène corporelle minimale ou geste suicidaire avec attente précise de la mort	Accès répétés de violence.

* Appelée aussi « échelle GAF » (Global Assessment of Functioning Scale)
Source: APA (2003), p. 41.

Le clinicien indique également le plus haut niveau de fonctionnement atteint et maintenu (sur quelques mois au moins) au cours de l'année précédente. Le niveau de fonctionnement actuel indique les besoins actuels en matière de traitement ou de soins. Le plus haut niveau de fonctionnement atteint et maintenu pendant l'année écoulée correspond au niveau susceptible d'être retrouvé.

Le tableau 2.4 donne un exemple de diagnostic établi selon l'approche multiaxiale du *DSM*. La personne considérée fait l'objet de deux diagnostics : «anxiété généralisée», dans l'axe I (voir chapitre 4), et «personnalité dépendante», dans l'axe II (voir chapitre 9). Elle présente aussi un problème médical (hypertension artérielle) et plusieurs difficultés psychosociales et environnementales (séparation conjugale, chômage : axe IV). Le total obtenu à l'évaluation globale du fonctionnement est de 62 (axe V) ; en dépit de ses symptômes et de la baisse de son niveau de fonctionnement, cette personne mène une vie relativement normale.

TABLEAU 2.4 — Un exemple de diagnostic multiaxial établi selon le *DSM*

Axe	Diagnostic
Axe I	Anxiété généralisée
Axe II	Personnalité dépendante
Axe III	Hypertension artérielle
Axe IV	Problèmes avec le groupe de support principal (séparation maritale) ; problèmes professionnels (sans emploi)
Axe V	EGF = 62

Les syndromes culturellement spécifiques

Les **syndromes culturellement spécifiques** sont des syndromes psychopathologiques fortement imprégnés de spécificités culturelles et qui, à ce titre, ne peuvent se manifester que dans certaines cultures bien précises.

Ils reposent sur des facteurs culturels particuliers, par exemple des croyances. Ainsi, le *taijin-kyofu-sho* (TKS) est un syndrome psychiatrique propre à la culture nippone ; il se traduit par la crainte (ou la certitude) de constituer une gêne ou une nuisance pour autrui. Fréquent chez les jeunes hommes japonais, il est rare dans le reste du monde (sauf en Corée). Le TKS se caractérise par une peur excessive d'embarrasser ou d'offenser autrui (Nakamura *et al.*, 2002). Les personnes atteintes redoutent de rougir devant les autres, non par crainte de se couvrir de ridicule (comme dans la phobie sociale), mais par crainte d'embarrasser les autres. Elles redoutent aussi de «penser à voix haute» et d'offenser ainsi les personnes alentour. Ce trouble s'enracine dans une tradition nippone très profondément ancrée, qui commande de ne pas importuner ni embarrasser autrui (McNally, Cassiday et Calamari, 1990).

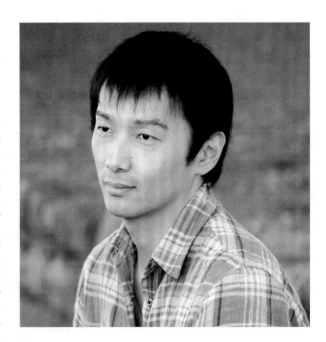

▲ Le *taijin-kyofu-sho.* Ce syndrome propre à la culture nippone se traduit par la crainte d'embarrasser autrui.

Les syndromes culturellement spécifiques des sociétés occidentales sont notamment l'anorexie mentale (voir chapitre 7) et le trouble dissociatif de l'identité (autrefois appelé «trouble de la personnalité multiple»). Ils sont beaucoup moins fréquents dans les pays en voie de développement. L'encadré 2.2 indique d'autres syndromes culturellement spécifiques répertoriés dans le *DSM-IV-TR*.

Syndromes culturellement spécifiques Schèmes comportementaux pathologiques constatés dans quelques cultures seulement, voire une seule.

ENCADRÉ 2.2 ——— Quelques exemples de syndromes culturellement spécifiques

Amok

Épisode dissociatif caractérisé par une période de cafard, suivie par un comportement extrêmement violent, agressif ou homicide envers des personnes et des objets. L'épisode semble être déclenché par un affront ou une insulte et semble n'atteindre que des hommes. L'épisode est souvent accompagné par des idées de persécution, de l'automatisme, de l'amnésie, un état d'épuisement avec retour à l'état prémorbide après l'épisode. Dans certains cas, l'*amok* peut se produire durant un épisode psychotique bref ou constituer le début ou une exacerbation d'un processus psychotique chronique. Les comptes rendus originels qui utilisaient ce terme provenaient de Malaisie. Des comportements identiques sont retrouvés au Laos, aux Philippines, en Polynésie (*cafard* ou *cathard*), en Papouasie-Nouvelle-Guinée et à Porto Rico (*mal de pelea*), ainsi que parmi les Navajos (*iich'aa*). [...]

Ataque de nervios (crise de nerfs)

Idiotisme de souffrance principalement décrit parmi les Latinos des Caraïbes, mais identifié parmi de nombreux groupes de Latino-Américains et de Latino-Méditerranéens. Habituellement, les symptômes comprennent : cris incontrôlables, crises de pleurs, tremblements, sensation de chaleur dans le thorax montant à la tête et agression physique ou verbale. Des expériences dissociatives, des épisodes de perte de connaissance ou ressemblant à des convulsions, des gestes suicidaires sont présents lors de certaines attaques mais pas dans d'autres. Une caractéristique générale d'une *ataque de nervios* est la sensation d'être hors de contrôle. Les *ataques de nervios* se présentent fréquemment comme le résultat direct d'un événement stressant concernant la famille (p. ex., la nouvelle du décès d'un être très proche, la séparation ou le divorce d'avec le conjoint, des conflits avec le conjoint ou les enfants, ou le fait d'être le témoin d'un accident impliquant un membre de la famille). Les personnes peuvent éprouver de l'amnésie pour ce qui s'est passé pendant l'*ataque de nervios*, mais elles retournent rapidement à leur niveau de fonctionnement habituel. [...]

Dhat

Terme diagnostique populaire utilisé en Inde pour faire référence à une anxiété sévère et des préoccupations hypocondriaques associées à la perte du sperme, à une décoloration blanchâtre des urines et à des sensations de faiblesse et d'épuisement. [...]

Falling out ou blacking out

Ces épisodes se rencontrent principalement dans le sud des États-Unis et dans les Antilles. Ils sont caractérisés par une perte de connaissance soudaine, qui se produit parfois sans prodromes, mais qui est parfois précédée par des sensations d'étourdissement ou de « nager » dans la tête. L'individu garde généralement les yeux ouverts, mais il prétend ne rien pouvoir voir. L'individu habituellement entend et comprend ce qui se passe autour de lui, mais se sent incapable de bouger. [...]

Ghost sickness

Préoccupation par la mort et les défunts (parfois associée à la sorcellerie) fréquemment observée parmi les membres de nombreuses tribus indiennes américaines. Des symptômes variés peuvent être attribués à la *ghost sickness*, incluant mauvais rêves, faiblesse, sensation de danger, perte d'appétit, évanouissement, étourdissement, peur, anxiété, hallucinations, perte de connaissance, confusion, sentiments d'impuissance et sensations de suffocation.

Koro

Terme probablement d'origine malaise qui se réfère à un épisode d'anxiété aiguë et soudaine liée à la crainte que le pénis (ou chez les femmes, la vulve et les seins) ne pénètre dans le corps, entraînant éventuellement la mort. Le syndrome est rapporté dans le sud et l'est de l'Asie [...]. [...]

Zar

Terme général employé en Éthiopie, Somalie, Égypte, Soudan, Iran et dans d'autres sociétés d'Afrique du Nord et du Moyen-Orient en rapport avec la possession d'un individu par les esprits. Les personnes possédées par un esprit peuvent subir des épisodes dissociatifs qui peuvent se manifester par des cris, des rires, le fait de se cogner la tête contre un mur, de chanter ou pleurer. Ces personnes peuvent être apathiques ou repliées sur elles-mêmes, refuser de manger ou d'accomplir des tâches quotidiennes ou elles peuvent développer à long terme une relation avec l'esprit possesseur. Localement, un tel comportement n'est pas considéré comme pathologique.

Source : APA (2003), p. 1016-1022.

L'ÉVALUATION DU DSM

Pour être utile, un système diagnostique doit afficher un bon niveau de fidélité et de validité psychométriques. Il est considéré comme fidèle quand plusieurs professionnels parviennent au même diagnostic pour un même sujet ; le *DSM* présente à cet égard une bonne fidélité interjuges (ou intercotateurs). Il est considéré comme valide quand les critères diagnostiques correspondent aux comportements observés ; par exemple, les sujets faisant l'objet d'un diagnostic de phobie sociale manifestent un niveau anormal d'anxiété dans les situations sociales. La validité prédictive constitue une autre forme de validité ; elle se définit par la capacité de prévoir l'évolution du trouble ou sa réponse au traitement. Ainsi, un sujet présentant un trouble bipolaire devrait répondre favorablement au traitement par le lithium (voir chapitre 5), une personne atteinte de phobies spécifiques (peur de l'altitude, etc.), aux techniques comportementales (voir chapitre 4).

Globalement, les recherches confirment la fidélité et la validité des diagnostics pour de nombreuses catégories cliniques, notamment les troubles anxieux, les troubles de l'humeur et les troubles liés à une dépendance à l'alcool ou à des substances psychoactives (Grant *et al.*, 2006 ; Hasin *et al.*, 2006). Par contre, la validité d'autres catégories diagnostiques, par exemple les troubles de la personnalité (axe II) et l'évaluation globale du fonctionnement (axe V), s'avère plus limitée (Moos, McCoy et Moos, 2000; Widiger et Simonsen, 2005). Au total, on se rappellera par conséquent que la validité du *DSM* reste sujette à controverse (Hummelen *et al.*, 2006; Kendell et Jablensky, 2003; Watson et Clark, 2006).

Certains observateurs estiment que le *DSM* devrait accorder une place plus importante à la diversité culturelle. Comment le *DSM* est-il établi? Des psychiatres et des psychologues expérimentés d'Amérique du Nord désignent par consensus les signes qui seront considérés comme des critères diagnostiques. Ce processus, de fait, a sans doute une incidence sur la détermination et la définition des troubles.

L'édition la plus récente du *DSM* s'intéresse de plus près aux facteurs culturels dans l'évaluation des conduites pathologiques. En effet, les cliniciens peuvent considérer à tort un comportement comme pathologique s'ils ne savent pas qu'il s'avère tout à fait acceptable dans la culture d'origine du sujet. (Nous avons souligné au chapitre 1 que certains signes sont normaux dans certaines cultures et pathologiques dans d'autres.) Le *DSM-IV-TR* précise qu'un comportement, même très bizarre en regard des conventions sociales et culturelles du contexte dans lequel évolue le clinicien, ne peut pas être considéré comme signalant un trouble mental uniquement parce qu'il transgresse ces règles sociales et culturelles (APA, 2003, p.1015-1016). Les auteurs du *DSM-IV-TR* reconnaissent par ailleurs que des comportements pathologiques peuvent se manifester de manière différente selon la culture d'origine du patient.

En dépit des questionnements qu'elle soulève et de ses limites, la version actuelle du *DSM* constitue une amélioration considérable par rapport aux éditions précédentes (McGlinchey *et al.*, 2006; Widiger et Clark, 2000; Zimmerman, Chelminski et Young, 2006).

POUR APPROFONDIR

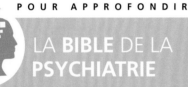

LA **BIBLE** DE LA **PSYCHIATRIE**
– THOMAS WIDIGER

Les psychologues cliniciens ont de bonnes raisons de ne pas aimer le *Manuel diagnostique et statistique des troubles mentaux* (*DSM*), de l'American Psychiatric Association (APA). Premièrement, il émane de concurrents directs, tant sur les plans professionnel que financier. Deuxièmement, certains le soupçonnent d'être un suppôt des compagnies d'assurances, auxquelles il permettrait de rogner sur la couverture de la pratique clinique. Ainsi, une compagnie pourrait restreindre le nombre des séances couvertes selon le diagnostic, ou refuser de couvrir certains troubles. Je ne suis pas sûr que ces soupçons justifient qu'on répudie le *DSM*, mais le fait est qu'ils alimentent la méfiance à son égard. Troisièmement, et surtout, le *DSM* ne semble pas fonctionner très bien. Le diagnostic devrait désigner un trouble précis, caractérisé par des critères pathologiques particuliers, et renvoyant à un traitement spécifique qui vise à guérir ou à soulager. Or, ce n'est pas le cas des troubles diagnostiqués par le *DSM* – du moins, pas encore.

En dépit de ses faiblesses, le *DSM* reste pourtant nécessaire. Il accomplit correctement sa mission première : procurer aux cliniciens et aux chercheurs un langage commun pour parler des troubles psychopathologiques. Avant la parution de sa première édition, une même réalité pouvait être désignée par de nombreux termes différents et, inversement, un même terme pouvait ren-voyer à des réalités très disparates. Au total, ce chaos terminologique compliquait considérablement la pratique clinique.

Nombreux sont les professionnels qui reprochent au *DSM* d'étiqueter les gens : « Nous travaillons en collaboration avec nos clients, disent-ils. Nous ne voulons ni les catégoriser, ni les étiqueter. » Hélas, cet étiquetage est inévitable. Même ses détracteurs sont bien obligés de recourir à des termes (par exemple des catégories) pour décrire les troubles. En fait, ce n'est pas l'étiquetage en soi qui pose problème, mais la connotation péjorative du diagnostic psychiatrique en tant que tel – et les stéréotypes accolés aux patients qui en font l'objet.

La plupart des gens éprouvent de la honte ou de la gêne quand ils reçoivent un diagnostic psychiatrique ou doivent suivre un traitement psychologique ou psychiatrique. Ces sentiments s'expliquent en partie par un préjugé tenace selon lequel les problèmes psychologiques justifiant un diagnostic de trouble mental ne toucheraient qu'une infime minorité de la population. Je ne sais pas pourquoi la plupart d'entre nous sont si convaincus qu'ils n'ont jamais souffert, ne souffrent pas à l'heure actuelle et ne souffriront jamais d'un trouble mental. Tous et toutes autant que nous sommes, nous avons souffert, souffrons ou souffrirons d'au moins quelques désagréments physiques au cours de notre existence. Pourquoi en irait-il autrement des troubles mentaux? Que je sache, personne n'est gratifié de gènes parfaits, élevé par des parents parfaits, et parfaitement à l'abri du stress, des traumatismes et des problèmes psychologiques…

Les stéréotypes aussi posent problème. Les gens qui font l'objet d'un diagnostic psychiatrique se retrouvent « parqués » ▶

dans des catégories diagnostiques qui peuvent donner l'impression que tous ceux qui en font partie affichent les mêmes traits caractéristiques. Le système diagnostique ne prend pas en considération le profil psychopathologique individuel de la personne et, notamment, les problèmes qui lui sont propres.

La plupart des troubles mentaux, sinon tous, semblent résulter d'un réseau complexe d'interactions entre, d'une part, des dispositions et des vulnérabilités biologiques et, d'autre part, des facteurs psychosociaux et environnementaux se déployant souvent sur la durée. Divers facteurs neurobiologiques, cognitifs, interpersonnels et autres influeraient ainsi sur le développement de la constellation des symptômes et des difficultés qui tracent le profil psychopathologique spécifique de la personne considérée. Aucune catégorie diagnostique ne saurait rendre compte de ce réseau enchevêtré de facteurs causaux, ni de l'unicité de chacun des profils psychopathologiques individuels. À ces catégories je préfère donc la description plus individualisée que permettent les modèles de classification multidimensionnels, par exemple le modèle de classification des troubles de la personnalité à cinq facteurs.

Ce modèle compte cinq axes : extraversion/introversion ; amabilité/hostilité ; scrupulosité/laisser-aller ; stabilité émotionnelle/névrosisme ; ouverture d'esprit/conformisme. Chacun d'eux se subdivise lui-même en dimensions plus précises. Ainsi, l'axe amabilité/hostilité se subdivise en confiance/méfiance, droiture/malhonnêteté, sacrifice de soi/exploitation d'autrui, conciliation/agression, modestie/arrogance, gentillesse/dureté.

Plus important encore du point de vue de la psychologie clinique, ce modèle décrit tous les troubles de la personnalité à la lumière de ses axes et de leurs dimensions. Ainsi, le trouble de la personnalité antisociale présente plusieurs dimensions d'un caractère peu scrupuleux (manque de réflexion, d'autodiscipline et de

sens du devoir) et très hostile (dureté, exploitation d'autrui, malhonnêteté, agressivité). Autre exemple : le charisme, la capacité de persuasion et l'audace du psychopathe se traduisent par des scores anormalement bas pour certaines dimensions du névrosisme, soit la conscience de soi, l'anxiété et la vulnérabilité. Cette approche descriptive des patients permet de tracer un portrait plus individualisé et pourrait contrer, jusqu'à un certain point, la stigmatisation du diagnostic de trouble mental. Chacun de nous est unique en regard de son névrosisme ; nous sommes tous plus ou moins aimables, plus ou moins scrupuleux, etc. Au lieu de se caractériser par un écart qualitatif quant au fonctionnement psychologique considéré comme normal, les troubles de la personnalité se ramèneraient alors à des variantes relativement extrêmes et inadaptées de traits de personnalité communs à tous les êtres humains.

Pensée critique

- Avons-nous vraiment besoin d'un manuel diagnostique qui fasse autorité ? Pourquoi ?
- Comment éradiquer la connotation péjorative rattachée aux diagnostics de troubles mentaux dans notre société ?

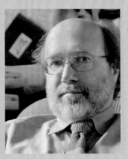

Thomas A. Widiger est professeur de psychologie à l'University of Kentucky. Titulaire d'un doctorat en psychologie clinique de la Miami University (en Ohio), il a réalisé son internat au Cornell University Medical College. Actuellement rédacteur en chef associé du *Journal of Abnormal Psychology*, du *Journal of Personality Disorders* et de l'*Annual Review of Clinical Psychology*, il a également travaillé pour le groupe de travail du *DSM-IV* à titre de coordonnateur de la recherche.

Les avantages et les inconvénients du *DSM*

Le principal avantage du *DSM* consiste en ce qu'il propose des critères diagnostiques spécifiques pour chacune des entités cliniques qu'il répertorie. Il permet ainsi aux cliniciens de repérer dans le discours du patient les signes cliniques correspondant aux critères du *DSM*. Ce système autorise par ailleurs une standardisation des diagnostics psychopathologiques, un autre avantage qui a largement contribué à son essor. Indépendamment du pays dans lequel ils exercent, de leur culture et de leur approche théorique (psychanalytique, cognitive, systémique, etc.), tous les cliniciens et chercheurs qui l'utilisent aboutissent en principe, pour une même personne, à un diagnostic identique.

Avant la publication du *DSM*, les systèmes et, donc, les critères symptomatiques utilisés étaient souvent très disparates. Plusieurs études relevaient ainsi une hétérogénéité diagnostique parfois très marquée d'un pays ou d'un clinicien à l'autre. Cependant, si la standardisation diagnostique induite par le *DSM* représente un avantage à plusieurs égards, certains la considèrent plutôt comme un inconvénient ; pour eux, le *DSM* s'apparente à un modèle de pensée unique. Par ailleurs, la subjectivité de l'interprétation des symptômes compromet nécessairement la standardisation des diagnostics. Dans les faits, il n'est donc pas rare que des cliniciens aboutissent à des diagnostics différents pour un même cas.

Le système multiaxial repose sur une approche globale de la personne. Il intègre notamment des données sur les symptômes actuellement constatés (axe I), les symptômes plus persistants, et qui se manifestent souvent dès l'adolescence (axe II), les perturbations organiques susceptibles de déterminer en partie les troubles mentaux (axe III), les problèmes psychosociaux et environnementaux potentiellement générateurs de stress (axe IV) et, enfin, le fonctionnement global de la personne (axe V). Ce système multiaxial, qui forme le socle du *DSM*, constitue un avantage en ceci qu'il inscrit le diagnostic psychopathologique dans une logique intégratrice prenant en considération de nombreux facteurs susceptibles d'intervenir dans le développement des troubles mentaux.

Les critiques formulées envers le *DSM* portent essentiellement sur les critères diagnostiques retenus (Faraone *et al.*, 2006; Zimmerman *et al.*, 2006). D'autres lui reprochent sa proximité avec le modèle médical. En vertu de ce modèle, les problèmes physiques sont vus comme des symptômes de maladies organiques; de même, le *DSM* considère les problèmes comportementaux comme des symptômes de troubles mentaux. La plupart des cliniciens estiment toutefois que le comportement humain, normal ou pathologique, est trop complexe pour se résumer à des symptômes. Pour eux, le modèle médical accorde trop d'importance aux symptômes intrinsèques du sujet, au détriment des facteurs extrinsèques (socioéconomiques, socioculturels, etc.) susceptibles d'influer sur son comportement.

Par ailleurs, le modèle médical s'intéresse à la catégorisation des troubles psychologiques (ou mentaux) bien plus qu'à la description des forces et des faiblesses de leur fonctionnement comportemental. L'approche catégorielle sur laquelle repose le *DSM* s'attire aussi son lot de critiques: certains observateurs proposent de la remplacer ou, à tout le moins, de la compléter par une approche dimensionnelle dans laquelle les schèmes comportementaux pathologiques (anxiété, dépression, troubles de la personnalité ou autres) représenteraient des variations extrêmes d'états émotionnels et de traits psychologiques normaux (Akiskal et Benazzi, 2005; Cuthbert, 2005; First, 2005, 2006; Kupfer, 2005; Prisciandaro et Roberts, 2005).

Estimant qu'on ne saurait comprendre le comportement (normal ou pathologique) d'une personne sans analyser ses interactions avec son environnement, de nombreux psychologues reprochent au *DSM* de désigner les «troubles de la personne», sans que soit pris en considération son fonctionnement en contexte. Le modèle psychologique, à l'inverse, s'intéresse plus aux processus sous-jacents des comportements et des pensées qu'à la nature des troubles. Le *DSM* n'est pas pour autant inutile à la pratique des psychologues; en particulier, il procure aux praticiens un langage commun qui les aide à mieux se comprendre quand ils analysent ensemble des cas de patients. L'utilisation du *DSM* permet également d'établir des diagnostics en fonction de critères validés faisant consensus.

Autre critique fréquente, mais qui va bien au-delà du *DSM*: la stigmatisation induite par le diagnostic psychiatrique, quel qu'il soit. Les personnes qui en font l'objet peuvent être abandonnées ou rejetées, y compris par leur propre famille. En d'autres termes, le diagnostic psychiatrique peut entraîner une discrimination.

En dépit des critiques qui lui sont adressées, le *DSM* reste un outil important de la pratique quotidienne des professionnels en santé mentale d'Amérique du Nord. Il doit toutefois être considéré comme une ressource en évolution constante; ses auteurs travaillent d'ailleurs actuellement à l'élaboration du *DSM-V* (voir le site Internet http://www.dsm5.org), dont la parution est prévue pour mai 2013 (Krueger et Markon, 2006).

Le *DSM* n'est qu'un outil favorisant notamment l'établissement de diagnostics psychopathologiques selon des critères objectifs et validés. Il ne saurait en aucun cas se substituer à une approche clinique individualisée, contextualisée et approfondie. Dans la mesure où ses diagnostics ont été validés, il est probable que son utilisation prévient certaines erreurs diagnostiques et endigue les biais qui pourraient découler de la subjectivité du clinicien. D'autres outils standardisés permettent d'évaluer le comportement. Nous allons maintenant en examiner quelques-uns.

2.2 LES MÉTHODES D'ÉVALUATION

Les psychologues utilisent différentes méthodes d'évaluation, notamment l'entretien, les épreuves psychométriques, les échelles d'auto- et d'hétéro-évaluation et les mesures physiologiques. La démarche de l'évaluation clinique dépasse largement celle du diagnostic. En particulier, elle fournit des informations précises sur la personnalité du patient et sur son fonctionnement psychologique, cognitif et émotionnel, ce qui permet au psychologue de mieux comprendre les difficultés qu'il vit et de proposer ainsi une prise en charge appropriée. Selon le cas, le psychologue pourra opter pour des méthodes qualitatives (par exemple l'entretien clinique) ou quantitatives (épreuves cognitives, tests neuropsychologiques, épreuves de personnalité).

L'entretien clinique

L'entretien clinique constitue sans doute la méthode d'évaluation la plus courante en psychologie. Bien que cette technique semble *a priori* plus facile à utiliser que d'autres, elle exige la mise en œuvre rigoureuse d'un savoir-faire précis reposant sur une ou plusieurs théories de la structuration de l'entretien. Pour bien mener ce dernier, le clinicien doit d'abord cerner la demande du patient : «Qu'est-ce qui l'amène ici?» «D'où provient la demande?» La première étape de l'entretien consiste généralement en une anamnèse du sujet, une analyse de sa demande et un bilan des difficultés qu'il vit et qui l'amènent à consulter. Le format de l'entretien diffère d'un consultant et d'un clinicien à l'autre ; néanmoins, la plupart de ces rencontres présentent les dimensions suivantes.

1. **Données sociodémographiques.** Âge, sexe, statut marital, activité professionnelle, informations sur la famille.

2. **Description des problèmes actuels.** Comment le sujet perçoit-il ses propres problèmes? Quels sont les troubles du comportement, de la pensée ou des émotions qu'il évoque? Dans quelle mesure altèrent-ils son fonctionnement? Quand ont-ils commencé?

3. **Données anamnestiques.** Collecte d'informations retraçant le développement psychologique, scolaire, social et familial du consultant.

4. **Antécédents médicaux et psychiatriques.** Bilan des troubles antérieurs : Le problème actuel constitue-t-il la récurrence ou la récidive d'un problème antérieur? Comment le problème a-t-il été pris en charge dans le passé? Quels traitements se sont révélés efficaces?

5. **Problèmes actuels.** Description des difficultés actuelles et des prises en charge en cours. Le clinicien relèvera en particulier les problèmes médicaux susceptibles de contribuer aux difficultés psychologiques. Par exemple, certains médicaments altèrent l'humeur ou la vigilance.

Pour l'essentiel, le clinicien doit laisser la parole au patient. Il pourra cependant explorer certains événements potentiellement déclencheurs, par exemple dans le mode de vie, les relations sociales, au travail ou à l'école. Qu'est-ce qui amène ce patient à consulter? Quels sont ses problèmes actuels? Quand ont-ils commencé? Que s'est-il passé à l'époque où ils ont commencé? Jusqu'à quel point ces problèmes gênent-ils le consultant dans son quotidien? Il est crucial que ce soit le patient lui-même qui raconte son parcours, son histoire, et qui exprime la manière dont il ressent ses difficultés. Toutefois, au-delà du discours, le clinicien doit aussi percevoir les non-dits et les pensées implicites du patient. Dans cette optique, il pourra insister sur un mot ou poser une question afin d'inviter le consultant à aller plus loin.

Durant l'entretien, le clinicien doit en tout temps rester attentif au comportement verbal et non verbal du sujet pour évaluer son niveau d'adaptation, son humeur, son anxiété et son aptitude à focaliser son attention. Il prend également en considération la cohérence de ses processus de pensée, le sens qu'il donne à sa vie, et la conscience qu'il a de lui-même et de son environnement (son inscription dans la réalité). Les jugements établis par le clinicien à cette étape constituent un volet majeur de l'évaluation psychologique, qui sera ensuite précisée par des méthodes plus spécifiques.

LES DIFFÉRENTS TYPES D'ENTRETIENS CLINIQUES

On distingue généralement trois types d'entretiens cliniques :

- **L'entretien clinique non structuré** (ou «non directif») – le psychologue reformule le discours du patient pour l'aider à progresser.
- **L'entretien clinique semi-structuré** (ou «semi-directif») – le psychologue pose des questions selon une trame générale, mais leur ordre n'est pas défini d'avance ; il peut également explorer des pistes de discussion qui n'étaient pas prévues au départ, mais que le patient aborde spontanément.
- **L'entretien clinique structuré** (ou «directif») – le psychologue pose une série de questions ou aborde une série de thèmes préalablement établie.

L'entretien non structuré (non directif) a comme avantage principal d'accorder une grande latitude aux deux interlocuteurs, une liberté de format et de ton qui le rapprochent de la conversation courante. Son principal inconvénient est le corollaire de cet avantage : parce que non directif, l'entretien interdit toute standardisation ou presque. Ainsi, différents psychologues peuvent aborder un même thème de façons très diverses ; or, la manière de poser la question influe sur la précision et l'orientation de la réponse. Par exemple, les deux questions suivantes, assez proches en apparence, n'induiront pas du tout le même type de réponse : «De quelle humeur êtes-vous, ces derniers temps ?» «Avez-vous eu des moments de tristesse ou des crises de larmes ces deux dernières semaines ?»

Plus standardisé que l'entretien non directif, l'entretien semi-directif (semi-structuré) offre néanmoins au psychologue une certaine liberté dans la détermination de l'ordre des thèmes abordés.

L'entretien structuré (directif ou standardisé) répond mieux que les précédents aux critères habituels de validité et de fidélité. Il s'utilise principalement dans la démarche diagnostique. L'entretien structuré du *DSM* (Structured Clinical Interview for the DSM, SCID) se compose d'un certain nombre de questions portant sur les symptômes des troubles mentaux répertoriés dans le *DSM*. Le psychologue doit les poser telles quelles, en reprenant la formulation du manuel. Le SCID permet d'explorer différentes hypothèses diagnostiques à partir de la classification du *DSM*. Plusieurs études attestent de la fidélité de cette méthode (Farmer et Chapman, 2002).

L'entretien est un outil indispensable de la pratique clinique. En stimulant la collecte de l'information et l'anamnèse du sujet (le compte rendu de son parcours), il contribue considérablement à la démarche diagnostique.

L'évaluation psychologique

L'évaluation psychologique fait appel à des méthodes structurées qui portent sur des dimensions stables de l'individu, par exemple l'intelligence et la personnalité. Les tests sont standardisés à partir de larges échantillons de sujets qui permettent de dégager des données normatives. Les chercheurs élaborent des schémas prédicteurs du comportement pathologique en comparant les résultats obtenus auprès de patients qui présentent des troubles à ceux obtenus auprès de sujets sains. Bien que les tests psychologiques soient parfois considérés comme le nec plus ultra de l'évaluation en psychologie, plusieurs études montrent qu'ils se révèlent dans certains cas d'une efficacité comparable, mais pas vraiment supérieure, à celle de la plupart des autres méthodes utilisées pour décrire l'état actuel du consultant et prédire son évolution (Daw, 2001 ; Meyer *et al.*, 2001).

LES TESTS «D'INTELLIGENCE»

L'évaluation du fonctionnement des processus cognitifs qui sous-tendent l'intelligence constitue un volet essentiel de la démarche diagnostique, en particulier lorsque certains indices font soupçonner la possibilité d'un retard mental (voir chapitre 10). Les tests d'intelligence permettent aussi d'évaluer les déficits intellectuels qui peuvent

Entretien clinique non structuré Entretien au cours duquel le clinicien fournit au consultant une consigne générale pour l'inviter à s'exprimer librement.

Entretien clinique semi-structuré Entretien au cours duquel le clinicien suit une trame d'interrogation prédéfinie, mais qui n'impose pas l'ordre des questions ; le déroulement de l'entretien s'adapte au contenu discursif proposé par le sujet, sans toutefois s'écarter des objectifs visés.

Entretien clinique structuré Entretien au cours duquel le clinicien suit une trame prédéfinie de questions précises et fermées.

résulter d'autres troubles. Enfin, ils procurent un bilan des forces et des faiblesses du patient et aident ainsi le psychologue à proposer une prise en charge adaptée à ses ressources cognitives.

Qu'est-ce que l'intelligence? Le débat est loin d'être clos. C'est d'ailleurs l'une des raisons pour lesquelles nous avons mis le terme entre guillemets dans le titre de cette rubrique, l'autre raison étant que l'intelligence est multidimensionnelle, plurielle: l'évoquer au singulier constitue en réalité un abus de langage. Père des méthodes d'évaluation de l'intelligence les plus utilisées actuellement, les échelles de Wechsler, Daniel Wechsler (1975) définit l'intelligence comme étant la «capacité de comprendre le monde et de s'y adapter». Dans cette optique, l'intelligence serait notre capacité: (1) de nous représenter mentalement le monde; (2) de nous adapter aux exigences de notre environnement.

Le premier test d'intelligence a été développé en France par Alfred Binet (1857-1911). En 1904, le ministère de l'Instruction publique demande à Binet d'élaborer des méthodes pour détecter les enfants en difficultés scolaires. Binet et Simon inventent alors une série de 30 épreuves de difficulté croissante: elles forment l'échelle de Binet-Simon. Une version révisée, l'échelle de Stanford-Binet, est ensuite établie aux États-Unis pour mesurer l'intelligence chez les enfants et les jeunes adultes.

L'intelligence mesurée par les méthodes actuelles s'exprime par un quotient intellectuel (QI). On détermine le QI en comparant les résultats du sujet pour un test donné aux résultats d'un «groupe de référence» du même âge que lui, pour le même test. Un QI de 100 tient lieu de moyenne. L'écart type de 15 (entre 85 et 115) regroupe 68 % des scores de la population de référence.

Les méthodes d'évaluation de l'intelligence les plus utilisées à l'heure actuelle sont les échelles de Wechsler: la Wechsler Intelligence Scale for Children – WISC – et la Wechsler Adult Intelligence Scale – WAIS (voir figure 2.1). Chacun de ces tests se compose de sous-tests (ou subtests) portant sur divers aspects du fonctionnement cognitif et regroupés en deux catégories: l'échelle verbale et l'échelle de performance (voir le tableau 2.5, qui présente des exemples d'items évalués dans la WAIS-III). L'échelle de Wechsler permet d'obtenir quatre indices (compréhension verbale; raisonnement perceptif; mémoire de travail; vitesse de traitement de l'information) et deux scores (QI global; indice d'habileté générale).

Les sous-tests verbaux mesurent la connaissance et l'utilisation des mots; les sous-tests de performance (non verbaux) portent sur la rapidité du traitement de l'information et sur l'analyse spatiale. Les réponses du sujet sont évaluées à l'aune des résultats de la population de référence.

TABLEAU 2.5 Quelques exemples de subtests de l'échelle verbale et de l'échelle de performance de la WAIS-III

Subtests verbaux	Subtests de performance
Information Combien de mois y a-t-il dans une année?	**Code** Le sujet copie des symboles associés à des chiffres.
Compréhension Pourquoi les gens portent-ils des montres?	**Complètement d'images** Pour chaque item, on demande au sujet de regarder une image et de nommer ou de désigner la partie manquante (voir figure 2.1).
Arithmétique Combien font 4 \$ plus 5 \$?	**Cubes** Le sujet doit reproduire des dessins en deux couleurs avec des cubes.
Similitudes En quoi un manteau et un costume se ressemblent-ils?	**Arrangement d'images** On présente au sujet une série de cartes qui, placées dans un certain ordre, décrivent une petite histoire.
Mémoire des chiffres (Ordre direct) Le sujet doit répéter des séries de chiffres dans le même ordre que celui dicté par le psychologue: 1 – 7. (Ordre inverse) Le sujet doit répéter, en ordre inverse, des séries de chiffres dictées par le psychologue: 5 – 8 – 2.	**Assemblages d'objets** Le sujet doit réaliser un casse-tête représentant un objet familier.
Vocabulaire Que veut dire *bateau*?	**Matrices** Le sujet regarde une matrice à laquelle il manque une partie et il doit identifier celle des 5 réponses possibles qui complète la matrice.

Source: Wechsler (2000).

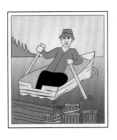
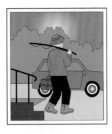
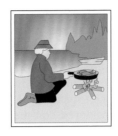
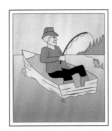

Arrangement d'images

« Replacez les images dans le bon ordre pour reconstruire l'histoire. »

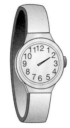

Complètement d'images

« Qu'est-ce qui manque ? »

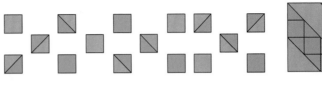

Cubes

« Reproduisez le dessin de droite à l'aide des cubes. »

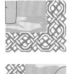
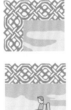

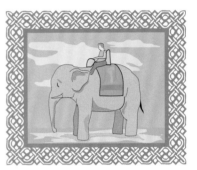

Assemblage d'objets

« Assemblez les différentes pièces aussi vite que possible. »

FIGURE 2.1

Quelques tests de la Wechsler Adult Intelligence Scale (WAIS-III)

Source : Wechsler (2000).

Les valeurs de QI s'échelonnent selon une distribution normale (voir figure 2.2). Au total, 5 % des QI sont inférieurs à 70 (déficience intellectuelle) et 5 % sont supérieurs à 130 (supériorité intellectuelle).

Les mesures de QI permettent au psychologue d'évaluer les ressources cognitives de l'individu et, le cas échéant, l'aident à diagnostiquer un retard mental. Un QI inférieur à 70 constitue l'un des critères reconnus pour établir un tel diagnostic.

Dans la pratique clinique, l'utilisation de ces tests dits « d'intelligence » est souvent associée à celle d'épreuves dites « de personnalité ».

Les tests de personnalité

Aujourd'hui encore, les tests de personnalité objectifs et projectifs restent les plus utilisés. Ils sont cependant si nombreux qu'il nous serait impossible ici de les décrire tous. Nous allons analyser certains des plus courants.

LES TESTS OBJECTIFS

On distingue généralement les **tests objectifs** des tests projectifs. La plupart des tests objectifs se présentent sous la forme d'autoquestionnaires abordant différentes dimensions de la personnalité : introversion, extraversion, instabilité émotionnelle, etc. Le sujet doit répondre à des questions ou réagir à des phrases qui évoquent ses sentiments, ses pensées, ses attitudes, ses intérêts ou ses croyances. Par exemple, il

Test objectif Épreuve standardisée fournissant des indices sur le fonctionnement du sujet (évaluation de l'intelligence, du développement, du fonctionnement cognitif).

RÉPONSE

VÉRITÉ **OU** **FICTION**

Certains tests de personnalité sont dits « objectifs » parce qu'ils ne font pas du tout appel au jugement subjectif du répondant. **F**

Ces tests renvoient à des dimensions subjectives, par exemple les centres d'intérêt du sujet ou ses émotions. Ils sont toutefois considérés comme objectifs parce qu'ils reposent sur une cotation standardisée et une validation empirique.

sélectionne des adjectifs qui lui semblent le décrire, répond par « vrai » ou « faux » à diverses affirmations, indique s'il adopte « toujours », « quelquefois » ou « jamais » tel ou tel comportement.

Ainsi que nous le verrons dans les exemples ci-après, les rubriques (« items ») de ces tests renvoient à des dimensions subjectives, par exemple les centres d'intérêt du sujet ou ses émotions. Ces tests sont toutefois considérés comme objectifs parce qu'ils reposent sur une cotation standardisée et une validation empirique. Le Minnesota Multiphasic Personality Inventory (MMPI-2) constitue l'épreuve la plus utilisée en évaluation objective de la personnalité.

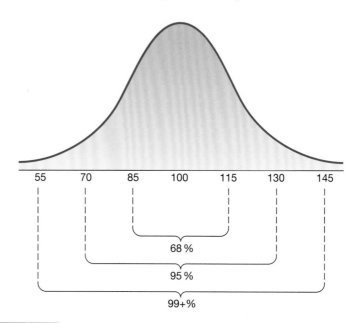

FIGURE 2.2

La distribution normale des QI mesurés par la WAIS-III

La distribution des QI suit une loi normale. La moyenne est de 100 ± 15 (écart type). L'écart type correspond à la dispersion des scores autour de la moyenne. Cette figure représente la dispersion autour de la moyenne selon trois écarts types. On note par ailleurs que la moitié des scores se situent entre 90 et 110.

Le Minnesota Multiphasic Personality Inventory (MMPI-2)

Le MMPI-2 contient 567 énoncés vrai/faux qui portent sur les intérêts, les habitudes, les relations familiales et sociales, les troubles somatiques et différentes caractéristiques comportementales associées aux troubles psychologiques. Cette épreuve fait couramment office de test de personnalité mais aussi d'outil de diagnostic psychopathologique. Le MMPI-2 consiste en plusieurs échelles cliniques qui regroupent des items ayant donné lieu à des réponses spécifiques dans les groupes pathologiques qui ont participé à la validation de l'outil. Supposons par exemple que l'item « Je lis souvent des romans policiers » fasse l'objet d'une réponse différente chez les sujets déprimés et chez les sujets contrôles ; il sera alors placé sur l'échelle clinique de la dépression. Bon nombre des items sollicitant des réponses différentes dans les groupes cliniques et dans les groupes de sujets sains renvoient clairement à un trouble psychopathologique, par exemple : « Je me sens souvent déprimé. » D'autres sont formulés de manière plus subtile ou évoquent le trait mesuré de manière moins flagrante.

Les items du MMPI-2 sont répartis sur plusieurs échelles cliniques (voir tableau 2.6). Un score supérieur ou égal à 65 sur une échelle quelconque est considéré comme significatif du point de vue clinique. Le MMPI-2 comporte aussi des échelles de validité qui mesurent la tendance des répondants à falsifier la réalité dans un sens ou l'autre (favorable ou défavorable). Enfin, cet outil propose également des échelles de contenu qui mesurent des problèmes spécifiques tels que la peur, l'anxiété, le manque d'estime de soi ou les difficultés familiales.

TABLEAU 2.6 Les échelles cliniques du MMPI-2

Numéro de l'échelle	Nom de l'échelle	Item de l'échelle	Traits de personnalité généralement associés à un score élevé
1	Hypocondrie	« Je souffre de nausées et de vomissements. »	Réactions exagérées à tout problème réel, égocentrisme et égoïsme extrêmes, exagération des problèmes physiques
2	Dépression	« Il m'est arrivé, sur d'assez longues périodes, de ne rien faire parce que je n'arrivais pas à m'y mettre. »	Repli sur soi, timidité, distance, tristesse, manque d'énergie, incapacité à se concentrer, manque de confiance en soi, sentiment d'insuffisance, autodépréciation
3	Hystérie	« J'ai souvent mal dans toute la tête. »	Plaintes et symptômes fonctionnels physiques en réponse au stress, manque de clairvoyance, histrionisme, immaturité
4	Déviance psychopathique	« Il m'est arrivé de voler quand j'étais jeune. »	Difficultés à intégrer les règles de la société, impulsivité, tendances antisociales, problèmes conjugaux, familiaux et professionnels répétés
5	Masculinité-féminité	(Pour les hommes) « J'ai souvent souhaité être une fille. » (Pour les femmes) « J'aurai préféré être un garçon. »	Pour les hommes, tendances féminines : sensible, curieux, créatif ; pour les femmes, tendances masculines : peu émotive, compétitive, énergique
6	Paranoïa	« Si les gens n'avaient pas toujours été contre moi, j'aurais beaucoup mieux réussi dans la vie. »	Colère, transfert des blâmes et des critiques sur autrui, hostilité, suspicion, rigidité, entêtement, incapacité à interpréter correctement les situations sociales
7	Psychasthénie	« Je n'ai aucune confiance en moi. »	Nature inquiète, anxieuse, soucieuse et craintive, peur de l'échec, méticulosité et indécision extrêmes, tendance à moraliser
8	Schizophrénie	« J'ai vécu des choses très particulières, très étranges. »	Croyances étranges, comportements bizarres, retrait, isolement social, doute de soi, confusion quant à sa propre identité, troubles de la pensée
9	Hypomanie	« On me considère comme quelqu'un d'important ! »	Excitation, hyperactivité, euphorie, logorrhée, agitation, labilité
10	Introversion sociale	« Je dois lutter pour cacher que je suis intimidé, mal à l'aise. »	Introversion, timidité, manque de confiance en soi, anxiété dans les situations sociales

Les réponses au MMPI-2 sont interprétées selon les scores obtenus pour chacune des échelles cliniques et selon le rapport entre les résultats des différentes échelles, c'est-à-dire la configuration globale du profil de personnalité. Par exemple, un profil « 2-7 » correspond à des scores significativement élevés aux échelles 2 (« Dépression ») et 7 (« Psychasthénie »).

Les échelles cliniques du MMPI-2 se composent de traits de personnalité régulièrement associés aux catégories diagnostiques. Par exemple, un score élevé à l'échelle 4 (« Déviance psychopathique ») indique que le sujet se démarque par des croyances non conformistes et une tendance à l'insubordination, deux caractéristiques courantes du trouble de la personnalité antisociale. Cependant, puisque ces deux caractéristiques ne correspondent pas directement à des critères diagnostiques du *DSM*, elles ne permettent pas d'établir un diagnostic avec certitude. De plus, le MMPI a été conçu dans les années 1930-1940 ; bien qu'il ait été révisé récemment, il ne renvoie pas exactement aux critères diagnostiques du *DSM*. Au total, les résultats du MMPI permettent d'avancer des hypothèses diagnostiques qui doivent ensuite être confirmées par d'autres épreuves. De nombreux psychologues ne l'utilisent pas pour établir un diagnostic en tant que tel, mais plutôt pour obtenir des informations générales sur les traits de personnalité susceptibles d'alimenter des difficultés psychologiques.

De nombreuses recherches confirment la validité du MMPI-2 (Garb, 2003 ; Kubisyzn *et al.*, 2000). L'épreuve permet d'établir une démarcation significative entre les patients qui font l'objet d'un diagnostic psychiatrique et les sujets contrôles, mais aussi entre différents groupes de sujets pathologiques (les uns souffrant d'anxiété, et les autres de déprime, par exemple) (Ganellen, 1996). De plus, les échelles de contenu du MMPI-2 complètent les échelles cliniques et informent les psychologues sur des dimensions spécifiques (McGrath, Pogge et Stokes, 2002 ; Sellbom, Graham et Schenk, 2006).

Les intérêts et les limites des tests objectifs

Les épreuves objectives sont faciles à utiliser. Une fois que le psychologue a lu les consignes au sujet et s'est assuré qu'il peut lire les items et les comprendre, le sujet répond lui-même au test. Les réponses demandées étant généralement dichotomiques (« vrai » ou « faux ») ou classées sur une échelle de type Likert (de 0 à 7, par exemple), la fidélité interjuges s'avère très élevée. Ces méthodes permettent souvent d'obtenir de l'information inaccessible par l'entretien ou l'observation. Elles peuvent par exemple révéler une piètre image de soi qui sera passée inaperçue pendant l'entretien et reste difficile à observer directement. Toutefois, l'un des principaux inconvénients de ces épreuves est que le répondant lui-même constitue la seule source d'information du clinicien (Vazire, 2006). Ses réponses peuvent donc être biaisées selon l'image qu'il veut donner de lui-même : certaines personnes ont tendance à se présenter sous des traits socialement acceptables (biais de désirabilité sociale) ; d'autres, au contraire, exagèrent leurs problèmes. Le MMPI-2 prévoit des échelles de validité qui permettent de repérer et de corriger ces distorsions, par exemple le biais de désirabilité sociale. Par ailleurs, le psychologue peut évidemment analyser l'information fournie par les tests objectifs à la lumière de données provenant d'autres sources.

Si les critères de validité représentent un net avantage des tests objectifs, ceux-ci limitent par contre le répondant dans l'expression de ses difficultés. L'utilisation des épreuves objectives s'avère donc fructueuse à la condition qu'elles s'inscrivent dans une approche globale de la personne, et que le clinicien reprenne les données qu'elles lui ont fournies pour préciser son évaluation en compagnie du patient. Enfin, si le répondant n'est pas très conscient de ses propres caractéristiques psychologiques, les réponses qu'il apporte aux questionnaires autoadministrés risquent fort d'être erronées ; il peut par exemple avoir l'impression de ne pas être impulsif alors qu'il l'est.

LES TESTS PROJECTIFS

Test projectif Épreuve reposant sur l'emploi de stimuli plus ou moins ambigus qui favorisent la projection, c'est-à-dire une « perception » particulière de la situation, teintée par l'expérience personnelle du sujet.

Contrairement aux tests objectifs, les **tests projectifs** octroient une certaine latitude dans les réponses. Des stimuli ambigus, par exemple des taches d'encre, servent de supports perceptifs. Ces tests sont dits « projectifs » parce qu'ils reposent sur l'hypothèse psychodynamique selon laquelle le sujet projette ses propres représentations dans l'interprétation des stimuli ambigus et, donc, dans ses réponses.

Les partisans des tests projectifs affirment qu'ils peuvent capter des phénomènes subtils tels que les désirs et les conflits intrapsychiques, souvent de nature sexuelle ou agressive – des phénomènes généralement occultés du conscient par des mécanismes de défense dont les épreuves projectives peuvent également rendre compte. Ces techniques permettraient ainsi d'isoler des processus inconscients. D'autres observateurs pensent au contraire que ces méthodes ne révèlent que les interprétations subjectives du clinicien, sans preuves empiriques sérieuses. Les deux techniques de ce type les plus utilisées sont le test de Rorschach et le Thematic Apperception Test (TAT).

Le test de Rorschach

Le psychiatre suisse Hermann Rorschach (1884-1922) avait observé qu'une même tache d'encre pouvait évoquer des images bien différentes d'une personne à l'autre. Il eut alors l'idée d'étudier la contribution d'une centaine de planches au diagnostic des troubles psychologiques ; il venait d'inventer le « test de Rorschach ». Au fil de ses expériences, il finit par sélectionner une quinzaine de taches. Aujourd'hui, 10 seulement sont utilisées ; faute de ressources financières suffisantes, le premier éditeur des planches n'a pu en imprimer plus. Rorschach n'a jamais su l'extraordinaire fortune que son épreuve allait connaître dès lors : il est mort à 37 ans d'une appendicite perforante, 7 mois après la publication des planches (Exner, 1993).

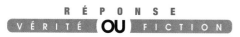

RÉPONSE
VÉRITÉ OU FICTION

L'un des tests de personnalité les plus utilisés actuellement consiste à demander aux sujets d'interpréter des taches d'encre. **V**

Dans le test de Rorschach, les réponses de la personne aux différentes taches d'encre révèlent un aspect de sa personnalité.

Sur les 10 planches du test de Rorschach, 5 sont en couleurs, et 5 en noir et blanc (voir figure 2.3). Pour chacune d'elles, le sujet doit dire ce que la tache évoque pour lui. Le clinicien examine ses réponses et lui demande de préciser les caractéristiques perceptives qui l'ont amené à cette interprétation : couleur, forme ou texture.

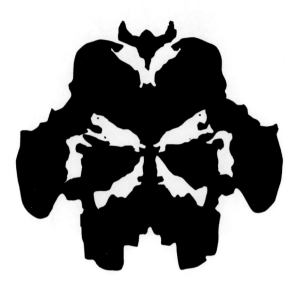

FIGURE **2.3**

«Qu'est-ce que cela représente?»

Le répondant est invité à interpréter des stimuli ambigus. Le test de Rorschach repose sur l'hypothèse que le sujet projette certains aspects de sa personnalité dans sa réponse. La validité de cette épreuve reste toutefois sujette à controverse. Aujourd'hui, le test de Rorschach est administré (modalités de sa passation) et interprété selon deux méthodes. Reposant sur une approche psychodynamique, la première est défendue par l'école française représentée notamment par N. Rausch de Traubenberg (fondatrice de la discipline en France) et Catherine Chabert (1997). La seconde, anglosaxonne, repose sur une approche perceptive et cognitive et érige le Rorschach en système intégré; elle est notamment représentée par John Exner.

La récurrence de certaines caractéristiques perceptives significatives dans les réponses aide le clinicien à interpréter les données. Ainsi, les sujets qui appuient leurs réponses sur une perception globale de la tache possèdent généralement la capacité d'intégrer des éléments d'information divers en une représentation globale qui leur confère un sens. À l'inverse, les répondants qui formulent leurs réponses à partir d'un détail de l'image peuvent présenter des tendances obsessionnelles.

Les réponses qui rendent fidèlement compte de la forme ou des contours de l'image témoignent généralement d'un bon rapport à la réalité. Les répondants qui perçoivent du mouvement dans la tache d'encre sont souvent créatifs. Le contenu descriptif des réponses (par exemple «un ours», «une chauve-souris») éclaire le clinicien sur les conflits intrapsychiques du sujet.

Le Thematic Apperception Test (TAT)

Développée par le psychologue Henry Murray (1943) à l'université Harvard à partir du début des années 1930, cette épreuve repose sur la formation d'idées ou d'impressions nouvelles à partir de structures cognitives existantes et d'expériences passées. (Il est intéressant de noter que le terme anglais *apperception* vient du français «apercevoir».) Le TAT se compose d'une série de planches qui représentent une scène ambiguë (voir figure 2.4). Le répondant est invité à s'en inspirer pour élaborer un récit, l'hypothèse de la méthode étant que cette histoire évoquera certaines situations qu'il vit ou a vécues, et qu'elle témoignera du regard qu'il pose sur le monde.

Le répondant raconte une histoire structurée avec un début, un développement et une fin. Selon la théorie psychodynamique, le TAT l'amènerait à projeter ses propres besoins et conflits sur les personnages de son récit.

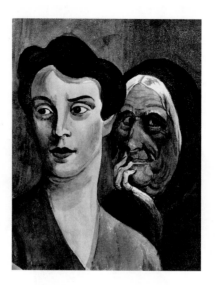

F I G U R E **2.4**

«Racontez-moi une histoire...»

Le TAT consiste à présenter des images – comme celle que l'on voit ici – et à demander au sujet de raconter une histoire en s'inspirant de chacune. Il doit aussi dire quels événements ont amené cette scène et comment l'histoire va se terminer.

Les intérêts et les limites des tests projectifs

Quelles sont la validité et la fidélité réelles des tests projectifs? La question continue d'alimenter les débats... La probabilité que deux cliniciens proposent une cotation différente pour une même réponse est plus élevée pour les tests projectifs que pour les tests objectifs. Si les spécialistes ont déployé d'importants efforts pour mieux standardiser la cotation des réponses (Acklin *et al.*, 2000), leur interprétation reste flexible (Garb *et al.*, 2005). Certains cliniciens recommandent d'utiliser le test de Rorschach pour des situations cliniques spécifiques et non dans toutes les situations (Blais *et al.*, 2001 ; Meyer, 2001). Ainsi, certains indices du Rorschach peuvent aider à distinguer des troubles psychologiques entre eux (Dao et Prevatt, 2006 ; Kubiszyn *et al.*, 2000), à détecter des comportements de dépendance et certaines perturbations de la pensée (Lilienfeld, Fowler et Lohr, 2003), et à prédire l'évolution du consultant sous psychothérapie (Meyer, 2000).

Pour certains chercheurs, les qualités psychométriques du Rorschach sont comparables à celles d'autres tests psychologiques, par exemple le MMPI (Meyer *et al.*, 2001 ; Meyer et Archer, 2001 ; Weiner, Spielberger et Abeles, 2002, 2003). En effet, alors que l'école française du Rorschach s'intéresse essentiellement à l'analyse clinique de cette épreuve, sans confrontation empirique des données, l'utilisation du Rorschach permet de tester la validité psychométrique de cet outil. D'autres chercheurs estiment par contre que le Rorschach ne satisfait pas aux critères métrologiques habituels (Garb *et al.*, 2002 ; Hamel, Shafer et Erdberg, 2003 ; Hunsley et Bailey, 2001 ; Lilienfield, Wood et Garb, 2000). Le débat entourant la qualité psychométrique du Rorschach et, donc, son utilité clinique continue de faire rage.

Certains observateurs reprochent aux planches du TAT d'attirer exagérément l'attention du sujet sur certains de leurs éléments, limitant ainsi la «projection» de sa personnalité (Murstein et Mathes, 1996). La validité du TAT resterait donc douteuse à certains égards. Néanmoins, des travaux anglosaxons attestent de son efficacité pour distinguer entre eux des troubles de l'axe I et de l'axe II du *DSM* (Kubiszyn *et al.*, 2000).

En dépit des nombreuses critiques qu'ils suscitent, les techniques projectives – le Rorschach et le TAT – constituent encore des méthodes de référence pour les psychologues cliniciens. Leur utilisation s'expliquerait-elle par la force de l'habitude ou la méconnaissance des autres outils disponibles ? Des chercheurs soulignent qu'elles peuvent effectivement faire émerger des données qu'aucune autre méthode d'évaluation psychologique ne révèle (Stricker et Gold, 1999). Enfin, en contrepartie, il convient de souligner qu'en permettant au sujet de s'exprimer librement, les méthodes projectives atténuent le biais de désirabilité sociale.

L'évaluation neuropsychologique

Dans son acception cognitiviste, le terme « mental » renvoie à des *entités* (les fonctions supérieures, les représentations internes), mais aussi à des *activités* (processus de traitement de l'information) dont le cerveau constitue le support biologique. Dans cette optique, la vie mentale renvoie à la cognition.

L'évaluation neuropsychologique forme l'un des volets d'un processus diagnostique à la fois structural et fonctionnel. Par l'utilisation d'épreuves ciblant une fonction cérébrale particulière, le neuropsychologue dresse un bilan qui lui permet de proposer des hypothèses fonctionnelles (quels sont les types de processus cognitifs qui fonctionnent – ou non) et de contribuer à la formulation des hypothèses diagnostiques (démence de type Alzheimer, etc.). Ce bilan neuropsychologique s'inscrit dans une démarche globale qui comprend par ailleurs une évaluation médicale neurologique (par un médecin neurologue), une évaluation psychologique (par un neuropsychologue) et, le cas échéant, une évaluation neuroanatomique ou neurofonctionnelle par imagerie cérébrale (par exemple l'imagerie par résonance magnétique fonctionnelle [IRMf]) (Houdé, Mazoyer et Tzourio-Mazoyer, 2001). L'évaluation psychologique ne se limite pas à une procédure technique ; c'est une analyse clinique approfondie qui associe une vision objective de la problématique à des explications intelligibles.

Les épreuves d'évaluation classiques de la neuropsychologie mesurent des fonctions cognitives (perception, mémoire, etc.) ou exécutives (élaboration de stratégies, capacité d'adaptation, etc.). Rey présente son test (voir figure 2.5) pour la première fois en 1942, dans un article intitulé « L'examen psychologique dans les cas d'encéphalopathie traumatique » et publié dans les *Archives de Psychologie*. Son test consiste en une figure géométrique qui ne possède pas de signification flagrante, facile à réaliser du point de vue graphique, mais d'une structure assez complexe. Le sujet recopie d'abord cette figure en regardant le modèle (c'est-à-dire avec un support perceptif), puis de mémoire. Son premier dessin témoigne de son activité perceptive ; le deuxième rend compte de sa capacité de mémorisation visuelle. Ce type d'épreuves est très ancien ; dès avant 1900, il était employé en pathologie pour l'examen des aphasiques.

Évaluation neuropsychologique
Évaluation qui porte sur l'analyse des fonctions cognitives et qui aide à spécifier les interventions les mieux adaptées à la condition de l'individu de même qu'à ses objectifs.

F I G U R E **2.5**

| **La figure de Rey**

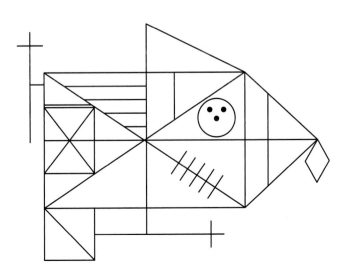

En proposant son test, Rey voulait évaluer le déficit mnésique des sujets, mais en vérifiant d'abord qu'ils percevaient normalement les données à mémoriser. Si le sujet ne peut pas copier le stimulus d'une manière relativement précise, il n'en gardera en mémoire qu'une représentation vague et aura beaucoup de mal à le reproduire quand il ne l'aura plus sous les yeux – non pas parce qu'il n'en aura pas gardé une trace mnésique, mais parce qu'il n'aura pas su organiser les données quand il les voyait. Plusieurs raisons sont possibles : le matériel de départ manquait de sens (insuffisance sémantique) ; la figure était trop complexe ou les informations trop nombreuses ; etc. Dans ce cas, c'est l'échec de l'élaboration perceptive qui provoque le déficit de la représentation mnésique. Par contre, si le sujet arrive à bien recopier la figure, sa capacité d'organisation perceptive des données n'est pas en cause ; s'il se révèle ensuite incapable de reproduire la figure de mémoire, ses capacités mnésiques doivent faire l'objet d'une analyse plus soutenue.

LE WISCONSIN CARD SORTING TEST (WCS)

Chez l'être humain, le Wisconsin Card Sorting Test (WCS) constitue l'un des tests expérimentaux qui permettent d'évaluer le fonctionnement du cortex préfrontal ; il est principalement utilisé en neuropsychologie.

Épreuve développée par Grant et Berg, puis reprise par Milner, le WCS est un test de résolution de problèmes qui met en œuvre la pensée abstraite, conceptuelle, et qui évalue la flexibilité cognitive. Celle-ci se manifeste par la capacité du sujet à prendre en compte le résultat de ses réponses antérieures pour adapter son comportement futur. La notion de flexibilité cognitive repose sur la capacité du sujet à modifier ses stratégies de réponse quand elles sont mises en échec. Le matériel expérimental initial de cette tâche se compose de 128 cartes divisées en 2 paquets de 64. Le WCS comprend quatre cartes stimuli, possédant respectivement un triangle rouge, deux étoiles vertes, trois croix jaunes et quatre ronds bleus (voir figure 2.6). Le sujet doit placer chaque carte sous l'une des quatre cartes stimuli. Le principe de classement n'est pas révélé au sujet. Chaque fois que ce dernier a placé une carte, l'examinateur (expérimentateur) lui indique si son classement est juste ou non. La capacité du sujet à prendre cette information en considération mesure son aptitude à adapter ses stratégies de réponse, c'est-à-dire à constater l'efficacité ou l'inefficacité de ses réponses antérieures et à en tenir compte dans ses réponses suivantes. Cette modification des stratégies exige du sujet qu'il se représente assez clairement les stratégies qu'il a mises en place jusque-là.

L'évaluation comportementale

Les tests de personnalité traditionnels tels que le MMPI, le Rorschach et le TAT ont été conçus pour mesurer des dispositions et des traits qui détermineraient en bonne partie le comportement. Ainsi, certaines réponses au test de Rorschach révéleraient des traits qui influent sur la façon dont le sujet se situe par rapport aux autres (par exemple la dépendance psychologique). Au lieu de considérer les résultats des tests comme des indicateurs de traits de personnalité sous-jacents, l'**évaluation comportementale** les traite comme des échantillons de comportements qui se manifestent dans des situations bien précises. Dans cette optique, le comportement n'est pas déterminé essentiellement par des traits sous-jacents, mais par des facteurs environnementaux ou situationnels (par exemple des stimuli de renforcement).

Évaluation comportementale
Approche de l'évaluation clinique reposant essentiellement sur l'observation et la description objectives des problèmes de comportement.

L'évaluation comportementale consiste à échantillonner le comportement individuel dans un contexte qui se rapproche le plus possible de situations réelles afin d'optimiser l'interface entre la situation test et le critère de comparaison. Le comportement peut être observé et mesuré par exemple dans des contextes domestiques (maison), scolaires ou professionnels. Dans certains cas, l'examinateur peut également simuler, dans son bureau ou en laboratoire, des situations analogues aux problèmes vécus par le sujet.

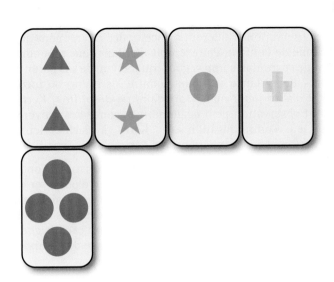

FIGURE 2.6

Le Wisconsin Card Sorting Test (WCS)

Le sujet doit apparier chacune des cartes avec l'une des quatre cartes de référence présentées devant lui, selon une règle que l'on ne lui indique pas et qu'il doit découvrir. Selon la rétroaction de l'administrateur, le sujet doit alors inférer la règle pour répondre correctement.

L'examinateur peut réaliser une *analyse fonctionnelle* du comportement problématique, soit une analyse de ce comportement par rapport à ce qui le précède et le suit, c'est-à-dire par rapport aux signaux (stimuli) qui le déclenchent et aux conséquences (renforcements) qui le maintiennent. Le cas échéant, la détermination des conditions environnementales dans lesquelles se déploie le comportement problématique aidera le thérapeute à modifier les déclencheurs et les renforçateurs, en collaboration avec le sujet et ses proches. L'examinateur peut par ailleurs mener une *entrevue comportementale*, c'est-à-dire poser des questions qui permettent de mieux cerner les dimensions historiques et situationnelles du comportement problématique. Par exemple, si le sujet souffre d'attaques de panique, l'examinateur l'interrogera sur les circonstances de leur émergence : à quel moment, dans quel lieu, à quelle fréquence et dans quelles circonstances surviennent-elles ? Il cherchera à repérer les facteurs précipitants, par exemple des modes de pensée (croire qu'on va mourir ou perdre la maîtrise de soi, etc.) ou des facteurs situationnels (entrer dans un grand magasin) qui déclenchent la crise. Il s'efforcera aussi de déterminer les renforçateurs qui font perdurer les attaques de panique. En cas de crise, le sujet a-t-il tendance à fuir la situation ? Si oui, ce comportement de fuite est-il renforcé par une atténuation de son anxiété ? Le client a-t-il appris à contrer l'anxiété qu'il redoute en évitant les situations qui déclenchent les crises ?

Pour associer le comportement problématique aux stimuli et aux renforcements qui contribuent à le maintenir, l'examinateur peut également recourir à l'observation. Prenons le cas de Kerry.

ÉTUDE DE CAS

KERRY, « LA PETITE TERREUR »

Les parents d'un petit garçon de sept ans l'amènent pour une évaluation. La mère de Kerry le qualifie de « petite terreur », et son père se plaint de ce qu'il n'écoute personne. Au supermarché, Kerry pique des crises de colère, hurle et tape du pied quand ses parents refusent de lui acheter ce qu'il veut. À la maison, il brise ses jouets en les lançant contre les murs, puis en réclame des neufs. Mais parfois, l'enfant s'enferme dans le mutisme pendant des heures. À l'école, il semble inhibé ; il a du mal à se concentrer. Il progresse lentement et il a de la difficulté à lire. Ses professeurs disent qu'il a peu de capacité d'attention et qu'il n'a pas l'air motivé.

Source : D'après les dossiers de l'auteur.

Pour évaluer les interactions entre l'enfant et ses parents, le psychologue de Kerry peut les observer directement à la maison, ou à la clinique derrière une glace sans tain. Dans les deux cas, ces observations l'aideront à déceler des interactions qui expliquent le comportement rebelle de l'enfant. Par exemple, l'enfant peut répondre par la désobéissance à des demandes parentales trop vagues (quand l'un de ses parents lui dit de jouer « tranquillement », Kerry lance ses jouets contre les murs) ou incohérentes (l'un des parents lui dit d'aller jouer mais « sans faire de désordre »; Kerry réagit en éparpillant ses jouets). L'observation peut également suggérer des moyens d'aider les parents à améliorer leur communication avec Kerry, à clarifier leurs messages et leurs signaux, et à renforcer les comportements désirables de leur fils.

Aussi appelée *observation comportementale*, l'*observation directe* constitue l'outil privilégié de l'évaluation comportementale, car elle permet au clinicien d'observer et de quantifier le comportement problématique. Les observations sont généralement enregistrées sur vidéo pour permettre de préciser ultérieurement l'analyse des modes comportementaux. De par leur formation, les observateurs savent repérer et consigner des modes comportementaux ciblés. Par ailleurs, des systèmes de codage du comportement augmentent la fiabilité des observations.

L'observation directe présente des avantages et des inconvénients. Son principal avantage est qu'elle ne repose pas sur une description des comportements donnée par le client, lequel peut toujours travestir la réalité pour donner une bonne (ou une mauvaise) impression de lui-même. Par ailleurs, l'observation comportementale fournit des mesures précises du comportement problématique et peut indiquer des stratégies d'intervention possibles. Par exemple, une mère se plaint de ce que son fils est hyperactif au point de ne pas pouvoir rester tranquille assez longtemps pour terminer ses devoirs. En observant l'enfant derrière une glace sans tain, le clinicien constate qu'il s'agite uniquement quand il n'arrive pas à résoudre un problème d'arithmétique sur-le-champ. Pour l'aider, on pourrait envisager de lui enseigner à la fois des moyens de composer avec la frustration et des méthodes pour résoudre les problèmes d'arithmétique.

Quels sont les inconvénients de l'observation directe ? Tout d'abord, les mêmes manifestations comportementales peuvent être attribuées à des problèmes différents selon le praticien qui les observe. Or, pour coder le comportement d'un enfant chez lequel on soupçonne une hyperactivité, par exemple, il faut que les cliniciens s'entendent sur les aspects du comportement qui dénotent l'hyperactivité. Ensuite, les mesures peuvent devenir inconstantes avec le temps ou varier d'un observateur à l'autre, ce qui nuit à leur fiabilité. Si l'observateur ne code pas toujours rigoureusement de la même manière les comportements observés, ou si plusieurs observateurs interviennent et ne codent pas les comportements de façon identique, la fiabilité des mesures comportementales devient douteuse.

Par ailleurs, les observateurs peuvent introduire un biais dans l'évaluation. Si on lui annonce que l'enfant est hyperactif, l'observateur risque d'interpréter des variations comportementales normales comme autant de signes subtils d'hyperactivité, et de les coder à tort en ce sens. Pour contrer ce genre de biais, on peut par exemple ne pas dévoiler l'identité du sujet cible aux observateurs, de sorte qu'ils procèdent « à l'aveugle ».

Évidemment, l'observation comportementale ne peut mesurer que les comportements manifestes. Or, de nombreux cliniciens souhaitent évaluer aussi les expériences subjectives ou privées : dépression, anxiété, modes de pensée dysfonctionnels. Pour ce faire, ils peuvent compléter l'observation directe par des évaluations dans lesquelles le client dévoile ses expériences intérieures. Les cliniciens béhavioristes (comportementalistes) orthodoxes considèrent généralement les autoévaluations comme peu fiables et préfèrent s'en tenir à l'observation directe.

En plus de l'entrevue et de l'observation directe, l'évaluation comportementale peut faire appel à plusieurs autres techniques, notamment l'**autoévaluation**, les **mesures analogues** et les **échelles d'évaluation comportementale**.

Autoévaluation Processus consistant à observer, en les consignant ou non, ses propres comportements, pensées ou émotions.

Mesure analogue Mesure simulant, en laboratoire ou en milieu contrôlé, le contexte dans lequel se déploie naturellement un comportement donné.

Échelle d'évaluation comportementale Liste de vérification indiquant la fréquence, l'intensité et l'ampleur des comportements problématiques.

L'ÉVALUATION COGNITIVOCOMPORTEMENTALE

L'évaluation cognitive mesure les cognitions – les croyances et les pensées. Selon les théories des thérapies cognitives, les cognitions dysfonctionnelles exposent la personne considérée à un risque accru de troubles émotionnels (par exemple la dépression) quand elle se heurte à une situation particulièrement stressante. Les thérapeutes cognitivistes cherchent par conséquent à remplacer ce schème de pensée dysfonctionnel par un schème qui tienne mieux compte des différentes dimensions de la situation en cause.

Les thérapies cognitives ont largement contribué au développement de méthodes d'évaluation, notamment des techniques de recensement des pensées au quotidien. Ainsi, les sujets déprimés sont invités à noter leurs pensées dysfonctionnelles dans un journal à mesure qu'elles surgissent (Beck *et al.*, 1979). Cette méthode leur permettrait graduellement de détecter les états émotionnels généralement associés à ces pensées dysfonctionnelles. Pour cela, ils doivent préciser :

1. la situation dans laquelle émerge l'état émotionnel considéré ;

2. la pensée automatique ou dysfonctionnelle qui lui est associée ;

3. le type de processus qui sous-tend la pensée automatique (attention sélective, surgénéralisation ; voir chapitre 1) ;

4. une réponse rationnelle pouvant être apportée à la pensée dysfonctionnelle ;

5. la conséquence émotionnelle ou la réponse émotionnelle finale.

Dans les programmes de prise en charge, cette technique d'évaluation quotidienne des pensées dysfonctionnelles peut être mise à profit pour aider le patient à envisager d'autres hypothèses, à remplacer ses pensées dysfonctionnelles par des pensées rationnelles.

Le questionnaire des pensées automatiques (ATQ-30) (Hollon et Kendall, 1980) permet d'évaluer hebdomadairement la fréquence et l'intensité de 30 pensées automatiques négatives. Le sujet lit une liste d'affirmations qui, selon la théorie cognitive de la dépression, traduisent des pensées automatiques et récurrentes (les « ruminations mentales » de la séméiologie psychopathologique) qui s'enchaînent comme un « monologue dans la tête ». Négatives, ces pensées s'enracinent généralement dans le pessimisme du sujet touché par la dépression. Pour chacune des affirmations proposées, le répondant indique la fréquence de la pensée correspondante (voir tableau 2.7).

TABLEAU 2.7 Quelques exemples d'affirmations de l'ATQ-30

Affirmation	Pas du tout	Parfois	Assez souvent	Souvent	Tout le temps
Je suis nul(le).					
Je voudrais disparaître.					
Mon avenir est lugubre.					

Source : Hollon et Kendall (1980).

On obtient le score total en additionnant les chiffres qui correspondent aux fréquences cochées. Les scores élevés sont révélateurs d'un schème de pensée dépressive. L'ATQ-30 établit une distinction fiable entre les sujets déprimés et ceux qui ne le sont pas ; plus la dépression est grave, plus le score est élevé (Blankstein et Segal, 2001). Des études récentes montrent une diminution significative des pensées négatives relevées par l'ATQ-30 chez les sujets déprimés qui suivent une thérapie cognitivocomportementale (Kaufman *et al.*, 2005).

Autre mesure cognitive, l'échelle d'attitudes dysfonctionnelles (DAS) (Weissman et Beck, 1978) consiste en un inventaire d'attitudes relativement stables, qui sont en général typiques de la dépression (Blankstein et Segal, 2001). Le sujet évalue différentes affirmations sur une échelle en sept points, selon leur fréquence d'apparition dans son paysage mental, par exemple : « Quand une personne que j'aime ne m'aime pas en retour, j'ai l'impression que je ne vaux rien. » Cette méthode s'apparente donc à l'évaluation des attitudes qui caractérisent les schémas dépressogènes (c'est-à-dire qui prédisposent à la dépression). Au total, cet outil permettrait ainsi d'évaluer la vulnérabilité à la dépression (DeRubeis, Tang et Beck, 2001 ; Weich, Churchill et Lewis, 2003).

Ces échelles, qui explorent la cognition des patients déprimés, complètent les outils plus généraux d'évaluation de la symptomatologie dépressive ou anxieuse, notamment des échelles d'hétéroévaluation dont la cotation repose sur un entretien semi-structuré mené par un clinicien expert de la symptomatologie considérée. Dans ce domaine, la Montgomery and Asberg Depression Rating Scale (MADRS) reste un outil de choix. Elle permet d'évaluer 10 symptômes cliniques de l'épisode dépressif majeur selon 6 degrés d'intensité : tristesse apparente, tristesse exprimée, tension intérieure, sommeil, appétit, concentration, lassitude, anhédonie, pessimisme, idées suicidaires. L'évaluation repose sur un examen clinique qui comprend des questions générales sur les symptômes et des questions plus précises sur leur fréquence et leur gravité. Étant sensible aux évolutions induites par les traitements, cet outil d'évaluation clinique de la symptomatologie dépressive est souvent utilisé pour mesurer l'efficacité des interventions.

L'évaluation physiologique

Évaluation physiologique En psychopathologie, observation d'indices physiologiques qui évoluent selon des états psychologiques spécifiques et des situations vécues.

En psychopathologie, l'**évaluation physiologique** consiste à observer l'évolution des indices physiologiques selon les circonstances vécues et les états psychologiques spécifiques qui les accompagnent. Ainsi, l'anxiété modifie plusieurs paramètres physiologiques qui peuvent être objectivement mesurés (voir chapitre 1) et qui deviennent ensuite des critères symptomatiques, par exemple le rythme cardiaque ou la pression artérielle. L'anxiété induisant généralement une augmentation de la transpiration, qui facilite la conduction électrique, la réponse électrodermale constitue une bonne mesure de celle-ci. (L'activité électrodermale est l'ensemble des variations de la tension électrique qui sont relevées sur la peau ; elles rendent compte du fonctionnement des glandes sudoripares.) La réponse électrodermale constitue l'une des mesures physiologiques non invasives les plus fiables de l'activité du système nerveux autonome.

L'anxiété s'accompagne aussi de changements dans la tension musculaire. Ces indices physiologiques peuvent être mesurés par électromyographie, une technique consistant à étudier la réponse musculaire à une stimulation électrique.

Les techniques d'imagerie cérébrale

Depuis quelques années, les progrès de la technologie médicale nous permettent d'étudier le cerveau en activité par des méthodes non invasives.

L'électroencéphalographie (EEG), la méthode la plus ancienne et la plus courante, consiste à enregistrer l'activité électrique du cerveau (les ondes cérébrales) par des électrodes placées sur le crâne. Certains états, par exemple la relaxation ou les différentes phases du sommeil, induisent la formation d'ondes cérébrales spécifiques. L'EEG est régulièrement utilisée pour repérer les schèmes d'activité électrique cérébrale associés à des troubles tels que l'épilepsie ou des maladies neurologiques (des tumeurs dans le cerveau, par exemple). Dans le domaine de la recherche en psychologie et en psychopathologie cognitives, il est maintenant fréquent de recourir aux potentiels évoqués cognitifs (Event-Related Potentials, ERP) pour étudier certains dysfonctionnements et détecter

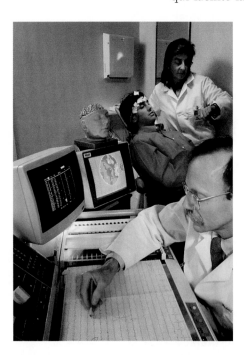

▲ *Le principe de l'électroencéphalographie (EEG).* L'EEG permet d'étudier les différences dans l'activité électrique cérébrale entre des groupes de sujets sains et des groupes de sujets atteints de schizophrénie ou présentant des lésions cérébrales.

des dysfonctionnements cognitifs liés à différentes psychopathologies. Les potentiels évoqués cognitifs sont particulièrement utilisés pour étudier les corrélats cérébraux des déficits de mémoire sémantique chez les schizophrènes (Besche-Richard, 2000).

Ces techniques d'imagerie cérébrale ne permettent pas de visualiser directement le cerveau, mais d'étudier avec une grande précision l'évolution de son activité électrique au fil du temps. Ces dernières années se sont développées par ailleurs des méthodes permettant de repérer l'emplacement possible des sources électriques qui génèrent les potentiels enregistrés au niveau du scalp. Elles fournissent ainsi des cartes de potentiels évoqués. Cette technique de localisation demeure toutefois insatisfaisante. Enfin, la magnétoencéphalographie (MEG), proche des potentiels évoqués cognitifs, repose sur la mesure des champs magnétiques induits par l'activité électrique de populations de neurones.

D'autres techniques permettent d'étudier la structure anatomique et le fonctionnement du cerveau; ainsi, le scanner (voir figure 2.7) repère dans la structure cérébrale des anomalies qui signalent des lésions ou des tumeurs. Autrefois, ces anomalies étaient détectables uniquement par neurochirurgie.

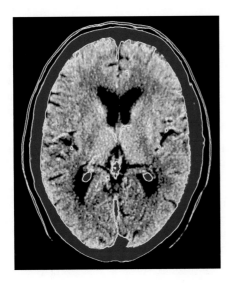

FIGURE 2.7

L'imagerie cérébrale par scanner

Développée au milieu des années 1970, la tomographie par émission de positons (TEP) procure une vision dynamique du cerveau, au repos ou en activité, par des images tridimensionnelles particulièrement précises. L'activation d'un neurone ou d'un groupe de neurones entraîne une augmentation de la métabolisation du glucose dans une région cérébrale donnée. La méthode consiste à injecter une substance radioactive (par exemple le fluor 18 ou l'oxygène 15) pour visualiser le débit sanguin cérébral (DSCr) ou la consommation d'oxygène ou de glucose et, donc, l'activité neuronale dans la région cérébrale examinée. Ce type d'imagerie est dit «fonctionnel» parce qu'il permet de visualiser le fonctionnement métabolique, au moyen d'images en trois dimensions (voir figure 2.8).

Les techniques d'imagerie que nous allons maintenant évoquer permettent de visualiser la structure du cerveau ainsi que son fonctionnement. La technique la plus ancienne dans ce domaine, le scanner, a rapidement cédé le pas à l'imagerie par résonance magnétique (IRM) dans les études neuroanatomiques. En ce qui concerne l'étude fonctionnelle du cerveau, l'IRM fonctionnelle (IRMf) a graduellement remplacé la tomographie par émission de positons (TEP); contrairement à la TEP, elle permet de recueillir les données sans injection de produit contrastant (Houdé, Mazoyer et Tzourio-Mazoyer, 2002).

RÉPONSE

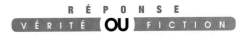

Malgré les progrès technologiques, les médecins doivent encore recourir à la chirurgie pour mieux comprendre le fonctionnement du cerveau. F

Les avancées en technique d'imagerie cérébrale permettent d'observer l'activation du cerveau sans qu'il soit nécessaire de recourir à la chirurgie.

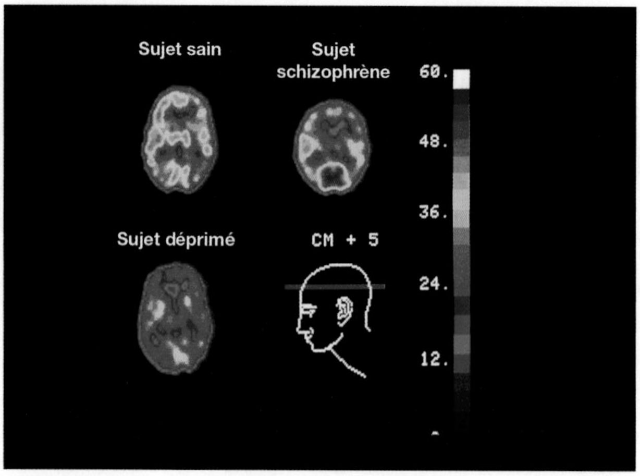

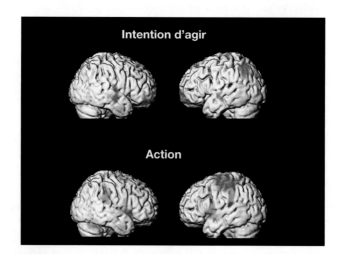

FIGURE 2.8

La tomographie par émission de positons (TEP)

Ces images montrent une différence dans le fonctionnement du métabolisme cérébral de patients atteints de schizophrénie, de personnes souffrant de dépression et de sujets sains.

Utilisée pour étudier l'activité cérébrale, l'IRM nucléaire consiste à observer certaines dimensions du métabolisme cérébral, particulièrement le débit sanguin, dans les différentes zones du cerveau. L'IRM fournit des images en trois dimensions du cortex, des noyaux gris centraux, de la substance blanche et du liquide céphalo-rachidien. L'IRMf révèle les structures et les régions cérébrales qui s'activent lorsque le sujet effectue une tâche ou pense à le faire (voir figure 2.9).

Contrairement à d'autres techniques d'imagerie cérébrale, l'IRM n'est pas invasive (l'injection d'un produit de contraste n'est pas nécessaire) et n'induit pas de radiations.

Depuis quelques années, ces différentes techniques d'imagerie cérébrale sont couramment mises à contribution dans l'étude de problèmes tels que les troubles envahissants du développement, les troubles de l'humeur et les troubles schizophré-niques (Martinot, 2004). Elles sont utilisées surtout pour les recherches. L'avenir confir-mera probablement leur intérêt clinique pour certaines populations pathologiques.

FIGURE 2.9

L'imagerie par résonance magnétique fonctionnelle (IRMf)

L'IRMf permet de repérer les zones cérébrales qui deviennent actives quand le sujet effectue une tâche. Plus foncées sur l'image, ces zones s'activent quand le sujet envisage d'agir (en haut) ou quand il agit réellement (en bas). L'hémisphère droit est représenté à gauche, l'hémisphère gauche, à droite.

2.3 LES MÉTHODES DE TRAITEMENT

Cette section porte sur les mesures pouvant être mises en œuvre pour aider les personnes aux prises avec des problèmes psychologiques. Certaines formes d'aide, par exemple la psychothérapie et les traitements médicamenteux, sont proposées en dehors de l'hôpital, en traitement ambulatoire. Dans les cas plus graves, par exemple les tentatives de suicide ou les épisodes aigus de schizophrénie, le traitement passe généralement par une hospitalisation.

Nous examinerons dans les chapitres suivants différents troubles de santé mentale dans une optique biopsychosociale. Ici, nous nous intéressons aux traitements en eux-mêmes. Nous verrons notamment qu'ils s'inscrivent dans diverses approches biologiques et psychologiques. Mais tout d'abord, nous allons présenter les principaux types de professionnels qui traitent les troubles psychologiques ou mentaux, ainsi que leurs attributions respectives.

Les professions associées à la relation d'aide

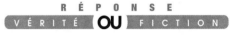

En général, le grand public connaît mal les différences dans la formation et les qualifications des différentes catégories de professionnels de la relation d'aide (Chambon et Marie-Cardine, 2003). Or, les horizons théoriques et les terrains de pratique varient considérablement d'une catégorie à l'autre. Ainsi, les psychologues possèdent une maîtrise ou un doctorat en psychologie. Au Québec, le titre de psychologue est protégé ; pour exercer, les psychologues doivent être inscrits à l'Ordre des psychologues du Québec. Les psychiatres sont des médecins qui se sont spécialisés dans le diagnostic et le traitement des troubles mentaux. L'encadré 2.3 récapitule les principales catégories professionnelles de la relation d'aide.

Certains psychologues sont formés pour prescrire des médicaments. F

Au Québec, la prescription de médicaments est un acte médical réservé aux médecins seulement. Les psychologues ne peuvent en aucun cas prescrire un médicament.

Au Québec, le statut de psychothérapeute n'est toujours pas fixé. Bien que le gouvernement ait statué sur le sujet, le titre réservé n'est pas encore en vigueur. Pour en savoir plus sur l'encadrement législatif du statut des psychothérapeutes, on doit consulter le projet de loi 21 adopté en juin 2009 par l'Assemblée nationale du Québec ou le site Internet de l'Ordre des psychologues du Québec : http://www.ordrepsy.qc.ca.

ENCADRÉ 2.3 — Les principales professions associées à la relation d'aide

Psychologue

Selon les lois en vigueur au Québec, un psychologue est un professionnel de la santé mentale qui détient au moins une maîtrise en psychologie et qui est membre de l'Ordre des psychologues du Québec. Les exigences se sont resserrées depuis 2002 : il faut maintenant un doctorat en psychologie pour s'établir dans la pratique. Les psychologues possèdent une expertise en psychothérapie individuelle ou de groupe qui s'inscrit dans des modèles thérapeutiques reconnus.

Travailleur social

Les membres de l'Ordre professionnel des travailleurs sociaux du Québec (OPTSQ) possèdent une maîtrise en travail social. Le travailleur social fournit aux personnes, aux familles et aux collectivités des services qui visent à favoriser leur développement social et l'amélioration ou la restauration de leur fonctionnement social, notamment par l'évaluation psychosociale et l'intervention sociale, selon une approche axée sur l'interaction avec l'environnement.

Conseiller d'orientation

Le Règlement de l'OCCOPPQ adopté en vertu du *Code des professions* du Québec précise que toute personne doit avoir complété des études universitaires de deuxième cycle en orientation et counseling pour obtenir le permis de conseiller d'orientation de l'Ordre. Le conseiller d'orientation procure de l'information et des recommandations en matière de développement de carrière individuel, de l'enfance jusqu'à la retraite. Ses services s'adressent soit directement à la personne qui consulte, soit à des groupes.

Psychoéducateur

Le psychoéducateur doit détenir au moins une maîtrise en psychoéducation. Il travaille notamment avec les enfants, les adolescents ou les adultes qui présentent des retards ou des troubles du développement, des problèmes de santé mentale, une déficience intellectuelle, physique ou sensorielle, des comportements antisociaux ou toute autre difficulté attribuable à une situation de crise ou à un contexte circonstanciel.

Ergothérapeute

Au Québec, les ergothérapeutes sont formés à l'université. Depuis septembre 2008, tous ces programmes mènent à l'obtention d'une maîtrise professionnelle en ergothérapie. L'ergothérapeute aide les personnes qui le consultent à organiser et à accomplir les activités qu'elles considèrent comme importantes, par exemple prendre soin d'elles-mêmes ou des autres ; se réaliser sur les plans personnel, scolaire et professionnel ; se divertir, entre autres par les loisirs ; se développer, notamment par le jeu.

Conseiller en toxicomanie

Le conseiller en toxicomanie doit posséder au moins un certificat en toxicomanie. Il implante des programmes ou des activités de prévention et de réadaptation pour aider les personnes toxicomanes à contrôler leur dépendance et pour favoriser leur réinsertion sociale. Il établit des stratégies d'intervention (séances individuelles, animations de groupe, mise en communication avec des services d'aide spécialisés) et assure ensuite un suivi auprès des personnes qui l'ont consulté. Il élabore également des programmes de prévention des toxicomanies et des problèmes de jeu.

Technicien en éducation spécialisée

À la fois théorique et pratique, la formation d'un éducateur spécialisé se déroule sur trois ans (DEC collégial). Le technicien en éducation spécialisée intervient auprès de personnes qui présentent différents problèmes entraînant des difficultés d'adaptation ou d'insertion sociale, ou susceptibles d'en présenter. Il intervient auprès de personnes qui ont des déficiences physiques ou psychologiques, des troubles du comportement, des troubles mentaux ou des problèmes liés à la santé. Ses interventions sont adaptées à toutes les tranches d'âge : enfants, adolescents, adultes ou aînés.

Psychiatre

Le psychiatre est un médecin spécialiste titulaire d'un doctorat en médecine (de quatre à cinq ans d'étude, selon la faculté) et d'une résidence en psychiatrie de cinq ans. Il prescrit des médicaments et dirige des psychothérapies.

Technicien en travail social

La formation d'un technicien en travail social dure trois ans (DEC et possibilité de baccalauréat). Les techniciens en travail social recourent à la relation d'aide et à l'animation de groupe pour maintenir l'équilibre entre les besoins, les droits et les aspirations des personnes et des groupes de notre société. Ils interviennent auprès de clientèles diverses : enfants, jeunes, adultes ou personnes âgées vivant des situations difficiles.

Les psychothérapies

Dans son site, l'Ordre des psychologues du Québec (2010) présente la définition suivante, qui a été élaborée par un comité d'experts en santé mentale mandaté par l'Office des professions du Québec.

La *psychothérapie* est un traitement psychologique pour un trouble mental, pour des perturbations comportementales ou pour tout autre problème entraînant une souffrance ou une détresse psychologique ; elle présente les caractéristiques suivantes :

- un processus interactionnel structuré entre un professionnel et un client ;
- une évaluation initiale rigoureuse ;
- l'application de modalités thérapeutiques basées sur la communication ;
- des moyens reposant sur des modèles théoriques scientifiquement reconnus et s'appuyant sur des méthodes d'intervention validées, respectant la dignité humaine, le cadre législatif et les règles déontologiques.

Elle a pour but de favoriser chez le client des changements significatifs dans son fonctionnement cognitif, émotionnel, comportemental, dans son système interpersonnel, dans sa personnalité, dans son état de santé. Il s'agit d'un processus qui va au-delà d'une aide visant à faire face aux difficultés courantes ou d'un rapport de conseils ou de soutien.

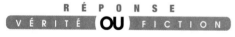

RÉPONSE
VÉRITÉ OU FICTION

Pour guérir d'une souffrance, la psychothérapie ne se révèle pas plus efficace que le simple passage du temps. **F**

Plusieurs recherches démontrent que la psychothérapie produit de meilleurs résultats que les traitements de contrôle ; ceux-ci placent la personne sur une liste d'attente, qui permet au temps de faire les choses.

Examinons de plus près les caractéristiques de la psychothérapie.

1. **Interaction systématique.** Le systématisme des interactions réside en ceci que le thérapeute structure ses interactions avec le client selon son point de vue théorique.

2. **Principes psychologiques.** Le thérapeute appuie sa pratique sur des principes psychologiques, la recherche et la théorie.

3. **Comportements, pensées, sentiments.** Pour aider le patient à surmonter ses problèmes psychologiques et à mener une vie plus satisfaisante, la psychothérapie peut porter plus particulièrement sur les comportements, les cognitions ou les émotions.

4. **Comportement anormal, résolution de problèmes et évolution (croissance) personnelle.** La psychothérapie s'adresse à trois catégories de personnes au moins : celles qui présentent des problèmes psychiatriques (troubles de l'humeur,

dépression grave, schizophrénie, etc.); celles qui cherchent de l'aide pour surmonter des problèmes qui ne sont pas considérés comme anormaux (par exemple souffrance ou gêne dans les relations personnelles, professionnelles ou sociales); celles qui voudraient atteindre un meilleur niveau de développement personnel et ressentent le besoin d'une aide pour y arriver. Dans ce dernier cas, la psychothérapie constitue essentiellement un moyen de mieux se connaître pour développer pleinement son potentiel.

Ainsi que nous l'avons vu au chapitre 1, plusieurs approches sont possibles en psychothérapie. Le tableau 2.8 présente les principaux types de psychothérapies, avec leurs modalités de fonctionnement respectives.

T A B L E A U 2.8 Les principaux types de psychothérapies

Type de thérapie	Fondateur	Objectif	Durée	Approche	Techniques
Psychanalyse classique	Sigmund Freud	Prise de conscience et résolution des conflits psychologiques inconscients	Thérapie longue : plusieurs années	Transfert	Associations libres, analyse et interprétation des rêves
Thérapie psychodynamique	Erik Erikson ; Harry Stack Sullivan ; Heinz Hartmann ; Melanie Klein ; Margaret Mahler	Prise de conscience également, mais en accordant au fonctionnement du moi, aux relations interpersonnelles courantes et aux comportements adaptatifs une importance plus grande que dans la psychanalyse classique	Plus courte que la psychanalyse classique	Travail sur les défenses du patient ; souvent rassurance narcissique	Analyse directe des défenses du client et de la relation transférentielle
Thérapie comportementale	Différents auteurs	Modification directe du comportement par des techniques d'apprentissage	Assez brève, en général de 10 à 20 séances	Stratégie directive, résolution active de problèmes	Désensibilisation systématique, exposition graduelle, façonnage, renforcement
Thérapie non directive (centrée sur la personne)	Carl Rogers	Acceptation de soi et développement personnel	Durée variable, mais plus courte que la psychanalyse classique	Non directive : le thérapeute sert d'oreille empathique tandis que le client dirige le processus	Technique du reflet, instauration d'une relation thérapeutique chaleureuse et tolérante
Thérapie émotivorationnelle	Albert Ellis	Remplacement des croyances irrationnelles par des croyances rationnelles ; mise en place de comportements adaptatifs	Assez brève, en général de 10 à 20 séances	Directe ; dans certains cas, face à face animé ou affrontement sur les croyances irrationnelles du client	Détection et mise à plat des croyances irrationnelles, prescription de devoirs
Thérapie cognitive	Aaron Beck	Détection et correction des pensées et des croyances biaisées ou autodépréciatrices ; mise en place de comportements adaptatifs	Assez brève, en général de 10 à 20 séances	Collaboration qui engage le client dans l'examen logique de ses pensées et de ses croyances en les testant à l'extérieur	Détection et correction des pensées biaisées ; devoirs de vérification dans la réalité
Thérapie cognitivocomportementale	Différents auteurs	Modification des comportements et des cognitions inadaptés au moyen des techniques comportementales	Assez brève, en général de 10 à 20 séances	Directe ; résolution active de problèmes	Combinaison de techniques cognitives et comportementales

LES QUESTIONS CULTURELLES ET LA PSYCHOTHÉRAPIE

Notre société est de plus en plus diverse et multiculturelle. Les personnes qui consultent en thérapie y apportent non seulement leur parcours personnel et leurs expériences individuelles, mais aussi leurs apprentissages, leurs normes et leurs valeurs culturels. La normalité et l'anormalité des comportements n'ont de sens que dans un contexte culturel et social donné. Les thérapeutes doivent par conséquent acquérir les compétences nécessaires pour aider des personnes d'origines diverses (Stuart 2004; Devereux, 1972).

Les thérapeutes doivent être sensibles aux différences culturelles et rester conscients de leur incidence sur le processus thérapeutique. Pour cela, les intentions louables ne suffisent pas. Les thérapeutes doivent connaître avec précision les facteurs culturels pertinents et développer des approches thérapeutiques qui en tiennent efficacement compte (Muñoz et Mendelson, 2005). Ils doivent aussi se garder des stéréotypes culturels et s'ouvrir aux valeurs, au langage et aux croyances des membres de groupes ethniques différents du leur. On ne s'étonnera pas d'apprendre que les clients qui reconnaissent la compétence multiculturelle de leur thérapeute tendent par ailleurs à lui attribuer de bonnes capacités d'empathie et un niveau élevé de compétences générales (Fuertes et Brobst, 2002). Néanmoins, une étude dont les résultats ont été publiés récemment aux États-Unis révèle que les psychologues professionnels appliquent assez peu les recommandations de sensibilité aux différences culturelles dans leur pratique professionnelle (Hansen *et al.*, 2006).

Ce n'est pas parce qu'une psychothérapie s'avère efficace pour un groupe qu'elle produira nécessairement d'aussi bons résultats dans une autre population (Hwang, 2006). Les chercheurs américains s'accordent généralement pour dire qu'il faut poursuivre les travaux sur l'efficacité des thérapies auprès de populations diverses, et préciser l'incidence des différences d'ethnie ou de genre entre le patient et le thérapeute sur le développement de l'alliance thérapeutique (Karlsson, 2005). Toujours aux États-Unis, les recherches s'intéressent aussi aux traits spécifiques observés selon les ascendances ethniques: Afro-Américains, Américains d'origine asiatique, Hispano-Américains et autochtones.

Les thérapies biomédicales

Les traitements psychiatriques font souvent appel aux médicaments. Ces approches ont leurs avantages mais aussi leurs limites, certains médicaments ayant des effets indésirables ou dangereux; le risque de dépendance ne peut par ailleurs pas être écarté. Valium, l'un des tranquillisants les plus prescrits, est aussi une «drogue» de premier plan: de nombreuses personnes en sont devenues dépendantes psychologiquement ou physiologiquement. En raison des dégâts produits par les procédures d'intervention anciennes, la psychochirurgie classique n'est plus employée. De nouvelles procédures font toutefois l'objet d'expérimentations à l'heure actuelle.

LES PSYCHOTROPES

Différents types de psychotropes peuvent intervenir dans le traitement des troubles psychologiques. Toutes ces molécules agissent sur les systèmes de neurotransmission et modifient l'équilibre délicat des substances chimiques qui acheminent l'influx nerveux d'un neurone à l'autre. «On appelle psychotrope une substance chimique d'origine naturelle ou artificielle, qui a un tropisme psychologique, c'est-à-dire qui est susceptible de modifier l'activité mentale, sans préjuger du type de cette modification.» (Delay et Deniker, 1961) Les principaux médicaments utilisés en psychiatrie sont prescrits pour l'anxiété, les psychoses et la dépression. Atténuant les changements d'humeur dans les troubles bipolaires, le lithium est également de prescription courante. Ainsi que nous le verrons plus loin, des stimulants peuvent aussi intervenir dans les traitements pharmacologiques.

LES **PRATIQUES FONDÉES** SUR DES **DONNÉES PROBANTES : DÉFINITION** ET **CONTROVERSE**
– WILLIAM C. SANDERSON

Définition

É galement appelées « traitements validés expérimentalement (TVE) », les pratiques fondées sur des données probantes (PFDP) sont des traitements dont l'efficacité a été démontrée par des essais contrôlés mis en œuvre dans le cadre d'une méthodologie de recherche valide, c'est-à-dire une méthodologie qui s'appuie sur un manuel décrivant avec précision le protocole, des essais randomisés de participants qui suivent les conditions de traitement, et un groupe contrôle (ou groupe de comparaison). La première tentative de définition des PFDP, et qui reste l'une des plus décisives à ce jour, a été mise en œuvre en 1993 par un groupe de travail de la Society of Clinical Psychology (Division 12) de l'American Psychological Association. Au terme de ses travaux, ce groupe de travail a établi que, pour qu'un traitement soit considéré comme fondé sur des preuves, au moins deux études contrôlées doivent montrer qu'il est : (1) équivalent à un traitement existant ; ou (2) supérieur à un placebo (médicament ou situation de thérapie).

Controverse

Étonnamment, certains cliniciens expriment des réticences à l'égard des PFDP. Quels sont leurs arguments ?

Premièrement, de nombreux cliniciens pensent que les PFDP favorisent les thérapies cognitivocomportementales parce qu'elles constituent le type de traitement standardisé le plus facile à tester en essais cliniques. Moins standardisables, les autres traitements (par exemple les thérapies psychodynamiques) ne pourraient pas être évaluées à l'aune des critères des PFDP alors qu'ils peuvent s'avérer efficaces dans la pratique clinique.

Deuxièmement, la plupart des études qui valident les PFDP n'arrivent pas à cerner la complexité et la spécificité du patient reçu dans la pratique « réelle ». Des cliniciens doutent par conséquent de la validité de ces manuels de traitement hors des contextes expérimentaux.

Au total, les critères de PFDP ne seraient pas satisfaisants en ceci que les changements psychiques qui surviennent au cours du traitement ne sauraient se réduire à une liste de facteurs constatés ou absents. Cette limite tient à la spécificité de la pratique clinique. La disparition de tel ou tel symptôme peut rester observable malgré la standardisation, mais pas la réorganisation psychique que visent, justement, les traitements psychodynamiques et, d'une manière plus générale, humanistes : l'évolution des structures complexes et les changements structurels échappent aux modèles d'évaluation standardisés.

Néanmoins, qu'ils travaillent dans des conditions expérimentales ou hors laboratoire, les thérapeutes pratiquent l'évaluation qualitative de leurs traitements. Ce n'est donc pas le principe de l'évaluation en soi qui suscite les réticences de certains d'entre eux, mais plutôt les moyens mis en œuvre pour évaluer les interventions. Plusieurs chercheurs se sont attachés à définir des critères précis d'évaluation pour les traitements psychanalytiques.

Soulignons pour conclure que la question n'est pas de savoir quelle serait la meilleure des thérapies. On devrait plutôt se demander quelle est la thérapie qui fonctionne le mieux pour tel type de problème. Quels sont les clients les mieux suivis par tel ou tel type de thérapie ? Quels sont les avantages et les limites de cette thérapie ? Les efforts déployés pour discerner les traitements validés empiriquement amènent souvent les chercheurs à coupler les traitements à certains troubles spécifiques. Mais la détermination du traitement, du type de thérapeute et des conditions de mise en œuvre les plus efficaces *pour un client précis* reste problématique.

En définitive, la psychothérapie est un processus complexe qui repose sur des facteurs communs et des techniques spécifiques favorisant le changement adaptatif. Il convient de prendre en considération la contribution des facteurs spécifiques et des facteurs non spécifiques au changement thérapeutique, mais aussi celle de leurs interactions.

LES ANXIOLYTIQUES

Le terme « anxiolytique » vient des termes grecs *anxietas* (anxiété) et *lysis* (terminer). Ces médicaments combattent l'anxiété et réduisent la tension musculaire. Ce sont notamment des tranquillisants légers tels que les benzodiazépines, par exemple le diazépam (commercialisé sous le nom de Valium) et l'alprazolam (Xanax), ou des hypnotiques sédatifs tels que le triazolam (Halcion) et le flurazépam (Dalmane).

Les anxiolytiques abaissent le niveau d'activité de certaines parties du système nerveux central (SNC), qui diminue alors celui du système nerveux sympathique ; les rythmes respiratoire et cardiaque baissent, et les états d'anxiété et de tension s'atténuent. Depuis que les effets secondaires d'antidépresseurs plus puissants (barbituriques ou autres) sont mieux connus, les médecins leur préfèrent généralement les sédatifs, par exemple Valium. Les antidépresseurs plus puissants induisent notamment une dépendance importante et se révèlent très nocifs à forte dose ou mélangés à l'alcool. Toutefois, les sédatifs peuvent, eux aussi, provoquer une dépendance physiologique. Certaines personnes dépendantes de Valium souffrent ainsi de convulsions en cas de sevrage brusque. Des décès ont même été constatés chez des patients qui avaient mélangé sédatifs et alcool ou présentaient une sensibilité particulière à ces produits.

Les effets secondaires des anxiolytiques sont notamment les suivants : fatigue, somnolence, trouble de la coordination motrice pouvant altérer la capacité de conduire un véhicule automobile. L'utilisation régulière de ces médicaments peut également induire une tolérance, un signe physiologique de dépendance qui traduit la nécessité d'augmenter les doses pour obtenir le même effet. Prescrits sur une courte période, les anxiolytiques sont toutefois sans danger et se révèlent efficaces dans le traitement de l'anxiété et de l'insomnie. Toutefois, ils n'apprennent pas aux patients à adopter des comportements mieux adaptés pour affronter leurs problèmes ; ils peuvent même les inciter à s'en remettre à une molécule pour s'ajuster au stress, au lieu de se doter d'attitudes qui les aideraient à y faire face. C'est pourquoi le traitement pharmacologique doit généralement être couplé à une psychothérapie dans les cas d'anxiété. Cependant, le recours conjoint à la pharmacologie et à la psychothérapie n'est pas sans risque. D'une part, la baisse du niveau d'anxiété induite par les médicaments peut affaiblir la motivation du patient à résoudre ses problèmes ; d'autre part, les patients qui développent en psychothérapie des capacités efficaces pour affronter le stress oublient parfois ces apprentissages à la cessation du traitement pharmacologique, ou sont trop tendus pour mettre en œuvre leurs aptitudes récemment acquises.

La consommation régulière d'anxiolytiques peut également induire une *anxiété de rebond* chez certains patients : à l'arrêt du traitement, l'anxiété et l'insomnie reviennent, et plus fortement qu'avant. Pour certains, cette anxiété peut s'expliquer par la crainte de ne plus avoir accès à un médicament dont ils redoutent d'avoir encore besoin. Pour d'autres, l'anxiété de rebond témoignerait d'une modification des processus biochimiques que les connaissances actuelles ne permettent pas encore de bien comprendre.

LES ANTIPSYCHOTIQUES

Les antipsychotiques (ou neuroleptiques) dits « typiques », « classiques » ou « de première génération » sont couramment employés dans le traitement des manifestations les plus flagrantes de la schizophrénie et d'autres troubles psychotiques : hallucinations, idées délirantes, confusion, etc. Les neuroleptiques ont été introduits en France en 1952 par Henri Laborit. La plupart sont des *phénothiazines*, par exemple la chlorpromazine (Thorazine), la thioridazine (Mellaril) et la fluphénazine (Prolixin). L'action des phénothiazines serait attribuable au blocage de l'action d'un neurotransmetteur, la dopamine, au niveau des sites récepteurs. Bien que l'étiologie de la schizophrénie reste inconnue à ce jour, certains chercheurs avancent que des anomalies de fonctionnement du système dopaminergique pourraient être en cause (voir chapitre 12). Appartenant à une autre catégorie de neuroleptiques, les antipsychotiques atypiques (dits « de seconde génération »), en particulier la clozapine (Clozaril), se révèlent efficaces chez beaucoup de patients qui ne répondent pas au traitement classique (voir chapitre 12). Cependant, en raison de leurs effets secondaires potentiellement dangereux, on doit assurer une surveillance médicale étroite des patients qui suivent un tel traitement.

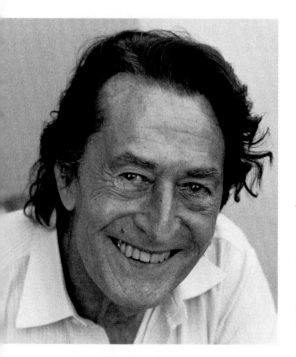

▲ **Henri Laborit**, chirurgien au Val-de-Grâce s'intéressant à l'anesthésie, comprend l'intérêt du 4560 RP pour la psychiatrie. Delay et Denicker l'expérimenteront à Sainte-Anne. Laborit et Denicker obtiendront en 1957 le prix Albert Lasker avec Lehman, le psychiatre américain qui a diffusé le produit aux États-Unis. Cette découverte va changer radicalement l'ambiance des asiles et permettre le traitement pschothérapique de patients jusqu'alors souvent enfermés à vie. (Photo reproduite avec l'autorisation du Service Commun de Documentation de l'Université Paris 12.)

Les neuroleptiques ont grandement atténué le recours aux traitements plus contraignants des patients gravement atteints (contention physique ou confinement en cellule d'isolement) et aux hospitalisations de longue durée. Dans les années 1950, l'invention des neuroleptiques de première génération a très largement contribué à la désinstitutionnalisation massive des patients chroniques des établissements publics. Bon nombre de patients hospitalisés jusque-là ont pu alors reprendre ou amorcer une vie familiale et professionnelle normale, moyennant le maintien de leur médication.

Les neuroleptiques ne sont pas sans poser de problèmes. En particulier, ils peuvent provoquer rigidité musculaire et tremblements. Ces effets secondaires peuvent généralement être éliminés ou atténués par d'autres médicaments. Néanmoins, l'utilisation à long terme d'antipsychotiques (sauf la clozapine) peut provoquer un trouble moteur irréversible et invalidant, la dyskinésie tardive, qui se caractérise par des clignements d'yeux, des contractions faciales, un tremblement des lèvres et d'autres mouvements involontaires de la bouche, des yeux et des membres (voir chapitre 12). Les chercheurs expérimentent actuellement avec des doses moins importantes, des traitements intermittents et de nouveaux remèdes afin de réduire le risque de complications de ce type.

LES ANTIDÉPRESSEURS

Il existe aujourd'hui trois grandes catégories d'antidépresseurs : les antidépresseurs tricycliques (ATC), les inhibiteurs de la monoamine oxydase (IMAO) et les inhibiteurs sélectifs de la recapture de la sérotonine (ISRS). Les ATC et les IMAO augmentent la concentration de la norépinéphrine et de la sérotonine dans la synapse. Les ATC les plus courants sont l'imipramine (Tofranil), l'amitriptyline (Elavil) et la doxépine (Sinéquan). Les IMAO regroupent plusieurs médicaments, par exemple la phénelzine (Nardil). Les ATC sont généralement préférables aux IMAO parce qu'ils provoquent moins d'effets secondaires graves.

Les ISRS ont une incidence plus sélective sur l'action de la sérotonine dans le cerveau. Cette catégorie de médicaments regroupe notamment la fluoxétine (Prozac) et la sertraline (Zoloft). En entravant sa recapture par les neurotransmetteurs, ils augmentent la disponibilité de la sérotonine dans le cerveau.

Près de la moitié des patients déprimés traités aux ATC y répondent favorablement (US Department of Health and Human Services [USDHHS], 1993). Soulignons toutefois qu'une «réponse favorable au traitement» n'équivaut pas à une guérison définitive. En général, les effets des antidépresseurs sont, au mieux, modestes ; la rémission totale des symptômes ne survient que dans un cas sur trois pour le premier traitement antidépresseur mis en œuvre (Lespérance *et al.*, 2007 ; Rush *et al.*, 2006). Environ 5 à 10 % des patients peuvent bénéficier d'une rémission s'ils prennent ensuite un autre antidépresseur (Nelson, 2006). Aucun antidépresseur ne semble nettement plus efficace que les autres (US Department of Health and Human Services [USDHHS], 1993). Même Prozac, que certains tiennent pour un «médicament miracle», procure des avantages thérapeutiques équivalents à ceux des antidépresseurs de l'ancienne génération, les ATC. Prozac et d'autres ISRS peuvent toutefois se révéler préférables en ceci qu'ils produisent moins d'effets secondaires (par exemple la prise de poids) et entraînent un risque de surdose létale moins élevé que les anciens tricycliques.

Les antidépresseurs possèdent des effets bénéfiques dans le traitement de nombreux autres troubles psychologiques, notamment les crises de panique, la phobie sociale, les troubles obsessionnels-compulsifs (voir chapitre 4) et la boulimie, un trouble alimentaire (voir chapitre 7). Si les causes de ces troubles sont loin d'être établies, on sait maintenant que des irrégularités du fonctionnement des neurotransmetteurs jouent un rôle important dans leur émergence.

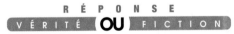

RÉPONSE
VÉRITÉ OU FICTION

Les antidépresseurs servent uniquement à traiter la dépression. F

Les antidépresseurs possèdent des effets bénéfiques dans le traitement de nombreux autres troubles psychologiques, notamment les crises de panique, la phobie sociale, les troubles obsessionnels-compulsifs et la boulimie, un trouble alimentaire.

LE LITHIUM

Sel de métal se présentant sous forme de comprimés, le carbonate de lithium stabilise les changements d'humeur «en montagnes russes» qui caractérisent la plupart des personnes atteintes d'un trouble bipolaire, autrefois appelé «dépression maniaque» (voir chapitre 5). Certains de ces patients doivent rester constamment sous lithium pour contrôler leurs symptômes. La toxicité potentielle du lithium oblige alors à une surveillance permanente de leur bilan sanguin.

Le tableau 2.9 récapitule les psychotropes par catégories.

T A B L E A U 2.9 —— Les principaux psychotropes

Classes	Noms génériques	Marques	Indications cliniques	Effets secondaires ou complications
Anxiolytiques	Diazépam Chlordiazépoxide Lozarépam Alprazolam	Valium – Ativan Xanax	Traitement de l'anxiété et de l'insomnie	Somnolence, fatigue, troubles de la coordination, nausées
Antidépresseurs	**Tricycliques** Imipramine Désipramine Amitriptyline Doxépine	Tofranil Norpramin Elavil Sinequan	Dépression, boulimie, trouble panique	Modification de la pression artérielle, arythmie cardiaque, sécheresse buccale, confusion, urticaire
	Inhibiteurs de la MAO Phénelzine	Nardil	Dépression	Vertiges, migraines, troubles du sommeil, agitation, anxiété, fatigue
	Inhibiteurs sélectifs de la recapture de la sérotonine Fluoxétine Sertraline Paroxétine Citalopram	Prozac Zoloft Paxil Celexa	Dépression, boulimie, panique, trouble obsessionnel-compulsif, stress posttraumatique, phobie sociale	Nausées, diarrhée, anxiété, insomnie, transpiration abondante, sécheresse buccale, vertiges, somnolence
	Autres antidépresseurs Bupropion	Wellbutrin, Zyban	Dépression, dépendance à la nicotine	Sécheresse buccale, migraines, insomnie, nausées, constipation, tremblements
	Venlafaxine	Effexor	Dépression	Nausées, constipation, sécheresse buccale, somnolence, insomnie, vertiges, anxiété
Neuroleptiques	**Phénothiazines** Chlorpromazine Thioridazine Trifluopérazine Fluphénazine	Thorazine Mellaril Stelazine Proxilin	Schizophrénie et autres troubles psychotiques	Troubles moteurs (dyskinésie tardive), somnolence, vertiges, jambes sans repos, vision floue, rigidité musculaire
	Autres neuroleptiques Halopéridol Clozapine	Haldol Clozaril	Schizophrénie et autres troubles psychotiques	Voir phénothiazine Trouble sanguin létal, épilepsie, accélération cardiaque, vertiges, somnolence, nausées
	Rispéridone	Risperdal		Incapacité à rester assis sans bouger, constipation, vertiges, somnolence, prise de poids
	Olanzapine	Zyprexa		Hypotension, vertiges, somnolence, palpitations cardiaques, fatigue, constipation, prise de poids
Calmants	Carbonate de lithium Divalproex sodium	Eskalith Depakote	Épisodes maniaques et troubles bipolaires	Tremblements, soif, diarrhée, somnolence, perte de coordination Nausées, vomissements, vertiges, crampes abdominales, insomnie
Stimulants	Méthylphénidate Amphétamine avec dextroamphétamine	Ritalin Concerta Adderall	Hyperactivité de l'enfant	Nervosité, insomnie, nausées, vertiges, palpitations cardiaques, migraines, retards de croissance temporaires

Source : Nevid (2007), p. 574.

L'ÉVALUATION DES APPROCHES BIOLOGIQUES

Il est clair que les traitements biologiques ont aidé de nombreuses personnes aux prises avec des problèmes psychologiques graves. Les antipsychotiques permettent maintenant à des centaines de personnes schizophrènes de vivre en société, alors qu'elles étaient autrefois confinées dans des établissements hospitaliers. Les antidépresseurs soulagent la dépression et présentent plusieurs avantages thérapeutiques dans d'autres problèmes, par exemple les attaques de panique, les troubles obsessionnels-compulsifs et les troubles alimentaires.

Mais les médicaments ne constituent pas une panacée pour autant. D'une part, certaines psychothérapies se révèlent tout aussi efficaces que les traitements pharmacologiques pour les troubles anxieux et la dépression (voir chapitres 4 et 5). D'autre part, les effets secondaires des médications posent problème. Enfin, certains médicaments, par exemple Valium, induisent une dépendance. Au lieu d'aider leurs patients qui se plaignent d'anxiété à examiner leurs conditions de vie ou de leur conseiller un traitement psychologique, les médecins optent parfois trop rapidement pour l'approche pharmacologique. Du reste, certains patients exercent sur eux des pressions considérables pour qu'ils leur prescrivent une solution chimique à leurs problèmes existentiels.

Bien qu'elles soient loin d'avoir atteint leur terme, les recherches sur les fondements biologiques des comportements pathologiques progressent de jour en jour. Ainsi, on sait maintenant que, si le biologique a des incidences sur le comportemental, l'inverse est également vrai ; déjà, les chercheurs constatent des liens entre les facteurs psychologiques et de nombreux troubles physiques (voir chapitre 3). Ils tentent par ailleurs de déterminer les synergies possibles entre les interventions psychologiques et les traitements pharmacologiques pour des problèmes tels que la dépression, les troubles anxieux ou la toxicomanie.

2.4 L'HOSPITALISATION ET LES SOINS DANS LA COLLECTIVITÉ

Au Québec, les personnes aux prises avec un trouble de santé mentale représentent une partie importante de la population hospitalisée. Elles nécessitent des soins de divers ordres, assurés par différents types d'intervenants. Nous allons examiner ici les tenants et les aboutissants de la prévention et de l'hospitalisation en santé mentale. Nous récapitulerons aussi les procédures judiciaires mises en œuvre pour aider le patient, ses proches et les médecins dans les cas de séjours hospitaliers consentis ou forcés.

Les fonctions de l'hospitalisation

Plusieurs types d'établissements hospitaliers fournissent des soins de divers ordres complémentaires les uns des autres. Les services d'urgence des hôpitaux généraux assurent l'orientation diagnostique. Quand une personne ayant de graves problèmes de santé mentale traverse une crise, les services de psychiatrie lui procurent une prise en charge à brève échéance dans un environnement structuré. Le protocole thérapeutique fait alors généralement appel aux psychotropes, parfois à la sismothérapie pour les dépressions majeures, et à la thérapie brève. L'hospitalisation est suivie d'un traitement ambulatoire. Les cliniques privées proposent des hospitalisations plus longues ; certaines sont spécialisées dans les cures de désintoxication (alcool ou drogues).

D'une manière générale, les hôpitaux actuels sont mieux gérés et fournissent des soins plus humanisés que les asiles du 19ᵉ siècle et du début du 20ᵉ siècle. Ils ne sont évidemment pas parfaits ; ici ou là, des abus ou des lacunes dans les conditions de soins ou de séjour peuvent être constatés. L'hospitalisation doit permettre la mise en place d'un traitement adapté et préparer le patient à reprendre la vie en société. Elle s'inscrit le plus souvent dans le cadre d'un protocole thérapeutique qui repose sur une approche holistique. En ce sens, l'hospitalisation offre un environnement structuré à des personnes qui n'arrivent plus à fonctionner dans un groupe moins restrictif. Dès qu'il a retrouvé des capacités suffisantes, le patient peut réintégrer son environnement social, moyennant généralement un suivi thérapeutique et un soutien social (par exemple pour trouver une résidence temporaire). S'il a besoin de soins plus importants, le patient pourra être réhospitalisé par la suite. Pour les personnes les plus jeunes et les moins gravement perturbées, le séjour en psychiatrie doit être le plus bref possible ; quand d'anciens patients chroniques ne réussissent pas à s'acquitter correctement des tâches rudimentaires du quotidien (faire des courses, cuisiner, nettoyer la maison, etc.), c'est souvent, du moins en partie, parce que l'hôpital est la seule maison qu'ils aient connue dans leur vie d'adultes.

Au Canada comme aux États-Unis, l'approche communautaire en santé mentale accorde une place importante à la prévention. En médecine générale, la prévention consiste à éviter une maladie ou sa propagation, par exemple par la vaccination ; en santé mentale, elle vise à réduire le risque de troubles mentaux par la promotion du bien-être psychologique (Muñoz, Mrazek et Haggerty, 1996).

L'éventail des interventions de prévention

En matière de santé mentale, l'Institute of Medecine (IOM) des États-Unis restreint le terme « prévention » aux interventions mises en œuvre avant le déclenchement d'une maladie ; celles qui visent l'atténuation de troubles déjà diagnostiqués sont considérées comme thérapeutiques plutôt que préventives. L'IOM décrit un large éventail d'interventions en santé mentale (voir figure 2.10) qui vont des efforts de prévention aux interventions de maintien. Il identifie trois catégories de programmes de prévention : universels, ciblés, individuels.

FIGURE **2.10**

L'éventail des interventions en santé mentale

Source : Mrazek et Haggerty (1994).
Reducing risks for mental disorders : Frontiers for preventive intervention research.
Reproduit avec l'autorisation de The National Academies Press, Washington (DC).

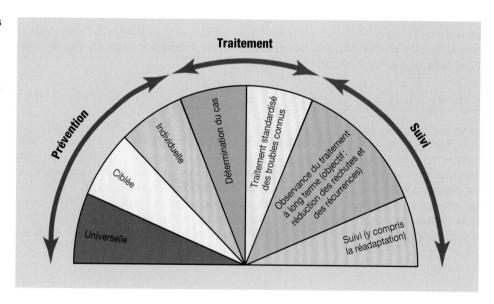

La prévention universelle s'adresse à l'ensemble de la population ; les programmes d'amélioration de la santé prénatale ou de l'alimentation des enfants, par exemple, s'inscrivent dans cette catégorie. L'objectif de la prévention primaire consiste à éviter l'émergence de problèmes, soit dans la population dans son ensemble (prévention universelle), soit dans des groupes particuliers (prévention ciblée).

Les interventions préventives individuelles s'adressent aux personnes chez qui les critères diagnostiques d'un trouble mental spécifique ne sont pas encore manifestes, mais qui présentent les signes avant-coureurs d'un trouble ou des symptômes susceptibles d'en masquer le développement. L'objectif de cette forme de prévention, dite « secondaire », est d'empêcher que des problèmes latents ne prennent de l'ampleur jusqu'à devenir manifestes. Par exemple, un programme de prévention secondaire peut viser la modification des habitudes de consommation d'alcool chez les buveurs à haut risque (mais qui ne sont pas encore alcooliques avérés) afin d'empêcher l'émergence de problèmes plus graves – dépendance éthylique ou autres (Botelho et Richmond, 1996 ; Marlatt *et al.*, 1998).

Les recherches prouvent que la prévention se révèle efficace dans de nombreuses problématiques ayant d'importantes répercussions sociales (Barrera et Sandler, 2006 ; Cuijpers et Smit, 2005), par exemple :

- réduction de la dépression chez les adolescents à risque (Lynch *et al.*,2005) ;
- prévention des difficultés psychologiques chez les enfants de parents divorcés (Tein *et al.*, 2004 ; Poussin et Martin-Lebrun, 1997) ;
- réduction du risque de troubles alimentaires chez les jeunes femmes (Stice *et al.*, 2000 ; Flament et Jeammet, 1999) ;
- réduction du risque de transmission du VIH dans les populations à risque.

Martin Seligman et ses collègues ont montré que l'acquisition d'attitudes cognitives permettant de contrecarrer les pensées négatives ou terrifiantes réduit le risque de dépression chez les étudiants universitaires et les enfants d'âge scolaire (Seligman, 1998). Nos programmes actuels de prévention des troubles psychologiques sont certes loin d'être parfaits. Pour accroître l'efficacité des interventions préventives, il faudra notamment raffiner notre connaissance des causes sous-jacentes de ces troubles et poursuivre les recherches contrôlées dans ce domaine.

Saura-t-on relever le défi d'une prévention véritablement efficace des troubles mentaux ? Les progrès à cet égard sont affaire de volonté politique et de ressources financières.

Bien que la prévention soit nécessaire, certains problèmes de santé mentale ne peuvent être complètement évités. De plus, dans les cas de crises aiguës par exemple, l'entourage est souvent pris de court. Le Québec s'est doté de plusieurs lois pour protéger les patients et leurs proches. Malheureusement, bien peu de gens les connaissent.

Les lois au Québec

Au Québec, comme partout ailleurs, de nombreuses lois encadrent les droits du patient mais aussi ceux des hôpitaux et des familles en cas d'hospitalisation, qu'elle soit consentie ou forcée. Nous verrons dans l'encadré 2.4 différentes mesures implantées au Québec ainsi que l'exemple typique d'un schizophrène qui refuse des soins dans un hôpital québécois.

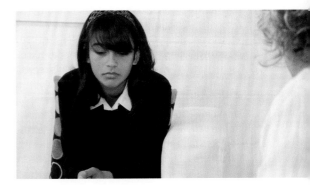

▲ *La relation thérapeutique.* Les psychothérapies réussies se caractérisent notamment par l'établissement d'une relation thérapeutique entre le thérapeute et le patient. Le thérapeute recourt à l'écoute attentive pour bien comprendre ce que le patient vit et s'efforce d'exprimer. Il devrait par ailleurs rester sensible au langage non verbal du client, par exemple les gestes et la posture, car il peut rendre compte de sentiments ou de conflits sous-jacents.

ENCADRÉ   2.4 — Les procédures judiciaires visant la protection des personnes dont l'état de santé présente un danger pour elles-mêmes ou pour autrui
Par Monette, Barakett, S.E.N.C.

1. Remarques préliminaires

Vingt pour cent des Canadiens et Canadiennes seront atteints d'une maladie mentale au cours de leur vie[1]. Mais en réalité, la maladie mentale affecte toute la société. En effet, la famille, les amis, les collègues de travail et les intervenants du réseau de la santé font bien souvent tout leur possible pour venir en aide aux personnes aux prises avec des problèmes de santé mentale.

Il peut arriver, à un moment ou à un autre, que l'entourage de la personne vulnérable se sente à bout de ressources, dépassé par les évènements ou complètement impuissant. La situation peut parfois devenir incontrôlable en raison de l'absence de collaboration de la personne atteinte d'une maladie mentale, ce qui peut s'expliquer, entre autres, par le fait qu'elle nie la maladie.

Plusieurs procédures judiciaires contraignantes ont été mises en place pour protéger la société et cette personne vulnérable, qui peut malheureusement représenter un danger pour elle-même ou pour autrui en raison de son état de santé mentale.

Nous vous présentons un aperçu des procédures judiciaires qui se révèlent inévitables dans certains cas pour assurer la protection de ces personnes ou des tiers. Nous nous penchons sur les procédures visant à obtenir une évaluation psychiatrique, à garder ces personnes dans un établissement de santé et à leur administrer un traitement contre leur gré.

Il faut savoir que la loi prévoit un cadre rigide pour ces démarches judiciaires et il est essentiel de s'y conformer. Ces procédures ne doivent pas être prises à la légère, car elles portent atteinte aux droits fondamentaux de la personne.

Malgré leur importance, nous n'abordons pas ici les différents régimes de protection qui peuvent être ouverts à l'égard de ces personnes lorsque les circonstances le justifient[2]. Les régimes de protection peuvent constituer cependant des moyens utiles de protéger ces personnes qui ne sont pas toujours en mesure de prendre soin d'elles-mêmes ou d'administrer leurs biens.

2. Une illustration[3]

Un homme de 23 ans atteint de schizophrénie paranoïde se trouve dans un état désorganisé et manifeste des idées suicidaires. Son père fait appel aux policiers et aux ambulanciers. Les policiers l'escortent à l'hôpital contre son gré. Le médecin qui le rencontre décide de le garder à l'hôpital malgré son refus.

Le jeune homme refuse de rester à l'hôpital et de se soumettre à une évaluation psychiatrique. L'établissement doit requérir l'autorisation d'un juge pour le garder provisoirement dans l'établissement et pour qu'il y subisse une évaluation psychiatrique. Après avoir obtenu cette autorisation, un premier psychiatre l'évalue et conclut à sa dangerosité. Un deuxième psychiatre rencontre le jeune homme et conclut dans le même sens. Le jeune homme refuse toujours de rester à l'hôpital.

À l'aide de ces deux rapports psychiatriques, l'établissement présente une nouvelle demande au tribunal. Il s'agit, cette fois, d'une demande de garde en établissement d'une durée de trente (30) jours. Elle est accordée et même renouvelée, avec l'autorisation du juge, pour une période équivalente.

Le jeune homme est ensuite autorisé à quitter l'hôpital. Une fois chez lui, et bien qu'il fasse l'objet d'un suivi par le personnel infirmier, il refuse de prendre les médicaments qui lui ont été prescrits. Il vit seul dans un logement insalubre ; il tient des propos confus, se promène avec un couteau et exprime de nouveau des idées suicidaires.

L'établissement de santé présente une autre requête à la Cour : il demande l'autorisation de soigner et d'héberger le jeune homme contre son gré. Les médecins sont d'avis que l'intensité des symptômes de la psychose (délire et hallucinations) l'empêche de pouvoir consentir à des soins ou à les refuser de façon éclairée. Ils estiment qu'il présente un « déficit sévère du jugement et de l'autocritique ». La Cour accueille la requête pour une durée de trois (3) ans. Elle ordonne l'administration de médicaments antipsychotiques et autorise l'hébergement du jeune homme en établissement.

C'est en raison de dispositions légales élaborées et complexes que toutes ces décisions ont pu être prises contre le gré de ce jeune homme atteint d'une maladie mentale.

3. Les lois pertinentes

Les demandes de garde en établissement et d'autorisation de soins constituent en effet des recours prévus au *Code civil du Québec*[4] (ci-après C.c.Q.). Les aspects procéduraux de ce type de requête sont prévus par le *Code de procédure civile*[5] (ci-après C.p.c.).

Il faut aussi mentionner la *Loi sur la protection des personnes dont l'état mental présente un danger pour elles-mêmes ou pour autrui* (ci-après L.P.P.)[6]. Elle est entrée en vigueur le 1er juin 1998. Cette loi encadre le processus de mise sous garde d'un individu.

Il va de soi que les personnes présentant des problèmes de santé mentale n'ont pas moins de droits que les autres. Dans certaines circonstances, toutefois, des décisions peuvent leur être imposées dans leur propre intérêt, pour leur propre protection ou celle d'autrui.

Différentes lois québécoises à caractère général établissent les droits dont bénéficie une personne. Le C.c.Q., la *Charte des droits et libertés de la personne*[7] et la *Loi sur les services de santé et les services sociaux*[8] (ci-après L.S.S.S.S.) établissent la toile de fond de ceux-ci.

4. La notion de dangerosité

La notion de dangerosité est capitale dans la L.P.P. et le C.c.Q. bien que nous n'y retraçons aucune définition.

La dangerosité envers autrui peut se manifester par exemple par des menaces de voies de faits, de mort, ou des voies de faits avérées.

La dangerosité pour la personne elle-même peut notamment se manifester par des menaces de suicide, des idées suicidaires, des blessures auto-infligées par bris d'objets ou automutilation, des risques découlant du maintien à domicile, des comportements inadaptés exposant la personne aux réactions agressives d'autrui ou par son incapacité à prendre soin d'elle-même du point de vue de l'alimentation et de l'hygiène.

5. La garde préventive

Cette procédure permet de garder une personne contre son gré dans un CLSC (avec aménagements) ou dans un centre hospitalier[9]. Pour qu'une personne soit amenée dans un établissement de santé contre son gré, il faut qu'un intervenant, ayant estimé qu'il y avait danger grave et immédiat, ait communiqué avec les forces policières, ou que la police ait elle-même constaté le danger.

Il s'agit d'une situation d'urgence. Cette garde est décidée par le médecin du CLSC ou du centre hospitalier sans le consentement de la personne et sans autorisation du tribunal. Le médecin n'a pas à procéder à un examen psychiatrique. Le délai maximal pour maintenir une personne sous garde préventive contre son gré s'établit à 72 heures.

Pendant ce temps, l'établissement peut présenter une requête pour garde provisoire dans un établissement de santé afin que la personne subisse une évaluation psychiatrique en dépit de son refus d'être évaluée ou de demeurer à l'établissement.

6. La garde provisoire dans un établissement de santé en vue d'y subir une évaluation psychiatrique

Cette procédure permet de garder une personne dans un établissement de santé ou de l'y amener (si elle n'y est pas déjà sous garde préventive) afin qu'elle soit évaluée. La personne doit représenter un danger pour elle-même ou pour autrui sans que ce danger doive obligatoirement être qualifié de « grave et immédiat » comme dans le cas d'une garde préventive.

En l'absence du consentement de la personne concernée, cette garde doit être ordonnée par le tribunal.

La demande de garde provisoire en vue d'une évaluation psychiatrique peut être présentée par un médecin ou toute autre personne (membre de la famille, représentant ou autre professionnel, par exemple un travailleur social)[10]. Il s'agit d'une procédure écrite (i.e. une requête) qui peut être appuyée d'un affidavit (témoignage écrit). Il n'y a donc aucune nécessité de déposer une évaluation médicale ou psychiatrique pour obtenir ce type d'ordonnance.

La personne devra être évaluée une première fois dans les 24 heures de l'ordonnance rendue par un juge. Si le premier examen conclut à la nécessité que la personne demeure dans un établissement de santé en raison de sa dangerosité, elle devra faire l'objet d'un deuxième examen; dans le cas contraire, elle sera autorisée à quitter l'établissement. Le deuxième examen doit avoir lieu dans les 96 heures de la prise en charge de la personne par l'établissement de santé ou dans les 48 heures de l'ordonnance du tribunal.

Si les deux médecins qui ont évalué la personne concluent à la nécessité de la garder en établissement, elle pourra y être gardée pour un maximum de 48 heures[11].

7. La garde « régulière » dans un établissement de santé

À l'intérieur de ce délai, un établissement de santé peut requérir une ordonnance de garde « régulière » qui diffère d'une garde dite provisoire.

En effet, cette procédure permet de garder une personne contre son gré, après qu'elle eut été évaluée[12]. Encore ici, il faudra démontrer que la personne représente un danger pour elle-même ou pour autrui. Cette garde devra être ordonnée par le tribunal. Ainsi que nous l'avons indiqué, deux rapports d'examen psychiatrique doivent confirmer la nécessité de la garde en établissement.

La durée de la garde est fixée par le tribunal. En dépit de l'ordonnance du juge, la personne devra cependant être libérée dès que la garde n'est plus nécessaire, c'est-à-dire dès qu'elle ne représentera plus un danger pour elle-même ou pour autrui.

La requête est présentée par l'établissement de santé en Cour du Québec. Elle devra être appuyée des deux rapports d'examen clinique psychiatrique concluant à la nécessité de la garde en établissement[13]. L'ordonnance de garde ne permet cependant pas de traiter ou soigner la personne contre son gré. Elle se limite à autoriser sa garde pour la protéger contre elle-même ou pour la protection d'autrui. Elle peut être renouvelée[14]. Une autre requête doit alors être présentée et une ordonnance de garde doit être rendue avant l'expiration du délai initial fixé par le tribunal. Cette requête doit satisfaire aux mêmes exigences que la première demande d'ordonnance de garde en établissement.

8. La requête pour autorisation de fournir des soins

En principe, pour éviter de porter atteinte aux droits fondamentaux d'une personne, les médecins et tous les autres professionnels de la santé doivent, pour lui administrer un traitement, obtenir son consentement libre et éclairé ou, le cas échéant, celui d'une autre personne habilitée légalement à consentir à sa place[15].

La requête pour autorisation de fournir des soins permet de soigner une personne contre son gré. Il s'agit d'une procédure judiciaire qui doit être présentée en Cour supérieure. Elle impose des exigences bien différentes de celles des autres requêtes présentées précédemment.

La requête pour autorisation de fournir des soins consiste à demander l'administration d'examens, de prélèvements, de traitements ou toute autre intervention[16]. La notion de soins comprend également l'hospitalisation proprement dite, l'hébergement, voire la contention[17]. Elle comprend également l'alimentation de la personne[18].

Il ne faut pas confondre l'inaptitude à consentir aux soins et l'inaptitude constatée par un tribunal à l'ouverture d'un régime de protection tel que la tutelle ou la curatelle. Ces derniers cas renvoient à l'inaptitude « civile », c'est-à-dire l'incapacité d'être titulaire de droits et de les exercer soi-même[19]. L'inaptitude à consentir à des soins est bien différente[20].

Le *Code civil du Québec* prévoit que toute personne est présumée apte à consentir ou à refuser les soins qui lui sont proposés. En effet, toute personne est présumée avoir la pleine capacité de jouissance et la pleine capacité d'exercice de ses droits, sauf en cas de régime de représentation ou d'assistance[21]. Le seul fait que la personne soit atteinte d'une maladie mentale ne permet pas de présumer de son inaptitude[22].

Ainsi, avant de solliciter le consentement d'une personne ou de la personne habilitée à le donner à sa place, le professionnel de la santé ou tout intervenant devrait se questionner quant à l'aptitude de celle-ci à consentir à des soins. Dans le doute, il convient de requérir l'avis d'un médecin.

La jurisprudence québécoise a retenu cinq (5) critères précis devant être analysés pour déterminer l'aptitude ou l'inaptitude d'une personne à consentir à des soins :

1. La personne comprend-elle la nature de la maladie pour laquelle un traitement lui est proposé ?
2. La personne comprend-elle la nature et le but du traitement ?

3. La personne saisit-elle les risques et les avantages du traitement si elle le subit ?

4. La personne comprend-elle les risques de ne pas subir le traitement proposé ?

5. La capacité de comprendre de la personne est-elle affectée par sa maladie ?[23]

Il n'est pas essentiel que le médecin réponde par la négative à toutes ces questions. La Cour d'appel du Québec a cependant souligné l'importance des premier et cinquième critères[24].

Par ailleurs, il est concevable que l'aptitude ou l'inaptitude de la personne fluctue dans le temps et selon plusieurs facteurs qui devront être pris en considération, par exemple la fatigue, la médication ou même l'évolution de la maladie[25].

La question de l'aptitude doit normalement faire l'objet d'une analyse et d'une évaluation avant la mise en œuvre de quelque soin que ce soit. Si le médecin qui évalue l'aptitude de la personne considérée conclut qu'elle est inapte, il conviendra de solliciter un consentement substitué[26] ou, encore, l'autorisation de la Cour en l'absence d'un tel consentement ou si la personne inapte refuse catégoriquement les soins[27].

Pour avoir gain de cause dans ce type de requête, il faut non seulement démontrer l'inaptitude de la personne à consentir aux soins requis par son état de santé mais aussi le bien-fondé des soins requis. Cette preuve se fait au moyen d'un rapport médical qui peut être appuyé d'affidavits, au besoin.

9. Conclusion

En conclusion, cet aperçu des procédures judiciaires pouvant être instituées à l'égard d'une personne représentant un danger pour elle-même ou pour autrui ou qui est inapte à consentir à des soins permet de constater que divers moyens légaux existent pour éviter des situations dramatiques et pour protéger cette personne ainsi que les tiers. Ces procédures peuvent être entreprises rapidement puisqu'il s'agit de demandes qui sont entendues en priorité par le tribunal. Sauf pour la garde préventive, elles impliquent une audition devant un juge. Devant le tribunal, il convient de démontrer l'existence des éléments justifiant ce type de demande. Cette preuve pourra se faire, entre autres, à l'aide de témoignages ou tous documents pertinents. Ainsi, les proches d'une personne présentant des troubles de santé mentale tout comme les professionnels qui l'entourent ne devraient pas hésiter à envisager ce type de recours. De telles procédures sont parfois essentielles afin d'assurer une prise en charge adéquate de cette personne vulnérable et d'éviter qu'un malheur ne survienne.

1. Santé Canada, *Rapport sur les maladies mentales au Canada*, Ottawa, Canada, 2002.

2. Articles 256 et suivants du *Code civil du Québec*, L.Q. 1991, c. 64.

3. Il s'agit des faits de l'affaire *Institut universitaire en santé mentale de Québec* c. *D.N.*, C.S. Québec, n° 200-05-018965-090, 4 novembre 2009, juge N. Gosselin, EYB 2009-166337. Jugement de 7 pages.

4. L.Q. 1991, c. C-64.

5. L.R.Q., c. C-25.

6. L.R.Q., c. P-38.001.

7. L.R.Q., c. C-12.

8. L.R.Q., c. S-4.2.

9. Articles 6 et 7 L.P.P., article 27 2e alinéa C.c.Q.

10. Article 27 C.c.Q.

11. Articles 6 et 7 de la L.P.P., articles 27 et 28 C.c.Q.

12. Article 9 de la L.P.P., articles 28, 29 et 30 C.c.Q.

13. Article 28 C.c.Q.

14. Article 12 de la L.P.P., article 30.1 C.p.c.

15. Articles 11 et 12 C.c.Q.

16. Article 11 C.c.Q.

17. Article 118.1 L.S.S.S.S. Voir: *Centre de santé et de services sociaux Pierre-Boucher* c. *J.T.*, 2008 QCCS 3867 (CanLII).

18. *Manoir de la Pointe Bleue (1978) Inc.* c. *Corbeil*, [1992] R.J.Q. 712, 720 (C.S.).

19. Jean PINEAU, Danielle BURMAN, Serge GAUDET, *Théorie des obligations*, 3e éd., Éditions Thémis, Montréal, 1996, p. 80, n° 108.

20. Pour une illustration, voir: *J.M.W.* c. *S.C.W.*, 1996 QCCA 6132 (CanLII).

21. Articles 1 et 4 C.c.Q.

22. Voir notamment ces décisions récentes de la Cour d'appel: *G. (G.)* c. *CSSS Richelieu-Yamaska*, EYB 2009-167127 (C.A.) et *Centre de santé et de services sociaux Pierre-Boucher* c. *G. (A.)*, EYB 2009-167257 (C.A.).

23. Ces critères sont parfois désignés dans le réseau de la santé et des services sociaux comme étant les « critères de la Nouvelle-Écosse » puisque la Nouvelle-Écosse a adopté ce test dans l'Hospital Act, (1989) R.S.N.S., c. 208, art. 52 (2).

Ces critères ont été incorporés à notre droit par la décision de la Cour d'appel dans l'affaire *Institut Philippe-Pinel de Montréal* c. *G.(A.)*, [1994] R.J.Q. 2523 (C.A.) (J. Delisle).

La Cour considère ce test comme complet pour apprécier l'aptitude d'une personne, au même titre que le test élaboré par l'Association des psychiatres du Canada, qui est toutefois formulé différemment:

1. Le patient réalise-t-il que le psychiatre l'examine pour déterminer sa capacité et comprend-il le sens de ce terme ?

2. Le patient comprend-il la nature de la maladie pour laquelle on lui propose le traitement en question ?

3. Le patient comprend-il la nature et le but du traitement ?

4. Le patient saisit-il les risques et les avantages du traitement s'il le subit ?

5. Le patient saisit-il les risques et les avantages du traitement s'il ne le subit pas ?

J. ARBOLEDA-FLOREZ, « Le consentement en psychiatrie: la position de l'Association des psychiatres du Canada », (1988), 36 *Revue canadienne de psychiatrie* 319, à la p. 321.

24. *Institut Philippe-Pinel de Montréal* c. *G.(A.)*, précitée, note 30, p. 2533.

25. Robert P. KOURI et Suzanne PHILIPS-NOOTENS, *Le corps humain, l'inviolabilité de la personne et le consentement aux soins, Le regard du législateur et des tribunaux civils*, Les Éditions Revue de Droit de l'Université de Sherbrooke, Sherbrooke, 1999, pp. 218 et 219.

26. Articles12, 15 et 16 C.c.Q.

27. Articles 16 et 18 C.c.Q.; article 774 et suivants C.p.c.

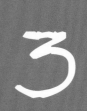

Le **stress**, les **facteurs** psychologiques et la **santé**

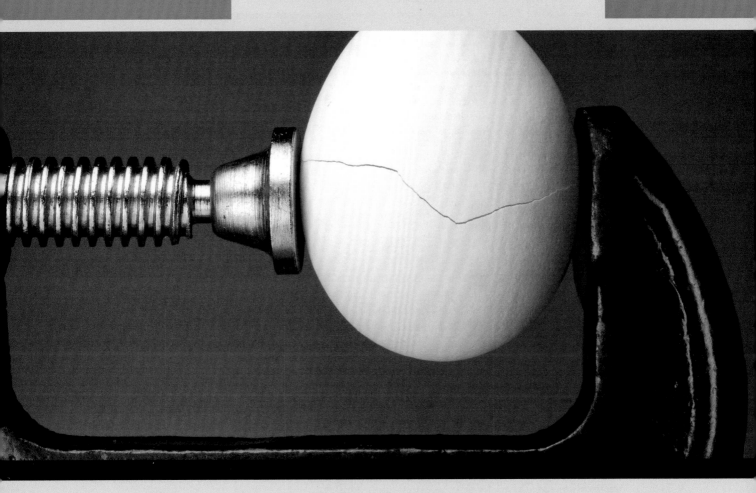

S O M M A I R E

C'est par téléviseur ou écran d'ordinateur interposé que la plupart d'entre nous ont vécu les attentats terroristes du 11 septembre 2001. Les New-Yorkais, eux, les ont directement subis. Des milliers d'entre eux ont même risqué leur vie pour sauver des inconnus. Policière à New York, Terri Tobin nous raconte ces heures terribles.

moi

Sauvez-vous ! La tour est en train de s'écrouler !

J'ai vu des gens courir devant moi. Ils criaient : « Sauvez-vous ! La tour est en train de s'écrouler ! » J'ai levé les yeux vers le ciel et je l'ai vue. Je me suis dit : « Je n'arriverai jamais à courir assez vite pour me sauver ! Peut-être que je pourrais retourner à ma voiture et sauter sur le siège arrière. » Mais avant que j'aie pu faire un geste, je me suis sentie soulevée de terre et j'ai été projetée vers l'extérieur par le souffle de l'explosion. Je suis passée par-dessus des blocs de ciment et j'ai atterri de l'autre côté de la rue, face contre la pelouse du Financial Center. Et tout de suite, des débris qui provenaient d'un énorme nuage noir se sont mis à tomber sur moi.

Ensuite, j'ai senti un choc, mais surtout, j'ai entendu un grand bruit. Je l'ai encore dans l'oreille ; j'ai reçu un coup sur la tête et mon casque a éclaté sous l'impact. Il est tombé par terre en deux morceaux. Du sang coulait sur ma nuque. Quand j'ai enfin réussi à bouger, j'ai senti du bout des doigts un morceau de ciment de 7 à 10 cm qui sortait de ma tête. Il était fiché dans mon crâne.

Après, tout est devenu noir. J'ai cru que je m'étais évanouie, puis je me suis dit que je ne serais certainement pas en train de me dire que je m'étais évanouie si j'avais vraiment perdu connaissance... J'avais beaucoup de mal à respirer. Tout ce que j'entendais, c'étaient des gens qui criaient. Toutes sortes de cris ! J'ai pensé que c'était la fin, que nous allions tous mourir là, dans la rue.

Source : Hagen et Carouba (2002).

VÉRITÉ OU FICTION

V☐ F☐ Si vous avez du mal à vous concentrer sur vos travaux scolaires à cause d'une peine d'amour, il est possible que vous souffriez d'un trouble psychologique. (p. 88)

V☐ F☐ En ce moment même, votre corps lutte contre les corps étrangers qui cherchent à l'envahir. (p. 90)

V☐ F☐ Paradoxalement, le stress peut accroître la résistance aux virus. (p. 91)

V☐ F☐ Après une expérience traumatisante, il est généralement salutaire d'écrire sur cet événement pour retrouver la santé émotionnelle et physique. (p. 91)

V☐ F☐ Toutes choses étant égales par ailleurs, les femmes enceintes optimistes donnent généralement naissance à des bébés plus gros. (p. 97)

V☐ F☐ Pour résorber une migraine, il suffit parfois de faire augmenter la température dans l'un de ses doigts. (p. 102)

V☐ F☐ Il est prouvé que la psychothérapie peut améliorer le taux de survie des personnes atteintes d'un cancer. (p. 106)

Stress Réponse de l'organisme à une pression physique ou psychologique ; contrainte portée sur un organisme ; décrit en 1930, par H. Selye, comme « syndrome général d'adaptation ».

Le **stress** peut avoir des conséquences graves, et parfois durables, sur notre santé. C'est particulièrement le cas des stress traumatiques, par exemple celui de la fusillade du 13 septembre 2006 pour les étudiants du Collège Dawson de Montréal. Le 11 septembre 2001, les attentats du World Trade Center ont également infligé aux victimes un stress traumatique majeur aux conséquences physiques et psychologiques considérables. Bien qu'elle soit tout à fait naturelle, la réaction de stress peut perturber la santé psychologique et physique à long terme. Les attentats terroristes constituent certes des circonstances bien particulières. Néanmoins, tous les facteurs de stress provoquent des perturbations psychologiques et physiques. Nous les étudierons dans ce chapitre. Le chapitre suivant portera plus spécifiquement sur les troubles psychologiques qui peuvent être causés par un stress traumatique.

L'effet des stress psychologiques peut s'analyser à la lumière d'un débat très ancien, celui du rapport entre le corps et l'esprit. Les scientifiques actuels reconnaissent les liens qui les unissent, répudiant ainsi toute conception dualiste corps/esprit. Le fonctionnement psychologique est en partie déterminé par le fonctionnement physique et, à l'inverse, contribue à le déterminer. Au 12e siècle, des médecins-philosophes tels que Maïmonide ou Averroès l'affirmaient déjà (Jones, 2006 ; Ryffa *et al.*, 2006). Les psychologues qui étudient les corrélations entre les facteurs psychologiques et la santé physique s'appellent **psychologues de la santé**.

L'étude des rapports entre le corps et l'esprit consiste notamment à examiner le rôle du stress dans le fonctionnement mental et corporel. Dans l'univers physique, un stress est une pression ou une force exercée sur un corps. Par exemple, des roches qui tombent sur le sol à l'occasion d'un éboulement infligent un stress au point d'impact et forment des creux et des cratères. C'est au physiologiste montréalais Hans Selye qu'on doit l'application du concept de stress à l'univers psychologique ; dans ce contexte, le terme désigne une contrainte qui s'exerce sur un organisme vivant et l'oblige à s'y adapter ou à s'y ajuster (Galinowski et Lôo, 2003). Un **stresseur** est une source de stress. Les stresseurs (ou les stress) peuvent être des facteurs psychologiques (évaluations scolaires ; problèmes de relations sociales ; épreuves telles que le décès d'un être cher, le divorce ou la perte d'un emploi), des contrariétés quotidiennes (embouteillages) ou des facteurs relevant de l'environnement physique (températures extrêmes ; bruit ; etc.). Il convient de ne pas confondre stress et détresse, celle-ci désignant un état de souffrance, de douleur physique ou psychique. Le stress est sain dans une certaine mesure, car il nous aide à rester actifs et alertes. Mais s'il est trop intense ou qu'il dure trop longtemps, il risque de dépasser nos capacités d'ajustement et de déboucher sur un état de détresse émotionnelle, par exemple l'anxiété ou la dépression, ou sur des perturbations physiques telles que la fatigue ou la migraine (Lôo et Falinowski, 2003). En 2007, au Québec seulement, les assureurs privés ont déboursé 590 millions de dollars en indemnisations pour détresse psychologique, dépression ou anxiété (Dubé, 2010).

Le stress intervient dans de nombreux problèmes physiques ou psychologiques. Nous allons tout d'abord étudier une catégorie particulière de perturbations psychologiques : les troubles de l'adaptation, qui naissent d'une réaction inadéquate au stress. Nous examinerons ensuite le rôle du stress et d'autres facteurs psychologiques et socioculturels dans différents troubles physiques.

Psychologue de la santé Psychologue ayant en général une orientation biopsychosociale dont les fonctions sont multiples. Il peut par exemple étudier le rôle des facteurs psychologiques au cours d'une maladie physique, favoriser l'adaptation au stress, mener des actions de prévention, etc.

Stresseur Événement qui déclenche la réaction de stress.

3.1 **LES TROUBLES DE L'ADAPTATION**

Notre étude portera tout d'abord sur les troubles de l'adaptation, qui comptent parmi les perturbations psychologiques les moins graves. Les classifications diagnostiques internationales définissent les troubles de l'adaptation comme une réaction inadaptée caractérisée par une altération significative du fonctionnement dans la sphère sociale, professionnelle ou scolaire, ou par une détresse émotionnelle très supérieure à celle que l'on observe généralement devant le stresseur considéré. Les estimations de la prévalence du trouble dans la population varient considérablement selon la source. On constate toutefois une prévalence relativement forte chez les sujets non hospitalisés qui consultent pour des problèmes mentaux. Entre 5 et 20 % des sujets bénéficiant de soins externes dans un service de santé mentale présenteraient ainsi un **trouble de l'adaptation** (APA, 2003).

Si vous venez de subir une rupture relationnelle (stresseur) et que vous échouez à vos examens par manque de concentration dans votre travail scolaire, il se peut que vous présentiez un trouble de l'adaptation. Une personne qui sombre dans le pessimisme à cause de son divorce ou un adolescent qui délaisse ses cours, couvre les murs de son école de graffitis obscènes ou présente d'autres comportements typiques des troubles des conduites pourrait également faire l'objet d'un diagnostic similaire. On distingue plusieurs sous-types de troubles de l'adaptation, selon les réactions inadéquates constatées (voir tableau 3.1).

Le concept de « trouble de l'adaptation » en tant que trouble mental met en lumière certaines des difficultés qu'on éprouve lorsqu'on cherche à définir la normalité, en l'opposant à l'anormalité. Toute épreuve de la vie peut susciter un sentiment de malaise. Une crise dans le monde des affaires, un crime dont nous sommes la victime, une épidémie ou une catastrophe naturelle touchant toute une région induit – et c'est compréhensible – déprime et anxiété. Il pourrait en fait s'avérer bien plus inquiétant de ne pas réagir d'une manière « inadaptée » à de telles circonstances, au moins temporairement. Toutefois, si notre réaction émotionnelle excède la réponse généralement attendue, ou que notre capacité de fonctionner s'en trouve

Trouble de l'adaptation Réaction inadaptée à un stresseur identifié, caractérisée par un fonctionnement altéré ou une détresse émotionnelle qui dépasse la réponse attendue.

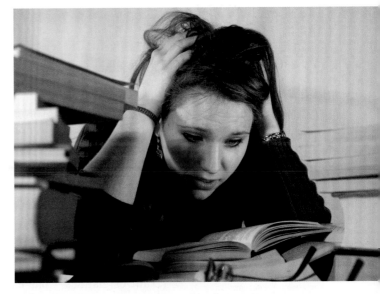

▲ *Difficultés de concentration ou trouble de l'adaptation ?* Le trouble de l'adaptation se manifeste par une réaction inadéquate à un stresseur. Il peut induire une altération du fonctionnement scolaire ou professionnel, par exemple des difficultés de concentration dans les études.

T A B L E A U **3.1** | Les sous-types des troubles de l'adaptation

Trouble	Caractéristiques principales
Trouble de l'adaptation avec humeur dépressive	Tristesse, pleurs, sentiments de détresse, ruminations, nervosité, trac (ou chez l'enfant, craintes liées
Trouble de l'adaptation avec anxiété	à la séparation d'avec une ou plusieurs figures d'attachement primaires)
Trouble de l'adaptation avec à la fois anxiété et humeur dépressive	Combinaison d'anxiété et de dépression
Trouble de l'adaptation avec perturbation des conduites	Infractions aux droits d'autrui ou attaques des normes sociales correspondant à l'âge de l'individu; comportements tels que le vandalisme, la délinquance, les bagarres, la conduite automobile imprudente (chauffard), le manquement aux obligations légales (p. ex., l'arrêt du versement d'une pension alimentaire)
Trouble de l'adaptation avec perturbation des émotions et des conduites	Détresse émotionnelle (p. ex., la dépression ou l'anxiété) avec perturbation des conduites (voir ci-dessus)
Trouble de l'adaptation non spécifié	Catégorie résiduelle applicable aux cas non classifiables dans l'un ou l'autre des autres sous-types

Source: APA (2003), p. 784.

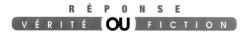

R É P O N S E
VÉRITÉ **OU** FICTION

Si vous avez du mal à vous concentrer sur vos travaux scolaires à cause d'une peine d'amour, il est possible que vous souffriez d'un trouble psychologique. V

Le trouble psychologique dont vous souffrez est possiblement ce qu'on qualifie de trouble de l'adaptation.

altérée (par exemple par la mise en place d'un évitement des interactions sociales, des difficultés à sortir du lit ou l'incapacité à s'acquitter de son travail scolaire), un diagnostic de trouble de l'adaptation peut être envisagé. Si vous avez du mal à vous concentrer sur votre travail scolaire après une rupture amoureuse et que vous échouez à vos examens, il se peut que vous présentiez un trouble de l'adaptation.

Pour que ce diagnostic se justifie, il faut que la réaction au stress ne corresponde pas aux critères diagnostiques d'autres syndromes cliniques, par exemple les troubles anxieux ou les troubles de l'humeur (voir chapitres 4 et 5). La réaction inadaptée doit par ailleurs se résorber si le stresseur est évacué ou si la personne touchée apprend à y faire face. Quand la réaction inadaptée dure plus de six mois après la disparition du stresseur (ou de ses conséquences), le diagnostic doit être modifié. Même si les systèmes de classification distinguent le trouble de l'adaptation des autres syndromes cliniques, il se révèle parfois difficile de le caractériser par rapport à d'autres troubles, par exemple la dépression (Casey *et al.*, 2006).

3.2 LE STRESS ET LA MALADIE

Les sources psychologiques du stress entravent notre capacité d'ajustement, mais elles peuvent aussi nuire à notre santé. Les consultations chez le médecin peuvent souvent, voire presque toujours, être imputées à des maladies du stress. En effet, depuis les problèmes digestifs jusqu'aux troubles cardiaques, le stress augmente le risque de nombreuses maladies physiques. La psychoneuroendocrinologie étudie les relations entre les facteurs psychologiques, en particulier le stress, et le fonctionnement des systèmes endocrinien, immunitaire et nerveux autonome (Kiecolt-Glaser *et al.*, 2002). Nous allons maintenant dresser un bilan des connaissances dans ce domaine.

Le stress et le système endocrinien

Système endocrinien Ensemble des organes (glandes endocrines) qui possèdent une fonction de sécrétion d'hormones, celles-ci accélérant ou ralentissant le fonctionnement des organes.

Hormone Substance chimique sécrétée par les glandes endocrines en réponse à une stimulation. Elle agit à distance de son site de production en se fixant sur des récepteurs spécifiques. (Les hormones interviennent dans de nombreux processus, dont la reproduction, la différenciation cellulaire, l'homéostasie, ou encore la régulation des rythmes chronobiologiques.)

Le stress a un «effet domino» sur le **système endocrinien**, un système composé de glandes (endocrines) qui sécrètent des **hormones** directement dans le flux sanguin. (D'autres glandes – par exemple les glandes salivaires, qui produisent la salive – libèrent leurs sécrétions dans des canaux: ce sont des glandes exocrines.) Les glandes endocrines sont situées dans différents organes. La figure 3.1 montre les glandes endocrines les plus importantes.

Plusieurs glandes endocrines interviennent dans la réaction corporelle de stress. D'abord, l'hypothalamus (une petite structure située dans le cerveau) libère une hormone qui intensifie la production d'hormone adénocorticotrophique (ACTH) dans les glandes pituitaires voisines. L'ACTH stimule alors les glandes surrénales, situées au-dessus des reins ; l'afflux d'ACTH provoque la libération de stéroïdes corticaux (des hormones, par exemple le cortisol et la cortisone) dans le cortex surrénal, qui est la couche externe des glandes surrénales. Les stéroïdes corticaux (ou «corticostéroïdes») assument plusieurs fonctions dans le corps humain. Ils renforcent la résistance au stress, entretiennent le développement musculaire et induisent une libération de sucre par le foie, nous fournissant ainsi le surcroît d'énergie nécessaire pour répondre à un stresseur effrayant (par exemple une menace physique ou une agression) ou à une situation d'urgence. Ils aident aussi le corps à se défendre contre les réactions allergiques et les inflammations.

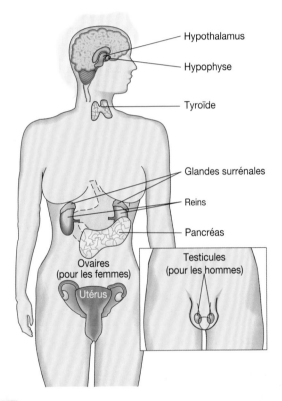

Hypothalamus

Hypophyse

Tyroïde

Glandes surrénales

Reins

Pancréas

Ovaires
(pour les femmes)

Utérus

Testicules
(pour les hommes)

F I G U R E   3.1

Les principales glandes du système endocrinien

Les glandes du système endocrinien libèrent leurs sécrétions – les hormones – directement dans le flux sanguin. Ces hormones agissent uniquement sur des sites récepteurs spécifiques. Plusieurs d'entre elles interviennent dans les réactions de stress et dans de nombreux autres comportements pathologiques.

La branche sympathique du système nerveux autonome (SNA) stimule la libération, par la médullosurrénale (la couche interne des glandes surrénales), d'épinéphrine (adrénaline) et de norépinéphrine (noradrénaline), deux substances chimiques qui fonctionnent comme des hormones quand elles sont sécrétées dans le flux sanguin. La norépinéphrine est produite dans le système nerveux, où elle fait office de neurotransmetteur. Ensemble, épinéphrine et norépinéphrine mobilisent le corps pour affronter le stresseur en accélérant le rythme cardiaque et en stimulant la libération de glucose stocké (sucre) par le foie, ce qui entraîne une production supplémentaire d'énergie, grâce à laquelle on peut se défendre et se protéger dans ce contexte menaçant.

Les hormones du stress produites par les glandes surrénales aident le corps à se préparer pour affronter une menace ou un stresseur imminent. Une fois le stresseur disparu, le corps retourne à son état normal. Tous ces processus sont normaux et adaptatifs. En cas de stress constant ou récurrent, par contre, le corps sécrète des hormones de stress en permanence ou en excès et sollicite exagérément plusieurs autres systèmes. À la longue, cette surcharge risque d'induire une déplétion excessive des ressources corporelles et une détérioration de l'état de santé (Gabb *et al.*, 2006; Kemeny, 2003). Le stress chronique ou répétitif peut endommager de nombreux systèmes corporels, y compris le système cardiovasculaire (cœur et artères) ou immunitaire.

RÉPONSE
VÉRITÉ OU FICTION

En ce moment même, votre corps lutte contre les corps étrangers qui cherchent à l'envahir. **V**

Votre système immunitaire est constamment sur ses gardes, dépistant les microbes intrus et dépêchant les globules blancs pour détecter les organismes infectieux et les éliminer.

Le stress et le système immunitaire

Comme les systèmes du corps humain entretiennent entre eux des interactions très complexes et que les connaissances scientifiques progressent extrêmement vite, nous croyons généralement devoir nous en remettre à des spécialistes médicaux hautement qualifiés pour affronter la maladie. En réalité, notre système immunitaire nous permet d'affronter la plupart des maladies sans aide extérieure.

Ce «système de défense» du corps dispose d'un véritable arsenal contre les maladies (Jiang et Chess, 2006). Le corps s'active constamment à détecter les microbes intrus et à les détruire. En ce moment même, votre corps mène de front plusieurs missions de ce type! Dans cette guerre microscopique, des millions de globules blancs (les leucocytes) constituent les «troupes d'infanterie» du système immunitaire. Ils enveloppent les agents pathogènes, par exemple les bactéries, les virus, les mycoses, les cellules corporelles mortes et celles qui sont devenues cancéreuses, et les détruisent de manière systématique.

Les leucocytes reconnaissent les pathogènes étrangers aux antigènes (littéralement «*gén*érateurs d'*anti*corps») qu'ils portent sur leur surface. Certains leucocytes produisent des anticorps, des protéines spécialisées qui se fixent sur les antigènes et les marquent pour qu'ils soient ensuite éliminés par des lymphocytes tueurs spécialisés agissant tels des commandos de détection et de destruction. (Les lymphocytes sont des types particuliers de leucocytes.)

Plutôt que d'être envoyés en mission de marquage des corps étrangers ou de combat contre eux, des lymphocytes mémoires sont tenus à l'écart des opérations à titre de «réservistes». Ils peuvent ainsi rester dans le flux sanguin pendant des années pour réagir rapidement à l'intrus lors d'une invasion ultérieure.

Le stress occasionnel ne représente pas un danger pour la santé. Par contre, le stress chronique ou répétitif risque de fragiliser le système immunitaire (Dantzer, 1989). Il augmente alors notre vulnérabilité à de nombreuses maladies, y compris le rhume ordinaire et la grippe, et peut même alourdir le risque de certaines maladies chroniques, par exemple le cancer.

Les stresseurs psychologiques peuvent entraver les réponses du système immunitaire, surtout s'ils sont intenses ou prolongés (Segerstrom et Miller, 2004). Bien que leurs effets soient plus limités que ceux des stress chroniques ou prolongés, même les épisodes de stress relativement brefs – par exemple les examens de fin de sessions – peuvent fragiliser le système immunitaire. Différents événements de la vie sont par ailleurs susceptibles d'affaiblir le système immunitaire et de nous rendre plus vulnérables aux maladies: conflits conjugaux, divorce, chômage de longue durée, etc. (Thurin et Baumann, 2003).

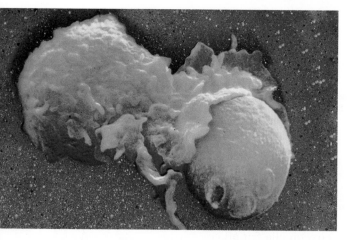

▲ **«La guerre interne».** Sur cette photo, des globules blancs (leucocytes) attaquent et enrobent un pathogène. Les leucocytes forment l'essentiel du système immunitaire de défense contre les bactéries, les virus et les autres organismes étrangers.

Tout stress traumatique – tempête, inondation ou autre catastrophe naturelle ou technologique, attaque terroriste ou autre forme de violence – peut également altérer le fonctionnement immunitaire (Solomon *et al.*, 1997).

Les scientifiques ont récemment découvert que le stress chronique, entre autres processus délétères, endommage le système immunitaire en augmentant le taux d'interleukine-6 (Kiecolt-Glaser *et al.*, 2003). À terme, un niveau élevé de cette substance chimique dans le corps favorise les réactions inflammatoires, lesquelles contribuent au développement de nombreux problèmes, par exemple les troubles cardiovasculaires, le cancer et l'arthrite rhumatoïde.

Le soutien social constitue un atténuateur efficace des effets nocifs du stress sur le système immunitaire. Ainsi, deux études révèlent que les étudiants en médecine ou en odontologie qui ont beaucoup d'amis affichent un meilleur fonctionnement immunitaire que ceux qui en ont peu (Jemmott *et al.*, 1983 ; Kiecolt-Glaser *et al.*, 1984). Une étude désormais classique montre que les étudiants solitaires souffrent d'une plus grande suppression des réponses immunitaires que leurs camarades bénéficiant d'un bon soutien social (Glaser *et al.*, 1985).

Le stress accroît le risque d'attraper le rhume. Soumis à un niveau élevé de stress quotidien, par exemple des pressions professionnelles, les sujets d'une autre étude présentaient un faible taux sanguin d'anticorps combattant les virus du rhume (Stone *et al.*, 1994). Une étude plus récente menée par le même groupe de recherche révèle que, après injection volontaire du virus du rhume, les personnes très sociables résistent mieux au virus que celles qui le sont moins (Cohen *et al.*, 2003). Ces résultats indiquent le rôle que la socialisation et le soutien social peuvent jouer dans l'atténuation des effets du stress.

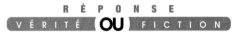

Paradoxalement, le stress peut accroître la résistance aux virus. F

Le stress augmente le risque de développer un rhume.

Soulignons toutefois que la plupart des recherches en psychoneuro-immunologie reposent sur l'étude de corrélations ; les chercheurs examinent le fonctionnement immunologique par rapport à différents indices du stress, mais ne manipulent pas directement (ils ne le souhaitent d'ailleurs pas !) les facteurs du stress pour observer leurs effets sur le système immunitaire ou sur la santé globale des sujets. Si la recherche corrélationnelle nous aide à mieux comprendre la relation entre les variables et peut révéler des facteurs causaux potentiels, elle ne montre pas en elle-même les rapports de causalité.

RÉPONSE **VÉRITÉ OU FICTION**

Après une expérience traumatisante, il est généralement salutaire d'écrire sur cet événement pour retrouver la santé émotionnelle et physique. V

Exprimer verbalement ou par écrit ses sentiments peut aider à atteindre un meilleur bien-être physique et psychologique.

L'expression par l'écriture des émotions issues d'un événement stressant ou traumatique procure des effets positifs sur la santé et sur le bien-être, tant psychologiques que physiques (Frattarolli, 2006). Les résultats des recherches montrent que les sujets participant à un programme d'écriture manifestent moins de symptômes psychologiques et physiques que les sujets du groupe témoin (Low, Stanton et Danoff-Burg, 2006 ; Sloan et Marx, 2004 ; Sloan *et al.*, 2005 ; Smyth et Pennebaker, 2001). De plus, les patients atteints d'un cancer au stade terminal auxquels on demande de s'exprimer par l'écrit sur leur cancer présentent moins de troubles du sommeil que les patients du groupe témoin invités à écrire sur des thèmes neutres (de Moor *et al.*, 2003).

Comment l'écriture peut-elle produire de tels effets bénéfiques ? Il est possible que le fait de ne pas exprimer ses pensées et ses sentiments relativement à des événements traumatiques alourdisse le fardeau qui pèse sur le système nerveux autonome, ce qui pourrait fragiliser le système immunitaire et, par conséquent, augmenter le risque de troubles liés au stress. Mais restons prudents ! Avant de formuler quelque conclusion que ce soit quant aux effets de l'écriture ou d'autres interventions psychologiques sur le fonctionnement du système immunitaire, des recherches complémentaires s'imposent (Miller et Cohen, 2001).

Le syndrome général d'adaptation

En 1930, dans le cadre de ses recherches sur le stress, Hans Selye appelle **syndrome général d'adaptation** (SGA) un ensemble organisé de réponses biologiques au stress prolongé ou excessif. Selye souligne alors que le corps humain répond de façon similaire à de nombreux types de stresseurs déplaisants : invasion d'organismes infectieux microscopiques, divorce, conséquences d'une inondation, etc. Selon le modèle du SGA, notre corps réagit au stress comme un système d'alarme qui continuerait de sonner tant que son niveau d'énergie ne serait pas tombé dangereusement bas.

Syndrome général d'adaptation
D'après Selye, réponse en trois phases du corps à des états de stress prolongés et intenses : réaction d'alarme, résistance et épuisement.

Réaction d'alarme Première phase du SGA ; caractérisée par une élévation de l'activité du système sympathique.

Résistance Deuxième phase du SGA ; caractérisée par une utilisation d'importantes réserves d'énergie.

Épuisement Troisième phase du SGA ; caractérisée par une détérioration à long terme des organes internes et un affaiblissement du système immunitaire.

Réaction de lutte ou de fuite Terme introduit par W. Cannon (1915) pour décrire la réaction de combat ou de fuite d'un animal devant une menace (tendance innée).

Le SGA compte trois étapes : la **réaction d'alarme**, la **résistance**, l'**épuisement**. La perception immédiate d'un stresseur (par exemple une voiture qui fonce vers la vôtre sur une autoroute) déclenche une réaction d'alarme qui mobilise le corps afin qu'il se prépare à s'adapter. Cette réaction d'alarme constitue ainsi notre première ligne de défense contre le stresseur menaçant. Le corps réagit par une réponse complexe et intégrée faisant intervenir à la fois le système nerveux et le système endocrinien (Ellis, Jackson et Boyce, 2006).

Walter Cannon (1929), physiologiste de l'Université Harvard, qualifie la réaction d'alarme de **réaction de lutte ou de fuite**. Nous avons décrit la réaction du système endocrinien au stress. Dans la réaction d'alarme, les glandes surrénales, contrôlées par les glandes pituitaires du cerveau, mobilisent les stéroïdes corticaux et les hormones du stress pour enclencher les défenses corporelles (voir encadré 3.1).

La réaction de lutte ou de fuite aidait probablement nos lointains ancêtres à affronter les nombreux périls qui les menaçaient. Elle pouvait être provoquée alors par l'apparition d'un prédateur ou par un son inquiétant dans les sous-bois. Mais nos ancêtres n'étaient probablement guère exposés aux activations prolongées de la réaction d'alarme ; une fois le danger immédiat disparu, leur corps revenait à un niveau plus faible d'activation. Au total, la réaction d'alarme, si elle était suffisamment sensible, augmentait leurs probabilités de survie. Aujourd'hui, nous sommes constamment « bombardés » de stresseurs en tous genres : embouteillages matinaux ; conciliation emploi/études ; passage incessant d'un travail à un autre. Par conséquent, notre système d'alarme est presque toujours activé, ce qui pourrait augmenter le risque de troubles liés au stress.

E N C A D R É   3.1 —— Les changements corporels induits par la réaction d'alarme en cas de stress

- Libération des corticostéroïdes
- Libération de l'épinéphrine et de la norépinéphrine
- Élévation des fréquences cardiaque et respiratoire et de la pression artérielle
- Tension musculaire
- Afflux sanguin des organes internes vers les muscles squelettiques
- Inhibition de la digestion
- Libération du sucre par le foie
- Accroissement de la capacité de coagulation sanguine

> Le stress active la réaction d'alarme, qui se définit par la sécrétion des corticostéroïdes et des catécholamines, la stimulation de la branche sympathique du système nerveux autonome, la sécrétion d'hormones du stress et l'accroissement de l'activité dans la branche sympathique du système nerveux autonome.

Si le stresseur persiste, nous passons ensuite à la phase de résistance, ou phase d'adaptation du SGA. Les systèmes endocrinien et sympathique continuent de réagir vivement (par exemple par la libération des hormones du stress), mais moins intensément que pendant la réaction d'alarme. Dans la phase de résistance, le corps tente de retrouver l'énergie perdue et de réparer les dommages subis. Toutefois, si le stresseur persiste ou qu'un autre stresseur entre en jeu, nous pouvons ensuite passer à la phase d'épuisement. Bien que la capacité de résistance au stress soit propre à chacun, tout le monde est susceptible d'épuiser ses ressources corporelles un jour ou l'autre. La phase d'épuisement se caractérise par la domination de la branche parasympathique du système nerveux autonome et, par conséquent, par un abaissement du rythme cardiaque et de la fréquence respiratoire. Bénéficions-nous de ce répit ? Pas nécessairement, car si la source de stress persiste, nous glissons vers ce que Selye appelle «trouble de l'adaptation». Nous pouvons alors développer plusieurs types de réponses qui s'échelonnent de la réaction allergique jusqu'à la crise cardiaque – parfois, la mort. La conclusion ? De toute évidence, le stress chronique peut détériorer notre état de santé en nous rendant plus vulnérables à un large éventail de maladies et autres problèmes de santé physique.

Comment les stress persistants peuvent-ils provoquer des problèmes de santé ? La responsabilité en incombe peut-être aux stéroïdes corticaux. S'ils aident le corps à affronter le stress, les stéroïdes corticaux inhibent aussi l'activité du système immunitaire. Quand ils sont libérés occasionnellement, leurs effets sont négligeables. Mais s'ils sont sécrétés en permanence, ils interrompent la production des anticorps et fragilisent ainsi le système immunitaire ; ils augmentent, à terme, la vulnérabilité aux rhumes et aux autres infections.

Le modèle de Selye décrit les étapes de la réponse générale du corps en situation de stress. Cependant, les processus biologiques peuvent répondre de manière plus spécifique à des stresseurs particuliers. Ainsi, l'exposition persistante à un niveau de bruit excessif ne sollicite pas nécessairement les mêmes processus corporels que les autres sources de stress, par exemple la surpopulation, ou, dans le cas du stress psychologique, le divorce ou la séparation.

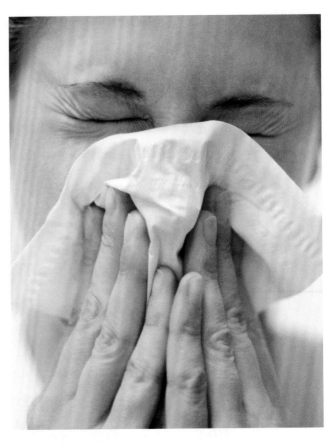

▲ **Stress et rhume.** Attrapez-vous plus souvent le rhume en période de stress ? Des chercheurs ont montré que les personnes soumises à un stress grave sont plus susceptibles de tomber malades après une exposition aux virus du rhume.

POUR APPROFONDIR

LES **INDICATEURS** DU **STRESS** **POSTTRAUMATIQUE**

Tout le monde peut manifester les signes d'une détresse psychologique à la suite d'un trauma. Il serait même anormal de rester impavide devant une crise majeure ou un désastre ! Néanmoins, les réactions de stress qui perdurent plus d'un mois et qui entravent le fonctionnement quotidien doivent faire l'objet d'une attention particulière. Les symptômes suivants constituent autant de signaux d'alarme à surveiller.

- Pensées obsessionnelles ou cauchemars relatifs à l'événement
- Troubles du sommeil ou modifications de l'appétit
- Anxiété et peur, surtout dans les situations rappelant le trauma
- Altération de la mémoire, y compris difficultés à se rappeler certains aspects de l'événement traumatique
- Sentiment de dispersion et incapacité à se concentrer sur le travail ou les activités quotidiennes

- Difficulté à prendre des décisions ; irritabilité ; agitation ; colère ; ressentiment
- Sensation d'engourdissement émotionnel, d'abattement, d'isolement ; impression d'être différent des autres, à l'écart
- Pleurs sans raison apparente, désespoir et sentiment d'impuissance
- Comportement surprotecteur ou inquiétude extrême envers les proches
- Incapacité à faire face à certains aspects du trauma et évitement des activités, des lieux, voire des personnes, rappelant l'événement

Si ces symptômes persistent chez vous ou une personne de votre entourage pendant plus d'un mois, n'hésitez pas à consulter un spécialiste en santé mentale. L'encadré du chapitre 4, p. 140, vous procure certaines pistes à cet égard. Voir aussi les sites suivants : http://www.aide.ulaval.ca/sgc/pid/ 1111 ; http://www.vie-etudiante.uqam.ca/soutienpsychologique/ Pages/accueil.aspx.

Le stress et les événements de la vie

Pour mieux comprendre les liens entre le stress et la maladie, les chercheurs quantifient le stress en fonction des événements de la vie qui le provoquent. Thomas Holmes et Richard Rahe ont ainsi élaboré l'Échelle du stress Holmes-Rahe, qui classe différents événements de la vie selon le niveau de stress qu'ils occasionnent (Holmes et Rahe, 1967). Ces événements constituent des facteurs de stress en ceci qu'ils nous forcent à nous ajuster. Ils peuvent être positifs (par exemple le mariage) ou négatifs (par exemple la mort d'un être cher). Si vous le souhaitez, différents questionnaires vous permettront de dresser le bilan des événements stressants dont vous avez fait l'expérience.

Les recherches montrent que les personnes qui vivent de nombreux événements stressants au cours de leur existence sont plus exposées aux problèmes de santé psychologique et physique (Dohrenwend, 2006).

Une fois encore, on doit se montrer extrêmement prudent dans l'interprétation de ces résultats, car ces recherches relèvent des rapports corrélationnels, et non expérimentaux. Corrélation et causalité ne sont pas synonymes! En d'autres termes, les chercheurs n'astreignent pas leurs sujets à des conditions de stress (faible ou élevé) comparables aux événements de la vie dans l'espoir d'observer leurs effets sur la santé à plus ou moins long terme – ils ne le souhaitent d'ailleurs pas! Les données dont on dispose se fondent uniquement sur des observations de relations entre des événements de la vie, d'une part, et des problèmes de santé physique, d'autre part. De telles relations restent sujettes à d'autres interprétations. Il se pourrait par exemple que les symptômes physiques constituent en eux-mêmes des facteurs de stress; la maladie physique peut causer des perturbations du sommeil, des difficultés financières et autres contrariétés. Par conséquent, dans certains cas du moins, la relation causale doit être inversée, car ce sont les problèmes de santé qui induisent certains événements de la vie. Il est impossible, à l'heure actuelle, d'énoncer toutes les relations possibles de cause à effet. On peut toutefois penser que les événements positifs s'avèrent généralement moins perturbateurs que les événements négatifs. Ainsi, le mariage serait probablement moins stressant que le divorce ou la séparation – mais ce n'est pas nécessairement le cas pour tout le monde.

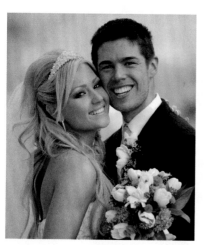 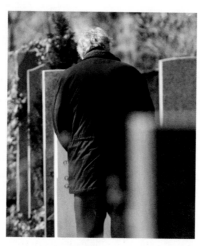

▲ **Pour le meilleur et pour le pire...** Les événements de la vie tels que le mariage ou la mort d'un proche constituent des sources de stress qui exigent un ajustement. La mort du conjoint représente généralement l'un des événements les plus stressants qui soient.

LES FACTEURS PSYCHOLOGIQUES QUI ATTÉNUENT LE STRESS

Le stress fait partie de la vie! Toutefois, la manière dont nous l'abordons détermine, au moins en partie, notre capacité à y faire face. Chacun réagit au stress d'une manière qui lui est propre et qui dépend de différents facteurs psychologiques, par exemple la signification qu'il donne aux stresseurs. Un événement de la vie majeur (une grossesse, par exemple) peut être un stresseur positif ou négatif, selon que le couple souhaite ou non avoir un enfant, et selon qu'il est plus ou moins prêt à s'occuper du bébé. Ainsi, le stress de la grossesse se trouve atténué par la valeur que le couple attribue à l'enfant et par son sentiment de compétence parentale (autoefficacité), soit la confiance qu'il éprouve envers sa propre aptitude à élever un enfant. Comme nous le verrons plus loin, d'autres facteurs psychologiques peuvent atténuer les effets d'un stress, par exemple le mode d'ajustement (*coping*); le regard que la personne pose sur ses propres capacités (autoefficacité); la résistance psychologique; l'optimisme; le soutien social; etc.

Les modes d'ajustement (*coping*)

En général, comment abordez-vous les problèmes sérieux? Avez-vous tendance à faire comme s'ils n'existaient pas, à les balayer du revers de la main en vous exclamant, comme le personnage de Scarlett O'Hara dans *Autant en emporte le vent*: «J'y penserai demain!» Avez-vous plutôt tendance à les prendre à bras-le-corps, à les affronter?

Faire comme si le problème n'existait pas constitue une forme de déni, un **ajustement axé sur l'émotion** (Lazarus et Folkman, 1984). Les modes d'ajustement axés sur l'émotion permettent d'atténuer immédiatement l'effet du stresseur, par exemple en nous amenant à nier son existence ou à esquiver la situation pénible. S'il ne fait pas disparaître le stresseur (une maladie, par exemple), ce mode d'ajustement aide néanmoins à développer des moyens plus efficaces de le gérer. À l'inverse, l'**ajustement axé sur le problème** consiste à analyser le stresseur, puis à mettre en œuvre des interventions pour l'atténuer ou pour adapter sa propre réaction afin de rendre le stresseur moins pénible. Ces deux grandes catégories de modes d'ajustement – axés sur l'émotion ou axés sur le problème – peuvent notamment s'appliquer aux différentes manières de réagir à une maladie.

Le déni de la maladie peut prendre plusieurs formes. Par exemple:

1. Sous-estimer la gravité de la maladie.

2. Minimiser la détresse émotionnelle qu'elle cause.

3. Attribuer les symptômes à d'autres causes (par exemple se convaincre du fait que la présence de sang dans les selles s'explique simplement par une lésion localisée sans gravité).

4. Ignorer des informations importantes, mais terrifiantes, relatives à la maladie.

Le déni peut être dangereux pour la santé, surtout s'il mène à ne pas respecter, ou pas totalement, les traitements médicaux conseillés. Un tel évitement constitue également un mode d'ajustement axé sur l'émotion. Comme le déni, il peut amener les malades à négliger leur traitement médical, provoquant ainsi une aggravation de leur état. Certaines recherches établissent clairement les conséquences négatives de l'ajustement d'évitement. Par exemple, une étude montre que les personnes qui ont tendance à opter pour des comportements d'évitement face à leur cancer (ne pas y penser; ne pas en parler) subissent sur un an une progression de leur maladie plus forte que les personnes ayant affronté directement cette épreuve (Epping-Jordan, Compas et Howell, 1994). D'autres chercheurs relèvent chez des anciens combattants une association entre l'ajustement évitant et le développement de la dépression ou du stress posttraumatique (Holahan *et al.*, 2005; Stein *et al.*, 2005).

La «pensée magique» fait également partie des modes d'ajustement axés sur l'émotion et elle est associée, elle aussi, à un ajustement déficient aux maladies graves. Les ruminations sur les événements formidables qui auraient pu se passer si la maladie ne s'était pas déclenchée ou n'avait pas tant duré sont un exemple de pensée magique. Ces constructions imaginaires dépeignant la concrétisation de souhaits ne fournissent au patient aucun moyen de faire face aux difficultés de la vie, hormis la fuite dans le rêve.

Aborde-t-on toujours plus efficacement les épreuves de la vie (par exemple une maladie) quand on en connaît tous les tenants et aboutissants? Pas nécessairement. La quantité d'information fournie au patient doit correspondre à son mode d'ajustement, faute de quoi elle risque de compromettre son rétablissement. Une étude portant sur des sujets cardiaques qui réagissent par l'évitement (le déni) montre que les complications médicales sont plus nombreuses quand on les informe en détail sur leur état, au lieu de leur en indiquer seulement les grandes lignes (Shaw *et al.*, 1985). Dans certains cas, il s'avère plus facile de gérer le stress, au moins à court terme, en se focalisant sur un nombre restreint d'informations.

L'ajustement axé sur le problème met en œuvre des stratégies qui visent la source de stress elle-même. Par exemple, le patient s'informera sur la maladie par des recherches personnelles ou auprès de professionnels de la santé. Cette collecte

Ajustement axé sur l'émotion
Stratégie d'adaptation qui tente de réguler la réponse émotionnelle provoquée par l'événement menaçant (stresseur).

Ajustement axé sur le problème
Stratégie d'adaptation orientée vers l'action, qui cherche à modifier la relation à la situation; gestion cognitive adaptée à des situations contrôlables.

d'information peut l'aider à rester plus optimiste en lui donnant la certitude qu'elle participera à une évolution positive de son état.

Le sentiment d'autoefficacité

Le sentiment d'autoefficacité correspond à l'évaluation que nous faisons de notre capacité à affronter les défis qui se présentent à nous, à les relever, à nous comporter de manière adéquate par rapport à la situation, et à induire des changements positifs dans nos vies (Bandura, 2002). En cas de stress, par exemple celui qu'occasionne une maladie, la confiance en soi, en sa propre efficacité pour l'aborder, peut donner des outils supplémentaires pour y faire face. Ainsi, un examen suscite plus ou moins de stress selon que l'on se sent capable, ou pas, de le réussir.

Dans une étude désormais classique, le psychologue Albert Bandura et ses collègues constatent que les femmes arachnophobes sécrètent une quantité importante d'hormones du stress (épinéphrine et norépinéphrine) quand elles affrontent directement leur phobie, par exemple en laissant une araignée grimper sur elles (Bandura *et al.*, 1985). Mais plus leur sentiment d'autoefficacité (leur certitude de pouvoir faire face à cette épreuve) est élevé, plus le niveau de ces hormones du stress baisse. L'épinéphrine et la norépinéphrine suscitent des réactions de trac, de nervosité. Le sentiment d'autoefficacité semblant associé à une sécrétion plus faible de ces hormones du stress, il induirait une plus grande sérénité (ou une nervosité moindre!) devant les épreuves.

La résistance psychologique

Résistance psychologique
Ensemble de traits de personnalité modérateurs du stress, caractérisés par l'engagement, le défi et le contrôle.

La **résistance psychologique** (force mentale) regroupe un ensemble de traits qui aident à gérer le stress. Ayant étudié des cadres qui résistaient à la maladie en dépit d'un niveau élevé de stress, Suzanne Kobasa (1979) et ses collègues distinguent chez eux trois traits principaux (Kobasa, Maddi et Kahn, 1982, p. 169-170).

1. **L'engagement.** Plutôt que de se sentir aliénés par la situation stressante, les cadres endurants s'y engagent totalement, car ils croient en ce qu'ils font.

2. **Le défi.** Les cadres endurants considèrent le changement comme la normalité; ils le préfèrent à la routine stérile et à la stabilité pour la stabilité.

3. **Le contrôle sur leur vie** (Maddi et Kobasa, 1984). Les cadres résistants psychologiquement s'estiment capables de contrôler les aléas de la vie (récompenses et punitions) et se comportent comme s'ils l'étaient. Selon les termes du théoricien sociocognitiviste Julian Rotter (Rotter, 1966), les personnes résistantes du point de vue psychologique disposent d'un *centre de contrôle interne*.

Sur le plan psychologique, ces personnes résistantes semblent mieux gérer le stress parce qu'elles recourent à des stratégies plus actives de résolution des problèmes. Par rapport aux personnes moins endurantes, elles signalent moins de symptômes physiques et sont moins exposées à la dépression induite par le stress (Ouellette et DiPlacido, 2001; Pengilly et Dowd, 2000). Kobasa ajoute qu'elles maîtrisent mieux le stress parce qu'elles ont le sentiment d'avoir elles-mêmes choisi la situation stressante. Pour elles, ce stresseur ne leur impose pas une pression supplémentaire, mais rend leur vie plus intéressante et plus exaltante. La résistance psychologique repose essentiellement sur le sentiment de contrôle.

L'optimisme

Vaut-il mieux voir le verre à moitié plein ou à moitié vide? Pour la santé physique et psychologique, le verre à moitié plein serait préférable... L'optimisme est associé chez les patients cardiaques à une détresse émotionnelle moins grande, et chez les patients cancéreux, à un meilleur ajustement psychologique et à un niveau de douleur moins élevé.

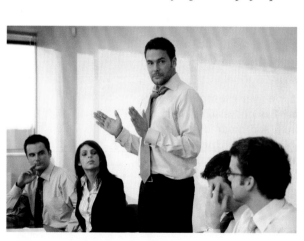

▲ *Affronter le stress.* Les personnes psychologiquement résistantes abordent le stress d'une manière plus efficace parce qu'elles s'attellent activement à résoudre le problème et qu'elles considèrent qu'elles choisissent ces situations très stressantes.

Chez les patients qui souffrent de douleurs, ceux qui se montrent plus pessimistes pendant les accès douloureux déclarent généralement des taux supérieurs de douleur et de détresse (Gil *et al.*, 1990). Ce pessimisme s'exprime par exemple de la manière suivante : «Je ne peux plus rien faire.» «Personne ne se préoccupe de ma souffrance.» «C'est injuste que je doive vivre de cette façon !» Les recherches ne révèlent jusqu'ici que des liens corrélationnels entre optimisme et santé. Il n'est toutefois pas exclu qu'elles arrivent prochainement à déterminer si la réorientation des attitudes (apprendre à voir le verre à moitié plein) pourrait contribuer au maintien ou au rétablissement de la santé.

L'étude de l'optimisme s'inscrit dans un champ plus large de la psychologie : la **psychologie positive**. Pour ses instigateurs, la psychologie doit s'intéresser davantage aux aspects positifs de l'existence humaine, pas seulement aux problèmes tels que les troubles émotionnels, la toxicomanie et la violence (Gable et Haidt, 2005 ; Lyubomirsky, Sheldon et Schkade, 2005 ; Seligman *et al.*, 2005 ; Simoton et Baumeister, 2005 ; Vallea, Huebner et Suldo, 2006). Sans renoncer à étudier les problèmes émotionnels, on aurait effectivement avantage à savoir si les traits positifs (par exemple l'optimisme, l'amour ou l'espoir) peuvent effectivement nous aider à mener des vies plus satisfaisantes et plus épanouissantes et, si oui, dans quelle mesure. La capacité à aider les autres et à accepter d'être aidé (le soutien social) constitue également un trait positif de l'expérience humaine.

Le soutien social

Le rôle du soutien social en tant qu'atténuateur du stress est relativement bien connu (Wills et Filer Fegan, 2001). Une étude associe par exemple la présence d'un large réseau de contacts sociaux à une meilleure résistance au développement d'une infection après exposition à un virus du rhume (Cohen et Mannarino, 1997). Selon les chercheurs, la diversité des contacts sociaux pourrait protéger le système immunitaire en atténuant le stress.

3.3 LES FACTEURS PSYCHOLOGIQUES ET LES TROUBLES DIVERS

Nous avons vu en début de chapitre que les facteurs psychologiques peuvent influer sur le fonctionnement physique. Nous allons maintenant analyser leur rôle de plus près. On appelle «troubles psychosomatiques» les troubles physiques dans lesquels les facteurs psychologiques jouent un rôle causal ou contributif. Le terme «psychosomatique» provient des racines grecques *psyche* (esprit ou âme) et *soma* (corps). L'asthme et la migraine, par exemple, ont traditionnellement été considérés comme psychosomatiques ; on pensait que les facteurs psychologiques jouaient un rôle important dans leur développement.

Les ulcères, qui touchent 1 personne sur 10 aux États-Unis, ont, eux aussi, longtemps été considérés comme psychosomatiques. Cependant, des études récentes montrent qu'une bactérie, *Helicobacter pylori*, plutôt que le stress ou l'alimentation, est généralement en cause dans le développement des ulcères peptiques, qui se forment sur la paroi de l'estomac ou dans la partie supérieure du petit intestin (Jones, 2006). Ils se constituent quand la bactérie endommage le revêtement protecteur gastrique ou intestinal. Les traitements antibiotiques attaquent directement la bactérie et peuvent ainsi soigner les ulcères. On ne sait toujours pas, par contre, pourquoi certaines personnes touchées par cette bactérie développent des ulcères, et d'autres non. La virulence de cette souche particulière, *Helicobacter pylori*, pourrait favoriser la formation d'ulcères peptiques chez certaines personnes infectées. Le stress pourrait aussi intervenir, mais on manque de preuves scientifiques qui établissent son rôle dans le développement de cette vulnérabilité (Jones, 2006).

La médecine psychosomatique étudie les liens entre le corps et l'esprit du point de vue de la santé. Aujourd'hui, les recherches montrent l'importance des facteurs psychologiques dans une gamme de problèmes physiques bien plus large que celle des troubles traditionnellement considérés comme psychosomatiques. Cette section

RÉPONSE
VÉRITÉ **OU** FICTION

Toutes choses étant égales par ailleurs, les femmes enceintes optimistes donnent généralement naissance à des bébés plus gros. V

L'optimisme de la mère est associé à de meilleures conditions d'accouchement, incluant la naissance de bébés plus gros.

Psychologie positive École de pensée proche des thèmes de la psychologie humaniste ; spécialité de la psychologie orientée vers le développement personnel et le changement social.

porte sur des problèmes de santé traditionnellement considérés comme psycho-somatiques, mais aussi sur des problèmes dont on sait depuis peu que l'évolution ou le traitement pourraient dépendre, du moins en partie, de facteurs psychologiques : troubles cardiovasculaires, cancer et sida.

POUR APPROFONDIR

LES **MÉTHODES PSYCHOLOGIQUES POUR DIMINUER** LA TENSION CORPORELLE

Le stress entraîne des réponses corporelles diverses, par exemple une hyperactivation du système nerveux sympathique. Si elles perdurent, elles risquent d'entraver notre fonctionnement et d'augmenter les risques de maladies liées au stress. Les recherches montrent que les traitements psychologiques peuvent aider à diminuer les hyperactivations provoquées par le stress. Nous nous intéresserons plus précisément à deux traitements psychologiques largement employés pour diminuer les tensions corporelles : la méditation et la relaxation progressive de Jacobson (du nom de son instigateur, Edmund Jacobson).

La méditation

La méditation comprend plusieurs techniques de resserrement de la conscience (focalisation) dans le but d'atténuer les stresseurs externes. Les yogis (les disciples de la philosophie du yoga) étudient la configuration d'objets, par exemple des mandalas. Les anciens Égyptiens se concentraient sur une lampe à huile… une pratique qui a inspiré le conte *Aladin, ou la lampe merveilleuse* ! En Turquie, les derviches tourneurs, des mystiques musulmans, synchronisent leurs mouvements et leur cadence avec leur respiration. La méditation possède de nombreux effets bénéfiques applicables au traitement de plusieurs troubles psychologiques et physiques, particulièrement ceux qui dépendent en grande partie du stress, par exemple les troubles cardiovasculaires (Walsh et Shapiro, 2006). Ainsi, un essai clinique récent montre des améliorations de certains facteurs des troubles cardiovasculaires chez les patients cardiaques qui pratiquent la méditation, notamment un abaissement de la pression artérielle (Paul-Labrador *et al.*, 2006).

Il existe plusieurs méthodes de méditation, mais elles font toutes une large part à la focalisation de l'attention par la concentration sur des stimuli répétitifs. L'observation passive transforme la relation que la personne entretient avec son environnement. Les problèmes, les ruminations, la routine et les tracas quotidiens sont suspendus, ce qui apaise l'activation du système nerveux sympathique. Version simplifiée d'une technique de méditation indienne exportée en Occident par le yogi Maharishi Mahesh en 1959, la *méditation transcendantale* compte de nombreux adeptes. Ils répètent des mantras – des sons relaxants tels que les « ieng » et les « om ».

Benson (1975) a étudié des pratiquants de la méditation transcendantale, débutants ou confirmés, âgés de 17 à 41 ans – étudiants, hommes d'affaires, artistes. Il constate que cette forme de méditation favorise la détente chez un nombre appréciable de méditants : réduction du rythme cardiaque et du taux métabolique ; baisse de la pression artérielle chez les hypertendus (Benson, Manzetta et Rosner, 1973 ; Gatchel, 2001). Les pratiquants produisent généralement plus d'ondes alpha, des ondes cérébrales liées à la relaxation. Les critiques de la méditation ne la pensent pas dépourvue d'intérêt, mais doutent de ses effets comparativement à d'autres méthodes de relaxation, voire à une simple pause réparatrice dans les moments de stress. Discipline pratiquée par les moines bouddhistes tibétains, la méditation dite « de la pleine conscience » (*mindfulness meditation*) consiste à focaliser l'attention sur le déroulement précis et minutieux d'une expérience consciente (pensées, sentiments, sensations), sans la juger ni l'évaluer (Baer, 2003 ; Kabat-Zinn, 2003). Cette pratique peut se comparer à l'observation de l'écoulement d'une rivière. La méditation de la pleine conscience montre des résultats très prometteurs dans le traitement de plusieurs problèmes de santé physique ou mentale, par exemple la douleur chronique et le stress. Elle contribue aussi à l'amélioration du bien-être psychologique et à la diminution des rechutes dépressives (Baer, 2003 ; Logsdon-Conradsen, 2002 ; Teasdale, 2003 ; Roemer et Orsillo, 2003).

Bien qu'il existe des différences notables entre les techniques méditatives, elles préconisent toutes la discipline suivante.

1. Pratiquez la méditation 1 ou 2 fois par jour, de 10 à 20 minutes chaque fois.

2. Quand vous méditez, ce que vous *ne faites pas* s'avère plus important que ce que vous faites. Adoptez une attitude passive ; dites-vous : « Ce qui arrive, arrive. » En méditation, on prend ce qu'on reçoit, sans chercher à obtenir plus. Une telle recherche irait à l'encontre de la méditation.

3. Placez-vous dans un environnement calme et silencieux. Par exemple, ne méditez pas face à une lumière directe.

4. Évitez de manger pendant l'heure qui précède la séance. Évitez la caféine (café, thé, chocolat, la plupart des boissons sucrées) au moins deux heures avant la méditation.

5. Adoptez une position détendue. Modifiez-la au besoin. Vous pouvez vous gratter ou bâiller si vous en sentez le besoin.

6. Pour focaliser votre attention, concentrez-vous sur votre respiration ou asseyez-vous face à un objet apaisant – une plante ou de l'encens, par exemple. Benson conseille de percevoir (et non de répéter mentalement) le mot « un » à chaque expiration. Le méditant doit penser le mot, mais moins activement qu'il ne le fait normalement. D'autres chercheurs recommandent plutôt de penser « dedans » à l'inspiration, et « dehors » ou « ah » à l'expiration. Ils proposent aussi des mantras tels que « ah-nam », « rah-mah » ou « shi-n'm ».

7. Pour vous préparer à la méditation, répétez votre mantra à voix haute plusieurs fois (si vous en utilisez un). Savourez-le, puis dites-le de plus en plus bas. Fermez les yeux. Concentrez-vous sur le mantra. Pensez votre mantra de plus en plus passivement ; graduellement, « percevez »-le plutôt que de le « penser ».

Adoptez alors l'attitude d'acceptation : « Ce qui arrive, arrive. » Continuez de focaliser votre attention sur votre mantra. Il peut être prononcé à voix plus faible ou plus forte au cours de la séance, ou encore s'estomper pour réapparaître ensuite.

8. Si des pensées perturbantes s'insinuent dans votre méditation, laissez-les poursuivre leur chemin. Ne tentez pas de les chasser, car vous risqueriez de vous raidir.

9. Prenez ce qui arrive. La méditation et la détente ne peuvent pas être forcées. On ne peut pas non plus accentuer volontairement leurs effets relaxants. Comme pour le sommeil, on peut seulement favoriser leur apparition en leur offrant un cadre propice.

10. Laissez-vous aller (vous ne vous perdrez pas !). Ce qui arrive, arrive.

La relaxation progressive de Jacobson

Médecin de l'Université de Chicago, Edmund Jacobson constate en 1938 que les sujets stressés contractent leurs muscles, pas toujours consciemment, et perdent alors de leur aisance. Jacobson formule l'hypothèse suivante : si les contractions causent des tensions, la décontraction devrait les apaiser. Mais les patients que l'on invitait à se concentrer sur leurs muscles ne savaient pas quoi faire ensuite…

La méthode de relaxation progressive de Jacobson indique la manière de contrôler la tension et la relaxation. Elle consiste tout d'abord à contracter, puis à relâcher des groupes musculaires bien précis des bras, du visage, de la poitrine, de l'estomac, du bas du dos, des hanches, des cuisses et des mollets. Cette séquence favorise la prise de conscience des tensions musculaires et aide à mieux percevoir les sensations de tension et de relaxation. La méthode est dite « progressive » parce qu'elle consiste à appliquer la technique en passant (en progressant) d'un groupe musculaire à l'autre. Elle est employée depuis les années 1930 par de nombreux thérapeutes comportementaux, dont Wolpe et Lazarus (1966).

Formalisées par Wolpe et Lazarus (1966, p. 177-178), les indications suivantes décrivent l'application de la relaxation progressive aux bras. Cette technique exige un environnement favorable. Installez-vous confortablement sur une banquette, un canapé ou un lit inclinable, dans une pièce chaleureuse et invitante, et choisissez un moment où vous ne serez pas dérangé. Tamisez la lumière et desserrez vos vêtements si besoin est. Contractez vos muscles à environ un tiers d'une contraction forte. Si vous sentez un spasme dans un muscle, c'est que vous le contractez trop fort ; relâchez-le. Après la contraction musculaire, relâchez complètement.

La relaxation des bras (environ 4-5 minutes)

Installez-vous confortablement. Détendez-vous le plus possible… Maintenant que vous êtes détendu, serrez votre poing droit de plus en plus fort ; prenez conscience de cette tension. Gardez votre poing droit fermé et ressentez la tension dans votre poing, votre main, votre avant-bras… Maintenant, relâchez-le. Laissez vos doigts de la main droite se détendre et observez le changement de sensation. À présent, laissez-vous aller ; tentez de vous détendre encore davantage. Serrez de nouveau votre poing droit très fort… Maintenez la tension et prenez-en conscience. Puis, relâchez votre poing et détendez-vous. Vos doigts se relâchent. Observez de nouveau l'évolution de la sensation. Répétez ces étapes avec le poing gauche. Serrez votre poing gauche pendant que le reste de votre corps se relâche ; serrez votre poing encore plus fort et sentez la tension… Puis, relâchez. Observez le changement. Répétez ces étapes une fois encore : serrez le poing gauche très fort ; puis, relâchez en restant conscient du basculement dans les sensations. Continuez à vous détendre ainsi quelques instants. Ensuite, serrez les deux poings très fort : vos deux poings et vos deux avant-bras sont tendus. Examinez ces sensations… Puis, relâchez, détendez vos doigts, éprouvez pleinement cette sensation de relaxation. Maintenant, pliez vos coudes et contractez vos biceps. Contractez-les plus fort et soyez attentif à cette sensation de tension. Très bien… À présent, détendez vos bras ; laissez-les se relâcher et imprégnez-vous de cette sensation. Laissez la détente se propager dans votre corps. Puis, recommencez : contractez vos biceps, maintenez la tension et observez-la consciencieusement. Dépliez vos bras et relâchez… Relâchez le plus possible. Soyez toujours très attentif à ce que vous ressentez quand vous contractez et quand vous relâchez vos muscles. Maintenant, tendez vos bras, tendez-les très fort, au point de sentir la tension jusque dans les triceps, à l'arrière des bras. Étirez encore vos bras et soyez conscient de cette sensation. Puis, relâchez. Ramenez vos bras dans une position confortable. Laissez le relâchement gagner l'ensemble de votre corps. Dans cette position de détente, vos bras devraient peser à vos épaules, mais d'un poids confortable. Tendez de nouveau les bras de façon à sentir la tension dans les triceps ; contractez vos triceps. Ressentez cette tension… Puis, relâchez. Concentrez-vous sur la relaxation, sans tension dans les bras. Placez-les confortablement et laissez-les se détendre de plus en plus. Continuez de relâcher vos bras. Même s'ils semblent parfaitement détendus, tentez d'aller plus loin, d'atteindre un niveau encore plus profond de relaxation.

Les troubles somatoformes

Le terme « somatoforme » dérive du grec *soma* (corps) et du latin *forma* (forme). Les **troubles somatoformes** se répartissent en plusieurs catégories ; dans certains cas, le sujet présente des symptômes physiques sans cause physique apparente (Cathebras, 2006). Ces symptômes perturbent significativement la vie du patient et l'amènent souvent à consulter des médecins dans l'espoir d'en trouver un qui puisse expliquer et traiter ses affections. Certaines personnes souffrent de **conversion**, un dysfonctionnement physique qu'aucun trouble physique ou organique n'explique, par

Trouble somatoforme Trouble vraisemblablement engendré par des facteurs psychologiques, qui se caractérise par la présence de symptômes physiques récurrents, marqués et durables, qui n'obéissent pas à une maîtrise volontaire et qui n'ont pas de cause physique connue.

Conversion Symptôme typique de l'hystérie, caractérisé par la perte ou l'atteinte de fonctions physiques en l'absence de cause organique apparente.

Hypocondrie Trouble caractérisé par des préoccupations exagérées concernant la santé avec la croyance (erronée) qu'on est atteint d'une maladie grave, voire létale.

exemple une paralysie, une cécité ou une difficulté à parler. D'autres souffrent d'**hypocondrie**; elles sont convaincues d'être gravement malades alors qu'elles ne le sont pas. D'autres encore présentent des troubles somatoformes avérés: ce sont les sujets psychosomatomorphes.

Le concept de trouble somatique repose sur l'hypothèse que des symptômes physiques peuvent témoigner de facteurs ou de conflits psychiques. Par exemple, certaines personnes se plaignent de difficultés de respiration ou de déglutition, ou ont le sentiment d'avoir une «boule» dans la gorge. Ces problèmes peuvent signaler une hyperréactivité de la branche sympathique du système nerveux autonome, laquelle est susceptible de provoquer de l'angoisse. Dans tous ces troubles, au moins 20 % des consultations médicales concernent des symptômes qui ne peuvent pas être résolus par la médecine; ce sont les «troubles somatoformes indifférenciés» du *DSM-IV-TR*.

Dysmorphophobie Trouble caractérisé par la préoccupation imaginaire ou exagérée d'un défaut physique ou de l'apparence du corps.

Trouble douloureux Trouble somatoforme dans lequel les facteurs psychologiques peuvent jouer un rôle significatif quant au développement, à la gravité ou à la persistance de douleurs chroniques.

Somatisation Apparition de symptômes somatiques dont l'origine n'est pas une lésion organique mais des troubles psychiques; forme de décharge dans le corps d'une tension psychique.

Ainsi que nous l'avons vu plus haut, il existe plusieurs types de troubles somatoformes. Les sujets atteints de conversion peuvent faire l'expérience d'une paralysie du bras ou de la jambe qu'aucune cause médicale ne peut expliquer, ou qui ne correspond pas au fonctionnement du système nerveux. Les hypocondriaques interprètent mal leurs symptômes physiques. Ils croient, à tort, qu'ils signalent une maladie grave alors que les investigations médicales démentent leurs certitudes. Les sujets atteints de **dysmorphophobie** sont convaincus de présenter un défaut grave dans leur apparence, ou exagèrent des imperfections physiques minimes. Les personnes souffrant du **trouble douloureux** ressentent des douleurs qui s'expliqueraient, en grande partie du moins, par des facteurs psychologiques. Enfin, la **somatisation** induit des problèmes physiques récurrents. Le tableau 3.2 présente un aperçu des différents troubles somatoformes.

TABLEAU 3.2 — Les sous-types des troubles de l'adaptation

Type de trouble	Prévalence	Description	Traits associés
Trouble de conversion	Variations importantes	Changement ou perte d'une fonction physique ou sensorielle sans cause médicale	Apparaît dans le contexte de conflits ou d'expériences stressantes qui tendent vers des origines psychologiques Peut être associé avec «la belle indifférence»
Hypocondrie	Variations importantes de 1 à 14 %	Préoccupation importante et croyance que quelqu'un est atteint d'une maladie grave et/ou rare	Peur persistant malgré les avis médicaux Tendance à interpréter les sensations physiques, par exemple les douleurs mineures, comme des signes d'une maladie grave
Trouble de somatisation	De 0,2 à 2 % chez les femmes Moins de 0,2 % chez les hommes	Plaintes physiques multiples et récurrentes à propos de symptômes physiques qui n'ont aucune base organique	Focalisation sur les symptômes physiques et difficulté à aborder la dimension émotionnelle pouvant être reliée au sens symbolique du trouble
Dysmorphophobie (peur d'une dysmorphie corporelle)	Inconnue	Préoccupation exagérée et invalidante pour un trait physique normal	Sentiment d'être mésestimé à cause de défauts physiques Comportements compulsifs, comme se laver exagérément, pour corriger ses défauts perçus
Trouble douloureux	Inconnue	Douleur physique persistante associée à des facteurs psychologiques	Douleur grave et persistante, pertubant la vie quotidienne Causes médicales et facteurs psychologiques susceptibles de jouer un rôle important dans l'apparition du trouble

Source: Adapté de l'APA (2003), p. 561-592.

Les céphalées

Les maux de tête constituent l'un des symptômes courants de plusieurs troubles médicaux. En l'absence de symptômes concomitants, toutefois, ils peuvent signaler un niveau élevé de stress. La céphalée la plus fréquente est, de loin, la céphalée de tension. Le stress peut provoquer des contractions persistantes des muscles du cuir chevelu, de la face, du cou et des épaules, lesquelles causent des céphalées de tension périodiques ou chroniques. Ces maux de tête se développent graduellement et se caractérisent par une douleur profonde et régulière des deux côtés de la tête, avec une sensation de pression ou de rétrécissement (comme si la tête était prise dans un étau).

La plupart des autres céphalées, y compris la migraine grave, semblent être associées à des perturbations du flux sanguin cérébral (Bousser, 2005). Une enquête de Statistique Canada montre qu'au moins 2 millions de Canadiens de plus de 12 ans souffrent de migraines (Statistique Canada, 1999). La fréquence et la durée des crises varient considérablement d'une personne à l'autre : de plusieurs épisodes par mois à quelques épisodes par année, et de plusieurs heures à quelques jours, respectivement. Les céphalées se caractérisent par une sensation de forage et de pulsation d'un côté de la tête seulement, ou derrière un œil. Elles sont parfois d'une intensité intolérable. Les crises s'annoncent par des « signaux d'alarme » : distorsions perceptives, flashs lumineux, sensations visuelles étranges ou points aveugles. Elles s'accompagnent dans certains cas d'une perte temporaire de vision, d'une grande faiblesse et de difficultés d'élocution. Ces crises soudaines peuvent détériorer gravement la qualité de vie et perturber sérieusement les ressources corporelles, le sommeil, l'humeur et les processus de pensée.

Les points de vue théoriques

Les causes sous-jacentes des céphalées restent mal connues et font encore l'objet d'importantes recherches. Les céphalées de tension pourraient être en partie attribuables à une hypersensibilité des voies neuronales qui acheminent les signaux de la douleur au cerveau depuis la face et la tête (Holroyd, 2002). La baisse du niveau de sérotonine provoquerait la contraction, puis la dilatation des vaisseaux sanguins cérébraux. Cet étirement stimulerait les terminaisons nerveuses sensibles, produisant alors les sensations de pulsation et de forage associées aux migraines. Des résultats expérimentaux signalent par ailleurs une forte contribution génétique aux migraines. Plusieurs facteurs peuvent déclencher une attaque migraineuse : le stress ; différents stimuli (lumière vive, changements de pression barométrique, etc.) ; certains médicaments ; le glutamate monosodique (ou glutamate de monosodium – MSG), souvent utilisé comme exhausteur de goût ; le vin rouge et même la faim. Les changements hormonaux qui touchent les femmes avant et pendant les menstruations peuvent aussi causer des crises. L'incidence des migraines est environ deux fois plus élevée chez les femmes que chez les hommes.

Le traitement

Les antalgiques courants tels que l'aspirine, l'ibuprofène et les acétaminophènes peuvent réduire ou éliminer la douleur des céphalées de tension. Les produits qui contractent les vaisseaux sanguins cérébraux ou qui régulent l'activité sérotoninergique s'utilisent dans le traitement de la douleur migraineuse.

En général, les traitements psychologiques peuvent également contribuer à résorber les douleurs des céphalées de tension ou des migraines, notamment l'**entraînement à la rétroaction biologique**, la relaxation, l'amélioration des stratégies d'ajustement et certaines thérapies cognitives (Gatchel, 2001 ; Holroyd, 2002). L'entraînement à la rétroaction biologique aide le patient à reprendre le contrôle de diverses fonctions corporelles (par exemple la tension musculaire ou les ondes cérébrales) en lui procurant des informations (*feedback*) sur ces fonctions au moyen de signaux auditifs ou d'images. Le patient apprend alors à modifier le signal dans le sens voulu. L'ajout de techniques de relaxation à la rétroaction biologique se révèle

Entraînement à la rétroaction biologique Méthode d'apprentissage qui permet de développer le contrôle des informations corporelles au moyen de la rétroaction.

également efficace. La rétroaction électromyographique (EMG) est une forme d'entraînement à la rétroaction biologique qui repose sur la mesure de la tension musculaire. Elle développe la vigilance envers la tension musculaire et propose des indices électromyographiques que le patient apprend à utiliser pour se détendre.

Certaines personnes résorbent la douleur des céphalées migraineuses en augmentant la température dans l'un de leurs doigts. Cette biorétroaction thermique permet de modifier le flux sanguin dans tout le corps, y compris le cerveau (Blanchard *et al.*, 1990 ; Gauthier, Ivers et Carrier, 1996). La rétroaction biologique thermique consiste par exemple à fixer sur un doigt un dispositif sensible à la température. Une console émet des signaux d'abord lentement, puis de plus en plus vite, selon l'élévation de la température du doigt. La température augmente lorsque le sang afflue vers le doigt, signalant une diminution du flux sanguin cérébral. Ayant suivi cet entraînement, le patient peut imaginer que son doigt devient de plus en plus chaud afin de modifier le flux sanguin dans son corps.

R É P O N S E
V É R I T É **OU** F I C T I O N

Pour résorber une migraine, il suffit parfois de faire augmenter la température dans l'un de ses doigts. V
Cette technique de rétroaction biologique modifie le flux sanguin dans tout le corps.

Les troubles cardiovasculaires

Le système cardiovasculaire est ce réseau qui connecte notre cœur et les vaisseaux sanguins ; il constitue « l'autoroute de la vie ». Comme sur la route, les accidents, c'est-à-dire les maladies cardiovasculaires (MCV), ou troubles cardiaques et artériels, sont toujours possibles. Au Québec, en 2003, les MCV ont occasionné plus de 90 000 hospitalisations (19,4 % du total), tous sexes confondus. Elles devancent à ce chapitre tous les autres problèmes de santé : tumeurs (11,4 % des hospitalisations), maladies respiratoires (11,7 %), troubles digestifs (13,4 %), et même les lésions traumatiques (9,8 %). Les MCV constituent la première cause d'hospitalisation pour les hommes (22,5 % des hospitalisations) comme pour les femmes (16,3 % des hospitalisations, à l'exclusion des accouchements et des grossesses). Les MCV ont provoqué 15 948 décès au Québec en 2003, soit 29,1 % du total. Depuis 2000, elles constituent la deuxième cause de mortalité après le cancer (32,2 % des décès), et devancent de loin les maladies respiratoires (8,1 %), les traumatismes (6,3 %), le diabète (3,1 %) et les maladies infectieuses (2 %) (Institut national de santé publique du Québec [INSPQ], 2006).

La maladie coronarienne survient quand le flux sanguin qui s'achemine vers le cœur devient insuffisant pour combler les besoins cardiaques. L'artériosclérose, ou durcissement des artères, constitue le processus sous-jacent de ces maladies ; les parois artérielles deviennent épaisses, dures et moins souples, ce qui entrave la circulation sanguine. Quand un caillot sanguin se forme dans l'artère rétrécie par une plaque, il risque de bloquer complètement ou partiellement le flux sanguin qui s'achemine vers le cœur, provoquant alors un infarctus du myocarde ; privés de sang riche en oxygène, les tissus cardiaques se nécrosent. Quand un caillot bloque une artère qui dessert le cerveau (accident vasculaire cérébral), il peut entraîner une nécrose des tissus cérébraux ainsi qu'une perte fonctionnelle, le coma, voire la mort.

Heureusement, les maladies coronariennes peuvent en grande partie être prévenues (Delaye, 1999). La stratégie préventive consiste ici à réduire les facteurs de risque que nous contrôlons. Certains ne peuvent pas l'être, par exemple l'âge et les antécédents familiaux. D'autres, par contre, peuvent être assez facilement éliminés ou atténués par des traitements médicaux ou des modifications des habitudes de vie : abaissement du taux de cholestérol et de l'hypertension ; tabagisme ; consommation excessive d'alcool ; alimentation trop grasse ; manque d'exercice physique, etc. (Mendelsohn et Karas, 2005 ; Panagiotakos *et al.*, 2005 ; Pickering, 2003). Pourtant, seulement un adulte hypertendu sur quatre suit un traitement pour faire baisser sa pression artérielle (Chobanian, 2003).

L'adoption de comportements plus sains peut avoir un effet très bénéfique sur le cœur. Ainsi, les personnes qui ne font pas de sport peuvent assez facilement réduire leur risque cardiovasculaire en devenant actives physiquement (Blumenthal *et al.*, 2005 ; Borjesson et Dahlof, 2005).

LES ÉMOTIONS NÉGATIVES

Nos émotions constituent-elles un risque de **trouble cardiovasculaire**? Il semble que oui. Quand elle survient trop fréquemment, la détresse émotionnelle (colère, anxiété, dépression) peut endommager le système cardiovasculaire (Frasure-Smith et Lespérance, 2005; Geipert, 2007; Orth-Gomér *et al.*, 2000).

Les chercheurs signalent notamment les effets toxiques de la colère chronique pour le cœur. En général, les colères occasionnelles ne peuvent causer aucun tort à un cœur sain; par contre, la colère chronique est associée à un accroissement du risque de troubles cardiaques coronariens (Kiecolt-Glaser *et al.*, 2002; Pressman et Cohen, 2005; Rutledge et Hogan, 2002; Steptoe, Wardle et Marmot, 2005).

La colère peut être étroitement liée à l'hostilité – un trait de personnalité caractérisé par une propension à se fâcher, à rejeter les autres et à voir le monde sous un jour négatif. L'hostilité fait partie intégrante des **personnalités de type A**, qui caractérisent les personnes déterminées, ambitieuses, impatientes et très compétitives. Des recherches avaient autrefois établi que les personnalités de type A s'exposaient à un risque accru de maladies coronariennes, mais la plupart des recherches récentes ne confirment pas ces résultats (Geipert, 2007). Elles indiquent par contre un lien entre l'hostilité, l'une des composantes de la personnalité de type A, et l'alourdissement du risque de maladies cardiaques et d'autres répercussions négatives sur la santé (Geipert, 2007; Mathews, 2005; Massart et Triffaux, 2005). Les personnes hostiles tendent à s'emporter très facilement.

Par quels mécanismes la colère et d'autres émotions négatives favorisent-elles les problèmes cardiaques? Même si on n'a aucune certitude à cet égard dans l'état actuel des choses, les chercheurs avancent que les hormones du stress – épinéphrine et norépinéphrine – joueraient un rôle significatif dans ce domaine (Januzzi et DeSanctis, 1999). On sait que l'anxiété et la colère déclenchent une libération de ces hormones par les glandes surrénales. Or, ces hormones font augmenter le rythme cardiaque, la fréquence respiratoire et la pression artérielle, et obligent les muscles à puiser plus de sang richement oxygéné pour se préparer à combattre ou à fuir devant un stresseur menaçant, réel ou perçu. Chez les colériques et les anxieux, le corps sécrète constamment ou presque des hormones du stress, ce qui, à la longue, endommage le cœur et les vaisseaux sanguins. Les recherches montrent qu'un épisode de colère brusque peut même provoquer une crise cardiaque et la mort subite chez certaines personnes dont le cœur est déjà fragilisé (Clay, 2001). Par ailleurs, les personnes de nature hostile présentent plus de facteurs de risque cardiovasculaire, par exemple l'obésité et le tabagisme, que la moyenne (Bunde et Suls, 2006). L'anxiété et la colère peuvent également compromettre le système cardiovasculaire en élevant le taux de cholestérol, qui peut boucher les artères et accroître le risque de crise cardiaque (Suinn, 2001). Pour leur cœur comme pour leur tranquillité d'esprit, les colériques ont clairement intérêt à développer des stratégies afin de rester calmes dans les situations qui les font généralement sortir de leurs gonds. Les thérapies cognitives et comportementales peuvent aider les colériques chroniques à mieux contrôler leur réponse émotionnelle aux situations anxiogènes ou susceptibles de les fâcher (Deffenbacher *et al.*, 2000). Chez des hommes souffrant d'une maladie cardiovasculaire, un programme de réduction de l'hostilité peut faire baisser le niveau de celle-ci – mais aussi la pression artérielle (Gidron, Davidson et Bata, 1999). Les chercheurs relèvent par ailleurs des liens entre les troubles cardiovasculaires et d'autres types de stress émotionnels, telle la dépression (Carney, Freedland

Trouble cardiovasculaire Maladie relative au cœur et à la circulation sanguine, comme les affections coronariennes ou l'hypertension.

Personnalité de type A Personnalité caractérisée par un ensemble de comportements et de réactions associés à l'ambition, au sentiment d'urgence, à l'irritabilité, à l'impatience et à des réactions physiologiques marquées pendant l'adaptation à des situations exigeantes.

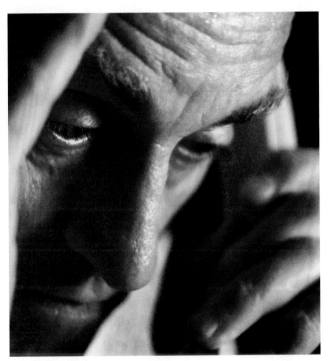

▲ *La personnalité de type A.* Un ensemble de comportements caractérisés par un sentiment d'urgence, de compétition et d'hostilité.

et Jaffe, 2001). Une étude montre que les personnes ne présentant pas de trouble cardiaque établi mais souffrant de dépression grave sont quatre fois plus susceptibles que les non-déprimés de mourir d'une cause cardiaque, sur une période de quatre ans (Penninx *et al.*, 2001).

LES STRESSEURS SOCIOENVIRONNEMENTAUX

Le stress socioenvironnemental élève le risque de troubles cardiovasculaires (Krantz *et al.*, 1988). Ainsi, les heures de travail supplémentaires, le travail à la chaîne et l'exposition à des pressions conflictuelles sont liés à une augmentation du risque de maladies cardiovasculaires (Jenkins, 1988). La relation stress/trouble cardiovasculaire n'est toutefois pas linéaire ; les conséquences des activités multiples peuvent notamment être atténuées par des facteurs tels que la résistance psychologique et le sens donné à ces activités (Krantz *et al.*, 1988).

D'autres formes de stress sont également liées à une augmentation du risque cardiovasculaire. Ainsi, des chercheurs suédois ont constaté que, chez les femmes, le stress conjugal triple le risque d'événements cardiaques récurrents, y compris les crises et les arrêts cardiaques mortels (Foxhall, 2001 ; Orth-Gomér *et al.*, 2000).

POUR APPROFONDIR

MOURIR
D'UN **CŒUR BRISÉ**

Le cœur de la patiente était en train de défaillir (Sanders, 2006). Âgée de seulement 45 ans, elle présentait tous les signes d'une crise cardiaque. Mais, si tel avait été le cas, la circulation sanguine aurait arrêté dans les artères affluant vers le cœur. Or, le sang affluait normalement. Son cœur faiblissait à cause du choc émotionnel provoqué par la perte de son mari, survenue deux jours plus tôt dans un accident de la route. La femme s'était précipitée sur les lieux de l'accident et s'était effondrée en pleurs à côté du corps de son mari, en tentant désespérément de le réveiller. Deux jours plus tard, elle a été amenée à l'hôpital. Elle se plaignait de douleurs dans la poitrine et de difficultés respiratoires. Les médecins constatèrent qu'elle était victime du « syndrome du cœur brisé », une situation particulièrement effrayante. Affecté par un stress émotionnel intense, le corps libère une quantité massive d'épinéphrine et de norépinéphrine dans le flux sanguin. Les physiologistes pensent que ces hormones asphyxient le cœur et l'empêchent de battre normalement (Wittstein *et al.*, 2006). Le cœur de cette patiente ne pompait plus qu'une quantité infime de sang. Par chance, elle survécut ; le niveau des hormones du stress avait baissé et son cœur s'était remis à battre presque normalement. Plus tard, elle confiera à un journaliste : « Si quelqu'un m'avait dit qu'on pouvait mourir d'avoir le cœur brisé, je ne l'aurais jamais cru. Mais cela a bien failli m'arriver... » (Sanders, 2006, p. 28). Ce syndrome est heureusement fort rare. Il pourrait toutefois expliquer certains cas de mort subite survenant quelques jours ou quelques semaines après un choc émotionnel, par exemple le décès soudain d'un être cher. Les patients présentant des troubles cardiovasculaires clairement diagnostiqués sont exposés à un risque accru d'accident cardiaque en réponse à un fort stress émotionnel (Strike *et al.*, 2006).

L'asthme

L'asthme est un trouble respiratoire caractérisé par une contraction et une inflammation des bronches (les principaux conduits du système respiratoire), accompagnées d'une sécrétion excessive de mucus. Les crises d'asthme se manifestent par une difficulté à respirer, la toux ainsi que la nécessité de déployer des efforts importants pour inspirer l'air en quantité suffisante et, dans certains cas, l'impression de suffoquer.

Au Canada, l'asthme touche plus de deux millions de personnes (Statistique Canada, 2010). C'est le réseau Sentinelle de l'Institut national de la santé et de la recherche médicale qui est chargé de suivre l'évolution de son incidence. Le nombre des asthmatiques progresse constamment, ayant plus que doublé au cours des 30 dernières années. Les crises durent de quelques minutes à plusieurs heures ; elles varient considérablement en intensité. Une série de crises peut endommager le système bronchique, causer une hypersécrétion de mucus ainsi qu'une perte d'élasticité musculaire. Parfois, le système bronchique se trouve si fragilisé qu'une crise peut entraîner la mort.

Les points de vue théoriques

Plusieurs facteurs étiologiques interviennent dans l'asthme, notamment les réactions allergiques, l'exposition aux polluants environnementaux (par exemple la fumée de cigarette directe ou passive) et certains facteurs génétiques et immunologiques (Giembycz et O'Connor, 2000 ; VanEerdewegh *et al.*, 2002). Chez les sujets sensibles, la réaction asthmatique peut être déclenchée par des allergènes tels que le pollen ou les poils d'animaux, par l'air sec ou froid, ou par des réponses émotionnelles comme la colère ou le fou rire. Des facteurs psychologiques – le stress, l'anxiété, la dépression – peuvent accroître la probabilité des crises d'asthme mais ne provoquent pas la maladie (Greengrass, 2002 ; Lehrer *et al.*, 2002). L'asthme a aussi des conséquences psychologiques. Certains patients évitent les activités éprouvantes, par exemple l'exercice physique, de crainte d'accroître leurs besoins en oxygène et de déclencher une crise.

Le traitement

Bien qu'il ne puisse pas être guéri, l'asthme peut être contrôlé par la réduction de l'exposition aux allergènes, par la désensibilisation (pour accroître la résistance du corps), ou par l'utilisation d'inhalateurs. Certains médicaments (les bronchodilatateurs) ouvrent les passages bronchiques pendant les crises d'asthme ; d'autres (les antiinflammatoires) réduisent la probabilité des crises en maintenant l'ouverture des conduits bronchiques (Rancé, Abbal et Didier, 2002). Certains traitements psychologiques enseignent aux patients asthmatiques des techniques de relaxation musculaire leur permettant d'augmenter leur capacité respiratoire (Lehrer *et al.*, 2002). Pour les enfants, les thérapies familiales visent à réduire les conflits familiaux (Lehrer *et al.*, 1992). On constate en effet que ces derniers sont liés à un taux accru d'hospitalisation chez les enfants asthmatiques (Chen *et al.*, 2003).

Le cancer

Mot latin dérivé du grec *carcinos* (crabe), le terme «cancer» figure sans doute parmi les plus chargés qui soient du point de vue émotionnel. À l'exclusion des 75 500 cancers de la peau autres que le mélanome, 173 800 nouveaux cas de cancer et 76 200 décès causés par cette maladie sont survenus au Canada en 2010. Le cancer représente la première cause de mortalité d'un océan à l'autre et continue de progresser dans toutes les régions canadiennes. En 2005, au Québec, 230 132 personnes en sont mortes — 29 % des décès étaient alors attribuables au cancer, contre 28 % pour les maladies de l'appareil circulatoire. La Société canadienne du cancer (SCC) estime par ailleurs que le nombre des décès causés par le cancer va augmenter dans les prochaines années, en raison du vieillissement et de l'augmentation de la population (SSC, http://www.cancer.ca). Le taux de probabilité tous cancers confondus s'élève à 50 % chez les hommes, et à environ 30 % chez les femmes. Les observations récentes donnent toutefois des raisons d'espérer ; le taux de cancer baisse légèrement depuis quelques années, notamment grâce à l'amélioration du dépistage et des traitements.

Le cancer consiste en une prolifération de cellules aberrantes (mutantes) qui forment des excroissances (les tumeurs) sur des tissus sains. Les cellules cancéreuses peuvent s'enraciner n'importe où – dans le sang, les os, les poumons, le tube digestif, les organes reproducteurs... Quand il n'est pas endigué assez tôt, le cancer risque de métastaser, c'est-à-dire d'établir des colonies dans tout le corps ; dans ce cas, la mort est certaine. Plusieurs causes peuvent provoquer un cancer ou favoriser son développement : facteurs génétiques, exposition à des produits chimiques cancérigènes, voire à certains virus (Ménoret, 1999). Des comportements peuvent aussi être en cause, notamment certaines habitudes alimentaires (alimentation trop riche en graisses), la consommation excessive d'alcool, le tabagisme, la surexposition au soleil (les rayons ultraviolets provoquent le cancer de la peau). Inversement, la consommation quotidienne de fruits et de légumes peut atténuer le risque de certains cancers. Le taux des décès dus au cancer est plus faible au Japon qu'aux États-Unis, où l'on consomme davantage de graisses, surtout animales. Cet écart ne peut pas s'expliquer par la génétique, car les Américains d'origine japonaise qui consomment autant de graisses que les autres Américains présentent un taux similaire de décès par cancer.

LE STRESS ET LE CANCER

L'affaiblissement du système immunitaire peut augmenter la probabilité de cancer. Or, nous avons vu que certains facteurs psychologiques, par exemple le stress, fragilisent le système immunitaire. On peut donc penser que le stress peut accroître le risque de cancer. Cependant, on ne dispose pas à l'heure actuelle de preuves scientifiques qui établissent un lien entre le stress et le cancer ; d'autres études devront être menées pour conclure (Delahanty et Baum, 2001 ; Dougall et Baum, 2001).

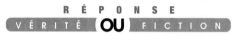

RÉPONSE
VÉRITÉ OU FICTION

Il est prouvé que la psychothérapie peut améliorer le taux de survie des personnes atteintes d'un cancer. F

La preuve n'a pas été faite – du moins pas à ce jour – que les traitements psychologiques augmentent les taux de survie des personnes atteintes d'un cancer. Cependant, il a été démontré qu'ils améliorent le bien-être émotionnel des malades.

Par ailleurs, les interventions psychologiques qui aident les patients cancéreux à faire face à leur maladie, par exemple les groupes de soutien, améliorent leur ajustement psychologique et leur bien-être (Helgeson, 2005 ; Taylor *et al.*, 2003). Cependant, aucune étude n'a encore démontré que les interventions psychologiques augmentent le taux de survie des patients atteints d'un cancer.

Les programmes visant le développement de nouvelles stratégies d'ajustement pour diminuer le stress et la douleur associés à la maladie (par exemple la relaxation ou la gestion du stress) peuvent également se révéler très utiles aux patients atteints de cancer. Les programmes d'amélioration des stratégies de *coping* les aident par ailleurs à affronter les conséquences pénibles de la chimiothérapie. Certaines dimensions de la chimiothérapie – l'environnement hospitalier lui-même – deviennent dans certains cas des stimuli conditionnels qui provoquent nausées ou vomissements avant même que les médicaments ne soient administrés. Ainsi, la relaxation, la mise en place d'un environnement agréable et la possibilité de se soustraire aux dimensions rebutantes du traitement peuvent contribuer à réduire les nausées et les vomissements causés par la chimiothérapie (Redd et Jacobsen, 2001).

Le syndrome immunodéficitaire acquis (sida)

Le syndrome immunodéficitaire acquis (sida) est causé par le virus de l'immunodéficience humaine (VIH), qui attaque le système immunitaire et le réduit à l'impuissance devant des maladies par ailleurs bénignes. Le VIH/sida constitue l'une des pires épidémies de l'histoire. À l'heure actuelle, 34 millions de personnes sont porteuses du VIH dans le monde (Hammer *et al.*, 2006) ; chaque année, 6 millions de personnes sont contaminées. Au Canada, les données de 2005 indiquent que 58 000 personnes sont porteuses du VIH (Agence de la santé publique du Canada, 2007). Environ 27 % d'entre elles (soit près de 16 000 personnes) ne savent pas qu'elles sont infectées.

Pourquoi évoquer le VIH dans notre analyse des facteurs psychologiques de la maladie physique ? Essentiellement pour deux raisons (Godin, Lévy et Trottier, 2003). Premièrement, les personnes vivant avec le VIH développent souvent des problèmes psychologiques significatifs à cause des ajustements que leur maladie exige d'elles. Deuxièmement, certains comportements (relations sexuelles non protégées, utilisation de seringues contaminées) déterminent en grande partie le risque de contracter le virus et de le transmettre. Le VIH se transmet par contact sexuel (relations vaginales ou anales, ou contact buccogénital). La contamination se fait directement par le sang infecté : au moment d'une transfusion ; en cas de piqûre accidentelle avec une aiguille préalablement utilisée par une personne infectée ; par le partage de seringues entre toxicomanes ; par la mère (infectée) au cours de la grossesse, pendant l'accouchement ou à l'occasion de l'allaitement. On ne contracte pas le sida en donnant du sang, ni par les voies aériennes, ni par les insectes. Les contacts fortuits (utiliser des toilettes publiques, serrer la main ou saluer une personne infectée, partager ses couverts lors d'un repas, habiter avec elle ou fréquenter la même école) ne présentent, eux non plus, aucun risque de contamination. Le sang des dons faisant systématiquement l'objet d'un dépistage, le risque d'être infecté par transfusion est maintenant pratiquement nul. Dans le monde entier, le VIH se propage essentiellement par relations hétérosexuelles. Aux États-Unis, celles-ci représentent

35 % des nouveaux cas d'infection par VIH (Centers for Disease Control [CDC], 2004). Il n'existe ni traitement curatif, ni vaccin pour contrer le VIH. Très efficaces, les médicaments antirétroviraux ont toutefois révolutionné la prise en charge des patients séropositifs et laissent entrevoir que le sida pourrait un jour devenir un problème de santé chronique, mais gérable. Cet espoir est cependant terni par le fait que de nombreux patients n'ont pas complètement accès aux combinaisons d'antirétroviraux les plus efficaces, et par l'émergence de certaines formes du virus résistantes aux médicaments. En l'absence de traitement curatif et de vaccin, les programmes de prévention privilégiant la réduction ou l'élimination du risque sexuel et des risques associés aux injections représentent à l'heure actuelle notre meilleure chance d'endiguer l'épidémie.

LES STRATÉGIES D'AJUSTEMENT

Considérant la nature de la maladie et la stigmatisation dont souffrent les personnes porteuses du VIH, il n'est pas surprenant que certaines d'entre elles développent des problèmes psychologiques, le plus souvent l'anxiété et la dépression (Heckman *et al.*, 2004 ; Morrison *et al.*, 2002).

Des psychologues et d'autres professionnels de la santé mentale offrent des traitements ciblés aux porteurs du virus. L'amélioration des stratégies d'ajustement et les thérapies cognitives ou comportementales peuvent améliorer le fonctionnement psychologique, la capacité à gérer le stress et la qualité de vie des patients, mais aussi atténuer la dépression et l'anxiété (Lechner *et al.*, 2003 ; Lutgendorf *et al.*, 1997). Ces interventions comprennent notamment des techniques de gestion du stress (par exemple la relaxation et l'imagerie mentale positive) et des stratégies cognitives de contrôle des pensées négatives et des inquiétudes. Une recherche établit que les événements stressants et le *coping* passif (déni) sont associés à une progression plus rapide du sida chez les hommes infectés par le VIH, ce qui confirme l'utilité des stratégies de gestion du stress (Leserman *et al.*, 2000).

Les antidépresseurs peuvent également aider les patients porteurs du virus à affronter les conséquences émotionnelles de leur maladie. On ne sait toutefois pas avec certitude si le traitement de la dépression et la gestion du stress peuvent améliorer le fonctionnement immunitaire et prolonger la vie.

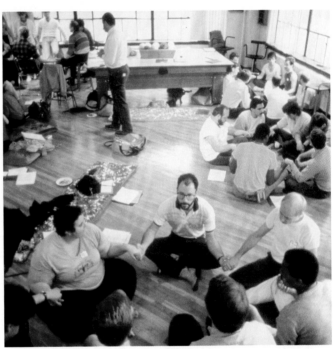

▲ *Sida et groupe de soutien.* Les groupes de soutien-sida offrent aide et appui émotionnel aux personnes vivant avec le virus, mais aussi à leur famille et à leurs amis.

LES INTERVENTIONS PSYCHOLOGIQUES

En général, il ne suffit pas de fournir des informations sur les moyens de réduire le risque pour amener un changement concret dans les comportements sexuels. Même s'ils en connaissent les dangers, nombreux sont ceux et celles qui continuent d'avoir des rapports sexuels non protégés et d'utiliser des méthodes d'injection dangereuses. Néanmoins, les interventions psychologiques s'avèrent efficaces pour réduire ces comportements à risque (Albarracin, Durantini et Ear, 2006 ; Veilleux *et al.*, 1996). Certains programmes visent à favoriser l'adoption de comportements plus adéquats. La lutte contre les pratiques sexuelles à risque passe également par une sensibilisation aux dangers de la consommation d'alcool et de drogues avant l'activité sexuelle, et par une normalisation sociale des pratiques sexuelles sûres, de sorte que le groupe social considéré attende ou exige de ses membres qu'ils se comportent de manière responsable dans leur sexualité.

Les troubles anxieux

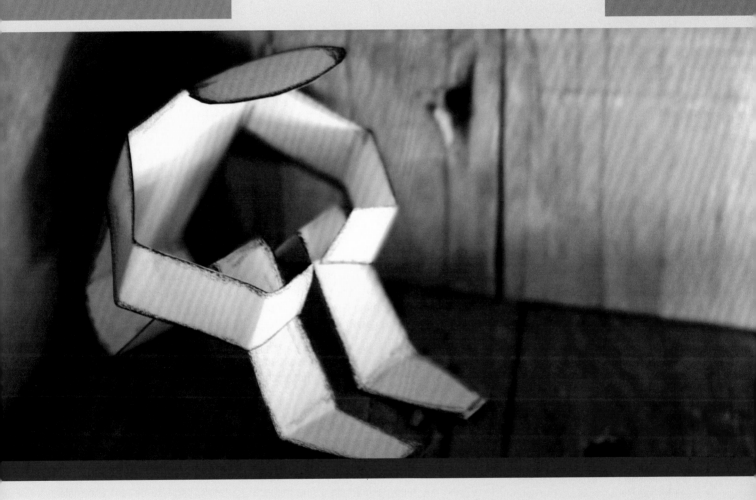

4

SOMMAIRE

J'avais l'impression que j'étais en train de mourir à ce moment même !

Je n'ai jamais rien ressenti de pareil auparavant. C'est arrivé alors que j'étais dans ma voiture à un feu rouge. Mon cœur s'est mis à battre rapidement, comme s'il allait exploser. C'est arrivé comme ça, sans raison! J'ai commencé à respirer rapidement, mais je ne parvenais pas à avoir suffisamment d'air. C'était comme si j'étouffais, comme si ma voiture rapetissait et allait me compresser. J'avais l'impression que j'étais en train de mourir, juste à cet instant et à cet endroit. Je tremblais et suais à grosses gouttes. Je croyais que je faisais une crise cardiaque. J'avais une envie irrépressible de m'échapper, de sortir de ma voiture et de m'enfuir.

J'ai réussi tant bien que mal à garer ma voiture sur le bord de la route; je suis resté assis, en attendant que les sensations se dissipent. Je me suis dit que j'allais mourir, puis que j'étais en train de mourir. Je ne savais pas si j'allais vivre assez longtemps pour obtenir de l'aide. D'une manière ou d'une autre – je ne sais pas comment –, cette sensation est passée et je suis resté assis très longtemps, en me demandant ce qui m'était arrivé. La panique avait disparu aussi rapidement qu'elle m'avait envahi. Ma respiration a ralenti et mon cœur a cessé de tambouriner contre ma poitrine. J'étais en vie. Je n'allais pas mourir. En tout cas, pas jusqu'à la prochaine fois.

Source: D'après les dossiers de l'auteur.

Qu'est-ce qu'une attaque de panique? Le terme « panique » est souvent utilisé dans le langage courant pour décrire une réaction devant un événement difficile, par exemple « j'ai paniqué quand j'ai perdu mes clés » ou encore « j'ai eu un coup de panique quand je me suis aperçu que je n'avais pas pris les bons documents pour ma réunion de travail ». On parle également de panique ou de crise de panique pour décrire une réaction anxieuse d'intensité moyenne. Or, durant une attaque de panique, telle que celle de Pierre, le niveau d'anxiété monte jusqu'à devenir une véritable terreur. Il est difficile d'appréhender le niveau particulièrement intense des attaques de panique, tant que l'on n'en a pas fait l'expérience. D'ailleurs, les personnes qui ont vécu une crise de panique la décrivent comme l'expérience la plus terrifiante de leur vie. Les attaques de panique peuvent, dans plusieurs cas, être la caractéristique d'une forme grave de trouble anxieux que l'on nomme *trouble panique*.

Anxiété État caractérisé par l'appréhension et accompagné de manifestations physiologiques et d'un sentiment désagréable de tension.

Bien entendu, les raisons, les situations ou les sujets propices à l'**anxiété** sont nombreux, que ce soit la santé, les relations sociales, les études, le travail ou encore l'état du monde. Les sources d'inquiétude ne manquent donc pas. Par ailleurs, il est normal de ressentir de l'anxiété devant ces aspects de la vie; cela peut même se traduire par un effet « adaptatif ». Cependant, l'anxiété est un état généralisé d'appréhension ou de peur sans objet précis. Elle est d'une certaine manière utile lorsqu'elle nous pousse à être plus vigilants au sujet de notre santé ou nous motive à étudier par crainte d'échouer à des examens. Dans ce cas, elle est une réponse normale à une menace. Toutefois, l'anxiété devient anormale lorsque son intensité est trop élevée par rapport à la menace ou quand elle survient sans raison, autrement dit lorsqu'il n'y a pas de lien avec un quelconque changement de l'environnement. Dans le cas de Pierre, l'attaque de panique débute spontanément, sans aucun avertissement ou déclencheur. Ce type de réaction anxieuse inadaptée, qui engendre une détresse émotionnelle manifeste ou qui diminue les capacités de fonctionnement, appartient à la nosographie des troubles anxieux. L'anxiété, qui est le point commun des différents types de troubles anxieux, peut être ressentie de différentes manières, par exemple une peur intense associée à une attaque de panique ou encore un sentiment global d'inquiétude, qu'on observe dans l'anxiété généralisée.

L'anxiété se caractérise par une vaste gamme de symptômes qui touchent les domaines physiologique, comportemental et cognitif. Les *symptômes physiologiques* comprennent notamment des réactions de sursaut ou de peur, des

VÉRITÉ OU FICTION

V ☐ F ☐ Les personnes qui vivent une attaque de panique pensent souvent qu'elles font une crise cardiaque. (p. 112)

V ☐ F ☐ Certaines personnes craignent tellement de quitter leur maison qu'elles ne s'aventurent même pas à l'extérieur pour poster une lettre. (p. 116)

V ☐ F ☐ La pensée obsessionnelle permet de soulager l'anxiété. (p. 118)

V ☐ F ☐ L'exposition au combat est le traumatisme le plus courant associé à l'état de stress posttraumatique. (p. 121)

V ☐ F ☐ Nous sommes peut-être génétiquement prédisposés à avoir peur des objets qui représentaient un danger pour nos ancêtres. (p. 125)

V ☐ F ☐ Les médicaments servant à traiter la schizophrénie sont les mêmes que ceux utilisés pour maîtriser les crises de panique. (p. 133)

V ☐ F ☐ Les thérapeutes se servent de la réalité virtuelle pour aider les gens à vaincre leurs phobies. (p. 135)

tremblements ou des frémissements, des sensations de lourdeur ou d'oppression de l'estomac ou de la poitrine, une sudation excessive, une moiteur des mains, des étourdissements, des sensations de faiblesse physique, de sécheresse de la bouche ou de la gorge ou d'essoufflement, des palpitations cardiaques, une froideur des doigts ou des membres, des nausées ou des aigreurs d'estomac. Les *symptômes comportementaux* se manifestent par un comportement d'évitement, la dépendance à des produits ou à des personnes, et l'agitation. Quant aux *symptômes cognitifs*, ils se traduisent par l'inquiétude, la hantise ou l'appréhension de l'avenir, des préoccupations ou une conscience excessive des sensations corporelles, une peur de perdre le contrôle, des ruminations, des pensées confuses ou désordonnées, des difficultés à se concentrer sur un sujet, le sentiment que les choses échappent à tout contrôle.

4.1 LA DESCRIPTION DES TROUBLES ANXIEUX

Les grandes classifications internationales des maladies mentales comme la *CIM-10* (OMS, 1992) ou le *DSM-IV-TR* (APA, 2003) reconnaissent plusieurs formes spécifiques de **troubles anxieux**. Il s'agit du trouble panique, des phobies – ou troubles phobiques –, du trouble obsessionnel-compulsif (TOC), du trouble anxiété généralisée (TAG), des troubles consécutifs à des événements qui engendrent un stress chronique ou aigu (état de stress aigu et état de stress posttraumatique). Bien entendu, les troubles anxieux ne s'excluent pas mutuellement.

> **Troubles anxieux** Catégorie de troubles psychologiques caractérisée par des réactions d'anxiété chronique.

Le terme «trouble anxieux» n'a pas toujours été utilisé pour désigner cette forme de psychopathologie. William Cullen, médecin écossais, utilise le terme «névrose» dès le 18e siècle. Comme le laisse entendre la définition initiale, on suppose que la névrose a une origine biologique, qu'il s'agit d'une perturbation du système nerveux central. Au début du 20e siècle, l'hypothèse organique de Cullen est largement délaissée au profit de l'approche psychanalytique de Freud (1973). Le fondateur de la psychanalyse considère que la névrose découle de conflits psychiques.

Depuis 1980, le *DSM* et, dans une moindre mesure, la *CIM* ne contiennent plus de catégorie appelée «névrose». Les systèmes de classification actuels (*DSM* ou *CIM*) reposent sur des listes de symptômes (voir tableau 4.1) plutôt que sur une analyse des structures psychiques. Les cliniciens utilisent le terme «névrose» pour décrire un ensemble de problèmes psychiques légers pour lesquels les patients gardent un assez bon contact avec la réalité. Les «psychoses», comme la schizophrénie, sont au contraire caractérisées par la perte de contact avec la réalité et l'apparition de comportements ou de pensées bizarres, voire d'hallucinations.

Les personnes qui ont des problèmes d'adaptation ou de dépression et des troubles psychotiques peuvent également présenter un trouble anxieux. Nous allons donc à présent décrire les principales formes de ces troubles en fonction de leurs caractéristiques ou symptômes ; nous en présenterons les causes biologiques et psychologiques ainsi que les traitements préconisés.

Le trouble panique

La caractéristique essentielle du **trouble panique** est la présence d'attaques de panique récurrentes et inattendues. L'attaque de panique est une intense réaction anxieuse, ou «bouffée d'angoisse», s'accompagnant de symptômes physiques qui atteignent leur apogée en 10 minutes, tels que des battements accélérés du cœur, des difficultés à respirer (respiration rapide, souffle court, souffle coupé, etc.) ou encore une sensation de faiblesse ou des vertiges. La composante physiologique est beaucoup plus intense dans l'attaque de panique qu'elle ne l'est dans les autres formes de troubles anxieux. Elle s'accompagne d'une sensation réelle de terreur, d'un sentiment de catastrophe ou de danger imminents et d'une envie irrépressible de fuir la situation. La peur de perdre le contrôle, de devenir «fou» ou de mourir est également présente.

> **Trouble panique** Attaques de panique récurrentes et inattendues suivies de la crainte persistante [...] d'avoir une autre attaque de panique [...] (APA, 2003, p. 498).

Une personne soumise à une attaque de panique devient particulièrement sensible aux changements physiologiques, par exemple l'accélération du rythme cardiaque, de sorte qu'elle peut penser avoir une pathologie grave, comme une crise cardiaque, alors

T A B L E A U **4.1** — Un aperçu des troubles anxieux

Trouble anxieux	Prévalence	Description	Caractéristiques
Trouble panique	(a) 3,9 % (seul) (b) 10 % (avec agoraphobie ou TAG)	Attaques de panique récurrentes (épisodes de terreur intense associés à des symptômes physiologiques massifs, à des pensées de danger imminent ou de catastrophes et à des impulsions de fuite)	La peur d'avoir une attaque va intensifier l'évitement des situations associées aux attaques ou dans lesquelles un secours est difficile; les attaques surviennent soudainement, mais peuvent s'associer à certains signaux ou situations spécifiques; peut être associée à une agoraphobie, à un TAG, à un évitement massif des situations publiques.
Phobie spécifique ou phobie simple	De 6,2 à 8 %	Peur excessive et envahissante relative à des situations ou à des objets précis	Évitement de stimuli ou de situations phobogènes. Il existe de nombreuses phobies simples (par exemple insectes, animaux, hauteurs, seringues).
Phobie sociale	7,2 %	Peur excessive et envahissante des situations d'interactions sociales	Caractérisée par une peur sous-jacente d'être rejeté, humilié ou gêné dans les situations d'interactions sociales.
Agoraphobie	2,3 %	Peur excessive et envahissante avec évitement des situations dans lesquelles une aide ou un secours arriverait difficilement	Peut être en lien avec le vécu d'une situation traumatique, découler de la perte d'autrui, de la séparation ou d'un divorce.
Trouble obsessionnel-compulsif (TOC)	3 %	Obsessions récurrentes et (ou) compulsions	Les obsessions provoquent une anxiété qui sera en partie et momentanément soulagée par des rituels compulsifs.
Trouble anxiété généralisée (TAG)	De 5 à 10 %	Anxiété persistante qui n'est pas liée à une situation particulière, mais qui s'exprime dans tous les domaines de la vie	Inquiétudes excessives, hyperactivation de l'éveil physiologique du corps, tension, impression d'être sur le qui-vive.
État de stress aigu (ESA)	Pas de données	Réaction inadaptée durant quelques jours, consécutive au vécu d'un événement traumatique	Sentiment de dépersonnalisation (dissociation), détachement vis-à-vis des autres, sensation d'être dans le « brouillard ».
État de stress posttraumatique (ESPT)	De 0,5 à 8 %	Conséquences psychopathologiques du vécu direct ou indirect d'un événement traumatique	Impression de revivre l'événement traumatique de façon répétée et envahissante; évitement des indices qui rappellent l'événement; hyperréactivité du corps (qui-vive permanent), difficultés sur les plans social, familial et professionnel, détresse émotionnelle.

R É P O N S E
V É R I T É **OU** F I C T I O N

Les personnes qui vivent une attaque de panique pensent souvent qu'elles font une crise cardiaque. V

Les personnes qui vivent une attaque de panique peuvent croire qu'elles font une crise cardiaque, même lorsque leur cœur est en parfaite santé.

Agoraphobie Anxiété liée au fait de se trouver dans des endroits ou des situations d'où il pourrait être difficile (ou gênant) de s'échapper ou dans lesquels on pourrait ne pas trouver de secours en cas d'attaque de panique [...] ou bien en cas de symptômes à type panique (APA, 2003, p. 497).

que son cœur est en bonne santé. Cependant, un examen médical minutieux doit être mené en raison de la similitude entre les symptômes de l'attaque de panique et ceux de la crise cardiaque.

Pour diagnostiquer un trouble panique, il faut que les attaques soient récurrentes, qu'elles surviennent de manière soudaine et qu'elles ne soient pas provoquées par une situation ou un objet spécifique. Elles semblent, en effet, tomber du ciel alors que tout va bien. Toutefois, si la première attaque de panique survient brusquement, sans avertissement, on constate qu'avec le temps ces crises finissent par s'associer à des situations ou à des stimuli déterminés, par exemple l'entrée dans un supermarché bondé ou encore l'embarquement dans un avion. Dans ce cas, la personne peut associer *a posteriori* ces situations avec ses attaques de panique et avoir l'impression qu'il serait difficile d'y échapper si une attaque survenait.

Les attaques de panique sont souvent décrites comme l'expérience la plus horrible ou la plus angoissante qu'on puisse vivre. Leurs victimes ont l'impression de n'avoir pas d'autre choix que de fuir ou de rester figées. Ces personnes ont tendance à chercher secours auprès d'autrui; elles ont peur de sortir seules, alors que cela n'était pas le cas auparavant. Lorsqu'elles deviennent chroniques et répétitives, les attaques de panique sont parfois tellement difficiles à gérer que le sujet qui en souffre évoque des idées de suicide. Dans de nombreux cas, les personnes finissent par restreindre leurs activités afin d'éviter les situations et les lieux où elles ont peur de subir une attaque ou dans lesquels elles ne peuvent compter sur le soutien habituel. L'**agoraphobie** peut alors être une conséquence du trouble panique. Il s'agit d'une peur excessive des espaces publics; les personnes qui en souffrent ont le sentiment qu'elles ne

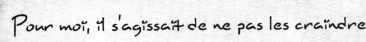

Pour moi, il s'agissait de ne pas les craindre

Pour moi, il s'agissait de ne pas les craindre. En sachant que je ne mourrais pas, ça m'a permis de les affronter. Lorsque je sens qu'une attaque s'en vient, j'essaie de me détendre et je me parle pendant la durée de l'attaque. Ça semble vraiment faire baisser la pression. Au début, j'avais une attaque presque toutes les semaines, mais après quelques mois, je n'en avais qu'une seule par mois et ensuite plus du tout! C'est sans doute la façon dont je réagissais ou peut-être ont-elles simplement disparu aussi mystérieusement qu'elles ont commencé. Je suis juste heureux qu'elles aient cessé.

Source: D'après les dossiers de l'auteur.

pourront pas s'en échapper ou y être secourues en cas de problème. Les études portant sur la prévalence au cours d'une vie montrent qu'il est plus fréquent de manifester un trouble panique associé avec un autre trouble anxieux qu'un trouble panique seul. Certains travaux (Grant *et al.,* 2006; Katon, 2006) révèlent que le trouble panique se déclare habituellement entre la fin de l'adolescence et la mi-trentaine et qu'il apparaît deux fois plus souvent chez les femmes que chez les hommes (voir figure 4.1).

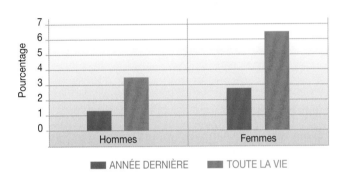

ANNÉE DERNIÈRE   **TOUTE LA VIE**

FIGURE 4.1

La prévalence du trouble panique selon le sexe

Le trouble panique touche deux fois plus les femmes que les hommes.

Source: Grant et al. (2006).

Les phobies

Le terme «phobie», du grec *phobos*, signifie «peur». Si la peur est considérée comme une émotion normale que l'on ressent en cas de danger, la phobie désigne une peur irrationnelle, excessive et disproportionnée devant une situation, un objet ou encore un animal qui ne sont pas menaçants. La peur qu'on ressent en voyant s'approcher un gros chien qui aboie férocement en montrant les crocs ne peut pas être considérée comme une phobie. Le danger est effectivement bien réel. Par contre, la peur ou le sentiment de panique ressenti lorsque l'on croise un chien qui porte une muselière et qui est tenu en laisse par le maître entre dans le champ des phobies. Le sujet qui présente une phobie est également conscient que sa peur est excessive et irrationnelle (Pedinielli et Bertagne, 2009).

Il faut noter que les phobies portent généralement sur des objets, des situations ou des animaux de la vie quotidienne comme les chiens, les ascenseurs, la voiture ou le tonnerre. Elles ne deviennent invalidantes que lorsqu'elles interfèrent avec les activités de la vie quotidienne (par exemple se rendre au travail en voiture ou habiter au 15e étage d'un immeuble) ou qu'elles causent une souffrance cliniquement significative.

Par ailleurs, on observe l'apparition de certaines phobies à un âge déterminé du développement; par exemple, la phobie des animaux apparaît vers l'âge de 7 ans, celle des piqûres à 8 ou 9 ans, celle du dentiste vers 12 ans et celle des situations sociales vers 15 ans. L'âge d'apparition des phobies semble refléter un niveau de développement cognitif et d'expériences de la vie. Les phobies d'animaux sont un sujet fréquent de cauchemar chez l'enfant. L'agoraphobie, au contraire, suit souvent l'apparition d'attaques de panique qui débutent à l'âge adulte.

Ça peut sembler une idée folle, mais...

Ça peut sembler une idée folle, mais il n'était pas question que je me marie parce que je ne supportais pas l'idée que l'on me fasse une prise de sang. [Les analyses sanguines pour le dépistage de la syphilis étaient obligatoires à l'époque.] J'ai finalement eu le courage de demander à mon médecin de m'endormir avec de l'éther ou des barbituriques (en pilules) pour que je puisse subir l'analyse sanguine. D'abord incrédule, il s'est montré sympathique, mais il a déclaré qu'il ne pouvait pas prendre le risque d'une anesthésie générale pour une simple prise de sang. Je lui ai demandé s'il acceptait de falsifier le rapport, mais il m'a répondu que les procédures administratives ne le permettaient pas.

Puis, il m'a vraiment fait peur en déclarant que ce test était certainement un problème sans importance et que plusieurs problèmes médicaux mineurs nécessitaient des prises de sang ou des soins intraveineux. Il voulait me faire comprendre que je devais apprendre à surmonter ma peur. J'ai failli m'évanouir pendant qu'il me parlait, alors il a laissé tomber.

Nous nous sommes finalement mariés dans [un État], qui n'exigeait plus les analyses sanguines. Toutefois, si je développe l'un des problèmes dont m'a parlé le médecin, ou si j'ai besoin d'une analyse sanguine pour d'autres raisons, même si elles mettent ma vie en danger, je ne sais vraiment pas ce que je ferai. Peut-être que si je m'évanouis pendant qu'ils s'apprêtent à faire la prise de sang, je ne m'en rendrai pas compte, n'est-ce pas?

Les gens pensent que j'ai peur de la douleur, mais ce n'est pas le cas, vous savez. Je n'aime pas la douleur, je ne suis pas masochiste, mais là n'est pas la question. Vous pourriez pincer mon bras jusqu'à ce que ma peau devienne violacée et je le supporterais. Je n'aimerais pas ça, mais je ne commencerais pas à trembler, à transpirer, et je ne m'évanouierais pas devant vous. Et même si je ne sentais pas du tout la piqûre, le simple fait de savoir que l'aiguille est dans mon bras me serait insupportable.

Source: D'après les dossiers de l'auteur.

LES DIFFÉRENTES FORMES DE PHOBIES

La description et la classification des maladies mentales d'après leurs caractéristiques distinguent généralement trois formes principales de phobies: la phobie spécifique, la phobie sociale et l'agoraphobie.

La phobie spécifique

Phobie spécifique Anxiété cliniquement significative, provoquée par l'exposition à un objet ou à une situation redoutés, conduisant souvent à un comportement d'évitement.

La **phobie spécifique** est une peur excessive, irrationnelle et persistante d'un objet, d'une personne, d'un animal ou d'une situation. Les sujets vivent la rencontre de «l'objet phobogène», c'est-à-dire la situation, la personne ou l'animal qui provoque la phobie, dans un état de détresse, de souffrance et de peur marqué. Devant un objet phobogène, la personne phobique ressent une envie irrépressible de fuir, de s'échapper et, souvent, elle met en place des comportements d'évitement.

Pour établir le diagnostic de phobie, il faut que la vie du patient en soit significativement affectée ou bien que cette phobie génère une détresse importante. En effet, il est possible de ressentir de la peur pour un objet, une personne ou une situation mais, tant qu'elle ne perturbe pas la vie quotidienne, on ne peut pas poser un diagnostic de phobie spécifique (APA, 2003).

Les phobies spécifiques prennent souvent naissance durant l'enfance. De nombreux enfants développent des peurs d'objets ou de situations, mais celles-ci disparaissent rapidement, car elles sont passagères. Cependant, certains enfants vont développer des phobies chroniques cliniquement observables qui deviendront des phobies spécifiques. Par ailleurs, certaines phobies débutent beaucoup plus tard; c'est le cas de la claustrophobie, qui apparaît vers l'âge de 20 ans.

Les phobies spécifiques sont des troubles psychiques très fréquents, avec une prévalence de 6,2 à 8%, comme l'indiquent les études réalisées sur cette question (Santé Canada, 2002). Si elles ne sont pas soignées, les phobies spécifiques persisteront pendant des années, voire toute la vie. Les femmes développent des phobies spécifiques deux fois plus souvent que les hommes.

Les personnes aux prises avec une phobie spécifique reconnaissent souvent que leurs peurs sont excessives et injustifiées, mais elles sont incapables de les dominer.

La phobie sociale

Il n'y a rien d'anormal à ressentir un peu de peur, de stress ou d'anxiété dans des situations sociales ou des situations de performance. Faire une présentation ou un exposé devant un groupe d'étudiants, de camarades ou de collègues, discuter avec une personne que l'on trouve attirante mais qu'on ne connaît pas, aller à une réunion de travail ou d'amis, voilà autant de situations sociales de la vie de tous les jours qui engendreront, à un certain degré, un stress, une angoisse ou de la peur. Ce n'est pas le cas chez des personnes qui manifestent une **phobie sociale**. En effet, ces dernières éprouvent une peur tellement intense qu'elles peuvent éviter complètement toutes ces situations ou les subir avec une détresse importante. Les personnes atteintes de phobie sociale ressentent de façon humiliante et embarrassante le fait d'avoir à faire ou à dire quelque chose en public. Elles ont l'impression que des milliers d'yeux scrutent le moindre de leurs gestes. Ces personnes sont très critiques envers leurs compétences sociales et elles se concentrent sur l'évaluation de leur propre performance pendant qu'elles se trouvent en société. Dans ces circonstances, certaines d'entre elles peuvent même subir de véritables crises de panique.

La terreur de l'exposé, l'effroi lorsqu'il faut parler en public, la panique des rendez-vous ou des sorties sont des symptômes courants de phobie sociale. Les personnes qui présentent une phobie sociale doivent donc trouver des excuses pour décliner les invitations. Elles vont par exemple dîner dans leur bureau pour éviter de prendre leur repas avec des collègues ou éviter les situations dans lesquelles elles pourraient rencontrer de nouvelles personnes. Si elles se trouvent par inadvertance dans une situation sociale, elles utiliseront le premier prétexte pour se dérober à la moindre sensation d'anxiété. Ainsi, en quittant prématurément la situation sociale anxiogène, ces personnes phobiques renforcent le lien associatif entre leur anxiété et la situation sociale. Par conséquent, les évitements qui visent le soulagement immédiat de l'anxiété massive la renforcent à long terme, car ils interdisent tout apprentissage de comportements d'adaptation aux situations sociales redoutées. Au restaurant, certains patients sont incapables de passer leur commande par peur que le serveur ou leurs amis ne se moquent de leur choix ou de la manière dont ils prononcent le nom des plats.

Dans certains cas, les phobies sociales peuvent perturber la vie quotidienne et avoir un effet négatif sur la qualité de vie (voir figure 4.2). Cette peur peut empêcher de passer des examens, de progresser dans sa carrière ou d'obtenir un emploi si les relations sociales deviennent impossibles. Plus le nombre de situations sociales redoutées est important, plus le niveau de déficience sera élevé. C'est probablement l'une des raisons pour lesquelles les personnes souffrant de phobie sociale utilisent des tranquillisants ou se «prescrivent» de l'alcool, pour se préparer à affronter une interaction sociale. Dans les cas extrêmes, la phobie sociale est tellement intense que la personne reste confinée chez elle. L'analyse d'études épidémiologiques de la phobie sociale révèle une prévalence de 7,2 % dans la population (Statistique Canada, 2010). À l'instar des phobies simples, la phobie sociale est plus fréquente chez les femmes que chez les hommes, peut-être en raison des stéréotypes sociaux et culturels qui poussent les jeunes femmes en particulier à plaire aux autres et à chercher leur approbation. Même si un jeune enfant peut présenter certains symptômes de la phobie sociale, il est très difficile de poser un diagnostic avant l'âge de 15 ans. Ces symptômes sont souvent associés à une histoire de timidité durant l'enfance. La timidité peut rendre la personne plus vulnérable au développement d'une phobie sociale lorsqu'elle doit affronter des expériences de stress, comme des interactions difficiles ou des situations qui suscitent l'embarras. On peut aussi penser que l'entrée à l'école ou encore le passage du primaire au secondaire peuvent favoriser l'apparition de ce trouble. La phobie sociale est donc un trouble qui a tendance à devenir chronique et persistant. Malheureusement, les personnes qui en souffrent ne bénéficient en général d'une première intervention thérapeutique qu'à l'âge adulte.

Phobie sociale Peur marquée et persistante des situations sociales ou de performance dans lesquelles un sentiment de gêne peut survenir (APA, 2003, p. 518).

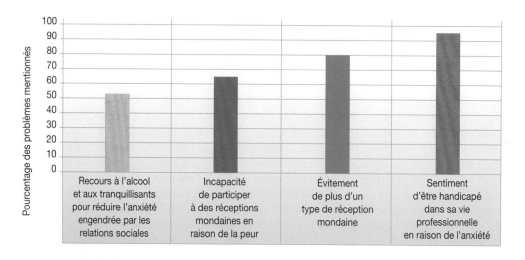

F I G U R E   **4.2**

Pourcentage de personnes présentant une phobie sociale qui éprouvent des difficultés dues à leur peur des situations sociales

Plus de 90 % des personnes ayant une phobie sociale se sentent handicapées par leur anxiété dans leur travail.

Source : Turner et Beidel (1989).

R É P O N S E
V É R I T É   **OU**   F I C T I O N

Certaines personnes craignent tellement de quitter leur maison qu'elles ne s'aventurent même pas à l'extérieur pour poster une lettre. V

Certaines personnes aux prises avec l'agoraphobie deviennent confinées à la maison et sont incapables de s'aventurer dehors, même pour poster une lettre.

L'agoraphobie

L'étymologie grecque du terme « agoraphobie » renvoie à la peur de l'agora. L'agora désignait dans la Grèce antique une grande place publique. L'agoraphobie correspond donc à la peur de se trouver dans des lieux ouverts. Il est cependant important de préciser que ce n'est pas tant le fait d'être dans un espace ouvert qui caractérise l'agoraphobie, mais plutôt celui de se trouver dans un lieu d'où il pourrait être difficile de s'échapper ou de recevoir des soins rapidement en cas d'apparition des symptômes de type panique. Les personnes peuvent même organiser leur vie afin d'éviter de devoir faire face aux situations redoutées. Dans les cas les plus graves, la restriction est telle que ces sujets restent cloîtrés dans leur domicile et ne s'aventurent pas à l'extérieur pendant des mois, voire des années, même pour poster une lettre. L'agoraphobie peut devenir le type de phobie le plus invalidant. Sa prévalence, estimée à 2,3 %, n'est cependant pas la même chez les hommes et les femmes (Statistique Canada, 2010). À l'instar des troubles anxieux précédemment abordés et selon les mêmes hypothèses explicatives, les femmes souffrent plus que les hommes d'agoraphobie.

Ce trouble débute en général à la fin de l'adolescence ou au début de l'âge adulte. Il peut être associé ou non à des attaques de panique. On parle donc d'un trouble panique avec ou sans agoraphobie (TP ou TPA). Les sujets qui souffrent de TPA vivent dans la crainte de la survenue d'une attaque de panique ; ils finissent par éviter les lieux publics où une crise s'est produite ou pourrait se manifester et d'où il peut être difficile de s'échapper (même s'ils n'y ont jamais fait d'attaque de panique). Par ailleurs, comme nous l'avons décrit précédemment, la survenue d'une attaque de panique étant inopinée, les personnes qui en souffrent peuvent restreindre leurs activités, se privant même d'assister à des spectacles par peur de se trouver sans aide. Si certaines s'efforcent de vaincre leur crainte au prix d'une anxiété intense, d'autres ne sortent que lorsqu'elles sont accompagnées.

Les personnes qui présentent une agoraphobie sans souffrir d'attaque de panique peuvent manifester des symptômes de panique à un degré moindre, comme les vertiges, ce qui peut les conduire à éviter les lieux publics et à privilégier les endroits dans lesquels elles se sentent en sécurité. Les personnes agoraphobes deviennent alors dépendantes d'autrui.

ÉTUDE DE CAS

HELEN : UN CAS D'AGORAPHOBIE

Helen, une veuve de 59 ans, est devenue de plus en plus agoraphobe à la suite du décès de son mari 3 ans auparavant. Au moment où elle a commencé la thérapie, elle était pour l'essentiel confinée chez elle. Elle refusait de quitter la maison sauf lorsque sa fille Mary, âgée de 32 ans, le lui demandait expressément, et elle ne sortait qu'en sa compagnie. Sa fille et son fils de 36 ans, Pete, faisaient ses emplettes et s'occupaient de ses autres besoins du mieux qu'ils pouvaient. Cependant, la prise en charge de leur mère, en plus de leurs autres responsabilités, est devenue un fardeau trop lourd à porter. Ils ont insisté pour qu'elle suive un traitement et elle a accédé à leur demande à contrecœur.

Lors de la séance d'évaluation, Helen était accompagnée par Mary. D'allure frêle, elle est entrée dans le bureau en se cramponnant au bras de sa fille et a insisté pour que cette dernière assiste à l'entrevue. Helen a raconté qu'elle avait perdu son mari et sa mère en l'espace de 3 mois ; son père était décédé 20 ans auparavant. Même si elle n'avait jamais subi d'attaque de panique, elle s'est toujours considérée comme une personne craintive et peu sûre d'elle. Malgré tout, elle avait été en mesure de répondre aux besoins de sa famille jusqu'à ce que le décès de son mari et de sa mère lui laisse le sentiment d'être seule et abandonnée. Elle avait maintenant peur de « presque tout » et était terrifiée à l'idée d'être seule dehors, redoutant un événement néfaste auquel elle ne saurait faire face. Même à la maison, elle craignait de perdre Mary et Pete. Elle avait besoin qu'ils la rassurent constamment et lui répètent qu'ils ne l'abandonneraient pas, eux aussi.

Source : D'après les dossiers de l'auteur.

Le trouble obsessionnel-compulsif

Les personnes qui souffrent d'un **trouble obsessionnel-compulsif**, que l'on désigne souvent par l'acronyme « TOC », sont régulièrement envahies par des obsessions ou des compulsions, ou les deux à la fois. Ces obsessions et ces compulsions ont des caractéristiques particulières : elles créent une souffrance clinique marquée, occupent plus d'une heure par jour et, enfin, perturbent gravement la vie personnelle, sociale, familiale ou professionnelle, voire les quatre en même temps (APA, 2003 ; OMS, 1992).

Les **obsessions** sont des idées intrusives et récurrentes, ou encore des pulsions ou des envies irrépressibles dont le trait majeur est de sembler échapper au contrôle de la personne. Elles s'imposent au sujet, qui ne peut s'en défaire. Les obsessions peuvent être persistantes et puissantes, par le biais de doutes, de pulsions et d'images mentales, à un point tel qu'elles empiètent sur la vie quotidienne et peuvent causer souffrance et anxiété. Un sujet peut donc avoir l'obsession de tuer une personne en conduisant sa voiture ; un autre peut avoir des images mentales récurrentes et pénibles, comme cette mère qui voit son enfant écrasé par une voiture à son retour de l'école ; enfin, un autre aura des pensées dérangeantes au sujet d'un attentat imminent chaque fois qu'il fait des courses dans un grand magasin.

Les **compulsions** sont des rituels ou des comportements répétitifs (se laver les mains, vérifier les portes) ou des actes mentaux (prières, répétition de certains mots, comptage) que le sujet ne peut s'empêcher de faire ou qui s'imposent à son esprit et qu'il se doit d'accomplir. Les compulsions apparaissent en général à la suite d'obsessions. Elles sont classées en trois catégories : les compulsions de vérification (les portes, le gaz, etc.), les compulsions de lavage (lavage des mains, du corps, des vêtements, de la maison de manière excessive alors qu'ils sont propres) et, enfin, les compulsions d'accumulation-collection (journaux, déchets, sacs en plastique, boîtes vides).

Trouble obsessionnel-compulsif Obsessions et compulsions récurrentes qui sont suffisamment sévères pour entraîner une perte de temps [...] ou un sentiment marqué de souffrance ou une déficience significative (APA, 2003, p. 525).

Obsessions Idées, pensées, impulsions ou représentations persistantes qui sont vécues comme intrusives et inappropriées et qui entraînent une anxiété ou une souffrance importante (APA, 2003, p. 526).

Compulsions Comportements répétitifs [...] ou actes mentaux [...] dont le but est de prévenir ou de réduire l'anxiété ou la souffrance et non de procurer plaisir ou satisfaction (APA, 2003, p. 526).

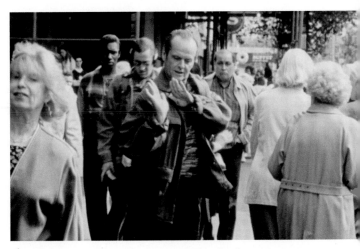

▲ *Jack Nicholson*, dans le film *Pour le pire et pour le meilleur*, joue un personnage atteint de troubles obsessionnels-compulsifs. Son obsession de la propreté l'amène notamment à apporter ses propres ustensiles en plastique au restaurant.

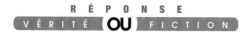

R É P O N S E
VÉRITÉ **OU** FICTION

La pensée obsessionnelle permet de soulager l'anxiété. F

La pensée obsessionnelle provoque de l'anxiété. Toutefois, les rituels compulsifs peuvent en partie diminuer l'anxiété associée à la pensée obsessionnelle; cela peut donc engendrer un cycle dans lequel la pensée obsessionnelle suscite des comportements de ritualisation, renforcés par le soulagement de l'anxiété.

Les compulsions sont généralement précédées d'obsessions; elles contribuent de façon temporaire ou partielle à dissiper l'anxiété causée par les pensées obsessionnelles. Par exemple, une personne qui souffre de TOC de lavage se savonnera les mains méticuleusement, selon un rituel précis et immuable, toutes les fois qu'elle aura l'impression d'avoir été en contact avec un objet sale ou souillé. Cela peut être, entre autres, une poignée de porte, un stylo, un siège dans le métro. Chaque fois, le lavage s'impose à la volonté du sujet. Celui-ci réduira momentanément l'anxiété provoquée par la pensée importune d'avoir peut-être été contaminé par un germe ou un microbe, qu'il peut contrer uniquement en se lavant les mains. Parfois, les compulsions de lavage sont envahissantes; elles peuvent toucher tout le corps et générer des lésions cutanées, ce qui accroît la souffrance. Il faut noter que ces compulsions dépassent très largement les habitudes de lavage de la vie courante qui nous permettent d'éviter certaines maladies. Des auteurs considèrent que les compulsions finissent par devenir le problème. D'ailleurs, les sujets souffrant de TOC se sentent prisonniers du cercle vicieux des pensées importunes angoissantes qui provoquent les rituels compulsifs. Ils reconnaissent que leurs inquiétudes obsédantes sont excessives ou irrationnelles, mais se sentent incapables d'y mettre fin.

Au Québec, le TOC affecte environ 3 % de la population à un moment de la vie et se manifeste également chez les hommes et les femmes (MSSS, 2010).

Le trouble anxiété généralisée

Trouble anxiété généralisée
Anxiété et soucis excessifs [...] survenant la plupart du temps durant au moins six mois concernant un certain nombre d'événements ou d'activités (APA, 2003, p. 549).

Le **trouble anxiété généralisée** (TAG) est caractérisé par des sensations persistantes et chroniques d'anxiété qui ne sont provoquées par aucune situation ou activité particulière ni aucun objet précis, survenant une journée sur deux durant une période d'au moins six mois. Le TAG se définit spécifiquement par une forme d'inquiétude permanente et excessive. Les sujets qui en souffrent sont des «inquiets chroniques»: ils se tracassent au sujet d'un nombre très important de choses, que ce soit l'état de leurs finances, la santé de leurs enfants, leurs relations, etc. Ces inquiétudes sont particulièrement excessives et infiltrent tous les espaces de la vie. Chez les enfants, les inquiétudes peuvent concerner les résultats scolaires, sportifs ou parascolaires.

 Pensées tourmentées et rituels secrets

Mes compulsions sont causées par la peur de blesser quelqu'un par négligence. C'est toujours le même cinéma mental. Je m'assure que j'ai verrouillé les portes et fermé le gaz; je veille à éteindre la lumière sans y mettre trop de pression pour ne pas causer un problème électrique; je passe les vitesses de la voiture en douceur, pour ne pas endommager le mécanisme.

Je rêve de trouver une île dans le sud du Pacifique et d'y vivre seul. Ça réduirait la pression; la seule personne que je pourrais blesser, c'est moi. Pourtant, même quand je suis seul, j'ai encore des inquiétudes, parce que même les insectes peuvent être un problème. Parfois, quand je sors les poubelles, j'ai peur de marcher sur une fourmi. Je regarde s'il n'y en a pas une en train d'agoniser. La semaine dernière, j'ai fait une promenade près d'un étang sans vraiment l'apprécier, parce que je me suis rappelé que c'était la saison de frai et j'avais peur d'écraser les œufs de perche et de crapet arlequin.

Je me rends compte que les autres n'agissent pas ainsi. Essentiellement, je ne veux pas supporter la culpabilité d'infliger une blessure quelconque. En ce sens, c'est égoïste. Ce qui m'importe le plus, c'est de ne pas ressentir de la culpabilité.

Source : Osborn (1998).

ÉTUDE DE CAS

« SE SOUCIER DE SA PROPRE INQUIÉTUDE » : UN CAS D'ANXIÉTÉ GÉNÉRALISÉE

Earl, âgé de 52 ans, occupe le poste de superviseur dans une usine automobile. Ses mains tremblaient pendant qu'il parlait. Ses joues étaient pâles. Son visage plutôt enfantin donnait l'impression que ses cheveux avaient grisonné d'inquiétude.

Sa vie professionnelle était assez réussie même s'il réalisait qu'il n'était pas une « vedette ». Son mariage de près de 30 ans était en « assez bon état » même si les relations sexuelles étaient « loin d'être excitantes – je tremble tellement que ce n'est pas facile d'y arriver ». L'hypothèque de la maison n'est pas un fardeau et sera remboursée dans moins de cinq ans, mais « je ne sais pas trop pourquoi, je pense à l'argent tout le temps ». Les trois enfants se débrouillent bien. Il y en a un qui travaille, les deux autres sont encore aux études. Mais « avec tout ce qui arrive maintenant, comment ne puis-je pas m'inquiéter à leur sujet ? Je passe des heures à m'inquiéter pour eux au lieu de dormir ».

« Mais c'est tellement bizarre, ajoute Earl en secouant la tête. Je trouve quand même le moyen de m'inquiéter alors que je n'ai rien en tête. Je ne sais pas comment expliquer ça. C'est comme si je commençais par m'inquiéter et qu'après seulement l'objet de mon inquiétude apparaissait. Ce n'est pas comme si je commençais à penser à telle ou telle chose que je trouvais mal et qu'ensuite je m'inquiétais. Puis les tremblements apparaissent et bien sûr je me soucie de ma propre inquiétude, si vous voyez ce que je veux dire. Je ne pense qu'à m'enfuir ; je ne veux pas être vu dans cet état. Vous ne pouvez pas diriger des ouvriers en tremblant. »

Aller au travail est devenu une énorme corvée. « Je ne peux pas supporter le bruit de la chaîne de montage. Je me sens nerveux tout le temps. C'est comme si je m'attendais à ce qu'un événement terrible survienne. Quand la situation se détériore à ce point, je prends un jour ou deux de congé pour calmer les tremblements. »

Earl a tout essayé ou presque : « Mon médecin a fait des analyses de sang, de salive, d'urine et plein d'autres tests. Il m'a envoyé consulter d'autres spécialistes. Il m'a demandé de supprimer le café et l'alcool, puis le thé, et ensuite le chocolat et le coca-cola, à cause de la caféine. Il m'a prescrit du diazépam (Valium, qui est un anxiolytique et un léger tranquillisant) et j'ai cru être au paradis pendant un moment. L'effet s'est estompé et il m'a prescrit d'autres médicaments. Quand ils ont cessé d'agir, il m'a redonné du diazépam. Pour finir, il m'a déclaré qu'il n'avait plus de "miracles chimiques" à m'offrir et que je ferais mieux de consulter un psychiatre ou un autre spécialiste du genre. Peut-être que c'était lié à mon enfance. »

Source : D'après les dossiers de l'auteur.

La détresse émotionnelle associée au TAG perturbe de façon significative la vie quotidienne de la personne. Le TAG est souvent associé à d'autres troubles psychologiques (comme la dépression) ou à d'autres catégories de troubles anxieux (comme le TOC ou l'agoraphobie). Ces patients manifestent une grande difficulté à se détendre (APA, 2003 ; OMS, 1992). Ils se sentent toujours tendus, sur le qui-vive, et sont facilement fatigués. Les difficultés de concentration ou la sensation d'avoir la tête vide sont souvent évoquées, de même que l'irritabilité et les problèmes de sommeil (difficulté d'endormissement, à rester endormi ou à se reposer, le sommeil n'étant ni réparateur ni satisfaisant).

Ce trouble apparaît en général au milieu ou à la fin de l'adolescence, et se stabilise à l'âge adulte. Les études épidémiologiques montrent une prévalence d'environ 5 à 10 % (MSSS, 2010) et une présence deux fois plus élevée chez les femmes que chez les hommes. Enfin, le TAG nécessite des soins, car il ne se dissipe pas sans une psychothérapie.

L'état de stress aigu et l'état de stress posttraumatique

Nous avons vu dans le chapitre consacré aux troubles de l'adaptation (voir chapitre 3) que certaines personnes font état de difficultés à s'adapter aux événements stressants liés au travail, aux relations de couple ou aux maladies chroniques, ou encore à vivre le deuil d'un être cher. Toujours dans le domaine du stress, nous traiterons à présent de deux formes de troubles anxieux qui peuvent apparaître à la suite d'un événement traumatique extrême. Il s'agit de l'**état de stress aigu** (ESA) et de l'**état de stress posttraumatique** (ESPT).

Le point commun entre ces deux troubles réside dans le fait d'avoir vécu un événement traumatique – ou d'en avoir été témoin – qui a entraîné une réaction d'horreur ou d'effroi. Un événement traumatique est une situation de stress particulièrement intense durant laquelle la mort, une blessure grave ou un risque de destruction de l'intégrité physique auraient pu survenir (APA, 2003 ; OMS, 1992). Par ailleurs, ces deux troubles anxieux consécutifs à une situation de stress particulièrement intense engendreront des symptômes tels que l'impression de revivre l'événement de façon répétitive et envahissante, des comportements d'évitement ou d'indifférence et, enfin, des symptômes d'hyperréactivité neurovégétative.

L'impression de revivre l'événement se traduit par divers phénomènes liés à celui-ci : des pensées et des images envahissantes, des cauchemars, une détresse physiologique ou mentale exacerbée et des *flashbacks* pendant lesquels les sujets ont l'impression de revivre l'événement dans le présent. Les comportements d'évitement se manifestent par des actions qui visent à éviter les situations, les pensées ou les images associées à l'événement et, dans certains cas, par une amnésie dissociative. L'indifférence se traduit par un détachement vis-à-vis des autres, une gamme restreinte d'états affectifs et une diminution de l'intérêt pour les activités en général. L'hyperréactivité apparaît dans la perturbation du sommeil, la diminution de la concentration, une vigilance exacerbée de l'attention aux signaux de danger, un accroissement de l'irritabilité et des réponses exagérées, c'est-à-dire une nervosité excessive en cas de bruits retentissants ou soudains.

État de stress aigu Développement d'une anxiété caractéristique, dissociative, et d'autres symptômes survenant dans le mois suivant l'exposition à un facteur de stress traumatique extrême (APA, 2003, p. 540).

État de stress posttraumatique Développement de symptômes caractéristiques faisant suite à l'exposition à un facteur de stress traumatique extrême [...]. Le tableau symptomatique complet doit être présent pendant plus d'un mois et la perturbation doit entraîner une souffrance cliniquement significative ou une altération du fonctionnement social, professionnel ou dans d'autres domaines importants (APA, 2003, p. 533-534).

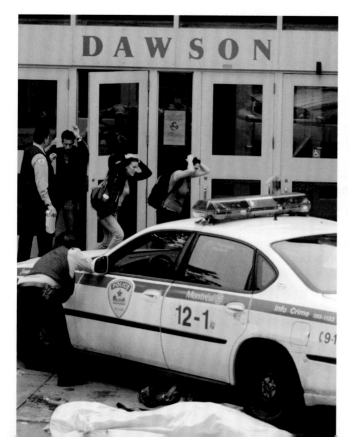

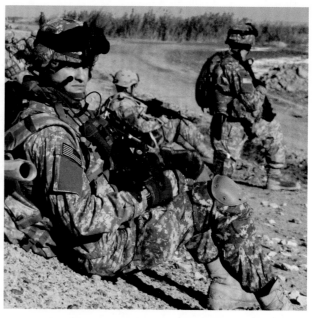

Le traumatisme. La guerre, les actes de terrorisme ou des crimes violents, comme celui qui s'est produit au collège Dawson, peuvent être à l'origine des traumatismes associés au développement de l'ESPT. Toutefois, la source la plus fréquente sont les accidents de la route.

ESA ET ESPT : COMMENT LES DISTINGUER

La distinction fondamentale entre l'ESA (état de stress aigu) et l'ESPT (état de stress posttraumatique) est liée à un critère temporel : l'ESA s'estompe en moins d'un mois alors que l'ESPT peut parfois persister toute une vie s'il n'est pas soigné. Enfin, l'ESA s'exprime par des symptômes de dissociation (sentiment de détachement vis-à-vis de soi ou d'autrui, de dépersonnalisation et de déréalisation) plus prégnants que dans l'ESPT. On rencontre les deux types de stress chez les soldats exposés au combat, les survivants de viols, les victimes d'accidents de la voie publique ainsi que chez les personnes qui ont été témoins de la destruction de leur maison et de la disparition de leurs voisins dans des désastres naturels comme les inondations, les tremblements de terre, les tornades et les désastres technologiques (accidents de train ou d'avion).

LES CARACTÉRISTIQUES DE L'ÉTAT DE STRESS POSTTRAUMATIQUE

Il faut noter que les événements traumatiques sont particulièrement fréquents. En effet, au cours d'une vie, une personne dans notre monde industrialisé présente une probabilité de près de 60 % d'être exposée à ce type d'événement ou d'en être témoin (Galea, Nandi et Vlahov, 2005). Toutes les personnes exposées à un traumatisme ne développent donc pas un ESPT. Les chercheurs ont examiné les facteurs susceptibles d'augmenter le risque de survenue de ce trouble.

Si, dans l'esprit du public, l'exposition à des combats ou à des attaques terroristes est très reliée à la survenue d'un ESPT (Pitman, 2006), les traumatismes les plus souvent associés à un ESPT sont les accidents de voiture ou de moto (Blanchard et Hickling, 2004). Toutefois, ce sont les traumatismes liés à des actes de violence, comme des attaques à main armée ou des viols, qui entraînent le plus de cas d'ESPT. Ainsi, les femmes violées présentent un risque plus élevé de souffrir d'un ESPT que les survivants d'un désastre naturel (Norris *et al.*, 2003).

D'autres facteurs de vulnérabilité sont associés à des caractéristiques personnelles. Ainsi, les personnes qui ont été victimes d'abus sexuels pendant l'enfance, celles qui manquent de soutien social et celles qui ont des capacités d'adaptation limitées présentent un risque plus grand de souffrir d'un ESPT. Les facteurs personnels comme une faible estime de soi ou un caractère agressif exposent également à un risque plus élevé. Après un traumatisme, les personnes qui éprouvent des symptômes inhabituels, comme le sentiment d'être dans l'irréalité ou d'assister à un film, courent aussi, plus que d'autres, ce risque. Au contraire, le sens attribué à l'expérience traumatique, comme le fait de croire que la guerre que l'on fait est juste, peut améliorer les capacités de la personne à s'adapter aux circonstances stressantes et à réduire le risque d'ESPT.

Bien qu'ils s'estompent au fil du temps, les symptômes de l'ESPT peuvent durer des mois, des années ou des décennies. Les vétérans de différentes guerres, examinés après plusieurs dizaines d'années, manifestaient encore les signes correspondant aux critères diagnostiques de l'ESPT ; ils avaient souvent des problèmes de toxicomanie ainsi que des difficultés conjugales et professionnelles.

Le *DSM-IV-TR* (APA, 2003) a assoupli les critères de l'ESPT en incluant les réactions à de nombreuses situations traumatiques, notamment l'annonce d'une maladie grave. En conséquence, un certain nombre de facteurs déterminent le cours, la gravité ou la nature des réactions psychologiques posttraumatiques. On a divisé ces facteurs « prédictifs » de l'ESPT en trois classes, selon qu'ils sont prétraumatiques, péritraumatiques ou posttraumatiques.

Parmi les facteurs de risque prétraumatiques, c'est-à-dire des facteurs présents avant la survenue de l'événement traumatique, on constate l'existence, chez la victime ou sa famille, d'antécédents psychopathologiques. On observe par ailleurs que les victimes avec un lieu de contrôle interne (c'est-à-dire celles qui estiment maîtriser le cours de leur vie) manifestent des symptômes posttraumatiques moins intenses et moins durables.

R É P O N S E

VÉRITÉ **OU** FICTION

L'exposition au combat est le traumatisme le plus courant associé à l'état de stress posttraumatique. F

Les traumatismes les plus fréquents sont reliés aux accidents de voiture ou de moto. En outre, ce sont les traumatismes liés à des actes de violence qui engendrent le plus grand nombre de cas d'ESPT.

DES CAS D'ÉTAT DE STRESS POSTTRAUMATIQUE : LES MINEURS CHILIENS

À la suite d'un éboulement survenu le 5 août 2010 dans une mine du Chili, 33 hommes se sont soudainement retrouvés piégés sous terre. Pendant deux semaines, ils ont survécu grâce à une réserve de boîtes de thon, de biscuits et de lait. On avait eu confirmation le 22 août que les mineurs avaient survécu et on avait estimé à l'époque que l'opération de secours durerait quatre mois. Au total, ils ont passé 69 jours dans le fond d'une mine, à 700 mètres de profondeur. Bien que les autorités chiliennes aient pu leur fournir entre autres de la nourriture, des médicaments et du soutien psychologique, plusieurs mineurs ont avoué avoir vécu l'enfer : « J'ai été avec Dieu, et avec le Diable. » C'est par ces mots que Mario Sepulveda avait tenu à expliquer devant la caméra ce qu'il avait vécu, entouré par sa famille, sa femme et ses deux enfants. Pour sa part, le ministre de la Santé, Jaime Manlich, avait déclaré : « Certains mineurs sont dans un état psychologique très fragile ; ils font des cauchemars et se sentent angoissés. Ils vont passer par une période très difficile d'adaptation à la vie normale. » Dès leur sortie, les mineurs ont été pris en charge par les médecins et les psychologues. Quelques semaines plus tard, certains mineurs présentaient déjà des problèmes de stress. Cependant, tous ne vivront pas un état de stress posttraumatique. Seul le temps nous dira comment ils auront surmonté la situation, comment ils se seront adaptés à leur nouvelle vie.

Les facteurs péritraumatiques (durant l'événement) peuvent être classés dans deux grandes catégories : les facteurs indicatifs de la gravité et les facteurs relatifs à l'interprétation et au vécu de l'événement. Le deuil est le facteur qui indique le plus la gravité de l'événement. Ainsi, la gravité et la chronicité de la symptomatologie posttraumatique augmentent à la suite d'un deuil. Les variables d'exposition à des événements tels que les blessures ou les menaces de mort influent aussi négativement sur le cours de la symptomatologie. En ce qui concerne les facteurs d'interprétation et de vécu, les cognitions et les évaluations pendant l'événement semblent prédictives des résultats postérieurs. Les sentiments de confusion ou d'échec sur le plan mental pendant l'agression sont associés à un pronostic négatif. De même, une dissociation péritraumatique, dans laquelle l'individu subit une expérience dissociative pendant le traumatisme, semble être associée à un pronostic plus réservé.

Enfin, les principaux facteurs posttraumatiques associés se divisent en deux grandes catégories : la nature du soutien social reçu par les victimes et la manière dont elles analysent leur expérience après l'événement traumatisant. Les victimes qui ont reçu un soutien social se rétablissent plus rapidement et présentent moins de symptômes en comparaison de celles qui ont été laissées à elles-mêmes. Pour conclure, l'évaluation négative des symptômes ainsi que le sentiment d'être rejeté et d'avoir été changé de manière permanente assombrissent le pronostic de l'ESPT.

LES CARACTÉRISTIQUES DES SYMPTÔMES POSTTRAUMATIQUES

Les symptômes de l'ESA et de l'ESPT sont les suivants :

- *Évitement.* La personne fuit les situations ou les éléments associés au traumatisme. Une femme qui a été violée évitera le quartier de la ville où elle a été attaquée.

- *Impression de revivre l'événement.* Le traumatisme peut être revécu par le biais de souvenirs intrusifs, de rêves récurrents, de *flashbacks.*

- *Dysfonctionnement.* L'ESPT est souvent associé à des problèmes psychologiques, comme la dépression, l'anxiété, la dépendance à l'alcool ou à la drogue, qui peuvent entraîner des difficultés à assumer les responsabilités de la vie quotidienne.

- *Hyperréactivité.* Les personnes sont habituellement tendues et fatiguées. Elles sont hypervigilantes – toujours sur leurs gardes. Elles se plaignent de troubles du sommeil, d'irritabilité, de crises d'angoisse, de difficultés de concentration et présentent une réactivité exagérée, sursautant par exemple au moindre bruit.

POUR APPROFONDIR

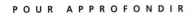

UNE **CRITIQUE** DU **CONCEPT** D'**ÉTAT** DE **STRESS POSTTRAUMATIQUE**

On peut formuler plusieurs critiques à propos du concept d'ESPT, notamment en ce qui a trait à la névrose traumatique et, plus globalement, à la notion de traumatisme psychologique. Elles tiennent pour une grande part au réductionnisme de l'éventail des symptômes exprimés par les victimes. En effet, trois grands ensembles de symptômes ne figurent pas dans la sémiologie de l'ESPT décrite dans le *DSM-IV-TR*, à savoir :

- *Le sentiment de changement permanent du monde, d'autrui ou de soi, souvent évoqué par les victimes après l'événement traumatique.* Il s'agit de la vision prétraumatique (c'est-à-dire antérieure au traumatisme) du monde et de soi qui est gravement remise en cause. Le monde est-il bien fondé ? contrôlable ? prévisible ? Suis-je raisonnablement protégé ? Ai-je de la valeur ? Suis-je digne de respect ? Le monde posttraumatique, c'est-à-dire après le traumatisme, est désormais perçu comme un environnement incompréhensible, incontrôlable et imprévisible dans lequel le sujet se sent vulnérable aux malveillances et aux catastrophes qui peuvent survenir à n'importe quel moment.

- *Les symptômes pseudopsychotiques non décrits par le DSM-IV-TR, et qui se manifestent notamment à la suite de vécus extrêmes (génocides, torture).* Ces symptômes font penser à la psychose, bien que les personnes concernées ne soient pas psychotiques : ce sont, par exemple, des idées délirantes (à tonalité persécutrice) ; des hallucinations ; des dépressions graves pouvant conduire au suicide ; un sentiment de déréalisation (ce qui arrive n'est pas réel), et parfois une dépersonnalisation passagère.

- *Des émotions négatives fortes.* Bien que la peur soit l'émotion dominante dans l'ESPT, les victimes sont souvent assaillies par un ensemble d'autres émotions négatives fortes telles que la colère, la culpabilité, la honte, le dégoût ou la tristesse.

- *Torpeur affective.* Les personnes sont dans un état de «torpeur» intérieure ; elles n'ont plus d'intérêt pour les activités qui leur plaisaient auparavant, et il en va de même des sentiments amoureux.

La différence essentielle entre l'ESA et l'ESPT repose sur l'importance de la dissociation dans l'ESA, qui s'exprime par un sentiment de détachement vis-à-vis de soi ou de son environnement. Les personnes souffrant d'un stress aigu ont l'impression de vivre dans un rêve ou un lieu irréel. Elles sont aussi incapables d'accomplir les tâches nécessaires et même de chercher l'aide médicale ou juridique dont elles ont besoin. La durée des symptômes constitue également une différence importante.

4.2 LES CAUSES DES TROUBLES ANXIEUX

Tout le monde éprouve de l'anxiété un jour ou l'autre. Bien que ce sentiment puisse arriver dans diverses situations, on ne sait pas exactement ce qui déclenche un trouble anxieux. Les recherches laissent croire que plusieurs facteurs interviennent. Comme pour la plupart des problèmes de santé mentale, les troubles anxieux semblent être causés par un ensemble de facteurs biologiques et psychologiques et par des expériences difficiles de la vie (voir figure 4.3).

La dimension biologique

Bien que chacun des troubles anxieux soit différent des autres, leur origine biologique est souvent la même. En fait, les nouvelles études en neurosciences démontrent de plus en plus les liens entre le mauvais fonctionnement dans une zone du cerveau et un trouble anxieux en particulier. Bien entendu, il reste encore beaucoup de travail à faire afin de connaître parfaitement le fonctionnement du cerveau et d'y associer les troubles mentaux dont l'être humain souffre.

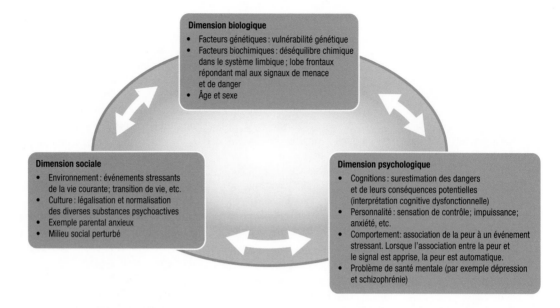

Dimension biologique
- Facteurs génétiques : vulnérabilité génétique
- Facteurs biochimiques : déséquilibre chimique dans le système limbique ; lobe frontaux répondant mal aux signaux de menace et de danger
- Âge et sexe

Dimension sociale
- Environnement : événements stressants de la vie courante; transition de vie, etc.
- Culture : légalisation et normalisation des diverses substances psychoactives
- Exemple parental anxieux
- Milieu social perturbé

Dimension psychologique
- Cognitions : surestimation des dangers et de leurs conséquences potentielles (interprétation cognitive dysfonctionnelle)
- Personnalité : sensation de contrôle; impuissance; anxiété, etc.
- Comportement: association de la peur à un événement stressant. Lorsque l'association entre la peur et le signal est apprise, la peur est automatique.
- Problème de santé mentale (par exemple dépression et schizophrénie)

F I G U R E 4.3

L'interaction des dimensions biologique, psychologique et sociale dans l'étiologie des troubles anxieux

LE TROUBLE PANIQUE

En ce qui concerne l'attaque de panique, on croit de plus en plus qu'il y aurait une sensibilité exacerbée du cerveau. Il semblerait que l'assise biologique des attaques de panique s'explique, au niveau cérébral, par la sensibilité anormale d'un système d'alarme ou par un réseau dédié à la peur. Ce réseau viserait le système limbique et les lobes frontaux, qui réagissent anormalement aux signaux de menace ou de danger. Le psychiatre Donald Klein (1994) en propose une illustration dans le cadre de la «théorie de la fausse alarme de suffocation». Il postule qu'une anomalie du système cérébral d'alarme respiratoire déclenche une fausse alarme en réponse à des signaux mineurs de suffocation. Pour l'auteur, de légers changements du niveau de dioxyde de carbone dans le sang, résultant probablement d'une hyperventilation, produisent des sensations de suffocation. Ces sensations respiratoires activent l'alarme respiratoire et entraînent une spirale de symptômes physiques reliés à une attaque de panique : manque de souffle, sensation d'étouffement, étourdissements, vertiges, palpitations ou accélération du rythme cardiaque, bouffées de chaleur, frissons, nausées et tremblements. Bien qu'intéressant, le modèle de Klein mérite des études complémentaires, car les recherches sur la question ne lui apportent au mieux qu'un soutien mitigé.

Le rôle des neurotransmetteurs, plus particulièrement l'acide gamma-aminobutyrique (GABA), est également évoqué comme une étiologie biologique possible des attaques de panique. Le GABA est un neurotransmetteur inhibiteur, ce qui signifie qu'il atténue l'activité excessive du système nerveux et aide à atténuer les réponses au stress. Lorsque son action est inadaptée, les neurones s'activent excessivement et peuvent même provoquer des crises d'épilepsie. Dans des cas moins graves, l'activité inadéquate du GABA peut élever l'état d'anxiété. Ce rôle est confirmé par les résultats qui indiquent, chez les sujets soumis à des attaques de panique, de faibles niveaux de GABA dans certaines parties du cerveau. D'ailleurs, on sait que les anxiolytiques comme les benzodiazépines – Valium ou Xanax – ont une action particulière sur les récepteurs du GABA en les rendant plus sensibles, ce qui accentue l'effet «calmant» du neurotransmetteur. D'autres neurotransmetteurs comme la sérotonine semblent également jouer un rôle dans la régulation de l'anxiété.

LES PHOBIES

Certaines recherches tendent à montrer que des facteurs génétiques peuvent prédisposer les personnes à développer des troubles anxieux comme le trouble panique et les phobies (Kendler, 2005). Il semblerait également que nous soyons prédisposés à acquérir certaines réactions phobiques devant des formes particulières de stimuli. Cette hypothèse d'une prédisposition biologique à nourrir de la peur à l'égard de certaines situations ou de certains objets est appelée «modèle de l'apprentissage préparé». Elle donne à penser que l'évolution a favorisé la survie des humains qui étaient génétiquement prédisposés à développer des peurs relatives aux situations ou aux objets potentiellement dangereux ou menaçants. Ce serait le cas pour les phobies des grands animaux, des serpents, des araignées, mais aussi pour les phobies des hauteurs, des espaces clos ou encore des étrangers.

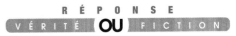

RÉPONSE
VÉRITÉ **OU** FICTION

Nous sommes peut-être génétiquement prédisposés à avoir peur des objets qui représentaient un danger pour nos ancêtres. V

Certains théoriciens croient que nous sommes génétiquement prédisposés à éprouver certaines peurs comme celles des grands animaux et des serpents. La capacité de développer rapidement ces peurs peut avoir favorisé la survie de nos ancêtres.

LE TROUBLE OBSESSIONNEL-COMPULSIF

Dans le cas du TOC, l'approche biologique n'apporte pas pour le moment de résultat probant en faveur d'une étiologie génétique ou neurologique. Par contre, certaines hypothèses méritent qu'on les examine avec attention, notamment celle qui porte sur l'action d'un certain gène qui régulariserait le glutamate, un neurotransmetteur impliqué dans les comportements obsessionnels-compulsifs. Une autre hypothèse intéressante met en évidence certains gènes qui pourraient influer sur le «circuit de la peur» au niveau du système limbique.

LE TROUBLE ANXIÉTÉ GÉNÉRALISÉE

Bien que l'on ne dispose pas d'un modèle clair du TAG, des troubles de l'activité des neurotransmetteurs sont probables. En effet, les hypothèses biologiques reposent sur la réponse positive aux traitements médicamenteux qui utilisent un antidépresseur, la paroxétine (Paxil), un inhibiteur sélectif de la recapture de la sérotonine.

L'ÉTAT DE STRESS AIGU ET L'ÉTAT DE STRESS POSTTRAUMATIQUE

Dans le même ordre d'idées, bien que l'ESA et l'ESPT soient liés à des traumatismes, certaines hypothèses donnent à penser qu'ils auraient aussi une origine biologique. Des auteurs parlent d'une sensibilité biologique chez certains individus, ce qui expliquerait les réactions psychologiques différentes chez deux soldats, par exemple, qui auront été témoins des mêmes événements.

La dimension psychologique

Pour expliquer l'origine psychologique des troubles, on peut s'appuyer sur plusieurs théories. Nous aborderons ici chacun des troubles anxieux en privilégiant les théories les plus répandues – d'autres hypothèses existent –, en fonction d'approches et de théoriciens différents.

LE TROUBLE PANIQUE

Les thérapies cognitives et comportementales soutiennent que les attaques de panique naissent essentiellement d'une interprétation cognitive dysfonctionnelle et de la «peur d'avoir peur». Il est donc important de considérer le rôle que jouent les facteurs cognitifs dans la sensibilité excessive aux changements corporels, biologiques ou physiologiques que l'on rencontre chez les personnes en proie à des attaques de panique. En effet, ces modifications produisent des sensations physiques que les personnes peuvent attribuer de manière erronée aux signes d'une crise cardiaque imminente ou d'une perte de contrôle, ce qui intensifie l'anxiété et peut déclencher une attaque de panique. Il est probable que ces mauvaises interprétations ou attributions, et non une sensibilité biologique sous-jacente, sont responsables du déclenchement des attaques de panique et, à plus long terme, de l'émergence du trouble panique.

LES PHOBIES

Les approches théoriques pour comprendre le développement des phobies ont une longue histoire en psychologie, en commençant par le point de vue psychodynamique. Selon cette approche, la phobie est une crainte irrationnelle suscitée par un objet, une situation ou une activité qui ne comportent pas de danger réel. Elle résulte du déplacement, sur cet objet ou cette situation, d'une crainte à l'égard d'autre chose et renvoie à un conflit psychique inconscient. La notion centrale est le conflit psychique. Devant des désirs inconscients, quelque chose dans le moi fait simultanément obstacle à ces désirs sous la forme d'une menace ou d'un interdit supposés (l'interdit ou la menace sont des rationalisations du conflit psychique). L'objet ou la situation phobique symbolise ou représente les désirs inconscients. La personne phobique est consciente de sa phobie, mais non des pulsions inconscientes que celle-ci symbolise.

L'angoisse présente dans les phobies signale que les pulsions (de nature agressive ou sexuelle) ont atteint un niveau d'alerte. Pour lutter contre ces pulsions effrayantes, le moi concentre ses mécanismes de défense sur l'objet phobique. Par exemple, la peur des couteaux peut représenter la projection des pulsions destructrices sur l'objet phobique. Les phobies présentent un intérêt fonctionnel. Éviter le contact avec l'objet tranchant est un contournement des désirs de destruction dirigés contre le moi ou les autres. De la même façon, la personne qui souffre d'acrophobie (phobie des hauteurs) peut nourrir un désir inconscient de sauter, qui serait contrôlé par sa peur des hauteurs.

Modèle des deux facteurs Modèle théorique qui explique le développement des réactions phobiques selon les conditionnements, classique et opérant.

Quant à la théorie de l'apprentissage, Mowrer (1948) a proposé, entre autres, l'approche étiologique comportementale des phobies. Ce **modèle des deux facteurs** intègre les rôles des deux formes de conditionnement, le conditionnement classique de Pavlov et le conditionnement opérant de Skinner, pour expliquer le développement des phobies. Dans un premier temps, Mowrer considère que la peur est apprise par conditionnement classique. Ainsi, un objet ou une situation neutre (qui initialement n'engendre pas de crainte) provoque de la peur par association avec une situation ou un objet qui est désagréable ou suscite celle-ci. Par exemple, un enfant qui est effrayé par les aboiements peut «apprendre» la peur des chiens, un autre qui reçoit un vaccin et ressent de la douleur lors de la piqûre peut acquérir la peur des seringues. De nombreux travaux montrent que les phobies comme l'acrophobie et la claustrophobie (phobie des espaces confinés) sont ainsi apprises ou conditionnées par l'association entre un objet et une situation aversive. Par ailleurs, Mowrer (1948) explique les évitements très importants chez le sujet phobique comme le résultat d'un conditionnement opérant, notamment par un renforcement négatif. Ainsi, le soulagement de l'anxiété renforce de façon négative l'évitement de l'objet phobogène, ce qui consolide la réaction d'évitement.

L'apprentissage de la phobie par conditionnement a une grande puissance explicative, mais ne suffit cependant pas à expliquer toutes les phobies; en effet, certaines personnes sont incapables de se souvenir d'un événement qui pourrait avoir conditionné leur phobie. Les théoriciens de l'apprentissage supposent que le souvenir de l'expérience de conditionnement aurait été «effacé» par le passage du temps ou que l'expérience a débuté à un âge trop précoce pour être rappelée verbalement. Cependant, les behavioristes actuels mettent l'accent sur le rôle de l'apprentissage par observation, appelé aussi «apprentissage vicariant», qui ne nécessite pas de conditionnement direct. Cette forme d'apprentissage suppose que l'observation d'un parent, ou d'une personne importante aux yeux du sujet, qui exprime une réaction de peur à un stimulus, génère l'acquisition d'une phobie. D'ailleurs, le simple fait de recevoir des informations sur le danger de certains stimuli comme les araignées peut également mener au développement d'une phobie.

Les théories de l'apprentissage aident à comprendre comment peut naître une phobie, mais elles n'expliquent pas pourquoi certaines personnes sont plus susceptibles que d'autres d'en souffrir. Ce sont les approches biologiques et cognitives qui permettent de clarifier cette question.

Les études récentes soulignent l'importance des facteurs cognitifs qui permettent non seulement de comprendre comment, mais aussi pourquoi un sujet devient phobique. Ces facteurs sont les suivants :

1. **L'hypersensibilité aux signaux menaçants.** Les personnes qui présentent des phobies tendent à percevoir un danger dans les situations où la majorité des gens se sentent en sécurité, comme prendre un ascenseur, manger en plein air ou encore faire des achats parmi la foule un samedi après-midi. Nous possédons tous un système d'alarme cérébral sensible aux signaux de danger. L'amygdale, située dans le système limbique, joue un rôle dans ce système d'avertissement (voir figures 4.4 et 4.5). Au cours de l'évolution, ce dernier aurait avantagé les êtres humains, en augmentant leurs chances de survie dans un environnement hostile. Par exemple, ayant un système d'alarme sensible, nos ancêtres pouvaient interpréter plus rapidement les bruits dans un buisson, comme la présence d'un prédateur, et se défendre ou fuir plus vite. La peur, qui est l'émotion clé du système d'alarme, leur a probablement permis d'adopter des réponses défensives qui leur ont assuré une meilleure survie. De nos jours, les personnes qui manifestent des troubles anxieux et des phobies auraient hérité d'un système d'alarme trop sensible qui les rend particulièrement réceptives aux signaux de danger. Pour gérer efficacement les situations phobiques, elles doivent donc apprendre à changer la manière dont elles évaluent les signaux qui ne constituent pas réellement une menace.

2. **La surestimation de la dangerosité.** Les personnes phobiques surestiment l'intensité de la peur qu'elles ressentent devant la situation ou l'objet qui provoque la phobie. Sabrina, qui a une phobie des abeilles, est persuadée qu'elle tremblerait d'effroi si elle en rencontrait une. En fait, la peur ou la souffrance réelle devant l'objet phobique est nettement moins intense que celle imaginée. On peut donc dire que la tendance à envisager « le pire » favorise l'évitement des situations-objets phobogènes, lequel, en retour, empêche le sujet de faire les apprentissages nécessaires à l'apprivoisement et à la gestion de la peur. Par exemple, la surestimation de la douleur pour une personne ayant la phobie des dentistes peut l'amener à différer ou à annuler les visites, ce qui peut contribuer à l'aggravation du problème dentaire et entraîner des soins plus longs, voire plus douloureux. À l'inverse, l'exposition réelle à la situation-objet phobogène favorise une meilleure prédiction des niveaux de peur. La conséquence psychothérapique attendue résulte du fait qu'une exposition régulière permet au patient anxieux d'anticiper ces réactions aux stimuli phobogènes de manière plus adaptée, et d'atténuer ainsi ses anticipations anxieuses. En retour, la diminution de la surestimation de la peur ou du danger réduira les évitements.

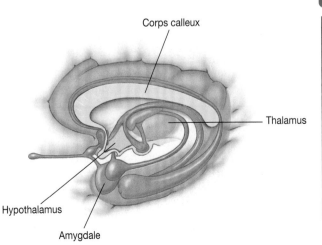

Corps calleux

Thalamus

Hypothalamus

Amygdale

F I G U R E 4.4

L'amygdale et le système limbique

L'amygdale est une partie du système limbique, un réseau de structures interconnectées qui sont impliquées dans l'olfaction, la formation des souvenirs et le traitement des réponses émotionnelles. Le système limbique est constitué de structures sous-corticales situées autour du thalamus : l'hippocampe, l'amygdale, l'hypothalamus et d'autres structures voisines.

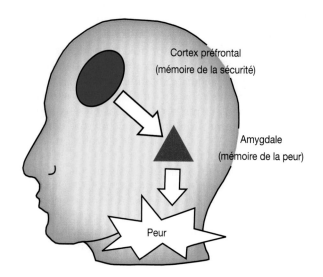

F I G U R E **4.5**

Le signal «d'effacement total» supprime la peur chez les rats.

Des travaux expérimentaux ont montré que le cortex préfrontal émettait en direction de l'amygdale des signaux «d'effacement total» qui inhiberaient la peur chez le rat. Les auteurs supposent que cette découverte pourrait conduire à des traitements qui supprimeraient les réactions de peur chez l'être humain.

Source: La figure est reprise de la communication de Milad et Quirk (2002) parue dans «Mimicking brain's "all clear" quells fear in rats», *NiMH News Release*, 6 novembre 2002.

3. **Les pensées automatiques négatives et les croyances irrationnelles.** Les pensées automatiques négatives peuvent favoriser et maintenir l'anxiété et les phobies. Devant un stimulus phobogène, le sujet se dit «je dois partir immédiatement», «mon cœur va exploser» ou encore «je ne vais jamais m'en sortir!». Ce type de pensées éveille l'activation du système nerveux autonome; elles désorganisent ce qui est en cours de planification, amplifient l'aspect aversif désagréable du stimulus, augmentent les comportements d'évitement et diminuent les attentes d'efficacité personnelle quant à la capacité de gérer une situation. De la même manière, les patients qui ont une phobie sociale peuvent penser, toutes les fois où ils sont devant un groupe de personnes: «Ça va leur sembler totalement nul, ce que je dis.» «Je vais commencer à rougir.» Des pensées négatives comme celles-ci réprimeront les velléités de participation sociale.

Par ailleurs, les personnes souffrant de phobies expriment plus de croyances irrationnelles que les personnes sans phobie (Ellis, 1997). Les croyances irrationnelles se rapportent à un besoin excessif d'approbation et à un évitement de toutes les situations dans lesquelles l'autre pourrait avoir une évaluation négative de soi ou encore manifester de la désapprobation. Pour illustrer les croyances irrationnelles, nous allons examiner le monologue intérieur d'une personne phobique. Le thérapeute pose la question suivante à cette dernière: «Que se passerait-il si vous faisiez une attaque de panique devant quelqu'un?» Les croyances irrationnelles du patient sont les suivantes: «Il penserait que je suis fou.» «Il se dirait: quand on est malade, on ne sort pas de chez soi.» «Il penserait: moi, si je me conduisais comme ça devant les autres, j'aurais honte.» «Je ne peux pas supporter qu'il me regarde de cette manière.» En conséquence, lorsqu'il est composé de croyances irrationnelles et de pensées automatiques négatives, le monologue psychique intérieur aura pour effet de renforcer la peur et les évitements, et de maintenir la phobie. Une prise en charge psychothérapique est donc nécessaire.

Avant de présenter les grandes approches psychothérapiques, il nous semble intéressant de dresser un schéma qui illustre un modèle conceptuel de compréhension des phobies (voir figure 4.6). Il nous sera utile pour comprendre la manière dont on intervient cliniquement auprès de patients souffrant de phobie.

LE TROUBLE OBSESSIONNEL-COMPULSIF

Dans l'approche psychanalytique, le TOC est appelé «névrose obsessionnelle» ou «névrose de contrainte». Les pulsions agressives-destructrices sont prédominantes dans ce conflit intrapsychique inconscient. Le mode de défense principal n'est pas le refoulement, mais l'isolement (en effet, le névrosé obsessionnel tente en permanence d'expulser une représentation inconsciente insupportable, en séparant cette

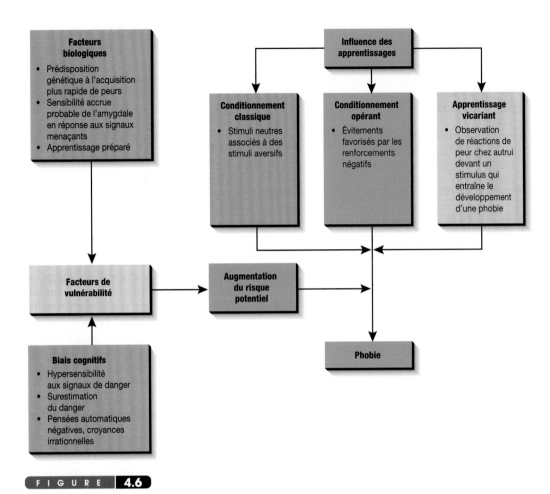

FIGURE 4.6

Un modèle multifactoriel de la phobie

Les apprentissages jouent un rôle majeur dans l'acquisition de nombreuses phobies. Cependant, le développement d'un trouble phobique dépend de facteurs de vulnérabilité comme les prédispositions génétiques et les facteurs cognitifs.

dernière de l'affect associé) et la formation réactionnelle, qui se manifeste par des scrupules excessifs et une crainte de faire du mal si importante qu'elle peut conduire à l'inhibition. Le sujet aura ainsi peur d'entrer en conflit avec les autres. Il peut également développer une peur superstitieuse de blesser autrui du seul fait de ses pensées (croyance inconsciente en la toute-puissance de celles-ci).

Le conflit entre le moi et le surmoi génère une grande culpabilité et de l'angoisse. Les conduites obsessionnelles-compulsives consistent à trouver un moyen de s'assurer que l'objet contre lequel s'exercent les pulsions agressives-destructrices inacceptables à la conscience n'a pas été détruit. Cette ambivalence entre pulsions érotiques-sexuelles et pulsions agressives-destructrices provoque les compulsions et les rituels qui visent toujours à s'assurer que l'objet est préservé.

De manière plus générale, dans l'approche psychodynamique, les pensées obsédantes et les rituels compulsifs sont autant de moyens utilisés par le psychisme pour contenir la montée de l'angoisse.

Les modèles psychologiques cognitivocomportementaux du TOC insistent pour leur part sur les facteurs cognitifs et les facteurs liés aux apprentissages pour rendre compte des obsessions et des compulsions. En effet, les personnes souffrant de TOC tendent à être excessivement centrées sur leurs pensées. Elles semblent ne pas être en mesure de rompre le cercle vicieux des pensées négatives intrusives qui tournent en boucle dans leur esprit. Elles exagèrent le risque de subir un événement catastrophique, car elles vivent dans l'anticipation de désastres et mettent en œuvre des rituels censés les protéger.

Certains facteurs cognitifs, comme la croyance qu'il faut agir de manière parfaite, sont également en cause dans le développement du TOC. Les personnes qui présentent des traits perfectionnistes exagèrent très négativement les conséquences d'un travail qui comporterait quelques défauts, même mineurs, ou d'une tâche qui ne serait pas accomplie parfaitement. Elles se sentent donc obligées de recommencer jusqu'à la perfection.

D'un point de vue comportemental, les compulsions sont considérées comme des réponses opérantes, renforcées de façon négative par le fait qu'elles soulagent l'anxiété causée par les pensées obsessionnelles. Autrement dit, le renforcement, qu'il soit positif ou négatif, consolide le comportement qui le précède. Ainsi, les sujets ayant un TOC répéteront plus rapidement les rituels compulsifs lorsqu'ils seront exposés à des signaux qui génèrent leurs pensées obsessionnelles. Par exemple, les compulsions de comptage (les marches d'un escalier, les chiffres de porte, les lettres de panneaux publicitaires, etc.) sont maintenues parce qu'elles soulagent l'anxiété provoquée par les pensées obsessionnelles (un être cher va mourir).

Si les facteurs cognitifs et comportementaux aident à comprendre le développement du TOC, ils n'expliquent pas pourquoi ce dernier affecte une personne plutôt qu'une autre. Pour répondre à cette question, il faut mettre en perspective plusieurs approches étiopathogéniques. Ainsi, il semble que les personnes qui présentent un TOC montrent une sensibilité physiologique à réagir exagérément à des signaux mineurs de danger. Un circuit cérébral dysfonctionnel serait-il responsable de cette sensibilité? Les recherches actuelles ne permettent pas de l'affirmer. Cependant, en plus d'une sensibilité accrue aux signaux de danger, il semble que des facultés cognitives comme la mémoire jouent un rôle de premier plan dans le TOC. En effet, les personnes qui ont des compulsions de vérification évoquent des difficultés à savoir si elles ont achevé correctement leurs tâches: Ai-je fermé la porte à clé avant de partir au travail? Ai-je bien remis le formulaire? Ai-je rendu les notes de cours à mon ami? Si les chercheurs ne savent pas encore à quel point ces différents facteurs expliquent pourquoi le TOC affecte une personne plutôt qu'une autre, les avancées psychothérapiques de ces 30 dernières années permettent désormais de traiter efficacement ce trouble.

LE TROUBLE ANXIÉTÉ GÉNÉRALISÉE

L'approche psychanalytique considère le TAG comme l'un des symptômes qui découlent d'une expérience traumatique, ou comme un état traumatique généré par un débordement pulsionnel qui excède les capacités de négociation psychiques. Dans les deux cas, il s'agit de ce que Freud appelait une névrose «actuelle» ou traumatique, pour la distinguer des névroses classiques, dites «de transfert». En spéculant sur l'origine inconsciente de l'anxiété, on se bute à l'impossibilité de la mesurer à l'aide de tests scientifiques. On ne peut pas observer directement les pulsions de l'inconscient ni les mesurer.

Selon les théoriciens de l'apprentissage, le TAG exprime, comme l'indique son nom, une généralisation de l'anxiété à de nombreuses situations. Les personnes qui s'inquiètent de différents aspects de leur vie (la santé, la famille, le travail, les finances) auront davantage tendance à redouter ces dernières. L'anxiété sera donc liée à de nombreuses situations de ce type.

Pour leur part, les tenants de l'approche cognitive soulignent le rôle des distorsions de la pensée et des croyances dysfonctionnelles, notamment celles qui soustendent l'inquiétude. En effet, les personnes qui souffrent du TAG se font du souci à propos de tout. En conséquence, elles ressentent continuellement de l'anxiété, se sentent toujours «à cran», perçoivent le danger alors qu'il n'est pas présent et suractivent leur niveau d'éveil physiologique. Pour certains auteurs, «l'exagération et la généralisation excessive des catastrophes» seraient liées à un faible sentiment d'autoefficacité et d'estime de soi (Bandura, 2002).

L'ÉTAT DE STRESS AIGU ET L'ÉTAT DE STRESS POSTTRAUMATIQUE

Selon les approches phénoménologique et psychodynamique, dans les catastrophes naturelles, les accidents ou encore les situations de guerre, le traumatisme psychique est la présence de la mort. Cependant, il existe aussi des situations extrêmes dans lesquelles le sujet est atteint dans sa dignité humaine : on cherche à le détruire psychiquement, à l'humilier, comme dans les cas de viol ou de torture. Ces situations peuvent également toucher des collectivités, en présentant les mêmes caractéristiques.

Ainsi, le camp d'extermination nazi est un monde où sont détruits tous les repères sociaux : il n'y a plus de loi ni de règles universelles valables. Il n'y a que l'arbitraire d'une volonté impersonnelle qui décide qui doit vivre et qui doit mourir. Cette volonté ne vise pas seulement la destruction physique des personnes, mais leur anéantissement psychologique. Par des humiliations incessantes, par l'incitation au « chacun pour soi » et à la délation, elle vise à détruire tout lien social, à déshumaniser la personne, en faisant de cette déshumanisation la condition de sa survie. Par exemple, on punit non seulement celui qui vient en aide à un compagnon de captivité, mais on tue également devant lui ce compagnon. Des génocides comme celui du Rwanda ou du Burundi, ou encore les attentats terroristes du 11 septembre 2001 aux États-Unis, ont présenté des caractéristiques similaires.

Quand la réalité comporte cette perversité, il en résulte des modes de défense psychotiques : déréalisation, déni, dépersonnalisation. Ce sont les symptômes d'une grave atteinte narcissique, des dommages subis au niveau du moi, qui provoquent la perte de toute confiance en soi, de toute estime de soi. D'autre part, ces symptômes constituent un aménagement de la situation pour que le sujet puisse survivre ; ils sont autant de tentatives pour maintenir une survie psychique, faute de quoi le sujet s'effondre et se laisse entraîner dans une dépression mélancolique grave qui peut aboutir au suicide. D'autres personnes traumatisées adoptent des conduites à risque (toxicomanie, alcoolisme) qui ne sont pas moins autodestructrices.

La spécificité de ces situations extrêmes, par rapport aux catastrophes naturelles et aux traumatismes de guerre, réside dans l'impossibilité de s'appuyer sur la symbolique sociale et culturelle pour négocier les traumatismes, leur donner du sens. Les drames de l'existence, le deuil par exemple, peuvent avoir pour certains un effet traumatique, mais ils entrent en résonance avec les mythes de la culture et du groupe. Des rites médiateurs peuvent aider à accomplir le travail de deuil et à renouer les fils de l'histoire. Il n'existe rien de tel dans les violences qui frappent aveuglément et avec cruauté dans un contexte social et culturel déstructuré. Les personnes se trouvent à court de symbolisation, livrées à un imaginaire terrifiant.

Quant aux théories de l'apprentissage, elles apportent une explication solide au développement et au maintien de l'ESPT. Selon la théorie du conditionnement classique, les expériences traumatiques sont des stimuli inconditionnés qui s'associent à des stimuli neutres (conditionnés), comme des impressions visuelles, sonores et même olfactives liées au traumatisme. Par conséquent, l'anxiété devient une réponse conditionnée qui est déclenchée par l'exposition aux stimuli reliés au traumatisme.

Les cibles qui réactivent l'anxiété sont associées à des pensées, à des souvenirs et même à des images du traumatisme. Grâce au conditionnement opérant, la personne peut apprendre à éviter tout contact avec ces stimuli. Les comportements d'évitement sont des réponses opérantes qui sont renforcées négativement par la diminution de l'anxiété. Malheureusement, en évitant les cibles liées au traumatisme, la personne perd aussi la possibilité de surmonter sa peur. L'extinction de l'anxiété conditionnée ne peut se produire que lorsque la personne affronte les stimuli conditionnés (les cibles associées au traumatisme) en l'absence de tout stimulus inconditionné perturbateur. Si les théories de l'apprentissage permettent de comprendre le développement et le maintien du traumatisme psychologique, elles n'expliquent cependant pas pourquoi certaines personnes exposées au même événement traumatique ne présentent pas d'ESPT. C'est pourquoi les théories de l'approche cognitive et émotionnelle proposent, avec le concept de schémas cognitifs précoces (SCP), de rendre compte de cette différence. Les SCP sont des structures et des processus intrapsychiques formés sur la base des expériences et des connaissances qui se créent au cours du développement, notamment des expériences relationnelles. Le lien entre les SCP et l'ESPT se situe dans le vécu traumatique de l'événement (Rusinek *et al.,* 2004).

La dimension sociale

La dimension sociale des troubles anxieux est loin de faire consensus. Plusieurs facteurs susceptibles de déclencher ou d'accentuer un trouble anxieux sont toutefois observés. Il s'agit généralement d'événements négatifs et traumatisants : une séparation durant l'enfance, des responsabilités trop lourdes à assumer à un jeune âge, des problèmes familiaux, une pauvreté des relations sociales ou encore un exemple parental anxieux. D'ailleurs, on observe plusieurs similitudes entre la dimension sociale des troubles anxieux et celle du trouble de l'humeur (voir chapitre 5). Les recherches se poursuivent donc afin de valider ou d'infirmer plusieurs hypothèses à ce sujet.

4.3 LES TRAITEMENTS DES TROUBLES ANXIEUX

Après avoir étudié les différents troubles anxieux ainsi que leurs origines, nous aborderons maintenant les principaux traitements associés à chacun de ceux-ci.

Le trouble panique

Les traitements les plus répandus pour soigner les attaques de panique font appel aux médicaments et aux psychothérapies, notamment les thérapies cognitivocomportementales (TCC).

LES PSYCHOTHÉRAPIES

Examinons tout d'abord les TCC, présentées dans le tableau 4.2. Le clinicien dispose d'une grande variété de techniques pour traiter le trouble panique. Il y a le travail avec le patient sur les stratégies d'adaptation (comportements et pensées présents avant l'attaque ou au cours de celle-ci) qui peuvent lui permettre de surmonter la crise, et sur les techniques de respiration et de relaxation qui visent à atténuer l'état exacerbé de l'éveil physiologique. Ce travail vise à restaurer un niveau normal de CO_2 dans le sang. Le patient apprend à se détendre, à se calmer et à gérer les sensations qu'il ressent sans réagir de façon excessive. Sur le plan psychique, le psychologue aide le patient à interpréter différemment les changements physiologiques qu'il vit afin d'y faire face sans ressentir un état de panique. Enfin, l'exposition réelle ou imaginaire aux situations ou aux signaux de rappel associés à celles-ci permettra une prise de contrôle et une diminution des symptômes.

D'autres formes de thérapies, notamment des thérapies brèves d'inspiration psychanalytique, voient le jour depuis quelques années. Elles sont plus efficaces que la relaxation chez les personnes qui présentent des attaques de panique (Milrod *et al.,* 2007).

La thérapie psychodynamique est encore utilisée. Elle cherche à réparer une brisure psychique qui est à l'origine de la crise de panique. Elle permet au patient d'aborder les situations critiques qu'il redoute en lui assurant un cadre qui offre stabilité et continuité. D'autre part, en établissant des rapports entre les situations et les pensées, elle met en œuvre un moyen de lier par la parole et la pensée les impressions effrayantes, ce qui rend ces dernières gérables et négociables sur le plan psychique.

TABLEAU 4.2	Les éléments d'un programme cognitivocomportemental pour traiter la crise de panique
Autoobservation	Noter les attaques de panique pour repérer les stimuli de la situation susceptibles de les déclencher.
Exposition	Suivre un programme d'exposition graduelle à des situations dans lesquelles une attaque de panique a pu survenir. Pendant les exercices d'exposition, la personne est en état de relaxation pour éviter que l'anxiété lui fasse perdre le contrôle. Dans certains programmes, les participants apprennent à tolérer les modifications corporelles associées aux attaques de panique en expérimentant ces sensations dans le cadre dirigé du traitement clinique. On peut aussi faire tournoyer le patient sur une chaise pour provoquer une sensation de vertige et lui apprendre ainsi que ces sensations ne sont pas dangereuses ni le signe d'un danger imminent.
Élaboration des réponses d'adaptation	Développer les capacités d'adaptation pour rompre le cercle vicieux dans lequel les réactions exagérées aux indices d'anxiété ou aux symptômes de malaises cardiaques mènent à des attaques de panique. Les méthodes comportementales sont axées sur l'entraînement à la relaxation et l'apprentissage d'une respiration profonde et régulière. Les méthodes cognitives se concentrent sur la modification des interprétations erronées des sensations corporelles. On peut utiliser l'entraînement de la respiration pour aider la personne à éviter l'hyperventilation au cours des attaques de panique.

LA PHARMACOTHÉRAPIE

Les médicaments communément utilisés pour soigner la dépression, que l'on nomme «antidépresseurs», ont également un effet anxiolytique et «antipanique». L'appellation «antidépresseur» n'est donc pas un terme adapté dans la mesure où les médicaments antidépresseurs ont un effet sur l'anxiété. Ces médicaments agissent sur les neurotransmetteurs cérébraux et «normalisent» leur activité. Il faut cependant noter qu'ils génèrent des effets secondaires parfois très gênants, comme la sudation excessive et les palpitations cardiaques. En conséquence, les patients abandonnent rapidement leur traitement médicamenteux.

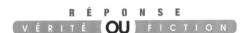

RÉPONSE

VÉRITÉ **OU** FICTION

Les médicaments servant à traiter la schizophrénie sont les mêmes que ceux utilisés pour maîtriser les crises de panique. F

Les médicaments servant à traiter la schizophrénie ne sont pas utilisés pour soigner les attaques de panique. Toutefois, les antidépresseurs ont démontré des bienfaits thérapeutiques dans le contrôle de ces dernières.

Par ailleurs, le fait que les patients attribuent l'amélioration clinique qu'ils observent aux médicaments et non à leurs ressources est l'un des problèmes récurrents de l'usage des antidépresseurs ou des anxiolytiques. Les médicaments permettent un contrôle des symptômes, mais ils ne les guérissent pas. Les rechutes (réapparition d'attaques de panique) sont donc courantes après l'arrêt des médicaments et démontrent la nécessité d'une psychothérapie cognitivocomportementale.

Les phobies

Comme nous l'avons constaté au cours de ce chapitre, les phobies sont particulièrement fréquentes et peuvent être très invalidantes. Les recherches et les thérapies visant à aider les patients à vivre sans leur(s) phobie(s) sont donc nombreuses. Diverses tendances et approches en psychopathologie et en psychologie clinique ont donc proposé des traitements que nous allons à présent passer en revue. Quant à l'approche psychopharmacologique, elle est surtout efficace lorsqu'on associe les médicaments à une psychothérapie.

LES PSYCHOTHÉRAPIES

La thérapie psychodynamique-psychanalytique est axée sur les mécanismes de la phobie, compte tenu qu'il s'agit d'un symptôme de conflit inconscient. Les psychanalystes traditionnels ou les psychothérapeutes d'inspiration psychanalytique chercheront donc, chez le sujet phobique, la prise de conscience et de sens de ses conflits inconscients. La relation transférentielle est le cadre qui permet la réactualisation du conflit inconscient et le moyen qui favorisera l'élaboration et la suppression des symptômes. L'objectif est d'amener le moi du sujet phobique à mettre un terme à une lutte coûteuse en énergie qui vise à réprimer des pulsions agressives et sexuelles (Freud, 1999).

Actuellement, les thérapeutes d'orientation psychanalytique se tournent donc vers un travail qui amènera le patient à prendre conscience des sources internes du conflit. Ils se concentrent ainsi sur l'exploration des sources d'angoisse actuelles plutôt que passées.

Plusieurs études montrent l'efficacité de l'approche fondée sur la théorie de l'apprentissage pour traiter de nombreux troubles anxieux. Le mécanisme central de cette approche concerne l'aide apportée au sujet phobique pour s'adapter plus efficacement aux objets et aux situations qui provoquent l'anxiété. Les trois principales techniques thérapeutiques sont la désensibilisation systématique, l'exposition graduelle, ou exposition, et l'immersion.

Désensibilisation systématique Technique de thérapie comportementale qui vise à vaincre une phobie par une exposition progressive à un nombre de stimuli phobogènes d'intensité croissante. Durant l'exposition, le patient demeure dans un état de relaxation profond. Cette exposition peut être menée en pensée ou encore par la visualisation de photos, de diapositives ou de vidéos qui portent sur les stimuli phobogènes.

La **désensibilisation systématique** est une procédure de réduction de la peur élaborée par Joseph Wolpe dans les années 1950. Elle consiste en un processus d'apprentissage graduel par le patient de la gestion de stimuli de plus en plus anxiogènes, pendant qu'il est détendu. Les stimuli anxiogènes sont organisés par ordre d'intensité croissante. C'est ce que l'on appelle plus communément « hiérarchie des peurs ». Les patients sont exposés, par la pensée ou la visualisation d'images, aux différents stimuli de la hiérarchie. Graduellement, ils doivent imaginer qu'ils s'approchent de la situation ou de l'objet phobogène (par exemple un serpent, une araignée, un ascenseur, une seringue) sans ressentir d'anxiété. La désensibilisation systématique repose sur l'hypothèse que les phobies ont été conditionnées ou apprises et qu'elles peuvent être « déconditionnées » ou « désapprises » si la personne substitue une réponse antagoniste de l'anxiété, comme la relaxation, dans une situation qui habituellement provoque de l'anxiété.

Exposition graduelle Méthode de thérapie comportementale permettant de vaincre les phobies par un processus progressif d'exposition à des stimuli phobogènes d'intensité croissante, en pensées ou dans des situations réelles.

L'**exposition graduelle**, ou exposition, vise à amener le patient à devoir faire face progressivement à la situation-objet phobogène. L'objectif est l'extinction ou la diminution graduelle de la réaction de peur par l'exposition répétée aux stimuli phobogènes, en l'absence d'événements désagréables ou aversifs ; le sujet est exposé à sa peur, mais il est en sécurité. Ainsi, il commence à percevoir les objets ou les situations antérieurement phobogènes comme inoffensifs et se sent capable de les gérer plus efficacement. La thérapie d'exposition peut prendre trois grandes formes : l'exposition imaginaire (s'imaginer avec l'objet phobogène ou dans la situation phobogène), l'exposition *in vivo* (confrontation réelle avec l'objet-situation phobogène) et enfin l'exposition par la **thérapie de réalité virtuelle**, utilisée depuis quelques années.

Thérapie de réalité virtuelle Forme de thérapie d'exposition où les stimuli phobogènes sont présentés dans un environnement virtuel qui renvoie à la réalité.

L'exposition *in vivo* peut être plus efficace que l'exposition en imagination, mais les deux méthodes thérapeutiques sont souvent utilisées dans la thérapie comportementale. D'ailleurs, l'efficacité de la thérapie d'exposition est solidement établie dans le traitement des phobies, de sorte qu'elle est considérée comme la thérapie de choix pour aider les personnes phobiques (INSERM, 2004).

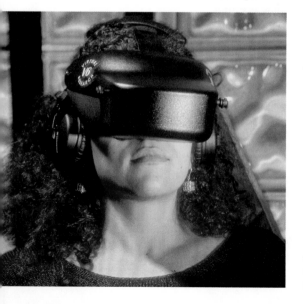

Dans le cadre de la thérapie d'exposition, les patients souffrant de phobie sociale sont amenés à affronter des situations sociales de plus en plus stressantes ou phobogènes et à rester dans celles-ci jusqu'à ce que l'anxiété ou l'envie de fuir diminue. Le thérapeute peut les aider durant les premières expositions, mais il supprimera progressivement le soutien direct en étant moins présent au fur et à mesure des expositions afin que le patient apprenne à gérer lui-même les situations. En ce qui concerne l'agoraphobie, la thérapie d'exposition suit un programme progressif dans lequel le patient est exposé à des situations phobogènes d'intensité croissante, comme une promenade dans une rue très achalandée ou un grand magasin. Le thérapeute ou un proche peut accompagner le patient durant les premiers essais, l'objectif final étant qu'il se sente capable de gérer seul les situations sociales phobogènes, sans ressentir une anxiété démesurée.

◀ *Vaincre ses peurs grâce à la réalité virtuelle.* La technologie de la réalité virtuelle peut aider les personnes à venir à bout de leurs phobies. On voit ici une femme qui utilise le casque de réalité virtuelle pendant un programme de thérapie pour contrer la peur de prendre l'avion.

UN CAS DE CLAUSTROPHOBIE :
KEVIN COMBAT SA PEUR DES ASCENSEURS

La claustrophobie (peur de rester enfermé) est assez fréquente. La claustrophobie de Kevin est de prendre l'ascenseur. Ce qui rend son cas étonnant, c'est qu'il travaille comme mécanicien d'ascenseur et passe donc son temps à en réparer. Il s'arrange donc pour ne jamais prendre l'ascenseur ; il grimpe les escaliers, répare l'ascenseur à l'étage où il se trouve, puis appuie sur le bouton pour faire descendre l'appareil. Ensuite, Kevin se précipite au rez-de-chaussée pour voir si l'ascenseur a fonctionné correctement. Quand il lui faut essayer l'ascenseur, la panique le saisit dès que les portes se referment. Il essaie de s'adapter en priant pour qu'une intervention divine l'empêche de s'évanouir avant que les portes ne s'ouvrent.

Kevin fait remonter l'origine de son trouble à un accident au cours duquel il est resté coincé dans sa voiture pendant près d'une heure. Il se souvient de la sensation d'impuissance et d'étouffement. Sa claustrophobie inclut des situations dans lesquelles il ne peut pas s'échapper, par exemple dans un avion, un tunnel ou les transports publics. Sa peur est devenue si invalidante qu'il envisage de changer de métier, bien que cela exigerait un sacrifice financier important. Il passe ses nuits à se demander ce qu'il ferait le lendemain s'il était obligé de tester les commandes d'un ascenseur.

La thérapie de Kevin repose sur un programme d'exposition progressive à des stimuli de plus en plus effrayants. Dans la situation où il doit prendre un ascenseur, son anxiété progressera selon les étapes suivantes :

1. Se tenir hors de l'ascenseur.
2. Être dans l'ascenseur avec la porte ouverte.
3. Être dans l'ascenseur avec la porte fermée.
4. Descendre d'un étage.
5. Monter d'un étage.
6. Descendre de deux étages.
7. Monter de deux étages.
8. Descendre de deux étages, puis monter de deux étages.
9. Descendre au rez-de-chaussée.
10. Monter à l'étage le plus élevé.
11. Faire le parcours de descente complet, puis monter jusqu'en haut.

Le passage à l'étape suivante se fait seulement quand le patient peut garder son calme à l'étape précédente. Si le patient est trop anxieux, il abandonne la situation pour retrouver son calme en relaxant ses muscles ou en se concentrant sur une image mentale agréable. Le processus se répète d'étape en étape.

Kevin a appris à se détendre et à se parler d'une façon rationnelle pour garder son calme pendant les séances d'exposition. Il doit se détendre même s'il est légèrement anxieux : « Relaxe-toi. J'éprouve un peu d'anxiété, mais j'ai déjà connu pire. Dans un moment je vais me sentir bien. »

Kevin a surmonté son angoisse progressivement, mais il lui arrive encore d'éprouver une légère anxiété, ce qu'il interprète comme un souvenir de son ancienne phobie. Il n'exagère pas l'importance de cette sensation. Quelque temps après son traitement, Kevin réparait un ascenseur qui desservait le sous-sol d'une banque, à 100 mètres sous terre. Le fait de descendre de plus en plus profondément réveilla sa peur, mais il ne paniqua pas. Il se répétait : « C'est l'affaire de quelques secondes et je serai dehors. » À sa seconde descente, il resta beaucoup plus calme.

Dernière-née des thérapies comportementales, l'exposition à la réalité virtuelle utilise un dispositif informatique qui simule un environnement réel. Le patient est doté d'un casque et de gants spéciaux reliés à un ordinateur qui projette sur l'écran du casque des stimuli imitant au plus près une situation réelle. Comme le sujet ne vit pas la situation dans le réel, on parle de réalité virtuelle. Par un procédé d'exposition virtuelle graduelle à une série de stimuli phobogènes, le patient apprend à gérer ses phobies de la même manière que dans l'exposition *in vivo* ou imaginaire (St-Jacques, Bouchard et Bélanger, 2007 ; Riva, 2003).

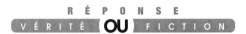

R É P O N S E
VÉRITÉ **OU** FICTION

Les thérapeutes se servent de la réalité virtuelle pour aider les gens à vaincre leurs phobies. V

La thérapie de réalité virtuelle a été efficacement utilisée pour aider les gens à vaincre leurs phobies, notamment la peur des hauteurs.

Cette nouvelle forme de thérapie d'exposition montre des résultats positifs pour une variété de phobies comme la claustrophobie, l'acrophobie, l'agoraphobie ou encore la phobie de l'avion (ou plutôt du voyage en avion). L'intérêt principal réside dans le fait qu'il n'est pas toujours possible de disposer dans la vie réelle de situations d'exposition, comme un décollage et un atterrissage en avion. Il est donc plus facile de proposer ce type d'exposition par le biais d'un dispositif virtuel. Par ailleurs, la situation est beaucoup plus contrôlable que ne l'est la réalité; la réalité virtuelle offre donc la possibilité d'interrompre, de différer et de modifier à volonté le temps d'exposition. Les patients sont ainsi plus enclins à s'exposer aux situations de réalité virtuelle qu'à celles de la vie réelle. Bien entendu, pour que l'exposition virtuelle soit efficace, il faut que le patient ait le sentiment que ce qu'il vit est réel afin qu'il ressente les répercussions physiologiques et psychiques de la situation-objet phobogène. Enfin, cette forme d'exposition commence à être utilisée pour traiter d'autres pathologies comme les troubles de dépendance ou encore les souffrances liées à des conflits familiaux.

Immersion Technique destinée à surmonter les peurs par l'exposition directe à des stimuli de plus en plus effrayants.

L'immersion est une forme particulière de thérapie d'exposition dans laquelle les patients sont exposés à des stimuli dont l'intensité phobogène est très forte, soit en pensée, soit dans la réalité. Pourquoi cette exposition sera-t-elle très anxiogène? On pose l'hypothèse que l'anxiété est une réponse apprise par conditionnement à un stimulus phobogène et qu'elle se dissipera si le patient demeure dans la situation redoutée, ou avec l'objet phobogène, suffisamment longtemps sans conséquences aversives ou désagréables. En effet, la majorité des personnes phobiques évitent la confrontation aux objets phobogènes. Elles battent également en retraite à la première occasion si elles n'ont pas la possibilité de les éviter. Ces personnes manquent donc d'occasions de «désapprentissage» ou de «déconditionnement» de leur réaction phobique. Une personne qui souffre de phobie sociale pourra, dans le cadre d'une thérapie d'immersion, faire face directement à une situation sociale particulièrement redoutée. Elle pourra, par exemple, s'installer à une table de restaurant alors que s'y trouvent des personnes qu'elle ne connaît pas et y rester le temps que son anxiété se dissipe. L'immersion est une thérapie efficace pour de nombreux troubles anxieux, notamment l'ESPT et les phobies.

Il faut bien avoir à l'esprit, et nous ne le soulignerons jamais assez, qu'une thérapie comportementale, quelle que soit la technique utilisée, ne sera mise en place qu'avec l'adhésion et la participation éclairée du patient. Nous avons par ailleurs abordé les principales méthodes thérapeutiques qui la constituent. Cependant, il est important de bien comprendre que celles-ci ne sont pas utilisées isolément à l'heure actuelle; elles sont en effet très souvent proposées dans le cadre d'une thérapie cognitive. Si la thérapie comportementale est axée sur les comportements, ce sont les pensées et les schémas de pensée qui sont au centre de la thérapie cognitive. Nous allons notamment présenter l'identification des croyances irrationnelles d'Ellis et la restructuration cognitive de Beck et Emery (1985).

Par la thérapie émotivorationnelle, Ellis, comme nous l'avons déjà mentionné, a montré que les personnes souffrant de phobie sociale présentent des besoins irrationnels d'approbation et un perfectionnisme qui sont responsables de leur peur, de leur anxiété ou de leur phobie dans les interactions sociales. La clé de la thérapie réside donc dans la diminution, voire l'élimination, des besoins excessifs et dysfonctionnels d'approbation sociale. Ainsi, les cliniciens cognitivistes cherchent à déterminer et à modifier les croyances biaisées ou dysfonctionnelles. Par exemple, un sujet phobique peut entretenir les croyances dysfonctionnelles suivantes: «Si je vais à cette soirée, personne ne viendra me parler et je vais finir ma vie tout seul, isolé du reste du monde.» Le thérapeute cognitiviste aidera donc le patient à déceler les erreurs de logique de ses pensées pour lui permettre de les analyser plus rationnellement, avec plus de neutralité. On peut ainsi demander au patient de donner des preuves qui infirment ses croyances, à partir de situations réelles ou imaginées. L'objectif visé est de s'éloigner des certitudes qui, par leur rigidité, font souffrir les patients. Ces derniers sont amenés à se rendre compte que leurs croyances n'ont, en définitive, pas d'assise dans la réalité. Le clinicien incitera également le patient à déconstruire, à mettre en question *in vivo* ses croyances, par exemple qu'il sera «ignoré, rejeté ou ridiculisé par les autres». On lui propose donc d'assister à des soirées, d'engager des conversations et d'observer les réactions de ses interlocuteurs. Le patient apprendra de plus à développer des compétences sociales qui amélioreront son efficacité dans les relations interpersonnelles. Il deviendra également capable de gérer d'éventuelles situations de rejet social, mais sans «catastrophe». Les études révèlent d'ailleurs l'efficacité supérieure de la thérapie cognitive dans le cadre de la phobie sociale, par rapport à une thérapie qui associe une approche comportementale à un volet médicamenteux.

La **restructuration cognitive** est l'une des techniques thérapeutiques les plus utilisées dans l'approche cognitive. Il s'agit d'une méthode qui vise à permettre au patient d'identifier ses pensées automatiques négatives, et de chercher d'autres pensées plus rationnelles qu'il pourra utiliser pour dominer les situations phobogènes. Le clinicien utilise un dialogue socratique qui amènera le patient à critiquer ses pensées. Claire, une patiente qui ne sortait plus de chez elle, a bénéficié d'une approche cognitive qui l'a aidée à mieux affronter les situations sociales et les foules, et à vivre sans agoraphobie. En effet, Claire avait fini par croire qu'en sortant de chez elle, il lui arriverait des catastrophes qu'elle serait incapable de gérer. Elle pensait également que le monde était dangereux et que les gens, tels qu'elle les voyait dépeints à la télévision, étaient foncièrement malhonnêtes et malveillants. L'identification de ces pensées dysfonctionnelles et leur remplacement par des pensées plus rationnelles ont aidé Claire, qui désormais peut vivre et se déplacer sans cette peur phobique.

Enfin, il faut noter que, dans le traitement de la phobie sociale, les cliniciens proposent souvent une thérapie cognitive et comportementale, c'est-à-dire qu'ils utilisent à la fois la thérapie d'exposition et la thérapie de restructuration cognitive. La thérapie cognitivocomportementale affiche d'ailleurs une efficacité clairement démontrée (INSERM, 2004).

> **Restructuration cognitive** Méthode de thérapie cognitive qui vise à remplacer les pensées irrationnelles par d'autres pensées plus rationnelles.

LA PHARMACOTHÉRAPIE

Il existe des preuves à l'appui de l'efficacité des antidépresseurs dans le traitement de la phobie sociale. La combinaison d'une psychothérapie et d'un médicament serait plus efficace que l'une de ces approches utilisées séparément.

Le traitement pharmacologique peut aussi faciliter la thérapie d'exposition. Les chercheurs utilisent une drogue qui agit sur des récepteurs situés dans l'amygdale. Ainsi, une étude (Davis *et al.*, 2005) a permis de montrer que les patients d'un groupe soumis au traitement présentaient une amélioration lors d'une exposition à la réalité virtuelle qu'un groupe de patients ayant reçu un placebo.

Le trouble obsessionnel-compulsif

Le TOC est de mieux en mieux pris en charge. Il existe davantage de moyens de se débarrasser des obsessions et des compulsions qui handicapent la vie de ceux qui en sont touchés, mais aussi de leurs proches. Bien que la psychothérapie demeure le traitement de prédilection, la pharmacothérapie est parfois utilisée comme méthode d'appoint ou encore lorsque la psychothérapie ne donne pas de résultat.

LES PSYCHOTHÉRAPIES

La psychanalyse a été la première à traiter des patients qui souffrent de pensées obsédantes et de compulsions. On connaît le célèbre cas de l'«homme aux rats» (Ernst Lanzer, atteint de névrose obsessionnelle), l'une des cinq psychanalyses décrites par Sigmund Freud, avec celle de Dora, du petit Hans, de «l'homme aux loups» et de Schreber. Les rituels compulsifs ont pour fonction de limiter le développement de l'angoisse provoqué par les pensées hostiles et destructrices du patient à l'égard de ses proches et des êtres qui lui sont les plus chers. Les pulsions sont perçues comme dangereusement explosives par le patient, d'où tous ces rituels préventifs, cette tendance à l'isolement des pensées dangereuses. On traitera le patient le plus souvent directement, au moins dans un premier temps. La stratégie est toujours de lier la pulsion par la pensée, la parole et la symbolisation. Ce qui peut être pensé est moins dangereux. La présence d'un espace transfert/contre-transfert, où le thérapeute «survit» à toutes les images effrayantes, à toutes les pensées destructrices, permet d'évoquer de telles pensées et, ce faisant, de leur faire perdre peu à peu toute leur charge explosive.

La méthode thérapeutique employée dans la thérapie cognitivocomportementale du TOC est l'exposition avec prévention de la réponse. La première composante concerne l'exposition intentionnelle du patient à des situations qui provoquent ses pensées obsessionnelles. Pour de nombreux patients, ces situations sont difficiles à éviter: sortir de son domicile, par exemple, déclenchera des pensées obsessionnelles relatives à la fermeture de la porte, du gaz, des fenêtres. Or, on demande au patient de provoquer sciemment ses pensées obsessionnelles en quittant son domicile ou en touchant une poignée de porte dans le cas d'une obsession de contamination. C'est à ce moment qu'intervient la seconde composante: la prévention de la réponse. Le patient doit faire un effort pour prévenir l'apparition des compulsions, c'est-à-dire qu'il doit les différer au maximum dans le but d'en empêcher l'apparition. Le sujet qui vérifie compulsivement les portes doit s'obliger à ne pas le faire. Le sujet qui lave ses mains de façon compulsive doit s'obliger à les garder sales durant une période de temps déterminée.

Par l'exposition avec prévention de la réponse, les patients atteints de TOC apprennent à gérer l'anxiété causée par leurs pensées obsessionnelles en évitant d'accomplir leurs rituels compulsifs. En s'exposant régulièrement sans réaliser les rituels, le sujet ne se sent plus contraint d'agir compulsivement, et son anxiété diminue peu à peu. On peut donc parler d'un principe d'extinction de la réponse. Lorsque les signaux qui provoquent les pensées obsessionnelles et l'angoisse associée sont présentés régulièrement alors que le sujet ne vit aucun événement redouté, l'association entre les pensées obsessionnelles et l'anxiété se dissipe.

Dans le cadre de cette technique comportementale, un travail cognitif est mené avec le patient. Il vise à assouplir les pensées dysfonctionnelles et les distorsions cognitives. Par exemple, le patient réfléchit à son degré de perfectionnisme afin de prendre de la distance avec ce trait. Il travaillera également sur sa tendance à exagérer les conséquences catastrophiques de ses actes, ce qui l'amènera à un vécu plus serein.

LA PHARMACOTHÉRAPIE

Certains antidépresseurs (Prozac, Paxil, Anafranil) peuvent constituer un traitement bénéfique. Ces médicaments augmentent la disponibilité cérébrale de la sérotonine. Leur efficacité a incité certains chercheurs à penser qu'un trouble de la transmission de la sérotonine pourrait expliquer le développement du TOC dans certains cas. Il faut toutefois reconnaître que des patients présentant un TOC ne réagissent favorablement ni aux médicaments ni à la thérapie cognitivocomportementale. D'autres patients répondent mieux à la combinaison de ces deux types de traitement.

Dans les cas les plus résistants, c'est-à-dire lorsque la psychothérapie et la prise de médicaments ne permettent pas de réduire des symptômes compulsifs très invalidants, la stimulation cérébrale profonde serait une autre possibilité. Ainsi, une équipe française a émis l'hypothèse que la stimulation d'une petite zone du cerveau impliquée dans les troubles moteurs de la maladie de Parkinson (les noyaux sous-thalamiques) favoriserait une diminution des compulsions chez des patients souffrant d'un TOC dit «résistant» (Mallet *et al.*, 2008). Ces approches intrusives sont toutefois très controversées.

Le trouble anxiété généralisée

La psychothérapie, en particulier la thérapie cognitivocomportementale, est un traitement de choix pour le TAG. Les médicaments peuvent aussi être utilisés dans son traitement, que ce soit seuls ou en association avec une psychothérapie.

LES PSYCHOTHÉRAPIES

La psychothérapie cognitivocomportementale est proposée aux personnes qui souffrent d'un TAG. Très souvent, les patients bénéficient d'un traitement psychopharmacologique à base d'antidépresseurs, qui a comme objectif de soulager l'hyperréactivité du système nerveux. Cependant, il faut garder à l'esprit que les médicaments n'ont aucun effet sur ce qui provoque le TAG. En conséquence, dès que le traitement est arrêté, les symptômes reviennent, ce qui montre la nécessité d'un traitement psychothérapique.

La prise en charge psychologique comporte un volet comportemental et un volet cognitif. Sur le plan comportemental, le patient apprend à se détendre en se familiarisant avec les techniques classiques de relaxation (imaginaire et *in vivo*) et de respiration et en faisant l'apprentissage d'une vie sans traitement psychopharmacologique. La thérapie cognitive est axée sur les croyances et les pensées dysfonctionnelles qui, par leur caractère intrusif et régulier, sont à la base des inquiétudes, des soucis et des tracas devenus invasifs (Ellis, 1997).

LA PHARMACOTHÉRAPIE

Dans le cas du TAG, on recommande généralement de prendre la médication seulement en début de traitement afin de diminuer les symptômes. On prescrit habituellement soit un anxiolytique, comme les benzodiazépines (Xanax, Valium), soit un antidépresseur (Effexor, Prozac, Paxil). Les benzodiazépines ont l'avantage d'agir très rapidement, mais en contrepartie ils favorisent la dépendance. Les antidépresseurs, pour leur part, peuvent prendre jusqu'à six semaines avant de faire effet.

L'état de stress aigu et l'état de stress posttraumatique

Les psychothérapies constituent le traitement de prédilection de l'ESA et de l'ESPT.

LES PSYCHOTHÉRAPIES

Selon l'approche psychodynamique, le traumatisme est une catastrophe psychologique. Dans ces conditions, il peut être utile, au cours d'une thérapie, de laisser le sujet régresser (se faire materner et prendre en charge, se décharger de toute responsabilité). La régression permet une liberté de mouvement du fonctionnement mental et ouvre plus de possibilités au travail d'élaboration que d'autres mécanismes de défense, qui aboutissent à des structures fermées, peu mobilisables. C'est un moment provisoire certes, mais nécessaire. Il peut s'avérer dangereux de ne pas y accéder ou de donner prématurément des consignes.

Puisque le traumatisme est un désastre psychologique, une partie de l'expérience ne peut être métabolisée par le psychisme; elle est plutôt expulsée dans le corps (somatisation) ou dans la réalité matérielle, par des actes pathologiques (violences envers soi ou autrui) ou dans des idées délirantes. Tout cela entre dans la catégorie des techniques de survie. Il faudra au praticien beaucoup de doigté et de patience pour amener le patient à réadmettre en soi ce réel expulsé. Et cela ne va pas sans douleur. Lorsque le patient trouve la capacité d'admettre en lui-même la partie de l'expérience extrême qu'il a expulsée hors de lui, il passe par une épreuve très douloureuse. Il a l'impression que c'est pire qu'avant, qu'il lui aurait mieux valu continuer à l'ignorer et ne pas parler de ce qui le fait souffrir. Ce n'est bien sûr pas vrai; les mécanismes de défense épuisent le sujet d'une manière ou d'une autre, et l'empêchent de vivre. Même si c'est douloureux, le fait de revivre l'expérience est le passage obligé pour donner une issue au traumatisme.

Selon une autre approche, la thérapie comportera trois volets: comportemental, cognitif et émotionnel. Le premier volet, issu des théories de l'apprentissage, concerne la thérapie d'exposition dont l'objectif est d'amener progressivement le patient à une rencontre avec la situation anxiogène ou phobogène (qui cause l'anxiété ou la peur). Le processus visé est l'extinction ou la diminution graduelle de la peur par l'exposition répétée aux stimuli phobogènes. Le volet cognitif sera axé sur les pensées et les schémas de pensée, par l'identification des croyances irrationnelles et des pensées pathogènes et par la restructuration cognitive, qui permet de remettre celles-ci en question. Le travail sur la gestion, l'expression et le vécu des émotions est nécessaire, car le traumatisme peut générer une modification de l'intensité des émotions et la «rigidification» de certaines conduites émotionnelles. Ce travail peut être divisé en trois étapes: (1) l'évaluation de l'expression et du vécu émotionnels postérieurs au traumatisme; (2) la prise de conscience par le patient de la nature de ses émotions; (3) la gestion des émotions.

Par ailleurs, cette thérapie comprendra un travail sur les schémas cognitifs précoces. En effet, l'événement traumatique donnera un sens particulièrement dramatique à la vie, à la relation à autrui et à la vision de soi. Les patients évoquent souvent un «avant» et un «après» l'événement traumatique. Le travail psychothérapique visera donc, à travers le questionnement socratique, à assouplir les pensées dysfonctionnelles comme la généralisation excessive de la probabilité de survenue d'événements traumatiques, le catastrophisme et le sentiment d'impuissance. La thérapie cherche ici à doter le patient de compétences de gestion des événements stressants et de capacités nouvelles d'adaptation. Elle visera également à rétablir le sentiment d'unité du psychisme en raison du sentiment parfois inexorable de changement de soi, d'autrui et du monde.

LA PHARMACOTHÉRAPIE

Le traitement pharmacologique dans les cas d'ESPT est basé principalement sur les inhibiteurs sélectifs de la recapture de la sérotonine. La prise d'un antidépresseur sera bénéfique pour la plupart des personnes présentant un ESPT, qu'elles souffrent ou non de dépression majeure. Les antidépresseurs sont très efficaces; ils permettent à la fois de diminuer les symptômes d'évitement et d'éveil, et de traiter l'anxiété. Certains autres médicaments, notamment les antipsychotiques, peuvent également aider à soulager les symptômes.

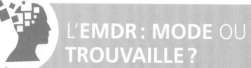

POUR APPROFONDIR

L'EMDR: MODE OU TROUVAILLE?

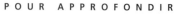

Une nouvelle technique controversée est apparue dans le traitement de l'état de stress posttraumatique (ESPT): la désensibilisation et le retraitement de l'information par les mouvements oculaires, ou EMDR (d'après l'anglais *Eye Movement Desensitization and Reprocessing*) (Shapiro *et al.*, 1995; Shapiro, 2001). Au cours de la thérapie EMDR, on demande au patient d'évoquer une image mentale associée au traumatisme pendant que le thérapeute déplace rapidement un doigt dans un mouvement d'aller-retour devant les yeux du patient, durant 20 à 30 secondes. Pendant qu'il a cette image à l'esprit, on lui demande de suivre des yeux le doigt du thérapeute. Le patient raconte alors au thérapeute les images, les sentiments, les sensations corporelles et les pensées qu'il ressent. La procédure est répétée jusqu'à ce que le client soit désensibilisé de l'impact émotionnel induit par le matériel perturbant.

Les résultats expérimentaux provenant d'études contrôlées confirment l'efficacité de l'EMDR dans le traitement de l'ESPT (Power *et al.*, 2002; Taylor *et al.*, 2003) et dans le soutien aux victimes aux prises avec des conséquences émotionnelles de l'attaque du 11 septembre 2001 à New York. La controverse porte sur ce qui fait l'efficacité du traitement; on se demande aussi si cette efficacité repose sur les mouvements oculaires eux-mêmes.

Aucun modèle théorique ne peut expliquer l'efficacité des mouvements oculaires rapides sur les symptômes de l'ESPT. Certains prétendent que ceux-ci n'y sont pour rien dans l'efficacité du traitement (Devilly, 2002; May, 2005). Il est possible que des facteurs non spécifiques, comme les attentes positives d'amélioration ou l'attention du thérapeute, soient concernés (Goldstein *et al.*, 2000; Herbert *et al.*, 2000). Il serait aussi possible que l'EMDR soit efficace parce que c'est une forme de thérapie d'exposition (Taylor *et al.*, 2003). Dans ce cas, ce serait la répétition de l'exposition à l'imagerie mentale du traumatisme qui constituerait l'ingrédient efficace de la thérapie, et non les mouvements oculaires. Ainsi, des travaux concluent à une meilleure efficacité de la thérapie d'exposition classique, qui serait aussi plus rapide que l'EMDR (Taylor *et al.*, 2003).

Pendant que le débat sur la thérapie EMDR se poursuit, il peut être utile de se référer au dicton connu sous le nom de rasoir d'Occam, ou plus simplement au principe de parcimonie. Dans sa formulation la plus répandue, ce principe veut que «plus l'explication est simple, mieux cela vaut» (Carroll, 2002). En d'autres termes, si on peut expliquer l'efficacité de l'EMDR par l'exposition, il n'est pas utile dans ce cas de recourir à des explications plus complexes comme celle des mouvements oculaires pour aider les personnes à se désensibiliser des images traumatiques.

Les **troubles** de l'**humeur** et le **suicide**

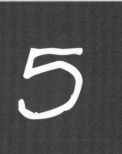

5

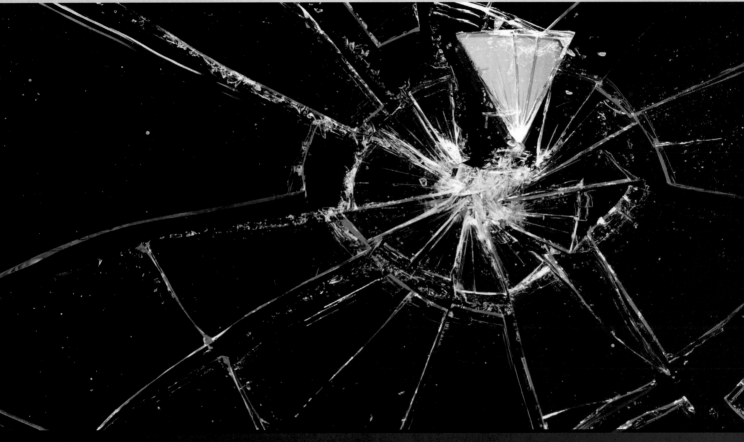

S O M M A I R E

Face aux ténèbres

Je m'observais avec un mélange de terreur et de fascination tandis que j'entreprenais les indispensables préparatifs: une visite à mon avocat dans la ville voisine – afin de réécrire mon testament – un ou deux après-midi en partie consacrés à une tentative brouillonne pour gratifier la postérité d'une lettre d'adieu. Il s'avéra que la rédaction d'une lettre de suicide, qu'une forme d'obsession me contraignait à vouloir composer, était la tâche d'écriture la plus dure à laquelle j'avais jamais été confronté. Il y avait trop de gens à saluer, à remercier, auxquels léguer d'ultimes fleurs. Et en fin de compte, je ne parvins pas à assumer la lugubre solennité de la chose; je trouvais quelque chose de comiquement choquant à la pomposité de, par exemple, ce genre de remarque: « Depuis quelque temps déjà, je décèle dans mon travail une psychose croissante qui, sans nul doute, est le reflet de la tension psychotique par laquelle est infectée ma vie » (une des rares lignes dont je me souvienne mot pour mot), en même temps que quelque chose de dégradant dans la perspective d'un testament, auquel j'aurais souhaité insuffler du moins un peu de dignité et d'éloquence, réduit à un bégaiement débile tissé d'inadéquates excuses et de plaidoyers pro domo. J'aurais dû choisir comme exemple le texte lapidaire de l'écrivain italien Cesare Pavese, qui en guise d'adieu se contenta d'écrire: Assez de mots. Un acte. Jamais plus je n'écrirai.

Mais même quelques mots finirent par me paraître trop prolixes, et je déchirai le fruit de mes efforts, en me promettant de faire ma sortie en silence. Tard par une nuit d'un froid âpre, alors que, je le savais, je n'aurais pas la force de me traîner jusqu'au terme du jour à venir, je m'assis dans le salon, tout emmitouflé pour me protéger du froid; la chaudière était tombée en panne. Ma femme était montée se coucher, et je m'étais fait violence pour regarder une vidéo-cassette dans laquelle une jeune actrice, qui avait joué dans l'une de mes pièces, tenait un petit rôle. À un moment donné du film, qui se situait à Boston à la fin du dix-neuvième siècle, les personnages s'avançaient dans le couloir d'un conservatoire de musique, tandis qu'au-delà des murs, parmi un groupe de musiciens invisibles, montait une voix de contralto, la soudaine envolée d'un passage de la Rhapsodie pour contralto de Brahms.

Cette mélodie, à laquelle comme à toute forme de musique – en fait, comme à toute forme de plaisir – j'étais dans ma torpeur resté insensible depuis des mois, me transperça le cœur comme une dague, et dans un flot de souvenirs rapides, je repensai à toutes les joies qu'avait connues la maison; les enfant qui jadis gambadaient à travers les pièces, les fêtes, l'amour et le travail, le sommeil honnêtement gagné, les voix et le brouhaha plein d'allégresse, l'éternelle tribu des chats, des chiens et des oiseaux, « des rires, des talents, des soupirs, des robes et de jolies boucles ». Tout cela, soudain je m'en rendais compte, était trop pour que jamais je puisse y renoncer, tout comme ce que j'avais entrepris de faire si délibérément était trop pour que je puisse l'infliger à ces souvenirs, et à ceux, si proches de moi, auxquels s'attachaient ces souvenirs. Et tout aussi intensément, je me rendis compte que je ne pouvais perpétrer cette profanation sur ma propre personne. Je fis appel à quelques ultimes lueurs de bon sens et mesurai les dimensions terrifiantes du mortel dilemme dont j'étais prisonnier. Je réveillai ma femme et bientôt les coups de téléphone se succédèrent. Le lendemain j'entrai à l'hôpital.

Source: William Styron, *Face aux ténèbres*, traduction Maurice Rambaud, Paris, Gallimard, 2000, p. 100 à 103. © Éditions Gallimard.

VÉRITÉ OU FICTION

V☐ F☐ Se sentir triste ou déprimé est anormal. (p. 143)

V☐ F☐ La plupart des gens aux prises avec un trouble dépressif majeur n'en connaîtront jamais un autre. (p. 145)

V☐ F☐ Les hommes sont environ deux fois plus sujets à développer un trouble dépressif majeur. (p. 146)

V☐ F☐ La lumière froide de nos hivers peut mener à un stade diagnostiqué de dépression. (p. 146)

V☐ F☐ Les gens qui menacent de se suicider sont simplement en quête d'attention. (p. 166)

Dans ce chapitre, nous décrirons d'abord les troubles de l'humeur, c'est-à-dire le trouble dépressif majeur, le trouble dysthymique, le trouble bipolaire et le trouble cyclothymique, qui ont une grande influence sur le bien-être psychologique des gens. Ensuite, nous analyserons les causes des troubles de l'humeur selon l'approche multidimensionnelle et intégrée: l'approche biopsychosociale. Enfin, nous aborderons les traitements du trouble dépressif majeur et du trouble bipolaire avant de terminer sur un sujet d'importance, le suicide.

5.1 LA DESCRIPTION DES TROUBLES DE L'HUMEUR

Les humeurs sont les couleurs de notre vie psychique. La plupart des expériences se transforment en humeur. Nous nous sentons heureux quand nous avons eu de bonnes notes, une promotion, ou l'attention de quelqu'un que nous admirons. Nous nous sentons déprimés quand nous avons subi un rejet ou échoué à un examen, ou lorsque nous nous heurtons à des ennuis financiers. Autant il est normal de se sentir heureux lors d'événements enrichissants, autant il l'est de se sentir déprimé devant des événements tristes. Toutefois, les personnes qui souffrent de **troubles de l'humeur** éprouvent des perturbations de l'humeur anormalement intenses et prolongées, qui diminuent leur capacité à faire face à leurs responsabilités habituelles.

D'ailleurs, il est possible de conceptualiser les états d'humeur comme des variations sur un spectre ou un continuum, tel que l'illustre l'image du thermomètre de l'humeur (voir figure 5.1). À un bout se trouve l'épisode dépressif grave, et à l'opposé l'épisode maniaque grave, caractéristique essentielle du trouble bipolaire. L'épisode dépressif léger ou moyen est souvent appelé «déprime», mais il est classé comme dysthymie quand il devient chronique. Au milieu du spectre, on trouve l'humeur normale ou équilibrée. La manie légère ou modérée est appelée *hypomanie* et elle caractérise le trouble cyclothymique. Selon l'Institut de la statistique du Québec (ISQ, 2008), 15 % de la population québécoise de 15 ans et plus a présenté au moins un trouble de l'humeur (dépression majeure et manie) au cours de sa vie (voir chapitre 1), ce qui représente environ 916 000 personnes. En envisageant la dépression comme un continuum, on contourne la question du seuil, c'est-à-dire le niveau à partir duquel l'état est considéré comme pathologique. Dans cette optique, les troubles de l'humeur pourraient être classés selon quatre types à différents degrés.

Troubles de l'humeur Troubles psychologiques caractérisés par des perturbations de l'humeur. Ils incluent les troubles dépressifs, bipolaires et induits par la maladie ou l'usage de substances.

RÉPONSE
VÉRITÉ **OU** **FICTION**

Se sentir triste ou déprimé est anormal. **F**

Se sentir déprimé n'est pas anormal dans le contexte de circonstances ou d'événements déprimants.

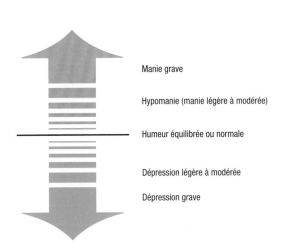

FIGURE **5.1**

Le thermomètre de l'humeur

Source: NIMH (2001).

Manie grave

Hypomanie (manie légère à modérée)

Humeur équilibrée ou normale

Dépression légère à modérée

Dépression grave

Le trouble dépressif majeur

Le diagnostic du **trouble dépressif majeur** (aussi appelé *dépression majeure*) est fondé sur la survenue d'un ou de plusieurs épisodes dépressifs majeurs sans antécédent d'**épisode maniaque** ou **hypomaniaque**. Dans un épisode de trouble dépressif majeur, la personne manifeste une humeur déprimée (tristesse, désespoir ou «déprime») ou une perte d'intérêt ou de plaisir dans toute activité pendant une période d'au moins deux semaines (APA, 2003, p. 411-412). Le tableau 5.1 présente quelques-unes des caractéristiques habituelles de la dépression. Les critères diagnostiques pour identifier un épisode de dépression majeure apparaissent dans l'encadré 5.1.

Le trouble dépressif majeur diminue la capacité à faire face aux responsabilités normales de la vie courante. Les personnes souffrant de trouble dépressif majeur peuvent perdre l'intérêt dans la plupart de leurs activités et passe-temps habituels, ont des difficultés à se concentrer et à prendre des décisions, ont des pensées obsédantes sur la mort, et peuvent faire des tentatives de suicide. Elles peuvent même constater une baisse de leur capacité de conduire dans les tests de simulation de conduite automobile (Bulmash *et al.*, 2006).

Trouble dépressif majeur Trouble grave de l'humeur caractérisé par des épisodes de dépression majeure.

Épisode maniaque Épisode ou état d'exceptionnelle excitation psychique et motrice.

Épisode hypomaniaque Épisode ou état de manie relativement modéré.

TABLEAU 5.1 — Les caractéristiques courantes de la dépression

États émotionnels	Changements de l'humeur (sentiments persistants de dépression, de tristesse ou de mélancolie)
	Pleurs ou envie de pleurer manifeste
	Irritabilité accrue, sautes d'humeur ou crises de colère
Motivation	Perte de motivation ou difficulté à se mettre en train ou même à sortir du lit le matin
	Diminution de la participation sociale ou de l'intérêt pour les activités sociales
	Perte de la capacité à éprouver du plaisir ou de l'intérêt pour les activités qui procuraient du plaisir jusque-là
	Diminution de l'intérêt pour les activités sexuelles
	Indifférence aux éloges et aux récompenses
Fonctionnement et comportement moteur	Ralentissement des mouvements et de la parole
	Changements des habitudes de sommeil (dormir trop ou trop peu, se réveiller aux petites heures du matin et avoir du mal à se rendormir)
	Changements d'appétit (manger trop ou trop peu)
	Changements de poids (gain ou perte de poids)
	Diminution de l'efficacité au travail ou à l'école ; difficulté ou incapacité d'assumer ses responsabilités et négligence de son apparence physique
Changements cognitifs	Difficulté à se concentrer ou à penser clairement
	Idées noires sur soi et sur son avenir
	Sentiments de culpabilité ou remords
	Manque d'estime de soi ou sentiment de ne pas être à la hauteur
	Pensées morbides ou suicidaires

ENCADRÉ 5.1 — Les critères diagnostiques d'un épisode de dépression majeure

Un épisode de dépression majeure suppose la présence d'au moins cinq des symptômes suivants pendant au moins deux semaines. Au moins un de ces symptômes doit être une humeur dépressive ou une perte de plaisir ou d'intérêt. De plus, ces symptômes doivent :

- causer une souffrance cliniquement significative ou une altération du fonctionnement social, professionnel ou dans d'autres domaines importants ;
- ne pas être les effets physiologiques directs d'une substance (ex. drogue ou médicament) ou d'une affection médicale générale (ex. hypothyroïdie)* ;
- ne pas mieux s'expliquer par un deuil, c'est-à-dire après la mort d'un être cher.

1. Humeur dépressive présente pratiquement toute la journée, presque tous les jours, signalée par le sujet (p. ex., se sentir triste ou vide) ou observée par les autres (p. ex., pleure). **N.B. :** Éventuellement irritabilité chez l'enfant et l'adolescent.

2. Diminution marquée de l'intérêt ou du plaisir pour toutes ou presque toutes les activités pratiquement toute la journée, presque tous les jours (signalée par le sujet ou observée par les autres).

3. Perte ou gain de poids significatif en l'absence de régime (p. ex., modification du poids corporel en un mois excédant 5 %), ou diminution ou augmentation de l'appétit presque tous les jours. **N.B. :** Chez l'enfant, prendre en compte l'absence de l'augmentation de poids attendue.

4. Insomnie ou hypersomnie presque tous les jours.

5. Agitation ou ralentissement psychomoteur presque tous les jours (constaté par les autres, non limité à un sentiment subjectif de fébrilité ou de ralentissement intérieur).

6. Fatigue ou perte d'énergie presque tous les jours.

7. Sentiment de dévalorisation ou de culpabilité excessive ou inappropriée (qui peut être délirante) presque tous les jours (pas seulement se faire grief ou se sentir coupable d'être malade).

8. Diminution de l'aptitude à penser ou à se concentrer ou indécision presque tous les jours (signalée par le sujet ou observée par les autres).

9. Pensées de mort récurrentes (pas seulement une peur de mourir), idées suicidaires récurrentes sans plan précis ou tentative de suicide ou plan précis pour se suicider.

* Le *DSM* propose des catégories diagnostiques distinctes pour les troubles de l'humeur liés à des problèmes médicaux ou à l'usage de substances comme des médicaments ou des drogues.

Source : APA (2003), p. 411-412.

ÉTUDE DE CAS

LE SUICIDE À PETIT FEU : UN CAS DE TROUBLE DÉPRESSIF MAJEUR

Une jeune commis de bureau de 38 ans souffre d'épisodes dépressifs récurrents depuis environ l'âge de 13 ans. Récemment, elle a eu des crises de larmes au bureau, dont certaines si soudaines qu'elle n'a pas eu le temps de se rendre aux toilettes pour cacher son état à ses collègues. Elle a du mal à se concentrer sur son travail et en tire moins de plaisir et de satisfaction qu'autrefois. Elle exprime de la colère et un profond pessimisme, symptômes qui se sont aggravés dernièrement parce qu'elle a pris du poids et qu'elle a négligé son diabète. Elle a l'impression de se suicider lentement et se sent coupable de ne pas prendre mieux soin de sa santé. Parfois, elle se dit qu'elle mérite de mourir. Elle souffre d'hypersomnie depuis un an et demi, et son permis de conduire a été suspendu le mois dernier parce qu'elle s'est endormie au volant et a heurté un poteau de téléphone. La plupart du temps, elle a du mal à se lever le matin, se sent « déconnectée » et s'endort toute la journée. Elle n'a jamais eu de relation amoureuse sérieuse ; elle habite avec sa mère, mène une vie tranquille et n'a pas d'amis en dehors de la famille. Durant l'entrevue, elle a pleuré à plusieurs reprises et répondait aux questions d'une voix lente et monotone en fixant le sol.

Source : Spitzer *et al.* (1989), p. 59-62.

Nombre de personnes ne semblent pas comprendre que les gens souffrant d'un trouble dépressif majeur, du point de vue clinique, ne peuvent pas simplement « se secouer » ou « se prendre en main » afin de se sortir de cet état. Elles imaginent encore la dépression comme un signe de faiblesse plutôt qu'un trouble diagnostiqué. Même les personnes qui souffrent d'une dépression majeure sont nombreuses à croire qu'elles peuvent régler leurs problèmes toutes seules. Bien qu'il existe des traitements efficaces et sûrs, ces attitudes peuvent expliquer que seulement la moitié environ des personnes à qui on pourrait diagnostiquer un trouble dépressif majeur ont été traitées au cours de l'année écoulée, et que moins d'un tiers de celles-ci ont été soignées par un spécialiste de la santé mentale.

Le trouble dépressif majeur est le trouble de l'humeur le plus fréquemment diagnostiqué. En fait, selon l'ISQ (2008), sur une période de 12 mois, la dépression majeure est le trouble de l'humeur le plus signalé : 4,8 % sur une prévalence de 5 % des troubles de l'humeur (voir chapitre 1). Le trouble dépressif majeur, particulièrement lors des épisodes les plus graves, peut être accompagné de traits psychotiques tels que le délire ou des hallucinations.

Les épisodes dépressifs majeurs peuvent se résorber en quelques mois ou durer une année ou plus (APA, 2003 ; US Department of Health and Human Services [USDHHS], 1999). Certaines personnes vivent un seul épisode. Néanmoins, la grande majorité des personnes souffrant de dépression majeure finissent par avoir des épisodes successifs puisque le nombre d'épisodes antérieurs prédit la survenue d'épisodes dépressifs majeurs ultérieurs (Bergeret, 1992 ; Pedinielli et Bernoussi, 2008). Par exemple, au moins 60 % des sujets ayant eu un trouble dépressif majeur en développeront un deuxième. En fait, les rechutes tendent à être plus fréquentes chez ceux qui continuent à présenter des symptômes après un premier épisode (Judd, Paulus *et al.*, 2000). Étant donné le schéma d'épisodes répétés et de symptômes récalcitrants, beaucoup de professionnels considèrent la dépression majeure comme un trouble chronique. Toutefois, plus la période de rétablissement est longue, moins le risque d'une éventuelle rechute est élevé (Solomon *et al.*, 2000).

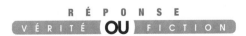

RÉPONSE
VÉRITÉ **OU** FICTION

La plupart des gens aux prises avec un trouble dépressif majeur n'en connaîtront jamais un autre. **F**

La majorité des gens qui ont subi un trouble dépressif majeur auront des rechutes.

Les facteurs de risque du trouble dépressif majeur

Les facteurs qui augmentent le risque de développer une dépression majeure sont l'âge (le début est plus courant chez les jeunes adultes), le statut socioéconomique (ceux qui sont au bas de l'échelle sociale sont plus à risque que les nantis) et la situation relationnelle (les personnes séparées ou divorcées sont plus atteintes que les personnes mariées ou célibataires). Les femmes courent un plus grand risque que les hommes de se voir diagnostiquer une dépression majeure. En fait, selon l'ISQ (2008), la prévalence des troubles de l'humeur est plus élevée chez les femmes (19 %) que chez les hommes (12 %); elle est également plus élevée dans le groupe d'âge intermédiaire que chez les aînés (voir chapitre 1). Cette différence de risque relatif entre hommes et femmes commence dès le début de l'adolescence. Entre 18 et 24 ans, 3 % des hommes et 5 % des femmes ont un épisode dépressif, en l'absence d'autres troubles psychiques ou de toxicomanie (voir encadré «Pourquoi y a-t-il plus de femmes déprimées?»).

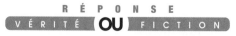

RÉPONSE
VÉRITÉ **OU** FICTION

Les hommes sont environ deux fois plus sujets à développer un trouble dépressif majeur. F

En fait, les femmes courent près de deux fois plus de risques que les hommes de développer un trouble dépressif majeur.

LE TROUBLE AFFECTIF SAISONNIER

Beaucoup de personnes disent que leur humeur varie selon la météo. Pour certaines, le passage de l'été à l'automne entraîne un type de dépression appelé *trouble affectif saisonnier*. Même si on ne connaît pas les causes des troubles affectifs saisonniers, il est possible que les changements d'ensoleillement au cours des saisons altèrent les rythmes biologiques sous-jacents qui règlent des processus tels que la température du corps et le cycle veille-sommeil (Lewy *et al.*, 2006). Il se peut aussi que, pendant les mois d'hiver, il y ait un affaiblissement d'un neurotransmetteur, la sérotonine, qui règle l'humeur dans le système nerveux central.

Quelle que soit la cause, l'usage thérapeutique d'une lumière artificielle intense, appelé *luminothérapie*, permet souvent de soulager la dépression dans ces cas (Lam *et al.*, 2006). Apparemment, la lumière artificielle remplace le manque de soleil. Les patients peuvent exercer d'autres activités pendant la séance de luminothérapie comme manger, lire ou écrire. L'amélioration se produit habituellement plusieurs jours après le début du traitement, mais celui-ci doit se poursuivre pendant tout l'hiver. Les antidépresseurs peuvent aussi aider à soulager la dépression chez des patients souffrant du trouble affectif saisonnier (Lam *et al.*, 2006).

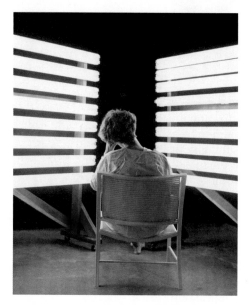

▲ *La luminothérapie.* L'exposition à une lumière intense et artificielle chaque jour pendant l'automne et l'hiver peut souvent procurer une diminution des symptômes du trouble affectif saisonnier.

RÉPONSE
VÉRITÉ **OU** FICTION

La lumière froide de nos hivers peut mener à un stade diagnostiqué de dépression. V

Les changements de saison occasionnent un trouble dépressif majeur chez certaines personnes.

LA DÉPRESSION DU POST-PARTUM

Beaucoup de femmes manifestent des changements d'humeur ainsi que des périodes de pleurs et d'irritabilité après l'accouchement. C'est ce qu'on appelle généralement la *dépression postnatale* ou le *baby-blues*. Cette perturbation de l'humeur dure deux ou trois jours et on considère qu'elle est une réaction normale aux bouleversements hormonaux occasionnés par l'accouchement. Compte tenu des fortes variations hormonales, il serait «anormal» que l'état affectif de la femme en sorte indemne.

Toutefois, certaines mères subissent des altérations importantes de l'humeur qui persistent pendant des mois, voire au-delà d'une année. Ces problèmes d'humeur sont considérés comme une **dépression du post-partum**. Le mot «post-partum» est formé de deux racines latines: *post*, qui veut dire «après», et *partus,* qui signifie «accouchement». Ce type de dépression s'accompagne souvent de perturbations de l'appétit et du sommeil, d'une baisse de l'estime de soi et de difficultés à maintenir la concentration ou l'attention. On estime à 13 % la proportion de mères qui souffrent des manifestations de dépression du post-partum (O'Hara, 2003).

Dépression du post-partum
Changements d'humeur persistants et graves intervenant après l'accouchement.

POUR APPROFONDIR

POURQUOI Y A-T-IL PLUS DE FEMMES DÉPRIMÉES ?

Les résultats de recherche révèlent que les femmes sont environ deux fois plus susceptibles de souffrir d'une dépression que les hommes (NIMH, 2000). Ce décalage entre les sexes a été vérifié dans plusieurs pays, dont le Canada, le Brésil, l'Allemagne, le Japon (Gilbert, 2004) et la France (enquête SMPG, DREES – ASEP – CCOMS – EPSM, 2008). On se demande *pourquoi*.

Le décalage est-il dû à des différences biologiques entre hommes et femmes ? Certains professionnels estiment que des facteurs biologiques tels que les fluctuations hormonales peuvent contribuer à la dépression chez les femmes (Cyranowski *et al.,* 2000). Y a-t-il un biais dans la déclaration des hommes, peu enclins à révéler une dépression ? Dans notre culture, les hommes doivent être forts et résilients. Par conséquent, ils auraient tendance à moins se plaindre ou chercher un traitement.

Un groupe d'experts réunis par l'American Psychological Association s'est penché sur les différences entre les sexes dans la dépression et a conclu qu'elles sont dues en grande partie au fait que les femmes subissent plus de stress dans la vie actuelle (McGrath *et al.,* 1990). Ce groupe d'experts a constaté que les femmes sont plus susceptibles d'affronter des facteurs stressants de vie tels que le harcèlement sexuel, les violences physiques, la pauvreté, la monoparentalité et la discrimination sexuelle.

Que les facteurs qui précipitent la dépression soient biologiques, psychologiques ou sociaux, le mode d'adaptation de chacun peut exacerber ou réduire la gravité et la durée des épisodes dépressifs. Selon certains chercheurs (Nolen-Hoeksema, 1991 ; Nolen-Hoeksema, Morrow et Fredrickson, 1993), il se pourrait que les femmes amplifient la dépression en restant cloîtrées chez elles à ressasser leurs sentiments ou à essayer de comprendre les raisons pour lesquelles elles se sentent déprimées, tandis que les hommes choisissent plutôt de sortir et de se distraire pour oublier leurs sentiments. Par ailleurs, les hommes font souvent appel à l'alcool en guise d'automédication, ce qui peut entraîner d'autres problèmes psychologiques et sociaux (Nolen-Hoeksema *et al.,* 1993). Toutefois, on ne peut pas penser que la rumination se limite exclusivement aux femmes (Treynor, Gonzalez et Nolen-Hoeksema, 2003). Certaines recherches montrent que les hommes qui ruminent à la suite de la perte d'un être aimé, ou quand ils sont tristes ou découragés, risquent davantage de devenir déprimés et de souffrir d'une dépression plus grave et plus longue que ceux qui ruminent moins (Just et Alloy, 1997 ; Nolen-Hoeksema, 2000).

D'autres études sont nécessaires pour mieux comprendre le décalage des sexes dans la dépression. On peut espérer que des recherches sur des facteurs tels que l'influence des hormones, le fardeau du stress et les styles de rumination favoriseront le développement d'interventions mieux ciblées pour traiter les femmes déprimées. De la même façon, si on comprend la résistance culturellement acquise qui empêche les hommes de se plaindre de dépression, on peut aider à dédramatiser ce trouble, de sorte que les hommes déprimés cherchent de l'aide au lieu de souffrir en silence (Cochran et Rabinowitz, 2003).

La dépression du post-partum est une forme de dépression majeure dans laquelle le début de l'épisode dépressif commence dans les quatre semaines après l'accouchement (APA, 2003). Une analyse approfondie des recherches sur la dépression du post-partum révèle que 7,1 % des femmes vivent un épisode de dépression majeure pendant les trois premiers mois (Gavin *et al.*, 2005).

En général, la dépression du post-partum est moins grave que d'autres formes de dépression majeure et s'estompe un peu plus rapidement que la plupart des autres (Whiffen et Gotlib, 1993). Toutefois, il arrive dans certains cas que des suicides soient liés à la dépression du post-partum. L'augmentation du risque de dépression du post-partum varie selon le stress, le fait d'être seule ou primipare, les problèmes financiers, les problèmes de couple, l'isolement social, le manque de soutien de la part du compagnon et des membres de la famille, les antécédents de dépression, ou le fait d'avoir un enfant non désiré, malade ou de tempérament difficile (Forman *et al.,* 2000 ; Ritter *et al.,* 2000 ; Swendsen et Mazure, 2000).

Souffrir d'une dépression du post-partum augmenterait aussi le risque de subir de nouveaux épisodes dépressifs dans l'avenir. Heureusement, il existe des traitements efficaces, notamment différentes formes de psychothérapie et d'antidépresseurs (Cooper *et al.,* 2003 ; Murray *et al.,* 2003 ; Stuart *et al.,* 2003). Les réactions psychotiques après l'accouchement sont beaucoup plus rares que la dépression du post-partum ; elles se traduisent par une perte de contact avec la réalité. Ces réactions, appelées psychoses du post-partum, comportent en général des épisodes maniaques liés à un trouble bipolaire (Blackmore *et al.,* 2006 ; Stotland, 2006).

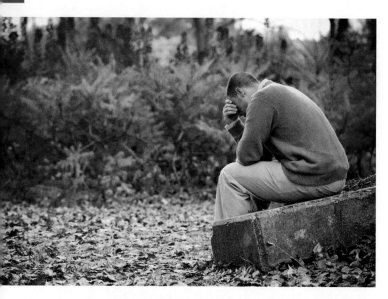

▲ *Quand doit-on considérer que des changements d'humeur sont pathologiques ?*
Alors que des modifications de l'humeur en réponse aux événements de la vie quotidienne sont normales, la persistance ou la gravité de celles-ci peuvent être les manifestations d'un trouble pathologique.

Trouble dysthymique Dépression chronique légère.

Trouble bipolaire Trouble psychologique caractérisé par des changements d'humeur alternant de la dépression profonde à l'excitation extrême.

Le trouble dysthymique

Le trouble dépressif majeur est marqué par un changement plutôt abrupt de l'état antérieur. Une humeur dépressive plus légère semble adopter un cours chronique de développement et commence souvent dans l'enfance ou à l'adolescence (Klein, Schwartz *et al.*, 2000). Le *DSM-IV-TR* classe cette forme de dépression comme **trouble dysthymique**, ou dysthymie, qui dérive des racines grecques *dys,* signifiant «mal» ou «dur», et *thymos,* «humeur» (APA, 2003, p. 435-441).

Les personnes souffrant d'un trouble dysthymique se sentent déprimées, quoique moins gravement que celles qui souffrent d'un trouble dépressif majeur. Ce dernier tend à être grave et limité dans le temps, alors que le trouble dysthymique est relativement stable et moins intense (Klein, Schwartz *et al.*, 2003). Les sentiments de déprime et les difficultés sociales persistent même après que la personne s'est apparemment rétablie (USDHHS, 1999). Le risque de rechute est assez élevé, ainsi que le risque de trouble dépressif majeur : 90 % des personnes qui souffrent de dysthymie finissent par développer une dépression majeure (Friedman, 2002). La dysthymie atteint environ 4 % de la population à un moment de la vie (APA, 2003 ; Conway *et al.*, 2006). Comme dans le cas du trouble dépressif majeur, le trouble dysthymique est plus courant chez les femmes que chez les hommes.

Dans le trouble dysthymique, les plaintes dépressives peuvent devenir une telle caractéristique de la vie des gens qu'elles semblent tissées dans la structure de leur personnalité. Même si le trouble dysthymique est moins grave que le trouble dépressif majeur, l'humeur dépressive persistante et la baisse de l'estime de soi peuvent compromettre le fonctionnement professionnel et social de la personne.

Le trouble bipolaire

Les personnes qui souffrent d'un **trouble bipolaire** alternent des hauteurs de l'exaltation aux abîmes de la dépression sans aucune cause extérieure. Les épisodes maniaques, qui durent en général de quelques semaines à plusieurs mois, sont habituellement plus courts en durée et finissent de façon plus abrupte que les épisodes dépressifs majeurs. Certaines personnes souffrant d'un trouble bipolaire et ayant des épisodes dépressifs récurrents tentent de se suicider lorsque la phase maniaque se résorbe (Baldessarini et Tondo, 2003). Elles racontent qu'elles feraient n'importe quoi pour échapper aux profondeurs de la dépression qui les attend.

Le *DSM* distingue deux types de trouble bipolaire : le trouble bipolaire I et le trouble bipolaire II. La distinction repose sur le fait que la personne a déjà vécu un épisode maniaque avéré. Pour diagnostiquer un trouble bipolaire I, la personne doit avoir vécu au moins un épisode maniaque complet à un moment de sa vie. En général, le trouble bipolaire I implique des alternances d'humeur entre la manie et la dépression, entrecoupées de périodes d'humeur normale. Toutefois, il y a des cas sans épisode dépressif majeur. On suppose alors que le trouble dépressif majeur peut ne pas avoir été diagnostiqué par le passé, ou qu'il se manifestera dans l'avenir (APA, 2003, p. 441-451).

Le trouble bipolaire II comporte des formes d'épisodes maniaques moins intenses, mais des épisodes dépressifs majeurs plus fréquents (Judd *et al.*, 2003a, 2003b ; Kupfer, 2005). Pour qu'on puisse diagnostiquer un trouble bipolaire II, la personne doit avoir vécu un ou plusieurs épisodes de dépression majeure, et au moins un épisode hypomaniaque (une forme légère de manie). Toutefois, contrairement au trouble bipolaire I, la personne n'a jamais subi d'épisode maniaque complet avéré (APA, 2003, p. 452-457).

ÉTUDE DE CAS

NI INTÉRESSANTE NI IMPRESSIONNANTE : UN CAS DE TROUBLE DYSTHYMIQUE

C'est une jeune cadre intermédiaire de 28 ans qui se plaint de sentiments chroniques de dépression depuis l'âge de 16 ou 17 ans. Malgré ses bonnes notes à l'université, elle ruminait au sujet des autres étudiants qui étaient « véritablement intelligents ». Elle avait l'impression qu'elle ne pourrait jamais trouver un homme pouvant l'intéresser parce qu'elle se sentait inférieure et intimidée. Malgré une thérapie prolongée pendant ses années d'études, elle ne se rappelle aucune période à cette époque où elle ne se sentait pas déprimée. Elle s'est mariée peu après l'obtention de son diplôme universitaire avec l'homme qu'elle fréquentait alors, même si elle ne pensait pas qu'il était « l'amour de sa vie ». Elle a simplement senti le besoin d'avoir un mari en guise de compagnie, et l'homme qu'elle a rencontré était disponible… Cependant, ils ont vite commencé à se disputer et récemment elle s'est mise à penser que son mariage était une erreur. Au travail, elle éprouve des difficultés : son travail est peu soigné, elle ne dépasse jamais les exigences de base et elle manque d'initiative. Malgré son rêve d'acquérir un statut professionnel et économique, elle ne s'attend pas à ce que son mari ou elle-même parviennent à gravir les échelons de leur profession parce qu'ils n'ont pas les « bonnes relations ». Sa vie sociale est dominée par les amis de son mari et leurs conjointes. D'ailleurs, elle ne croit pas que d'autres femmes la trouveraient intéressante ou impressionnante. Elle manque d'intérêt dans la vie en général et exprime de l'insatisfaction dans toutes les facettes de sa vie : son mariage, son travail, sa vie sociale.

Source : Spitzer *et al.* (1994), p. 110-112.

Il reste à déterminer si les troubles bipolaires I et II sont vraiment deux troubles qualitativement différents ou simplement des points différents sur le continuum de gravité du trouble bipolaire.

Le trouble bipolaire est assez rare, avec des taux de prévalence d'environ 0,4 à 1,6 % pour le trouble bipolaire I, et d'environ 0,5 % pour le trouble bipolaire II au cours de la vie (APA, 2003 ; Kupfer, 2005b ; USDHHS, 1999). Il apparaît en général vers l'âge de 20 ans et devient un état chronique récidivant qui exige un traitement à long terme (Frank et Kupfer, 2003 ; Tohen, Zarate *et al.,* 2003).

Les taux de trouble bipolaire semblent équivalents chez les hommes et les femmes. Chez les hommes, néanmoins, le trouble bipolaire I commence par un épisode maniaque, tandis que chez les femmes il commence généralement par un épisode dépressif majeur. La raison de cette différence demeure inconnue. Le trouble bipolaire II semble être plus fréquent chez les femmes (APA, 2003).

Dans certains cas, un rythme de « cycles rapides » s'installe, dans lequel l'individu expérimente deux cycles de manie et de dépression complets dans l'année sans période normale entre eux. Les cycles rapides sont relativement rares, mais surviennent plus souvent chez les femmes (Schneck *et al.,* 2004). En général, le cycle se limite à un an ou moins, mais il est associé à une forme du trouble plus intense et à des tentatives de suicide plus graves (Coryell *et al.,* 2003 ; Schneck *et al.,* 2004).

L'épisode maniaque

Les épisodes maniaques commencent habituellement de manière abrupte et se développent en quelques jours. Pendant un épisode maniaque, la personne connaît une élévation ou une expansion soudaine de l'humeur et se sent étrangement euphorique ou optimiste. Elle semble avoir une énergie sans limites et devient extrêmement sociable, peut-être au point de devenir trop exigeante et dominante. Son entourage reconnaît que la soudaine modification de l'humeur est excessive en fonction des circonstances et des exigences.

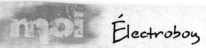

Électroboy

Traverser un épisode maniaque, c'est comme cher- cher désespérément à vivre la vie au niveau le plus passionné, reprendre une deuxième fois, voire une troisième fois, de la nourriture, de l'alcool, des drogues, du sexe et de l'argent, en essayant de vivre une vie entière dans une seule journée. La manie à l'état pur, c'est l'état où j'ai été le plus près de la mort. L'euphorie est aussi bien plaisir que frayeur.

Ma pensée maniaque bouillonne d'idées et de besoins changeants, ma tête est pleine de couleurs vibrantes, d'images extravagantes, de pensées bizarres, de détails pointus, de codes secrets, de symboles et de langues étrangères. Je veux tout dévorer : les fêtes, les gens, les revues, les livres, la musique, l'art, les films et la télévision.

Source : Behrman (2002).

Pendant l'épisode maniaque, les personnes ont tendance à émettre des jugements erronés et deviennent querelleuses, allant jusqu'à détruire des objets. Elles peuvent devenir extrêmement généreuses et faire des dons importants qu'elles auront du mal à acquitter, ou alors distribuer des biens de valeur. Les personnes en épisode maniaque parlent très rapidement ; elles sont logorrhéiques. Leurs pensées et leurs paroles peuvent changer d'un sujet à l'autre dans une fuite des idées. Elles ont un sentiment d'estime de soi qui peut varier de la confiance extrême à un délire de grandeur (Schulze *et al.*, 2005). Elles peuvent se sentir capables de résoudre tous les problèmes du monde, composer une symphonie malgré le manque de connaissance ou de talent spécifique. Elles peuvent débiter des discours sur des sujets qu'elles connaissent à peine, tels que l'élimination de la faim dans le monde ou la création d'un nouvel ordre mondial. Il devient vite clair qu'elles sont désorganisées et incapables de réaliser leurs projets. Leur attention est facilement détournée par des stimuli sans importance comme le son d'une horloge ou des gens qui parlent dans la pièce à côté. Parfois, elles passent des nuits sans dormir et sans se sentir fatiguées. Malgré leur énergie inépuisable, elles semblent incapables d'organiser leurs efforts de façon constructive. Leur exaltation détériore leur capacité de travailler et de maintenir des relations normales.

Pendant les épisodes maniaques, les personnes ont tendance à perdre leur sens critique et ne réussissent pas à apprécier les conséquences de leurs actes. Elles peuvent s'attirer des ennuis par des dépenses insensées, une manière de conduire irresponsable ou des rapports sexuels hasardeux. Dans les cas graves, elles peuvent avoir des hallucinations ou devenir très délirantes, par exemple en croyant avoir une relation spéciale avec Dieu.

Les facteurs d'origine du trouble bipolaire

La plupart des chercheurs supposent que des causes multiples agissent de concert, contribuant au développement du trouble bipolaire. Les facteurs génétiques jouent un rôle important. Dans une étude fondée sur une large population en Finlande, les chercheurs ont trouvé un taux de concordance 7 fois plus important entre les jumeaux monozygotes qu'entre les jumeaux dyzygotes, sont respectivement un taux de 43 % et de 6 % (Kieseppä *et al.*, 2004). L'hérédité semble jouer un rôle encore plus significatif dans le trouble bipolaire que dans la dépression majeure (McGuffin *et al.*, 2003). Les scientifiques sont très intéressés par la découverte de gènes spécifiques reliés au trouble bipolaire (Schulze *et al.*, 2005). De plus, on a appris que les événements stressants peuvent déclencher des épisodes d'humeur chez des personnes souffrant d'un trouble bipolaire (Alloy *et al.*, 2005).

Des observations récentes montrent que le soutien social reçu de membres de la famille et des amis peut améliorer le fonctionnement de patients présentant un trouble bipolaire en apportant une protection contre les effets négatifs du stress (Alloy *et al.*, 2005). Plus encore, le fait de pouvoir compter sur un soutien social semble accélérer le rétablissement des épisodes d'humeur et réduire la vulnérabilité à des épisodes récurrents (Alloy *et al.*, 2005 ; Johnson, Winett *et al.*, 1999).

Le trouble cyclothymique

Le terme « cyclothymie » dérive du grec *kyklos*, qui signifie « cercle », et *thymos*, qui veut dire « humeur ». Ce trouble consiste en un mouvement cyclique de l'humeur caractérisé par des alternances modérées qui durent au moins deux ans (un an chez les enfants et les adolescents). Le **trouble cyclothymique** commence en général à la fin de l'adolescence ou au début de la vie adulte, et persiste pendant plusieurs années. Toutefois, il n'est pas assez grave pour justifier un diagnostic de trouble bipolaire. Selon des estimations d'études sur les communautés, le taux de prévalence du trouble cyclothymique se situe entre 0,4 et 1 % (de 4 à 10 personnes pour 1 000) au cours de la vie, les hommes et les femmes pouvant être également atteints (APA, 2003).

Trouble cyclothymique Trouble de l'humeur caractérisé par une forme chronique d'alternances d'humeur, toutefois moins prononcées que celles du trouble bipolaire.

Les périodes d'humeur euphorique sont appelées épisodes hypomaniaques (du préfixe grec *hypo*, qui signifie « sous » ou « moins que »). Ils sont moins intenses que les épisodes maniaques et ne sont pas accompagnés de problèmes sociaux ou professionnels graves. Pendant les épisodes hypomaniaques, les personnes peuvent avoir une estime de soi exagérée, se sentir étrangement pleines d'énergie, et être plus alertes, inquiètes et irritables que d'habitude. Elles peuvent être capables de travailler de longues heures avec peu de fatigue ou de sommeil. Néanmoins, leurs projets peuvent rester inachevés quand leur humeur change. Elles sont alors légèrement déprimées, léthargiques et moroses, sans atteindre un épisode de dépression majeure. Les relations sociales peuvent devenir tendues à cause de l'humeur changeante, et le travail peut en souffrir. L'intérêt pour la sexualité varie selon les humeurs.

Les frontières entre le trouble bipolaire et le trouble cyclothymique ne sont pas encore clairement établies. Actuellement, on ne sait pas comment distinguer les personnes souffrant de cyclothymie qui ont plus de risques de développer un trouble bipolaire (voir l'étude de cas ci-dessous).

ÉTUDE DE CAS

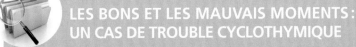

LES BONS ET LES MAUVAIS MOMENTS : UN CAS DE TROUBLE CYCLOTHYMIQUE

L'homme de 29 ans, vendeur de voitures, déclare que depuis l'âge de 14 ans il connaît des périodes d'alternance de « bons et mauvais moments ». Pendant ses « mauvaises » périodes, qui durent en général de quatre à sept jours, il dort beaucoup et affiche un manque d'assurance, d'énergie et de motivation, comme s'il « végétait ». Puis son humeur change brusquement : pendant une période de trois ou quatre jours, il sera habituellement, dès son réveil le matin, débordant d'assurance et mentalement alerte. Pendant ces « bonnes » périodes, il s'engage dans des relations sexuelles sans lendemain et utilise l'alcool pour accentuer sa bonne humeur et aussi pour l'aider à dormir la nuit. Les bonnes périodes peuvent parfois se prolonger de 7 à 10 jours, avant de redevenir des « mauvaises » périodes, habituellement à la suite d'un accès d'agressivité ou d'irritabilité.

Source : Spitzer *et al.* (1994), p. 155–157.

5.2 LES CAUSES DES TROUBLES DE L'HUMEUR

Les troubles de l'humeur peuvent être mieux compris sous l'angle d'interactions complexes d'influences biologiques et psychosociales (Kendler, Gardner et Prescott, 2002; NIMH, 2003). Même si on n'a pas encore une compréhension intégrale des causes des troubles de l'humeur, on a commencé à identifier un bon nombre d'éléments importants qui y contribuent. On constate la présence de facteurs variés comme les événements de vie stressants ainsi que des facteurs psychologiques et biologiques (voir figure 5.2).

D'ailleurs, le stress joue un rôle important pour déterminer la vulnérabilité au trouble bipolaire et encore plus à la dépression majeure. La perte d'un être aimé, une rupture amoureuse, le chômage prolongé, les maladies somatiques, les problèmes conjugaux ou relationnels, les difficultés économiques, la tension au travail, le racisme et la discrimination, ou la vie dans un quartier dangereux sont des sources possibles de stress (Cutrona, Wallace et Wesner, 2006; Drieling, Calker et Hecht, 2006; Kendler, Kuhn et Prescott, 2004).

Pourtant, la relation entre le stress et la dépression peut agir dans les deux sens: des événements stressants peuvent contribuer à la dépression, et les symptômes dépressifs peuvent être eux-mêmes stressants ou provoquer d'autres situations de stress, comme le divorce et la perte d'un emploi.

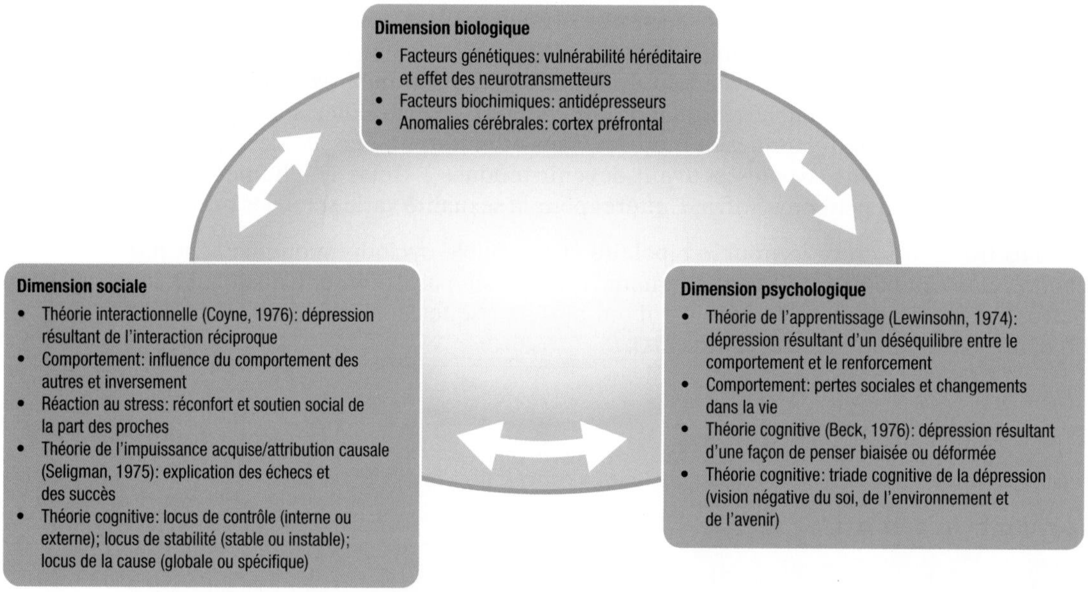

Dimension biologique
- Facteurs génétiques: vulnérabilité héréditaire et effet des neurotransmetteurs
- Facteurs biochimiques: antidépresseurs
- Anomalies cérébrales: cortex préfrontal

Dimension sociale
- Théorie interactionnelle (Coyne, 1976): dépression résultant de l'interaction réciproque
- Comportement: influence du comportement des autres et inversement
- Réaction au stress: réconfort et soutien social de la part des proches
- Théorie de l'impuissance acquise/attribution causale (Seligman, 1975): explication des échecs et des succès
- Théorie cognitive: locus de contrôle (interne ou externe); locus de stabilité (stable ou instable); locus de la cause (globale ou spécifique)

Dimension psychologique
- Théorie de l'apprentissage (Lewinsohn, 1974): dépression résultant d'un déséquilibre entre le comportement et le renforcement
- Comportement: pertes sociales et changements dans la vie
- Théorie cognitive (Beck, 1976): dépression résultant d'une façon de penser biaisée ou déformée
- Théorie cognitive: triade cognitive de la dépression (vision négative du soi, de l'environnement et de l'avenir)

FIGURE 5.2

L'interaction des dimensions biologique, psychologique et sociale dans l'étiologie des troubles de l'humeur

La dimension biologique

Les dimensions biologiques, surtout l'hérédité et le fonctionnement des neurotransmetteurs, jouent un rôle important dans les troubles dépressifs.

LES FACTEURS GÉNÉTIQUES

Les facteurs héréditaires expliquent dans une large mesure la vulnérabilité aux troubles de l'humeur, notamment la dépression majeure et le trouble bipolaire (Levinson *et al.*, 2007; McGuffin *et al.*, 2003). En fait, la dépression majeure a non seulement tendance à sévir dans la famille, mais la proximité de la relation héréditaire augmente le risque que ses membres partagent le trouble dépressif (Klein *et al.,* 2001). Toutefois, les familles partagent aussi des similarités environnementales. Afin de mieux circonscrire les effets des facteurs génétiques, les chercheurs se sont intéressés à l'étude des jumeaux. Ils ont examiné le pourcentage relatif de cas dans lesquels des jumeaux monozygotes (identiques) partagent un trait ou un trouble en les comparant à ceux des jumeaux dizygotes (non identiques). Comme les jumeaux monozygotes partagent les mêmes gènes, et que les jumeaux dizygotes en partagent la moitié seulement, on a constaté un taux de concordance plus élevé chez les jumeaux monozygotes, ce qui appuie fortement l'hypothèse de l'apport génétique. Bref, il y a un taux de concordance deux fois plus élevé de dépression majeure chez les jumeaux monozygotes que chez les jumeaux dizygotes (Kendler *et al.,* 1993). Cela confirme la composante génétique, mais ne permet pas de conclure que l'hérédité est la seule responsable de ces troubles. Donc, même si elle semble jouer un rôle important dans la dépression majeure, l'hérédité n'en est pas le seul déterminant, ni forcément le plus important. Des facteurs de l'environnement, comme l'exposition à des événements stressants, paraissent jouer un rôle aussi significatif, sinon plus, que l'hérédité (Kendler et Prescott, 1999).

Un nouveau modèle dans ce domaine s'intéresse aux interactions entre l'hérédité et les facteurs de l'environnement dans le développement de la dépression majeure et d'autres troubles de l'humeur. Par exemple, les chercheurs ont récemment découvert que des individus porteurs d'une variation d'un gène en particulier présentent une probabilité deux fois plus élevée de développer une dépression majeure à la suite d'événements stressants que ceux ayant une autre version du gène (Caspi *et al.,* 2003 ; NIMH, 2003). Ce gène réglerait la production d'une protéine qui joue un rôle clé dans la transmission de la sérotonine, le neurotransmetteur cible des antidépresseurs. Des études supplémentaires sont nécessaires pour examiner la relation existant entre l'hérédité et la dépression.

LES FACTEURS BIOCHIMIQUES ET LES ANOMALIES CÉRÉBRALES

La recherche sur les fondements biologiques des troubles de l'humeur s'est surtout intéressée aux anomalies de l'activité des neurotransmetteurs du cerveau. Il y a plus de 50 ans, les premières recherches ont révélé que des médicaments, appelés depuis antidépresseurs, augmentent les niveaux de norépinéphrine et de sérotonine dans le cerveau, et aident souvent à soulager la dépression (Berton et Nestler, 2006 ; Mann, 2005). La dépression est-elle causée simplement par le manque de neurotransmetteurs spécifiques du cerveau ? Les chercheurs écartent cette hypothèse en partie ; les antidépresseurs élèvent les niveaux de neurotransmetteurs dans le cerveau en peu de jours, voire en quelques heures, mais il se passe au moins une semaine avant que le bienfait thérapeutique soit atteint (Jacobs, 2004 ; Taylor *et al.,* 2006). C'est pourquoi il n'est pas vraisemblable que ces médicaments agissent seulement en élevant le niveau des neurotransmetteurs dans le cerveau.

On en a encore beaucoup à apprendre sur le mode d'action des antidépresseurs et sur l'action des neurotransmetteurs (Andreasen, 2003). Plusieurs possibilités fascinantes mettent en cause des irrégularités dans le nombre de récepteurs neuronaux qui reçoivent les neurotransmetteurs, des anomalies dans la sensibilité des récepteurs à certains neurotransmetteurs ou des irrégularités du processus par lequel ces substances chimiques communiquent avec les récepteurs (Sharp, 2006). Il se peut alors que les antidépresseurs agissent en altérant le nombre de ces récepteurs, ou leur sensibilité aux messagers chimiques, un processus qui demande un certain temps. En outre, il faut se rappeler qu'il existe plusieurs types différents de récepteurs pour chaque neurotransmetteur, et des sous-types pour chaque type. L'action de certains antidépresseurs peut être spécifique à certains types ou sous-types de récepteurs. Il est possible aussi que les antidépresseurs accomplissent des actions thérapeutiques sur différents systèmes de neurotransmission (USDHHS, 1999).

Une autre perspective de recherche sur les dimensions biologiques des troubles de l'humeur s'intéresse aux anomalies de certaines aires du cerveau. Des études en imagerie cérébrale montrent une activité métabolique diminuée dans le cortex préfrontal des personnes souffrant d'une dépression clinique si on les compare à un groupe témoin en santé (Davidson *et al.*, 2002 ; Schatzberg, 2002). Les neurotransmetteurs de la sérotonine et de la norépinéphrine jouent un rôle important dans la régulation des impulsions nerveuses du cortex préfrontal ; il n'est donc pas surprenant que l'on observe des irrégularités dans cette région du cerveau. D'autres recherches effectuées auprès de personnes souffrant de dépression majeure et d'un trouble bipolaire révèlent des anomalies dans des parties du cerveau associées au contrôle des émotions (Parsey *et al.*, 2006).

Grâce aux progrès des recherches utilisant l'imagerie cérébrale, il est probable qu'on aura une vision plus précise des différences qui caractérisent le fonctionnement cérébral des personnes souffrant de troubles de l'humeur en comparaison des personnes en santé, et peut-être même de meilleures méthodes de diagnostic et de traitement de ces troubles. Les recherches futures permettront d'élucider le rôle d'autres systèmes comme les glandes endocrines dans le développement des troubles de l'humeur.

POUR APPROFONDIR

L'ATTACHEMENT ET LA DÉPRESSION

John Bowlby se distingue du point de vue psychanalytique classique qui soutient que le bébé s'attache à la mère parce qu'elle le nourrit (pulsion orale). Il est l'initiateur des recherches cliniques modernes sur les bébés. En effet, en 1950, l'Organisation mondiale de la santé (OMS) lui a demandé d'explorer la question de la santé mentale des enfants élevés en pouponnière. Déjà, en 1946, René Spitz avait décrit le syndrome de l'hospitalisme dont souffraient les enfants orphelins de guerre, se laissaient mourir de dépression dans les orphelinats.

Inspiré par des travaux d'éthologie, Bowlby (2002) a démontré que l'attachement est un besoin primaire vital et nécessaire à la survie du bébé ; il s'attache à la personne qui s'occupe de lui car il en a besoin pour être rassuré et protégé. Cet attachement existe chez tous les primates, mais il est vital pour les êtres humains, qui sont plus démunis à la naissance et dépendent plus longtemps des soins d'un adulte. Pour s'attacher à un adulte, le bébé développe un ensemble de réactions et de comportements afin de s'assurer de la présence, de la proximité et de la disponibilité de la figure maternelle. L'attachement se construit par l'interaction des besoins innés du bébé et des réactions réelles de l'environnement. Mais l'attachement n'est pas que dépendance. Il est le moyen qui permet à l'enfant de développer sa confiance à l'égard de sa mère, de l'environnement et de lui-même. L'autonomie ne devient donc possible que si le lien d'attachement reste solide. La relation d'attachement conduit à un système de représentations actives tout au long de la vie et organise la perception du monde, surtout quand le sujet est en situation de vulnérabilité ou de détresse. Bowlby a ainsi contribué à valider scientifiquement la notion de transfert de la psychanalyse classique.

En 1963, Mary Ainsworth, collaboratrice de Bowlby, a mis au point une expérience qu'elle a nommée « situation étrange ». Il s'agit d'activer, auprès d'un enfant âgé d'un an, des comportements d'attachement spontanés, en induisant un léger stress par le départ et le retour à plusieurs reprises de son parent. Trois typologies de réponses des enfants ont pu ainsi être définies :

- le comportement A : un attachement qui apparaît anxieux-évitant (l'enfant ne semble affecté ni par le départ du parent, ni par son retour) ;
- le comportement B : un attachement sécurisé (protestation au départ du parent et soulagement à son retour avec recherche de proximité) ;
- le comportement C : un attachement anxieux-résistant ou ambivalent (anxiété à la séparation et comportement à la fois de rapprochement et de rejet au retour).

Les proportions des trois catégories sont à peu près stables : 25 % d'enfants anxieux-évitants (A), 61 % d'enfants sécurisés (B) et 14 % d'enfants anxieux-résistants (C). Il est possible de repérer les facteurs qui prédisposent aux comportements plutôt sécurisants ou anxieux. Le parent qui perçoit et interprète de façon adéquate les signaux et les demandes implicites de l'enfant, et y répond de façon appropriée et synchrone, favoriserait l'attachement sécurisant. Par contre, celui qui rejette ou ne comprend pas les demandes de l'enfant, manifeste de l'aversion pour le contact physique, n'exprime que peu d'émotions ou propose des réponses déphasées favoriserait l'attachement anxieux. Un enfant sécurisé se montrera sociable, empathique et manifestera une bonne estime de soi. Chez un enfant ayant vécu un attachement anxieux, on observera davantage du retrait social, des plaintes somatiques et des comportements oppositionnels et agressifs. Le type de lien d'attachement jouera un rôle protecteur ou aggravant tout au long de la vie, notamment quand le sujet vivra des circonstances difficiles (Fonagy, 2004). La dépression serait ainsi une conséquence dans la vie adulte d'un défaut précoce du lien d'attachement, car les modalités d'attachement tendent à demeurer assez stables tout au long de la vie. Si l'estime de soi et la confiance dans ses capacités ne se sont pas ancrées dans des assises résistantes, la personne sera rapidement découragée, puis désespérée, et se sentira impuissante à maîtriser la situation, lorsqu'elle sera aux prises avec des événements inquiétants.

De nombreuses recherches ont été publiées sur la relation entre le type d'attachement et la dépression chez des adultes (Besser et Priel, 2008 ; Bifulco, Moran, Ball et Bernazzani, 2002 ; Haedt et Keel, 2007).

La dimension psychologique

Les dimensions psychologiques exercent également une influence sur les troubles de l'humeur. Examinons quelques théories psychologiques importantes en ce qui concerne la dépression.

LA THÉORIE DE L'APPRENTISSAGE

Le théoricien de l'apprentissage Peter Lewinsohn (1974) considère que la dépression est le résultat d'un déséquilibre entre le comportement et le renforcement. Un manque de renforcement peut réduire le niveau de motivation et provoquer des sentiments de dépression. L'inertie et le repli social réduisent les occasions de recevoir des renforcements ; le manque de renforcement favorise le repli social. Le faible taux d'activité, caractéristique des individus déprimés, peut aussi être une source de renforcement secondaire. Les membres de la famille et d'autres individus peuvent entourer la personne souffrant de dépression et la décharger de ses responsabilités. La sympathie devient ainsi une source de renforcement qui aide à maintenir le comportement déprimé. La réduction des niveaux de renforcement peut se produire pour différentes raisons.

Les personnes qui ont subi des pertes sociales sont plus vulnérables à la dépression quand elles n'ont pas d'habiletés sociales pour former de nouvelles relations. Par exemple, certains étudiants en première année d'université regrettent la maison familiale et dépriment parce qu'ils n'ont pas la capacité de nouer de nouvelles relations qui leur fourniraient des renforcements. C'est le cas également des veufs et des veuves qui ne savent peut-être pas comment amorcer une nouvelle relation.

Des changements dans les circonstances de vie peuvent aussi altérer l'équilibre entre l'effort et le renforcement. En fait, la théorie de Lewinsohn est corroborée par les résultats de recherches qui relient la dépression à un bas niveau de renforcement positif, et surtout au fait qu'encourager des patients déprimés à participer à des activités gratifiantes et à des comportements orientés vers des objectifs peut aider à soulager la dépression (Otto, 2006). Inciter des patients déprimés à s'engager dans des activités physiques régulières peut aussi avoir des effets bénéfiques directs pour combattre la dépression, surtout en présence d'agents stressants importants de la vie (Harris, Cronkite et Moos, 2006).

LA THÉORIE COGNITIVE

Les théoriciens cognitivistes relient l'origine et le maintien de la dépression à la façon dont les personnes se considèrent et envisagent le monde qui les entoure. L'un des plus influents théoriciens du cognitivisme, le psychiatre Aaron Beck (Beck, 1976 ; Beck *et al.*, 1979), associe le développement de la dépression à l'adoption, tôt dans la vie, d'une façon de penser biaisée ou déformée. Il a ainsi défini la notion de **triade cognitive de la dépression** (voir tableau 5.2), qui comprend des croyances négatives sur soi-même (« Je suis nul »), sur l'environnement ou sur le monde en général (« Cette université est horrible ») et sur l'avenir (« Il ne m'arrivera jamais rien de bon »). Selon la théorie cognitive, les personnes qui adoptent cette façon négative de penser courent un plus grand risque de devenir déprimées devant des expériences stressantes ou décevantes de la vie, comme recevoir une mauvaise note ou perdre son travail.

Triade cognitive de la dépression
Principales composantes de la dépression dans la vision négative de soi, de l'environnement/monde en général et de l'avenir.

TABLEAU 5.2 La triade cognitive de la dépression

Vision négative de soi	Se percevoir comme sans valeur, déficient, inadéquat, indigne d'être aimé et manquant des capacités nécessaires pour être heureux.
Vision négative de l'environnement	Percevoir l'environnement comme imposant trop de demandes et (ou) présentant des obstacles impossibles à conquérir, entraînant toujours l'échec et la perte.
Vision négative de l'avenir	Percevoir l'avenir sans espoir et se croire impuissant à changer les choses. Attendre de l'avenir uniquement des échecs, de la misère et des difficultés sans fin.

Sources : Beck et Young (1985), p. 206-244 ; Beck, Rush, Shaw et Emery (1979).

Beck considère ces conceptions négatives de soi et du monde comme des modèles psychiques qui sont adoptés dans l'enfance à la suite d'expériences précoces d'apprentissage. Les enfants peuvent constater que rien de ce qu'ils font n'est assez bien pour plaire à leurs parents ou à leurs professeurs. Ils commencent alors à se considérer comme totalement incompétents et à percevoir de façon très limitée leurs perspectives futures. Ces croyances peuvent les sensibiliser plus tard dans la vie à interpréter toute défaillance ou désillusion comme le reflet d'une inaptitude fondamentale chez eux. Même les petites déceptions deviennent un échec amer ou une défaite totale, ce qui peut rapidement entraîner des états dépressifs.

La tendance à amplifier l'importance d'échecs mineurs est un exemple d'erreur de pensée que Beck qualifie de distorsion cognitive. Il croit que les distorsions cognitives ouvrent la voie à la dépression devant les pertes personnelles ou les événements négatifs de la vie. Le psychiatre David Burns (1980) a énuméré plusieurs types de distorsions cognitives possibles associées à la dépression, telles que «adopter une attitude absolutiste», c'est-à-dire percevoir les événements comme totalement bons ou totalement mauvais, en noir et blanc sans nuances de gris; ou la «généralisation à l'excès», c'est-à-dire croire que, si un événement négatif survient, il est probable qu'il en sera de même dans l'avenir lorsqu'une situation similaire se présentera.

La distorsion de la pensée peut être vécue de manière automatique, comme si la pensée était venue spontanément. Les pensées automatiques sont acceptées comme des déclarations de fait, plutôt que comme des opinions ou des manières habituelles d'interpréter les événements.

Hypothèse de la spécificité cognitive Conviction que différents troubles émotionnels sont liés à des types spécifiques de pensées automatiques.

Beck et ses collègues (1987) ont formulé l'**hypothèse de la spécificité cognitive**, selon laquelle différents types de pensées automatiques caractérisent des troubles différents. Ils ont montré des différences intéressantes dans les types de pensées automatiques signalés par les personnes souffrant de dépression et les personnes souffrant d'anxiété (voir tableau 5.3).

TABLEAU 5.3 Les pensées automatiques associées à la dépression et à l'anxiété

Pensées associées à la dépression	Pensées associées à l'anxiété
1. Je ne vaux rien.	1. Que se passera-t-il si je deviens malade ou infirme?
2. Je ne mérite pas l'attention ou l'affection des autres.	2. Je vais être blessé.
3. Je ne serai jamais aussi bien que les autres.	3. Que se passera-t-il si personne n'arrive à temps pour m'aider?
4. Je suis un échec socialement.	4. Il se peut que je sois piégé.
5. Je ne mérite pas d'être aimé.	5. Je ne suis pas en bonne santé.
6. Les gens ne me respectent plus.	6. Je vais subir un accident.
7. Je ne surmonterai jamais mes problèmes.	7. Il va m'arriver quelque chose qui abîmera mon apparence physique.
8. J'ai perdu les seuls amis que j'avais.	8. Je vais avoir une attaque cardiaque.
9. La vie ne vaut pas la peine d'être vécue.	9. Quelque chose d'horrible va m'arriver.
10. Je suis bien pire qu'eux.	10. Un accident arrivera à quelqu'un que j'aime.
11. Il n'y a plus personne pour m'aider.	11. Je suis en train de devenir fou.
12. Personne ne s'intéresse à mon sort.	
13. Rien ne marche plus pour moi.	
14. J'ai perdu tout attrait physique.	

Source: Beck, Brown, Steer, Eidelson et Riskind (1987), p. 179-183.

Les personnes chez qui on a posé un diagnostic de dépression signalent plus souvent des pensées automatiques liées à des thèmes de perte, d'autoaccusation et de pessimisme. Les personnes ayant des troubles anxieux déclarent plus souvent des pensées automatiques concernant des dangers physiques et d'autres menaces. Des observations effectuées sur les personnes déprimées révèlent des niveaux de distorsion ou de dysfonctionnement de la pensée plus élevés que ceux d'un groupe témoin non déprimé, confirmant ainsi le modèle de Beck (Clark, Cook et Snow, 1998 ; Riso *et al.*, 2003).

Bien que les cognitions dysfonctionnelles (distorsions pessimistes ou négatives de la pensée) soient plus courantes chez les personnes déprimées, les liens de cause à effet ne sont pas clairs. On ne peut pas encore affirmer que c'est le dysfonctionnement négatif de la pensée qui cause la dépression ou s'il s'agit simplement d'une caractéristique de la dépression. Le thème central de la théorie cognitive, soit que la distorsion négative de la pensée ait une relation causale avec la dépression, reste donc à confirmer (Oei, Bulbeck et Campbell, 2006).

Les liens de causalité peuvent agir dans les deux sens. En d'autres mots, les pensées peuvent agir sur l'humeur, et l'humeur sur celles-ci. Même s'il devient évident que les distorsions cognitives ne jouent pas un rôle direct dans la cause de la dépression, l'interaction mutuelle entre les pensées et l'humeur peut contribuer à prolonger les épisodes dépressifs et à augmenter la probabilité de rechute (Kwon et Oei, 1994). On sait, par exemple, que les personnes qui se rétablissent d'une dépression, mais qui continuent à entretenir des distorsions cognitives, présentent plus de risques de rechute (Rush et Weissenburger, 1994). Heureusement, les résultats des recherches montrent que les attitudes dysfonctionnelles tendent à diminuer avec le traitement de la dépression (Fava *et al.*, 1994).

La dimension sociale

Les dimensions sociales, incluant les modèles familiaux, les influences socioculturelles et les facteurs de stress, sont en lien direct avec les théories sociales et les aspects environnementaux reliés aux troubles de l'humeur.

LA THÉORIE INTERACTIONNELLE

Les difficultés dans les interactions sociales peuvent aider à expliquer le manque de renforcement positif. Selon la théorie interactionnelle, développée par le psychologue James Coyne (1976), l'adaptation nécessaire pour vivre avec une personne déprimée peut devenir tellement stressante que le compagnon, ou le membre de la famille, fournit progressivement de moins en moins de renforcement. La théorie interactionnelle repose sur l'influence réciproque : le comportement de chacun influe sur le comportement des autres et, en retour, est influencé par celui-ci. Cette théorie considère que les personnes vulnérables à la dépression réagissent au stress en demandant plus de réconfort et de soutien social à leurs proches. Au début, les personnes qui deviennent déprimées peuvent en effet recevoir du soutien. Au fil du temps, toutefois, leurs demandes et leur comportement commencent à éveiller de l'hostilité ou de la contrariété. Même si les personnes aimées ne montrent pas leurs sentiments négatifs, il arrive que ceux-ci émergent en communiquant du rejet de manière subtile. Les personnes déprimées peuvent réagir au rejet par une dépression plus profonde et plus de demandes, alimentant un cercle vicieux infernal de rejet et de dépression. Elles risquent aussi de se sentir coupables de faire souffrir les membres de leur famille, ce qui est susceptible d'exacerber leurs sentiments négatifs envers elles-mêmes.

Les membres de la famille peuvent trouver stressant de s'adapter au comportement de la personne déprimée, surtout au retrait, à la léthargie, au désespoir et aux demandes constantes d'être rassurée. Les personnes dont les conjoints sont traités pour dépression montrent une tendance à manifester des niveaux de détresse émotionnelle supérieurs à la moyenne (Benazon, 2000). Les résultats des recherches confirment en général l'idée de Coyne selon laquelle les personnes qui souffrent de dépression provoquent le rejet chez les autres. Cependant, des chercheurs supposent que ce rejet serait mieux expliqué par un manque d'habiletés dans les relations sociales (Segrin et Abramson, 1994). Les personnes déprimées ont tendance à ne pas réagir, à ne pas s'engager, et même à être impolies lorsqu'elles interagissent avec autrui. Par exemple, elles évitent le contact visuel, mettent trop de temps à répondre, manifestent très peu d'approbation ou d'encouragement envers les autres, et ressassent leurs problèmes et leurs sentiments négatifs. Elles s'accrochent à leurs sentiments négatifs, même au contact d'étrangers. Ainsi, elles rebutent les autres et, ce faisant, ouvrent la voie au rejet.

LA THÉORIE DE L'IMPUISSANCE ACQUISE ET LA THÉORIE DE L'ATTRIBUTION CAUSALE

Impuissance acquise Modèle de comportement caractérisé par un état passif et des perceptions de manque de contrôle.

Le modèle de l'**impuissance acquise** soutient que les personnes peuvent devenir déprimées parce qu'elles apprennent à se juger impuissantes à changer leur vie pour le mieux. Seligman (1975, 1991) considère que certaines formes de dépression chez les êtres humains sont le résultat de l'exposition à des situations apparemment incontrôlables. De telles expériences peuvent faire naître l'anticipation que les renforcements futurs seront aussi hors du contrôle de l'individu. Un cercle vicieux cruel peut s'installer dans de nombreux cas de dépression. Quelques échecs peuvent produire des sentiments d'impuissance et l'anticipation de futurs échecs. Selon la théorie de l'impuissance acquise, la perception du manque de contrôle sur le renforcement seul n'expliquerait pas la persistance et la gravité de la dépression. Il faut aussi tenir compte des facteurs cognitifs, particulièrement de la façon dont les personnes expliquent leurs échecs et leurs déceptions. Ainsi, Seligman et ses collègues introduisent le concept du style attributif en psychologie sociale. Le style attributif est un style personnel d'explication qui est en lien avec la théorie de l'attribution causale.

Pour sa part, la *théorie de l'attribution causale* porte sur la façon dont les individus expliquent leurs échecs et leurs succès. Quand des déceptions ou des échecs surviennent, on peut donner diverses explications. On peut se considérer comme responsable (une attribution interne) ou rendre responsables les circonstances (une attribution externe). On peut considérer les mauvaises expériences comme typiques (une attribution stable) ou comme des événements isolés (une attribution instable). On peut les envisager comme des preuves de problèmes plus importants (une attribution globale) ou d'un défaut précis et limité (une attribution spécifique). Selon la théorie de l'attribution causale, les personnes qui expliquent les événements négatifs (tels que l'échec au travail, à l'école ou dans les relations amoureuses) par l'un des trois types d'attribution suivants sont plus vulnérables à la dépression :

1. **Le locus de contrôle** (interne ou externe). C'est la croyance que les échecs reflètent des facteurs internes d'inadéquation personnelle («c'est de ma faute, c'est ma personnalité»), plutôt que des facteurs externes, dus à l'environnement et échappant à notre emprise («elle devait être de mauvaise humeur»).

2. **La stabilité** (stable ou instable). C'est la croyance que les échecs reflètent des facteurs stables de la personnalité («c'est mon manque de talent ou d'habileté»), plutôt que des facteurs instables («c'est un état temporaire de grippe ou une blessure»).

3. **Le locus de la cause** (globale ou spécifique). C'est la croyance que les échecs reflètent des défauts généralisés de la personnalité – ce qui aggrave le problème («je ne sais vraiment pas ce que je fais quand je suis avec d'autres personnes») – plutôt que des facteurs spécifiques du fonctionnement – ce qui atténue le problème et le ramène à sa juste mesure («je dois être capable d'entretenir la conversation pour poursuivre la relation»).

Les attributions influencent nos attentes à l'égard des succès et des échecs futurs ainsi que de nos réactions émotionnelles. Dans le cas des personnes plus déprimées, les attributions internes d'événements négatifs sont liées à la baisse de l'estime de soi. Les attributions stables servent à expliquer la persistance ou la chronicité des cognitions d'impuissance. Les attributions globales sont associées à la généralisation et à l'envahissement des sentiments d'impuissance par suite d'événements négatifs. On doit distinguer le style attributif de la pensée négative. Que la pensée soit négative (pessimisme) ou positive (optimisme), on peut toujours se considérer comme coupable des échecs perçus.

Les personnes déprimées ont plus souvent un style attributif négatif (attribuer les événements négatifs de la vie à des facteurs internes, stables et globaux) que les personnes non déprimées (Riso *et al.*, 2003 ; Seligman *et al.*, 1988). La confirmation de cette théorie provient de recherches qui révèlent que les styles d'attribution négatifs et les attitudes dysfonctionnelles prédisent des taux plus élevés de dépression majeure au cours de la vie (Alloy *et al.*, 2000). Toutefois, le style attributif peut avoir une relation plus étroite avec la dépression chez les personnes qui ont tendance à penser davantage aux causes des événements (Haaga, 1995).

5.3 LES TRAITEMENTS DES TROUBLES DE L'HUMEUR

Puisque, selon les diverses perspectives théoriques, de nombreux facteurs sont susceptibles de contribuer au développement des troubles de l'humeur, celles-ci ont engendré différentes approches thérapeutiques. Nous aborderons maintenant les approches contemporaines les plus importantes, telles l'approche psychodynamique, l'approche comportementale, l'approche cognitive et l'approche biologique.

Le trouble dépressif majeur

La psychothérapie est le traitement habituel des troubles dépressifs ; elle peut prendre la forme d'une thérapie psychodynamique, comportementale ou cognitive, ou d'approches biomédicales, comme la médication antidépressive ou la thérapie électroconvulsive. Le plus souvent, le traitement combine différentes approches.

L'APPROCHE PSYCHODYNAMIQUE

La psychanalyse classique s'adresse à des personnes déprimées chez qui la dépression n'est pas un trouble majeur, comme dans le trouble bipolaire, mais un symptôme associé à un conflit psychique. La thérapie psychodynamique des personnes présentant des troubles bipolaires ou dépressifs graves se concentre sur la problématique actuelle du patient et les relations interpersonnelles (Guedeney et Guedeney, 2006).

Cette psychothérapie aide les clients à gérer des réactions de deuil tardif ou non résolu à la suite de la mort d'un être aimé, ainsi que le conflit de rôles dans les relations actuelles. Le thérapeute aide les clients à identifier les domaines de conflit présents dans leurs relations actuelles, à comprendre les questions sous-jacentes et à examiner différentes manières de les résoudre. Examinons le cas de Sébastien, un homme de 31 ans dont la dépression était associée à un conflit conjugal.

L'APPROCHE COMPORTEMENTALE

Les thérapeutes du comportement cherchent à aider les patients déprimés à développer des compétences sociales et interpersonnelles plus efficaces et à augmenter leur participation dans des activités plus agréables et gratifiantes. On a constaté que les techniques comportementales peuvent produire des bienfaits importants dans le traitement de la dépression aussi bien chez les adultes que chez les adolescents (Cuijpers, Van Straten et Warmerdam, 2007). En effet, ce modèle de thérapie, généralement appelé *activation comportementale*, produit des taux de rémission plus élevés dans le traitement de patients gravement déprimés que d'autres formes de traitement (Dimidjian *et al.*, 2006).

É T U D E   D E   C A S

LA THÉRAPIE PSYCHODYNAMIQUE : UN CAS DE DÉPRESSION

Sébastien a commencé à explorer ses problèmes de couple au cours de la cinquième séance de sa thérapie ; il avait les larmes aux yeux quand il racontait sa difficulté à exprimer ses sentiments à sa femme parce qu'il se sentait « anesthésié ». Il sentait qu'il « réprimait » ses sentiments, ce qui l'avait amené à s'éloigner de sa femme. La séance suivante, il s'est rendu compte de la similarité entre son père et lui, en particulier la manière dont il s'éloignait de sa femme comme son père se maintenait à distance de lui.

Au cours de la septième séance, on a atteint un tournant décisif. Sébastien a raconté que sa femme et lui s'étaient rapprochés et étaient plus attentifs l'un à l'autre au cours de la dernière semaine, qu'il était devenu capable de parler plus ouvertement de ses sentiments, et qu'ils avaient pu prendre ensemble une décision portant sur une question monétaire qui les préoccupait depuis un certain temps. Plus tard, quand il a perdu son travail, il a cherché son avis au lieu de provoquer une dispute pour lui faire endosser l'échec. À sa surprise, il a constaté que sa femme réagissait de façon positive, et non pas de façon « violente » comme il s'y attendait, quand il exprimait ses sentiments. Dans sa dernière séance de thérapie (séance 12), Sébastien a raconté comment la thérapie l'avait conduit au « réveil » des sentiments qu'il se cachait à lui-même, une ouverture d'esprit qu'il espérait créer dans la relation avec sa femme.

Source : Klerman, Weissman, Rounsaville et Chevron (1984), p. 111-113.

L'APPROCHE COGNITIVE

Les thérapeutes cognitivistes estiment que la distorsion de la pensée (distorsions cognitives) joue un rôle clé dans le développement de la dépression. En général, les personnes déprimées se concentrent sur leurs sentiments plutôt que sur les pensées qui sont à la base de ceux-ci ; autrement dit, elles font plus attention au fait qu'elles se sentent mal, en oubliant les pensées associées à leurs sentiments. Aaron Beck et ses collègues ont développé un type de traitement, appelé *thérapie cognitive,* qui vise à aider les personnes déprimées à apprendre à reconnaître et à corriger leurs habitudes de pensée dysfonctionnelle (Beck, Rush, Shaw et Emery, 1979).

La thérapie cognitive, comme la thérapie comportementale, est généralement brève, d'une durée de 14 à 16 séances hebdomadaires. Les thérapeutes emploient une combinaison de techniques comportementales et cognitives pour aider les clients à identifier et à changer les pensées dysfonctionnelles et à développer des comportements mieux adaptés. Par exemple, ils les aident à associer les types de pensée aux humeurs négatives en leur demandant de contrôler les pensées négatives automatiques qu'ils expérimentent au cours de la journée en les notant dans un journal (Cottraux, 2006).

Ils notent quand et où les pensées négatives surviennent, et comment ils se sentaient alors. Le thérapeute aide son client à affronter les pensées négatives et à les remplacer par d'autres plus adaptées. Le cas suivant (voir encadré 5.2) montre l'exemple d'un thérapeute cognitiviste (T) en interaction avec une cliente (C) pour examiner la validité des pensées qui reflètent la distorsion cognitive appelée abstraction sélective (la tendance à se considérer entièrement en fonction d'une faiblesse spécifique ou d'un défaut de caractère). La cliente croit manquer totalement d'autocontrôle parce qu'elle a mangé un seul bonbon pendant qu'elle était au régime.

Les bienfaits de la thérapie cognitive paraissent être au moins comparables à ceux des médicaments (antidépresseurs).

| Un exemple de thérapie cognitive pour la dépression

C : Je ne me contrôle pas du tout.

T : Qu'est-ce qui vous fait dire ça ?

C : Quelqu'un m'a proposé un bonbon et je n'ai pas pu refuser.

T : Vous mangez des bonbons tous les jours ?

C : Non, je n'en ai mangé que cette fois-là.

T : Avez-vous fait quelque chose de constructif la semaine dernière pour maintenir votre régime ?

C : Bon, je n'ai pas succombé à la tentation d'acheter des bonbons chaque fois que j'en ai vu à la boulangerie... Et aussi je n'en ai mangé que la fois où on me l'a offert et j'ai eu l'impression que je ne pouvais pas refuser.

T : Si vous comptiez le nombre de fois où vous vous êtes contrôlée et le nombre de fois où vous n'avez pas résisté, quelle serait la proportion ?

C : Environ 100 à 1.

T : Donc, si vous vous êtes contrôlée 100 fois et que vous avez perdu le contrôle une seule fois, serait-ce un signe que vous êtes faible souvent ?

C : Je ne crois pas, pas souvent (elle sourit).

Source : Beck, Rush, Shaw et Emery (1979), p. 68.

L'APPROCHE BIOLOGIQUE

Les approches biologiques les plus utilisées dans le traitement des troubles de l'humeur sont la prescription d'antidépresseurs, la sismothérapie (électroconvulsive) et le carbonate de lithium pour le trouble bipolaire.

Les antidépresseurs

Actuellement, on dispose de trois classes principales d'antidépresseurs qui augmentent la disponibilité de neurotransmetteurs clés dans le cerveau : les antidépresseurs tricycliques, les inhibiteurs de la monoamine-oxydase (M.A.O.) et les inhibiteurs spécifiques du recaptage de la sérotonine (Berton et Nestler, 2006 ; Mann, 2005). Tous les antidépresseurs augmentent la disponibilité des neurotransmetteurs, mais ils le font de façon différente.

Les antidépresseurs tricycliques, qui comprennent l'imipramine (commercialisée sous le nom de Tofranil), l'amitriptyline (Elavil), la désipramine (Norpramin) et la doxépine (Sinequan), sont ainsi appelés à cause de leur structure moléculaire à trois anneaux. Ils augmentent les niveaux de la norépinéphrine et de la sérotonine dans le cerveau en interférant avec le recaptage (résorption par la cellule originaire) de ces messagers chimiques. Les inhibiteurs spécifiques du recaptage de la sérotonine, tels que la fluoxétine (Prozac) et la sertraline (Zoloft), agissent de manière similaire, mais ont des effets plus spécifiques pour élever les niveaux de sérotonine dans le cerveau. Les inhibiteurs de la M.A.O., tels que la phénelzine (Nardil), augmentent la disponibilité des neurotransmetteurs en inhibant l'action de la M.A.O., une enzyme qui normalement décompose ou dégrade les neurotransmetteurs dans la synapse. Ils sont employés moins couramment que les autres antidépresseurs à cause des interactions potentiellement graves avec certains aliments et boissons alcoolisées.

Les antidépresseurs tricycliques, comme les inhibiteurs spécifiques du recaptage de la sérotonine, augmentent la disponibilité de neurotransmetteurs en évitant leur recaptage par le neurone présynaptique. Ils empêchent le recaptage de la norépinéphrine et de la sérotonine. Les inhibiteurs de la M.A.O. agissent en inhibant l'action de la monoamine-oxydase, une enzyme qui dégrade les neurotransmetteurs dans l'espace synaptique.

On sait comment les antidépresseurs agissent sur les niveaux de neurotransmetteurs, mais, comme nous l'avons constaté plus tôt, on ne connaît pas clairement les mécanismes sous-jacents qui expliquent comment ils fonctionnent pour soulager la dépression. Les effets secondaires potentiels des antidépresseurs tricycliques et des inhibiteurs de la M.A.O. comprennent la sécheresse de la bouche, le ralentissement des réponses motrices, la constipation, les troubles de la vue, la dysfonction sexuelle et, plus rarement, la rétention urinaire, la paralysie de l'iléon, la confusion, le délire et les complications cardiovasculaires, comme l'hypotension. Les antidépresseurs tricycliques sont aussi très toxiques, ce qui augmente la possibilité de surdose s'ils sont employés sans surveillance étroite.

Les antidépresseurs aident à soulager les symptômes de la dépression et à prévenir des épisodes récurrents quand les patients les prennent régulièrement (Lépine *et al.*, 2004; Reynolds *et al.*, 2006). Toutefois, les essais cliniques montrent que tout au plus 30 % des patients traités avec des antidépresseurs obtiennent un soulagement complet ou la rémission (Menza, 2006; Trivedi *et al.*, 2006). Malgré les résultats spectaculaires des antidépresseurs annoncés dans les publicités des compagnies pharmaceutiques, ils produisent en réalité des effets à peine plus significatifs qu'un placebo, ou substance neutre (Kirsch *et al.*, 2002). Cependant, parmi les patients qui ne réagissent pas à un antidépresseur, environ un sur quatre a éprouvé un soulagement complet des symptômes quand il en a essayé un autre (Rush *et al.*, 2006).

Les différents inhibiteurs spécifiques du recaptage de la sérotonine ne sont pas beaucoup plus efficaces que les antidépresseurs tricycliques de la génération précédente (Mann, 2005; Serrano-Blanco *et al.*, 2006). Néanmoins, parce qu'ils présentent deux avantages, ils ont largement remplacé les médicaments antérieurs. D'une part, ils sont moins toxiques et risquent moins de provoquer la surdose. D'autre part, ils présentent moins d'effets cardiovasculaires et autres effets secondaires (tels que la sécheresse de la bouche, la constipation et la prise de poids) que ceux associés aux antidépresseurs tricycliques et aux inhibiteurs de la M.A.O. Néanmoins, Prozac et d'autres inhibiteurs spécifiques du recaptage de la sérotonine peuvent produire des effets secondaires comme des troubles de l'estomac, des maux de tête, de l'agitation, de l'insomnie, un manque de désir sexuel et un orgasme retardé (Michelson *et al.*, 2000). Une autre préoccupation importante concerne l'usage d'antidépresseurs qui semble lié à l'augmentation des pensées suicidaires chez certaines personnes (enfants, adolescents et jeunes adultes), une question importante traitée au chapitre 10.

Un autre problème relatif à l'usage de ces médicaments est le taux de rechute élevé des patients qui ont fini leur traitement, ou même de ceux qui continuent à prendre des antidépresseurs (Kellner *et al.*, 2006; Yager, 2006). Les psychothérapies offrent une meilleure protection contre les rechutes que les antidépresseurs.

D'ailleurs, il est important d'aborder le thème de l'association psychothérapie-médication. En fait, les patients développent, au cours de la thérapie, des capacités qu'ils peuvent alors appliquer pour affronter les déceptions et les tensions de la vie, mais ce n'est pas le cas des patients qui reçoivent seulement une médication (Bockting *et al.*, 2005; Hollon, Stewart et Strunk, 2006). L'ajout d'une psychothérapie au traitement pharmacologique réduit aussi le risque de rechute après la suspension des médicaments (Friedman *et al.*, 2004). Au total, environ 50 à 70 % des patients déprimés en traitement transitoire répondent aussi favorablement à la psychothérapie qu'à la médication antidépressive (USDHHS, 1999). Certaines personnes qui ne répondent pas à la psychothérapie réagissent aux antidépresseurs. Le contraire est également vrai.

La sismothérapie

La sismothérapie, plus couramment appelée *thérapie électroconvulsive*, continue à susciter des controverses. L'idée de faire passer un courant électrique à travers le cerveau de quelqu'un peut paraître barbare. Néanmoins, la thérapie électroconvulsive est en général un traitement sans danger et efficace pour la dépression grave, et elle peut aider à soulager la dépression majeure dans beaucoup de cas pour lesquels d'autres traitements ont échoué (UK ECT Review Group, 2003).

Dans la thérapie électroconvulsive, on fait passer un courant électrique (entre 70 et 130 volts) dans le cerveau pour induire une convulsion similaire à l'attaque du grand mal épileptique. La thérapie est administrée généralement dans une série de 6 à 12 traitements, 3 fois par semaine pendant plusieurs semaines (USDHHS, 1999). On administre au patient, sous anesthésie générale de courte durée, un relaxant musculaire pour éviter des convulsions violentes susceptibles de causer des blessures. Ainsi, ceux qui assistent à la thérapie peuvent à peine percevoir les spasmes. Le patient se réveille rapidement après le traitement et, en général, ne se souvient de rien. Bien que la thérapie électroconvulsive ait été appliquée dans le traitement d'un grand nombre de troubles psychologiques, notamment la schizophrénie et le trouble bipolaire, les psychiatres recommandent qu'elle ne soit utilisée que dans le traitement du trouble dépressif majeur chez les personnes qui ne réagissent pas à la médication antidépressive.

La thérapie électroconvulsive entraîne une amélioration significative chez la majorité des personnes ayant une dépression majeure qui n'ont pas réagi aux médicaments antidépresseurs (Ebmeier, Donaghey et Steele, 2006 ; Prudic *et al.*, 2004 ; Reifler, 2006). Elle peut aussi avoir d'excellents effets pour soulager les pensées suicidaires (Kellner *et al.*, 2005). Bien que personne ne sache exactement comment elle fonctionne, il est possible que la thérapie électroconvulsive normalise l'activité des neurotransmetteurs dans le cerveau.

Même si la thérapie électroconvulsive peut être, à court terme, un traitement efficace de la dépression grave, ce n'est pas une panacée. Il est compréhensible que les patients, leur famille et les professionnels eux-mêmes s'inquiètent des risques éventuels, particulièrement de la perte de la mémoire des événements intervenus autour de la période du traitement (Glass, 2001). Dans une étude récente, environ les deux tiers des patients dont la dépression s'était améliorée après la thérapie ont rechuté dans les six mois (Prudic *et al.*, 2004). La dépression réapparaît souvent même chez les patients qui continuent le traitement avec les médicaments antidépresseurs (Sackeim *et al.*, 1994). Dans l'ensemble, beaucoup de professionnels considèrent la thérapie électroconvulsive comme un traitement de dernier ressort, à envisager seulement après que d'autres approches thérapeutiques ont échoué. Dans tous les cas, il faut établir les critères de guérison acceptables pour le patient et pour le thérapeute (Hardy-Baylé, 1998). L'encadré 5.3 résume les directives qui ont cours dans la pratique clinique de la dépression.

ENCADRÉ 5.3 — Les directives dans la pratique clinique de la dépression

On peut considérer comme efficaces les traitements suivants :
- médicaments antidépresseurs (tricycliques ou inhibiteurs spécifiques du recaptage de la sérotonine) ;
- trois formes de psychothérapie : thérapie cognitive, thérapie comportementale et thérapie psychodynamique brève ;
- une combinaison d'un médicament antidépresseur et l'une des formes de psychothérapie citées ;
- d'autres formes de traitement recommandées, notamment la thérapie électroconvulsive et la luminothérapie pour le trouble affectif saisonnier.

Le trouble bipolaire

Le traitement le plus appliqué au trouble bipolaire est l'administration de médicaments pour stabiliser les dérèglements de l'humeur.

LE LITHIUM ET LES AUTRES PSYCHORÉGULATEURS DE L'HUMEUR

On peut dire que les Grecs et les Romains furent parmi les premiers à faire usage du lithium comme chimiothérapie. Ils prescrivaient de l'eau minérale qui contenait du lithium aux personnes présentant des dérèglements importants de l'humeur. Actuellement, le carbonate de lithium, une poudre de l'élément métallique lithium, est largement utilisé dans le traitement des troubles bipolaires.

Le lithium, la drogue la plus utilisée et étudiée, est efficace pour stabiliser l'humeur chez les patients et réduire le risque d'épisodes maniaques ainsi que les suicides (Bowden *et al.*, 2003 ; Cipriani *et al.*, 2005 ; López-Muñoza *et al.*, 2006). Toutefois, on ne sait pas encore si le lithium réduit le risque d'épisodes dépressifs récurrents (Geddes *et al.*, 2004). Les personnes présentant des troubles bipolaires peuvent avoir besoin de prendre du lithium indéfiniment pour contrôler leur humeur, de la même façon que les diabétiques consomment de l'insuline pour contrôler leur maladie. Même s'il est employé depuis plus de 40 ans à des fins thérapeutiques, on ne peut pas encore expliquer le fonctionnement du lithium. Malgré ses bienfaits, le lithium n'est pas une panacée. Au moins 30 à 40 % des patients aux prises avec une manie ne réagissent pas à ce médicament ou ne le tolèrent pas (Dubrovsky, 2000).

Le traitement au lithium doit être contrôlé de près à cause du risque toxique potentiel et d'autres effets secondaires. Il peut aussi causer de légers troubles de la mémoire, ce qui peut inciter certaines personnes à cesser le traitement. Il peut provoquer une augmentation du poids, de la léthargie et de la lassitude, et une diminution généralisée du fonctionnement moteur. Il peut aussi engendrer des malaises gastro-intestinaux et des problèmes hépatiques à long terme.

Même si le lithium est encore largement employé, ses inconvénients ont incité à chercher d'autres traitements. Des chercheurs révèlent que des anticonvulsivants, utilisés dans le traitement de l'épilepsie, notamment la carbamazépine (commercialisée sous le nom de Tegretol), le divalproex (Depakote) et le lamotrigine (Lamictal), peuvent réduire les symptômes d'épisodes maniaques et aider à stabiliser l'humeur des personnes ayant un trouble bipolaire (Nasrallah, Ketter et Kalali, 2006 ; Nierenberg *et al.*, 2006). Les anticonvulsivants peuvent être bénéfiques pour les personnes présentant un trouble bipolaire qui ne réagissent pas au lithium ou qui ne peuvent pas le tolérer à cause de ses effets secondaires. Toutefois, quelques patients ne réagissent que partiellement au lithium ou aux anticonvulsivants, et certains n'y répondent pas du tout. Des résultats récents montrent les bienfaits thérapeutiques d'une combinaison de psychorégulateurs de l'humeur avec un type d'antipsychotiques, appelés antipsychotiques atypiques, habituellement utilisé pour traiter la schizophrénie, étudiée au chapitre 12.

ÉTUDE DE CAS

« MENER UNE VIE NORMALE » : UN CAS DE DÉPRESSION MANIAQUE

Dans le cas de Kay Jamison, le traitement de la dépression maniaque réunissait la médication (lithium) et la psychothérapie.

À ce point de mon existence, je ne peux pas imaginer mener une vie normale sans prendre du lithium et bénéficier de la psychothérapie. Le lithium empêche mes épisodes maniaques séduisants mais désastreux, diminue ma dépression, clarifie ma pensée désordonnée, me freine, me modère, m'empêche de ruiner ma carrière et mes relations, me maintient hors de l'hôpital, en vie, et rend possible la psychothérapie. Mais, de façon ineffable, la psychothérapie guérit. Elle redonne du sens hors de la confusion, domine les pensées et sentiments terrifiants, apporte un peu de contrôle et d'espoir et la possibilité d'apprendre de cette expérience.

Source : Jamison (1995).

L'APPROCHE PSYCHOLOGIQUE

Des recherches importantes sur les effets des traitements psychologiques du trouble bipolaire sont en cours. Les premières études révèlent que les traitements psychosociaux, comme la thérapie cognitivocomportementale, la thérapie psychodynamique brève et la thérapie familiale, peuvent aider quand ils sont employés avec la pharmacothérapie, dans le traitement du trouble bipolaire (Alloy *et al.*, 2005 ; Frank *et al.*, 2005). Des résultats montrent aussi que le traitement psychologique peut améliorer le niveau de fonctionnement et d'adhésion à la médication chez des patients bipolaires (Johnson et Leahy, 2003 ; Miklowitz *et al.*, 2003 ; Rougeta et Aubry, 2007). De plus, une étude récente a révélé que la thérapie cognitive réduit le taux de rechute de la dépression chez les patients bipolaires (Lam *et al.*, 2003).

POUR APPROFONDIR

L'INTERACTION DE FACTEURS MULTIPLES DANS LE DÉVELOPPEMENT DES TROUBLES DE L'HUMEUR

Les troubles de l'humeur mettent en cause l'action réciproque de facteurs multiples. Conforme au *modèle diathèse-stress,* la dépression peut refléter une interaction de facteurs biologiques (tels que des facteurs génétiques, des irrégularités des neurotransmetteurs ou des anomalies du cerveau), de facteurs psychiques (comme les distorsions cognitives ou l'impuissance acquise) et de facteurs stressants d'origine sociale ou environnementale (par exemple un divorce ou la perte d'un emploi). La mise en correspondance des concepts illustre un enchaînement possible de causalités fondé sur le modèle diathèse-stress. Les événements de vie stressants, comme le chômage prolongé ou le divorce, peuvent avoir un effet déprimant en réduisant l'activité des neurotransmetteurs dans le cerveau. Ces effets biochimiques se produisent plus facilement ou sont plus marqués chez les personnes qui présentent une prédisposition génétique, ou diathèse, à la dépression. Toutefois, un trouble dépressif peut ne pas apparaître, ou se révéler plus léger, chez les personnes qui ont développé des ressources d'adaptation plus efficaces pour gérer les situations de stress. Par exemple, les personnes qui reçoivent un soutien émotionnel de l'entourage peuvent être mieux armées pour gérer les effets du stress que les personnes qui vivent dans l'isolement. Il en va de même pour celles qui déploient des efforts d'adaptation actifs pour faire face aux défis qu'elles rencontrent dans la vie.

Les facteurs socioculturels peuvent être une source de stress qui influent sur le développement ou la récurrence des troubles de l'humeur (Ostler *et al.,* 2001). Ces facteurs englobent la pauvreté, le manque d'espace vital, l'exposition au racisme, au sexisme et aux préjugés, la violence à la maison ou dans la communauté, l'inégalité du fardeau stressant sur les femmes, et la désintégration de la famille. D'autres sources de stress qui peuvent contribuer aux troubles de l'humeur concernent des événements de vie négatifs comme la perte d'un emploi, la déclaration d'une maladie grave, la rupture d'une relation amoureuse ou la perte d'un être aimé.

La prédisposition à la dépression peut prendre la forme d'une vulnérabilité psychologique liée à un style de pensée dépressif, caractérisé par la tendance à exagérer les conséquences des événements négatifs, à se blâmer et à se considérer comme impuissant à réaliser des changements positifs.

Cette diathèse cognitive peut augmenter le risque de dépression devant les événements négatifs de la vie. Ces influences cognitives peuvent aussi interagir avec la prédisposition héréditaire pour augmenter encore plus le risque de dépression à la suite d'événements de vie stressants.

Là aussi, la disponibilité du soutien social de l'entourage peut permettre de renforcer la résistance de la personne au stress pendant les périodes difficiles. Les personnes sociables peuvent être davantage en mesure d'attirer les autres et de maintenir un renforcement social, ce qui leur permet de mieux résister à la dépression que celles qui n'ont pas d'habiletés sociales. Cependant, les changements chimiques dans le cerveau peuvent rendre plus ardue l'adaptation efficace aux événements de vie stressants. Les changements biochimiques résiduels et les sentiments de dépression peuvent exacerber des sentiments d'impuissance, en aggravant les effets de la cause initiale du stress. Des différences dans le style d'adaptation attribuables au sexe peuvent aussi entrer en jeu (voir encadré « Pourquoi y a-t-il plus de femmes déprimées ? »). Comme on peut le constater, un réseau complexe de facteurs participent probablement au développement des troubles de l'humeur.

5.4 LE SUICIDE

Les pensées suicidaires sont assez courantes. Dans des périodes de grand stress, beaucoup de personnes sinon la plupart pensent au suicide. Heureusement, la grande majorité ne passe pas à l'acte. Toutefois, l'OMS estime à 850 000 le nombre de suicides chaque année dans le monde (voir le site http://www.who.int/mental_health/management/depression/definition/en).

Dans les statistiques de l'OMS, le Canada est classé au 37e rang mondial. Le ministère de la Santé a lancé un programme national de prévention du suicide pour aider les professionnels de la santé à faire face à ce fléau.

On estime qu'environ 14 % des Québécois âgés de 15 ans et plus signalent avoir eu des pensées suicidaires au cours de leur vie, et qu'environ 3,8 % ont déclaré avoir eu des pensées suicidaires au cours des 12 mois précédant l'enquête (ISQ, 2008). D'ailleurs, on évalue à un peu plus de 3,5 % le nombre de personnes qui ont fait au moins une tentative de suicide au cours de leur vie (ISQ, 2008).

Les différences selon les sexes

Plus de femmes que d'hommes tentent de se suicider, mais les hommes sont plus nombreux à réussir le passage à l'acte. La prévalence des pensées suicidaires au cours de la vie est associée au sexe, à l'âge et au revenu familial. Elle tend à être plus élevée chez les femmes (16 %) que chez les hommes (13 %), et elle est plus élevée chez les 15 à 64 ans que chez les personnes plus âgées (environ 15 % et 7 %, respectivement) (ISQ, 2008). Cet écart prononcé entre les sexes au Québec est également présent dans les pays industrialisés qui affichent les taux de suicide les plus élevés, soit l'Autriche et la Finlande (INSPQ, 2004). Quant aux moyens utilisés pour se suicider, ils diffèrent également selon le sexe. Les hommes se suicident davantage par pendaison ou par arme à feu, tandis que les femmes font plutôt usage de médicaments ou de drogues (INSPQ, 2004).

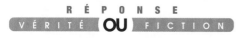

RÉPONSE
VÉRITÉ **OU** FICTION

Les gens qui menacent de se suicider sont simplement en quête d'attention. F

Même si certaines personnes parlent de se suicider sans jamais passer à l'acte, la menace devrait toutefois être prise au sérieux. La majorité des gens qui se suicident avaient fait part de leur intention ou avaient donné des indices.

Pourquoi les personnes se suicident-elles ?

Les personnes qui décident de mettre fin à leurs jours le font parce qu'elles souffrent d'une manière extrême et qu'elles n'ont pas su trouver une autre solution pour cesser de souffrir. Ce n'est pas parce qu'elles désirent avoir de l'attention. Le risque de suicide est beaucoup plus élevé chez les personnes souffrant de troubles graves de l'humeur, tels que la dépression majeure et le trouble bipolaire (Mouquet et Bellamy, 2006). Aux États-Unis, environ une personne sur cinq ayant un trouble bipolaire finit par se suicider (Cowan et Kandel, 2001). La tentative de suicide ou le suicide réalisé sont aussi liés à beaucoup d'autres troubles psychiques, notamment l'alcoolisme et la toxicomanie, l'anorexie, la schizophrénie, les attaques de panique, les troubles de la personnalité (dont le trouble de la personnalité limite), le trouble de stress posttraumatique (Franko et Keel, 2006 ; McGirr *et al.*, 2006 ; Moran *et al.*, 2003 ; Walker *et al.*, 2004).

Tous les suicides ne sont pas nécessairement associés à des troubles psychiques. Certaines personnes souffrant d'une maladie somatique douloureuse et sans espoir de rémission cherchent à échapper à la souffrance en renonçant à la vie. Ces suicides sont parfois appelés «suicides rationnels» puisqu'ils sont fondés sur une décision rationnelle que la vie ne vaut plus la peine d'être vécue si elle signifie souffrance continuelle et absence d'espoir thérapeutique. Néanmoins, dans certains de ces cas, le jugement de la personne et sa capacité de raisonnement peuvent être faussés par un trouble psychique qui pourrait être traité, comme la dépression.

Le suicide chez les personnes âgées

Bien que les progrès de la médecine aient permis de prolonger l'espérance de vie, certains adultes âgés trouvent que la qualité de leur vie n'est pas satisfaisante. Les personnes âgées sont plus atteintes par des maladies comme le cancer et l'Alzheimer, qui peuvent entraîner des sentiments d'impuissance et de désespoir et conduire à la dépression et aux idées suicidaires (Starkstein *et al.*, 2005).

Beaucoup d'adultes âgés souffrent aussi de l'accumulation progressive de la perte d'amis et de personnes aimées, menant à l'isolement social (Stroebe, Stroebe et Abakoumkin, 2005). Ces pertes, comme la perte de la santé et d'un rôle social reconnu, peuvent épuiser l'envie de vivre. Il n'est pas surprenant que le taux de suicide le plus élevé chez les hommes âgés concerne les veufs et ceux qui sont socialement isolés. Le fait que la société accepte de plus en plus le suicide des personnes âgées peut aussi y contribuer. Quelles qu'en soient les causes, le suicide est devenu un risque majeur chez les personnes âgées. La société devrait prêter attention à la qualité de vie des retraités et ne pas se limiter au prolongement médical de la durée de vie (Lôo, 2000). D'ailleurs, au Québec, on examine présentement la question délicate de l'euthanasie et du suicide assisté. En effet, une commission parlementaire spéciale sur la question de la mort dans la dignité est en cours et les décisions à ce sujet risquent de prendre beaucoup de temps.

Peu importe l'âge, la différence de sexe ou la raison de la souffrance, il est bon de savoir qu'au Québec ce ne sont pas les ressources qui manquent pour venir en aide. Parmi les nombreux organismes existants, il y a l'Association québécoise de prévention du suicide (AQPS), un organisme à but non lucratif voué à la prévention du suicide au Québec qui regroupe des organismes ainsi que des personnes qui souhaitent agir de façon concertée et efficace. On compte aussi Tel-Jeune et Jeunesse j'écoute, des centres gérés par des organismes à but non lucratif qui œuvrent 24 heures sur 24, 7 jours sur 7, toute l'année, et qui offrent un service professionnel, confidentiel et gratuit par téléphone ou Internet. Mentionnons enfin le Centre de recherche et d'intervention sur le suicide et euthanasie (CRISE), un centre de recherche interdisciplinaire situé à l'Université du Québec à Montréal (UQÀM). Il regroupe plus de 40 chercheurs, intervenants et étudiants en provenance de 4 universités et de 20 milieux d'intervention au Québec. Il vise à diminuer le suicide et les comportements suicidaires et à réduire les conséquences négatives du suicide.

Les **substances** psychoactives : consommation, abus et **dépendance**

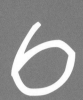

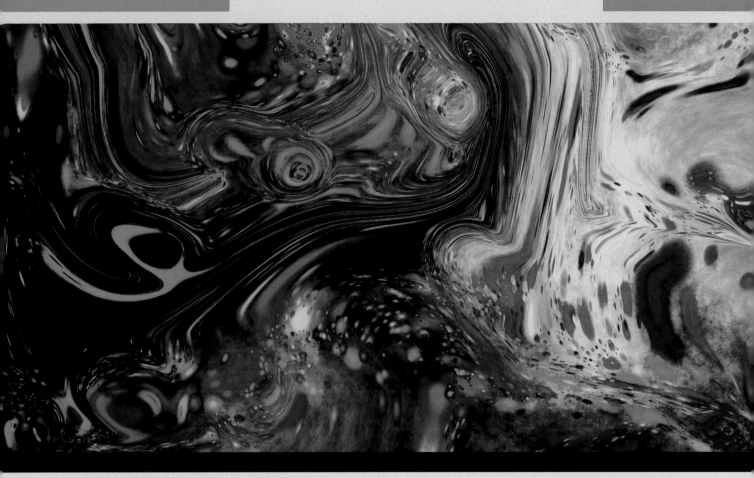

S O M M A I R E

Ma cocaïne, c'est ma vie

Ma femme m'a pris la main dans le sac, une fois de plus. J'avais réussi à lui faire croire que je n'avais pas sniffé de cocaïne depuis plus d'un mois ; puis, elle vient de me prendre en flagrant délit. En fait, j'en avais sniffé tous les jours, mais je faisais un peu attention pour qu'elle ne s'en rende pas compte. Elle m'a dit que je devais choisir : c'était la cocaïne ou elle. Avant même qu'elle ne termine sa phrase, je lui ai demandé d'y penser à deux fois avant de me lancer un ultimatum. Parce que pour moi, c'est tout vu : j'aime ma femme, je l'aime énormément ; mais j'aime encore plus la cocaïne. C'est comme ça. C'est fou, je sais. Mais c'est comme ça. Ma cocaïne, c'est ma vie. Elle passe avant tout - et avant tout le monde.

Source : Weiss et Mirin (1987), p. 55.

> **Substance psychoactive** Toute substance qui modifie les sensations, les perceptions et le fonctionnement intellectuel et comportemental.

Architecte de 41 ans, Éric décrit bien la place que la drogue peut prendre dans une vie. Les **substances psychoactives** se caractérisent par le fait qu'elles altèrent l'humeur et modifient les perceptions ; selon le cas, elles excitent, apaisent ou mettent le psychisme sens dessus dessous. Et elles abondent dans notre société. Certains jeunes commencent à en consommer pour se conformer aux pressions de leurs pairs – ou pour braver les interdits de leurs parents ou autres figures d'autorité. Pour Éric comme pour tous les toxicodépendants, la vie tourne autour de la drogue : comment s'en procurer, comment la consommer. Elle passe avant la famille, avant les amis, et même avant leur propre bien-être.

L'objectif premier de ce chapitre consiste à présenter les effets physiologiques et psychologiques des principales substances psychoactives nocives pour la santé – les produits qui modifient les sensations et les perceptions et altèrent le fonctionnement intellectuel et comportemental. Nous étudierons également la classification des troubles liés à la consommation de drogues et distinguerons plusieurs notions clés : usage, abus, dépendance… Enfin, nous dresserons le bilan des connaissances actuelles sur l'origine de ces troubles et décrirons des méthodes d'aide et de soins.

VÉRITÉ **OU** FICTION

V☐ F☐ Sur l'ensemble des consommateurs de psychotropes, seule une minorité en devient dépendante. (p. 171)

V☐ F☐ Toute dépendance psychologique à une drogue s'accompagne nécessairement d'une dépendance physique. (p. 173)

V☐ F☐ Chez les jeunes adultes, les plus gros consommateurs d'alcool sont les étudiants. (p. 177)

V☐ F☐ De tous les psychotropes sur le marché, l'héroïne est celui qui cause le plus de morts. (p. 180)

V☐ F☐ Le sevrage de la nicotine des cigarettes s'avère nettement plus pénible que celui de la marijuana. (p. 186)

V☐ F☐ Les personnes qui abusent de l'alcool ne peuvent pas apprendre à boire modérément. (p. 194)

V☐ F☐ Pour traiter l'héroïnomanie, il est maintenant courant de remplacer l'héroïne par une autre drogue toxicomanogène (c'est-à-dire susceptible d'entraîner une dépendance). (p. 196)

6.1 LES TROUBLES LIÉS À LA TOXICOMANIE

Selon sa fréquence, les circonstances et les normes sociales en vigueur, la consommation de certains psychotropes peut être considérée comme parfaitement normale. Dans notre société, par exemple, il est tout à fait acceptable et courant de commencer la journée par un café ou un thé, de boire du vin et du café aux repas, et de prendre un verre entre amis le soir. Par ailleurs, nombreux sont ceux qui consomment des médicaments sur ordonnance pour soulager leurs douleurs.

En revanche, certaines substances psychoactives sont illégales : cocaïne, cannabis, héroïne… D'autres ne sont disponibles que sur prescription médicale : les médicaments anxiolytiques (Valium ou autres) et certaines amphétamines (par exemple Ritalin). D'autres encore sont vendues légalement sans ordonnance : le tabac (qui contient de la nicotine, un léger stimulant) et l'alcool (un dépresseur). En fait, deux des substances psychoactives les plus facilement accessibles – le tabac et l'alcool – causent à elles seules plus de décès par maladie ou accident que l'ensemble des psychotropes illégaux…

Ce sont les normes culturelles et sociales qui définissent la légalité et la légitimité des drogues. Or, ces normes ne sont pas statiques ; elles évoluent au fil du temps. Ainsi, des écrivains et des intellectuels respectés ont plaidé ou plaident encore en faveur de la consommation d'hallucinogènes tels que le LSD ou la mescaline : Aldous Huxley publie *Les portes de la perception* en 1954 ; au début des années 1970, Carlos Castaneda devient l'auteur culte de la génération hippie. Dans sa thèse de doctorat en anthropologie (publiée en traduction française en 1972 sous le titre *L'herbe du diable et la petite fumée : une voie yaqui de la connaissance*), Castaneda associe l'usage d'hallucinogènes à des traditions ancestrales. Forts de ces enseignements, des groupes de hippies occidentaux font alors de la consommation d'hallucinogènes une véritable expérience mystique – ouvrir l'esprit – et politique – contester l'ordre moral (Perreault, 2009). Aujourd'hui, les sociétés occidentales considèrent ces drogues comme dangereuses et les proscrivent. À l'inverse, alors que l'alcool a été frappé de prohibition dans la première moitié du 20e siècle aux États-Unis ainsi qu'au Canada, sa consommation est maintenant idéalisée et fait partie intégrante de toutes les réjouissances ou presque. Cependant, certaines sociétés contemporaines, notamment musulmanes, interdisent la consommation d'alcool et la considèrent d'ailleurs comme pathologique... En revanche, l'islam ne condamne pas l'usage du khat, un psychotrope illégal en Occident, et dont les feuilles produisent des effets euphorisants semblables à ceux des amphétamines. Ainsi, presque tous les Yéménites mâchent du khat quotidiennement, dans une totale légalité. La culture désigne également les catégories sociales autorisées à consommer les substances psychotropes, par exemple une certaine élite, les chamans, les hommes, certaines tranches d'âge et, dans certains cas, personne (Pihl, 2009).

À toutes les époques et dans toutes les sociétés, la majeure partie des gens ont fait ou font usage de substances psychotropes à des fins médicinales ou hallucinogènes, ou comme liant social. Parmi eux, une minorité développe des problèmes de consommation excessive ou de dépendance.

Le *DSM-IV-TR* (*Manuel diagnostique et statistique des troubles mentaux*) ne classe pas les troubles liés à l'utilisation de psychotropes en fonction de la légalité ou de l'illégalité de ces produits, mais selon les altérations qu'ils induisent dans le fonctionnement physiologique et psychologique du consommateur. Le *DSM-IV-TR* distingue ainsi deux catégories : les troubles induits par une substance et les troubles liés à l'utilisation d'une substance.

Les **troubles induits par une substance** (psychoactive) sont les suivants : intoxication ; sevrage ; délire ; démence ; troubles mnésiques ; troubles psychotiques ; troubles de l'humeur ; troubles anxieux ; dysfonctions sexuelles ; troubles du sommeil. Les troubles varient selon le produit consommé. L'**intoxication** est un état d'ivresse ou de « défonce » attribuable à la consommation récente d'un psychotrope et résultant de l'effet chimique de cette substance psychoactive. Les caractéristiques de l'intoxication dépendent du type de produit utilisé, de la dose, des réactions biologiques et, dans une certaine mesure, des attentes du consommateur. Les signes de l'intoxication sont notamment les suivants : confusion mentale ; agressivité ; altération des processus mentaux ; inattention ; désorientation spatiotemporelle. À cause des effets biochimiques de ces substances sur l'organisme, l'intoxication extrême par l'alcool, la cocaïne, les opiacés, la phencyclidine (PCP) ou le LSD peut entraîner la mort.

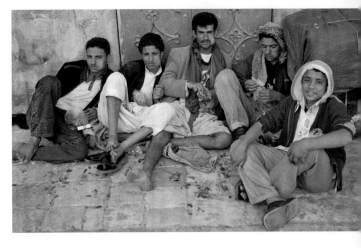

▲ *Consommateurs de khat (ou qat) au Yémen.* Dans cet État islamique du sud de la péninsule arabique, 90 % des hommes et au moins 25 % des femmes en feraient un usage régulier. Mâchées et gardées en boule dans la bouche pour en extraire le jus, les feuilles du khat (un arbrisseau cultivé en Afrique de l'Est et dans la péninsule arabique) sont euphorisantes.

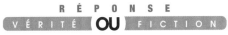

R É P O N S E
VÉRITÉ OU FICTION

Sur l'ensemble des consommateurs de psychotropes, seule une minorité en devient dépendante. Ⓥ

Bien que la majorité des gens consomment régulièrement différents psychotropes, seule une minorité d'entre eux développe une toxicodépendance.

Trouble induit par une substance
Trouble engendré par la consommation d'un psychotrope, par exemple l'intoxication.

Intoxication Action nocive exercée par une substance toxique sur l'organisme (dans le cas de l'alcool, ivresse).

Trouble lié à l'utilisation d'une substance Trouble caractérisé par un usage inadapté de certains psychotropes.

Les **troubles liés à l'utilisation d'une substance** regroupent tous les modes de consommation de psychotropes qui sont inadaptés, notamment l'abus et la dépendance. C'est essentiellement à cette catégorie de troubles que nous nous intéresserons dans ce chapitre.

L'abus et la dépendance

Abus d'une substance Usage persistant d'un psychotrope en dépit de ses effets négatifs avérés sur différentes dimensions de l'existence : travail, vie sociale, santé mentale ou physique.

Où tracer la démarcation entre une consommation saine (qui ne pose pas problème) et l'abus ? Pour le *DSM-IV-TR*, l'**abus d'une substance** est l'usage répété malgré les conséquences négatives qu'il entraîne, par exemple : l'incapacité à s'acquitter de ses obligations scolaires, professionnelles, familiales, etc. ; la propension à prendre des risques physiques inconsidérés (conduire en état d'ébriété) ; la multiplication des problèmes judiciaires (arrestations pour consommation de drogue ou d'alcool) ; la persistance ou la récurrence des problèmes sociaux ou interpersonnels (bagarres ou autres). Quand un étudiant manque l'école ou qu'un employé s'absente du bureau à maintes reprises parce qu'il a trop bu et qu'il n'est pas en état de remplir ses obligations, sa consommation d'alcool peut relever de l'abus. Par contre, un épisode isolé (boire plus que de raison au mariage d'un ami) ne peut pas être assimilé à de l'abus. De la même façon, une consommation modeste, même régulière, ne constitue pas de l'abus si elle n'altère pas la qualité de vie. L'abus tel que le définit le *DSM-IV-TR* ne dépend ni de la quantité consommée, ni du type de substance, ni de son caractère légal ou illégal. Le critère principal de l'abus réside dans les conséquences (négatives) de la répétition incessante du comportement considéré.

Toxicodépendance Incapacité à contrôler sa consommation d'un ou de plusieurs psychotropes ; s'accompagne souvent d'une dépendance physiologique.

L'abus d'une drogue peut se maintenir longuement à ce stade ou céder le pas à la **toxicodépendance**, un trouble plus grave caractérisé notamment par des signes physiologiques (tolérance ou syndrome de sevrage) ou la consommation compulsive du psychotrope. Les consommateurs compulsifs perdent tout contrôle vis-à-vis des psychotropes dont ils font usage. Même s'ils sont conscients des perturbations que leur consommation entraîne dans leur vie et du danger qu'elle représente pour leur santé, ils se sentent impuissants dans ce domaine, incapables de renoncer au psychotrope. La recherche, l'obtention et la consommation du psychotrope occupent une place considérable dans la vie des personnes toxicodépendantes ; en particulier, elles leur prennent généralement beaucoup de temps. L'encadré 6.1 présente les critères diagnostiques de la toxicodépendance (dépendance à un ou à plusieurs psychotropes) selon le *DSM-IV-TR*.

E N C A D R É 6.1 ——— Les critères diagnostiques de la toxicodépendance

La toxicodépendance se manifeste par un mode de fonctionnement inadapté qui conduit à un important sentiment de détresse ; pour formuler un diagnostic de toxicodépendance, au moins trois des critères suivants doivent être constatés à un moment quelconque d'une période continue d'au moins 12 mois.

1. Tolérance, définie par l'un des symptômes suivants :
   a) besoin de quantités notablement plus fortes de la substance pour obtenir une intoxication ou l'effet désiré
   b) effet notablement diminué en cas d'utilisation continue d'une même quantité de la substance

2. Sevrage caractérisé par l'une ou l'autre des manifestations suivantes :
   a) syndrome de sevrage caractéristique de la substance [...]
   b) la même substance (ou une substance très proche) est prise pour soulager ou éviter les symptômes de sevrage

3. La substance est souvent prise en quantité plus importante ou pendant une durée plus prolongée que prévu

4. Il y a un désir persistant ou des efforts infructueux, pour diminuer ou contrôler l'usage d'une substance

5. Beaucoup de temps est passé à des activités nécessaires pour obtenir la substance [...]

6. Des activités sociales, professionnelles ou de loisirs importantes sont abandonnées ou réduites à cause de l'utilisation de la substance

7. L'utilisation de la substance est poursuivie bien que la personne sache avoir un problème psychologique ou physique persistant ou récurrent susceptible d'avoir été causé ou exacerbé par la substance [...]

Source : APA (2003), p. 228.

L'usage répété d'une substance psychotrope peut altérer les réactions physiologiques et provoquer ainsi une tolérance ou des symptômes physiques de manque (voir encadré 6.1).

La **tolérance** est l'habituation (l'accoutumance) physique à un psychotrope qui se développe en cas de consommation fréquente et incite le consommateur à augmenter les doses pour obtenir le même effet. Le **syndrome de sevrage** (ou syndrome d'abstinence) est un ensemble de symptômes observés chez les personnes toxicodépendantes quand elles réduisent ou suspendent brutalement leur consommation de psychotropes. Celui-ci accroît le risque de rechute (reprise de la consommation) pour soulager le manque, et peut alors pérenniser la dépendance. Les symptômes du sevrage varient selon le psychotrope consommé. Le sevrage de l'héroïne, par exemple, occasionne des douleurs physiques très violentes. Pour la dépendance à l'alcool, les principaux symptômes du sevrage sont les suivants : sécheresse buccale ; nausées ou vomissements ; faiblesse généralisée ; élévation du rythme cardiaque ; anxiété ; dépression ; maux de tête ; insomnies ; augmentation de la pression artérielle ; hallucinations fugaces. Dans les cas d'alcoolisme majeur et chronique, le sevrage par diminution brusque de la consommation peut induire un état de delirium tremens (DT) se manifestant par des signes neurovégétatifs (sueurs intenses et tachycardie), des délires (confusion mentale caractérisée par l'incohérence du discours, la désorientation et l'extrême agitation). Le DT peut également donner lieu à des hallucinations terrifiantes (souvent, des animaux rampants).

La **dépendance psychologique** à un psychotrope s'accompagne souvent d'une **dépendance physique**, mais pas toujours. Elle entraîne une consommation compulsive du psychotrope en cause (avec ou sans dépendance physique). Par exemple, certaines personnes fument du cannabis de manière compulsive en cas de stress. Elles ne ressentent pas de symptômes du sevrage si elles cessent d'en consommer, mais le désir de ressentir les effets du cannabis peut les inciter à recommencer indéfiniment. En général, toutefois, dépendance psychologique et dépendance physique vont de pair. Bien que le *DSM-IV-TR* traite l'abus d'une substance et la dépendance à une substance comme des catégories diagnostiques distinctes, la frontière entre les deux n'est pas toujours très claire. Des chercheurs proposent de considérer plutôt les symptômes du sevrage comme le principal critère diagnostique de la toxicodépendance, la ligne de démarcation entre l'abus et la dépendance (Tate *et al.*, 2009). En conclusion, la toxicodépendance (la dépendance à un ou à plusieurs psychotropes) est un comportement compulsif caractérisé par une consommation incontrôlée. D'autres types de comportements compulsifs, par exemple le jeu ou l'utilisation excessive d'Internet, s'apparentent par certains aspects à la toxicodépendance. Selon les informations préliminaires dont on dispose, la prochaine édition du *DSM-IV-TR* (cinquième version du *Manuel diagnostique et statistique des troubles mentaux*) devrait considérer comme des dépendances plusieurs compulsions qui ne s'expriment pas par la consommation de psychotropes, par exemple le jeu pathologique et la cyberdépendance.

Tolérance (ou accoutumance) Habituation physiologique à un psychotrope qui contraint d'augmenter les doses pour obtenir le même effet.

Syndrome de sevrage Ensemble de symptômes désagréables déclenchés par la diminution ou l'arrêt soudain de la consommation d'un psychotrope.

Dépendance psychologique Consommation compulsive d'un psychotrope dans le but de satisfaire des besoins psychologiques.

Dépendance physique État caractérisé par le fait que l'absorption régulière de certaines quantités d'un ou de plusieurs psychotropes est devenue indispensable au fonctionnement physique.

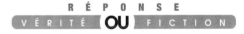

R É P O N S E
VÉRITÉ OU FICTION

Toute dépendance psychologique à une drogue s'accompagne nécessairement d'une dépendance physique. F
On peut devenir psychologiquement dépendant d'une drogue sans développer de dépendance physique.

Les étapes du développement de la dépendance

Les modalités du développement de la dépendance diffèrent d'une personne à l'autre. Tous les parcours de consommation passent néanmoins par certaines étapes bien précises.

1. **L'expérimentation (usage occasionnel).** La consommation du psychotrope est ponctuelle et vise l'obtention d'effets agréables, euphorisants. Le consommateur garde le contrôle de sa consommation et estime pouvoir s'arrêter quand il le souhaite.

2. **L'utilisation régulière.** À l'expérimentation peut succéder l'usage régulier. Le consommateur commence à organiser sa vie en fonction du psychotrope. Le déni joue un rôle majeur à ce stade ; le consommateur dissimule les conséquences

négatives de sa consommation à son entourage ainsi qu'à lui-même. Graduellement, le psychotrope devient plus important que tout ce qui comptait jusque-là pour lui, par exemple sa famille ou son travail.

L'entrevue clinique de l'encadré 6.2 illustre la distorsion que le déni induit dans la perception de la réalité. Dans cet exemple, un cadre d'entreprise de 48 ans (C) va consulter un thérapeute (T) à l'instigation de sa femme, qui se plaint du fait que le comportement de son mari menace la survie de son entreprise, qu'il est tout le temps de mauvaise humeur et qu'il a dépensé 7 000 $ en cocaïne au cours du mois dernier.

Quand la consommation régulière perdure, les problèmes vont en s'aggravant. Le consommateur consacre de plus en plus d'argent à l'achat du psychotrope. Il peut se heurter à des problèmes financiers et tenter de soutirer de l'argent à ses amis ou à ses proches en inventant des prétextes. Il ment à son entourage et le manipule constamment pour dissimuler sa toxicomanie. Les relations familiales deviennent soudainement très tendues quand la vérité éclate au grand jour ou que les habitudes de consommation se manifestent concrètement : absentéisme professionnel ; absences inexpliquées de la maison ; sautes d'humeur ; détérioration de la situation financière ; multiplication des factures impayées ; larcins auprès des membres de la famille ; réunions familiales ou fêtes manquées ; etc.

3. **La dépendance.** Le consommateur se sent incapable de résister à sa drogue. D'une part, il veut continuer de jouir des effets qu'elle lui procure ; d'autre part, il redoute le mal-être de la privation. En langage familier, on dit qu'il est « accro ». À cette étape, la drogue est devenue sa priorité absolue : plus rien d'autre ne compte pour lui.

ENCADRÉ 6.2 — Un exemple d'entrevue clinique

T : Avez-vous manqué plusieurs jours de travail récemment ?

C : Oui, mais je peux me le permettre : l'entreprise m'appartient ! Je n'ai de comptes à rendre à personne.

T : Cela semble bien être le problème, justement. En votre absence, l'entreprise continue plus ou moins de fonctionner, mais elle périclite.

C : Mes employés sont compétents. Ils peuvent très bien faire fonctionner la « boîte » sans moi.

T : Ce n'est pourtant pas ce que l'on observe…

C : Bon ! Il doit y avoir un problème de leur côté, alors. Il va falloir que je m'en occupe.

T : On dirait plutôt qu'il y a un problème de votre côté, mais que vous ne voulez pas le reconnaître.

C : Ah ! C'est de ma faute, maintenant ? Vous ne devriez pas croire tout ce que ma femme raconte !

T : Combien de jours de travail avez-vous manqués ces deux derniers mois ?

C : Deux ou trois…

T : Deux ou trois ?

C : Quelques-uns… Je ne sais pas exactement.

T : Trois ou quatre, peut-être ?

C : Peut-être… Peut-être un peu plus.

T : Dix ? Quinze ?

C : Je dirais… quinze.

T : Toujours à cause de la cocaïne ?

C : Non, pas toujours…

T : Combien de jours de travail avez-vous manqués à cause de la cocaïne ?

C : Moins de quinze, en tout cas.

T : Quatorze ? Treize ?

C : Treize, peut-être…

T : Vous auriez donc manqué treize jours de travail en deux mois à cause de la cocaïne. C'est presque deux jours par semaine.

C : Dit comme ça, ça paraît beaucoup. Mais ce n'est pas grave ! Je vous l'ai dit : l'entreprise m'appartient !

T : Depuis combien de temps consommez-vous de la cocaïne ?

C : Environ trois ans.

T : Aviez-vous consommé de l'alcool ou de la drogue avant cela ?

C : Non.

T : Reportons-nous cinq ans en arrière. Il y a cinq ans, si l'on vous avait dit qu'un jour, vous manqueriez le tiers de vos journées de travail à cause de la drogue et que vous dépenseriez 84 000 $ par an pour la payer pendant que votre entreprise, autrefois prospère, court à la faillite… N'auriez-vous pas pensé que, ce jour-là, vous auriez un sérieux problème ?

C : Oui… sûrement.

T : Alors, qu'est-ce qui a changé depuis ?

C : Je… Je n'ai pas envie d'y penser, je crois.

Source : Weiss et Mirin (1987), p. 79-80.

Intéressons-nous maintenant aux effets des usages et des mésusages des différents psychotropes.

6.2 LES TYPES DE PSYCHOTROPES

Les psychotropes sont généralement classées en trois grandes catégories : les dépresseurs (par exemple l'alcool, les barbituriques et les opiacés); les stimulants (par exemple les amphétamines, l'ecstasy, la cocaïne et la nicotine); les hallucinogènes (par exemple le LSD, la phencyclidine et la marijuana).

Les dépresseurs

Un **dépresseur** est un psychotrope qui ralentit ou réduit l'activité du système nerveux. Il atténue la tension et l'anxiété, ralentit l'activité motrice et affaiblit les capacités cognitives. À haute dose, les dépresseurs peuvent suspendre les fonctions vitales et causer la mort. Le dépresseur le plus consommé dans notre société est l'alcool.

Dépresseur Psychotrope qui abaisse le niveau d'activité du système nerveux central.

L'ALCOOL

L'alcool constitue l'un des psychotropes les plus consommés au Canada et dans le monde. Il n'est toutefois pas toujours considéré comme une drogue, probablement parce qu'il est omniprésent dans notre vie sociale et qu'il ne se fume pas ni ne s'injecte. Les boissons alcoolisées – vin, bière, alcools forts – contiennent néanmoins un dépresseur : *l'éthanol*. La teneur en éthanol varie d'une boisson à l'autre. L'alcool appartient à la catégorie des dépresseurs parce qu'il produit des effets biochimiques identiques à ceux des anxiolytiques et de certains tranquillisants tels que les benzodiazépines, par exemple les diazépams (Valium) et les chlordiazépoxides.

Comme tous les dépresseurs, l'alcool stimule l'activité des acides gamma-aminobutyriques (GABA selon la dénomination anglaise : *gamma-aminobutyric acid*), des neurotransmetteurs cérébraux inhibiteurs de l'anxiété. Il diminue ainsi l'activité du système nerveux et induit une détente qui se répercute sur les sens, l'équilibre et la coordination. À forte dose, l'alcool agit également sur d'autres circuits neuronaux. En particulier, il abaisse l'activité du cortex préfrontal; il diminue ainsi l'aptitude à réfréner les pulsions et entrave les capacités de jugement, d'attention et de mémorisation.

La plupart des gens boivent de l'alcool occasionnellement et avec modération. Certaines personnes développent cependant des comportements de consommation inadaptés. L'**alcoolisme** (ou alcoolodépendance) est une perte de contrôle à l'égard de la consommation d'alcool qui se traduit par une dépendance physique et psychologique.

Alcoolisme Trouble de dépendance à l'alcool qui provoque d'importants problèmes sur les plans du travail, de la vie sociale et de la santé.

Au Québec, les enquêtes épidémiologiques les plus récentes révèlent qu'au moins 4 personnes de plus de 15 ans sur 5 boivent de l'alcool, sans toutefois que cette consommation pose nécessairement problème. La figure 6.1 précise la proportion des différentes catégories de buveurs dans la population québécoise : 80 % des Québécois disent boire de l'alcool; parmi eux, seulement 4 % répondraient aux critères diagnostiques de l'abus ou de la dépendance (voir ces critères dans l'encadré 6.1). Par ailleurs, une vaste enquête menée dans les collectivités canadiennes en 2002 révèle que 2,7 % des hommes et 1,7 % des femmes correspondent au profil diagnostique spécifique de la dépendance à l'alcool, soit 5,4 % des 15-24 ans (hommes et femmes), contre 1,4 % des 25-64 ans et 0,2 % des plus de 65 ans (ISQ, 2008).

Note: Les couleurs indiquent le degré de dangerosité.

- : pas de problème
- : problème potentiel
- : problème avéré

20 % : Abstinents	80 % : Buveurs

60 % des buveurs n'excèdent pas les quantités définissant la consommation à faible risque Femmes : de 1 à 9 consommations par semaine Hommes : de 1 à 14 consommations par semaine	20 % des buveurs dépassent les quantités définissant la consommation à faible risque Femmes : + de 9 consommations par semaine Hommes : + de 14 consommations par semaine

12 % des buveurs sont à risque mais ne signalent pas de problèmes attribuables à leur consommation d'alcool	8 % des buveurs sont à risque et signalent au moins un problème attribuable à leur consommation d'alcool

4 % des buveurs vivent des problèmes attribuables à leur consommation d'alcool sans toutefois répondre aux critères diagnostiques de l'abus ou de la dépendance	4 % des buveurs vivent des problèmes attribuables à leur consommation d'alcool et répondent aux critères diagnostiques de l'abus ou de la dépendance

FIGURE 6.1

La répartition de la population québécoise selon les modalités de la consommation d'alcool

L'alcoolisme est généralement considéré comme une maladie. Dans cette optique, toute consommation alcoolisée déclenche dans le cerveau de la personne alcoolique des effets biochimiques qui se traduisent par une envie physique irrésistible de boire d'autres verres. Selon ce modèle de la maladie, l'alcoolisme serait un état permanent, chronique. Les groupes de soutien des Alcooliques Anonymes (AA) adhèrent à cette vision de l'alcoolisme: «Alcoolique un jour, alcoolique toujours». Pour les AA, une personne alcoolique le reste même au terme de plusieurs années d'abstinence. Tous les professionnels de la santé mentale ne sont cependant pas de cet avis. Ainsi, les recherches des psychologues Linda et Mark Sobell montrent que certaines personnes qui abusent de l'alcool peuvent apprendre à contrôler leur consommation et boire modérément sans retomber dans l'excès (voir encadré «ALCOCHOIX + : une stratégie préventive de "boire contrôlé"», p. 194). Ce point de vue reste toutefois controversé.

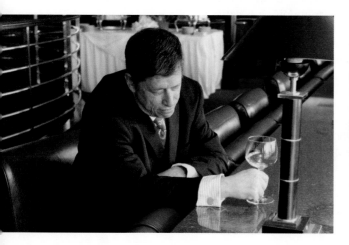
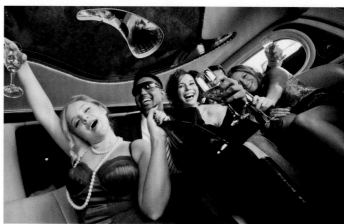

▲ *Consommation d'alcool et abus.*

Les coûts sociaux et individuels de l'alcoolisme dépassent de loin ceux de toutes les autres drogues réunies. L'abus d'alcool et l'alcoolodépendance peuvent par exemple provoquer la perte d'un emploi et la détérioration du niveau socioéconomique, et favoriser les comportements violents, hétéroagressifs ou autodestructeurs. Les recherches montrent aussi que l'alcoolisme multiplie par huit le risque de suicide (Lejoyeux et Cardot, 2001). Il augmenterait également le risque de violence familiale et de divorce (Marshall, 2003).

Si l'imagerie populaire associe généralement l'alcoolisme aux itinérants, aux marginaux et aux autres «sans domicile fixe», la plupart des personnes alcoolodépendantes s'avèrent «extraordinairement ordinaires»; ce sont nos voisins, nos collègues, nos amis, les membres de notre famille… Elles proviennent de tous les milieux socioéconomiques. La plupart ont une famille, occupent un bon emploi et vivent assez confortablement. Mais à moyen ou à long terme, ainsi que nous l'avons mentionné, l'alcoolisme peut avoir des effets dévastateurs sur la vie familiale, sociale et professionnelle, et sur la santé physique et mentale.

L'alcoolisme ne se définit pas par un schème unique de consommation; il s'exprime au contraire dans des modalités très diverses. Certaines personnes boivent tous les jours; d'autres, seulement la fin de semaine; d'autres encore ne consomment pas d'alcool sur de longues périodes, mais «rechutent» périodiquement et boivent alors de manière effrénée pendant quelques semaines à quelques mois.

L'alcool est aujourd'hui le psychotrope le plus consommé chez les jeunes. Il se situe également au premier rang des toxicomanies dans la population en général. La consommation d'alcool est si banalisée chez les jeunes qu'elle fait même figure de norme sociale, bien plus que la consommation de marijuana ou d'une autre drogue, par exemple. Aux États-Unis, l'alcool est considéré comme «la drogue des campus» (Johnston *et al.*, 2004).

La consommation d'alcool chez les étudiants se limite souvent à la fin de semaine; elle est plus forte en début de session, quand les cours ne sont pas encore trop exigeants (Del Boca *et al.*, 2004). Ainsi que nous l'avons vu, les jeunes adultes de 18 à 24 ans constituent la tranche d'âge la plus exposée à la surconsommation d'alcool et à la consommation à risque (Ham et Hope, 2003; ISQ, 2008). Par ailleurs, à âge égal, les étudiants universitaires boivent plus que les jeunes qui ne suivent pas d'études postsecondaires. Les recherches relèvent chez les jeunes de nombreux problèmes liés à la consommation d'alcool, plus ou moins graves selon le cas: absentéisme en classe; arrestation par la police; etc. (Ham et Hope, 2003). L'encadré de la page suivante expose un problème bien actuel dans les cégeps et les universités : les beuveries.

Êtes-vous «accro»?

Êtes-vous dépendant de l'alcool? Vous tremblez, grelottez et souffrez le martyr quand vous ne pouvez pas boire pendant un certain temps? Dans ce cas, votre situation ne fait aucun doute : vous êtes accro. Mais les symptômes sont souvent plus subtils. Extraites d'un test du National Council on Alcoholism, les questions suivantes vous aideront à faire le point. Répondez à chacune d'entre elles par «oui» ou «non», puis consultez l'interprétation de votre résultat à la fin du questionnaire.

	OUI	NON
1. Vous arrive-t-il de vous livrer à des beuveries ?		
2. Avez-vous tendance à éviter votre famille et vos amis quand vous buvez ?		
3. Est-ce que cela vous irrite, quand vos proches parlent de votre consommation d'alcool ?		
4. Vous sentez-vous coupable de boire ou d'avoir bu ?		
5. Regrettez-vous assez souvent ce que vous avez pu dire ou faire sous l'influence de l'alcool ?		
6. Constatez-vous que vous n'arrivez pas à maîtriser ou à réduire votre consommation d'alcool, et ce, en dépit de votre engagement ou de vos promesses ?		
7. Avez-vous tendance à manger mal, voire pas du tout, quand vous buvez ?		
8. Êtes-vous déprimé après avoir bu ?		
9. Vous arrive-t-il de manquer le travail ou des rendez-vous parce que vous avez bu ?		
10. Devez-vous consommer de plus en plus d'alcool pour être ivre ?		

Source: Newsweek (20 février 1989), p. 52.

Si vous avez répondu «oui» à au moins une de ces questions, il est possible que vous soyez alcoolodépendant. Si vous pensez avoir un problème d'alcool, ou si un de vos proches en présente un, communiquez sans hésiter avec un Centre de réadaptation en dépendance du Québec : ces établissements publics offrent des services gratuits de soutien et d'intervention aux personnes qui souffrent d'un problème de dépendance à l'alcool ou à une autre drogue. Pour trouver le centre le plus près de chez vous, consultez le site de l'Association des centres de réadaptation en dépendance du Québec (ACRDQ) : http://www.acrdq.qc.ca/listemembre.php.

RÉPONSE
VÉRITÉ OU FICTION

Chez les jeunes adultes, les plus gros consommateurs d'alcool sont les étudiants. V

Les étudiants universitaires boivent plus que les jeunes de leur âge qui ne suivent pas d'études postsecondaires.

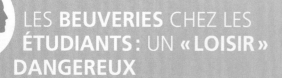

LES **BEUVERIES** CHEZ LES ÉTUDIANTS : UN **« LOISIR »** DANGEREUX

Les beuveries, ou *binge drinkings* en langage familier, constituent un problème majeur sur les campus : 4 étudiants sur 10 s'adonneraient à ce « loisir » (Ham et Hope, 2003). Dans les recherches, la beuverie se définit généralement par l'ingestion d'au moins cinq consommations coup sur coup pour les hommes, et au moins quatre pour les femmes.

Ce phénomène suscite à juste titre beaucoup d'inquiétude. Les chercheurs constatent un lien entre les beuveries et l'augmentation de différents risques : accidents de la route et autres ; comportements violents ; résultats médiocres aux examens ; comportements sexuels à risque ; abus de psychotropes et toxicodépendance (Chassin, Pitts et Prost, 2002 ; Naimi *et al.*, 2003 ; Sink, 2004). Le cas tragique de Leslie, une jeune étudiante en art de la University of Virginia, s'avère emblématique à cet égard. Leslie avait une moyenne cumulative de 3,67 et ses professeurs jugeaient ses travaux très prometteurs. Mais Leslie n'a jamais terminé la rédaction de son essai sur un sculpteur d'origine polonaise. Un soir de beuverie, elle est tombée dans un escalier et s'est tuée (Winerip, 1998). Les décès par surdose d'héroïne ou de cocaïne font les manchettes. Il faut toutefois se rappeler que des centaines de jeunes meurent chaque année de l'alcool – soit d'une surdose, soit d'un accident dû à l'ébriété (Li *et al.*, 2001).

Lindsay Ham et Debra Hope distinguent deux catégories d'étudiants particulièrement à risque. La première se compose des jeunes qui boivent pour s'amuser entre amis ; ce sont majoritairement des hommes qui appartiennent à des organisations étudiantes dans lesquelles la consommation excessive d'alcool est considérée comme tout à fait acceptable socialement. La deuxième catégorie se compose de jeunes qui boivent pour se conformer aux pressions sociales ou occulter des sentiments désagréables ; ce sont souvent des femmes ou des personnes anxieuses ou dépressives. Ces profils peuvent aider les conseillers et les prestataires de soins à repérer les jeunes qui pourraient avoir un problème d'alcoolisme.

Les beuveries et autres « divertissements » similaires (par exemple les « concours de calage ») présentent un risque important de mort par surdose. Parmi les jeunes qui s'y adonnent, nombreux sont ceux qui s'arrêtent de boire uniquement quand ils sont trop malades ou trop ivres pour continuer (Johnson, 2002). Que faire quand quelqu'un a bu au point ne plus réagir ou de sombrer dans l'inconscience ? Le laisser « cuver son vin » ? Comment savoir s'il est, ou non, en train de faire une surdose ? Devriez-vous demander de l'aide ou faire comme si de rien n'était ?

Un simple examen visuel ne permet pas de constater la surdose d'alcool. Néanmoins, toute personne inconsciente ou sans réaction doit faire l'objet de soins médicaux. Ne tenez pas pour acquis qu'il faut simplement laisser passer le temps pour que l'organisme évacue l'alcool : la personne risque de ne jamais se réveiller. Les signes décrits ci-dessous peuvent trahir une surdose d'alcool ; sachez les reconnaître !

- La personne ne réagit pas quand on lui parle, même très fort.
- Elle ne réagit pas quand on la pince, la pousse ou la secoue.
- Elle n'arrive pas à se tenir debout sans appui.
- Il est impossible de la réveiller ou de la faire revenir à elle.
- Elle a la peau violacée, ou moite et froide ; ou sa pression artérielle est basse ; ou elle respire difficilement.

Ne laissez pas la personne seule si vous soupçonnez une surdose. Appelez un professionnel de la santé ou composez le 9-1-1 et attendez l'arrivée des secours. Si possible, allongez la personne sur le côté ou faites-la asseoir la tête baissée. Ne lui donnez ni à boire ni à manger et ne la faites pas vomir. Si elle réagit, essayez de déterminer si elle a pris des médicaments ou d'autres drogues susceptibles d'interagir avec l'alcool. Voyez aussi si elle souffre d'une maladie pouvant influer sur le problème, par exemple le diabète ou l'épilepsie.

Il serait évidemment plus simple de ne rien faire... Mais demandez-vous ce que vous aimeriez qu'on fasse pour vous si jamais vous présentiez des signes de surdose. Ne souhaiteriez-vous pas que quelqu'un intervienne pour vous sauver la vie ?

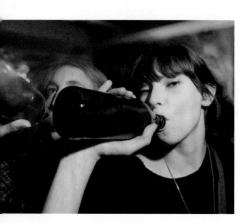

La santé physique et l'alcool

La consommation massive et chronique d'alcool nuit à tous les organes du corps – soit directement, soit indirectement. Elle augmente par ailleurs le risque de plusieurs problèmes de santé graves, par exemple les maladies hépatiques, certains cancers, les maladies coronariennes et les troubles neurologiques. L'*hépatite alcoolique* (une maladie extrêmement grave du foie) et la *cirrhose alcoolique* (qui peut nécessiter une transplantation du foie) comptent parmi les principales maladies hépatiques attribuables à la consommation d'alcool.

Un loisir dangereux. Le « calage de bière » et le *binge drinking* peuvent vite mener à la surdose, un problème médical qui exige des soins d'urgence et provoque parfois la mort. Nombreux sont les établissements d'enseignement postsecondaire qui considèrent ces beuveries comme le problème de consommation de psychotropes le plus grave de leur campus.

Les buveurs chroniques s'alimentent généralement mal, ce qui accroît leur risque de troubles nutritionnels et, donc, de complications. La consommation chronique d'alcool est notamment associée à une carence protéique liée à la cirrhose du foie et à une carence en vitamines B qui cause des troubles persistants de la mémoire, tel le syndrome de Korsakoff (confusion manifeste, désorientation et perte de la mémoire à court terme).

Chez la femme enceinte, la consommation d'alcool augmente le risque de mortalité fœtale ou infantile, de malformation et de plusieurs autres problèmes à la naissance, et, ultérieurement, d'échec scolaire. L'alcoolisme maternel peut également provoquer chez l'enfant le *syndrome d'alcoolisme fœtal* (SAF), caractérisé par divers signes : dysmorphie craniofaciale ; hypotrophie staturopondérale ; malformations osseuses et viscérales, et anomalies psychomotrices ; retard mental et difficultés d'adaptation sociale. Le SAF touche environ 1 à 3 bébés sur 1 000 (Gaugue, Varescon et Wendland, 2006).

Les connaissances actuelles ne permettent pas de déterminer avec précision la quantité d'alcool qui provoque le SAF. Le risque s'avère extrêmement élevé pour les enfants des femmes qui consomment beaucoup d'alcool pendant la grossesse, mais le SAF touche aussi des bébés dont la mère a consommé peu d'alcool, et seulement occasionnellement, pendant sa grossesse (Caroll, 2003). Le SAF constitue la première cause de retard mental qui pourrait être complètement éradiquée : il suffirait que les femmes enceintes ne boivent pas d'alcool. Les directives de prévention sont unanimes : pas d'alcool pendant la grossesse.

LES BARBITURIQUES

Les **barbituriques** sont utilisés en médecine pour soulager l'anxiété, les tensions ou la douleur, traiter l'épilepsie ou augmenter la pression artérielle. Toutefois, l'usage répété de barbituriques conduit rapidement à une dépendance psychologique et physiologique, à la tolérance et à des symptômes pénibles en cas de sevrage.

Barbiturique Sédatif et dépresseur présentant un fort potentiel toxicomanogène (potentiel de toxicodépendance).

Extrêmement répandus, les barbituriques sont utilisés pour leurs propriétés relaxantes et parfois euphorisantes. Mais à forte dose, tout comme l'alcool, ils réduisent la capacité de discernement et provoquent de la somnolence, des difficultés motrices, des problèmes d'élocution et de l'irritabilité. Ils peuvent aussi s'avérer dangereux pour la conduite automobile. Les effets des barbituriques durent entre trois et six heures. L'association alcool/barbituriques multiplie par quatre les effets des barbituriques – et peut être mortelle. Les barbituriques (Valium, par exemple) produisent des bienfaits avérés quand ils sont prescrits et utilisés à bon escient ; associés à l'alcool, ils peuvent par contre se révéler extrêmement nocifs et provoquer des surdoses (APA, 2003).

La dépendance physiologique aux barbituriques appelle la mise en œuvre d'un sevrage sous étroite surveillance médicale. En effet, le sevrage brutal peut déclencher des délires accompagnés d'hallucinations visuelles, tactiles ou auditives, et des perturbations de la conscience et de la pensée. Plus les barbituriques ont été consommés en grandes quantités et sur une longue période, plus le risque de symptômes pénibles au sevrage est élevé.

LES OPIACÉS

Les opiacés sont des **narcotiques** qui facilitent l'endormissement et atténuent la douleur. Leur famille regroupe les opiacés naturels dérivés du pavot (**morphine, héroïne**, codéine) et les opiacés de synthèse (Demerol, Darvon, etc.). Les Sumériens appelaient le pavot « opium » : la « plante de la joie ».

Narcotique Produit utilisé en médecine comme analgésique, mais qui présente un fort potentiel toxicomanogène.

Morphine Narcotique dérivé du pavot somnifère (pavot à opium), possédant la propriété d'atténuer la douleur et d'induire un sentiment de bien-être, et provoquant une très forte accoutumance.

Héroïne Narcotique dérivé de la morphine et provoquant une très forte accoutumance.

Produisant une décharge rapide de bien-être ou de plaisir intense (le *rush*), les opiacés comptent parmi les drogues les plus recherchées : dans cet état modifié de conscience, le consommateur oublie complètement ses tracas quotidiens et les stress de la vie courante. La sensation de bien-être s'explique par la stimulation du circuit cérébral de la récompense, le réseau neuronal qui intervient dans le plaisir sexuel et les plaisirs alimentaires (Begley, 2001).

En médecine, les opiacés sont prescrits en tant qu'analgésiques. Ils sont toutefois administrés avec précaution, car le surdosage peut provoquer le coma, voire la mort. Consommés sans prescription médicale valide, c'est-à-dire comme drogues et non comme médicaments, les opiacés provoquent de nombreux problèmes de santé et surdoses (Varescon, 2005).

Une fois la dépendance installée, la consommation devient généralement chronique, même si elle s'entrecoupe parfois de brèves périodes d'abstinence (APA, 2003). Aux États-Unis, selon certaines estimations, 7 % des étudiants consommeraient des médicaments à base d'opiacés sans prescription médicale. Dans les années 1970, deux découvertes scientifiques ont prouvé que le cerveau humain produit naturellement des substances chimiques qui s'apparentent aux opiacés. La première établissait l'existence des récepteurs opioïdes des neurones, dans lesquels les opiacés s'introduisent comme une clé dans une serrure. La seconde montrait que le corps humain sécrète des «opiacés naturels» qui ont les mêmes sites récepteurs que les opiacés extérieurs à l'organisme; ces «opiacés naturels», les **endorphines**, jouent un rôle important dans la régulation du plaisir et de la douleur. Mimant l'action des endorphines, les opiacés stimulent les centres cérébraux qui déclenchent les sensations de plaisir.

Endorphine Substance naturelle fonctionnant comme un neurotransmetteur dans le cerveau et possédant des effets similaires à ceux de la morphine.

Le syndrome de sevrage des opiacés est souvent extrêmement pénible. Il commence entre quatre et six heures après la dernière dose et se manifeste par les symptômes physiques suivants: sudation excessive; tremblements; crampes; accélération du rythme cardiaque; augmentation de la pression artérielle; sensations alternées de chaud et de froid; fièvre; vomissements; diarrhée; insomnie. Ces symptômes physiques s'accompagnent d'anxiété, d'agitation et d'une envie très forte de reprendre une dose le plus rapidement possible. En dépit du mal-être qu'elles suscitent, les manifestations du sevrage ne sont pas dangereuses et peuvent être soulagées par des médicaments.

La morphine

La morphine doit son nom à Morphée, le dieu du sommeil. Dérivée de l'opium, qui possède d'importantes propriétés antalgiques, elle a été utilisée massivement pendant la guerre de Sécession aux États-Unis et pendant la guerre de 1870 en France et en Allemagne. De ce fait, les signes de la dépendance induite par son usage répété seront désignés sous le nom de «maladie du soldat». La morphine étant peu utilisée de nos jours, cette dépendance est devenue rare.

L'héroïne

Opiacé le plus courant sur le marché, l'héroïne induit une forte euphorie. Pour ses consommateurs, les sensations qu'elle procure paraissent irremplaçables. L'héroïne a été découverte en 1875. Dans le cadre de ses recherches sur les produits pouvant atténuer la douleur sans provoquer de dépendance, le chimiste Heinrich Dreiser a transformé la morphine en un médicament produisant des effets «héroïques» – un analgésique sans accoutumance, croyait-il. Il s'était malheureusement trompé sur ce dernier point, car l'héroïne suscite une très forte dépendance.

RÉPONSE

VÉRITÉ **OU** FICTION

De tous les psychotropes sur le marché, l'héroïne est celui qui cause le plus de morts. F

Deux psychotropes parfaitement légaux en causent bien davantage: l'alcool et le tabac.

Selon les estimations, 0,4 % des Québécois d'au moins 15 ans auraient déjà consommé de l'héroïne, avec une prévalence plus forte chez les hommes: 0,6 %, contre 0,3 % pour les femmes (ISQ, 2008).

L'héroïne s'administre généralement par injection intraveineuse (le *shoot* en argot de la rue), un mode de consommation qui produit des effets immédiats et puissants. Elle peut aussi être prisée (le *sniff*). La prise provoque une décharge euphorique (*high*; «défonce») d'environ 5 à 15 minutes qui est suivie d'un état de bien-être durant 3 à 5 heures. Sous l'emprise de l'héroïne, la vie semble «nettoyée» de ses problèmes, de la culpabilité, des tensions et de l'anxiété. Pour se procurer leurs doses, certains héroïnomanes commettent des actes illégaux (vols, trafic, prostitution...).

Les stimulants

Les **stimulants** sont des psychotropes qui stimulent l'activité du système nerveux central, exacerbant ainsi l'état de vigilance, et procurent une sensation de plaisir ou d'euphorie. Les effets diffèrent selon le type de stimulant consommé.

Stimulant Psychotrope qui stimule l'activité du système nerveux.

LES AMPHÉTAMINES

Les **amphétamines** sont des stimulants de synthèse. Les amateurs les consomment à forte dose pour la décharge euphorique qu'elles procurent. En argot de la rue, on les appelle *speed*, *ice*, *crystal meth* ou *meth* (ce terme est l'abréviation de « métham-phétamine », produit qui est plus rapidement et plus complètement absorbé par le cerveau que l'amphétamine).

Amphétamine Stimulant qui active le système nerveux central et induit une exacerbation de l'état de vigilance ainsi qu'une sensation de plaisir.

Psychose amphétaminique État psychotique induit par la prise d'amphétamines.

Les amphétamines se présentent le plus souvent sous forme de pilules mais peuvent également se fumer sous une forme relativement pure, l'*ice* ou le *crystal meth*. La forme liquide de la méthamphétamine est la plus puissante ; injectée directement dans le flux sanguin, elle procure un effet immédiat. L'injection maintient le consommateur en état d'euphorie (*high*) pendant des jours entiers. La persistance de cette « défonce » présente toutefois d'importants risques pour la santé et peut déboucher sur des symptômes dépressifs, voire le suicide. La consommation massive d'amphétamines provoque agitation, irritabilité, idées paranoïaques, baisse de l'appétit et insomnie.

Environ 6 % des Québécois d'au moins 15 ans déclarent avoir déjà consommé des amphétamines (ISQ, 2008). Ces psychotropes peuvent induire une dépendance physique, puis un syndrome de sevrage caractérisé par des symptômes dépressifs, de la fatigue, des sensations désagréables, de l'insomnie ou de l'hypersomnie, une augmentation de l'appétit, un ralentissement moteur et, dans certains cas, de l'agitation (APA, 2003).

Les symptômes psychologiques se manifestent le plus souvent chez les consommateurs qui se servent des amphétamines pour affronter le stress ou lutter contre la dépression.

L'abus d'amphétamines provoque des dommages cérébraux qui se traduisent principalement par des troubles de la mémoire et de l'apprentissage. Les amphétamines fumées ou injectées par intraveineuse peuvent induire des comportements violents. La **psychose amphétaminique** se manifeste par des hallucinations et des idées noires apparentées à celles de la schizophrénie. Du fait de cette proximité dans les effets, des chercheurs étudient actuellement les états chimiques induits par les amphétamines pour tenter de mieux comprendre les causes de la schizophrénie.

L'ECSTASY

L'ecstasy, ou MDMA (3,4-méthylènedioxyméthamphétamine), est une drogue de synthèse dont la structure chimique se compare à celle des amphétamines. Elle est euphorisante, halluci-natoire dans certains cas, et particulièrement répandue dans les soirées techno ou *raves*, qui banalisent sa consommation. C'est généralement vers la fin de l'adolescence que les jeunes s'initient aux rassemblements de ce type – et à l'ecstasy. Elle est consommée pour l'état jubilatoire qu'elle procure, mais aussi pour améliorer les performances et prolonger l'état d'éveil (Petiau, Pourtau et Galand, 2009). Environ 2,5 % des Québécois d'au moins 15 ans en auraient déjà consommé, avec une plus forte prévalence chez les hommes et les jeunes adultes.

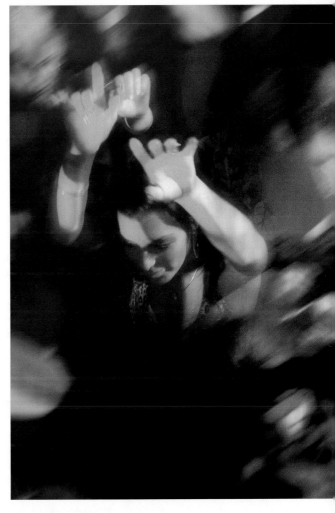

▲ *L'ecstasy.* L'ecstasy est souvent consommée dans les rassemble-ments de jeunes. Son usage occasionnel perturbe les fonctions cognitives ; à forte dose, elle peut causer la mort.

La consommation d'ecstasy peut induire la dépression, l'insomnie, et même des symptômes psychotiques. Elle provoque en outre des troubles de l'attention et des effets néfastes persistants sur la mémoire (Varescon, 2003). Certains chercheurs avancent que l'ecstasy détruirait les neurones à dopamine du cerveau, ces mêmes neurones qui nous permettent d'éprouver du plaisir dans la vie quotidienne (Ricaurte *et al.*, 2002). Du point de vue physique, l'ecstasy élève le rythme cardiaque et la pression artérielle, accentue les tensions musculaires et intensifie les variations de la température corporelle (Braun, 2001). À forte dose, elle peut entraîner la mort. En dépit de ces risques bien réels, nombreux sont les jeunes consommateurs qui considèrent l'ecstasy comme une drogue peu dangereuse.

LA COCAÏNE

Cocaïne Stimulant dérivé des feuilles du coca.

Le saviez-vous ? À l'origine, le coca-cola contenait un extrait de **cocaïne** ! Le fabricant l'a retiré de sa formule secrète en 1906... Cette boisson était à l'époque présentée comme une boisson intellectuelle, un tonique pour le cerveau. De fait, la cocaïne est un stimulant qui provient des feuilles du coca, la plante qui a donné son nom à la boisson bien connue.

On a longtemps cru que la consommation de cocaïne n'induisait pas de dépendance physique. On sait maintenant qu'elle suscite bel et bien une tolérance et des symptômes de sevrage clairement discernables, principalement une humeur dépressive et des troubles du sommeil et de l'appétit (APA, 2003). La dépendance compulsive, le désintérêt généralisé et l'incapacité à éprouver du plaisir (anhédonie) comptent également au nombre de ses effets. Les symptômes de sevrage sont de courte durée. L'arrêt brutal de la consommation de cocaïne peut provoquer des symptômes dépressifs et des signes d'épuisement. La cocaïne est le psychotrope illégal le plus consommé au Québec après le cannabis : 9 % de la population d'au moins 15 ans en a déjà pris – 12 % chez les hommes et 6 % chez les femmes. Ses taux de prévalence sont semblables dans la plupart des pays occidentaux (ISQ, 2008).

Crack Dérivé le plus puissant de la cocaïne ; fumable.

La cocaïne est généralement prisée (*sniffée*) sous forme de poudre ou fumée sous forme de **crack**, un mélange de cocaïne, de bicarbonate de soude et d'ammoniac. Les « cailloux » de crack, ainsi nommés en raison de leur forme, représentent de petites quantités mais provoquent un effet puissant en seulement quelques minutes. L'effet de la cocaïne est plus lent que celui du crack, mais il dure plus longtemps. Le *freebasing* permet d'augmenter les effets de la cocaïne : il consiste à la faire chauffer pour libérer sa base psychoactive, puis à la fumer.

Comme l'héroïne, la cocaïne stimule le circuit cérébral du plaisir. Elle provoque une augmentation soudaine de la pression artérielle et accélère le rythme cardiaque, ce qui représente un risque certain pour la santé, et peut même causer la mort. La consommation excessive entraîne agitation, insomnie, maux de tête, nausées, convulsions, tremblements, hallucinations, illusions (pertes de contact avec la réalité) et parfois la mort subite.

La consommation chronique et massive de cocaïne déclenche des symptômes dépressifs et de l'anxiété. Parfois grave, la dépression peut conduire au suicide. Réguliers aussi bien qu'occasionnels, les consommateurs disent vivre des épisodes d'« effondrement » ; après avoir pris de la cocaïne, ils sombrent soudain dans la déprime. Ce contrecoup s'avère plus fréquent chez les consommateurs chroniques à forte dose. Comme pour les amphétamines, l'usage continu peut provoquer des symptômes psychotiques se manifestant par la suspicion et la paranoïa, l'humeur dépressive, les comportements compulsifs et l'irritabilité. Il peut aussi causer des hallucinations visuelles ou auditives et la sensation d'être victime de persécutions.

LA NICOTINE

Le tabagisme est une mauvaise habitude, mais c'est surtout une dépendance physique bien réelle à un psychotrope stimulant : la nicotine (American Cancer Society, 2004). Le tabagisme est mortel. La cigarette contient plus de 400 composés chimiques dont au moins 50 causent le cancer ou le favorisent. En 1998, Santé Canada attribuait au tabagisme 22 % des décès constatés annuellement (Makomaski Illing et Kaiserman, 1998). Les principales causes de mortalité imputables au tabagisme sont, par ordre décroissant d'importance : le cancer du poumon ; l'obstruction chronique des voies respiratoires ; les maladies cardiovasculaires. L'Organisation mondiale de la santé (OMS) estime à un milliard le nombre total des fumeurs dans le monde ; plus de trois millions de personnes meurent chaque année des méfaits du tabac. Au Canada, les campagnes antitabagisme semblent avoir porté leurs fruits ces dernières années, puisque le taux de tabagisme baisse chez les Canadiens d'au moins 15 ans : il s'établissait à 17,3 % en 2008, contre 25 % en 1999 (Santé Canada, 2009a). La figure 6.2 indique la proportion des fumeurs dans la population canadienne en 2008, selon la fréquence de leur consommation (quotidienne ou occasionnelle) ainsi que selon le sexe et l'âge. On constate que les adultes de 25 à 54 ans sont les plus nombreux à fumer quotidiennement.

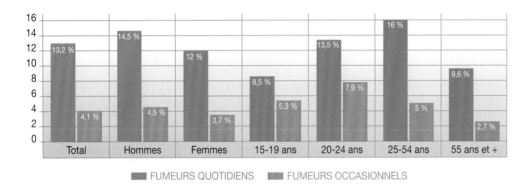

■ FUMEURS QUOTIDIENS   ■ FUMEURS OCCASIONNELS

F I G U R E   6.2

La proportion des fumeurs chez les Canadiens de 15 ans et plus en 2008, en fonction du sexe et de l'âge

Étant un stimulant, le tabac accroît la vigilance, mais il peut aussi provoquer nausées et vomissements, vertiges, fébrilité et diarrhée, notamment chez les personnes qui commencent à fumer. La nicotine émousse l'appétit et stimule la sécrétion d'épinéphrine, qui accélère l'activité du système nerveux autonome, les battements cardiaques et la libération de sucre dans le sang. Elle accroît aussi la sécrétion d'endorphines par le cerveau, ce qui expliquerait la sensation de plaisir que certains fumeurs associent au tabac.

Le tabagisme chronique provoque une dépendance physiologique à la nicotine. Celle-ci se traduit par une tolérance (nécessité d'augmenter les doses pour ressentir les mêmes effets) et un syndrome de sevrage caractérisé par les symptômes suivants : manque d'énergie ; humeur dépressive ; irritabilité ; sentiment de frustration ; nervosité ; manque de concentration ; étourdissements et vertiges ; somnolence ; maux de tête ; insomnie ; augmentation de l'appétit ; prise de poids ; sudation excessive ; tremblements ; envie de fumer (APA, 2003). Le *DSM-IV-TR* classe la dépendance à la nicotine parmi les troubles mentaux. La grande majorité des fumeurs réguliers répondent aux critères de définition de la dépendance à la nicotine (APA, 2003).

Les hallucinogènes

Les **hallucinogènes**, ou « drogues psychédéliques », induisent des effets sensoriels, des hallucinations visuelles et auditives, la détente et l'euphorie et, dans certains cas, la panique.

Hallucinogène Substance causant des hallucinations.

La famille des hallucinogènes regroupe notamment le LSD, la psilocybine et la mescaline. Le cannabis et la phencyclidine (PCP) produisent des effets relativement identiques aux drogues psychédéliques. Dérivées respectivement du peyotl (un cactus) et de champignons, la mescaline et la psilocybine ont été consommées pendant des siècles par les Amérindiens dans le cadre de cérémonies religieuses.

Bien que le développement d'une tolérance aux hallucinogènes ne soit pas impossible, les éléments cliniques dont on dispose actuellement ne permettent pas d'affirmer que la consommation entraîne un syndrome de sevrage (APA, 2003). L'arrêt de la consommation peut néanmoins provoquer un état de manque.

LE LSD

Le diéthylamide de l'acide lysergique, ou acide lysergique diéthylamide (LSD selon la dénomination allemande *Lysergik Saüre Diethylamide*), est une drogue hallucinogène de synthèse. Sa consommation induisant des distorsions et des hallucinations visuelles, notamment des explosions de couleurs vives, certains le considèrent comme un «révélateur de l'âme» ouvrant les portes de mondes nouveaux. Ses consommateurs accomplissent parfois de longs «voyages»: les *trips*.

Les effets du LSD sont imprévisibles. Ils dépendent notamment de la quantité consommée, de la personnalité du consommateur et de son état psychologique au moment de la prise, mais aussi du contexte. La consommation antérieure de LSD semble déterminer en partie les effets des prises ultérieures et la capacité du consommateur à les gérer.

Certains consommateurs subissent des effets très pénibles (le *bad trip*): peur, panique, sentiment terrifiant de perdre tout contrôle. Les «voyages» au LSD peuvent également provoquer des accidents mortels. Les *flashbacks* ou «retours d'acide» comptent aussi au nombre des effets secondaires possibles; plusieurs jours, plusieurs mois, voire plusieurs années, plus tard, le consommateur revit soudainement des hallucinations ou des distorsions perceptives qu'il a découvertes sous l'effet du LSD. Il voit par exemple des formes géométriques, des éclairs de couleurs intenses ou des auréoles autour des objets (APA, 2003). Ces retours d'acide s'expliqueraient par les modifications que le LSD aurait préalablement provoquées dans le cerveau. Ils peuvent être déclenchés par un stimulus environnemental (entrer dans un endroit sombre, par exemple), la consommation d'un autre psychotrope, l'anxiété, la fatigue ou le stress. Ils peuvent aussi naître d'un trouble de la personnalité. Dans certains cas, le retour d'acide reconstitue dans l'imaginaire la totalité d'une expérience vécue sous l'emprise du LSD.

LA PHENCYCLIDINE

La phencyclidine (PCP selon la dénomination anglaise *PeaCe Pill*), ou «poussière d'ange», est un anesthésique découvert en 1950, puis retiré du marché à cause de ses effets hallucinogènes. Une forme fumable de PCP s'est répandue dans les années 1970 aux États-Unis, mais cette drogue est vite tombée en défaveur en raison de ses effets imprévisibles.

Comme pour la plupart des drogues, les effets du PCP dépendent de la dose consommée. D'une manière générale, celui-ci induit des hallucinations, accélère le rythme cardiaque, augmente la pression artérielle, et provoque une sudation excessive, des rougeurs et une hypersensibilité. Il peut également déclencher des états délirants. Le PCP provoque en outre des dissociations; le consommateur ressent une barrière invisible entre lui et son environnement. Selon les attentes du consommateur, son état psychologique et le contexte, cette dissociation peut être vécue comme une expérience agréable et fascinante – ou comme un cauchemar terrifiant. Les surdoses se manifestent par la somnolence, la vacuité du regard, des convulsions pouvant aller jusqu'au coma, des idées paranoïaques et un comportement agressif. L'altération des perceptions et du jugement provoque parfois de tragiques accidents.

LA MARIJUANA

Marijuana Drogue hallucinogène dérivée des feuilles et de la tige d'une plante, *Cannabis sativa*.

Dérivée d'une plante, *Cannabis sativa*, la **marijuana** (ou cannabis) est considérée comme un hallucinogène parce qu'elle induit des distorsions perceptives et de légères hallucinations quand elle est consommée à forte dose. Le principe psychoactif de la marijuana est le delta–9-tétrahydrocannabinol (THC). Extrait des branches et des feuilles de la plante, le THC est plus concentré dans le suc de la plante femelle. Le haschisch, ou «hash», est dérivé du suc; il produit les mêmes effets que la marijuana, mais de façon plus puissante.

La consommation de marijuana a connu un essor remarquable dans les années 1970. Aujourd'hui, le cannabis reste le psychotrope illégal le plus consommé au Québec : 33 % des personnes d'au moins 15 ans disent en avoir déjà pris (contre 16 % d'utilisateurs pour l'ensemble des autres psychotropes illégaux). La prévalence de sa consommation est plus élevée chez les hommes (38,3 %) et chez les jeunes de 15 à 24 ans (53,2 %). Les consommateurs quotidiens sont relativement rares : seulement 0,9 % de la population dans son ensemble, mais 1,4 % des hommes et 2,9 % des 15-24 ans (ISQ, 2008).

À faible dose, la « mari » suscite une détente comparable à celle de l'alcool et facilite les contacts sociaux. À haute dose, elle favorise plutôt le repli sur soi. Certains consommateurs affirment qu'elle accroît leur perspicacité, éclaircit leur pensée et stimule leur créativité. Comme les autres drogues, le cannabis peut être consommé dans l'espoir de mieux affronter les problèmes de la vie ou le stress. Il donne l'impression que le temps passe plus lentement et intensifie les sensations corporelles, par exemple les battements du cœur. La marijuana provoque parfois des hallucinations visuelles.

Une consommation excessive de cannabis peut provoquer des problèmes d'orientation. Constatant les perturbations que ce mode de consommation suscite en eux, certains utilisateurs préfèrent se contenter d'un usage plus modeste. L'accélération du rythme cardiaque et l'intensification des sensations corporelles peuvent se révéler terrifiantes pour certaines personnes. Enfin, une consommation massive et répétée provoque parfois nausées et vomissements.

La dépendance au cannabis est plus psychologique que physiologique. Alors que l'usage chronique induit une tolérance pour la plupart des psychotropes, certains fumeurs de cannabis ne montrent pas de signes d'accoutumance en dépit de leur consommation assidue. Il est par contre avéré que l'usage du cannabis à long terme suscite des difficultés d'apprentissage et de mémorisation (Reynaud, 2004).

Les recherches établissent par ailleurs des liens entre la prise de cannabis et la consommation ultérieure d'autres drogues, par exemple la cocaïne ou l'héroïne (Kandel, 2002, 2003). Le cannabis modifiant les perceptions et la coordination motrice, il s'avère dangereux pour les conducteurs. S'il induit généralement l'euphorie, il cause aussi chez certains consommateurs de l'anxiété et de la confusion, voire des manifestations paranoïaques et psychotiques (Johns, 2001). L'élévation du rythme cardiaque et de la pression artérielle augmente le risque d'accident cardiovasculaire chez les personnes prédisposées. Enfin, comme le tabac, le cannabis cause des problèmes respiratoires, par exemple la bronchite chronique (Zickler, 2006).

Nous venons d'examiner les principaux effets des divers types de drogues. Voyons maintenant quels sont les facteurs qui déclenchent ou favorisent la toxicodépendance.

6.3 LES CAUSES DE LA TOXICODÉPENDANCE

Plusieurs facteurs peuvent inciter à consommer des psychotropes. Certains adolescents cèdent ainsi à la pression de leurs pairs, cherchent à se distinguer des autres adolescents ou veulent se sentir adultes. La consommation de psychotropes peut aussi être vue comme une manière de s'opposer aux parents ou à la société.

Des personnes anxieuses au travail ou dans leur vie sociale recourent à l'alcool, au cannabis, aux tranquillisants ou aux sédatifs pour s'apaiser. D'autres consomment des psychotropes pour oublier leurs conditions de vie, échapper à l'ennui ou affronter des changements majeurs. D'autres encore ne peuvent plus se passer des effets euphorisants ou relaxants que les psychotropes leur procurent.

LES PROPRIÉTÉS DU PSYCHOTROPE

Pour agir, le psychotrope doit se rendre jusqu'au cerveau. L'injection intraveineuse constitue le mode d'administration le plus rapide du point de vue des effets ; en quelques secondes à peine, la drogue commence à agir. Viennent ensuite, par ordre décroissant de rapidité d'action, les voies intrapulmonaires (inhalation), intranasale (reniflement) et orale (ingestion). Plus la concentration du psychotrope est élevée, plus son délai d'action est court, et plus la dépendance s'installe rapidement (Lecavalier *et al.*, 2003).

De plus, ainsi que nous l'avons vu, les psychotropes ne produisent pas tous les mêmes effets sur l'organisme. Certains d'entre eux semblent induire plus facilement l'accoutumance ou la dépendance, parfois essentiellement psychologique, parfois psychologique et physique. Le potentiel toxicomanogène (potentiel d'accoutumance) d'une drogue peut se mesurer aux indicateurs de tolérance et aux difficultés du sevrage (Tassin, 2007). Le tableau 6.1 fait état du potentiel toxicomanogène des principaux psychotropes selon la dépendance physique et psychologique, la tolérance et les difficultés de sevrage qu'ils induisent. L'observation de ces quatre indicateurs montre que ce sont les opiacés (par exemple l'héroïne ou la morphine) qui sont les plus toxicomanogènes, suivis de près par l'alcool et la nicotine. Notons également que, dans l'ensemble, le sevrage des stimulants et des dépresseurs se révèle plus difficile que celui des hallucinogènes.

TABLEAU 6.1 — Les propriétés toxicomanogènes des psychotropes

Type de psychotropes	Dépendance physique	Dépendance psychologique	Tolérance	Sevrage
Dépresseurs				
Alcool	Forte	Très forte	Forte	Très difficile
Barbituriques	Moyenne	Forte	Faible	Moyennement difficile
Opiacés	Très forte	Très forte	Très forte	Très difficile
Stimulants				
Amphétamines	Très faible	Forte	Très forte	Très difficile
Cocaïne	Faible	Forte	Très forte	Très difficile
Nicotine	Forte	Très forte	Moyenne	Très difficile
Hallucinogènes				
LSD	Nulle	Faible	Nulle	Moyennement difficile
Marijuana	Faible	Faible	Moyenne	Relativement facile

Sources: CATT (2010); Chambon *et al.* (2007).

RÉPONSE

VÉRITÉ OU FICTION

Le sevrage de la nicotine des cigarettes s'avère nettement plus pénible que celui de la marijuana. V

Le sevrage de la nicotine s'avère très difficile; celui de la marijuana est relativement facile.

Puisqu'ils déterminent en partie le processus de dépendance, les propriétés du psychotrope et son mode d'administration doivent être pris en considération dans l'évaluation des trajectoires de toxico-dépendance. Il est à noter que de nombreux chercheurs et cliniciens estiment impossible d'appréhender le développement du phénomène de dépendance dans toute sa complexité, car celui-ci repose sur un enchevêtrement de multiples facteurs biologiques, psychologiques et sociaux (Lecavalier *et al.*, 2003; Pihl, 2009; Tate *et al.*, 2009). La dépendance naîtrait d'interactions entre des traits individuels (biologiques et psychologiques), des stimuli environnementaux et les propriétés des psychotropes consommés. La figure 6.3 récapitule ces facteurs, que nous analyserons en détail par la suite.

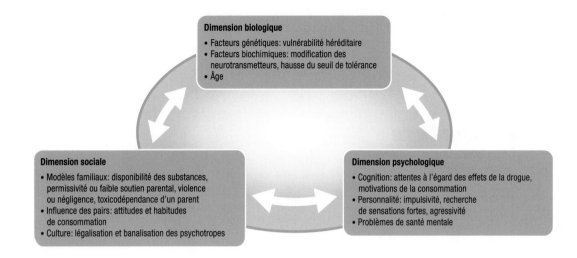

Dimension biologique
- Facteurs génétiques : vulnérabilité héréditaire
- Facteurs biochimiques : modification des neurotransmetteurs, hausse du seuil de tolérance
- Âge

Dimension sociale
- Modèles familiaux : disponibilité des substances, permissivité ou faible soutien parental, violence ou négligence, toxicodépendance d'un parent
- Influence des pairs : attitudes et habitudes de consommation
- Culture : légalisation et banalisation des psychotropes

Dimension psychologique
- Cognition : attentes à l'égard des effets de la drogue, motivations de la consommation
- Personnalité : impulsivité, recherche de sensations fortes, agressivité
- Problèmes de santé mentale

FIGURE **6.3**

L'interaction des dimensions biologique, psychologique et sociale dans l'étiologie de l'abus de psychotropes et de la toxicodépendance

La dimension biologique

Les recherches précisent constamment les rouages biologiques de la consommation de drogues et de la toxicodépendance. Nous avons vu que la « tolérance physiologique » désigne la nécessité d'accroître les doses pour obtenir un effet constant. Ce phénomène constitue un facteur de risque biologique important dans les trajectoires de toxicodépendance. Les recherches récentes sur les neurotransmetteurs, en particulier la dopamine, permettent également de mieux comprendre la dimension biologique de la dépendance. Des facteurs génétiques pourraient aussi intervenir dans le phénomène. Enfin, l'âge du consommateur semble déterminer en grande partie la propension à la toxicodépendance.

LES NEUROTRANSMETTEURS

De nombreux psychotropes stimulent la libération cérébrale de la dopamine dans le circuit neuronal qui régit les sensations de plaisir et d'euphorie ; c'est notamment le cas de la nicotine, de l'alcool, de l'héroïne, mais surtout, de la cocaïne et des amphétamines (Nestler, 2005 ; Pierce et Kumaresan, 2006 ; Society for Neuroscience, 2005). La consommation régulière de ces drogues diminue toutefois la production dopaminergique naturelle du cerveau. Elle finit donc par émousser l'efficacité du circuit cérébral de la récompense et du bien-être, qui produit les sensations de plaisir dans la vie courante, par exemple déguster un bon repas ou participer à des activités agréables (Dubovsky, 2006). Avec le temps, le cerveau des personnes toxicodépendantes n'arrive plus à déclencher de lui-même les sensations de plaisir et de satisfaction (Denizet-Lewis, 2006). Sans le « coup de fouet » de la drogue, la vie paraît alors bien fade.

Les altérations du système dopaminergique pourraient ainsi expliquer le besoin effréné de consommer de la drogue, l'anxiété qui accompagne le sevrage et la difficulté de rester abstinent. Si les chercheurs ont beaucoup étudié le rôle de la dopamine et comprennent mieux les déterminants biochimiques de l'abus et de la dépendance, d'autres neurotransmetteurs, notamment la sérotonine et les endorphines, interviendraient également dans ces phénomènes (Addolorato *et al.*, 2005 ; Buchert *et al.*, 2004).

La consommation de drogues entrave la régulation des taux de neurotransmetteurs dans la fente synaptique (régulation qui s'opère en principe par la recapture de l'excédent par le neurone transmetteur). Elle augmente par conséquent la disponibilité de certains neurotransmetteurs tels que la norépinéphrine et la dopamine. Restant actifs dans l'espace synaptique qui sépare les neurones contrôlant les sensations de plaisir, ces neurotransmetteurs amplifient les sensations agréables induites par la drogue.

FIGURE 6.4

Les effets de la cocaïne dans le cerveau

Les terminaisons axonales libèrent des neurotransmetteurs dans la synapse (la fente synaptique). Normalement, les molécules de neurotransmetteurs excédentaires sont réabsorbées par les terminaisons axonales du neurone transmetteur : c'est la recapture. La cocaïne, qui est représentée ici par les disques orangés, bloque la recapture et permet ainsi aux molécules de neurotransmetteurs excédentaires de rester dans la synapse, ce qui intensifie la stimulation des neurones récepteurs du circuit cérébral qui régule les sensations de plaisir et suscite l'euphorie.

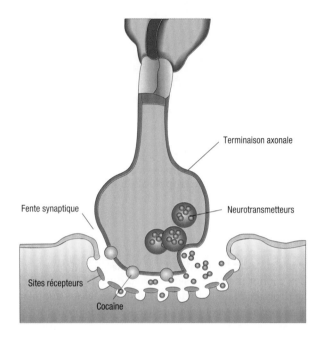

LES FACTEURS GÉNÉTIQUES

Les recherches révèlent des liens entre la génétique et la dépendance à l'alcool, à l'héroïne et même au tabac, ou l'abus de ceux-ci (Feng *et al.*, 2004 ; Hampton, 2006 ; Liu *et al.*, 2004 ; Xu *et al.*, 2004). Des chercheurs examinent par ailleurs le rôle de gènes spécifiques dans l'alcoolisme et les autres toxicomanies (Audrain-McGovern *et al.*, 2004 ; Drakenberg *et al.*, 2006). Nous nous intéresserons ici plus particulièrement à l'alcool, car c'est le psychotrope que les chercheurs ont le plus étudié.

Dans une certaine mesure, l'alcoolisme serait de famille (APA, 2003). En outre, plus le lien génétique est proche, plus le risque est élevé. Toutefois, les familles touchées par l'alcoolisme n'ont pas que des gènes en commun ; elles partagent aussi un contexte de vie. Les études sur les jumeaux et les enfants adoptés précisent les connaissances sur les dimensions génétiques de la dépendance.

Alors que les gènes des jumeaux monozygotes (MZ) sont identiques, seulement la moitié de ceux-ci sont communs chez les jumeaux dizygotes (DZ). Si les facteurs génétiques interviennent dans le développement de l'alcoolisme, les jumeaux MZ devraient présenter entre eux un taux de concordance quant à l'alcoolisme (la probabilité qu'ils soient tous deux alcooliques) plus élevé que les jumeaux DZ. De fait, le taux de concordance est plus élevé chez les MZ que chez les DZ ; il est par ailleurs plus marqué chez les hommes que chez les femmes (Wood, Vinson et Sher, 2001). L'une des limites des études sur les MZ tient au fait que ces jumeaux évoluent dans des environnements plus similaires que ceux des DZ ; en outre, ils sont sans doute élevés et traités de manière plus homogène.

Par ailleurs, des études montrent que les hommes adoptés dont les parents biologiques sont alcoolodépendants présentent un risque élevé de devenir eux-mêmes alcooliques, même s'ils sont élevés dans une famille qui n'a pas de problème d'alcool (McGue, 1993).

S'il est vrai que l'alcoolisme et d'autres toxicomanies s'expliquent en partie par les facteurs génétiques, comment cet héritage se constitue-t-il ? Les recherches procurent certains éléments de réponse (Corbett *et al.*, 2005 ; Edenberg *et al.*, 2005 ; Radel *et al.*, 2005). La dépendance à l'alcool, à la nicotine et aux opiacés est liée aux gènes qui déterminent la structure des récepteurs dopaminergiques dans le cerveau. Ainsi que nous l'avons vu, la dopamine intervient dans la régulation des émotions ; il n'est donc pas impossible que certains traits génétiques intensifient les sensations de plaisir produites par l'alcool ou la drogue. La prédisposition génétique à l'alcoolisme repose probablement sur plusieurs facteurs, par exemple l'appétence envers l'alcool et la capacité d'en boire d'importantes quantités sans être terrassé ; les gens qui supportent les grandes quantités d'alcool sans développer de manifestations cliniques ont plus de mal à limiter leur consommation. De même, la capacité de métabolisation de l'alcool et le tempérament de base comptent au nombre des facteurs génétiques qui pourraient contribuer au développement d'une alcoolodépendance (Pihl, 2009). Mais les effets de l'alcool et des drogues sur le système nerveux varient aussi en fonction d'une autre variable biologique importante : l'âge du consommateur.

L'ÂGE

La consommation précoce de psychotropes constitue l'un des traits les plus courants des parcours de dépendance. Certaines recherches montrent que les risques d'intoxication, d'abus et de dépendance sont beaucoup plus élevés quand la consommation commence avant que la croissance ne soit achevée. Ainsi, un jeune qui est initié aux psychotropes avant l'âge de 15 ans court 4 fois plus de risques d'en devenir dépendant au début de l'âge adulte qu'un jeune qui en consomme après cet âge (Pihl, 2008). De même, la consommation précoce est associée à des difficultés d'autorégulation des émotions et à une propension accrue aux conduites délinquantes (Éduc'alcool, 2009).

Pourquoi ? L'une des explications possibles réside dans les déséquilibres temporaires induits par le processus de maturation du système nerveux qui intervient à l'adolescence. D'une part, le cerveau poursuit lentement sa maturation, notamment celle des lobes frontaux, sièges de la planification, de l'anticipation et du contrôle des émotions. Ainsi, tout particulièrement dans la première moitié de l'adolescence, les jeunes ont souvent du mal à prendre des décisions éclairées et à envisager les conséquences de leurs actes parce que leur interconnectivité neuronale est encore incomplète. D'autre part, l'adolescent vit une maturation sexuelle et des bouleversements hormonaux qui favorisent la prise de risques et la recherche de sensations fortes. Pour beaucoup de jeunes, la consommation d'alcool et de drogues est ainsi associée à cette recherche (Éduc'alcool, 2009).

Par ailleurs, le cerveau de l'adolescent se caractérise par une plasticité très supérieure à celle du cerveau adulte, ce qui intensifie sa réponse aux stimulations externes et le fragilise devant les effets délétères de l'alcool et des autres drogues. En particulier, l'hippocampe, qui joue un rôle majeur dans les processus de mémorisation, est plus sensible aux effets de l'alcool chez l'adolescent que chez l'adulte. Au total, les jeunes qui consomment de l'alcool ou des drogues courent un risque accru d'endommager certaines régions de leur cerveau à long terme.

Les trajectoires de dépendance reposent donc sur des interactions complexes entre des facteurs biologiques (gènes, développement d'une tolérance physique, altérations des neurotransmetteurs, maturation liée à l'âge), mais aussi des facteurs psychologiques et socioculturels.

La dimension psychologique

L'étude des trajectoires de toxicodépendance fait également état d'un certain nombre de facteurs de risque psychologiques. Les recherches relèvent notamment des facteurs cognitifs (par exemple les attentes du consommateur à l'égard des effets de la drogue ou les motivations de sa consommation), des facteurs reliés à la personnalité (impulsivité, etc.) et des facteurs relatifs à la santé mentale.

LES FACTEURS COGNITIFS

Les recherches établissent clairement le rôle des facteurs cognitifs dans le développement des comportements d'abus de psychotropes et de toxicodépendance. En particulier, les perceptions et les attentes à l'égard de la drogue et de ses effets joueraient un rôle déterminant dans les modalités de consommation. Par exemple, la diminution du nombre de fumeurs au Canada pourrait s'expliquer par le fait que, grâce aux campagnes antitabac, les jeunes perçoivent mieux les méfaits de la nicotine que ne le faisaient les générations précédentes. Inversement, le nombre élevé des consommateurs de cannabis parmi les 15 à 24 ans pourrait s'expliquer en partie par leur perception positive de la marijuana: ils considèrent souvent qu'elle ne présente aucun danger, n'en désapprouvent pas l'usage et trouvent relativement facile de s'en procurer (Adlaf, 2004).

Les attentes à l'égard des effets de l'alcool pourraient aussi expliquer qu'un seul verre suffit pour faire sombrer certains buveurs chroniques dans la consommation effrénée. Le psychologue G. Alan Marlatt (1978) explique ce dérapage par «l'effet Pygmalion» (autoréalisation de la prophétie), c'est-à-dire qu'une simple certitude ou conviction cause ou précipite un phénomène bien réel. Quand une personne alcoolique est convaincue qu'un seul verre peut lui faire perdre toute maîtrise de sa consommation, elle a tendance à se comporter conformément à cette certitude. Il lui suffit alors d'un verre pour amorcer une escalade irrépressible.

Ces «distorsions cognitives» renvoient également aux «pensées absolues» du cognitiviste Aaron Beck: le «tout-ou-rien». Les gens qui voient la vie en noir et blanc (réussite complète ou échec total), sans nuances de gris, considèrent le dessert le plus minuscule comme la preuve irréfutable que tout leur régime amincissant est tombé à l'eau, et la moindre cigarette comme le signe incontestable d'une rechute complète. Au lieu de se dire qu'elles ont commis une erreur et de repartir sur la bonne voie, elles considèrent leur faux pas comme une catastrophe qui témoigne d'une rechute – laquelle, du fait de cette manière de voir, ne manque évidemment pas de se produire. Néanmoins, même si leur raisonnement repose sur une distorsion cognitive n'ayant aucune réalité, les alcooliques qui sont convaincus de ne pas pouvoir prendre un verre sans en enchaîner plusieurs autres feraient évidemment mieux de ne pas se laisser tenter du tout...

Les motivations de la consommation comptent également au nombre des facteurs cognitifs qui peuvent déterminer le développement des toxicodépendances: on est forcément plus enclin à consommer de l'alcool ou une autre drogue quand on pense en retirer des avantages intéressants (Cable et Sacker, 2006; Mitchell *et al.*, 2006; Park, 2004). Nous avons vu que les psychotropes activent le circuit cérébral du plaisir et procurent un sentiment d'euphorie. Le désir d'éprouver les effets positifs du psychotrope constitue nécessairement une motivation de la consommation (Lecavalier *et al.*, 2003). Cependant, la recherche du plaisir n'est pas l'unique moteur du recours à la drogue ou à l'alcool. Certaines personnes consomment des psychotropes pour stimuler leur sentiment d'efficacité ou prennent un verre pour «sortir de leur coquille» et aller vers les autres. Dans ce contexte, l'alcool diminue la gêne ou l'anxiété sociale et accroît le sentiment de compétence. La motivation première de la consommation consiste alors à atténuer un malaise plutôt qu'à vivre des sensations fortes. Certains chercheurs estiment que ce type de motivations serait plus associé aux consommations à risque.

Pour les théoriciens de l'apprentissage, la réduction des tensions et du stress constitue l'un des principaux moteurs de la consommation d'alcool. Selon la *théorie de la réduction des tensions*, plus on boit pour soulager son anxiété, plus on risque d'en faire une habitude. Dans cette optique, la consommation d'alcool ou de drogues peut être considérée comme une forme d'**automédication**, un moyen d'échapper à une souffrance psychologique, au moins temporairement (Bolton *et al.*, 2006 ; Tomlinson *et al.*, 2006). L'exemple suivant illustre ce schème de renforcement négatif par l'atténuation de la douleur psychologique.

Automédication Emploi de médicaments sans avis médical ; dans le contexte particulier de la toxicomanie, consommation de psychotropes dans le but d'échapper à une souffrance personnelle.

Me libérer de la douleur

« Je prenais de l'alcool et des médicaments pour me libérer de la douleur que je ressentais au fond de moi », raconte Marie, 32 ans, mère de deux enfants, épouse d'un homme violent. « Je n'ai pas beaucoup d'estime de moi, disait-elle à son thérapeute. Aucune, en fait. Je ne sais rien faire. » Pour échapper à une famille maltraitante, Marie s'était mariée à 17 ans. Elle espérait que le mariage lui offrirait une vie meilleure. Au début, son mari ne la violentait pas ; les choses ont changé quand il a perdu son emploi et qu'il s'est mis à boire.

Avec deux enfants, Marie se sentait prise au piège. Elle a commencé à se reprocher sa vie de famille morne et triste, l'alcoolisme de son mari, les troubles d'apprentissage de son fils... « Tout ce que je peux faire, c'est boire ou prendre des médicaments. Pendant ce temps-là, je ne pense à rien. » Les psychotropes calmaient effectivement sa douleur émotionnelle – mais seulement pour un temps. De plus, cette habitude a fini par causer une dépendance dont les coûts à long terme se sont révélés exorbitants.

Source : D'après les dossiers de l'auteur.

La nicotine, l'alcool et d'autres drogues peuvent soulager temporairement la détresse émotionnelle, mais ils ne règlent pas les problèmes qui la causent. Loin de s'outiller pour résoudre leurs difficultés, les personnes qui tentent l'« automédication » par les psychotropes s'infligent le fardeau supplémentaire de la toxicodépendance.

LA PERSONNALITÉ ET LA SANTÉ MENTALE

Existe-t-il des personnalités prédisposées aux toxicodépendances ? Peut-on discerner des traits typiques des personnes alcooliques ou toxicomanes ? De nombreux traits de personnalité peuvent favoriser le développement d'une dépendance. Certains d'entre eux font consensus parmi les chercheurs : ce sont les traits « explosifs ». Ainsi, les personnes qui ont un tempérament impulsif, qui aiment le risque, qui sont anticonformistes, extraverties et agressives ou antisociales seraient proportionnellement plus nombreuses dans les groupes toxicodépendants que dans la population en général (Pihl, 2009 ; Lecavalier *et al.*, 2003).

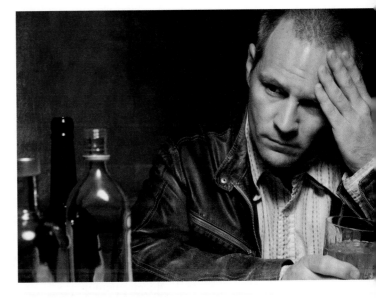

▲ *De l'automédication ?* Les personnes qui se tournent vers l'alcool ou les drogues pour engourdir les émotions qui les perturbent risquent de développer un problème d'abus ou de dépendance qui ne fera qu'aggraver leur situation.

Les personnalités de ce type possèdent généralement une capacité d'autocontrôle moins grande que la moyenne, recherchent activement la nouveauté et tendent à fréquenter des personnes qui consomment de l'alcool ou de la drogue. La personnalité agirait alors comme variable contributive, plus particulièrement avant l'âge de 25 ans. Ces affirmations doivent cependant être interprétées avec circonspection, car ce type de personnalité « explosive » est également associé à d'autres troubles mentaux (Jung, 2001). Ainsi, la question de savoir s'il existe des personnalités prédisposées aux toxicodépendances n'est pas vraiment pertinente. Il est plus utile de constater qu'un tempérament (par exemple impulsif) peut prédisposer dès l'enfance à des difficultés de développement, notamment des problèmes scolaires et des troubles du comportement, mais aussi, tout au long de la vie, à des difficultés d'adaptation. En retour, ces difficultés alourdissent le risque de toxicodépendance.

Par ailleurs, la plupart des toxicodépendances se développent parallèlement à d'autres troubles psychopathologiques: troubles de personnalité, troubles anxieux, dépression, perturbations affectives, etc. Est-ce que ces problèmes mènent à la toxico-dépendance ou l'inverse? Dans l'état actuel des connaissances, il est impossible de le déterminer avec certitude (Jung, 2001). Quoi qu'il en soit, la concomitance des troubles de dépendance et d'autres troubles de santé mentale constitue plutôt la règle que l'exception, ce qui complique inévitablement l'évaluation et le traitement (Gordon, 2008; ISQ, 2008; Tate *et al.*, 2009). L'alcoolisme et la toxicomanie peuvent en effet aggraver un problème de santé mentale préexistant, déclencher de nouveaux symptômes et nuire au traitement de l'autre trouble (soit qu'ils réduisent son efficacité pharmacologique, soit qu'ils favorisent l'oubli des médicaments).

Les troubles anxieux et les troubles de l'humeur sont les troubles de santé mentale les plus souvent associés à l'alcoolisme et à la toxicomanie. Ainsi, 80 % des personnes alcoolodépendantes présentent des symptômes dépressifs et près d'un tiers souffrent de dépression majeure – des proportions très supérieures à celles que l'on observe dans la population en général (Lejoyeux et Cardot, 2001). De la même façon, une vaste étude américaine révèle que 56 % des personnes ayant un trouble bipolaire développent à plus ou moins longue échéance une dépendance à l'alcool ou aux drogues; cette probabilité s'élève à 47 % dans le cas de la schizophrénie, à 27 % pour la dépression majeure et à 24 % pour les troubles anxieux (Skinner *et al.*, 2004). (À titre de comparaison, rappelons que les problèmes d'abus de psychotropes et de dépendance touchent de 4 à 5 % de la population dans son ensemble.)

La dimension sociale

Les principaux facteurs sociaux qui interviennent dans le développement des toxicodépendances sont les suivants: l'influence familiale; l'influence des pairs; et, d'une manière plus générale, certains facteurs culturels.

LES MODÈLES FAMILIAUX

L'apprentissage par l'observation joue un rôle majeur dans l'émergence des toxicomanies. En buvant de manière excessive ou en consommant des drogues, les parents incitent implicitement leurs enfants à en faire autant (Kirisci, Vanyukoc et Tarter, 2005). Par leurs habitudes de vie, ils leur transmettent des valeurs. De nombreuses études confirment que les habitudes de consommation d'alcool ou de drogues des parents se répercutent souvent chez leurs enfants quand ils deviennent adultes.

Les enfants dont un parent (ou les deux) est alcoolique ou toxicomane sont par ailleurs soumis à des facteurs de risque additionnels qui favorisent les problèmes développementaux et, le cas échéant, la toxicodépendance. Par exemple, ils sont exposés à une probabilité accrue d'être élevés par des parents qui présentent un trouble mental, d'être victimes ou témoins de violence familiale, et de vivre dans la pauvreté (Jung, 2001).

D'autres facteurs familiaux sont également associés à la consommation de drogues ou d'alcool chez les jeunes, par exemple le manque d'encadrement, la permissivité excessive, les lacunes dans la discipline parentale et l'incohérence des pratiques éducatives (Pihl, 2009).

L'INFLUENCE DES PAIRS

En plus des modèles qu'il observe dans son contexte familial, l'enfant ou l'adolescent vit entouré de jeunes de son âge, dont certains consomment de l'alcool et des drogues. À l'adolescence, ces pairs peuvent avoir une influence encore plus déterminante que celle des parents. Ils peuvent notamment être considérés comme «cools» quand ils pratiquent des activités en principe réservées aux adultes. La consommation de drogues ou d'alcool constitue par ailleurs un rite de passage vers l'âge adulte (Jung, 2001 ; Pihl, 2009). L'initiation peut ainsi être motivée par la curiosité, la volonté de contester l'autorité ou le désir de faire comme les autres (les amis). Pour certains adolescents, la consommation restera occasionnelle et s'inscrira toujours dans un contexte festif. Pour d'autres, elle prendra l'allure d'une spirale incontrôlable, particulièrement chez les jeunes qui s'initient précocement à l'alcool. Ceux qui boivent dès avant l'âge de 13 ans le font généralement parce qu'ils se sentent tristes, qu'ils ont des problèmes de comportement ou qu'ils fréquentent des pairs qui boivent; le risque de dépendance s'en trouve accru d'autant (Éduc'alcool, 2009).

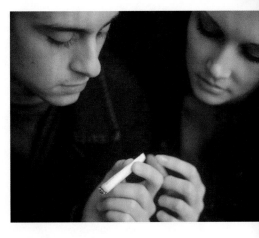

▲ *L'influence des pairs.* La consommation d'alcool et de drogues chez les adolescents est largement déterminée par la pression des pairs.

LES INFLUENCES CULTURELLES

Nous avons fait état, au début de ce chapitre, de l'incidence des normes culturelles sur la consommation d'alcool ou de drogues. En particulier, la légitimation sociale et la légalisation d'une drogue influent considérablement sur sa consommation. Dans les sociétés occidentales, tous les adultes ou presque boivent de l'alcool. Ce phénomène s'explique en partie par le fait que l'alcool jouit d'un statut social enviable; réputé favoriser la détente et le bien-être, l'amitié, la proximité sexuelle, il s'avère indissociable des réjouissances. Les médias et la publicité sollicitent l'imaginaire du public et le prédisposent favorablement envers l'alcool. Toutefois, la consommation abusive d'alcool ayant des conséquences très néfastes (accidents, comportements à risque, problèmes de santé), différentes stratégies de sensibilisation et de prévention ont été mises en place au fil des ans. Comme les campagnes antitabac, les stratégies de modération portent leurs fruits; une enquête récente révèle que le Québec compte plus de buveurs réguliers d'alcool (c'est-à-dire qui consomment plus d'une fois par semaine) en 2008 qu'en 2004, mais qu'ils sont moins nombreux à boire de manière abusive (Santé Canada, 2009b).

6.4 LES TRAITEMENTS DE L'ABUS DE PSYCHOTROPES ET DE LA TOXICODÉPENDANCE

M ême si les recherches permettent de préciser les causes et les mécanismes de la toxicodépendance, le traitement n'en reste pas moins difficile. Par ailleurs, tous les toxicomanes ne souhaitent pas réellement abandonner la drogue ou l'alcool et, quand ils se font traiter, ce n'est pas toujours de leur propre chef.

Ainsi que nous l'avons vu dans la section précédente, l'alcoolisme et la toxicomanie s'installent progressivement et induisent une détérioration de nombreuses dimensions de l'existence. La réadaptation des personnes toxicodépendantes doit donc être pensée selon le processus inverse : permettre au toxicomane de reprendre progressivement le contrôle des différentes sphères de sa vie et de reconstruire graduellement un équilibre biologique, psychologique et social (Tremblay *et al.*, 2004). Toutes ces dimensions doivent être prises en considération dans le traitement. En général, les personnes qui consultent un professionnel de la santé pour un problème de toxicomanie le font en état de crise, en se présentant à l'hôpital alors qu'elles sont sous l'emprise de la drogue (ou de l'alcool). Dans ce cas, le traitement biologique doit être mis en œuvre sans tarder. Mais il faudra ensuite effectuer la prise en charge psychosociale assez rapidement afin d'augmenter les chances de réussite du processus thérapeutique.

ALCOCHOIX+ : UNE STRATÉGIE PRÉVENTIVE DE « BOIRE CONTRÔLÉ »

Est-il possible d'apprendre à boire modérément quand on a tendance à « lever le coude » de manière chronique ? Aux États-Unis, Mark et Linda Sobell ont commencé à défendre cette idée controversée dans les années 1970. Ayant constaté que certains grands alcooliques arrivaient à diminuer leur consommation de un à trois verres par jour en milieu hospitalier, ces chercheurs ont élaboré une thérapie comportementale personnalisée qui vise la modération plutôt que l'abstinence. Malgré la polémique suscitée par la publication de leurs résultats, ils ont établi que leur méthode présentait un taux de récidive sur trois ans inférieur à celui des thérapies traditionnelles, qui visent l'abstinence complète (Sobell et Sobell, 1995).

S'inscrivant dans cette approche, le programme québécois ALCOCHOIX+ préconise, à défaut de l'abstinence, la modération. ALCOCHOIX+ ne s'adresse pas aux personnes qui sont déjà alcoolodépendantes, mais aux buveurs à risque, ceux qui prennent en général entre 10 et 35 verres par semaine et s'inquiètent des conséquences de leur consommation. Environ 16 % des Québécois seraient de tels buveurs à risque (voir figure 6.1, p. 176). L'objectif du programme ALCOCHOIX+ est de leur redonner la maîtrise des quantités d'alcool qu'ils consomment (Allard *et al.*, 2007). Cette stratégie préventive vise donc à réduire les risques associés à la consommation et à intervenir avant que le buveur développe un problème plus grave d'abus ou de dépendance. Le programme a été élaboré en 2002 par une équipe de Recherche et intervention sur les substances psychoactives – Québec (RISQ) (Simoneau, Landry et Tremblay, 2005). Il a été mis sur pied à la demande de la Direction générale des services sociaux du ministère de la Santé et des Services sociaux du Québec.

ALCOCHOIX+ repose essentiellement sur l'entretien motivationnel et sur une intervention brève de type cognitivo-comportemental (voir p. 198). Conçu pour s'adapter au rythme et aux besoins particuliers de chaque personne, il est offert en trois versions : (1) la formule autonome : seul et à son rythme, le consultant suit le manuel ALCOCHOIX+ (bibliothérapie) ; (2) la formule guidée : le consultant suit ce manuel et bénéficie du soutien d'un intervenant pendant quelques rencontres ; (3) la formule de groupe : le consultant assiste à 6 rencontres de groupe de 90 minutes chacune animées par un intervenant. Comme plusieurs autres programmes d'entraînement à la modération, ALCOCHOIX+ compte six étapes : (1) conscientisation et observation de sa propre consommation ; (2) établissement d'objectifs de traitement personnalisés ; (3) détermination des facteurs déclencheurs ou des situations qui présentent un risque de consommation ; (4) élaboration de stratégies pour réduire la consommation (définition d'autres sources de plaisir) ; (5) élaboration de stratégies d'adaptation (pour réorienter les émotions et l'envie de boire) ; (6) autorenforcement et prévention des récidives. Ce programme se distingue d'autres stratégies de modération par la mise en œuvre de l'entretien motivationnel, qui accorde une importance cruciale à la motivation de la personne quant à la réorientation de ses habitudes de consommation (Simoneau, 2006).

Dans une étude menée récemment auprès de 112 usagers d'ALCOCHOIX+, près de 90 % d'entre eux affirment avoir réduit leur consommation d'alcool grâce à ce programme et déclarent qu'ils n'hésiteraient pas à le recommander à leurs amis (Cournoyer *et al.*, 2009). ALCOCHOIX+ devrait être accessible dans tous les CSSS (centres de santé et de services sociaux) du Québec d'ici 2012. Pour en savoir plus : http ://www.alcochoixplus.gouv.qc.ca.

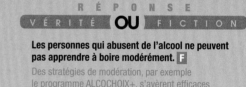

RÉPONSE
VÉRITÉ **OU** FICTION

Les personnes qui abusent de l'alcool ne peuvent pas apprendre à boire modérément. **F**

Des stratégies de modération, par exemple le programme ALCOCHOIX+, s'avèrent efficaces auprès de personnes qui abusent de l'alcool.

L'approche biologique

Une gamme étendue de traitements biologiques s'offre aux personnes toxicomanes. Le traitement biologique commence souvent par une période de **désintoxication**, une étape généralement incontournable pour vaincre la dépendance.

LA CURE DE DÉSINTOXICATION

La désintoxication (ou sevrage) se déroule généralement à l'hôpital ou dans un centre de désintoxication affilié. L'hospitalisation permet de bénéficier de la présence de professionnels de la santé prêts à intervenir en cas de symptômes particulièrement pénibles ou dangereux : convulsions, délires, etc. Le plus souvent, la désintoxication dure une semaine. Importante et nécessaire, cette étape ne résout toutefois pas entièrement le problème de la dépendance et ne constitue que le début de la prise en charge. Environ la moitié des consommateurs de drogues ou d'alcool rechutent dans l'année qui suit la désintoxication (Cowley, 2001).

Désintoxication Premier stade de la prise en charge des personnes dépendantes ; souvent mis en place en milieu hospitalier, il vise à limiter les malaises physiques et psychologiques causés par le sevrage.

LA PHARMACOTHÉRAPIE

Plusieurs médicaments s'offrent déjà aux personnes dépendantes ; d'autres sont encore à l'essai. Nous présentons ici les principaux médicaments utilisés actuellement. Santé Canada (1999) les répartit en quatre catégories : (1) les médicaments aversifs, qui suscitent une sensation de dégoût ou autre sensation désagréable quand on consomme le psychotrope ; (2) les médicaments anti-accoutumance, qui réduisent le besoin de consommer le psychotrope ; (3) les médicaments psychotropes, qui améliorent l'état psychologique pour favoriser le changement ; (4) les médicaments de substitution, qui remplacent le psychotrope et préviennent les symptômes du sevrage. Ces médicaments étant très nombreux, nous n'en présentons ici que quelques exemples, qui comptent parmi les plus utilisés dans le traitement des toxicodépendances.

Les médicaments aversifs

Le **disulfirame** (Antabuse) entrave la métabolisation de l'alcool et induit ainsi des sensations désagréables quand on en boit : nausées, maux de tête, palpitations cardiaques, vomissements. L'association disulfirame/alcool provoque dans certains cas une baisse de la pression artérielle qui peut être fatale. Bien qu'il soit largement employé dans le traitement de l'alcoolisme, le disulfirame produit souvent des effets limités, car les personnes qui veulent vraiment boire arrêtent tout simplement de prendre leurs médicaments ! D'autres arrêtent de prendre le disulfirame parce qu'elles pensent pouvoir résister à la tentation de l'alcool sans lui. Au total, les rechutes sont nombreuses. Le disulfirame présente en outre un autre inconvénient : il a des effets toxiques chez les personnes ayant des problèmes hépatiques, un cas de figure relativement fréquent chez les alcooliques. Les données concernant l'efficacité de ce type de traitement à long terme sont encore relativement rares.

Disulfirame Médicament produisant une réaction d'aversion, par exemple des nausées, quand on consomme de l'alcool.

Les médicaments anti-accoutumance

La **naltrexone** (Revia) est un antagoniste des récepteurs opioïdes qui atténue le sentiment d'euphorie induit par l'alcool et les opiacés, par exemple l'héroïne. Elle n'empêche pas la consommation, mais atténue l'envie de consommer. En bloquant les effets euphorisants et agréables de l'alcool, la naltrexone casse le cercle vicieux de la consommation : un verre en appelle un autre, et ainsi de suite jusqu'à la beuverie ou au «calage». La naltrexone est d'une utilité avérée dans le traitement de la dépendance à l'alcool et aux opiacés (Anton *et al.*, 2006 ; Comer *et al.*, 2006 ; Garbutt *et al.*, 2005a, 2005b ; Kranzler, 2006). Son efficacité n'est toutefois démontrée qu'à court terme. Pour assurer l'efficacité thérapeutique à plus long terme et prévenir la rechute, il est préférable de l'associer à un traitement psychosocial (Desrosiers, 2010).

Naltrexone Médicament qui bloque l'effet euphorisant de l'alcool et des opiacés.

Les médicaments psychotropes

Les antidépresseurs peuvent réduire le besoin de consommer de l'alcool ou des drogues, surtout après un sevrage de la cocaïne. Ils stimulent le processus neuronal qui permet de tirer du plaisir des activités quotidiennes. Or, quand un cocaïnomane parvient à éprouver du plaisir sans consommer de la cocaïne, il risque moins la récidive. L'efficacité exacte des antidépresseurs dans la prévention des rechutes chez les consommateurs de cocaïne reste toutefois à déterminer.

Le bupropion (Zyban) est un antidépresseur prescrit aux fumeurs et aux cocaïnomanes pour atténuer leurs envies de tabac ou de cocaïne. Il se révélerait toutefois relativement peu efficace pour contrer définitivement le tabagisme.

La varénicline semblerait plus efficace que le bupropion (Barclay et Vega, 2006). Plusieurs études contrôlées contre placebo montrent qu'elle favoriserait l'abandon du tabac (Gonzales *et al.*, 2006 ; Jorenby *et al.*, 2006 ; Klesges, Johnson et Somes, 2006 ; Tonstad *et al.*, 2006). La varénicline se lie aux récepteurs cérébraux de la nicotine, ce qui atténue les effets agréables du tabac et prévient les symptômes du sevrage.

Les médicaments de substitution

Beaucoup de fumeurs réguliers, peut-être l'immense majorité, sont dépendants de la nicotine. Pour s'en libérer, ils peuvent recourir à des substituts nicotiniques qui les aident à éviter les symptômes désagréables du sevrage et apaisent l'envie de fumer; ces substituts sont offerts dans le commerce sous forme de gommes à mâcher, de timbres transdermiques ou de vaporisateurs nasaux (Strasser *et al.*, 2005; Shiffman *et al.*, 2002). Une fois qu'elles ont cessé de fumer, les personnes peuvent graduellement se sevrer des substituts nicotiniques. Les effets bénéfiques de ces substituts sont avérés, mais il semble que les hommes y réagissent mieux que les femmes (Cepeda-Benito, Reynoso et Erath, 2004; Strasser *et al.*, 2005).

Les substituts nicotiniques aident à dissiper les manifestations physiologiques du sevrage mais n'ont aucun effet sur les schèmes comportementaux du fumeur, par exemple le fait qu'il associe la cigarette aux verres entre amis ou à la présence de certaines personnes. S'ils ne sont pas utilisés en complément d'une thérapie de réorientation du comportement, ces substituts risquent ainsi de n'avoir aucun effet à long terme.

La **méthadone** est un opiacé de synthèse qui atténue l'appétence envers les opiacés, principalement l'héroïne, et qui réduit les symptômes du sevrage. Prise aux doses prescrites, la méthadone ne produit pas l'effet de «défonce» des opiacés; elle facilite ainsi la réinsertion sociale des sujets héroïnodépendants (Schwartz *et al.*, 2006). Cependant, comme tout opiacé, la méthadone possède un potentiel toxicomanogène considérable: elle induit une forte dépendance. La méthadone est offerte gratuitement aux toxicomanes, ce qui leur évite de recourir à l'illégalité pour trouver l'argent nécessaire à l'achat d'héroïne. La méthadone pouvant provoquer des surdoses en cas de mésusage ou être revendue dans la rue, sa distribution est très encadrée (Belluck, 2003). On estimait en 2005 qu'environ 2000 personnes au Québec bénéficiaient d'un tel traitement – bien que les besoins soient jugés beaucoup plus grands. L'administration de méthadone s'effectue sur prescription médicale et sous la supervision d'un pharmacien. On pourrait accroître l'accessibilité à ce traitement pour les héroïnomanes en autorisant plus de médecins à le prescrire (Brissette, 2005).

Le nombre des décès attribuables à la consommation d'héroïne a fortement baissé depuis la mise en place des traitements à la méthadone (Krantz et Melher, 2004). Ces programmes n'ont toutefois pas que des partisans. En particulier, leurs détracteurs soulignent qu'ils ne visent pas le sevrage, mais qu'ils amènent les toxicomanes à continuer de consommer un opiacé pendant longtemps, voire toute leur vie. Leurs partisans rétorquent que la méthadone aide les ex-héroïnomanes à se prendre en charge, à rétablir des relations sociales et à éviter les actes illégaux ou autrement répréhensibles (Marion, 2005). Il arrive que le traitement à la méthadone ne suffise pas à enrayer la consommation de drogues: certaines personnes se tournent vers d'autres drogues ou renouent avec l'héroïne; d'autres arrêtent leur traitement substitutif.

Autre opiacé synthétique, la buprénorphine présente des caractéristiques chimiques similaires à celles de la morphine; par son puissant effet narcotique, elle prévient les symptômes du sevrage et l'état de manque. De nombreux médecins préfèrent prescrire la buprénorphine plutôt que la méthadone; celle-ci induit une sédation moins forte et peut être prise en comprimés administrés seulement trois fois par semaine, alors que la méthadone, un sirop, doit généralement être administrée tous les jours. Pour produire un résultat optimal, ces traitements de substitution doivent être associés à une prise en charge psychosociale (O'Connor, 2000; O'Connor, 2001).

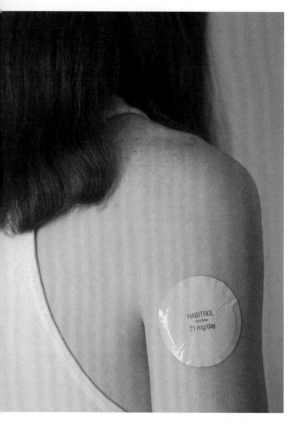

▲ *Les timbres de nicotine permettent-ils d'arrêter de fumer?* Les traitements de substitution – timbres transdermiques, gommes à mâcher ou autres – procurent une certaine dose de nicotine aux gens qui ont arrêté de fumer. S'ils s'avèrent plus efficaces que les placebos pour contrer le tabagisme, ils ne s'attaquent pas aux dimensions comportementales de la cigarette, par exemple l'habitude de fumer quand on prend un verre. Ces traitements de substitution à la nicotine seraient donc plus efficaces combinés à une thérapie comportementale de réorientation des habitudes tabagiques.

Méthadone Narcotique de synthèse qui aide les personnes dépendantes de l'héroïne à cesser d'en consommer en évitant les symptômes physiques du sevrage.

RÉPONSE
VÉRITÉ OU FICTION

Pour traiter l'héroïnomanie, il est maintenant courant de remplacer l'héroïne par une autre drogue toxicomanogène (c'est-à-dire susceptible d'entraîner une dépendance). V

La méthadone, un narcotique de synthèse, est largement utilisée dans le traitement de l'héroïnodépendance.

Les médicaments tels que la naltrexone, le disulfirame et la méthadone n'empêchent pas les patients toxicodépendants de suspendre leur traitement quand ils le souhaitent pour renouer avec le psychotrope illégal qu'ils consommaient auparavant. Ils ne procurent pas non plus le renforcement positif susceptible de remplacer les effets agréables des drogues. Enfin, pour être efficaces, ces traitements doivent s'inscrire dans un programme de soins plus large reposant notamment sur une prise en charge psychosociale centrée sur le soutien psychologique et sur l'acquisition de compétences qui aideront le patient à mieux s'adapter à la vie quotidienne et à affronter le stress sans drogue (Fouquereau *et al.*, 2003 ; Miller et Brown, 1997). Ces programmes reposent essentiellement sur les approches motivationnelles et cognitivocomportementales, sur la prévention des rechutes et sur l'adhésion à des groupes de soutien.

L'approche psychosociale

Ainsi que nous venons de le voir, les traitements biologiques peuvent favoriser la guérison de l'alcoolisme ou des toxicomanies, mais ils ne représentent qu'un volet d'un processus thérapeutique global plus complexe. De nombreuses recherches montrent que l'ajout des traitements psychosociaux aux traitements biologiques augmente considérablement les chances de succès (Desrosiers, 2010 ; Magill et Ray, 2009 ; Tremblay et Simoneau, 2010). En général, la réadaptation psychosociale commence par une phase d'incitation au changement qui repose sur une approche motivationnelle. Elle se poursuit par la mise en place d'un plan de traitement qui fait appel à des techniques cognitives et comportementales. Enfin, la troisième phase consiste à élaborer et à implanter des stratégies ciblées de prévention des rechutes, par exemple l'adhésion à des groupes de soutien tels que les Alcooliques Anonymes (AA) (Daeppen, 2009).

L'APPROCHE MOTIVATIONNELLE

L'approche motivationnelle regroupe plusieurs stratégies thérapeutiques. L'**entretien motivationnel** (EM) compte parmi les plus utilisées. Il vise à construire chez la personne toxicodépendante une motivation forte envers le changement. Il dure le plus souvent entre une et quatre semaines, jusqu'à ce que la motivation soit suffisamment solide.

Entretien motivationnel Intervention visant à augmenter la motivation envers le changement chez une personne toxicodépendante.

La technique de l'entretien motivationnel a été proposée par William Miller au début des années 1980 pour diminuer la résistance au changement et la tendance au déni chez les personnes dépendantes. Cette stratégie centrée sur la personne s'appuie sur l'approche humaniste de Carl Rogers (voir chapitre 1) et sur la théorie de l'auto-détermination (ou motivation intrinsèque), en psychologie sociale. Cherchant également à augmenter le sentiment d'efficacité personnelle du client, l'EM s'inspire aussi de la théorie de l'apprentissage social de Bandura (voir chapitre 1). Les recherches montrent que cette approche motivationnelle augmente le niveau d'observance du traitement et réduit la probabilité de rechute (Daeppen, 2009 ; Desrosiers, 2010 ; Magill et Ray, 2009 ; Tremblay et Simoneau, 2010). Bien que cette approche repose sur les principes de la thérapie humaniste, elle se distingue de l'approche rogérienne par la mise en place d'une stratégie plus directive et qui vise des objectifs précis.

La première méthode de l'EM consiste à faire preuve d'empathie et d'acceptation inconditionnelle envers le patient. Le thérapeute doit toujours considérer le point de vue de son patient comme compréhensible et valable. La deuxième méthode vise à développer chez le patient un sentiment de divergence (de contradiction) en lui montrant l'incompatibilité de ses comportements actuels et des buts qu'il s'est fixés. Plus le patient éprouve la dissonance entre ses actes et ses buts (ses valeurs), plus il est motivé à changer. La troisième méthode de l'EM consiste à diminuer la résistance au changement de la personne dépendante. Cette résistance se manifeste par des comportements spécifiques : interrompre le thérapeute ; le contredire ; changer de sujet ; nier le problème ; rejeter le blâme sur autrui. Le thérapeute doit susciter un changement de discours chez le patient, sans toutefois le lui imposer. Enfin, la quatrième méthode vise à renforcer le sentiment d'efficacité personnelle en soulignant toutes les forces du patient et tous ses progrès. Le patient doit croire en sa capacité de modifier ses habitudes de consommation. Une fois sa motivation clairement établie, un plan de traitement personnalisé peut être mis en place.

L'approche cognitivocomportementale

L'approche cognitivocomportementale repose sur les théories de l'apprentissage et sur les théories cognitives. Tout plan de traitement cognitivocomportemental de l'alcoolisme ou de la toxicodépendance devrait s'appuyer sur une analyse fonctionnelle de la consommation; ensuite, sa mise en place fait appel à différentes stratégies de restructuration cognitive et de réorientation comportementale (Daeppen, 2009; Tremblay et Simoneau, 2010).

L'ANALYSE FONCTIONNELLE DE LA CONSOMMATION DE DROGUES

À cette étape cruciale, la personne en traitement cerne les facteurs qui ont contribué au développement de son problème de toxicomanie et les facteurs qui renforcent actuellement ses comportements de consommation. Plusieurs outils d'évaluation peuvent aider au repérage de ces facteurs contributifs. Par exemple, le questionnaire sur l'Envie d'alcool et la capacité d'y faire face invite la personne alcoolique à évaluer différentes situations sur une échelle de 1 à 5, selon l'envie qu'elles lui donnent de boire: 1 = aucune envie; 5 = envie très forte (DiClemente, 2007). Cet outil évalue ainsi une vingtaine de situations à risque: «quand je suis inquiet pour quelqu'un»; «quand je suis physiquement fatigué»; «quand je vois d'autres gens boire»; etc. Ce type d'évaluation peut être utilisé comme point de départ l'analyse fonctionnelle.

Le SRC (Situation déclenchante; Réponse comportementale, cognitive et émotive; Conséquences de la réponse) constitue l'un des modèles les plus utilisés pour l'analyse fonctionnelle de la consommation d'alcool ou de drogues. La personne dépendante doit s'autoévaluer afin de cerner avec précision les dimensions sur lesquelles elle devra travailler. Le tableau 6.2 illustre ce type d'analyse.

TABLEAU 6.2 — Un exemple d'analyse fonctionnelle

S : Situation déclenchante	**R : Réponse comportementale, cognitive et émotive**	**C : Conséquences (positives et négatives) de la réponse**
Je me suis disputé avec ma femme.	• Je me suis senti en colère, triste. • J'ai pensé: «C'est toujours pareil! Il n'y a rien qui marche entre nous.» • J'aime mieux boire pour oublier. • Je suis allé boire au sous-sol.	*Conséquences positives:* • J'ai oublié ma peine. • J'ai oublié notre dispute. *Conséquences négatives:* • Ma femme m'en veut encore plus. • Je suis encore plus convaincu qu'avant que je ne m'en sortirai jamais.

L'objectif de cette autoobservation est d'amener la personne à repérer les situations les plus risquées pour elle (celles qui peuvent fortement l'inciter à boire ou à consommer de la drogue) et à constater que les conséquences négatives de sa consommation dépassent ses conséquences positives. Cette analyse permet également de discerner les schémas cognitifs à restructurer et les comportements à modifier.

LE PLAN DE TRAITEMENT COGNITIVOCOMPORTEMENTAL

À la lumière de l'analyse fonctionnelle de sa consommation, la personne toxicomane ou alcoolique peut ensuite apprendre à maîtriser ses comportements. Le tableau 6.3 illustre une stratégie d'autocontrôle pour réorienter un SRC d'abus de drogues ou d'alcool. Différentes stratégies de restructuration cognitive peuvent être mises en œuvre pour modifier les croyances irrationnelles ou extrêmes de la personne toxicomane au sujet de sa consommation de drogues, par exemple la thérapie émotivorationnelle d'Ellis ou la thérapie cognitive de Beck. Le but des interventions est d'amener le consultant à comprendre pourquoi il consomme de la drogue et quelles autres stratégies pourraient lui permettre d'atteindre les mêmes objectifs. « Si je ne bois pas, je ne m'amuse pas ! » déclare par exemple le patient. Le thérapeute l'aide alors à modifier cette perception erronée en lui montrant que d'autres activités lui procurent du plaisir – le sport, par exemple.

Les stratégies de conditionnement classique s'intéressent aux conséquences négatives de la consommation (« Ma fille ne veut plus me parler et cela me fait souffrir ») et aux conséquences positives de l'abstinence (« J'ai recommencé à faire du sport et j'adore ça ! »). L'intervention thérapeutique consiste ici à renforcer tous les comportements qui favorisent la baisse de la consommation et la concrétisation graduelle des objectifs thérapeutiques.

TABLEAU 6.3 — La stratégie d'autocontrôle visant à modifier un SRC d'abus de drogues ou d'alcool

1. Contrôle des S (Situations déclenchantes)	• Retirer de la maison tous les objets directement liés à la dépendance : bouteilles d'alcool, paquets de cigarettes, verres à vin, etc. • Éviter les personnes qui abusent du psychotrope et les situations à risque (5 à 7, sorties dans les bars). • Fréquenter des lieux où la consommation du psychotrope est impossible : gymnases, musées, cafés ou restaurants sans permis d'alcool. • Gérer les sources de stress, par exemple les conflits interpersonnels. Si c'est nécessaire, acquérir des stratégies ciblées telles que la relaxation, l'affirmation de soi, la demande d'aide.
2. Contrôle des R (Réponses comportementales)	• Adopter des comportements préventifs : ne pas apporter d'alcool à la maison ; laisser les cigarettes dans la voiture. • Adopter des comportements incompatibles avec la consommation du psychotrope pour résister aux envies et aux états de manque : prendre une douche, sortir le chien, aller courir, inviter un ami au cinéma, pratiquer la méditation. • Instaurer des obstacles à l'abus : acheter une seule bouteille de bière à la fois ; emballer les cigarettes dans plusieurs couches de papier ; en cas d'envie, s'imposer une pause de 10 minutes en se demandant : « Ai-je vraiment besoin de ce verre/cette cigarette/cette dose ? »
3. Contrôle des C (Conséquences)	• S'octroyer des récompenses pour les comportements de modération ou d'abstinence mis en place et pour les abus évités. • Élaborer un plan de réduction progressive de la consommation. • Se sanctionner quand on n'atteint pas ses objectifs de réduction (par exemple s'imposer une corvée). • Réfléchir (le cas échéant, par écrit) aux conséquences positives de la modération ou de l'abstinence : « Je vais économiser beaucoup d'argent et me payer un voyage. » « Je serai fière de moi. » « J'aurai l'esprit plus clair. »

En un mot, le plan de traitement personnalisé doit aborder toutes les dimensions de la toxicomanie qui posent problème : affronter les envies et les états de manque ; réorganiser les pensées et les perceptions relatives au psychotrope ; réorienter les émotions associées à la consommation du psychotrope ; s'adonner à des activités gratifiantes incompatibles avec la consommation ; résoudre les problèmes qui favorisent la toxicomanie et renforcer les compétences d'affirmation de soi (par exemple la capacité à refuser un verre, une cigarette, une dose). Bien que ce type de traitement ait fait ses preuves, les personnes toxicodépendantes restent exposées aux rechutes. Pour assurer la réussite du traitement à long terme, la mise en œuvre de stratégies de prévention des récidives s'impose.

LA PRÉVENTION DES RECHUTES

Le terme « rechute » (ou « récidive ») désigne le fait de recommencer à consommer un ou des psychotropes après une période d'abstinence. En dépit de la réussite du traitement constatée à court ou à moyen terme, entre 50 et 90 % des personnes traitées pour alcoolisme rechutent (Leary, 1996). Les récidives étant nombreuses, les thérapeutes cognitivocomportementaux se sont attachés à mettre au point des méthodes de prévention qui permettent aux toxicodépendants de détecter les situations à risque et d'acquérir des stratégies efficaces pour les affronter sans le «secours» de l'alcool ou d'une autre drogue (Witkiewicz et Marlatt, 2004). Les situations à risque élevé les plus fréquentes sont les suivantes : états émotionnels perturbants et négatifs (dépression, colère, anxiété...); conflits interpersonnels (problèmes conjugaux, conflits avec l'employeur...); situations sociales propices à la consommation de drogues ou d'alcool (rencontres entre amis ou autres) (Chung et Maisto, 2006). Les participants acquièrent des techniques pour faire face à ces situations, par exemple des exercices de relaxation pour lutter contre l'anxiété et résister à la pression de l'entourage qui incite à boire. Ils apprennent aussi à éviter les situations susceptibles de favoriser la rechute : par exemple, ils ne gardent pas d'alcool à la maison.

La prévention des rechutes recouvre aussi la prévention des simples «faux pas» susceptibles de se transformer en rechutes à part entière : fumer une seule cigarette; boire un seul verre d'alcool. Dans ce domaine, la stratégie consiste à examiner les pensées relatives au faux pas. Par exemple, le thérapeute expliquera au consultant qui «trébuche» que ce faux pas augmente son risque de rechute s'il l'attribue à une faiblesse personnelle ou à une expérience honteuse ou culpabilisante.

Les participants des programmes de prévention des rechutes apprennent à considérer leurs trébuchements (leurs faux pas) comme des retours temporaires à une situation antérieure – et comme autant d'occasions de mieux cerner les circonstances à risque et de se doter de moyens plus efficaces pour les affronter. Le consultant sera mieux outillé pour éviter la rechute complète s'il arrive à penser qu'il a commis une erreur mais qu'elle ne signifie pas que tout est perdu. L'adhésion à un groupe d'entraide, par exemple les Alcooliques Anonymes (AA), peut également favoriser la prévention des rechutes.

Les groupes d'entraide

En dépit de la complexité des facteurs qui peuvent contribuer au développement d'une toxicodépendance, nombreux sont les non-professionnels qui s'efforcent d'aider les alcooliques et autres toxicomanes à vaincre leur dépendance. En général, ce sont des personnes qui ont elles-mêmes vécu des problèmes de toxicomanie. On citera à cet égard les groupes d'entraide tels que les Alcooliques Anonymes (AA) ou les Narcotiques Anonymes (NA). Prônant l'abstinence, ils fournissent à leurs membres un lieu pour discuter, et pour exprimer ce qu'ils vivent et ressentent. Les membres les plus anciens soutiennent les nouveaux, notamment dans les périodes de crise ou de rechute potentielle. La participation aux rencontres est volontaire.

Les AA constituent le groupe d'entraide le plus connu dans le domaine de la lutte contre les toxicodépendances. Considérant l'alcoolisme comme une maladie, cet organisme estime qu'une personne alcoolique ne guérit jamais, même au terme d'une longue abstinence : restant alcoolique toute sa vie, impuissante devant l'alcool, elle a besoin d'aide. De nombreux professionnels de la santé recommandent les AA aux personnes alcoolodépendantes. À la fois spirituel et cognitif, le programme des AA procure un réel soutien. Ses 12 étapes reposent sur 2 piliers : admettre sa propre impuissance devant l'alcool; accepter de remettre sa volonté et sa vie entre les mains d'un pouvoir supérieur. La dimension spirituelle des AA intéresse certaines personnes mais en rebute d'autres. (Dans ce dernier cas, plusieurs autres organisations proposent des approches qui ne font pas du tout appel à la spiritualité.) Les dernières étapes du programme des AA invitent les participants à examiner leurs défauts, à admettre leurs fautes, à s'ouvrir à une puissance supérieure qui les aide à surmonter leurs défaillances, à faire amende honorable et à porter le message des AA aux autres personnes qui souffrent d'alcoolisme. Les membres sont encouragés à prier ou à méditer pour s'approcher de la puissance supérieure. En dehors des réunions, qui procurent un groupe d'entraide, les AA incitent les participants à communiquer avec un autre membre du groupe s'ils sont tenaillés par l'envie de boire.

Comme l'organisme ne tient pas de dossiers des membres et qu'il est impossible de mener des études de suivi randomisées, le taux de succès des AA reste difficile à mesurer avec exactitude. Les recherches montrent néanmoins que la participation aux rencontres diminue la fréquence et l'intensité de la consommation d'alcool (Ferri, Amato et Davoli, 2006). Comme pour d'autres formes de traitement, le taux d'abandon semble toutefois relativement élevé. Les participants qui tirent le mieux parti du programme des AA sont ceux qui optent résolument pour l'abstinence, s'engagent à éviter les situations à risque et restent durablement dans le programme (McKellar, Stewart et Humphreys, 2003 ; Moos et Moos, 2004 ; Morgenstern *et al.*, 2002).

Fondé en 1951, l'organisme Al-Anon est une branche des AA qui offre du soutien aux familles et aux amis des personnes alcooliques. Autre branche des AA, Alateen s'adresse aux enfants de parents alcooliques ; l'organisme leur procure du soutien et les aide à comprendre qu'ils ne sont pas responsables de l'alcoolisme de leurs parents et qu'ils n'ont pas à s'en sentir coupables.

Des traitements efficaces de la toxicodépendance et de l'alcoolisme existent. Pourtant, même en définissant la notion de traitement assez largement pour y inclure des programmes tels que les AA, seule une minorité de personnes alcooliques bénéficient de soins ciblés (Kranzler, 2006). Une étude menée récemment en Ontario le confirme : sur un échantillon de plus de 1 000 personnes qui abusent de l'alcool ou en sont dépendantes, un tiers seulement a été traité (Cunningham et Breslin, 2004). Manifestement, d'autres efforts s'avèrent indispensables pour aider plus efficacement les personnes aux prises avec l'alcoolisme ou une autre forme de toxicomanie.

Dans le cas des jeunes défavorisés pris au piège de la drogue et du désespoir, la réinsertion sociale passe nécessairement par une sensibilisation aux effets néfastes des drogues et un soutien professionnel qui tiennent compte des spécificités culturelles des clientèles visées. En conclusion, le défi consiste à développer des moyens efficaces d'aider les personnes alcooliques ou toxicomanes, ou qui risquent de le devenir, à mesurer les effets négatifs des psychotropes et à renoncer aux renforcements puissants, séduisants et immédiats que ces produits procurent – ou promettent.

Les troubles des conduites alimentaires

7

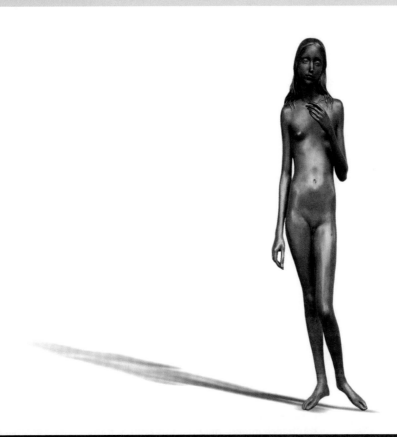

es troubles des conduites alimentaires (TCA) se caractérisent notamment par un souci constant ou presque de la nourriture et du corps, et par une remise en question profonde de sa propre valeur en tant qu'individu (Hudson *et al.*, 2006). La vie psychique des patients est le lieu de conflits internes permanents que certains d'entre eux définissent comme une « guerre » entre un ange et un démon. Dans l'encadré ci-dessous, la lettre d'Élodie à un psychothérapeute illustre bien l'intensité des difficultés que vivent les personnes atteintes d'un trouble des conduites alimentaires au moment des repas mais aussi, d'une manière plus générale, dans leur vie sociale, affective et personnelle.

moi L'anorexie par le menu

Mardi soir. Au menu: poisson, riz et brocolis. Je mange un quart du poisson, mais pas de brocolis parce que c'est trop lourd. Un gramme de riz, ça fait 1 kilocalorie; on devient grosse vache, avec ça. Je prends deux tranches de pain, comme d'habitude. Je n'arrive pas à manger plus; je suis une grosse nulle.

Mercredi midi. Poulet, semoule et ratatouille. La peau du poulet = alerte rouge! La semoule, ça va, mais il faut quand même faire attention. En mettant la ratatouille dans ma bouche, j'ai des remords et je la recrache. Je suis sale, pas sortable. Je prends du pain avec du fromage aux noix à 100% de matières grasses. J'aime bien, mais j'en mange avec modération.

Jeudi midi. Steak haché, pâtes. Horreur, mal-être. Ça baigne dans la sauce; je vais me noyer dans la graisse. Je n'en mange qu'un quart, avec trois pâtes et du pain (deux tranches sans rien dessus). Je n'en

peux plus; c'est trop dur. L'hôpital m'énerve. Au secours! Je ne m'en sortirai jamais. L'anorexie me hante; elle me ronge.

Vendredi matin. En mangeant tranquillement mes deux biscottes, j'ai une idée: cette fin de semaine, si j'ai une permission, je vais affronter cette « saloperie » face à face! Un vrai duel! Je vais me teindre les cheveux, m'habiller voyant (mais pas aguicheur) et je vais m'ouvrir aux autres, ne pas rester plantée là sur ma chaise, toute seule dans mon coin. Et si vous le voulez bien, je vous raconterai tout. Surtout le regard des hommes. Les trois quarts du temps, je ne pense qu'à une chose: surtout, ne pas grossir. Ne pas devenir une femme. Je voulais vous dire, aussi... Merci pour les exercices de respiration, ça m'aide beaucoup. Et merci de votre patience.

VÉRITÉ OU FICTION

V☐ F☐ Même si les autres les considèrent comme extrêmement minces, les jeunes femmes souffrant d'anorexie mentale se trouvent toujours trop grosses. (p. 207)

V☐ F☐ L'hyperphagie est une forme de boulimie dans laquelle la personne n'induit pas ses vomissements et ne fait pas d'exercice physique à outrance pour se « débarrasser » de la nourriture engloutie. (p. 210)

V☐ F☐ Les antidépresseurs peuvent réduire la fréquence des crises boulimiques. (p. 211)

V☐ F☐ Les femmes souffrant de boulimie se font vomir uniquement après les crises boulimiques. (p. 212)

V☐ F☐ Chez les Canadiennes, l'adoption d'un régime amincissant constitue un comportement alimentaire anormal. (p. 215)

V☐ F☐ L'obésité est l'un des troubles psychologiques les plus courants aux États-Unis et au Canada. (p. 217)

Les TCA se manifestent essentiellement chez les adolescents et les jeunes adultes, surtout les jeunes filles (Wilkins, 1997). Leur pronostic est alarmant, et ce, pour plusieurs raisons. Tout d'abord, les symptômes sont persistants et le parcours de maladie peut durer de longues années en entravant lourdement l'insertion sociale et professionnelle. Ensuite, les TCA infligent aux patients une souffrance intense qui prend souvent la forme d'une véritable crise existentielle et identitaire, doublée de la certitude profonde de ne pas disposer des ressources nécessaires pour affronter le problème (Gauvin, Steiger et Brodeur, 2009). Enfin, le risque de décès attribuable aux complications médicales des TCA ou au suicide impose la plus grande vigilance dans l'accompagnement de ces patients (Franko et Keel, 2006). Si les TCA en tant que tels restent peu fréquents, leurs formes atténuées ne sont pas si rares (Crowther et Mizes, 1992). Celles-ci se manifestent notamment par des pratiques alimentaires désordonnées, par exemple des périodes d'hyperphagie, de grignotage ou de restrictions alimentaires plus ou moins draconiennes.

Ce chapitre présente les différents TCA: anorexie mentale; boulimie; hyperphagie boulimique. Nous en exposerons les causes à travers une évaluation des facteurs étiologiques de notre modèle biopsychosocial. Enfin, nous examinerons les traitements possibles et nous attarderons à l'obésité, un problème de santé publique devenu presque épidémique.

Anorexie mentale Trouble mental de l'image corporelle caractérisé par la recherche et le maintien d'un poids anormalement faible et par une peur intense de grossir qui conduit à une restriction alimentaire volontaire ; il peut s'accompagner, chez les femmes, d'une aménorrhée secondaire ou d'un désinvestissement sexuel.

Boulimie Trouble des conduites alimentaires caractérisé par une alternance entre des ingestions impulsives, incontrôlables et excessives d'aliments, et des comportements compensatoires pour se débarrasser de ces aliments ingérés ; il s'accompagne d'un souci extrême et envahissant de son propre poids et de sa silhouette qui se traduit généralement par un fort sentiment de culpabilité.

Trouble des conduites alimentaires Trouble psychologique caractérisé par une perturbation des comportements alimentaires et par la mise en œuvre de stratégies dysfonctionnelles pour contrôler son poids et sa silhouette.

7.1 LA DESCRIPTION DES TROUBLES DES CONDUITES ALIMENTAIRES

Alors que certains succombent à la malbouffe et à la surconsommation alimentaire, deux phénomènes largement répandus dans les sociétés occidentales, d'autres cherchent à manger le moins possible. Certains pensent de manière obsessive à leur poids, visent des objectifs inhumains de minceur, jeûnent et se privent de nourriture parfois jusqu'à la mort ; d'autres sont possédés d'un besoin apparemment incontrôlable d'engloutir de la nourriture, quitte à se purger ensuite pour reprendre le contrôle de leurs comportements alimentaires. Ces syndromes, respectivement appelés **anorexie mentale** et **boulimie**, représentent les deux principaux troubles des conduites alimentaires. Ils ne s'excluent pas nécessairement l'un l'autre.

Les **troubles des conduites alimentaires** (TCA) se caractérisent par une perturbation des comportements alimentaires et par la mise en œuvre de stratégies dysfonctionnelles pour contrôler son poids et sa silhouette. Comme beaucoup de troubles psychologiques, l'anorexie mentale et la boulimie sont souvent associées à d'autres problèmes pathologiques, notamment la dépression, les troubles anxieux, le trouble de personnalité limite et l'abus de psychotropes ou la toxicodépendance. Le tableau 7.1 récapitule les principaux TCA.

TABLEAU 7.1 — Les principaux troubles des conduites alimentaires

TCA	Prévalence vie entière	Caractéristiques	Traits cliniques associés
Anorexie mentale	0,9 % des femmes 0,3 % des hommes	Restriction alimentaire volontaire se traduisant par un poids très faible, souvent dangereux pour la santé	Peur intense de grossir ou de devenir obèse. Altération de l'image corporelle (perception de soi en surpoids en dépit de l'extrême maigreur). Deux sous-types : l'anorexie mentale restrictive ; l'anorexie mentale avec crises de boulimie. Risque important de complications médicales (dénutrition). Touche surtout les jeunes femmes occidentales.
Boulimie	De 1 à 3 % des femmes De 0,1 à 0,3 % des hommes	Alternance de prises alimentaires impulsives et excessives, et de comportements compensatoires inappropriés	Poids généralement normal. Souci extrême de son poids et de sa silhouette. Risque important de complications médicales (vomissements répétés). Touche surtout les jeunes femmes occidentales.
Hyperphagie boulimique	3 % des femmes 2 % des hommes	Consommation excessive d'aliments sans comportements compensatoires	Touche essentiellement les femmes obèses, et à un âge plus avancé que l'anorexie ou la boulimie. Les personnes qui en souffrent sont souvent qualifiées de « mangeurs compulsifs ».

Sources : APA (2003) ; Hudson *et al.* (2006), p. 313-319.

L'anorexie et la boulimie touchent majoritairement les jeunes femmes. Bien qu'ils puissent commencer à se manifester à l'âge adulte avancé, les TCA surviennent généralement à l'adolescence ou au tout début de l'âge adulte – l'apogée des processus de construction identitaire, de maturation sexuelle, d'autonomisation et de détachement vis-à-vis des parents, mais aussi le point culminant des pressions subies en faveur de la minceur. Les recherches montrent d'ailleurs que la prévalence des TCA a augmenté avec l'intensification de ces pressions sociales. L'anorexie mentale touche de 0,5 à 4 % des Canadiennes (tous âges confondus), et la boulimie, entre 1 et 4 % (Santé Canada, 2002 ; Steiger et Séguin, 1999). Au total, l'anorexie mentale et la boulimie concernent environ 2,5 % de la population canadienne (Zhu et Walsh, 2002 ; Steiger et Séguin, 1999).

Un nombre bien plus élevé de femmes présenterait toutefois des comportements anorexiques ou boulimiques qui ne relèvent pas d'un TCA proprement dit. Ainsi, une étudiante sur deux aurait déjà volontairement induit ses propres vomissements après avoir «trop mangé» (Fairburn et Wilson, 1993). Encore peu étudiée, l'histoire naturelle des TCA reste mal connue (Simon, 2007). Pour l'anorexie comme pour la boulimie, l'analyse de l'évolution de la maladie sur 10 ans révèle qu'environ la moitié des patients en guérissent; un tiers en guérissent partiellement ou font des rechutes fréquentes; 20 % en sont atteints de manière chronique (Godart, Perderau et Jeammet, 2004a, 2004b).

Contrairement à une croyance tenace, les TCA ne frappent pas plus durement les strates socioéconomiques supérieures. Les milieux aisés sont par contre plus enclins à recourir aux soins spécialisés, ce qui pourrait expliquer cette impression persistante dans l'opinion publique. Parmi les facteurs contributifs possibles, l'idéal de minceur véhiculé dans notre société intéresse maintenant toutes les couches sociales.

L'anorexie mentale

Les personnes qui souffrent d'anorexie mentale se disent indifférentes envers la nourriture, voire dégoûtées par certains aliments. Elles mangent sans plaisir les rares aliments qui trouvent grâce à leurs yeux et redoutent l'heure du repas et de la digestion, tant en raison de la nourriture elle-même que du regard des autres. Elles refusent de manger plus qu'il ne leur semble strictement nécessaire pour se maintenir au poids minimal compte tenu de leur âge et de leur stature. Elles se privent pendant des mois, jusqu'à devenir trop maigres pour poursuivre leurs activités habituelles. Dans certains cas, leur extrême maigreur nuit à leur santé. L'anorexie mentale commence généralement à se manifester entre 12 et 18 ans, parfois plus tôt, parfois plus tard. L'encadré 7.1 indique les signes cliniques qui permettent d'établir un diagnostic d'anorexie mentale.

ENCADRÉ **7.1** — Les critères diagnostiques de l'anorexie mentale

> A. Refus de maintenir le poids corporel au niveau ou au-dessus d'un poids minimum normal pour l'âge et pour la taille ([...] moins de 85 % du poids attendu [considérant l'âge et la taille]).
>
> B. Peur intense de prendre du poids ou de devenir gros, alors que le poids est inférieur à la normale [malgré une insuffisance pondérale].
>
> C. Altération de la perception du poids ou de la forme de son propre corps [dysmorphophobie], influence excessive du poids ou de la forme corporelle sur l'estime de soi, ou déni de la gravité de la maigreur actuelle.
>
> D. Chez les femmes postpubères, aménorrhée c.à-d. absence d'au moins trois cycles menstruels consécutifs [...].
>
> *Source:* APA (2003), p. 682.

Si l'extrême maigreur semble dominer le tableau clinique de l'anorexie mentale, c'est en fait la peur intense de devenir obèse qui en constitue le signe le plus caractéristique. La maladie se manifeste généralement après les premières règles, quand la jeune fille constate qu'elle prend du poids et que ses formes s'arrondissent – notamment les fesses, les hanches, le ventre et la poitrine. Ce développement de la masse adipeuse est normal chez les adolescentes; c'est un signe de la maturation physiologique qui permettra la grossesse et l'allaitement. Les adolescentes anorexiques cherchent à enrayer ce processus en suivant des régimes de plus en plus restrictifs, souvent accompagnés d'un programme sportif excessif qui repose sur une activité préexistante (danse, judo...) ou nouvelle (jogging, entraînement cardiovasculaire, aérobique...). Même quand elles atteignent leur objectif pondéral initial et que leurs proches et leurs amis se montrent inquiets pour elles, elles maintiennent cette stratégie. L'anorexie mentale peut aussi se manifester chez les jeunes qui quittent le foyer familial (par exemple pour aller étudier) et qui ont du mal à s'adapter à la vie universitaire et à l'autonomie. Enfin, les comportements alimentaires malsains ne sont pas rares chez les jeunes femmes engagées dans des cheminements sportifs ou artistiques qui exigent une minceur peu réaliste.

Très souvent, les personnes souffrant d'anorexie nient leur perte de poids excessive et invoquent leurs nombreuses activités physiques comme témoins de leur «bon état de santé». Alors que leur entourage peut trouver qu'elles n'ont plus que «la peau sur les os», elles persistent à se voir «trop grosses». Les TCA s'accompagnent généralement, en effet, de distorsions de l'image corporelle (APA, 2003). Tandis que certaines personnes anorexiques se font littéralement mourir de faim, d'autres sont obsédées par la nourriture et en parlent souvent – quand elles ne concoctent pas des plats très élaborés pour leurs proches.

LES FORMES D'ANOREXIE MENTALE

Il existe deux types d'anorexie mentale : le type *restrictif* et le type *avec crises de boulimie et vomissements ou purgations*. Le premier type (restrictif) est le plus courant (Jeammet, 2009). Il se caractérise par un apport alimentaire restreint au strict minimum par un contrôle de soi et des règles de vie extrêmement rigoureux. Contrairement à la boulimie proprement dite, l'anorexie mentale avec crises de boulimie et vomissements ou purgations vise le maintien du poids le plus bas possible par la mise en œuvre de stratégies d'amaigrissement effrénées (voir le cas d'Amandine ci-dessous). Elle se distingue toutefois de l'anorexie mentale de type restrictif par les conduites alimentaires elles-mêmes, mais aussi par la concomitance des comportements impulsifs (par exemple l'abus de psychotropes, le vol ou l'automutilation), les «montagnes russes» émotionnelles et les affects dépressifs marqués. Le patient oscille constamment entre les phases restrictives, au cours desquelles il se prive de tout plaisir, et les phases désinhibées et désordonnées, dans lesquelles il cède à ses impulsions et perd le contrôle de lui-même. Certaines publications désignent également ce type d'anorexie par l'appellation «trouble mixte». Par ailleurs, la distinction entre l'anorexie et la boulimie ne fait pas entièrement consensus car, d'une part, leurs tableaux cliniques s'avèrent parfois relativement proches et, d'autre part, certains patients passent de l'anorexie à la boulimie (le cas inverse est plus rare).

R É P O N S E
VÉRITÉ **OU** FICTION

Même si les autres les considèrent comme extrêmement minces, les jeunes femmes souffrant d'anorexie mentale se trouvent toujours trop grosses. V

Alors que leur entourage trouve souvent qu'elles n'ont plus que «la peau sur les os», les personnes anorexiques se voient toujours «trop grosses».

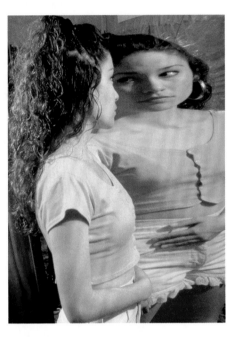

▲ *Image corporelle et anorexie.* L'altération de l'image corporelle constitue une caractéristique centrale des troubles des conduites alimentaires.

ÉTUDE DE CAS

AMANDINE

Amandine, 26 ans, est hospitalisée pour la troisième fois. Ses antécédents font état de boulimie et de toxicodépendance (cannabis). Cette fois, la consultation initiale révèle plutôt un amaigrissement très marqué, dont un **indice de masse corporelle** (IMC) de 14, une restriction alimentaire jalonnée de crises boulimiques avec vomissements et des idées suicidaires. Amandine vient pour «voir qui va gagner : celle qui veut s'en sortir ou celle qui ne veut pas». Fille de policier, elle a quitté son milieu familial pour aller vivre avec son compagnon, un vendeur de drogues incarcéré à plusieurs reprises. Elle a pu briser l'emprise qu'il exerçait sur elle seulement le jour où il s'est fait arrêter. Ses vomissements seraient apparus «pour se punir», «comme une béquille», «pour garder le contrôle» dans un climat de violence et d'insécurité. Quelques années ont passé. Aujourd'hui, son IMC est faible, et sa kaliémie (taux de potassium dans le sang) inquiétante. Amandine dit pourtant qu'elle veut continuer à maigrir et qu'elle a besoin d'aller au bout de ce processus pour s'en sortir vraiment. Après quelques semaines d'hospitalisation, son IMC est quand même remonté à 16. Amandine dit qu'elle se sent bien, qu'elle a de l'énergie ; toutefois, elle trouve que son poids est «bien comme ça», refuse les féculents, le fromage et les sauces, et s'astreint à de nombreux interdits par peur d'une crise de boulimie, peur de prendre 1 kg à chaque pesée, peur de grossir... Elle exprime parfois l'envie de tout changer – de boulot, d'appartement –, mais elle ne sait pas comment s'y prendre et ne voit pas ce qu'elle pourrait faire d'autre.

Indice de masse corporelle

Indice de référence international mesurant le rapport entre le poids et la taille, et utilisé dans les domaines des troubles alimentaires et métaboliques (en anglais : *Body Mass Index*, BMI).

LES COMPLICATIONS MÉDICALES DE L'ANOREXIE MENTALE

L'anorexie mentale peut entraîner des complications médicales graves, parfois mortelles. En plus de la perte de poids, qui atteint parfois plus d'un tiers de la masse corporelle initiale, l'anorexie cause de nombreux bouleversements dans l'organisme : au niveau dermatologique, sécheresse, décoloration et jaunissement cutanés, développement d'une pilosité duveteuse et alopécie ; au niveau cardiaque, irrégularité du rythme, hypotension provoquant vertiges et pertes de connaissance ; au niveau digestif, constipation, douleurs, fécalome et paralysie intestinale.

L'anorexie mentale induit des anomalies de la biologie sanguine tout aussi inquiétantes. En particulier, l'anémie et l'hypokaliémie (carence en potassium) peuvent favoriser les troubles cardiaques et rénaux. Chez les femmes, elle altère également les traits de la féminité : réduction du volume des seins ; aménorrhée. Elle se traduit aussi par un affaiblissement musculaire important et une perturbation de la croissance osseuse qui accroît le risque d'ostéoporose. Enfin, les personnes anorexiques sont exposées à un risque élevé de suicide (Franko et Keel, 2006). Les études longitudinales montrent que de 5 à 15 % des patients anorexiques meurent de cette maladie : la moitié par suicide ; l'autre moitié à la suite des complications somatiques des comportements alimentaires.

La boulimie

La boulimie est un TCA caractérisé par des prises alimentaires massives immédiatement suivies de comportements compensatoires inadaptés. Mises en œuvre dans l'espoir d'éviter le gain pondéral, ces stratégies dysfonctionnelles peuvent prendre deux formes : soit la purgation par les vomissements induits ou par l'utilisation de laxatifs, de diurétiques ou de lavements, soit le jeûne ou l'exercice physique excessif (voir encadré 7.2). Les personnes souffrant de boulimie recourent généralement à plusieurs types de comportements compensatoires. La boulimie touche essentiellement les femmes à la fin de l'adolescence ou au début de l'âge adulte, une étape souvent marquée par une intensification des préoccupations relatives à la silhouette et au poids (APA, 2003).

Alors que les personnes souffrant d'anorexie mentale sont toujours d'une maigreur extrême, les personnes boulimiques maintiennent généralement un poids santé. Elles expriment toutefois une forte crainte de grossir, même si leur idéal de

---

E N C A D R É 7.2 — Les critères diagnostiques de la boulimie

A. Survenue récurrente de crises de boulimie […]. Une crise de boulimie répond aux deux caractéristiques suivantes : (1) absorption en une période de temps limité (p. ex., moins de 2 heures) d'une quantité de nourriture largement supérieure à ce que la plupart des gens absorberaient en une période de temps similaire et dans les mêmes circonstances ; (2) sentiment d'une perte de contrôle sur le comportement alimentaire pendant la crise (p. ex., sentiment de ne pas pouvoir s'arrêter de manger ou de ne pas pouvoir contrôler ce que l'on mange ou la quantité que l'on mange).

B. Comportements compensatoires inappropriés et récurrents visant à prévenir la prise de poids, tels que : vomissements provoqués ; emploi abusif de laxatifs, diurétiques, lavements ou autres médicaments ; jeûne ; exercice physique excessif.

C. Les crises de boulimie et les comportements compensatoires inappropriés surviennent tous deux, en moyenne, au moins 2 fois par semaine pendant 3 mois.

D. L'estime de soi est influencée de manière excessive par le poids et la forme corporelle.

E. Le trouble ne survient pas exclusivement pendant des épisodes d'anorexie mentale (Anorexia nervosa).

[…]

Source : Adapté de l'APA (2003), p. 687-688.

poids s'apparente à celui des personnes qui ne souffrent pas d'un TCA (contrairement à celui des personnes anorexiques, très éloigné de l'idéal pondéral courant).

Les personnes boulimiques cachent souvent leur situation à leurs parents et à leur entourage, parfois pendant des années. La crise boulimique survient généralement au domicile, mais en l'absence des proches ou pendant leur sommeil afin de la leur dissimuler. Accaparant les pensées de la personne boulimique bien avant de commencer, la crise provoque une tension difficilement soutenable, parfois même de l'agressivité envers les proches s'ils sont perçus comme des témoins gênants ou des obstacles au déploiement de l'épisode boulimique. La crise peut être improvisée (à partir des aliments disponibles dans la maison) ou planifiée (achat et préparation de la nourriture en prévision de l'épisode boulimique).

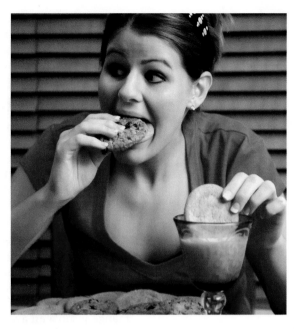

▲ *La boulimie.* La personne éprouve un besoin incontrôlable de manger tout ce qu'elle s'interdit normalement, et ce, dans une période de temps très courte, le tout suivi de comportements compensatoires.

Toujours tenue secrète, la prise alimentaire excessive dure environ 30 à 60 minutes. Elle porte la plupart du temps sur des aliments gras ou sucrés et hypercaloriques que la personne boulimique s'interdit habituellement de consommer (Drewnowski, 1997; Guertin, 1999). Plusieurs milliers de calories peuvent être ainsi englouties avec plaisir et soulagement, dans un état euphorisant d'abandon et de perte de contrôle. Peu à peu, toutefois, le plaisir gastronomique cède le pas aux sensations douloureuses, à un sentiment de culpabilité intense et à la saturation physique. La personne boulimique souffre alors de maux de ventre (impression de trop-plein attribuable à l'expansion soudaine de l'estomac), de nausées, voire d'un sentiment de lourdeur et d'une grande faiblesse. L'épisode se conclut le plus souvent par des vomissements provoqués qui se prolongent jusqu'à ce que la personne boulimique estime s'être «débarrassée» de la totalité ou presque des aliments qu'elle vient d'ingérer. Certains patients ne considèrent la crise comme véritablement achevée qu'à l'instant où, ayant pris une douche et s'étant «purifiés», ils sombrent enfin dans le sommeil, épuisés; d'autres peuvent au contraire enclencher tout de suite un nouvel épisode.

La boulimie occupe beaucoup les pensées des personnes qui en souffrent. Elle exige en outre la mise à contribution de ressources importantes, en particulier financières. Dans certains cas extrêmes, les crises accaparent l'essentiel des journées et détériorent considérablement la qualité de vie du patient. La boulimie est généralement associée à des affects dépressifs, et ce sont souvent ces derniers qui justifient la demande de soins.

LES COMPLICATIONS MÉDICALES DE LA BOULIMIE

Comme l'anorexie mentale, la boulimie peut entraîner de nombreuses complications médicales, notamment des affections cardiaques, des déséquilibres électrolytiques ou des insuffisances rénales qui peuvent conduire à la mort (Santé Canada, 2002). Les vomissements répétés causent par ailleurs des irritations cutanées autour de la bouche, l'hypertrophie des glandes salivaires, la dégradation de l'émail dentaire, l'érosion des dents, l'altération des récepteurs gustatifs du palais et l'atténuation du caractère aversif des vomissements, laquelle favorise la perpétuation du comportement. L'alternance répétée des crises boulimiques et des vomissements provoque des douleurs œsophagiennes et abdominales, et accroît le risque de pancréatite. L'utilisation prolongée de laxatifs peut induire des diarrhées ainsi qu'une dépendance à ce type de produit; perdant progressivement leur autonomie fonctionnelle, les intestins deviennent «paresseux» et ne peuvent plus fonctionner sans l'apport de laxatifs. Les vomissements et l'ingestion de laxatifs entraînent par ailleurs une baisse marquée du taux de potassium dans le sang, qui se traduit par une faiblesse musculaire, des irrégularités cardiaques ainsi qu'un risque de mort subite. Comme l'anorexie, la boulimie peut suspendre les menstruations. Par contre, elle ne semble pas induire un risque de suicide plus élevé que dans la population dans son ensemble. La boulimie s'accompagne cependant d'un taux élevé de tentatives de suicide, que les recherches situent aux alentours de 25 à 35 % (Franko et Keel, 2006).

L'hyperphagie boulimique

Hyperphagie boulimique Trouble des conduites alimentaires caractérisé par des crises boulimiques répétées sans comportements compensatoires.

Les classifications internationales commencent à rendre compte d'un nouveau trouble, l'**hyperphagie boulimique** (*binge eating*). Tout en soulignant son importance, elles s'accordent à considérer que ce trouble doit faire l'objet d'une définition plus précise avant d'être érigé en diagnostic à part entière. Sa description reste pour le moment approximative : crises boulimiques n'étant pas suivies de vomissements et s'étant produites au moins deux fois par semaine pendant les trois derniers mois (Stotland, 2000).

Le *DSM-IV-TR* considère l'hyperphagie boulimique comme un TCA reconnu et caractérisé par des critères diagnostiques précis – les mêmes que la boulimie, à l'exception des comportements compensatoires inappropriés (vomissements, ingestion de laxatifs, exercice physique intensif ou jeûnes). Les crises d'hyperphagie ne s'inscrivent pas dans le contexte d'une anorexie mentale ou d'une boulimie. Le patient mange jusqu'à en avoir mal et continue de se gaver en dépit de sa sensation de trop-plein, voire de malaise abdominal, de nausées ou de dégoût (APA, 2003).

Pendant les crises, le patient mange bien au-delà de la satiété, sans plaisir, souvent même en dépit de sensations douloureuses. Ces épisodes boulimiques se vivent généralement dans la solitude et entraînent après coup un fort sentiment de culpabilité. Considérés comme des mangeurs compulsifs, les individus atteints d'hyperphagie boulimique ont l'impression de perdre le contrôle de leur alimentation. Il importe de bien cerner ce trouble, car il persiste la vie entière ; sa prévalence s'établit à environ 3 % chez les femmes et à 2 % chez les hommes (Hudson *et al.*, 2006). L'hyperphagie est donc plus fréquente que l'anorexie mentale ou la boulimie (O'Brien et Vincent, 2003).

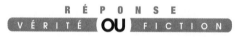

RÉPONSE

VÉRITÉ OU FICTION

L'hyperphagie est une forme de boulimie dans laquelle la personne n'induit pas ses vomissements et ne fait pas d'exercice physique à outrance pour se « débarrasser » de la nourriture engloutie. V

L'hyperphagie se définit par les mêmes critères diagnostiques que la boulimie, à l'exception des comportements compensatoires.

L'hyperphagie boulimique se caractérise surtout par l'absence de comportements compensatoires à la suite des prises alimentaires excessives. Le gain pondéral marqué et l'obésité durable en constituent les principales conséquences. Contrairement à la boulimie, l'hyperphagie boulimique se révèle étroitement liée à l'obésité et à l'obésité morbide (Hudson *et al.*, 2006). Elle est aussi associée à la dépression et à la multiplication des tentatives infructueuses et désespérées pour mincir et maintenir les progrès réalisés. L'hyperphagie boulimique intervient généralement à un âge plus avancé que les autres TCA. En plus de favoriser la surcharge pondérale par la surconsommation alimentaire répétée, elle accroît les risques de maladies du cœur, d'hypertension artérielle, d'hypercholestérolémie, de diabète de type 2, d'apnée du sommeil et d'insuffisance respiratoire.

L'hyperphagie boulimique est parfois comparée à d'autres syndromes caractérisés par la perte du contrôle comportemental, par exemple le jeu pathologique et certaines dépendances. Les recherches soulignent l'influence des antécédents de régime (Howard et Porzelius, 1999) et, dans certains cas, du patrimoine génétique (Branson *et al.*, 2003).

7.2 LES CAUSES DES TROUBLES DES CONDUITES ALIMENTAIRES

Les TCA tels que l'anorexie mentale et la boulimie s'expliqueraient par un ensemble complexe de facteurs (Polivy et Herman, 2002). Comme pour plusieurs autres problèmes psychopathologiques, on ne comprend pas encore clairement leurs causes exactes ; on sait cependant qu'ils résultent de l'interaction de dimensions biologique, psychologique et sociale (voir figure 7.1).

Dimension biologique
- Anomalies cérébrales: dysfonctionnement des mécanismes de contrôle de la faim et de la satiété
- Facteurs biochimiques: antidépresseurs et sérotonine
- Facteurs génétiques: antécédents familiaux et prédisposition génétique perturbant l'activité des neurotransmetteurs

Dimension sociale
- Société: normes sociétales; exposition aux canons de la minceur; insatisfaction corporelle résultant de l'intériorisation de l'idéal de minceur
- Famille: difficultés familiales – regard des parents; volonté de punir l'entourage de ses propres sentiments d'abandon/aliénation; tentative de rétablissement d'une relation maternelle devenue défaillante; diversion de l'attention des conflits familiaux/parentaux vers le trouble alimentaire

Dimension psychologique
- Comportements: phobie de la prise de poids et soulagement de l'anxiété par renforcement négatif (vomissements, régime, exercice physique, ingestion de laxatifs)
- Cognitions: sentiment de maîtrise et d'indépendance par le perfectionnisme
- Émotions: prise en charge de la responsabilité des erreurs et des malheurs des autres; grande labilité émotionnelle et faible estime de soi dues aux jugements très sévères portés sur soi

FIGURE 7.1

L'interaction des dimensions biologique, psychologique et sociale dans l'étiologie des troubles des conduites alimentaires

La dimension biologique

La boulimie résulterait notamment d'un dysfonctionnement de certains mécanismes cérébraux qui régissent la faim et la satiété, en particulier dans le système sérotoninergique. La sérotonine joue un rôle crucial dans la régulation de l'humeur mais aussi de l'appétit, essentiellement pour ce qui concerne les hydrates de carbone (glucides). Les épisodes boulimiques, surtout la surconsommation de glucides, pourraient ainsi s'expliquer par une insuffisance du taux de sérotonine et une hypersensibilité des récepteurs sérotoninergiques (Levitan *et al.*, 1997). Il semble par ailleurs qu'une perturbation des mécanismes de contrôle de la satiété soit en cause; le cerveau des personnes boulimiques ne semble pas percevoir les sensations de trop-plein, ce qui leur donnerait constamment l'impression d'être «vides». Ces hypothèses s'appuient en partie sur le fait que certains types d'antidépresseurs diminuent la fréquence des crises boulimiques (Walsh *et al.*, 2004). Or, ces produits, par exemple la fluoxétine, bloquent la recapture de la sérotonine et augmentent ainsi la concentration de ce neurotransmetteur. De plus, les TCA s'accompagnent souvent de dépression ou s'inscrivent dans un contexte d'antécédents dépressifs.

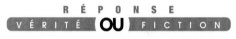

RÉPONSE

VÉRITÉ OU FICTION

Les antidépresseurs peuvent réduire la fréquence des crises boulimiques. V

Les antidépresseurs diminuent la fréquence des crises chez les personnes souffrant de boulimie.

Les facteurs génétiques semblent également jouer un rôle non négligeable dans l'émergence des TCA (Bulik *et al.*, 2006; Lamberg, 2003). Les recherches constatent en effet des antécédents familiaux significatifs mais, surtout, les études sur des jumeaux révèlent un taux de concordance pour la boulimie de 23 % chez les monozygotes, contre 9 % seulement chez les dizygotes (Kendler *et al.*, 1991). Pour l'anorexie, les taux de concordance s'établissent à 50 % et à 5 %, respectivement (Holland, Sicotte et Treasure, 1988). Les facteurs génétiques ne peuvent toutefois pas expliquer à eux seuls le développement d'un TCA. En l'état actuel des connaissances, selon l'hypothèse la plus probable, l'interaction entre, d'une part, une prédisposition génétique en ce qui a trait à l'activité des neurotransmetteurs et, d'autre part, des facteurs environnementaux et familiaux, augmenterait le risque de TCA.

RÉPONSE
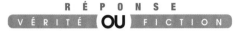
VÉRITÉ OU FICTION

Les femmes souffrant de boulimie se font vomir uniquement après les crises boulimiques. F

Certaines femmes souffrant de boulimie ont tellement peur de grossir qu'elles se font vomir après chacun de leurs repas.

La dimension psychologique

L'analyse des TCA doit aussi prendre en considération les facteurs psychologiques. Toutes les personnes aux prises avec l'anorexie mentale ou la boulimie s'astreignent à des règles alimentaires très strictes, mais présentent aussi d'autres traits comportementaux, cognitifs et émotionnels communs.

Les théories de l'apprentissage assimilent les TCA à une phobie de la prise de poids. Considéré comme un renforcement négatif, le soulagement de l'anxiété jouerait un rôle central dans la pérennisation du trouble. De fait, les personnes boulimiques ont souvent vécu des périodes de surcharge pondérale plus ou moins importante, et les crises boulimiques suivies de vomissements surviennent généralement à la suite d'un régime amaigrissant draconien. À l'apogée de cette période de restrictions strictes, le patient n'arrive plus à respecter les interdits qu'il s'est imposés et verse dans l'excès inverse. Le contrôle implacable cède alors le pas à une alimentation totalement désinhibée qui déclenche une crainte intense de devenir gros, voire obèse. Aux yeux du patient, son seul recours consiste alors à se faire vomir après chaque crise – ce qui lui procure effectivement un soulagement immédiat, mais bien relatif. Certaines femmes souffrant de boulimie ont tellement peur de grossir qu'elles se font vomir après chacun de leurs repas. L'anorexie est très similaire à cet égard ; le rejet de la nourriture et les vomissements font également office de renforcements négatifs devant la peur de grossir (voir encadré « Questionnaire d'évaluation de la phobie de la prise de poids »).

L'insatisfaction à l'égard du corps constitue aussi un facteur psychologique de premier plan. Elle peut notamment déclencher des comportements inadaptés de privation, voire de purgation, qui visent à atteindre un idéal de poids et de silhouette. C'était par exemple le cas d'Ana Carolina Reston, mannequin brésilienne morte d'anorexie.

POUR APPROFONDIR

QUESTIONNAIRE D'ÉVALUATION DE LA PHOBIE DE LA PRISE DE POIDS

La peur de grossir constitue l'un des grands déterminants communs à tous les TCA. L'échelle de phobie de la prise du poids Goldfarb mesure cette peur et permet de repérer les personnes susceptibles de développer un trouble alimentaire. Ses échelons distinguent les femmes anorexiques ou boulimiques des femmes qui ne présentent pas de TCA. Il est à noter que les personnes qui suivent un régime amincissant obtiennent des scores plus élevés que les autres.

Pour chacune des affirmations ci-contre, indiquez le chiffre qui correspond le mieux à vos sentiments et à vos convictions, selon le barème suivant :

1 = tout à fait faux	3 = plutôt vrai
2 = plutôt faux	4 = tout à fait vrai

1. Ma plus grande crainte ? Devenir gros ! _____

2. J'ai peur de prendre du poids, même un tout petit peu. _____

3. Il est très possible que je présente une surcharge pondérale un jour. _____

4. Je ne comprends pas comment les gens corpulents arrivent à supporter leur état. _____

5. Devenir gros, c'est la pire chose qui pourrait m'arriver. _____

6. Si je relâche ma vigilance, je pourrais bien devenir énorme. _____

7. Quand je pense qu'un jour, je pourrais avoir plusieurs kilos en trop, je panique ; je n'arrive pas à me raisonner ni à me rassurer. _____

8. Toute ma vie tourne autour de la maîtrise de mon poids. _____

9. Chaque fois que je mange, même très peu, je risque de perdre le contrôle et de ne plus pouvoir m'arrêter. _____

10. Pour moi, le seul moyen de ne pas perdre le contrôle et de ne pas grossir, c'est de ne jamais manger complètement à ma faim. _____

Pour obtenir votre score final, additionnez tous les nombres correspondant à vos réponses.

Source : Goldfarb, Dykens et Gerrard (1985), p. 329-332.

Les facteurs cognitifs jouent également un rôle crucial. Les jeunes femmes anorexiques sont généralement perfectionnistes (Bardone-Cone *et al.*, 2006; Lilenfeld *et al.*, 2006; Pearson et Gleaves, 2006). Elles ont tendance à s'imposer une rigueur excessive et des objectifs très élevés, voire inatteignables. Pendant quelque temps, l'extrême restriction alimentaire à laquelle elles s'astreignent et les nombreuses activités dans lesquelles elles se surinvestissent avec succès leur procurent un sentiment gratifiant de maîtrise et d'indépendance. Mais à terme, les échecs et l'épuisement inéluctables leur infligent une immense détresse psychologique. Les femmes souffrant de boulimie ont tendance à voir la vie en «noir ou blanc», sans nuances: c'est tout ou rien. Après avoir suivi scrupuleusement des règles rigides, elles vivent chacun de leurs inévitables «écarts de conduite», même mineurs, même occasionnels, comme autant d'échecs cinglants. Elles considèrent leurs entorses à leur régime alimentaire, aussi insignifiantes soient-elles objectivement, comme de véritables catastrophes qui ouvrent grand les vannes d'une permissivité excessive, d'une alternance débridée de crises boulimiques et de vomissements provoqués.

De manière plus générale, les personnes ayant un TCA ont tendance à endosser la responsabilité des erreurs et des malheurs des gens qui les entourent; cette attitude inconsciente participe probablement à la perpétuation du trouble (Morrison, Waller et Lawson, 2006). La boulimie s'accompagne en général d'une grande labilité émotionnelle et d'une faible estime de soi, deux conséquences des jugements extrêmement sévères que les personnes concernées portent sur elles-mêmes.

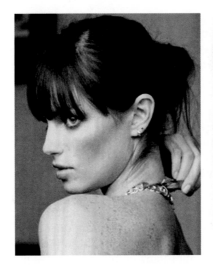 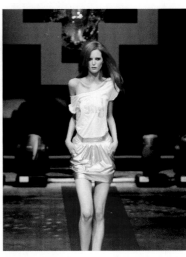

▲ *Ana Carolina Reston*, mannequin brésilienne, est morte en 2006 des complications de l'anorexie, à l'âge de 21 ans. Elle pesait alors 40 kilos pour 1,74 m. Son IMC, extrêmement faible, s'établissait à 13. Loin de constituer un cas isolé, ce décès a relancé la polémique sur les pressions imposées aux mannequins et sur les normes de minceur irréalistes véhiculées par le monde de la mode.

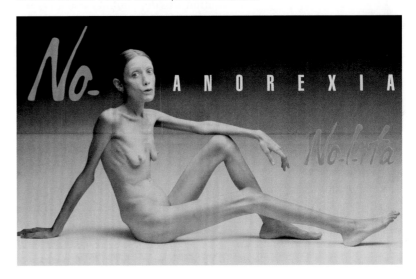

▲ *Isabelle Caro*, jeune mannequin et actrice souffrant d'anorexie depuis plusieurs années, choqua le monde de la mode lorsqu'elle participa à une campagne pour dénoncer le culte de la maigreur. Mlle Caro, décédée à l'âge de 28 ans, voulait s'en sortir. Toutefois, la maladie l'emporta fin décembre 2010.

Par ailleurs, ce TCA est souvent associé à des symptômes dépressifs ou obsessionnels, et à des dépendances (O'Brien et Vincent, 2003; Stice, Burton et Shaw, 2004). À l'examen de ces constats, certains chercheurs en concluent que les crises alimentaires pourraient constituer une manière de lutter contre l'angoisse (Sherwood *et al.*, 2000). Mais, paradoxalement, les crises boulimiques aboutissent à moyen terme à une intensification de la détresse psychologique. Il est à souligner que les antécédents d'abus physiques et sexuels dans l'enfance sont plus fréquents chez les femmes boulimiques que dans la population féminine en général (Kent et Waller, 2000). Dans certains cas, la boulimie pourrait ainsi correspondre à une forme inadaptée de protection à la suite des abus.

Plusieurs recherches en psychodynamique se sont attachées à éclairer les enjeux affectifs et développementaux des TCA et à préciser l'organisation de la personnalité à partir des symptômes observés (Bruch, 1973; Minuchin, Rosman et Baker, 1978). Dans ce domaine, c'est à Hilde Bruch (1973) qu'on doit les premiers travaux d'envergure. Quelles sont les conclusions des chercheurs? Premièrement, l'anorexie reposerait sur le vécu d'un soi altéré foncièrement mauvais à l'égard duquel le perfectionnisme ferait office de mécanisme de défense, les émotions «négatives» telles que la colère, le ressentiment ou la jalousie se révélant insupportables à éprouver. Le TCA et l'autodiscipline correspondante s'inscrivent par ailleurs dans une démarche double : d'une part, la tentative, nécessairement vouée à l'échec, pour prouver avec éclat sa propre autonomie en vue de pallier un problème d'individuation ; d'autre part, le déploiement d'efforts considérables, et niés tout aussi énergiquement, visant à obtenir l'admiration des parents dans un contexte de rapports de dépendance affective, de contrôle et de manipulation. Le musèlement des besoins fondamentaux et l'étouffement de tout plaisir sont censés témoigner des capacités d'autonomie du patient ; ce fantasme s'exprime par un désinvestissement des sphères alimentaires, corporelles, sexuelles et relationnelles.

Deuxièmement, les personnes boulimiques souffrent d'une incapacité à se représenter l'autre et, par conséquent, à compter sur lui. Selon Bruch (1973), cette inaptitude à s'autodéfinir naîtrait de carences dans les interactions mère-enfant ; elle empêcherait ces patients de se positionner avec justesse sur le plan interpersonnel et de réguler leurs émotions induites par un vécu d'abandon et par l'incapacité à supporter la solitude. Contrairement aux symptômes de l'anorexie, qui sont marqués par l'hypercontrôle et la passivité (apparente), ceux de la boulimie sont «spectaculaires» et complètement incontrôlés. Ils s'expriment généralement dans le domaine de l'alimentation, des dépendances ou de la sexualité, et peuvent se révéler dangereux, voire autoagressifs. Plusieurs interprétations de ces symptômes sont envisageables. Ils pourraient notamment constituer une tentative dysfonctionnelle de régulation des tensions internes ou, au contraire, de mise sous tension psychique dans le but de maintenir un certain sens de soi (voir encadré ci-dessous).

La dimension sociale

Les attentes de la société à l'égard des jeunes femmes, l'importance de l'apparence physique dans certains rôles féminins ainsi que les pressions des pairs comptent au nombre des facteurs sociaux susceptibles de causer des TCA (Mendez, 2005 ; Stice, 2001 ; Young, McFatter et Clopton, 2001 ; Lecerf, 2002).

Dans notre société, l'exposition aux normes de minceur est précoce et constante. Dès leur jeune âge, les filles sont soumises à des pressions sociales qui favorisent très tôt l'intériorisation d'un idéal de minceur. À l'école primaire, les filles se distinguent

---

moi — Ma voix, mon appel à l'aide

J'ai commencé à suivre des régimes amaigrissants dès l'âge de 13 ans. Avec le recul, je constate que certaines de mes insécurités refaisaient alors surface à cause de problèmes dans mes relations, mon identité et ma sexualité. À ce moment-là, je pensais que toutes mes difficultés étaient dues au fait que j'étais grosse. Mon corps d'enfant prépubère se transformait en corps de femme pleinement développé, tout en courbes – mais je rêvais d'être un modèle comme on en voit dans les magazines, super mince, grande, le corps ferme. Le mien, je le trouvais «pas bien», «anormal». Tous mes problèmes émotionnels et mes insécurités se sont reportés sur lui. Dès le premier jour de mon premier régime, j'ai cessé d'écouter les besoins et les signaux de mon corps. Je m'astreignais aux normes culturelles de la beauté, mais elles étaient complètement inatteignables pour moi. Mon âme pleurait le manque d'amour, le besoin de réconfort et de sécurité, à une période de ma vie qui m'apparaissait comme extrêmement confuse. Je ne voyais qu'un seul moyen de me consoler : manger ; qu'une seule façon de me faire accepter : suivre un régime. Ma voix, mon appel à l'aide, étaient étouffés par l'obsession et la compulsion des régimes amaigrissants et des crises boulimiques, des crises boulimiques et des vomissements provoqués.

Source : D'après les dossiers de l'auteur.

déjà des garçons par un niveau de satisfaction inférieur à l'égard de leur corps (Ricciardelli et McCabe, 2001 ; INRA, 2008). De plus, l'exposition constante, par les médias, à des images de femmes exceptionnellement minces renforce l'intériorisation de cet idéal de minceur et, par conséquent, l'insatisfaction à l'endroit de son propre corps (Blowers *et al.*, 2003 ; Cafri *et al.*, 2005). Ces images sont particulièrement omniprésentes dans les magazines féminins mais aussi, plus récemment, masculins, dans les émissions télévisées, les concours de beauté et l'affichage publicitaire. Elles mettent en scène des mannequins ou des acteurs dont l'indice de masse corporelle semble baisser d'année en année. L'hypothèse socioculturelle est étayée par le fait que les TCA s'avèrent plus rares dans les pays en voie de développement (Stice, 1994 ; Wakeling, 1996), mais augmentent rapidement dans les populations qui commencent à être exposées aux médias occidentaux (Becker *et al.*, 2002).

L'insatisfaction corporelle résultant de l'intériorisation de l'idéal de minceur favorise l'implantation de stratégies de contrôle du poids et de la silhouette. Les régimes, les restrictions alimentaires, la stigmatisation de certains aliments «trop gras» ou «hypercaloriques» et autres interdits alimentaires sont maintenant si communs qu'ils s'imposent rapidement comme une norme chez les jeunes femmes (Malinaukas *et al.*, 2006). Graduellement, des comportements compensatoires peuvent se mettre en place à l'occasion de repas considérés comme «trop riches» – et ils risquent alors de se généraliser. Les études sur les femmes présentant des symptômes boulimiques montrent qu'elles sont plus sensibles que les autres aux informations sur la silhouette (Viken *et al.*, 2002). Même chez les hommes, proportionnellement moins touchés par les TCA, les symptômes sont associés à l'insatisfaction corporelle (Oliviarda *et al.*, 2004).

En plus des facteurs sociétaux, des facteurs familiaux participent à la dimension sociale des TCA. Ces derniers se développent souvent dans un contexte familial complexe et conflictuel qui se déploie parfois sur plusieurs générations. D'une manière générale, par rapport à l'ensemble des mères, celles de patientes qui présentent un TCA sont moins satisfaites du fonctionnement familial, ont elles-mêmes un rapport difficile à la nourriture, considèrent que leur fille devrait perdre du poids et la trouvent peu séduisante (Pike et Rodin, 1991). Certains cliniciens pensent que, pour l'adolescent, l'autorestriction alimentaire constituerait un moyen de punir son entourage des sentiments d'abandon et d'aliénation que lui-même éprouve. D'autres avancent plutôt que les crises alimentaires viseraient à établir ou à restaurer une relation déficiente avec la mère (Humphrey, 1986).

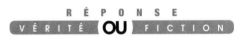

R É P O N S E
VÉRITÉ OU FICTION

Chez les Canadiennes, l'adoption d'un régime amincissant constitue un comportement alimentaire anormal. F

Les régimes amincissants sont devenus tellement communs qu'ils constituent maintenant une norme alimentaire parmi les jeunes Canadiennes.

Ayant étudié le fonctionnement familial dans sa globalité, plusieurs chercheurs proposent des typologies familiales caractéristiques des TCA. Par rapport au groupe de référence, les familles des jeunes femmes touchées par un TCA s'avèrent plus conflictuelles, moins soudées ; elles procurent moins de soutien à l'enfant ou, au contraire, versent dans l'hyperprotection et l'intrusion (Fairburn *et al.*, 1997). Au nom d'une pseudo-harmonie familiale, le groupe évite soigneusement les conflits ouverts, l'autonomisation individuelle et les séparations. Son unité passe avant la différenciation de ses membres, sacrifiés par une dynamique qui peut se répéter sur plusieurs générations. Les parents ont du mal à promouvoir l'autonomie de leurs enfants, et c'est souvent à la faveur de conflits dans ce domaine que le TCA se développe (Ratti, Humphrey et Lyons, 1996). Dans cette optique, l'anorexie peut être vue comme une tentative de détournement de l'attention vers le TCA dans le but de dissimuler les conflits familiaux ou parentaux et de procurer à l'édifice familial vacillant un point de cristallisation susceptible de le réunifier autour de la maladie. Le patient anorexique endosserait donc le rôle du malade alors qu'en réalité, ce serait le groupe familial qui serait dysfonctionnel. Le patient deviendrait dès lors «prisonnier» de sa maladie, car sa guérison menacerait le système familial d'effondrement.

7.3 LES TRAITEMENTS DES TROUBLES DES CONDUITES ALIMENTAIRES

La plupart des cliniciens s'accordent à définir les TCA par des pratiques alimentaires, une peur envahissante de grossir et une perturbation du vécu corporel et familial. Ils privilégient généralement l'hypothèse de l'étiologie multifactorielle biopsychosociale. À elle seule, aucune approche théorique ne saurait rendre compte de la complexité des TCA. Au total, le traitement de ceux-ci s'avère difficile (Yager, 2005).

Le *travail psychothérapique* avec les patients anorexiques et boulimiques se révèle si complexe que de nombreux thérapeutes y renoncent. Ces patients ont souvent tendance à ne pas supporter la neutralité du psychothérapeute, à ne pas investir l'espace thérapeutique, ou à osciller entre le surinvestissement et la disqualification du thérapeute et des séances. L'alliance thérapeutique, le contrat ou l'analyse du contre-transfert (selon le type de psychothérapie mis en œuvre) doit donc faire l'objet d'une attention toute particulière. La thérapie dure longtemps. Même les thérapies cognitives, relativement brèves pour certains troubles, doivent se déployer sur un à deux ans dans le cas des TCA.

L'hospitalisation s'impose pour les patients qui ont une masse corporelle sous la normale, qui ont perdu beaucoup de poids sans raison justifiable, qui entretiennent des idées suicidaires ou qui ne réagissent pas favorablement à un traitement ambulatoire. Elle est généralement consentie et se déroule en unité psychiatrique. L'hospitalisation constitue un bon moyen d'amorcer le travail de psychothérapie, de créer un espace transférentiel au sein d'une équipe et d'instaurer l'alliance thérapeutique. Elle isole temporairement le patient pour lui permettre de prendre conscience de ses investissements familiaux et des blocages qui entravent ses processus de séparation/ individuation. L'hospitalisation favorise la diminution du nombre des crises boulimiques et l'apaisement des angoisses dépressives, en plus d'offrir un lieu propice à la mise en place d'un premier travail comportemental et psychoéducatif sur les habitudes alimentaires. Même en service psychiatrique, l'utilisation d'appareils de suivi des constantes cardiaques et l'alimentation par sonde ne sont pas rares.

Des chercheurs et des cliniciens ont adapté les objectifs et les méthodes des *thérapies d'inspiration analytique* aux TCA (Bruch, 1973 ; Malan, 1979). Il est préférable que le thérapeute ne participe pas directement au suivi alimentaire et pondéral. Ainsi délesté de cet aspect du problème, il peut promouvoir plus aisément l'individuation du patient et l'intégration de ses expériences émotionnelles. Avec les patients présentant un TCA, l'intensité des angoisses, la perméabilité psychique et la tendance à vivre leurs interactions sur le mode du contrôle et de la manipulation imposent une grande vigilance dans les interprétations et dans l'orientation de la dynamique transférentielle/contretransférentielle.

D'autres spécialistes proposent des *thérapies cognitives et comportementales* relativement codifiées pour l'anorexie (Garner *et al.*, 1997) et pour la boulimie (Fairburn *et al.*, 1993). La première étape de ces traitements consiste à établir l'alliance thérapeutique, à évaluer les symptômes, à amorcer le travail motivationnel et à mettre en place des techniques d'autorégulation, notamment l'auto-observation alimentaire et la gestion des crises. La deuxième étape, d'abord comportementale, vise à contrer des comportements ciblés (tri des aliments, restriction, jeûne, exercice physique excessif, pesées multiples, hyperactivité, calcul des calories...) ; plus cognitive par la suite, elle porte sur les pensées et les processus émotionnels qui participent à la perpétuation du trouble. Peu à peu, le patient discerne les thèmes et les mécanismes qui reviennent le plus souvent dans ses préoccupations, surtout alimentaires et corporelles, et développe ses propres ressources pour y faire face. Visant la prévention de la récidive, la troisième étape détermine les signes précurseurs et prévoit des moyens à mettre en œuvre pour stopper, à tout le moins limiter, les rechutes. Le travail fait alors appel à des modèles thérapeutiques cognitifs utilisés pour les troubles de personnalité.

La *psychothérapie familiale* tente généralement d'implanter une nouvelle organisation de la famille, qui passe notamment par le renforcement de l'espace individuel des membres, y compris le patient, et par la clarification des rôles de chacun des sous-systèmes au moyen d'une description exacte de l'organisation hiérarchique de la famille et de ses frontières intérieures. Ce travail permet de prendre graduellement conscience des comportements de surprotection et d'intrusion et de l'absence d'intimité, et d'élucider la façon dont chacun des membres de la famille perçoit les interactions familiales. Cette forme de psychothérapie met en lumière la dynamique familiale, en particulier les impasses dans lesquelles sont engagés ses différents membres, mais aussi les moyens de dépasser les blocages. La plupart des thérapeutes privilégient le recours à plusieurs approches concomitantes, c'est-à-dire la prise en charge intégrative, multidimensionnelle (Vandereycken, Kog et Vanderlinden, 1989).

En ce qui concerne la *pharmacothérapie*, les antidépresseurs s'avèrent utiles pour les troubles dépressifs qui accompagnent les TCA, mais aussi pour les crises boulimiques elles-mêmes (Walsh *et al.*, 2004). Ils sont également prescrits dans certains cas d'anorexie (Walsh *et al.*, 2006).

Au Québec, différents services viennent en aide aux personnes souffrant de TCA, par exemple le Programme d'intervention des troubles des conduites alimentaires (PITCA) et Anorexie et boulimie Québec (ANEB Québec). ANEB offre de nombreux services bilingues et confidentiels (http://www.anebquebec.com). On trouvera également un forum pour s'exprimer et s'informer sur les TCA dans le site http://www.troublesalimentaires.org.

En ce qui concerne l'hyperphagie boulimique, qui se définit par une surconsommation alimentaire excessive sans purgation, les traitements les plus prometteurs à l'heure actuelle sont les thérapies cognitivocomportementales (Grilo et Masheb, 2005) et l'administration d'antidépresseurs, notamment les inhibiteurs de la recapture de la sérotonine (Apopolinario *et al.*, 2003 ; Stotland, 2000).

Finalement, différentes approches thérapeutiques sont envisageables pour le traitement des dépendances alimentaires. L'adaptation de la prise en charge aux difficultés ainsi qu'aux ressources du patient exige alors une évaluation très minutieuse de son cas particulier. Quel que soit le TCA en cause – perte de contrôle à l'égard de la nourriture (anorexie mentale, boulimie, hyperphagie) ou même obsession de l'alimentation saine (orthorexie) –, il ramène inévitablement à un phénomène social majeur : l'**obésité** (voir encadré ci-dessous).

RÉPONSE
VÉRITÉ OU FICTION

L'obésité est l'un des troubles psychologiques les plus courants aux États-Unis et au Canada. F

L'obésité est un trouble médical et non psychologique.

Obésité État médical caractérisé par un poids excessif, avec un IMC supérieur à 30 (obésité), ou supérieur à 40 (obésité morbide).

POUR APPROFONDIR

L'**OBÉSITÉ** : UNE **ÉPIDÉMIE** ?

L'obésité s'expliquerait par des interactions complexes entre des facteurs biologiques, psychologiques et sociaux. Son traitement médical par les omnipraticiens et les spécialistes ne doit pas faire oublier que sa dimension psychologique joue aussi un rôle crucial dans son développement ; celle-ci devrait donc intervenir dans sa prise en charge.

L'obésité est un problème qui prend de plus en plus d'importance. Au Canada, 23 % des individus présentent un surplus de poids. Plus précisément, au Québec, la proportion de personnes obèses était de 22 % en 2004 (Chaire de recherche sur l'obésité, 2011). Bien que la moyenne québécoise soit encore inférieure à la moyenne nationale, elle la rattrape rapidement.

Aux États-Unis, presque un tiers de la population est en surpoids ; un autre tiers est obèse (Howard *et al.*, 2006 ; Manson et Bassuk, 2003 ; Vastag, 2003). Phénomène très préoccupant, l'obésité infantile et adolescente a doublé depuis 25 ans (Hedley *et al.*, 2004). La France n'est pas épargnée : l'enquête ObÉpi montre que plus de 40 % des adultes ont de l'embonpoint et plus de 11 % sont obèses, des chiffres qui ont augmenté de manière notable en quelques années à peine (ObÉpi, 2003). Un quart de l'humanité présenterait un surpoids (Lamberg, 2006). Pour la première fois dans l'histoire de l'espèce humaine, la population mondiale compterait autant de personnes ayant une surcharge pondérale que de personnes sous-alimentées.

Cette situation inquiète considérablement les instances de la santé, l'obésité constituant un facteur de risque pour de nombreuses maladies chroniques parfois invalidantes, voire mortelles : maladies cardiovasculaires ; accidents vasculaires cérébraux ; diabète ; troubles respiratoires ; certaines formes de cancer (Gregg *et al.*, 2005 ; Mokdad *et al.*, 2003).

En dépit d'investissements considérables dans les campagnes et les stratégies de prévention, le phénomène s'accentue ; les apports caloriques excessifs et l'insuffisance de l'activité physique en seraient responsables (Lamberg, 2006 ; Pollan, 2003). Les produits alimentaires étant plus gras et plus caloriques qu'autrefois, et les portions de plus en plus gargantuesques, les Américains consomment aujourd'hui 500 calories de plus par jour qu'en 1970 (Lamberg, 2006 ; Mitka, 2003).

Le poids est la résultante de la balance calorique (voir figure 7.2). Quand l'apport énergétique dépasse la dépense énergétique, l'organisme stocke l'excédent sous forme de graisse, ce qui, à terme, débouche sur l'obésité (Pi-Sunyer, 2003). L'un des moyens de prévenir l'obésité consisterait ainsi à équilibrer la dépense et l'apport énergétiques. Simple ? Pas vraiment, car de nombreux facteurs interviennent dans le déséquilibre calorique qui provoque l'obésité, notamment des facteurs génétiques, métaboliques, psychologiques et socioéconomiques.

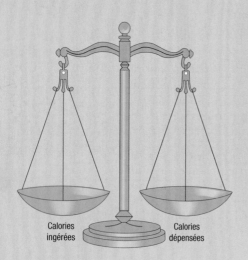

Calories ingérées   Calories dépensées

F I G U R E **7.2**

La balance calorique

Le poids témoigne de l'équilibre ou du déséquilibre entre les apports énergétiques alimentaires et les dépenses énergétiques liées aux activités physiques et au maintien des fonctions corporelles. Quand le nombre des calories ingérées dépasse celui des calories dépensées, le poids augmente. Pour mincir, il faut au contraire consommer un nombre de calories inférieur aux besoins du corps.

Source : National Institutes of Diabetes and Digestive and Kidney Diseases (2001).

Les facteurs génétiques et métaboliques

Les formes communes d'obésité seraient déterminées par des prédispositions génétiques (Couzin, 2006 ; Farooqi *et al.*, 2003 ; Herbert *et al.*, 2006) et par des facteurs environnementaux (Wing et Polley, 2001). Les traits génétiques joueraient en particulier sur le taux métabolique de base, c'est-à-dire le nombre de calories brûlées au repos. Par ailleurs, confronté à une perte de poids importante, l'organisme réagit aux déclins pondéraux soudains

comme s'il était menacé d'inanition : il ralentit son rythme métabolique pour faire face à la « famine », qu'il redoute, compromettant ainsi les pertes de poids ultérieures, voire les progrès déjà réalisés (Pinel *et al.*, 2000 ; Woods *et al.*, 2000). Certains chercheurs et cliniciens pensent que des mécanismes centraux contrôleraient le métabolisme pour maintenir le poids à un niveau déterminé par les traits génétiques (Keesey et Powley, 1986). Cette capacité du corps humain à moduler son rythme métabolique en fonction des baisses de l'apport calorique aurait aidé l'humanité à survivre aux famines (Grady, 2002). Ce mécanisme d'ajustement métabolique constitue toutefois un handicap pour les personnes qui tentent de perdre du poids. Pour le contourner, il convient d'opter pour un amincissement graduel qui repose notamment sur un programme sérieux d'exercice physique. En effet, l'activité physique brûle directement les calories et augmente le taux métabolique en remplaçant les tissus adipeux par des tissus musculaires. Or, à poids égal, les muscles « consomment » plus de calories. Ces démarches alimentaires et physiques doivent être planifiées et suivies par un médecin.

Les cellules adipeuses

Les adipocytes, ou cellules adipeuses, stockent les lipides et forment le tissu adipeux. Ils sont jusqu'à sept à huit fois plus nombreux chez les personnes obèses. Les adipocytes stockent le surplus graisseux quand l'apport énergétique est supérieur à la dépense ; dès que le taux de sucre sanguin diminue, ils libèrent ces corps gras dans la circulation sanguine pour fournir l'énergie nécessaire aux autres cellules du corps. Quand les stocks lipidiques baissent dans les adipocytes, l'hypothalamus déclenche la sensation de faim, qui provoque la prise alimentaire permettant de reconstituer les stocks de lipides – et ainsi de suite. Par conséquent, à poids égal, les personnes possédant plus d'adipocytes génèrent plus de signaux indiquant la baisse des stocks lipidiques et elles ressentent la faim plus rapidement que les autres. Les régimes amincissants diminuent la taille des cellules adipeuses, mais pas leur nombre – ce qui contribue à expliquer le fait que certaines personnes ayant réussi à perdre leurs kilos excédentaires se plaignent d'être constamment affamées et doivent lutter pour se maintenir à leur nouveau poids. On constate par conséquent des différences individuelles dans le nombre de cellules adipeuses dans le corps, et c'est en partie l'hérédité qui détermine cette disparité. Mais d'autres facteurs interviendraient aussi, notamment l'alimentation pendant l'enfance (Brownell et Wadden, 1992).

Le style de vie

La prolifération des stimuli alimentaires à la télévision, dans les boîtes aux lettres (publipostage) et dans les grandes surfaces n'est probablement pas étrangère à la prévalence croissante de l'embonpoint dans notre société. Les lieux de restauration proposent des portions de plus en plus généreuses présentées dans des assiettes de plus en plus grandes, et participent ainsi à une surenchère des rations. Par ailleurs, la modification des habitudes de vie et l'éloignement entre le domicile et le lieu de travail augmentent la dépendance envers la voiture et, d'une manière plus générale, la sédentarité.

Les facteurs psychologiques

Les théories psychanalytiques considèrent l'alimentation comme une activité orale (Modigliani et Cohen, 1987). Dans ce contexte, les conduites hyperphagiques qui se développent en période de stress pourraient signaler une fixation au stade oral du développement psychoaffectif et marquer une régression à ce stade. D'autres chercheurs et cliniciens insistent plutôt sur des caractéristiques qui leur semblent participer à l'émergence et à la pérennisation de l'hyperphagie, du surpoids et de l'obésité : faible estime de soi ; sentiment restreint d'autoefficacité ; conflits relationnels ; forte affectivité négative.

Les facteurs socioéconomiques

La prévalence de l'obésité se révèle plus importante dans les groupes sociaux à faible revenu, peut-être parce que les personnes aisées bénéficient d'un meilleur accès à l'information sur la santé et la nutrition. Elles sont également plus enclines à recourir aux programmes d'éducation sur la santé et à consulter les instances de soins, pratiquent plus régulièrement une activité physique et possèdent d'ailleurs plus de ressources pour faire du sport. Plus exposées à la précarité, aux discriminations et à la criminalité, les personnes des milieux sociaux défavorisés pourraient être tentées d'affronter ces sources de stress de façon dysfonctionnelle, notamment par la nourriture.

Les défis de l'obésité

Toutes les recherches insistent sur le fait que les stratégies de perte de poids rapide s'avèrent certes séduisantes, mais complètement inefficaces. Même si le pèse-personne affiche d'abord des résultats encourageants, presque tous les adeptes des « régimes miracles » reprennent le poids perdu à plus ou moins long terme. Certains chercheurs avancent même que ces stratégies, en plus d'induire des carences alimentaires et d'autres effets secondaires néfastes, feraient en réalité grossir, et ce, pour deux raisons : parce qu'elles habituent l'organisme à une alternance incessante de privations et de reprises de poids toujours en légère croissance (effet yo-yo), et parce qu'elles érodent peu à peu le sentiment d'autoefficacité du patient.

L'atténuation ou l'élimination d'un excès de poids exige le déploiement continu d'efforts ciblés ainsi que la mise en œuvre d'un changement profond et définitif des habitudes alimentaires et du mode de vie, et plus particulièrement l'adoption d'une alimentation modérément calorique et modérément grasse ainsi que d'un programme d'activité physique régulière (Irwin *et al.*, 2002 ; Manson *et al.*, 2004 ; Wing et Polley, 2001). À ces conditions, même les personnes à l'hérédité défavorable peuvent limiter leur excès pondéral.

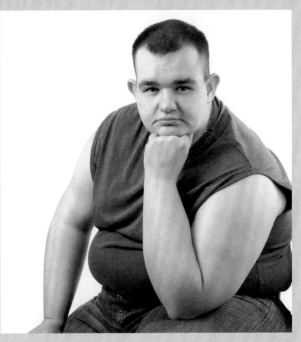

▲ *Les dangers de l'obésité.* L'obésité constitue un facteur de risque non négligeable pour la santé et diminue l'espérance de vie.

Les **troubles** de la **sexualité** et de l'**identité sexuelle**

8

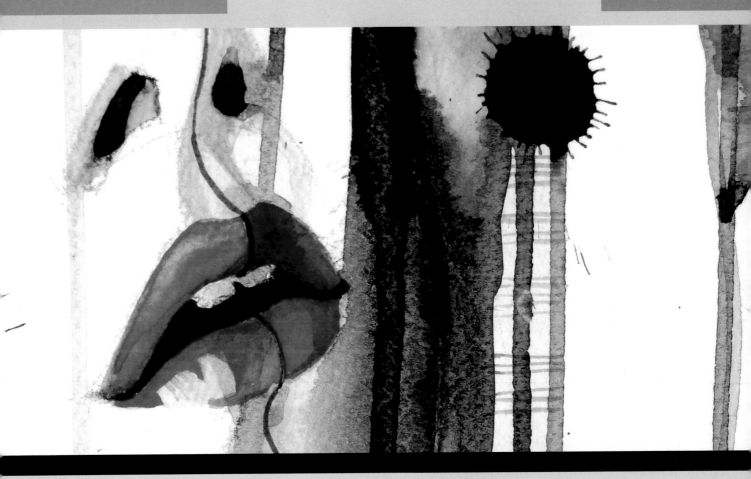

SOMMAIRE

moi
J'ai été un homme et je suis une femme

«J'ai toujours eu l'intime conviction que j'avais "hérité" d'un sexe qui n'était pas le mien, le sexe masculin. Profondément, je savais que j'étais une femme. Comme beaucoup d'autres gens dans ma situation, j'ai lutté avec acharnement contre cette impression tenace qu'il y avait erreur sur la personne. J'étais bon élève; je suis devenu champion national de natation; j'ai décroché des diplômes universitaires; je me suis marié deux fois et j'ai eu des enfants avec mes deux femmes; dans mon travail, on respectait mes compétences. Mais ce sentiment de vivre dans le malentendu pesait constamment sur ma vie. J'avais déjà plus de 40 ans quand j'ai enfin pu affronter mon problème d'identité sexuelle.»

Ayant changé de sexe, Jay Thomas, Ph. D., est officiellement devenu Jayne Thomas, Ph. D., en novembre 1985. Cette démarche lui a permis aussi de poser un regard très personnel sur la vie des hommes et des femmes...

«Ayant vécu dans la peau d'un homme et vivant maintenant dans celle d'une femme, je suis à même de constater des différences sociales, psychologiques et biologiques très profondes entre les sexes. À ce point de mon existence, j'ai expérimenté la plupart des situations dans lesquelles les femmes sont traitées en inférieures.» Jay était consultant dans une grande entreprise du secteur bancaire à Los Angeles. Il a conservé ce travail après son changement de sexe, mais le monde lui est alors apparu sous un jour bien différent. «Avant», ses exposés techniques auprès de la direction étaient bien reçus et tout le monde s'accordait à vanter ses qualités professionnelles. «Après», Jayne a senti la direction moins accessible; son travail ne faisait plus l'objet d'une reconnaissance aussi systématique. Pour affronter les réunions, elle devait travailler bien plus dur qu'elle n'avait eu à le faire dans sa vie d'homme... Dans les exposés de Jay, la force de l'expression, la fougue et la passion constituaient des atouts; dans ceux de Jayne, ils sont nettement devenus des handicaps.

Source: Entretien de l'auteur avec la D**e** Jayne Thomas.

V É R I T É **OU** **F I C T I O N**

V☐ F☐ Les gais et les lesbiennes ont l'identité de genre de l'autre sexe. (p. 223)

V☐ F☐ L'orgasme est un réflexe. (p. 225)

V☐ F☐ Le port d'un maillot de bain révélateur constitue une forme d'exhibitionnisme. (p. 228)

V☐ F☐ L'excitation sexuelle à la vue de son partenaire en train de se déshabiller signale le voyeurisme. (p. 230)

V☐ F☐ Certaines personnes atteignent l'excitation sexuelle uniquement par la douleur ou l'humiliation qui leur est infligée. (p. 233)

V☐ F☐ Au fond, la plupart des femmes aimeraient bien se faire violer. (p. 250)

V☐ F☐ Les agresseurs sexuels (violeurs ou prédateurs) souffrent de troubles psychologiques. (p. 251)

Identité sexuelle Conviction individuelle d'être un homme ou une femme, indépendamment de son sexe anatomique.

Trouble de l'identité sexuelle Trouble psychologique caractérisé par un conflit entre le sexe anatomique et l'identité sexuelle.

8.1 # LA DESCRIPTION DES TROUBLES DE LA SEXUALITÉ ET DE L'IDENTITÉ SEXUELLE

Qu'est-ce qu'une sexualité normale? Les pratiques et les comportements sexuels varient d'une culture à l'autre. Lorsque l'on définit les troubles de la sexualité et de l'identité sexuelle, on présente trois types de troubles: le trouble de l'identité sexuelle, les dysfonctions sexuelles et les paraphilies.

Le trouble de l'identité sexuelle

L'identité sexuelle est le sentiment d'être un homme ou une femme. Elle correspond généralement au sexe anatomique – sauf dans les cas de **trouble de l'identité sexuelle**, ou trouble de l'identité de genre, caractérisé par le conflit entre le sexe anatomique et l'identité sexuelle, qui provoque alors une grande souffrance psychologique ainsi qu'une altération du fonctionnement sexuel et social.

Le trouble de l'identité sexuelle peut se manifester dès le plus jeune âge. Certains enfants présentent ce trouble éprouvent ainsi un malaise persistant à l'égard de leur sexe anatomique. Ce diagnostic ne s'applique pas simplement aux filles «garçons manqués» ou aux garçons «efféminés». Il est réservé aux enfants qui répudient de manière durable et affirmée leurs caractéristiques anatomiques ou qui sont attirés par les vêtements ou les activités typiques de l'autre sexe. Chez l'enfant comme chez l'adulte, le diagnostic de trouble de l'identité sexuelle s'applique aux personnes qui se perçoivent comme appartenant à l'autre sexe et qui ressentent un mal-être persistant à l'égard de leur sexe anatomique de naissance (voir encadré 8.1).

E N C A D R É 8.1 ——— Les critères diagnostiques du trouble de l'identité sexuelle

A. Identification intense et persistante à l'autre sexe […].

B. Sentiment persistant d'inconfort par rapport à son sexe ou sentiment d'inadéquation par rapport à l'identité de rôle correspondante […].

C. L'affection n'est pas concomitante d'une affection responsable d'un phénotype hermaphrodite.

D. L'affection est à l'origine d'une souffrance cliniquement significative ou d'une altération du fonctionnement social, professionnel ou dans d'autres domaines importants.

Source: APA (2003), p. 672-673.

Bien que sa prévalence exacte reste inconnue, le trouble de l'identité sexuelle semble peu répandu. Il toucherait environ cinq fois plus de garçons que de filles et se manifeste de diverses façons. Dans certains cas, il disparaît à l'adolescence, quand l'enfant accepte plus facilement son identité sexuelle; dans d'autres, il persiste jusqu'à l'âge adulte. Certains enfants présentant un trouble de l'identité sexuelle développent ensuite une orientation homosexuelle (Bailey, 2003). Les transsexuels préfèrent les jeux et les tenues vestimentaires typiques de l'autre sexe, généralement dès leur prime enfance (Frignet, 2000). Certains affirment qu'ils ont toujours eu la conviction d'appartenir à l'autre sexe (Zucker, 2005a, 2005b). Des hommes transsexuels se rappellent qu'enfants, ils préféraient jouer avec des poupées, aimaient porter des robes à fanfreluches et fuyaient les jeux physiques. À l'inverse, des femmes transsexuelles disent n'avoir jamais aimé les robes, se comportaient en «garçons manqués» et préféraient les jeux et la compagnie des garçons.

Il convient de ne pas confondre le trouble de l'identité sexuelle et l'orientation sexuelle. Ainsi, les transsexuels peuvent être homosexuels ou hétérosexuels. Les hommes homosexuels (gais) et les femmes homosexuelles (lesbiennes) éprouvent un intérêt érotique envers les personnes de leur propre sexe, mais leur identité sexuelle (le sentiment d'être un homme ou une femme) correspond à leur sexe anatomique.

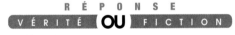

R É P O N S E
V É R I T É OU F I C T I O N

Les gais et les lesbiennes ont l'identité de genre de l'autre sexe. **F**

Il ne faut pas confondre *identité sexuelle* et *orientation sexuelle*. Les gais et les lesbiennes éprouvent un intérêt érotique envers les représentants de leur propre sexe, mais leur identité sexuelle correspond à leur sexe anatomique.

Les dysfonctions sexuelles

Les **dysfonctions sexuelles** regroupent différentes perturbations qui sont à l'origine d'une souffrance subjective marquée ou de difficultés interpersonnelles. Ces perturbations ne sont pas dues à une affection médicale générale ni induites par une substance; elles ne sont pas non plus expliquées par un autre trouble psychologique.

Les dysfonctions sexuelles touchent les différentes phases de la réponse sexuelle (désir, excitation, réponse à l'excitation [orgasme]), mais elles peuvent également se définir par la douleur.

Les dysfonctions sexuelles seraient nombreuses dans notre société. Les estimations de prévalence proviennent essentiellement de deux enquêtes menées aux États-Unis: la National Health and Social Life Survey (NHSLS) (Laumann *et al.*, 1994; Laumann, Paik et Rosen, 1999; Rosen et Laumann, 2003) et la Men's Attitudes to Life Events and Sexuality (MALES) (Rosen *et al.*, 2004). Les femmes signalent plutôt des rapports sexuels douloureux, une incapacité à atteindre l'orgasme et un manque de désir sexuel, tandis que les hommes font plutôt état d'une tendance à atteindre l'orgasme trop rapidement (éjaculation précoce) ou d'une difficulté à atteindre ou à maintenir l'érection.

Dysfonction sexuelle Problème persistant ou récurrent qui touche l'intérêt porté à la sexualité, l'excitation ou la réponse sexuelle.

Les dysfonctions sexuelles peuvent être classées selon deux grands axes:
- de tout temps ou acquises;
- situationnelles ou généralisées.

Les dysfonctions sexuelles (voir tableau 8.1) dites «de tout temps» sont celles qui existent depuis le début de la vie sexuelle du patient. Les dysfonctions acquises, par contre, se déclenchent au terme d'une période plus ou moins longue de fonctionnement normal. Les dysfonctions «situationnelles» surviennent dans des circonstances bien précises (par exemple avec le conjoint), mais pas dans d'autres. À l'inverse, les dysfonctions généralisées se manifestent à chacune des occurrences de l'activité sexuelle.

Biens qu'elles soient très répandues, les dysfonctions sexuelles font assez rarement l'objet d'une consultation spécialisée, peut-être parce que le grand public ignore qu'elles peuvent être traitées ou qu'il ne sait comment procéder pour obtenir de l'aide. Il n'est pas exclu par ailleurs que certaines personnes considèrent leur problème comme une tare honteuse et préfèrent le nier ou le taire.

TABLEAU 8.1 — Un survol des dysfonctions sexuelles

Type de dysfonction		Prévalence	Description
Troubles du désir sexuel	Baisse du désir sexuel	32 % des femmes 15 % des hommes	Manque d'intérêt ou de désir sexuel
	Aversion sexuelle	Inconnue	Dégoût et évitement de tout contact sexuel
Troubles de l'excitation sexuelle	Trouble de l'excitation sexuelle chez la femme	21 % (problème de lubrification vaginale)	Difficulté à atteindre l'excitation sexuelle ou à la maintenir avant ou pendant les rapports sexuels
	Trouble de l'érection chez l'homme	De 10 à 22 %	Difficulté à atteindre l'érection ou à la maintenir pendant les rapports sexuels
Troubles de l'orgasme	Trouble de l'orgasme chez la femme	26 %	Difficulté à atteindre l'orgasme
	Trouble de l'orgasme chez l'homme	8 %	Difficulté à atteindre l'orgasme
	Éjaculation précoce	30 %	Éjaculation trop rapide
Troubles sexuels avec douleur (touchent seulement les femmes)	Dyspareunie	2 % (douleurs pendant les rapports sexuels)	Douleurs survenant pendant ou après les rapports sexuels et n'étant pas causées par un problème médical
	Vaginisme	Variable d'une étude à l'autre	Contractions involontaires de la musculature vaginale rendant la pénétration douloureuse ou impossible

Sources: Laumann, Paik et Rosen (1999); Rosen et Laumann (2003); Rosen *et al.* (2004).

LES TROUBLES DU DÉSIR SEXUEL

Baisse du désir sexuel Manque persistant ou récurrent d'intérêt envers la sexualité ou les fantasmes sexuels.

Les troubles du désir sexuel se manifestent par une perturbation de l'appétit sexuel ou une aversion envers l'activité sexuelle génitale. La **baisse du désir sexuel** présenté comme trouble du désir sexuel se caractérise par l'absence ou l'insuffisance de l'intérêt envers la sexualité, des fantasmes ou des désirs sexuels. Une étude récente révèle que les femmes atteintes de ce trouble ont généralement une vie sexuelle moins active et ressentent moins de satisfaction dans leurs relations sexuelles que les autres femmes (Leiblum *et al.*, 2006). Le manque de désir touche plus les femmes que les hommes (Goldstein *et al.*, 2006). Néanmoins, la croyance selon laquelle les hommes seraient constamment taraudés par le désir sexuel est un mythe.

Les cliniciens ne s'entendent pas sur les critères qui permettraient de définir un niveau de désir sexuel «normal». Pour établir un diagnostic d'hypoactivité sexuelle, ils doivent généralement prendre différents facteurs en considération, notamment le style de vie (par exemple les jeunes parents très accaparés par leurs enfants en bas âge peuvent manquer d'énergie pour l'activité sexuelle), les facteurs socioculturels (certains traits culturels peuvent restreindre l'intérêt et le désir envers la sexualité), la qualité de la relation avec le partenaire et l'âge du patient (le désir décline généralement au fil des ans) (Ghizzani, 2003 ; McCarthy, Ginsberg et Fucito, 2006).

Les chercheurs constatent généralement que le sexe intéresse moins les femmes que les hommes (Peplau, 2003). Par contre, la définition du dysfonctionnement sexuel, en particulier féminin, ne fait toujours pas consensus. La question de fond reste posée : où se situe la limite entre la normalité et l'anormalité dans le désir et l'intérêt envers la sexualité ?

L'**aversion sexuelle** se manifeste par un dégoût pour les contacts sexuels génitaux et, par conséquent, leur évitement. Elle n'empêche cependant pas le patient de désirer et d'apprécier les contacts affectueux non génitaux. L'aversion profonde pour toute forme de contact génital peut s'expliquer par des abus sexuels subis dans l'enfance, un viol ou une autre expérience traumatique, en particulier chez les femmes (Firestone, Firestone et Catlett, 2006 ; Najman *et al.,* 2005). Un profond sentiment de culpabilité ou de honte peut également entraver la réponse sexuelle. Chez les hommes, le diagnostic d'aversion sexuelle vient parfois d'un trouble de l'érection qui amène le patient à associer l'activité sexuelle à un sentiment d'échec ou de honte. Leurs partenaires peuvent développer à leur tour une aversion pour les contacts sexuels parce qu'ils se sont trop souvent avérés frustrants et douloureux sur le plan émotionnel.

Aversion sexuelle Dysfonction sexuelle caractérisée par un dégoût et un évitement des contacts sexuels génitaux.

LES TROUBLES DE L'EXCITATION SEXUELLE

Les troubles de l'excitation sexuelle se caractérisent par une incapacité à atteindre ou à maintenir les réponses physiologiques typiques de l'excitation sexuelle (lubrification vaginale pour la femme ; érection pour l'homme) qui sont nécessaires pour mener à bien la relation sexuelle.

Chez les femmes, l'excitation sexuelle s'accompagne d'une lubrification des parois génitales qui facilite la pénétration pénienne. Chez les hommes, elle se manifeste par l'érection. Presque toutes les femmes éprouvent parfois des difficultés de lubrification vaginale et la majorité des hommes ont du mal, de temps à autre, à atteindre ou à maintenir l'érection. Par conséquent, le diagnostic de trouble de l'excitation sexuelle ne s'applique qu'aux difficultés persistantes et récurrentes. Parfois, les personnes qui en souffrent retirent aussi très peu de plaisir et d'excitation des préliminaires (APA, 2003).

Les problèmes temporaires d'érection (pour l'atteindre ou la maintenir) sont relativement courants et peuvent s'expliquer notamment par la fatigue, la consommation d'alcool ou l'anxiété devant un nouveau ou une nouvelle partenaire. Plus l'homme se tourmente au sujet de son fonctionnement sexuel, plus il risque de souffrir d'une «anxiété de performance» qui, ainsi que nous le verrons plus loin, peut causer «l'échec» et enclencher un cercle vicieux anxiété/échec.

Le risque de troubles érectiles augmente avec l'âge. La moitié des hommes âgés de 40 à 70 ans aurait déjà vécu des troubles de l'érection plus ou moins importants (Bondil, 2003 ; Saigal, 2004).

LES TROUBLES DE L'ORGASME

Point culminant de l'excitation sexuelle, l'orgasme est un réflexe involontaire qui provoque des contractions rythmiques des muscles pelviens (et l'éjaculation chez l'homme) et s'accompagne généralement d'un plaisir intense. On distingue plusieurs troubles de la capacité orgasmique.

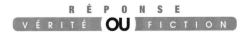

R É P O N S E
VÉRITÉ OU FICTION

L'orgasme est un réflexe. V

Comme d'autres réflexes sexuels tels que l'érection ou la lubrification vaginale, l'orgasme ne peut pas être forcé. Toute tentative en ce sens risque au contraire d'accroître l'anxiété.

Trouble de l'orgasme masculin
Difficultés récurrentes ou persistantes ou impossibilité d'atteindre l'orgasme en dépit d'un intérêt et d'une excitation sexuels suffisants.

Trouble de l'orgasme féminin
Dysfonction sexuelle caractérisée par une difficulté à atteindre l'orgasme en dépit de stimulations adéquates.

Le **trouble de l'orgasme masculin** et le **trouble de l'orgasme féminin** se caractérisent par une absence complète d'orgasme ou un retard persistant ou récurrent dans le déclenchement de l'orgasme en dépit d'un niveau normal d'intérêt et d'excitation. Pour établir un diagnostic de trouble de l'orgasme, le clinicien doit d'abord déterminer si les stimulations sexuelles sont suffisantes et adéquates ; il doit également tenir compte du fait que la réponse sexuelle n'est pas stéréotypée, mais qu'elle varie considérablement d'une personne ou d'une situation à l'autre. Ainsi, les difficultés orgasmiques d'une femme peuvent s'expliquer, non par un trouble dont elle serait atteinte, mais par une insuffisance des stimulations de la part de son partenaire. Par exemple, nombreuses sont les femmes qui ont besoin, pour atteindre l'orgasme, d'une excitation clitoridienne directe qu'elles se procurent elles-mêmes ou que leur partenaire leur donne. Ce besoin n'a rien d'anormal puisque, de fait, le clitoris est plus sensible que le vagin aux stimulations érotiques.

Jusqu'ici, les chercheurs se sont relativement peu intéressés au trouble orgasmique masculin. Les hommes qui présentent ce trouble peuvent généralement atteindre l'orgasme par la masturbation, mais pas dans le cadre de rapports sexuels avec un ou une partenaire.

Éjaculation précoce Dysfonction sexuelle caractérisée par une éjaculation rapide involontaire au début de l'acte sexuel.

L'**éjaculation précoce** constitue la dysfonction sexuelle la plus fréquente chez l'homme. Elle se caractérise par le déclenchement involontaire de l'éjaculation en dépit d'une stimulation sexuelle relativement minime. La plupart des hommes présentant ce trouble éjaculent juste avant ou après la pénétration, ou au terme d'un nombre très restreint de poussées péniennes. Pour établir son diagnostic, le clinicien doit prendre en considération l'âge du patient, le caractère récent de sa relation avec la partenaire et la fréquence de l'activité sexuelle. Il n'est pas anormal qu'un homme éjacule précocement ou rapidement quand il a une nouvelle partenaire, que ses rapports sexuels sont très espacés ou qu'il est particulièrement excité.

LES TROUBLES SEXUELS AVEC DOULEUR

Dyspareunie Douleur persistante ou récurrente survenant pendant ou après les rapports sexuels.

La **dyspareunie** est une douleur ressentie dans la région génitale à l'occasion des rapports sexuels. Elle peut provenir de problèmes physiques, de facteurs émotionnels, ou des deux. Quand aucun problème médical n'en est responsable, c'est généralement qu'un trouble psychologique est en cause. Le plus souvent, toutefois, la dyspareunie s'explique par une cause physique, par exemple l'insuffisance de la lubrification ou une infection urinaire. Les rapports sexuels douloureux doivent-ils être classés parmi les troubles psychologiques ? La question continue de diviser chercheurs et cliniciens.

Vaginisme Spasme involontaire des muscles qui entourent le vagin survenant au moment de la pénétration et rendant les rapports sexuels difficiles, voire impossibles.

Le **vaginisme** est une contraction spasmodique involontaire des muscles qui entourent le vagin au moment de la pénétration. Il rend les rapports sexuels douloureux, voire impossibles. Le vaginisme n'est pas d'origine médicale, mais psychologique.

Les paraphilies

Paraphilie Trouble sexuel, également appelé « déviance sexuelle », se caractérisant par des impulsions et des fantasmes sexuels incontrôlables qui exigent la présence ou l'utilisation d'objets, de partenaires non consentants ou inappropriés (enfants), ou de situations douloureuses ou humiliantes pour atteindre le plaisir et la jouissance.

Le mot « paraphilie » vient des termes grecs *para* (à côté de) et *philos* (amour). Les **paraphilies** se manifestent donc par le déclenchement d'une excitation sexuelle en réponse à des stimuli atypiques, « à côté » des stimuli qui excitent la plupart des gens. La définition du *DSM-IV-TR* signale aussi la présence de *fantasmes* liés aux pulsions.

Les paraphilies sont des troubles récurrents qui se caractérisent par une pulsion persistante, puissante et incontrôlable et par des fantasmes corollaires. Elles supposent la présence ou l'utilisation d'« accessoires » lors de l'activité sexuelle :

- des objets tels que des sous-vêtements ou des chaussures, du cuir, de la soie, du latex, etc. ;
- l'humiliation ou la douleur subie ou infligée au partenaire ;
- un enfant ou toute autre personne non consentante.

Certaines personnes paraphiles peuvent également avoir des activités sexuelles « normales » qui ne font intervenir ni stimulus ni fantasme paraphile. D'autres recourent au stimulus atypique ou déviant uniquement en période de stress. D'autres encore ont absolument besoin de la présence ou de l'utilisation des stimuli atypiques ou des

VICTOR ET L'ÉJACULATION PRÉCOCE

Violoniste soliste âgé de 44 ans, Victor P. se délecte de montrer à son thérapeute les excellentes critiques de sa dernière tournée. Toute sa vie tourne autour de ses répétitions et de ses spectacles. Sa technique et ses prestations fougueuses éblouissent ses auditoires. En tant que musicien, Victor maîtrise parfaitement son corps et ses mains. Malheureusement, il ne contrôle pas ses réponses érectiles avec la même aisance. Depuis son divorce, il y a sept ans, Victor connaît régulièrement des difficultés dans ce domaine. Il s'est souvent engagé dans des relations nouvelles, mais s'est heurté chaque fois à la même incapacité de mener à terme ses rapports sexuels. Craignant la récidive, il a abandonné toutes ces relations une par une. Il a vécu ensuite quelques relations strictement platoniques, puis il a rencontré Michelle.

Divorcée, Michelle est une femme de 35 ans intéressante, chaleureuse, sensuelle et compréhensive. Écrivaine, elle adore la musique. Victor étant un musicien qui adore la littérature, leur union semble promise à un brillant avenir ! De fait, ils sont vite devenus inséparables. Contrairement aux autres femmes que Victor avait rencontrées jusque-là, Michelle savait converser avec ses amis et collègues musiciens. Chacun conservait son propre appartement, car le violoniste avait besoin de solitude pour répéter.

En neuf mois de relation avec Michelle, Victor n'a jamais pu obtenir le succès qu'il espérait sur la scène qui comptait le plus à ses yeux : son lit. « C'était tellement frustrant, se rappelle-t-il. J'atteignais l'érection mais, dès que je m'approchais de Michelle pour la pénétrer, plus rien ! » Ses antécédents de dysfonction sexuelle indiquaient qu'il souffrait peut-être d'une angoisse de performance. Victor avait tendance à forcer l'érection – un peu comme s'il essayait de maîtriser le doigté complexe d'une sonate. Chaque rapprochement sexuel devenait pour lui une « prestation » devant laquelle il se transformait en critique sourcilleux et intransigeant. Au lieu de se laisser aller au plaisir de la rencontre, il ne pensait plus qu'à la taille de son pénis. On dit parfois que les pianistes ne doivent surtout pas regarder leurs doigts, car ils risquent alors d'oublier la musique. Les hommes ayant des difficultés érectiles devraient peut-être penser moins à leur pénis, sinon ils risquent d'oublier le plaisir…

Pour briser ce cercle vicieux de l'anxiété et de l'échec érectile qui exacerbe l'anxiété, Victor et Michelle ont suivi une thérapie sexuelle inspirée de Masters et Johnson. L'objectif de cette démarche était de renouer avec le plaisir de l'activité sexuelle en éliminant ou en atténuant l'angoisse. Tout d'abord, le couple devait éviter la pénétration pénienne afin de libérer Victor de son anxiété de performance. Il a ensuite franchi les étapes suivantes.

1. Moments de détente ensemble, nus l'un et l'autre, sans se toucher, en lisant ou en regardant la télé.
2. Exercices de focalisation sur les sensations.
3. Stimulation génitale mutuelle, manuelle ou buccale, jusqu'à l'orgasme.
4. Pénétration sans contrainte de satisfaction de la partenaire. (L'homme peut ensuite amener sa partenaire à l'orgasme par stimulation manuelle ou buccale.)
5. Pénétrations plus vigoureuses, dans différentes positions, avec mise en œuvre de techniques satisfaisantes pour les deux. (Le couple doit éviter de dramatiser les problèmes occasionnels susceptibles de survenir.)

Ce programme thérapeutique a aidé Victor à vaincre sa dysfonction érectile. Libéré du besoin de prouver qu'il pouvait atteindre et maintenir l'érection sur demande, il a pu renoncer à son rôle d'autocritique et redevenir participant, et non spectateur, de ses propres nuits.

Source : D'après les dossiers de l'auteur.

---

fantasmes qui leur sont associés pour atteindre l'excitation sexuelle. Enfin, certains ne peuvent se passer du stimulus paraphile, non seulement pour l'excitation, mais aussi pour la satisfaction sexuelle. Bien que les statistiques sur le sujet restent relativement fragmentaires, l'expérience clinique montre que les paraphilies sont très peu fréquentes chez les femmes, sauf pour des cas isolés de masochisme ou d'autres troubles (Seligman et Hardenburg, 2000). Même en ce qui concerne le masochisme, les hommes seraient bien plus nombreux que les femmes à présenter ce trouble.

Certaines paraphilies sont inoffensives. C'est par exemple le cas du fétichisme simple et du fétichisme de travestissement. D'autres, par contre, font des victimes non consentantes dans presque tous les cas : exhibitionnisme, pédophilie, voyeurisme, frotteurisme. Les enfants victimes de pédophiles ne peuvent pas comprendre la situation dans laquelle l'adulte les entraîne, ni ses conséquences. Le sadisme compte également au nombre des paraphilies dangereuses et se pratique parfois sur des partenaires non consentants.

L'EXHIBITIONNISME

L'**exhibitionnisme** se définit par l'envie et la pulsion pressante d'exposer ses organes génitaux au regard d'autrui. Le « spectateur » malgré lui (la victime) est généralement un inconnu que l'exhibitionniste veut surprendre, choquer ou exciter. Ce dernier peut se masturber seul en s'imaginant montrer ses organes génitaux à un ou une inconnu(e), ou s'exhiber véritablement. Presque tous les exhibitionnistes sont des

Exhibitionnisme Paraphilie presque exclusivement masculine et se caractérisant par une pulsion récurrente et persistante de montrer ses parties génitales à des inconnus (femmes, enfants) pour ressentir excitation et plaisir sexuels.

hommes et leurs victimes, presque uniquement des femmes. Très rares sont les cas qui sont signalés à la police.

En général, les exhibitionnistes ne cherchent pas à établir de contact sexuel avec leurs victimes. Certains développent toutefois des comportements dangereux qui peuvent aller jusqu'à l'agression sexuelle. Que l'exhibitionniste cherche ou non un contact sexuel avec sa victime, celle-ci peut se sentir en danger et être traumatisée par cette rencontre.

La plupart du temps, la réponse la plus efficace consiste à ne pas réagir de manière visible et, si possible, à poursuivre son chemin comme si de rien n'était. Il peut s'avérer dangereux d'insulter un exhibitionniste, car il risque de devenir violent. Par ailleurs, les manifestations de peur ou de désarroi renforcent souvent son comportement.

Certains chercheurs considèrent l'exhibitionnisme comme une manière détournée d'exprimer son hostilité envers les femmes. Ce pourrait aussi être un moyen indirect d'exprimer ou de se prouver sa masculinité. Plusieurs paraphilies sont liées à un traumatisme qui a porté atteinte à la masculinité du sujet. Ainsi, l'exhibitionniste peut avoir été – ou penser avoir été – maltraité par des femmes, ou avoir souffert de n'être pas pris au sérieux par des femmes qui comptaient pour lui (Geer, Heiman et Leitenberg, 1984). Les hommes touchés par le trouble exhibitionniste sont généralement timides et dépendants; ils manquent de compétences ou d'aisance dans leur vie sociale – souvent très inhibée – comme dans leur vie sexuelle. Certains doutent de leur virilité et éprouvent un fort sentiment d'infériorité. La peur ou la révulsion qu'éprouve leur victime leur donne alors l'impression qu'ils dominent la situation, ce qui intensifie leur excitation sexuelle.

Bien qu'il existe des femmes exhibitionnistes, ce trouble touche très majoritairement les hommes (Hugh-Jones, Gough et Littlewood, 2005). Les exhibitionnistes ne cherchent pas à faire valoir la beauté de leur corps ou de leur sexe; ils souhaitent seulement choquer et plonger leurs victimes dans le désarroi.

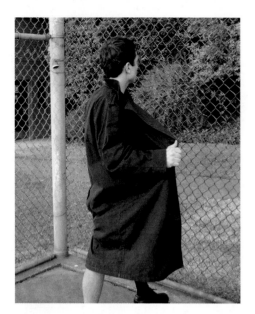

▲ **L'exhitionnisme.** Cette paraphilie se caractérise par la pulsion d'exposer ses organes génitaux au regard d'autrui, sans volonté d'établir de contact sexuel.

R É P O N S E
V É R I T É OU F I C T I O N

Le port d'un maillot de bain révélateur constitue une forme d'exhibitionnisme. F

Le port d'un maillot de bain révélateur ne constitue pas une forme d'exhibitionnisme au sens clinique du terme. Les personnes présentant un trouble exhibitionniste – généralement, des hommes – sont motivées par le désir de choquer ou de surprendre leurs spectateurs involontaires. Ils ne cherchent pas à séduire ou à susciter l'admiration en montrant leur corps.

É T U D E D E C A S

MICHAEL ET L'EXHIBITIONNISME

Jeune homme élégant d'allure très jeune, marié et père d'une fillette de trois ans, Michael est âgé de 26 ans. Il a passé le quart de sa vie dans des établissements d'éducation surveillée et a même fait quelques séjours en prison. Adolescent, il était pyromane. Jeune adulte, il a commencé à s'exhiber. Il consulte à l'insu de sa femme, car il s'exhibe de plus en plus souvent, explique-t-il, jusqu'à trois fois par jour, et il craint d'être arrêté par la police et renvoyé en prison.

Michael aime faire l'amour avec sa femme, mais ces relations ne l'excitent pas autant que d'exhiber ses organes génitaux devant des inconnues. Il se sent incapable de résister à cette pulsion, surtout en ce moment, car il est sans emploi, s'inquiète de sa situation financière et se demande comment il pourra payer son prochain loyer. Il souligne qu'il aime sa fille plus que tout au monde et ne supporte pas l'idée qu'il puisse être séparé d'elle.

Michael procède toujours de la même manière : il repère des adolescentes sveltes, généralement aux abords d'une école secondaire. Il sort son pénis de son pantalon et le manipule en passant en voiture à côté de la ou des jeunes filles. Tout en continuant à se masturber, il abaisse sa vitre, et demande son chemin à sa victime.

Parfois, les filles ne voient pas son pénis. Parfois, elles le voient et ne réagissent pas. Dans un cas comme dans l'autre, « ça ne fait rien », dit Michael. Mais quand la victime aperçoit son pénis, prend peur et manifeste son désarroi d'une manière quelconque, il est vraiment ravi. Il se masturbe alors plus fort et, dans certains cas, il arrive même à éjaculer avant que la fille ne s'enfuie.

Michael a des antécédents difficiles. Son père a quitté le domicile familial avant sa naissance et sa mère a sombré dans l'alcool. Il a passé toute son enfance dans des familles d'accueil. Dès avant l'âge de 10 ans, il participait à des jeux sexuels avec des garçons du voisinage. De temps à autre, les garçons obligeaient les filles de leur entourage à subir leurs attouchements. Michael éprouvait des sentiments très ambigus quand elles résistaient : il était malheureux pour elles mais, en même temps, il prenait plaisir à les forcer. Une ou deux fois, les filles ont paru horrifiées à la vue de son pénis. Il s'est senti alors « un homme, un vrai, explique-t-il. Rien qu'à voir leurs yeux, vous savez… Des filles, pas des femmes ! Des jeunes filles toutes sveltes, c'est ça que je cherche ».

Source : D'après les dossiers de l'auteur.

LE FÉTICHISME

Dans le contexte du fétichisme sexuel, la magie de l'objet réside dans sa capacité d'éveiller le désir. Le *DSM-IV-TR* définit le **fétichisme** de la façon suivante : « Présence de fantaisies imaginatives sexuellement excitantes, d'impulsions sexuelles, ou de comportements, survenant de façon répétée et intense, pendant une période d'au moins six mois et impliquant l'utilisation d'objets inanimés » (APA, 2003, p. 658). Les fétiches sont souvent des prolongements du corps, par exemple des vêtements ou des chaussures. Mais le fétichisme peut également se porter sur des textures : latex, soie, cuir. Le rôle du fétiche dans l'excitation et la jouissance sexuelles varie d'une personne à l'autre. Dans certains cas, le fétiche renforce simplement l'excitation sexuelle, qui est obtenue normalement par ailleurs ; par exemple, le partenaire est invité à revêtir une tenue particulière.

Fétichisme Paraphilie caractérisée par la cristallisation de l'intérêt sexuel et de l'excitation sur un objet inanimé précis.

Il n'est pas rare, ni anormal, qu'un homme soit excité sexuellement par la vue, la présence ou l'odeur des sous-vêtements de sa partenaire. Mais les hommes atteints de fétichisme peuvent préférer l'objet à la personne elle-même et ne ressentir aucune excitation en l'absence du fétiche. Pour atteindre le plaisir sexuel, ils se masturbent en caressant le fétiche, en le frottant sur eux ou en le sentant, ou encore en exigeant que leur partenaire le porte pendant la relation sexuelle.

L'origine du fétichisme semble souvent remonter à la prime enfance.

LE TRANSVESTISME FÉTICHISTE

Le **transvestisme** (ou travestisme ou travestissement) **fétichiste** se définit par le port de vêtements du sexe opposé dans le but d'atteindre l'excitation sexuelle et de donner l'illusion d'appartenir à l'autre sexe. Contrairement au transsexuel, le travesti ne remet pas nécessairement en cause son identité de genre. Le transvestisme peut toutefois évoluer en phase préliminaire du transsexualisme. Pour l'essentiel, le *DSM-IV-TR* définit le travestissement fétichiste par la récurrence d'une impulsion

Transvestisme fétichiste Paraphilie généralement masculine et hétérosexuelle caractérisée par le désir irrépressible de se travestir en femme.

ÉTUDE DE CAS

ANDRÉ ET LE TRANSVESTISME

Plombier âgé de 55 ans, André se travestit depuis plusieurs années. À une certaine époque, il sortait même habillé en femme. Depuis qu'il est mieux connu dans sa petite collectivité, il évite de le faire, car il craint d'être découvert. Sa femme, Martine, connaît depuis toujours ou presque la « petite fantaisie » de son mari, notamment parce qu'il lui emprunte des vêtements. Elle l'acceptait très bien jusqu'à tout récemment, demandant simplement à son mari de rester à la maison quand il s'habillait en femme. Pendant plusieurs années, la paraphilie d'André s'est ainsi déployée entre les quatre murs de leur domicile conjugal.

Un jour, le couple sollicite une consultation à l'initiative de Martine. Elle indique que son mari lui impose sa volonté depuis 20 ans. André porte les sous-vêtements de Martine et se masturbe tandis qu'elle lui répète qu'il est « répugnant ». Par ailleurs, le couple a régulièrement des rapports sexuels « normaux » qui satisfont Martine. Mais depuis que l'une des filles d'André et Martine, une adolescente, a failli entrer dans la chambre de ses parents alors qu'ils mettaient en scène les fantasmes d'André, son transvestisme pose problème.

Quand Martine quitte la salle de consultation, André explique qu'il a grandi avec plusieurs sœurs aînées. Des sous-vêtements féminins séchaient constamment dans la salle de bains. Adolescent, André se masturbait dans ces sous-vêtements. Puis, il se mit à les porter. Un jour, l'une de ses sœurs est entrée alors qu'il

ajustait une petite culotte sur lui. Elle l'a traité de « dégueulasse » et il a ressenti tout de suite une excitation sexuelle extraordinaire. Quand sa sœur a quitté la pièce, il s'est masturbé et il a atteint l'orgasme le plus fort de son adolescence.

En consultation, André précise qu'il ne voit rien de mal à porter des sous-vêtements féminins et à se masturber. Il n'a pas l'intention de renoncer à cette pratique, quel que soit le risque qu'elle représente pour son mariage. Martine a décidé finalement de laisser André se débrouiller avec sa « folie ». Tant qu'il assouvit ses fantasmes tout seul, elle ne veut plus en entendre parler.

Le couple a résolu de s'en tenir à ce compromis établi pendant leur thérapie. André vit désormais ses fantasmes seul, quand Martine n'est pas là, et il ne lui en parle pas. Il doit veiller par ailleurs à ne pas se travestir quand les enfants sont à la maison.

Quelque six mois plus tard, André et Martine sont toujours ensemble et heureux de l'être. André a remplacé le stimulus des commentaires dégoûtés de Martine par des magazines présentant des images et des scénarios sadomasochistes.

« Je fais comme si de rien n'était et tout va bien », conclut Martine. André et elle continuent d'avoir des rapports sexuels satisfaisants. Au bout d'un certain temps, Martine a même cessé de vérifier lesquels de ses sous-vêtements disparaissaient momentanément de ses tiroirs.

Source : D'après les dossiers de l'auteur.

pressante de se «déguiser» pour éprouver une excitation sexuelle, et de fantasmes relatifs à cette métamorphose. La plupart des travestis sont des hommes. Alors que les fétichistes peuvent tirer une satisfaction sexuelle du simple fait de voir l'objet de leurs fantasmes – ou de le tenir contre eux – pendant les rapports sexuels ou la masturbation, les travestis ne peuvent généralement pas avoir de relations sexuelles sans porter une tenue féminine complète, avec parure et maquillage, ou seulement un accessoire ou un vêtement féminin (par exemple des collants). Si certains travestis sont homosexuels, la plupart sont des hommes hétérosexuels (Taylor et Rupp, 2004). De manière générale, l'homme s'habille en femme dans le privé et s'imagine être une femme qu'il caresse en se masturbant. Certains travestis sont excités sexuellement par des fantasmes dans lesquels ils s'imaginent posséder un corps de femme. Quelques-uns peuvent donner des spectacles de travesti dans des cabarets ou des clubs.

Certains hommes atteints du trouble de l'identité sexuelle se travestissent afin de passer pour une femme ou parce qu'ils ne sont pas à l'aise dans des vêtements masculins. Des homosexuels peuvent également se travestir – parfois pour dénoncer la rigidité de la démarcation entre les rôles sexuels féminins et masculins, pas nécessairement pour en dériver une excitation sexuelle.

LE VOYEURISME

Voyeurisme Paraphilie caractérisée par l'obtention de l'excitation et du plaisir sexuels par l'observation, à leur insu, de personnes qui se déshabillent ou qui ont des relations sexuelles.

Le *DSM-IV-TR* définit le **voyeurisme** par la «présence de fantaisies imaginatives sexuellement excitantes, d'impulsions sexuelles, ou de comportements, survenant de façon répétée et intense, pendant une période d'au moins six mois, consistant à observer une personne nue, ou en train de se déshabiller, ou en train d'avoir des rapports sexuels et qui ne sait pas qu'elle est observée» (APA, 2003, p. 665). Le voyeur ne cherche pas forcément à engager un contact sexuel avec la ou les personnes qu'il observe.

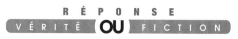

R É P O N S E
VÉRITÉ **OU** FICTION

L'excitation sexuelle à la vue de son partenaire en train de se déshabiller signale le voyeurisme. **F**
La personne qui se déshabille sait que son partenaire l'observe. Cette excitation est normale. Les voyeurs recherchent des victimes qui ne se savent pas observées.

Généralement, le voyeur se masturbe pendant qu'il regarde ou s'imagine en train de regarder. Le voyeurisme constitue pour certaines personnes leur unique activité sexuelle. C'est un trouble qui peut par ailleurs pousser la personne à prendre des risques pour assouvir sa pulsion. La possibilité d'être découverte, voire poursuivie ou blessée, semble augmenter son excitation sexuelle.

Le visionnement de films pornographiques et le fait de regarder son ou sa partenaire se déshabiller ne constituent pas une forme de voyeurisme, car les personnes observées savent qu'elles le sont (partenaire) ou le seront (acteurs). De même, la fréquentation des bars de danseuses nues n'est pas considérée comme du voyeurisme, car les personnes observées ne le sont pas à leur insu.

LE FROTTEURISME

Frotteurisme Paraphilie consistant à éprouver de l'excitation et du plaisir sexuels en se frottant contre des personnes non consentantes.

Le **frotteurisme** se définit par l'impulsion récurrente et forte de toucher une personne non consentante – ou de se frotter contre elle –, et par les fantasmes apparentés. Il se manifeste dans les lieux bondés, par exemple les métros, les bus ou les ascenseurs. C'est le contact lui-même (frottement ou frôlement) qui excite le «frotteur», ou «frôleur», et non le caractère coercitif de son acte. Il peut s'imaginer parfois qu'il bénéficie de l'attention particulière et exclusive de la personne qu'il touche, ou qu'il vit une relation sexuelle affectueuse avec sa victime. Le contact étant bref et furtif, les frotteurs sont rarement arrêtés par la police. La victime elle-même n'a d'ailleurs pas toujours le temps de comprendre ce qui lui arrive avant que le frotteur ne prenne la poudre d'escampette. Dans le cas décrit ci-après, le frotteur a fait plus d'un millier de victimes – mais la police ne l'a arrêté que deux fois.

LA PÉDOPHILIE

Pédophilie Paraphilie caractérisée par l'attirance sexuelle d'un adulte envers les enfants ou les adolescents, et pouvant aller jusqu'à l'acte sexuel avec eux.

Le mot «**pédophilie**» vient des termes grecs *paidos* (enfant) et *philie* (amour). La pédophilie se caractérise par la présence de fantasmes sexuels répétitifs, intenses et persistants envers des enfants généralement âgés de moins de 13 ans.

É T U D E   D E   C A S

UN CAS DE FROTTEURISME

Un homme de 45 ans rencontre le psychiatre alors qu'il vient d'être arrêté pour la deuxième fois parce qu'il s'est frotté contre une femme dans le métro. En général, il choisit pour victimes des femmes dans la vingtaine. Il les repère dès qu'elles entrent dans la station, se place derrière elles sur le quai et attend l'arrivée du métro. Quand la jeune femme monte dans la voiture, il la suit. Dès que les portes se referment, il se colle contre ses fesses en imaginant qu'il a un rapport sexuel aimant et consensuel avec elle. Une fois sur deux, il parvient à l'orgasme et poursuit tout simplement son trajet jusqu'à son travail. Parfois, s'il n'a pas atteint l'orgasme, il change de voiture et cherche une autre victime. Il lui arrive de se sentir coupable après l'épisode, mais la préparation de sa prochaine « rencontre » l'accapare bientôt tout entier. Il ne pense jamais à ses victimes, à ce qu'elles peuvent éprouver, à ce qu'il leur fait subir. Marié à la même femme depuis 25 ans, il semble cependant manquer d'aisance sociale, être mal intégré et s'avérer inapte à nouer des liens significatifs avec autrui, surtout les femmes.

Source : Spitzer *et al.* (1994), p. 164-165.

Le *DSM-IV-TR* définit la pédophilie comme une pulsion puissante et récurrente qui amène la personne atteinte à avoir des relations sexuelles avec des enfants prépubères, accompagnée de fantasmes connexes. Par ailleurs, la pédophilie peut ou non s'accompagner de coups infligés aux enfants. Le diagnostic de pédophilie peut être établi uniquement pour les personnes qui sont âgées d'au moins 16 ans et qui ont au moins 5 ans de plus que l'enfant ou les enfants vers lesquels elles se sentent attirées sexuellement ou qu'elles ont agressés (Montiel et Fillieule, 1997).

Certains pédophiles sont attirés uniquement par les enfants. D'autres sont également attirés par les adultes et peuvent avoir des rapports sexuels avec eux.

Quand ils sont soumis à des techniques de mesure de l'excitation sexuelle qui ne reposent pas sur l'autoévaluation, les hommes pédophiles manifestent des réponses sexuelles déviantes à des stimuli qui représentent des enfants, même s'ils peuvent s'efforcer par ailleurs de réfréner leur attirance sexuelle (Gray *et al.*, 2005). En fait d'activité déviante, certains pédophiles regardent ou déshabillent des enfants sans tenter d'attouchements ; d'autres sont exhibitionnistes, cherchent à embrasser les enfants ou à les caresser, ou tentent d'avoir avec eux des rapports sexuels oraux, anaux ou vaginaux. Les enfants mal informés du risque, ou crédules en raison de leur âge ou de leur stade de développement psychoaffectif, croient l'agresseur quand il leur dit qu'il les « éduque », qu'il va leur « montrer quelque chose » ou leur faire quelque chose « qui va leur plaire ».

Certains hommes pédophiles assouvissent leurs pulsions dans le cadre de rapports sexuels incestueux avec des membres de leur famille ; d'autres n'agressent que des enfants extérieurs au cercle familial. Dans un cas comme dans l'autre, le diagnostic de pédophilie peut être établi. La définition clinique de la pédophilie suppose une attirance sexuelle persistante et récurrente envers les enfants, mais certains agresseurs ne cèdent qu'occasionnellement à leurs pulsions pédophiles.

Contrairement au cliché, la plupart des actes pédophiles ne sont pas le fait de « vieux dégoûtants » qui traînent aux abords des écoles en imperméable. Les pédophiles (presque uniquement des hommes) se trouvent généralement dans la trentaine ou la quarantaine, se conforment aux lois et sont estimés de leur entourage. La plupart sont mariés ou divorcés et ont des enfants. Ils s'entendent généralement bien avec leurs victimes, souvent les enfants d'amis ou de parents. Loin d'être des cas uniques, à les agressions pédophiles infligées à un enfant s'inscrivent plutôt dans la durée. Elles commencent généralement lorsque l'enfant est très jeune et peuvent se prolonger pendant des années, jusqu'à ce que le pédophile soit démasqué ou que sa relation avec l'enfant soit rompue (André, 2008).

Les origines de la pédophilie sont diverses et complexes. Certains pédophiles sont des hommes faibles et timides qui vivent en retrait de la société ; se sentant menacés dans leurs relations adultes, ils se tournent vers les enfants, moins exigeants et moins critiques, pour se procurer du plaisir sexuel. D'autres ont été victimes d'abus sexuels dans leur enfance et deviennent eux-mêmes agresseurs d'enfants pour se sentir en position de force et de domination dans ce type de rapport. Les hommes qui se livrent à des actes pédophiles sur leurs propres enfants sont souvent soit très dominateurs, actifs et tyranniques, soit très passifs (Ames et Houston, 1990).

Les effets des abus sexuels sur l'enfant

En général, les agresseurs ou abuseurs d'enfants ne sont pas des inconnus qui rôdent dans l'ombre, mais des parents ou des proches, des amis de la famille, des voisins – des gens en qui l'enfant a eu toute confiance et qui ont profité de ce lien pour exploiter le petit garçon ou la petite fille à leurs propres fins. Qu'il soit perpétré par un membre de la famille, une connaissance ou un inconnu, l'abus sexuel peut causer chez la victime des dégâts psychologiques considérables à court et à long terme : peur, anxiété, dépression, troubles alimentaires, comportements sexuels inadaptés, agressivité, toxicomanie, tendances suicidaires, tentatives de suicide, stress posttraumatique, piètre estime de soi, dysfonction sexuelle, indifférence envers le monde qui l'entoure. Il s'avère toutefois difficile de dégager des constantes dans les effets psychologiques, tant ceux-ci diffèrent d'une victime à l'autre (Resick, 2003; Saywitz *et al.,* 2000). Les abus sexuels infligés aux enfants peuvent aussi provoquer des lésions physiques génitales et différents problèmes psychosomatiques: maux de ventre, céphalées ou autres.

Les enfants en bas âge réagissent parfois par des crises de colère ou des comportements agressifs ou antisociaux. Les enfants plus âgés peuvent développer des toxicodépendances. Certains se retirent dans un monde imaginaire et se cloîtrent chez eux. D'autres adoptent des comportements régressifs, se remettent à sucer leur pouce ou à craindre l'obscurité ou les inconnus. De nombreux adultes ayant subi des abus sexuels dans l'enfance souffrent de stress posttraumatique (voir chapitre 4). Les récurrences (*flashbacks*), les cauchemars, les moments d'absence ou de torpeur émotionnelle, ainsi que le sentiment d'être constamment «séparé» des autres comme par une vitre, ne sont pas rares chez eux (Herrera et McCloskey, 2003).

L'abus compromet souvent le développement sexuel des enfants qui en sont victimes. Certains peuvent amorcer leur vie sexuelle inhabituellement tôt ou multiplier les partenaires à l'adolescence ou à l'âge adulte. Les adolescentes qui ont subi des abus sexuels ont souvent une vie sexuelle plus active que les autres jeunes filles de leur âge (Baccino et Bessoles, 2001, 2002, 2003).

Globalement, les effets des abus sexuels subis dans l'enfance sont les mêmes quel que soit le sexe de la victime. Dans l'ensemble, les garçons comme les filles deviennent craintifs et développent des troubles du sommeil. On relève néanmoins certaines différences. En particulier, les garçons victimes d'abus sexuels extériorisent davantage leurs problèmes, souvent en agressant physiquement d'autres enfants ou des adultes, alors que les filles ont plutôt tendance à se refermer sur elles-mêmes et à sombrer dans la dépression (Edwards *et al.,* 2003).

Les problèmes psychologiques peuvent perdurer à l'âge adulte sous forme de stress posttraumatique, de dépression, de toxicodépendance ou de difficultés de couple. La fin de l'adolescence et le début de l'âge adulte s'avèrent particulièrement difficiles pour les personnes ayant subi des abus sexuels dans l'enfance, car leurs sentiments de colère et de culpabilité non résolus ainsi que leur méfiance profonde peuvent alors entraver l'établissement de relations intimes. Les femmes qui se sentent responsables des abus dont elles ont été victimes ont généralement moins d'estime d'elles-mêmes et sont plus sujettes à la dépression que celles qui n'éprouvent pas un tel sentiment de culpabilité (Edwards *et al.,* 2003). Les recherches constatent par ailleurs des liens entre les abus sexuels subis dans l'enfance et les troubles de la personnalité limite (voir chapitre 9).

LE MASOCHISME SEXUEL

Forgé par le psychiatre viennois Richard Von Krafft-Ebing (1840-1902), le terme «masochisme» renvoie aux textes de Leopold Ritter von Sacher-Masoch (1835-1895), qui mettent en scène des hommes dérivant leur satisfaction sexuelle de sévices qu'ils subissent, généralement aux mains de femmes qui les battent ou les fouettent. Le **masochisme sexuel** repose sur de fortes pulsions récurrentes ou des fantasmes d'activités sexuelles placées sous le signe de l'humiliation, de la brutalité et de la torture subies. Ces pulsions peuvent susciter un profond malaise personnel si elles ne font pas l'objet d'un passage à l'acte. Certaines personnes atteintes du trouble de masochisme sexuel ne peuvent prendre aucun plaisir sexuel si elles n'éprouvent pas douleur ou humiliation (APA, 2003).

Masochisme sexuel Paraphilie caractérisée par le fait que l'excitation et le plaisir sexuels ne peuvent être obtenus qu'en contexte de souffrances physiques ou d'humiliations subies.

Le masochisme sexuel peut se manifester par des automutilations pendant la masturbation ou la plongée dans les fantasmes. Dans les activités sexuelles avec partenaire, celui-ci doit s'engager à asservir le masochiste, lui bander les yeux (une forme d'asservissement sensoriel), lui donner la fessée ou le battre. Le partenaire peut être un ou une prostitué(e) payé(e) pour exécuter le scénario masochiste ou un adulte « non professionnel » qui consent à jouer le rôle du sadique. Dans certains cas, pour obtenir du plaisir sexuel, le masochiste exige de son partenaire qu'il urine ou défèque sur lui, ou qu'il l'insulte.

L'asphyxiophilie (ou asphyxie autoérotique) constitue l'une des formes les plus dangereuses du masochisme ; elle consiste à se priver d'oxygène pour atteindre l'excitation sexuelle, soit en se couvrant la tête d'un sac de plastique, soit en utilisant des produits chimiques ou en comprimant les poumons pendant l'acte sexuel avec partenaire ou pendant la masturbation. L'asphyxie est généralement suspendue avant qu'elle ne mène à l'évanouissement ; toutefois, la mort par suffocation constitue un risque avéré de cette pratique.

R É P O N S E
VÉRITÉ **OU** FICTION

Certaines personnes atteignent l'excitation sexuelle uniquement par la douleur ou l'humiliation qui leur est infligée. V
Ces personnes présentent une paraphilie spécifique, le masochisme sexuel.

LE SADISME SEXUEL

Tout comme le mot « masochisme », le terme « sadisme » a été forgé également par le psychiatre Richard Von Krafft-Ebing à la fin du 19ᵉ siècle. Il dérive du nom du marquis de Sade (1740-1814), dont les textes évoquent des plaisirs et des satisfactions sexuels éprouvés en infligeant douleur ou humiliation à autrui.

À certains égards, le **sadisme sexuel** constitue l'inverse du masochisme. Il se caractérise par des pulsions et des fantasmes consistant à infliger de la douleur ou des humiliations à quelqu'un d'autre pour éprouver soi-même du plaisir et de l'excitation sexuels. Quand elles ne concrétisent pas leurs fantasmes, les personnes sadiques sont généralement envahies de pulsions réprimées qui provoquent en elles un malaise important et leur occasionnent des difficultés relationnelles (APA, 2003).

Sadisme sexuel Paraphilie caractérisée par le fait que le plaisir sexuel ne peut être obtenu qu'en infligeant des violences ou des humiliations à l'autre.

Certains sadiques recrutent des partenaires consentants (avec penchants masochistes) ou leur maîtresse, ou engagent des prostitué(e)s pour jouer le rôle du personnage masochiste de leur scénario. D'autres, par contre, s'attaquent à des victimes non consentantes et trouvent leur excitation dans la douleur, la terreur ou l'humiliation qu'ils leur infligent contre leur gré. Les violeurs sadiques appartiennent à cette catégorie.

Il est à noter ici que la plupart des violeurs ne sont pas excités par la douleur qu'ils peuvent infliger ; certains d'entre eux perdent même toute excitation sexuelle quand ils prennent conscience de la souffrance de leur victime.

Nombreux sont les gens qui entretiennent des fantasmes sadiques ou masochistes de temps à autre, ou qui s'adonnent à des jeux sexuels qui simulent des formes atténuées de sado-masochisme avec leur partenaire. Le sadomasochisme se définit par la mise en œuvre de pratiques sexuelles masochistes et sadiques gratifiantes pour les deux partenaires. Par exemple, ces derniers pourront utiliser un martinet de plumes en guise de fouet pour ne pas s'infliger de douleur réelle. Ils peuvent également mettre en scène des rituels, par exemple le jeu du maître et de l'esclave. Les personnes qui pratiquent le sado-masochisme intervertissent très souvent les rôles.

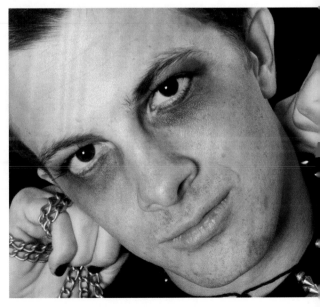

▲ **Le sadisme.** Cette paraphilie se caractérise par des pulsions consistant à infliger de la douleur ou des humiliations à autrui pour éprouver soi-même du plaisir.

En général, le diagnostic clinique de sadisme ou de masochisme est établi uniquement si les personnes engagées dans ces pratiques ou ces fantasmes en ressentent un malaise, ou si leurs pulsions leur occasionnent des problèmes avec autrui.

LES PARAPHILIES NON SPÉCIFIÉES

De nombreuses autres paraphilies coexistent avec les grands troubles de la sexualité que nous venons de décrire, par exemple les appels téléphoniques obscènes («scatologie téléphonique»), la nécrophilie (pulsion de contact, voire de rapports sexuels avec des cadavres), la zoophilie (contact ou rapports sexuels avec des animaux), la coprophilie (excitation sexuelle provoquée par les excréments), l'urophilie (excitation sexuelle induite par l'urine) ou, encore, la klismaphilie (excitation causée par le fait de recevoir ou de donner des lavements).

L'encadré ci-dessous aborde des comportements qui pourraient être assimilés à un nouveau type de trouble psychologique.

POUR APPROFONDIR

LA DÉPENDANCE AU CYBERSEXE : UN NOUVEAU TROUBLE PSYCHOLOGIQUE ?

L'utilisation d'Internet a explosé ces dernières années – et le « cybersexe » a largement contribué à cet incroyable essor. Nombreux sont les internautes qui fréquentent des sites réservés aux adultes et s'engagent dans des conversations ou des activités sexuelles par Toile interposée.

Pour la plupart d'entre eux, l'attraction qu'exerce le cybersexe reste strictement récréative et ne présente guère de dangers. Néanmoins, les experts constatent avec inquiétude que l'accès particulièrement facile au cybersexe alimente un nouveau type de trouble psychologique, la dépendance au cybersexe. Environ 6 % des utilisateurs adultes d'Internet deviendraient « accros » au réseau – et développeraient des symptômes de manque s'ils ne peuvent pas se brancher pendant quelque temps (Bailey, 2003a).

Le cybersexe peut se comparer à la drogue en ceci qu'il risque de déboucher sur une compulsion. S'appuyant sur une enquête réalisée auprès de plus de 9 000 hommes et femmes ayant reconnu surfer sur le Net à la recherche de gratifications sexuelles, le psychologue Al Cooper et ses collègues (1999, 2000) comparent la Toile à une « cocaïne de la compulsion sexuelle ». Au moins 1 % des personnes interrogées ont déclaré être « très accros » au sexe en ligne. Certaines études concluent que les hommes dépendants du cybersexe ont pourtant de nombreuses occasions de rencontrer des partenaires potentielles dans leur vie quotidienne; d'autres indiquent en revanche qu'ils sont plutôt solitaires.

Une enquête de la D^{re} Jennifer Schneider (2003, 2004) révèle que la dépendance au cybersexe peut toucher des gens qui ont par ailleurs de bonnes relations avec leur entourage et bénéficient de nombreuses possibilités de rencontre sexuelle. « Le sexe sur le Net possède une telle capacité d'attraction, et les sites spécialisés sont si accessibles, que les personnes vulnérables peuvent facilement se retrouver piégées avant même de comprendre ce qui leur arrive. » (Brody, 2000)

Selon la D^{re} Schneider, on assiste actuellement au développement d'une nouvelle dépendance caractérisée par « la perte de contrôle, le maintien de comportements qui ont pourtant des conséquence néfastes avérées, et le souci, voire l'obsession, de se procurer sa "drogue" et de persister dans le comportement en question ».

Même si elles ne consistent pas à consommer des stupéfiants, les dépendances comportementales peuvent altérer le fonctionnement cérébral et provoquer notamment la libération d'endorphines qui, exerçant une action similaire à celle de la morphine, pérennisent la dépendance.

L'excitation sexuelle et l'orgasme renforcent également la dépendance au cybersexe. En particulier, les orgasmes intenses obtenus en contrepartie de quelques clics constituent un puissant motivateur. Le cybersexe fournit un accès facile et bon marché à une myriade de rencontres ritualisées avec des partenaires idéalisés. Comme d'autres dépendances, le cybersexe peut mener à l'accoutumance; pour retrouver son niveau initial d'excitation et de plaisir, l'internaute doit « consommer » de plus en plus de sexe et prendre de plus en plus de risques.

La dépendance au cybersexe ne fait pas encore l'objet d'un diagnostic officiel. Par ailleurs, la limite entre l'activité récréative et la compulsion sexuelle n'est toujours pas tracée. Néanmoins, le problème prend de l'ampleur, en particulier depuis que l'avènement du transfert de données à haut débit permet de diffuser des vidéos sexuelles très explicites sur les écrans d'ordinateurs du monde entier.

Source: Rathus, Nevid et Fichner-Rathus (2005).

8.2 LES CAUSES DES TROUBLES DE LA SEXUALITÉ ET DE L'IDENTITÉ SEXUELLE

Les causes et les facteurs prédisposants des troubles de la sexualité et de l'identité sexuelle sont très variés d'une catégorie de troubles à l'autre. Nous cernerons donc les différents facteurs biologiques, psychologiques et sociaux pouvant amener ces problématiques.

Le trouble de l'identité sexuelle

Encore aujourd'hui, on sait trop peu de choses sur l'origine de l'identité sexuelle; il n'est donc pas surprenant qu'on ait du mal à comprendre ce qui entraîne le trouble de l'identité sexuelle (voir figure 8.1).

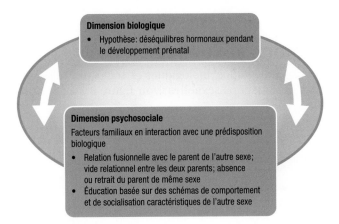

Dimension biologique

- Hypothèse: déséquilibres hormonaux pendant le développement prénatal

Dimension psychosociale

Facteurs familiaux en interaction avec une prédisposition biologique

- Relation fusionnelle avec le parent de l'autre sexe; vide relationnel entre les deux parents; absence ou retrait du parent de même sexe
- Éducation basée sur des schémas de comportement et de socialisation caractéristiques de l'autre sexe

FIGURE 8.1

L'interaction des dimensions biologique et psychosociale dans l'étiologie du trouble de l'identité sexuelle

LA DIMENSION BIOLOGIQUE

Pour certains chercheurs (van Goozen *et al.*, 2002), la libération d'hormones mâles pendant la grossesse aurait des effets sur le développement du cerveau et pourrait déterminer un penchant inné pour un fonctionnement cérébral et psychique masculin (quand le taux de ces hormones dépasserait un certain seuil) ou féminin (en l'absence de ces hormones mâles, ce qui est le cas chez les fœtus de sexe féminin). Les preuves dont on dispose à l'heure actuelle ne permettent cependant pas d'attribuer le développement du trouble de l'identité sexuelle à un déséquilibre hormonal qui survient pendant le développement prénatal. Par ailleurs, même si les recherches confirmaient l'existence de facteurs hormonaux de ce type, ceux-ci ne suffiraient sans doute pas à expliquer, à eux seuls, le trouble de l'identité sexuelle.

Les chercheurs s'intéressent également à la piste génétique (Dennis, 2004). En l'état actuel des choses, toutefois, personne ne connaît les causes du trouble de l'identité sexuelle.

LA DIMENSION PSYCHOSOCIALE

Les origines du trouble de l'identité sexuelle, en général, et du transsexualisme, en particulier, restent donc mystérieuses. Les théoriciens du courant psychodynamique relèvent des relations très étroites entre mère et fils, un vide relationnel entre les deux parents ainsi que l'absence du père ou son retrait (Stoller, 1969; Czermak, Frignet *et al.*, 1996). Ces circonstances familiales pourraient favoriser chez les jeunes garçons une forte identification à leur mère et induire un inversement des rôles et des identités sexuels habituels. À l'inverse, les filles de mères faibles ou effacées et de pères forts et masculins pourraient s'identifier davantage à leur père et vouloir devenir de « petits hommes ».

Les théoriciens de l'apprentissage et du développement soulignent aussi l'absence des pères dans la vie des garçons transsexuels, et l'impossibilité pour ces derniers de s'identifier à un modèle masculin affirmé. Les enfants dont les parents auraient préféré un enfant du sexe opposé et les ont fortement encouragés à préférer les vêtements, les modes de comportement et les jeux de ce sexe peuvent acquérir des schèmes de socialisation caractéristiques du sexe qui n'est pas le leur.

Néanmoins, beaucoup d'enfants grandissent dans des contextes familiaux apparemment favorables à l'émergence du transsexualisme (selon les critères établis par les théories de la psychodynamique et de la psychologie développementale) sans pour autant manifester par la suite un trouble de l'identité sexuelle. Au total, il n'est pas impossible – mais pas clairement avéré – que des facteurs familiaux puissent intervenir dans l'émergence de ce trouble, en interaction avec une prédisposition biologique.

Les dysfonctions sexuelles

Plusieurs facteurs psychologiques, biologiques et socioculturels peuvent favoriser le développement des dysfonctions sexuelles (voir figure 8.2).

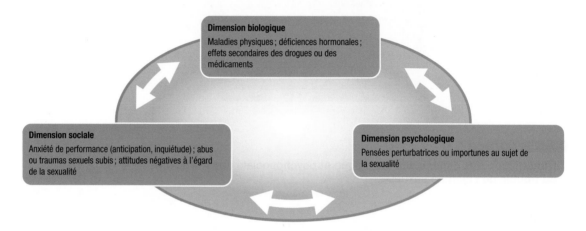

Dimension biologique
Maladies physiques ; déficiences hormonales ; effets secondaires des drogues ou des médicaments

Dimension sociale
Anxiété de performance (anticipation, inquiétude) ; abus ou traumas sexuels subis ; attitudes négatives à l'égard de la sexualité

Dimension psychologique
Pensées perturbatrices ou importunes au sujet de la sexualité

FIGURE **8.2**

L'interaction des dimensions biologique, psychologique et sociale dans l'étiologie des dysfonctions sexuelles

LA DIMENSION BIOLOGIQUE

Différents facteurs biologiques peuvent émousser le désir sexuel et la réponse sexuelle à l'excitation, par exemple un bas niveau de testostérone (une hormone qui aiguise les pulsions sexuelles) ou une maladie. L'hormone sexuelle mâle (la testostérone) détermine en grande partie le désir et l'activité sexuels, tant masculins que féminins (Davis *et al.*, 2005). En effet, hommes et femmes sécrètent de la testostérone – mais en quantité moins importante chez la femme. Chez l'homme, la baisse de la sécrétion de testostérone peut induire une érosion de l'intérêt sexuel ainsi qu'une difficulté à parvenir à l'érection. Chez la femme, ce sont les glandes surrénales et les ovaires qui sécrètent cette hormone. Par conséquent, les femmes qui ont subi l'ablation de ces organes en raison d'une maladie ne produisent plus de testostérone et peuvent se désintéresser graduellement de la sexualité et perdre leur capacité à répondre aux stimulations sexuelles. La diminution du taux de testostérone peut ainsi déclencher une dysfonction sexuelle. Elle ne constitue cependant pas la seule cause biologique possible, car la plupart des personnes présentant un tel trouble affichent en fait un bilan hormonal normal.

Les problèmes vasculaires perturbant l'afflux sanguin dans les corps caverneux de la verge peuvent provoquer la dysfonction érectile ; ce problème s'accentue avec l'âge.

Les dysfonctions érectiles et les troubles cardiovasculaires (maladies du cœur et des artères) ont en commun certains facteurs de risque (Rosen *et al.*, 2004 ; Sun et Swindle, 2005). Les cliniciens devraient prêter une attention toute particulière à ces facteurs et les évaluer avec soin (Thompson *et al.*, 2005). Les problèmes érectiles se révèlent par ailleurs plus fréquents chez les hommes obèses (à l'instar des problèmes cardiovasculaires), mais aussi chez ceux qui souffrent de problèmes prostatiques ou urinaires. Il est à noter cependant que, chez les hommes obèses, la perte de poids et l'intensification de l'activité physique peuvent améliorer le fonctionnement érectile.

Les hommes diabétiques sont également exposés à un risque accru de troubles de l'érection, car le diabète endommage dans certains cas les vaisseaux sanguins et les nerfs, en particulier ceux qui irriguent et innervent la verge. Des recherches récentes montrent que la prévalence du diabète est deux fois plus élevée chez les hommes qui ont une dysfonction érectile (Sun *et al.*, 2006).

La dysfonction érectile et les troubles orgasmiques peuvent aussi être causés par la sclérose en plaques, une maladie caractérisée par une dégradation de la gaine protectrice de myéline qui entoure les cellules nerveuses (neurones) et assure la transmission de l'influx nerveux.

L'insuffisance rénale, le cancer et l'emphysème peuvent également détériorer la fonction érectile, de même que les troubles hormonaux qui entravent la production de testostérone.

Une étude portant sur un groupe de 2 000 hommes (Rimm, 2000) montre que la dysfonction érectile est parfois liée à l'embonpoint, au manque d'activité physique et à la surconsommation d'alcool… ou à l'absence totale de consommation d'alcool !

Un taux élevé de cholestérol pourrait constituer le dénominateur commun entre tous ces facteurs. En effet, le cholestérol excédentaire perturbe l'afflux de sang vers le pénis (exactement comme il entrave l'irrigation du cœur). Une activité physique régulière, la perte des kilos superflus et une consommation modérée d'alcool contribuent à faire baisser le taux de cholestérol et réduiraient ainsi le risque de dysfonction érectile (Derby, 2000). Mais évidemment, les hommes qui ne boivent pas n'ont pas avantage à s'y mettre, même modérément, pour prévenir ou résoudre d'éventuels problèmes d'érection !

Chez les femmes, certains problèmes vasculaires et nerveux peuvent diminuer l'afflux sanguin vers les organes génitaux et réduire la lubrification et l'excitation sexuelle, ce qui rend les rapports sexuels douloureux et restreint la capacité orgasmique. Comme pour les hommes, ces problèmes deviennent plus fréquents avec l'âge.

Certains médicaments, en particulier les psychotropes (y compris les antidépresseurs et les antipsychotiques), peuvent nuire à la fonction érectile et perturber l'orgasme. Les tranquillisants tels que Valium et Xanax causent dans certains cas des problèmes orgasmiques, tant chez les hommes que chez les femmes. Plusieurs médicaments utilisés dans le traitement de l'hypertension artérielle ou de l'hypercholestérolémie ont aussi des effets sur la capacité d'érection.

Les drogues qui dépriment le système nerveux central – l'héroïne, la morphine, mais aussi l'alcool – peuvent émousser le désir et l'excitation sexuels. Les narcotiques, par exemple l'héroïne, abaissent la sécrétion de testostérone et risquent ainsi d'atténuer le désir et de favoriser les problèmes érectiles. La consommation régulière de cocaïne peut également provoquer des troubles de l'érection ou du désir chez l'homme et la femme. Enfin, certaines personnes affirment avoir ressenti un plaisir sexuel particulièrement intense après leur première prise de cocaïne ; par contre, les prises répétées visant la récurrence de cette surexcitation sexuelle causent une dépendance à cette drogue, et l'usage à long terme diminue généralement le plaisir sexuel (Rawson *et al.*, 2002).

LA DIMENSION PSYCHOLOGIQUE

Les principales hypothèses psychologiques contemporaines accordent une large place à l'anxiété, au manque de connaissances sur la sexualité, aux croyances irrationnelles et aux problèmes de couple.

Des expériences sexuelles douloureuses sur le plan physique ou psychologique peuvent induire à chacun des contacts sexuels ultérieurs une réponse anxieuse – et non, comme ce devrait être le cas, une réaction de plaisir associée à l'excitation. Chez les femmes, l'anxiété causée par des expériences sexuelles traumatisantes ou

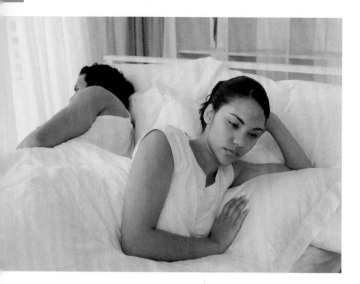

▲ **Quand une source de plaisir devient une source de douleur.** Les dysfonctions sexuelles peuvent entraîner une profonde détresse et susciter des conflits au sein du couple. Le manque de communication est souvent à l'origine du développement et de la persistance des dysfonctions.

un viol explique ainsi de nombreux cas de trouble de l'excitation, d'aversion sexuelle, de trouble orgasmique et de vaginisme (Bean, 2002 ; Najman *et al.*, 2005). Les femmes qui ne ressentent pas d'excitation sexuelle peuvent éprouver de la colère et développer du ressentiment à l'endroit de leurs partenaires. D'autres causes psychologiques peuvent aussi expliquer les troubles de l'excitation, particulièrement féminins, notamment le sentiment de culpabilité à l'égard de l'activité sexuelle et l'inefficacité des stimulations prodiguées par le partenaire (Goldstein *et al.*, 2006).

Les hommes et les femmes qui ont subi des traumatismes sexuels restent souvent habités par une colère non exprimée ou un sentiment d'impuissance ou de culpabilité qui peuvent les empêcher de réagir normalement aux stimulations sexuelles. À l'occasion des relations sexuelles, ces personnes peuvent par ailleurs vivre des récurrences (*flashbacks*) qui les replongent dans les abus subis et entravent l'excitation sexuelle et l'orgasme. Divers autres problèmes psychologiques peuvent également perturber l'intérêt sexuel, l'excitation ou la réponse aux stimulations, par exemple la dépression.

L'anxiété de performance (ou angoisse de la performance) compte aussi au nombre des problèmes psychologiques susceptibles de perturber la vie sexuelle. Se définissant par une inquiétude excessive à l'égard de ses propres capacités sexuelles, elle peut se développer chez les gens qui éprouvent certaines difficultés à accomplir l'acte sexuel. D'acteurs de la relation, ils deviennent observateurs de leur propre comportement et focalisent toute leur attention sur la manière dont leur corps réagit (ou non) aux stimulations. Rongés par l'inquiétude, ils n'arrivent pas à s'abandonner au plaisir érotique et s'attendent constamment au pire. En particulier, ils s'inquiètent de ce que leur partenaire pensera d'eux s'ils « échouent ». Les hommes touchés par l'anxiété de performance ont souvent des difficultés à parvenir à l'érection ou à la maintenir, ou souffrent d'éjaculation précoce. Les femmes ont plutôt de la difficulté à obtenir un niveau satisfaisant d'excitation et à atteindre l'orgasme. Pour elles comme pour eux, chacun de leurs « ratages » risque de renforcer leurs doutes antérieurs et d'enclencher un cercle vicieux inquiétude/échec (Goldstein *et al.*, 2006).

En Occident, les performances sexuelles d'un homme déterminent en grande partie sa masculinité. Les hommes qui n'arrivent pas à accomplir l'acte sexuel à chacune de leurs tentatives peuvent souffrir d'une détérioration de leur estime de soi, de dépression, du sentiment de « ne plus être un vrai homme ». Ils risquent même de se considérer comme de « parfaits minables » en dépit de tout ce qu'ils ont pu accomplir par ailleurs dans leur vie. Toute rencontre sexuelle devient pour eux un test, une épreuve pour mesurer leur virilité. Certains en viennent à s'astreindre aux rapports sexuels et à forcer leur érection, un volontarisme qui produit généralement le résultat contraire de l'effet recherché. L'érection, rappelons-le, est un réflexe et, à ce titre, ne peut pas être forcée. Quand les rapports sexuels représentent un enjeu si décisif pour l'estime de soi, l'anxiété de performance inhibe forcément l'érection. Le réflexe érectile est déterminé par le système parasympathique, l'une des branches du système nerveux autonome. Or, l'anxiété et le stress stimulent le système sympathique, ce qui peut bloquer le contrôle parasympathique et empêcher l'érection. À l'inverse, l'éjaculation est déterminée par le système sympathique ; toute excitation significative, par exemple celle qui est induite par l'anxiété de performance, risque donc de la déclencher à contretemps (éjaculation précoce). Ici encore, l'angoisse de la performance peut enclencher un cercle vicieux anxiété/perturbation du fonctionnement sexuel.

Un patient souffrant de dysfonction érectile décrit son trouble dans ces termes : « Je me sens inférieur, comme si j'étais en observation, à l'essai. Chaque fois, j'ai cette impression très pénible d'être au pied du mur, contraint de faire mes preuves. Imaginez que vous alliez dans un club nudiste et que, quand vous arrivez, tout le monde porte le smoking – sauf vous. C'est comme ça que je me sens : complètement démuni. »

Dans le témoignage ci-dessous, un autre homme explique les préparatifs qu'il met en œuvre pour «relever le défi» dans ses relations sexuelles.

 Paralysé par l'angoisse

Au travail, je maîtrise ce que je fais. Mais en matière de sexe, on n'a pas le contrôle du corps! Mon cerveau commande mes mains, mais pas mon pénis. D'un coup, je me suis mis à considérer les relations sexuelles comme un match de basket. Je jouais au basket, à l'université. Pour me préparer aux matchs, je me demandais d'abord quel joueur de l'équipe adverse j'allais marquer. Après, j'imaginais toutes les actions de jeux possibles avec ce type. Par la suite, j'ai fait la même chose avec le sexe. Quand j'avais un rendez-vous avec une femme, je ne pensais qu'à ça toute l'après-midi. Je me demandais ce qui allait se passer au lit; j'essayais d'imaginer; je me préparais à toutes les éventualités. J'anticipais la manière dont je la toucherais, ce que je lui demanderais de faire. Mais pendant le film, ou au resto, je commençais à me dire que je n'y arriverais pas. Je lisais déjà la déception sur son visage. Quand le moment fatal arrivait, j'étais complètement paralysé par l'angoisse.

Source: D'après les dossiers de l'auteur.

Les femmes aussi peuvent faire dépendre leur estime d'elles-mêmes de la fréquence et de l'intensité de leurs orgasmes. Cependant, tout comme les hommes, celles qui tentent de forcer leur jouissance obtiennent généralement le résultat inverse.

Autrefois, en matière de sexualité, les pressions sociales et les conflits internes concernaient le droit d'avoir des rapports sexuels avec telle ou telle personne. Aujourd'hui, ils reposent plutôt sur l'ambition de performance – atteindre l'orgasme et satisfaire le ou la partenaire.

La satisfaction sexuelle dépend aussi des compétences et des connaissances que l'on possède sur le sujet. Comme tous les savoirs, le savoir sexuel s'acquiert au fil d'expériences diverses. Avec le temps, chacun de nous se familiarise avec les réactions de son propre corps et celui de ses partenaires, notamment par la méthode «essais-erreurs», par l'autoexploration (par exemple la masturbation), les lectures et, pour certains, les films et les discussions entre amis. Les adolescents élevés dans le sentiment de culpabilité ou la honte à l'égard de la sexualité ont moins d'occasions d'acquérir ce savoir sexuel et peuvent parfois, même à l'âge adulte, tout ignorer des stimulations qui pourraient leur procurer du plaisir, à eux aussi bien qu'à leurs partenaires. Ils risquent aussi de réagir aux envies et aux activités sexuelles, non par l'excitation et le plaisir, mais par l'angoisse et la honte.

Albert Ellis (1977) et d'autres cognitivistes ont montré le rôle des attitudes et des croyances irrationnelles dans le développement des dysfonctions sexuelles, par exemple: (1) «Si des gens qui comptent pour moi désapprouvent certains de mes comportements, c'est que je suis un moins que rien.» (2) «Je dois réussir à la perfection tout ce que j'entreprends!»

Une personne qui se révélerait incapable de décevoir son entourage de temps à autre risque fort d'exagérer l'incidence d'une rencontre sexuelle manquée. Par ailleurs, en s'imposant la réussite éclatante à chaque rencontre sexuelle, on met toutes les chances de son côté pour... échouer lamentablement!

L'explication que nous donnons de nos revers détermine aussi le taux de réussite des tentatives ultérieures. Certaines pannes sexuelles sont attribuables simplement à une consommation d'alcool excessive ce soir-là. Mais si l'on se répète qu'on en est responsable, qu'on est «nul(le) au lit», on risque fort de perturber réellement, pour le compte, son fonctionnement sexuel futur.

Enfin, les problèmes relationnels peuvent causer ou aggraver les dysfonctions sexuelles, surtout quand ils sont marqués par le ressentiment et les conflits qui macèrent de longue date. D'une manière générale, la qualité des rapports sexuels correspond plus ou moins à celle, plus globale, de la relation de couple. Les personnes qui en veulent à leur partenaire pour une raison ou une autre peuvent être tentées de transformer leur lit en arène et leurs relations sexuelles en combats dans lesquels chacun peut marquer ou perdre des points. Par ailleurs, les problèmes de communication et l'insatisfaction conjugale vont souvent de pair. Les couples où les désirs sexuels réciproques ont du mal à s'exprimer restent souvent crispés sur leurs frustrations, de part et d'autre. Le cas de Paul et Pétula illustre bien les interactions entre les troubles du désir sexuel et les difficultés relationnelles.

ÉTUDE DE CAS

PAUL ET PÉTULA

Paul et Pétula vivent ensemble depuis six mois et envisagent de se marier. «Depuis deux mois, Paul n'arrive plus à maintenir son érection une fois qu'il m'a pénétrée», résume Pétula au début de leur première consultation en sexologie. Le thérapeute demande à Paul de définir le problème à son tour. Très embarrassé, Paul confirme les propos de Pétula. «Je ne comprends pas ce qui se passe», ajoute-t-il. Paul, 26 ans, vient d'obtenir son diplôme en droit. Pétula, 24 ans, mène une brillante carrière d'acheteuse en gros pour un grand magasin. Ils sont tous deux issus de la classe moyenne, banlieusarde et instruite, et se sont connus chez des amis communs. Ils ont eu leurs premières relations sexuelles quelques mois après s'être rencontrés. À l'époque, tout allait bien.

Environ deux mois plus tard, Paul quittait le domicile de ses parents pour emménager dans l'appartement de Pétula. C'était elle qui le lui avait proposé. En fait, Paul n'était pas sûr d'être prêt à franchir ce cap. Peu après, même s'il désirait sa partenaire et voulait avoir des rapports sexuels avec elle, ses érections étaient devenues si vacillantes qu'il arrivait à peine à la pénétrer. S'il ressayait un peu plus tard, son désir s'était évanoui et l'érection s'avérait complètement impossible.

Au début, Pétula se fâchait et frappait Paul à coups de poing sur la poitrine. À presque 100 kilos, Paul pesait deux fois plus lourd que sa partenaire; mais il se levait simplement du lit et s'en allait. Cette réaction mettait Pétula hors d'elle.

Les rapports sexuels ne constituent pas la seule cause de dissension entre eux. Pétula se plaint de ce que Paul ne passe pas assez de temps avec elle et préfère jouer au baseball avec ses copains. Même quand il est à la maison, il regarde le sport à la télé et refuse de l'accompagner au cinéma, au musée ou au théâtre. En dépit de leurs différences de caractère, Pétula veut absolument se marier et demande à Paul de fixer la date de leurs noces.

L'examen physique ne révèle aucune anomalie biologique, ni chez Paul, ni chez Pétula. Rien n'indique par ailleurs que l'un d'eux serait déprimé.

Source: Spitzer et al. (1994), p. 198-200.

LA DIMENSION SOCIOCULTURELLE

Au début du 20e siècle, une Anglaise aurait confessé «fermer les yeux et penser à l'Angleterre» quand son mari l'approchait pour accomplir le «devoir conjugal». Ce cliché d'une époque révolue (mais pas si éloignée!) montre à quel point le plaisir sexuel constituait alors l'apanage exclusif de l'homme; pour la femme, le coït devait rester une stricte obligation maritale. Les mères instruisaient leurs filles des «choses de la vie» juste avant leur mariage. Pour les épouses, l'acte sexuel comptait au nombre des devoirs conjugaux qui incombaient aux femmes, avec l'abnégation et la soumission aux besoins du mari. Les femmes qui intériorisent une telle conception de la sexualité sont évidemment peu portées à rechercher leur propre épanouissement sexuel; dans l'Angleterre victorienne comme dans le reste de l'Europe, les médecins de la fin du 19e siècle et du début du 20e siècle ont d'ailleurs maintes fois évoqué l'angoisse et la frustration engendrées par cette morale sexuelle rigoriste.

Chez l'homme aussi, les dysfonctions sexuelles peuvent s'expliquer par des croyances ou des schémas socioculturels imposant une morale, des comportements et des tabous très stricts.

Le psychologue Rafael Javier (1993) a travaillé sur le stéréotype du marianisme dans certaines cultures hispaniques. Dérivé du nom de la Vierge Marie, le terme «marianisme» désigne dans ce contexte un idéal de la féminité qui repose sur la préservation de la pureté, l'éloge de la maternité et la condamnation sans appel du plaisir féminin (réservé aux «femmes de petite vertu»). Du point de vue socioculturel, la femme idéale souffre en silence et se met au service des besoins et des désirs de ses enfants et de son mari – au détriment des siens propres. Dans l'abnégation la plus totale, et quelles que soient ses souffrances et ses frustrations, elle doit assurer le bonheur et la joie de sa famille.

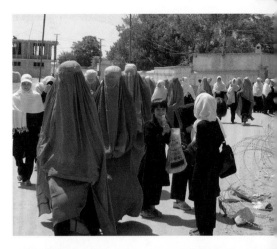

Les femmes qui intègrent ce stéréotype et s'efforcent de s'y conformer sont assurément peu enclines à exprimer leurs propres besoins de satisfaction sexuelle. Elles manifestent généralement leur résistance (plus ou moins consciente) à cet idéal culturel contraignant par des réactions sexuelles négatives: inertie, frigidité, douleur, etc.

Les facteurs socioculturels jouent également un rôle de premier plan dans le développement des dysfonctions érectiles. Les recherches montrent ainsi que leur prévalence est plus élevée dans les cultures qui imposent des restrictions très strictes à l'activité sexuelle féminine avant le mariage, qui encadrent étroitement les rapports sexuels même entre époux, ou qui condamnent sévèrement les relations extraconjugales (Welch et Kartub, 1978). Les hommes vivant dans ces cultures seraient plus susceptibles de développer une angoisse sexuelle ou un sentiment de culpabilité à l'égard de leur activité ou de leurs performances sexuelles.

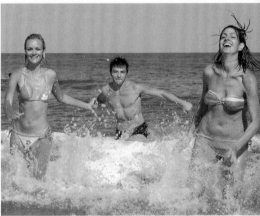

En Inde, les croyances culturelles attribuent à l'éjaculation (la «perte» de semence masculine) la faculté d'épuiser l'énergie vitale de l'homme. Déchiré entre l'envie d'accomplir l'acte sexuel et le *dhat* (la peur panique d'être dépouillé de leur énergie vitale par l'expulsion du sperme), certains hommes finissent par développer une dysfonction érectile (Shukla et Singh, 2000).

▲ *Le contexte culturel.* Il détermine le rapport au corps et la définition de la normalité en matière de comportement sexuel.

Les paraphilies

Comme pour tous les troubles psychologiques, les paraphilies peuvent s'expliquer par des facteurs multiples: prédisposition biologique, acquis psychologique, contexte socioculturel... L'approche la plus efficace dans ce domaine consisterait donc à opter pour une méthode pluridimensionnelle (voir figure 8.3).

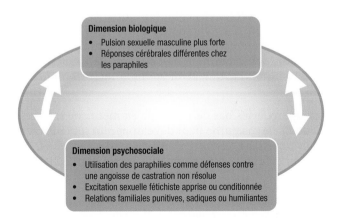

Dimension biologique
- Pulsion sexuelle masculine plus forte
- Réponses cérébrales différentes chez les paraphiles

Dimension psychosociale
- Utilisation des paraphilies comme défenses contre une angoisse de castration non résolue
- Excitation sexuelle fétichiste apprise ou conditionnée
- Relations familiales punitives, sadiques ou humiliantes

FIGURE **8.3**

L'interaction des dimensions biologique et psychosociale dans l'étiologie des paraphilies

LA DIMENSION BIOLOGIQUE

Les chercheurs s'intéressent beaucoup au rôle possible des facteurs biologiques dans le développement des comportements paraphiles. Constatant que les fantasmes et les impulsions sexuelles sont plus fréquents chez les hommes paraphiles, et que leur *période réfractaire* après orgasme masturbatoire (le temps nécessaire pour pouvoir être excité de nouveau) est plus courte, ils avancent que la pulsion sexuelle serait plus forte chez eux. Certains proposent d'appeler cette pulsion exacerbée «désir hyper-sexuel», par opposition à la baisse du désir sexuel que nous avons évoquée dans la section de ce chapitre consacrée aux dysfonctions (Haake *et al.*, 2003 ; Kafka, 2003).

Ayant exposé des sujets masculins à des stimuli paraphiles (images de sadomasochisme ou de fétichisme) et à des stimuli «normaux» (images de femmes nues ou de rapports sexuels génitaux ou buccaux), d'autres chercheurs établissent l'existence de schémas de réponse cérébrale (mis en évidence par le suivi des manifestations électriques dans le cerveau) spécifiques chez les paraphiles (Waismann *et al.*, 2003). Les différences constatées entre les deux groupes de sujets (paraphiles et non paraphiles) restent difficiles à interpréter à l'heure actuelle ; elles semblent toutefois indiquer que le cerveau des hommes atteints de paraphilie pourrait répondre différemment à certains types de stimuli sexuels.

LA DIMENSION PSYCHOSOCIALE

Des chercheurs font remonter l'origine des paraphilies à l'enfance du patient. Très tôt, l'enfant développerait une «carte amoureuse» dont certaines expériences traumatiques précoces pourraient fausser les repères. De fait, les recherches cliniques établissent des liens entre les traumas sexuels et émotionnels de la petite enfance et le développement ultérieur de la paraphilie (Lee *et al.*, 2002).

Les théoriciens de la psychodynamique considèrent la plupart des paraphilies comme des mécanismes de défense contre une angoisse de castration non résolue – la peur inconsciente qu'auraient les petits garçons de se faire couper le pénis. En se masturbant, l'enfant associerait cette peur au plaisir sexuel. Dans la théorie freudienne, c'est le père qui provoque l'angoisse de castration, car c'est de lui que l'enfant craint la mutilation. Souvent, c'est toutefois la mère qui achemine le terrifiant message. Les récits des analysants et les cas publiés par Freud font fréquemment état de bribes de souvenirs ou de fantasmes dans lesquels la mère (ou un substitut) apporte la menace. Bien qu'il soit hasardeux de tirer des généralisations théoriques d'expériences et de fantasmes infantiles concrets, il semble que certains de ces derniers (fondés sur des souvenirs réels ou construits) restent opérants à l'âge adulte (Laws et Marshall, 2003).

Pour les théoriciens de l'apprentissage, les paraphilies s'expliquent par le conditionnement et l'apprentissage. Au fil des expériences, différents objets ou activités s'associent à l'excitation sexuelle et acquièrent ainsi la capacité de déclencher en eux-mêmes cette excitation. La chercheuse June Reinish (1990) estime que les premières excitations ou réponses sexuelles (par exemple l'érection) peuvent être associées plus ou moins consciemment aux culottes de caoutchouc ou aux couches à revêtement de plastique, ce qui favoriserait ultérieurement l'émergence d'un fétichisme du latex.

Un garçon qui aperçoit les bas de nylon de sa mère sur le porte-serviettes de la salle de bains alors qu'il se masturbe peut développer un fétichisme des bas (Breslow, 1989). Chacun des orgasmes vécus en présence de ces objets renforce ensuite l'association entre eux et la stimulation érotique, surtout quand l'expérience se répète à de nombreuses reprises.

Les relations familiales auraient également un rôle à jouer dans le développement des paraphilies. Certains travestis indiquent que, dans leur enfance, leur entourage les déguisait en filles pour les humilier. Il n'est pas exclu que le petit garçon devenu adulte cherche à inverser le rapport de domination en atteignant l'érection et en accomplissant l'acte sexuel alors même qu'il porte des vêtements féminins : malgré sa jupe ou ses bas, il reste un homme.

Dans son ouvrage intitulé *Un enfant est battu*, Freud avance l'idée que le fantasme (relativement courant) d'être battu exprimerait en fait un désir camouflé de rapport sexuel par régression sadique-anale. Néanmoins, si le fantasme est assez courant, le passage à l'acte masochiste reste relativement rare.

8.3 LES TRAITEMENTS DES TROUBLES DE LA SEXUALITÉ ET DE L'IDENTITÉ SEXUELLE

Les traitements des troubles de la sexualité et de l'identité sexuelle sont très différents d'une catégorie de troubles à l'autre. Dans le cas du trouble de l'identité sexuelle, le traitement comprend l'intervention chirurgicale de changement du sexe et diverses approches psychologiques. Pour ce qui est des dysfonctions sexuelles, les traitements sont relativement efficaces, mais peu accessibles. Finalement, les traitements des paraphilies semblent prometteurs, mais moins efficaces que pour les dysfonctions sexuelles ; ils sont également peu répandus.

Le trouble de l'identité sexuelle

Toutes les personnes présentant un trouble de l'identité sexuelle n'optent pas forcément pour l'intervention chirurgicale. Pour celles qui y recourent, les chirurgiens s'efforcent de construire des organes génitaux externes qui ressemblent le plus possible à ceux du sexe voulu. Les opérations sur les hommes (pour leur donner des organes génitaux externes féminins) produisent généralement des résultats plus convaincants que les interventions sur les femmes. Certaines personnes recourent par ailleurs aux traitements hormonaux pour développer les caractères sexuels secondaires du sexe voulu : augmentation des tissus adipeux des seins dans le cas de la transformation d'un homme en femme («femme trans») ou croissance de la pilosité faciale dans le cas contraire («homme trans») (Deniker et Olié, 1986 ; Augst-Merelle, 2006).

Les personnes qui optent pour la chirurgie transsexuelle peuvent maintenir leur activité sexuelle et atteindre l'orgasme ; toutefois, elles ne sont pas capables de concevoir ni de porter d'enfant, car elles ne possèdent pas les organes génitaux internes du sexe qu'elles ont choisi.

Les hommes sont de trois à quatre fois plus nombreux que les femmes à changer chirurgicalement de sexe. La plupart des femmes qui souhaitent devenir des hommes n'ont pas recours à l'intervention complète. Elles se font généralement enlever les organes génitaux internes (ovaires, trompes de Fallope, utérus) et les tissus adipeux des glandes mammaires (Bockting et Fung, 2006). Les traitements à base de testostérone peuvent ensuite leur permettre d'accroître leur masse musculaire et de se faire pousser la barbe. Toutefois, rares sont les «hommes trans» (femmes devenues hommes) qui recourent à toutes les interventions chirurgicales nécessaires pour les doter d'un pénis artificiel ; ces opérations coûtent cher, d'une part ; d'autre part, les pénis construits chirurgicalement fonctionnent relativement mal.

Les dysfonctions sexuelles

Pour la plupart des dysfonctions sexuelles, ce sont les sexologues William Masters et Virginia Johnson qui, dans les années 1960, ont inventé les premiers traitements véritablement efficaces. Avant cela, la psychothérapie analytique s'intéressait indirectement à ces problèmes en assimilant les dysfonctions sexuelles à des conflits sous-jacents et en proposant des traitements de psychanalyse ou de psychothérapie d'inspiration analytique. Mais l'insuffisance des résultats avérés, le désir d'éliminer les symptômes plus rapidement que cette approche ne pouvait le permettre et les résistances qu'elle suscitait ont en fin de compte débouché sur la mise au point de méthodes qui visent directement la résolution de la dysfonction sexuelle.

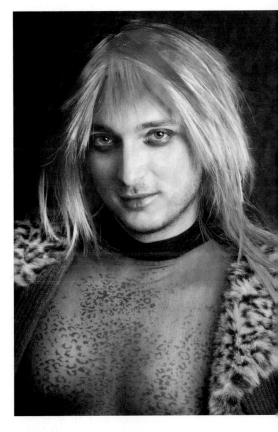

▲ *Le trouble de l'identité sexuelle.* Pour changer de sexe, certaines personnes choisissent l'intervention chirurgicale et le traitement hormonal.

Aujourd'hui, la plupart des sexologues s'accordent à considérer que l'on peut traiter directement les dysfonctions par une réorientation des interactions sexuelles du couple (Coyle, 2006 ; McCarthy, Ginsberg et Fucito, 2006). Les thérapies sexuelles inventées par Masters et Johnson (1970) reposent sur la mise en place de techniques cognitivocomportementales dans le cadre d'une thérapie brève ; l'objectif de ces interventions est d'aider les patients à retrouver ou à améliorer leurs compétences sexuelles et à se défaire, au moins partiellement, de l'anxiété liée à l'activité sexuelle. En général, les partenaires ont avantage à suivre la thérapie ensemble. Dans certains cas, il s'avère toutefois préférable qu'ils suivent plutôt des thérapies individuelles chacun de leur côté.

Avant d'analyser les différentes interventions envisageables, soulignons que certains problèmes sexuels naissent de conflits dans la relation de couple ; les thérapeutes peuvent alors recommander aussi la mise en œuvre d'une thérapie de couple pour aider les partenaires à mieux se comprendre et à mieux exprimer ce qu'ils ressentent, de part et d'autre.

Notons par ailleurs que les protocoles et les méthodes thérapeutiques ont beaucoup évolué depuis 25 ans. Aujourd'hui, les cliniciens accordent plus d'importance qu'autrefois aux facteurs biologiques (ou organiques) dans le développement des problèmes sexuels et recourent plus volontiers aux traitements pharmacologiques des dysfonctions sexuelles (Saigal, 2004).

L'APPROCHE BIOLOGIQUE

Chez l'homme comme chez la femme, certaines baisses du désir sexuel sont attribuables à des déficits hormonaux, en particulier en testostérone. La prescription de cette hormone fait aujourd'hui figure de traitement prometteur. Des timbres transdermiques à la testostérone sont utilisés depuis peu pour traiter la baisse du désir et augmenter l'activité sexuelle chez des hommes qui sécrètent des quantités insuffisantes de celle-ci (Wang *et al.*, 2004).

Les troubles de l'érection d'origine organique (ce qui est souvent le cas) sont généralement traités par des médicaments. L'excitation sexuelle étant déterminée en partie par l'afflux sanguin dans les organes génitaux, les médicaments qui stimulent l'irrigation sanguine de la verge (par exemple Viagra) facilitent l'érection chez la plupart des hommes qui souffrent de troubles érectiles. Quand les traitements pharmacologiques et autres s'avèrent inefficaces, l'insertion chirurgicale d'un implant pénien peut être envisagée.

Les chercheurs travaillent actuellement à l'élaboration de thérapeutiques biomédicales pour les dysfonctions sexuelles féminines. Ainsi, on sait maintenant que Viagra augmente l'excitation sexuelle chez la femme ; certaines affirment bénéficier d'une meilleure lubrification vaginale et d'une intensification de leurs orgasmes quand elles ont pris ce médicament.

L'hormone sexuelle mâle (la testostérone) augmenterait par ailleurs le désir sexuel chez les femmes en préménopause et chez les femmes plus âgées (Goldstat *et al.*, 2003 ; Munarriz *et al.*, 2002).

Mais l'innocuité de ces traitements hormonaux n'est pas entièrement établie ; entre autres effets indésirables, ils pourraient stimuler la pilosité faciale et l'acné. Le traitement à la testostérone peut venir en aide aux hommes qui en sécrètent des quantités insuffisantes, mais il risque aussi d'induire des effets secondaires néfastes. La testostérone pouvant notamment causer des lésions hépatiques ou des cancers de la prostate, son administration doit faire l'objet d'un suivi médical très serré. Dans de très rares cas, une malformation empêche la verge de fonctionner normalement, ou une obstruction entrave l'afflux sanguin dans celle-ci. La chirurgie peut alors résoudre le problème.

En favorisant l'inhibition sélective de la recapture de la sérotonine, les antidépresseurs tels que la fluoxétine (Prozac), la paroxétine (Paxil) et la sertraline (Zoloft) augmentent la quantité de sérotonine disponible dans le cerveau et retardent l'éjaculation ; ils auraient donc pour effet secondaire d'atténuer ou d'éliminer l'éjaculation précoce (Bancroft *et al.*, 2005 ; Waldinger *et al.*, 2001).

Le traitement biochimique des dysfonctions sexuelles s'avère donc très prometteur. Mais aucune «pilule miracle» ne peut améliorer la qualité d'une relation de couple ni résoudre chez qui que ce soit un conflit intérieur suffisamment grave pour perturber sa sexualité...

L'APPROCHE PSYCHOLOGIQUE

Les sexologues peuvent aider les patients qui se désintéressent de la sexualité à renouer avec le désir par la masturbation ou les exercices de stimulation des fantasmes sexuels. Dans les thérapies de couple, le thérapeute peut prescrire des exercices pour améliorer la communication entre les partenaires (notamment par rapport à la sexualité), augmenter leur plaisir et les inciter à explorer leurs envies et à renouveler leur pratique sexuelle. Quand la dépression est à l'origine du manque d'appétit sexuel, le traitement visera en priorité cette cause sous-jacente. La thérapie de couple est envisageable quand la dysfonction sexuelle repose sur un conflit conjugal; dans ce cas, elle constitue même très souvent l'approche la plus efficace. Si le problème vient de conflits anciens profondément ancrés dans la dynamique conjugale, le psychothérapeute pourra proposer une approche psychodynamique qui vise la compréhension profonde des émotions et des sentiments des deux partenaires, ensemble ou séparément.

Ainsi que nous l'avons vu, l'excitation sexuelle provoque un afflux de sang dans les organes génitaux. Cette modification du débit sanguin constitue une réponse réflexe à la stimulation sexuelle et ne peut pas être induite par la volonté. Quand les problèmes sexuels du couple sont d'origine psychologique, et non pas organique, les partenaires doivent s'efforcer de résoudre les conflits qui perturbent leur vie sexuelle et, dans toute la mesure du possible, se détendre pour éviter que des réactions adverses ne viennent troubler leurs ébats.

Dans cette optique, Masters et Johnson (1970) ont mis au point un certain nombre d'exercices de stimulation sensuelle non génitale. Les partenaires peuvent tout d'abord se masser l'un l'autre pour éprouver et procurer à l'autre un plaisir strictement sensuel. Tout en court-circuitant l'anxiété de performance qui perturbe parfois l'acte sexuel, cette méthode favorise la communication et l'harmonie entre les partenaires et aide chacun d'eux à devenir plus attentif à l'autre, mais aussi à son propre plaisir. Les chercheurs proposent différents exercices qui représentent une gradation dans l'intensité de l'excitation sexuelle suscitée chez le partenaire. Ces méthodes permettent aussi de différer l'acte sexuel, en dépit de l'excitation, par l'observance de pauses, de moments de détente, et la mise en œuvre de jeux sexuels qui maintiennent l'excitation, voire l'exacerbent, et peuvent culminer en un rapport sexuel.

Les thérapies préconisées par les sexologues produisent des résultats variables selon le cas; à l'heure actuelle, les études méthodologiques ne suffisent pas à établir clairement leur efficacité (Leiblum et Rosen, 2000; O'Donohue, McKay et Schewe, 1999).

Les femmes qui souffrent d'un trouble de l'orgasme sont souvent aux prises avec des croyances et des pensées qui assimilent l'acte sexuel à la saleté ou à l'immoralité. Quand elles étaient enfants, ces patientes ont peut-être entendu constamment répéter qu'il ne fallait pas toucher ses organes génitaux. Elles sont anxieuses et certaines n'ont jamais ressenti de plaisir par autostimulation; souvent, elles ne savent pas ce qui pourrait leur plaire. Le traitement doit nécessairement aborder les attitudes négatives à l'égard de la sexualité. Quand le trouble orgasmique traduit des difficultés conjugales ou un ressentiment de la femme envers son partenaire, ces problèmes doivent également être abordés en thérapie, soit individuelle, soit de couple.

Dans les cas de ce type, Masters et Johnson commençaient par recommander des exercices de découverte sensuelle aux deux partenaires afin d'atténuer l'anxiété, de favoriser la communication et d'aider l'homme et la femme à parfaire leurs compétences et leurs connaissances en matière de sexualité. Par exemple, la femme peut diriger son partenaire et lui indiquer les caresses qu'elle aime; au passage, elle se libère aussi du stéréotype de la femme passive et soumise aux désirs et aux plaisirs de l'homme.

D'autres sexologues préfèrent aborder le trouble de l'orgasme féminin avec la femme seulement, en l'absence de son partenaire. Leurs interventions consistent en général à aider la patiente à mieux connaître et comprendre ses propres sensations et ses propres réponses sexuelles par la masturbation. Cette approche aurait également un effet libérateur pour la femme, dans la mesure où elle lui montre qu'elle n'a pas besoin de son partenaire pour éprouver du plaisir et qu'elle ne l'oblige pas à le satisfaire pour vivre sa sexualité (Leiblum et Rosen, 2000). Une fois que son trouble de l'orgasme est résolu, la patiente se sent plus en confiance pour reprendre l'activité sexuelle avec son partenaire.

Jusqu'ici, les chercheurs se sont peu intéressés aux troubles de l'orgasme chez l'homme. Le plus souvent, leur traitement consiste pour l'essentiel à augmenter les stimulations sexuelles et à réduire l'anxiété de performance (Leiblum et Rosen, 2000).

Pour contrer l'éjaculation précoce, l'urologue James Semans a proposé en 1956 la technique du *stop-start* ou *stop and go*: les partenaires suspendent l'activité sexuelle juste avant l'éjaculation, puis reprennent la stimulation quand l'excitation diminue.

Réflexe conditionné de constriction de l'ouverture vaginale, le vaginisme ne constitue pas un problème médical, mais témoigne d'une crainte psychique de la pénétration. La dyspareunie, elle, est une douleur plus ou moins intense causée par la pénétration. Dans les deux cas, le traitement associe plusieurs techniques de relaxation, méthodes cognitives et mesures de désensibilisation de la musculature vaginale, telle l'introduction progressive de doigts, de dilatateurs ou de tampons afin de permettre la pénétration.

Bien que les thérapies préconisées par les sexologues semblent efficaces, leur évaluation doit faire l'objet de recherches plus poussées. De nombreuses femmes souffrant de vaginisme ou de dyspareunie ont subi des viols ou des abus sexuels; dans ce cas, la psychothérapie s'avère indispensable pour traiter les conséquences psychologiques de ces traumas.

En conclusion, le taux de réussite des thérapies et des traitements médicaux se révèle encourageant, surtout si l'on considère que ceux-ci sont encore très récents. Les générations précédentes ne consultaient généralement pas pour ce genre de problèmes, et aucune thérapie ne leur était proposée (Chatelain, 2006).

Les paraphilies

L'un des problèmes majeurs du traitement des paraphilies réside dans le manque de motivation des patients qui consultent. Le plus souvent, ces derniers sollicitent le traitement uniquement parce qu'ils craignent de subir l'incarcération, la destruction de leur vie familiale ou le départ de leur partenaire. Mais en tant que telle, la résolution de la paraphilie ne constitue pas une priorité pour eux. Les hommes atteints de paraphilie sont souvent traités en prison après avoir été reconnus coupables d'exhibitionnisme, de voyeurisme, d'agression sexuelle sur des enfants, etc. Ils peuvent également être dirigés vers des structures psychiatriques avec obligation de soins décrétée par le juge. Ce caractère coercitif du traitement contribue aussi à la résistance du patient ou à son observance strictement superficielle du protocole. Les thérapeutes s'accordent à considérer que le traitement risque de s'avérer vain si le patient ne souhaite pas vraiment changer son comportement. Certaines interventions, notamment les psychothérapies comportementales, peuvent néanmoins aider les délinquants sexuels à contrôler leurs comportements (Abracen et Looman, 2004).

LES THÉRAPIES BIOMÉDICALES

Bien qu'il n'existe pas de pilule magique ni de remède miracle pour les paraphilies, l'inhibition sélective de la recapture de la sérotonine au moyen d'antidépresseurs tels que Prozac a fait progresser considérablement le traitement de l'exhibitionnisme, du voyeurisme et du fétichisme. Nous avons vu au chapitre 4 que ces mêmes molécules montrent souvent leur efficacité dans le traitement des troubles obsessionnels-compulsifs. Les paraphilies partagent d'importants points communs avec ces comportements, ce qui indique qu'elles pourraient faire partie du spectre des comportements obsessionnels-compulsifs. Les personnes souffrant de paraphilies sont, elles aussi, obsédées par des pensées ou des images relatives à l'objet de leur penchant. La majorité d'entre elles se sentent par ailleurs contraintes d'accomplir l'acte paraphile par une pulsion irrépressible.

Réduisant le taux sanguin de testostérone, cette hormone qui aiguise les pulsions sexuelles, les antiandrogènes peuvent émousser les désirs sexuels, notamment les impulsions et les fantasmes paraphiles. Les patients peuvent être traités par des injections hebdomadaires. Ce traitement n'élimine pas complètement leurs pulsions paraphiles et n'atténue pas leur attirance envers les stimuli paraphiles. Il peut toutefois diminuer la pulsion d'action devant ces stimuli, particulièrement quand l'administration des antiandrogènes s'accompagne d'un traitement psychologique.

LA PSYCHANALYSE

Les psychothérapies analytiques permettent d'établir le lien entre des situations anciennes (notamment, des traumas sexuels) et le comportement, les fantasmes et les impulsions de l'adulte paraphile. Elles favorisent la prise de conscience des émotions, des idées et des modes de fonctionnement venus de l'enfance, et peuvent ainsi réorienter les comportements actuels.

LES THÉRAPIES COGNITIVOCOMPORTEMENTALES

Alors que le processus psychanalytique classique repose sur une longue exploration des racines infantiles et des dimensions affectives du trouble psychologique, les psychothérapies comportementales portent directement sur les symptômes ou les comportements à éliminer ou à atténuer. Elles s'appuient sur des techniques spécifiques telles que la thérapie par l'aversion, la désensibilisation ou l'acquisition d'aptitudes sociales pour réduire ou éliminer les comportements paraphiles et renforcer les comportements sexuels appropriés. Souvent, les interventions associent plusieurs méthodes.

Le but de la *thérapie par l'aversion* (ou conditionnement aversif) est d'induire une réponse émotionnelle négative aux stimuli ou aux fantasmes inadéquats qui excitent le paraphile. Elle associe de manière répétée le stimulus excitant inapproprié (par exemple l'image mentale d'un enfant nu) à un stimulus dissuasif (par exemple un choc électrique) dans l'espoir que le patient développera une aversion conditionnée pour le stimulus inadéquat.

Variante de la thérapie par l'aversion, la *désensibilisation* associe les fantasmes paraphiles à un stimulus dissuasif imaginé. Dans une étude portant sur 38 pédophiles et 62 exhibitionnistes (dont plus de la moitié en obligation de soins), les sujets imaginaient des stimuli désagréables et les associaient à leurs fantasmes criminels. Ils devaient d'abord imaginer des scènes pédophiles ou exhibitionnistes. Ensuite, quand le plaisir sexuel était éveillé, des images repoussantes leur étaient proposées... La scène imaginaire initiale représentait par exemple une fellation faite à un enfant, mais montrait ensuite une blessure suppurante sur le pénis de l'enfant ; un exhibitionniste s'exposait devant une passante mais soudain, sa femme ou un policier le prenait en flagrant délit ; un pédophile allongeait un jeune garçon dans un champ et voyait alors près de lui un tas d'excréments (Maletzky, 1980).

Le *développement d'aptitudes sociales* aide le patient à améliorer ses capacités d'établir et de maintenir des relations avec des partenaires adultes. Le thérapeute définit d'abord un modèle de comportement, par exemple proposer un rendez-vous à une femme ou affronter un refus avec sérénité. Le patient met ensuite en œuvre le comportement en présence du thérapeute, qui joue le rôle de la femme. Enfin, le thérapeute analyse les réactions du patient et lui fournit des indications supplémentaires pour améliorer son aisance sociale.

L'absence de groupes témoins (non traités) limite considérablement l'évaluation de l'efficacité réelle des thérapies cognitivocomportementales dans les cas de paraphilies. Il n'est pas exclu que des facteurs autres que les protocoles psychothérapeutiques influent aussi sur les résultats, par exemple la peur des poursuites judiciaires.

8.4 LES AGRESSIONS SEXUELLES

Avant de définir la notion d'agression sexuelle, nous présentons le récit d'une victime, Anne, une étudiante qui a rencontré un jeune homme dans une fête universitaire.

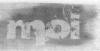

Je n'aurais jamais cru que cela pourrait m'arriver

Je l'ai rencontré dans une fête. Il était très séduisant ; il avait un très beau sourire. Je voulais faire sa connaissance, mais je ne savais pas comment. Je ne voulais pas avoir l'air trop entreprenante... C'est à ce moment-là qu'il est venu vers moi pour se présenter. Nous avons discuté. Nous avions beaucoup de points communs ! Je le trouvais intéressant... Quand il m'a demandé d'aller prendre un verre chez lui, je ne me suis pas méfiée. Il était très attentionné et je souhaitais qu'il me réinvite à sortir.

Chez lui, il n'y avait pas de place pour s'asseoir, sauf sur son lit. Je ne voulais pas qu'il se fasse des idées, mais je n'avais pas le choix ! Je me suis assise sur le lit. Nous avons discuté un peu ; ensuite, il s'est approché de moi. J'ai été surprise.

Il a commencé à m'embrasser. Je l'aimais bien et je trouvais cela agréable, mais après, il m'a poussée sur le lit. J'ai voulu me relever et je lui ai dit d'arrêter. Il était beaucoup plus costaud que moi. J'ai pris peur et je me suis mise à pleurer. J'étais comme paralysée. Il m'a violée.

Ça n'a duré que quelques minutes, mais c'était horrible. Il était brutal, violent. À la fin, il m'a demandé ce qui n'allait pas. Comme s'il ne le savait pas ! Il m'a reconduite chez moi et m'a dit qu'il aimerait me revoir. Il avait l'air de penser que tout allait bien. J'ai tellement peur de le rencontrer à nouveau ! Je n'aurais jamais cru que cela pourrait m'arriver.

Source : D'après les dossiers de l'auteur.

Voici maintenant le point de vue de Jim, l'agresseur d'Anne.

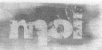

Pourquoi faisait-elle tant d'histoires ?

Je l'ai rencontrée dans une fête. Elle était très séduisante. Elle portait une robe sexy qui dévoilait ses jolies formes. Je savais qu'elle m'aimait bien, parce qu'elle n'arrêtait pas de me sourire et de me toucher le bras en me parlant. Comme elle avait l'air très calme, je l'ai invitée à aller prendre un verre chez moi... J'étais tellement content quand elle a dit oui ! J'allais avoir ce que je désirais !

Chez moi, nous nous sommes assis sur le lit et nous avons commencé à nous embrasser. Au début, tout allait bien. Mais quand nous nous sommes étendus sur le lit, elle a commencé à se débattre en disant qu'elle ne voulait pas. Les femmes n'aiment pas avoir l'air trop faciles, alors elles font des chichis. Mais au fond, tout allait bien. Quand elle a arrêté de se débattre, je me suis bien douté qu'elle allait même verser quelques larmes...

Elle est restée bouleversée un petit bout de temps. Je n'y comprenais plus rien ! Si elle ne voulait pas coucher avec moi, pourquoi avait-elle accepté d'aller à mon appartement ? À sa façon de s'habiller et de se comporter, on voyait bien qu'elle n'était pas vierge. Alors, pourquoi faisait-elle tant d'histoires ?

Source : D'après les dossiers de l'auteur.

Le viol ne signale pas un trouble psychologique dans le *DSM-IV-TR* (APA, 2003). D'une part, les agresseurs ne souffrent pas forcément d'un problème psychologique susceptible de faire l'objet d'un diagnostic ; d'autre part, les troubles psychiques qu'ils peuvent présenter sont très variables (Lopez, 1993). Cependant, la nature violente de l'agression et les effets dévastateurs qu'elle a sur les victimes classent le viol et les autres types d'agression sexuelle au rang des comportements sexuels anormaux et déviants.

Après l'agression, la victime doit affronter toutes sortes de problèmes non seulement psychologiques, mais aussi physiques. Certaines restent durablement traumatisées. Elles développent des troubles du sommeil et éclatent en sanglots à tout moment. Dans certains cas, l'agression déclenche un trouble alimentaire (Budniok, 2001) ou cause cystites, maux de tête, irritabilité, sautes d'humeur, anxiété, dépression ou irrégularité du cycle menstruel. Les victimes se referment sur elles-mêmes, deviennent méfiantes. Les femmes qui ont été violées s'accusent parfois d'être responsables de l'agression qu'elles ont subie et développent alors un sentiment général de culpabilité ou de honte. La détresse émotionnelle et psychologique atteint souvent son apogée trois semaines environ après l'agression et se maintient à ce niveau pendant un mois, puis décline lentement (Koss *et al.*, 2002, 2003). Mais les troubles psychiques persistent souvent 10 ans, parfois plus. Les victimes peuvent en outre souffrir de séquelles physiques ou avoir été contaminées par le VIH ou une autre infection transmissible sexuellement (Darves-Bornoz, 1996).

Il est difficile d'obtenir des statistiques exactes sur le nombre des viols en Europe, aux États-Unis ou au Canada. Nombreuses sont les victimes qui ne déclarent pas l'agression à la police parce qu'elles craignent la procédure et le jugement des gens, y compris celui des professionnels qui recevraient leur témoignage. Certaines redoutent aussi les représailles du violeur ou de sa famille, voire le malaise de leur propre famille et de leur entourage. Des femmes pensent, à tort, qu'un rapport sexuel forcé peut être considéré comme un viol uniquement s'il a été perpétré par un inconnu (Watts et Zimmerman, 2002). Tous ces constats laissent à penser que les viols seraient en réalité bien plus nombreux que les cas signalés aux autorités judiciaires. Au Québec, le ministère de la Sécurité publique publie chaque année un bilan statistique saisissant des agressions sexuelles commises sur le territoire québécois (voir tableau 8.2).

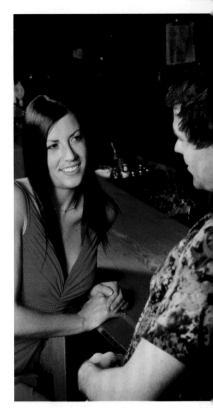

▲ *Une erreur d'interprétation ?* Les auteurs de viol se méprennent sur le sens de certaines conventions sociales ; ainsi, ils supposent qu'en fréquentant un bar pour célibataires une femme proclame son désir d'avoir une aventure sexuelle.

TABLEAU 8.2 Les agressions sexuelles au Québec
Auteurs présumés d'infractions sexuelles[1] selon le groupe d'âge détaillé et le sexe, Québec, 2008

Groupe d'âge	Femmes		Hommes		Total	
	Nombre	%	Nombre	%	Nombre	%
11 et moins	2	3,8	46	2,2	48	2,2
12-14	14	26,9	240	11,1	254	11,5
15-17	1	1,9	204	9,5	205	9,3
Moins de 18	17	32,7	490	22,7	507	23,0
18-19	3	5,8	93	4,3	96	4,3
20-24	3	5,8	172	8,0	175	7,9
25-34	15	28,8	366	17,0	381	17,3
35-44	6	11,5	455	21,1	461	20,9
45-54	7	13,5	319	14,8	326	14,8
55-64	0	0,0	159	7,4	159	7,2
65 et plus	1	1,9	101	4,7	102	4,6
18 et plus	35	67,3	1 665	77,3	1 700	77,0
Total	52	100	2 155	100	2 207	100

1. Exclut les auteurs dont l'âge est inconnu, douteux ou non conforme à la réalité.

Source : Ministère de la Sécurité publique. Données du Programme DUC2.

RÉPONSE

VÉRITÉ OU FICTION

Au fond, la plupart des femmes aimeraient bien se faire violer. F

Cette phrase résume le « mythe du viol ». Une telle croyance rend insensible aux agressions sexuelles et conduit à rejeter la responsabilité de l'agression sur la victime en disculpant l'agresseur.

La dimension théorique

Pour expliquer le phénomène du viol, on invoque différents facteurs : la motivation sexuelle ; l'expression du désir qu'aurait l'homme de dominer et d'avilir la femme ; une manière d'établir son pouvoir et sa « supériorité ». De quelque nature qu'ils soient, les rapports sexuels imposés par la force constituent toujours des actes d'agression et de violence.

La violence semble intensifier l'excitation sexuelle chez certains violeurs, qui ajoutent alors à l'agression sexuelle d'autres formes de brutalité physique. Certains ont eux-mêmes été victimes d'abus dans leur enfance et pourraient vouloir prendre leur revanche ; ils humilieraient alors les femmes par l'agression, exprimant ainsi leur haine et leur hostilité en se montrant puissants (Lohr, Adams et Davis, 1997).

Des attitudes sociales, des mythes et des facteurs culturels contribuent aussi à la fréquence des viols. Nombreux sont les gens qui entretiennent des idées fausses sur le viol, par exemple : « Les femmes disent non quand, au fond, elles veulent dire oui » ; ou ce mythe encore plus profondément ancré : « Secrètement, toutes les femmes souhaitent se faire violer ». Ces clichés fallacieux ont également pour effet de reporter au moins une partie de la responsabilité de l'agression sur la victime. Bien que les femmes puissent aussi croire en ces mythes au sujet du viol, les recherches montrent qu'ils sont plus répandus chez les hommes.

ENCADRÉ 8.2 — | Le profil des victimes

Le sexe et le groupe d'âge

Année après année, les victimes des infractions sexuelles enregistrées par les services policiers du Québec sont majoritairement de sexe féminin. L'année 2008 ne fait pas exception puisque 4 344 des 5 265 victimes (83 %) étaient des filles ou des femmes. Plus précisément, les filles de moins de 18 ans composaient un peu plus de la moitié des victimes (53 %). Suivaient les femmes adultes (30 %), les garçons (15 %) et les hommes (2 %), comme on le voit dans le graphique ci-dessous.

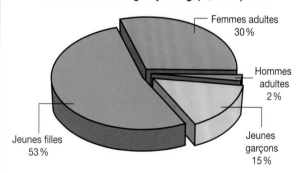

Répartition des victimes d'infractions sexuelles selon le sexe et le groupe d'âge, Québec, 2008

- Femmes adultes 30 %
- Hommes adultes 2 %
- Jeunes garçons 15 %
- Jeunes filles 53 %

Parmi les jeunes filles victimes, un peu plus du tiers (34 %) étaient âgées de 12 à 14 ans. Suivaient les filles de 6 à 11 ans et celles de 15 à 17 ans, avec respectivement 28 % et 26 %. Enfin, venaient

loin derrière (12 %) les fillettes de 5 ans et moins. Quant aux garçons victimes, 4 sur 10 étaient âgés de 6 à 11 ans. Suivaient, avec des proportions très rapprochées, les garçons de 5 ans et moins (22 %), ceux de 12 à 14 ans (21 %) et de 15 à 17 ans (17 %). On constate donc que les garçons victimes étaient, dans l'ensemble, un peu plus jeunes que les filles victimes, 62 % d'entre eux étant âgés de 11 ans et moins, comparativement à 40 % des filles.

Du côté des victimes adultes, 4 victimes sur 10 étaient âgées de 18 à 24 ans, et ce, quel que soit le sexe. La proportion diminuait ensuite avec l'augmentation de l'âge, et ce, de façon plus marquée chez les femmes que chez les hommes.

La relation avec l'auteur présumé

La majorité des victimes d'infractions sexuelles ont mentionné à la police qu'elles connaissaient l'auteur de l'agression (81 %). Les autres ont été agressées par un étranger (16 %) ou n'ont pas identifié l'auteur présumé (3 %).

Si l'auteur présumé était une simple connaissance pour 27 % des victimes, plusieurs avaient toutefois un lien plus étroit avec celui-ci. Ainsi, pour 13 % des victimes, l'auteur présumé était le père, la mère, le beau-père ou la belle-mère. De plus, pour 12 %, il s'agissait d'un membre de la famille immédiate et pour 8 %, du conjoint, d'un ex-conjoint, d'un ami intime ou d'un ex-ami intime. Par ailleurs, une proportion non négligeable de victimes ont été agressées par un parent éloigné, un ami, une personne en situation d'autorité par rapport à elles et par une relation d'affaires (21 % au total).

Source : Ministère de la Sécurité publique, Statistiques 2008 sur les agressions sexuelles au Québec, juin 2010. http://www.securitepublique.gouv.qc.ca.

Les tests psychologiques révèlent des traits psychopathiques et antisociaux chez certains violeurs. Toutefois, ces mêmes tests ne détectent aucun trait pathologique chez d'autres violeurs (Aubut, 1993). L'«extraordinaire normalité» de nombreux violeurs laisse à penser que la socialisation des garçons et des jeunes hommes jouerait un rôle majeur dans le phénomène du viol.

L'éducation peut renforcer les comportements agressifs et compétitifs des garçons. Certains apprennent très tôt à «gagner» ou à «marquer des points» à tout prix, que ce soit sur un terrain de football ou dans une chambre à coucher. Ces schémas éducatifs et sociaux peuvent aussi conduire les hommes à rejeter les particularités et les comportements qu'ils considèrent comme «féminins», par exemple la tendresse ou l'empathie. Quand la consommation d'alcool s'ajoute aux facteurs précédemment cités, la situation peut très vite tourner au drame (Ciavaldini, 1999 ; Ciavaldini et Balier, 2000).

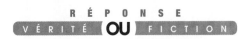

RÉPONSE
VÉRITÉ **OU** FICTION

Les agresseurs sexuels (violeurs ou prédateurs) souffrent de troubles psychologiques. **F**

Le viol est un crime violent ; il n'est pas le symptôme d'un trouble de santé mentale. Le viol est une déviance sociale et la plupart des agresseurs peuvent être tenus responsables de leurs actes devant la loi.

Les troubles de la personnalité

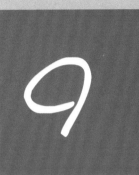

9

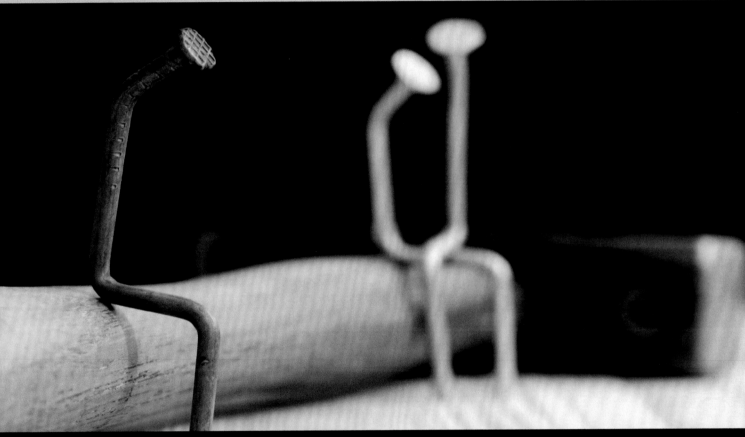

S O M M A I R E

Ma face cachée

Il y a des moments dans ma vie où se manifestent mon côté sombre, ma face cachée. Je trouve difficile de composer avec ce symptôme qui gère mon existence. On appelle cela l'automutilation ou la scarification. C'est une partie de mon diagnostic de personnalité borderline. La scarification incarne l'envie subite de faire des incisions sur différentes parties de son corps. Dans mon cas, ce sont les jambes et les bras. Je me souviens avoir été déprimé très tôt dans ma vie. À huit ans, je me suis infligé des coupures pour la première fois. J'étais très

seul dans ma souffrance, et personne ne remarqua mes scarifications. Mais, même à cet âge, je ressentais une sorte de libération après m'être coupé. Pendant un moment, j'étais capable de tout oublier et de me sentir libre. Même aujourd'hui, je ressens toujours le besoin de me réconforter. Maintenant que je suis plus âgé, je dois trouver d'autres moyens d'évacuer ma souffrance. Cela va me demander beaucoup de travail en psychothérapie.

Source: Ashford (2002), *New York City Voices.* Reproduction autorisée.

VÉRITÉ **OU** FICTION

V☐ F☐ Les gens souffrant du trouble de la personnalité schizoïde éprouvent des sentiments plus profonds pour les animaux que pour les humains. (p. 258)

V☐ F☐ Les personnes que nous appelons *psychopathes* sont psychotiques. (p. 261)

V☐ F☐ Les gens souffrant du trouble de la personnalité antisociale enfreignent inévitablement la loi. (p. 261)

V☐ F☐ Plusieurs célébrités dans l'histoire, par exemple Adolf Hitler ou Marilyn Monroe, démontraient des signes de personnalité limite (borderline). (p. 262)

V☐ F☐ Les gens souffrant du trouble de la personnalité dépendante ont tellement de difficulté à prendre des décisions de façon autonome qu'ils laissent même leurs parents choisir leur partenaire en vue d'un mariage. (p. 269)

V☐ F☐ On peut soigner les troubles de la personnalité en utilisant des médicaments antipsychotiques. (p. 281)

Comme l'homme qui témoigne dans l'encadré ci-dessus, les gens atteints d'un trouble de la personnalité souffrent souvent de grave dépression et se tournent vers l'automutilation, telle une solution de fortune, pour échapper à leur souffrance émotionnelle. Mais leurs problèmes sont plus profonds que la dépression; ils incluent des types de comportements et des fonctionnements psychiques rigides, que les cliniciens classent parmi les troubles de la personnalité. Leurs types de fonctionnement psychique désadapté ont des conséquences sur leurs capacités d'adaptation à leur environnement et sur leurs relations avec les autres.

Chaque personne a un style de comportement particulier et une manière bien à elle d'entrer en relation avec les autres. Certaines personnes sont ordonnées, d'autres sont brouillonnes; certaines préfèrent les projets et les activités solitaires, d'autres souhaitent entretenir de nombreux rapports sociaux; certaines ont des aptitudes d'exécutantes, d'autres ont des qualités de leaders; enfin, certaines nous semblent immunisées contre le rejet, d'autres préfèrent garder leurs distances et éviter les initiatives en société. Lorsque ces types de comportement relationnel deviennent trop systématiques, rigides ou inadaptés au point qu'ils déclenchent un mal-être personnel, lorsqu'ils empiètent sur le vécu social ou professionnel en pénalisant la personne ou en portant atteinte à d'autres individus, ils peuvent être classés parmi les troubles de la personnalité.

Nous aborderons, dans ce chapitre, les divers troubles de la personnalité, nous en examinerons ensuite les causes et, finalement, nous parlerons des traitements qui y sont associés.

9.1 LA DESCRIPTION ET LA CLASSIFICATION DES TROUBLES DE LA PERSONNALITÉ

Trouble de la personnalité
Schéma de comportement excessivement rigide entraînant souffrance et dysfonctionnements.

Les **troubles de la personnalité** sont des schémas de comportement ou des modes de relations interpersonnelles d'une excessive rigidité. Celle-ci empêche les personnes qui en souffrent de s'adapter aux demandes et aux sollicitations extérieures de telle sorte que le fonctionnement pathologique en question correspond finalement à une mise en échec personnelle, voire à une autodestruction. Les traits relatifs aux troubles de la personnalité apparaissent à l'adolescence ou chez le jeune adulte, et ils persistent tout au long de la vie, devenant avec le temps de plus en plus résistants au changement. Il semble que les enfants ayant des troubles psychologiques, des troubles du comportement, de l'impulsivité, ou ceux qui montrent des signes de dépression, d'anxiété et d'immaturité, sont plus susceptibles de développer ultérieurement des troubles de la personnalité (Bergeret, 1970, 1974; Féline, Guelfi et Hardy, 2002). Cependant, l'idée selon laquelle les signes qui indiqueraient un futur trouble de la personnalité pourraient être «détectés» dès l'enfance (voire avant l'âge scolaire) est un sujet de débats et de controverses sur le plan clinique, tout autant que sur ceux de l'éthique et de la politique.

Les troubles de la personnalité sont très communs partout dans le monde. Les statistiques canadiennes sur la prévalence de ces troubles demeurent peu nombreuses, et des études sont à venir sur ce sujet. En fait, au Canada, on estime les pourcentages de personnes atteintes par rapport aux données américaines. Donc, tout au long de ce chapitre, nous ferons référence aux pourcentages américains afin d'obtenir une représentation de ces troubles à l'échelle canadienne. Ainsi, au Canada, la prévalence des troubles de la personnalité se situerait entre 6 et 9 % de la population, selon le critère de diagnostic utilisé ; 78 % des hospitalisations dues aux troubles de la personnalité concernent de jeunes adultes âgés de 15 à 44 ans (Agence de la santé publique du Canada [ASPC], 2011 ; Santé Canada, 2002). En dépit des conséquences néfastes de leur comportement sur elles-mêmes, les personnes atteintes de troubles de la personnalité n'éprouvent généralement pas le besoin de changer.

En termes psychodynamiques, le *DSM-IV-TR* remarque que les gens présentant des troubles de la personnalité perçoivent leurs traits comme **syntones au moi**, c'est-à-dire qu'ils les voient comme une partie intégrante et naturelle d'eux-mêmes. Par conséquent, ils sont peu susceptibles de consulter un professionnel de la santé mentale de leur propre initiative.

Syntone au moi Qualifie un sentiment ou un comportement perçu par l'individu comme faisant partie de lui-même (non externe à sa personnalité).

En cela, les individus atteints de troubles de la personnalité sont très différents des personnes souffrant d'anxiété (voir chapitre 4) ou de troubles de l'humeur (voir chapitre 5), celles-ci ayant tendance à considérer leurs troubles comme **non syntones au moi**, c'est-à-dire comme une partie externe et non intégrante de leur identité. D'ailleurs, c'est cette impression qui les pousse à chercher de l'aide pour se débarrasser de la détresse que leur causent leurs symptômes. Le *DSM-IV-TR* regroupe les syndromes cliniques (tels que les troubles de l'humeur et les troubles anxieux) dans l'axe I, tandis que les troubles de la personnalité forment un autre ensemble, l'axe II.

Non syntone au moi Qualifie un sentiment ou un comportement perçu par l'individu comme étant étranger et ne faisant pas partie de lui-même (externe à sa personnalité).

Les troubles de la personnalité sont distincts des syndromes cliniques parce qu'ils incluent systématiquement des types de comportement rigide et persistant. Cependant, les syndromes cliniques et les troubles de la personnalité se manifestent souvent ensemble chez un même individu ; on parle alors de «comorbidité». Par exemple, une personne peut souffrir en même temps d'un trouble de l'humeur de l'axe I, comme une dépression grave, et d'un trouble de la personnalité, par exemple la personnalité limite (borderline), classé dans l'axe II. Dans le *DSM-IV-TR*, les individus atteints d'un trouble de la personnalité sont, à leur tour, divisés en trois grandes catégories (voir tableau 9.1).

TABLEAU 9.1 — Les catégories des troubles de la personnalité

Catégorie A	Individus perçus comme excentriques ou bizarres. Cette catégorie inclut les personnalités paranoïaque, schizoïde et schizotypique.
Catégorie B	Individus au comportement outrancièrement théâtral, émotif ou changeant. Cette catégorie rassemble les personnalités antisociale, limite (borderline), histrionique et narcissique.
Catégorie C	Individus apparaissant souvent anxieux ou effrayés. Cette catégorie réunit les personnalités évitante, dépendante et obsessionnelle-compulsive.

La catégorie A : un comportement excentrique

La catégorie A des troubles de la personnalité inclut la personnalité paranoïaque, la personnalité schizoïde et la personnalité schizotypique. Les individus atteints ont souvent de la difficulté à aborder les autres et ne montrent que peu d'intérêt – voire aucun – pour les relations sociales.

LA PERSONNALITÉ PARANOÏAQUE

Personnalité paranoïaque
Personnalité caractérisée par une suspicion non justifiée envers les autres, mais qui ne va pas jusqu'au délire.

Les traits distinctifs de la **personnalité paranoïaque** sont la suspicion permanente et la tendance à l'interprétation : tout ce que dit ou fait l'autre a un sens, et ce sens comporte généralement une menace ou une attaque dirigée contre soi. Bien qu'elles puissent éprouver cette méfiance envers leurs collègues de travail, leurs supérieurs hiérarchiques ou leurs employeurs, les personnalités paranoïaques réussissent généralement à maintenir des liens sociaux et à continuer à travailler.

Les personnalités paranoïaques sont hypersensibles aux critiques, que celles-ci leur soient réellement adressées ou qu'elles soient le produit de leur imagination. Elles se sentent offensées par la moindre remarque, se mettent facilement en colère et sont rancunières lorsqu'elles pensent avoir été traitées injustement. Ces personnes sont peu enclines à se confier à autrui parce qu'elles croient que des renseignements personnels pourraient être utilisés contre elles. Elles doutent de la sincérité et de la fiabilité de leurs amis ou de leurs associés éventuels. Elles peuvent considérer comme suspects un sourire ou un clin d'œil. Tous ces éléments expliquent qu'elles n'ont généralement qu'un cercle restreint d'amis et qu'elles entretiennent peu de relations personnelles. Lorsqu'il leur arrive d'avoir une relation intime, elles peuvent soupçonner leur partenaire d'infidélité, sans aucune raison ni preuve. Ces individus ont tendance à être procéduriers et à se lancer dans des actions juridiques contre ceux qu'ils estiment les avoir lésés. Tous ces traits attestent l'importance de la composante narcissique de ce type de personnalité.

Selon le *DSM-IV-TR*, la personnalité paranoïaque « est caractérisée par une méfiance soupçonneuse envers les autres dont les intentions sont interprétées comme malveillantes » (APA, 2003, p. 789). Pour que le diagnostic soit posé, au moins quatre des manifestations énumérées dans l'encadré 9.1 doivent être présentes.

ÉTUDE DE CAS

UN CAS DE PERSONNALITÉ PARANOÏAQUE

Un travailleur social rencontre un homme d'affaires retraité âgé de 85 ans en vue de déterminer les soins de santé globale dont lui et sa femme auront désormais besoin. L'homme n'a jamais été traité pour un trouble mental. Il semble en bonne santé, tant sur le plan physique que mental. Le couple est marié depuis 60 ans, et il apparaît clairement que la seule personne à qui cet homme fait réellement confiance est son épouse. Toute autre personne lui semble toujours un peu suspecte. Il ne divulgue jamais de renseignements personnels, sauf à sa compagne, convaincu que les gens à qui il se confierait essaieraient d'en tirer avantage. Il refuse toute proposition d'aide venant d'une autre personne que sa conjointe parce qu'il doute de la sincérité de tout le monde. Lorsqu'il répond au téléphone, il ne révèle jamais son nom tant qu'il n'a pas pu établir la nature de l'entreprise de la personne qui l'appelle. Absolument tout ce qu'il fait doit « servir à quelque chose », même s'il est retraité depuis 20 ans. Il passe de nombreuses heures à surveiller ses investissements et il se met en colère contre son courtier en valeurs mobilières dès qu'il constate la moindre irrégularité sur son relevé mensuel, suspectant une manœuvre frauduleuse de celui-ci.

Source : Spitzer et al. (1994), p. 211-213.

Les cliniciens ont cependant besoin d'évaluer les facteurs culturels et sociopolitiques lorsqu'ils envisagent un diagnostic de personnalité paranoïaque. Par exemple, les membres d'une minorité ethnique ou des réfugiés politiques peuvent rappeler ce profil, mais si ces personnes ont des difficultés à s'exprimer, c'est parce qu'elles parlent une langue qui leur est étrangère, si elles malmènent les règles de leur société d'adoption, c'est parce que celles-ci ne leur sont pas familières et si elles se montrent méfiantes, c'est parce qu'elles ont connu l'oppression et la torture dans leur pays d'origine. De tels comportements ne doivent donc pas être confondus avec les caractéristiques de la personnalité paranoïaque.

E N C A D R É   **9.1** Les critères diagnostiques de la personnalité paranoïaque

1. Le sujet s'attend sans raison suffisante à ce que les autres l'exploitent, lui nuisent ou le trompent.

2. Est préoccupé par des doutes injustifiés concernant la loyauté ou la fidélité de ses amis ou associés.

3. Est réticent à se confier à autrui en raison d'une crainte injustifiée que l'information soit utilisée de manière perfide contre lui.

4. Discerne des significations cachées, humiliantes ou menaçantes dans des commentaires ou des événements anodins.

5. Garde rancune, c'est-à-dire ne pardonne pas d'être blessé, insulté ou dédaigné.

6. Perçoit des attaques contre sa personne ou sa réputation, [...] et est prompt à la contre-attaque ou réagit avec colère.

[...]

Source: APA (2003), p. 799.

Bien que les individus à la personnalité paranoïaque aient des tendances à la suspicion systématique et non fondée, ils ne manifestent pas les délires de forme paranoïaque qui caractérisent la réflexion dans certaines schizophrénies paranoïdes, ou paranoïas. Certaines données, basées sur les statistiques américaines, révèlent que le taux de troubles de la personnalité paranoïaque dans la population canadienne générale est estimé entre 0,5 et 2,5 % (ASPC, 2011 ; Santé Canada, 2002 ; APA, 2003). Ce trouble de la personnalité est plus fréquent chez l'homme que chez la femme.

Personnalité schizoïde Personnalité caractérisée par un manque persistant d'intérêt pour les relations sociales, des affects émoussés et un retrait social.

LA PERSONNALITÉ SCHIZOÏDE

L'isolement est le trait principal de la **personnalité schizoïde**. Souvent décrit comme un solitaire ou un excentrique, l'individu qui présente ce type de personnalité montre un manque d'intérêt pour les relations sociales. Ses émotions semblent émoussées et peu profondes, mais sans atteindre les écarts extrêmes qui caractérisent la schizophrénie (voir chapitre 12). Il éprouve rarement, voire jamais, de sentiments vifs de colère, de joie ou de tristesse. Bien qu'il préfère rester à distance des autres, il maintient néanmoins un meilleur contact avec la réalité que les gens atteints de schizophrénie. Selon le *DSM-IV-TR*, la personnalité schizoïde «est caractérisée par un détachement des relations sociales et une restriction de la variété des expressions émotionnelles» (APA, 2003, p. 789). Pour que le diagnostic soit posé, au moins quatre des manifestations énumérées dans l'encadré 9.2 doivent être présentes.

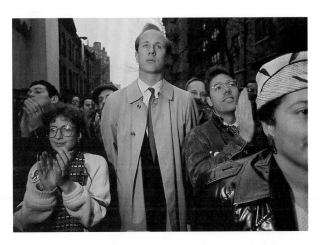

▲ *La personnalité schizoïde.* Il est naturel de garder en partie ses émotions pour soi, en particulier au milieu d'étrangers. Chez les individus à la personnalité schizoïde, on observe une quasi-absence d'émotions, un comportement distant et solitaire.

E N C A D R É   **9.2** Les critères diagnostiques de la personnalité schizoïde

1. Le sujet ne recherche, ni n'apprécie, les relations proches y compris les relations intrafamiliales.

2. Choisit presque toujours des activités solitaires.

3. N'a que peu ou pas d'intérêt pour les relations sexuelles avec d'autres personnes.

4. N'éprouve du plaisir que dans de rares activités, sinon dans aucune.

5. N'a pas d'amis proches ou de confidents, en dehors de ses parents du premier degré.

6. Semble indifférent aux éloges et à la critique d'autrui.

7. Fait preuve de froideur, de détachement ou d'émoussement de l'affectivité.

Source: APA (2003), p. 803.

Le pourcentage de la population canadienne atteint de ce trouble demeure inconnu (ASPC, 2011 ; Santé Canada, 2002) et rare en pratique clinique (APA, 2003). Les hommes à la personnalité schizoïde ont peu de fréquentations et ne se marient que très rarement. Les femmes atteintes de ce trouble ont plus tendance à accepter passivement des avances romantiques et à se marier, mais elles amorcent rarement les rapprochements intimes et ne cultivent pas vraiment d'attachement envers leur partenaire. Malgré leur peu d'appétit pour la sexualité, certaines personnes atteintes peuvent démontrer des désirs de voyeurisme ou être attirées par la pornographie. La distance et l'isolement social sous-tendent parfois un désir d'amour que ces individus ne peuvent malheureusement pas exprimer ou faire connaître. Dans certains cas, les gens ayant une personnalité schizoïde ne manifestent que peu d'intérêt – ou même aucun – pour les humains ; toutefois, ils éprouvent de profonds sentiments envers les animaux.

RÉPONSE
VÉRITÉ OU FICTION

Les gens souffrant du trouble de la personnalité schizoïde éprouvent des sentiments plus profonds pour les animaux que pour les humains. **V**

Dans certains cas, les gens souffrant du trouble de la personnalité schizoïde ne démontrent que peu d'intérêt – ou même aucun – pour les humains ; toutefois, ils éprouvent de profonds sentiments envers les animaux.

ÉTUDE DE CAS

UN CAS DE PERSONNALITÉ SCHIZOÏDE

Policier retraité âgé de 50 ans, John sollicite une aide quelques semaines après le décès de son chien frappé par une automobile. Depuis la mort de l'animal, il se sent triste et fatigué. Il a de la difficulté à se concentrer et à dormir. Il vit seul et a tendance à s'isoler, limitant ses rapports avec les autres à un simple « Bonjour » ou « Comment allez-vous ? ». Il a le sentiment que toute relation sociale est une perte de temps et se sent mal à l'aise lorsque les autres tentent de se lier d'amitié avec lui. Il est un fervent lecteur des journaux quotidiens et se tient au courant de l'actualité, mais ne montre aucun réel intérêt pour les gens. Il travaille maintenant comme gardien de sécurité, et ses collègues le décrivent comme un être solitaire et froid. Son unique relation était celle qu'il entretenait avec son chien ; le lien qui les unissait lui semblait plus fort et plus affectueux que ses rapports avec les êtres humains. À Noël, il organisait un « échange de cadeaux » avec son chien : il faisait un cadeau à l'animal et il achetait une bouteille de scotch qu'il enveloppait soigneusement et qui tenait lieu de cadeau du chien à lui-même. La perte de son chien fut le seul événement qui l'a profondément attristé, la mort de ses propres parents ne provoquant chez lui aucune réaction émotive apparente. Il se considère comme une personne très différente des autres, et toute expression d'émotion de la part d'autres personnes le laisse perplexe.

Source: Spitzer *et al.* (1989), p. 249-250.

LA PERSONNALITÉ SCHIZOTYPIQUE

Personnalité schizotypique
Personnalité caractérisée par des excentricités de la pensée et du comportement, mais sans traits clairement psychotiques.

Le diagnostic de **personnalité schizotypique** s'applique à des personnes qui ont des difficultés à établir des relations personnelles et dont les comportements, les manières et les modes de pensée semblent particuliers ou bizarres ; cependant, ceux-ci ne sont pas suffisamment perturbés pour qu'on puisse parler de schizophrénie. Ces personnes peuvent être particulièrement anxieuses dans les situations sociales, même lorsqu'elles se trouvent en compagnie de proches. Leur anxiété sociale semble associée à des pensées paranoïaques (par exemple la crainte que les autres leur veuillent du mal) plutôt qu'à la peur d'être rejeté ou jugé négativement. Selon le *DSM-IV-TR*, la personnalité schizotypique « est caractérisée par une gêne aiguë dans les relations proches, par des distorsions cognitives et perceptuelles et des conduites excentriques » (APA, 2003, p. 789). Pour que le diagnostic soit posé, au moins cinq des manifestations énumérées dans l'encadré 9.3 doivent être présentes.

Les personnalités schizotypiques pourraient être légèrement plus fréquentes chez les hommes que chez les femmes, et l'on considère que le trouble touche environ 3 % de la population américaine (APA, 2003). Ces personnalités manifestent un ensemble étendu de comportements, de croyances et de perceptions bizarres. Les personnes atteintes de ce trouble peuvent faire l'expérience de perceptions inhabituelles

ENCADRÉ 9.3 —— Les critères diagnostiques de la personnalité schizotypique

1. Idées de référence (à l'exception des idées délirantes de référence).

2. Croyances bizarres ou pensée magique qui influencent le comportement et qui ne sont pas en rapport avec les normes d'un sous-groupe culturel (par exemple superstition, croyance dans un don de voyance, dans la télépathie ou dans un « sixième » sens [...]).

3. Perceptions inhabituelles, notamment illusions corporelles.

4. Pensée et langage bizarres (par exemple vagues, circonstanciés, métaphoriques, alambiqués ou stéréotypés).

5. Idéation méfiante ou persécutoire.

6. Inadéquation ou pauvreté des affects.

7. Comportement ou aspect bizarre, excentrique ou singulier.

8. Absence d'amis proches ou de confidents en dehors des parents du premier degré.

9. Anxiété excessive en situation sociale qui ne diminue pas quand le sujet se familiarise avec la situation et qui est due à des craintes persécutoires plutôt qu'à un jugement négatif de soi-même.

Source: APA (2003), p. 807.

ou d'illusions, telles que ressentir la présence d'un mort dans la pièce où elles se trouvent, tout en ayant cependant conscience que le défunt n'est pas vraiment là. Elles peuvent aussi cultiver un mode de pensée magique et être persuadées qu'elles possèdent un sixième sens (par exemple celui de prédire l'avenir) ou que les autres peuvent deviner leurs pensées et leurs sentiments.

Bien que le *DSM-IV-TR* la classe parmi les troubles de la personnalité, la personnalité schizotypique pourrait faire partie d'un spectre de troubles schizophréniques qui inclut les personnalités paranoïaques et schizoïdes, les troubles schizoaffectifs et la schizophrénie elle-même (voir chapitre 12). Il se pourrait que les troubles schizotypiques partagent certaines particularités génétiques avec la schizophrénie (Bedwell, Kamath et Baksh, 2006; Siever et Davis, 2004). Cette hypothèse semble renforcée par une étude d'imagerie cérébrale qui a permis de constater les mêmes anomalies du cerveau chez les personnalités schizoïdes et chez les schizophrènes (Dickey *et al.*, 2007). Notons cependant que peu de personnes ayant une personnalité schizoïde seront atteintes, au cours de leur vie, d'une schizophrénie ou d'autres troubles psychotiques (APA, 2003). Il se peut aussi que l'émergence de la schizophrénie chez des personnes ayant la même disposition génétique soit déterminée et déclenchée par certaines expériences.

ÉTUDE DE CAS

UN CAS DE PERSONNALITÉ SCHIZOTYPIQUE

Jonathan, un mécanicien automobile âgé de 27 ans, a peu d'amis et préfère lire des romans de science-fiction plutôt que d'entretenir une vie sociale. En société, il participe rarement aux discussions. Il semble souvent perdu dans ses pensées, et ses collègues doivent siffler pour attirer son attention lorsqu'il travaille sur une voiture. Son visage a souvent une drôle d'expression. Son comportement est étrange: il affirme parfois avoir le sentiment très fort que sa mère décédée se tient à ses côtés. Cela le rassure, dit-il, et il semble rechercher ces moments. Jonathan sait que ces « apparitions » ne sont pas réelles. Il n'essaie jamais de les toucher, convaincu que, s'il s'approche pour tenter un geste vers sa mère, celle-ci disparaîtra. Le fait de simplement sentir sa présence le satisfait pleinement.

Source: D'après les dossiers de l'auteur.

La catégorie B: un comportement théâtral, émotif ou imprévisible

La catégorie B des troubles de la personnalité regroupe la personnalité antisociale, la personnalité limite (borderline), la personnalité histrionique et la personnalité narcissique. Les individus souffrant de ces troubles ont souvent des comportements outranciers, imprévisibles et égocentriques. Ils éprouvent aussi de la difficulté à maintenir ou même à établir des relations en raison de leur comportement antisocial.

LA PERSONNALITÉ ANTISOCIALE

Personnalité antisociale
Personnalité caractérisée par une tendance à l'indifférence aux normes sociales, à l'opinion et aux droits des autres et par un comportement impulsif et irresponsable ne suscitant aucun remords.

Les individus à la **personnalité antisociale** (ou dyssociale) ont une tendance générale à enfreindre la loi; les normes sociales, les codes culturels, les émotions et les droits des autres les laissent indifférents. Ils sont *antisociaux* dans la mesure où leurs comportements impulsifs les poussent à mépriser les obligations sociales, et non pas à refuser les rapports en se montrant «anti-sociaux». Cette nuance est importante. Selon le *DSM-IV-TR*, la personnalité antisociale se manifeste «par un mépris et une transgression des droits d'autrui» (APA, 2003, p. 789). Pour que le diagnostic soit posé, il faut qu'il y ait trace de désordres comportementaux avant l'âge de 15 ans et que la fréquence du comportement antisocial ne soit pas limitée à des épisodes de manie ou de schizophrénie; en outre, au moins trois des manifestations énumérées dans l'encadré 9.4 doivent être présentes.

Les traits liés à cette personnalité sont le manque d'empathie, l'absence de culpabilité ou de remords, la dureté ou la cruauté envers les autres. Le diagnostic est plus fréquent chez les hommes que chez les femmes. Aux États-Unis, le pourcentage d'individus atteints de ce trouble de la personnalité s'élève à 1 % chez les femmes et à environ 3 à 6 % chez les hommes, selon les communautés et les origines ethniques (APA, 2003). Selon le *DSM-IV-TR*, le diagnostic ne peut être établi avant l'âge de 18 ans. Un autre diagnostic, tel le trouble du comportement, peut être posé chez des personnes plus jeunes qui montrent les mêmes caractéristiques (voir chapitre 10).

Avant, les cliniciens utilisaient parfois abusivement les termes «psychopathes» ou «sociopathes» pour parler des individus souffrant du trouble de la personnalité antisociale. Encore aujourd'hui, nombreux sont ceux qui continuent d'employer indifféremment ces termes pour définir ce trouble; cependant, il est préférable de les utiliser de façon prudente, car la personnalité «psychopathe» est un trouble différent.

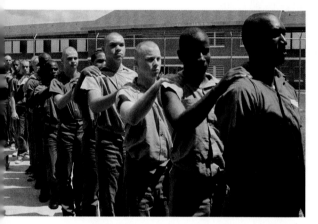

▲ *Criminel ou personnalité antisociale?* Il est fréquent que des personnes emprisonnées pour divers crimes aient une personnalité antisociale; cela dit, quelqu'un peut devenir un criminel non pas en raison d'un trouble de la personnalité, mais parce qu'il a grandi dans un milieu qui favorise ou même qui valorise le crime.

ENCADRÉ 9.4 | Les critères diagnostiques de la personnalité antisociale

1. Incapacité de se conformer aux normes sociales qui déterminent les comportements légaux, comme l'indique la répétition de comportements passibles d'arrestation.

2. Tendance à tromper par profit ou par plaisir, indiquée par des mensonges répétés, l'utilisation de pseudonymes ou des escroqueries.

3. Impulsivité ou incapacité à planifier à l'avance.

4. Irritabilité ou agressivité, indiquées par la répétition de bagarres ou d'agressions.

5. Mépris inconsidéré pour sa sécurité ou celle d'autrui.

6. Irresponsabilité persistante, indiquée par l'incapacité répétée d'assumer un emploi stable ou d'honorer des obligations financières.

7. Absence de remords, indiquée par le fait d'être indifférent ou de se justifier après avoir blessé, maltraité ou volé autrui.

Source: APA (2003), p. 812.

UN CAS DE PERSONNALITÉ ANTISOCIALE

Un jeune homme âgé de 19 ans, fortement intoxiqué à la cocaïne, arrive à l'hôpital en ambulance. Il porte un t-shirt sur lequel sont imprimés les mots *Twisted Sister* (groupe de musique *heavy metal*) et a une coupe de cheveux de style punk. Un membre du personnel téléphone à la mère, qui semble désorientée à l'autre bout du fil, et le médecin doit insister pour qu'elle vienne à l'hôpital. Plus tard, celle-ci dira aux médecins que son fils a été arrêté pour vol à l'étalage et pour conduite en état d'ébriété. Sans détenir de véritable preuve, elle le soupçonne de consommer des drogues. Elle dit qu'il réussit plutôt bien à l'école et mentionne le fait qu'il y est l'une des vedettes de l'équipe de basketball.

En réalité, le fils ment à sa mère : il n'a pas terminé ses études secondaires et n'a jamais fait partie de l'équipe de basketball. Le lendemain de son admission à l'hôpital, désintoxiqué, il avoue au médecin, presque avec fierté, qu'il consomme de l'alcool et des drogues depuis l'âge de 13 ans et qu'à 17 ans, il en était rendu à prendre régulièrement des substances psychoactives, y compris l'alcool, le *speed*, la marijuana et la cocaïne. Depuis quelque temps, il préfère la cocaïne. Ses amis et lui organisent fréquemment des beuveries, consommant chacun une caisse de bière ainsi que diverses drogues. Pour payer sa drogue, il vole des systèmes audio dans les automobiles de même que de l'argent à sa mère ; il justifie son comportement en se comparant à Robin des Bois, car après tout, dit-il, il vole des gens plus riches que lui.

Source : Spitzer *et al.* (1994), p. 81-83.

On a tendance à croire que les comportements antisociaux sont synonymes de comportements criminels. Malgré le fait que les comportements antisociaux sont effectivement associés à un haut taux de criminalité (Kosson, Lorenz et Newman, 2006), tous les criminels n'ont pas une personnalité antisociale, de même que tous les individus à la personnalité antisociale ne deviennent pas des criminels. Nombreux sont ceux qui n'ont jamais eu affaire à la justice et qui mènent de brillantes carrières, même s'ils peuvent traiter les autres de manière rude ou méprisante. On estime qu'environ 50 % des prisonniers souffrent du trouble de la personnalité antisociale (ASPC, 2011 ; Santé Canada, 2002). Toutefois, seule une minorité d'individus souffrant du trouble de la personnalité antisociale correspondent au stéréotype du tueur psychopathique à «sang-froid», comme il a été dépeint dans le film populaire *Le silence des agneaux*.

Deux dimensions de la personnalité antisociale ont été décrites dans la littérature. La première se rapporte aux *traits de personnalité*. Ceux-ci incluent un charme apparent, l'égoïsme, un manque d'empathie, l'impolitesse, l'utilisation des autres sans état de conscience et sans remords ainsi qu'une indifférence aux émotions, aux sentiments et au bien-être d'autrui. On trouve ce genre de traits psychopathiques chez ceux qui ne deviennent pas criminels. La seconde dimension englobe des *caractéristiques comportementales*, par exemple l'adoption d'un style de vie hors normes ou précaire incluant de fréquents problèmes avec la loi, un mauvais dossier de travail et des relations plutôt instables. Ces deux dimensions ne sont pas totalement séparées et séparables, et elles se manifestent chez de nombreux individus à la personnalité antisociale.

LA PERSONNALITÉ LIMITE (BORDERLINE)

Le trouble de la personnalité limite défini dans les publications anglophones en tant que «borderline» est d'abord vu dans son acception psychanalytique comme un type d'organisation spécifique de la personnalité situé à la *limite* de la névrose et de la psychose. Il repose sur l'angoisse de perte d'objet et se traduit par une insécurité interne constante et des attitudes incessantes de mise à l'épreuve de l'entourage. Une de ses modalités défensives est le passage à l'acte comme moyen de décharge de

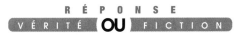

Les personnes que nous appelons *psychopathes* sont psychotiques. **F**

Les gens que nous appelons *psychopathes* présentent en fait une personnalité psychopathique. Même si on leur diagnostique le trouble de la personnalité antisociale, ils ne démontrent pas de signe de psychose (telle une perte de contact avec la réalité, présente dans la schizophrénie).

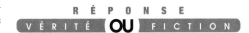

Les gens souffrant du trouble de la personnalité antisociale enfreignent inévitablement la loi. **F**

Tous les criminels n'ont pas une personnalité antisociale, de même que tous les individus à la personnalité antisociale ne deviennent pas des criminels.

Personnalité limite (borderline)
Personnalité caractérisée par de brusques changements d'humeur, un manque de cohérence et des comportements imprévisibles et impulsifs.

l'angoisse. La **personnalité limite (borderline)** est principalement caractérisée par la peur du rejet et de l'abandon; l'instabilité de l'humeur; la difficulté à maîtriser les pulsions, les actions ou les réactions impulsives souvent néfastes; les relations interpersonnelles instables; une difficulté à vivre des relations intimes; ainsi qu'une dissociation significative et une méfiance importante en présence de stress.

Les individus à la personnalité limite sont souvent incertains de leur identité propre – leurs valeurs, leurs objectifs, leur carrière et même leur orientation sexuelle. Cette instabilité dans l'image de soi (identité personnelle) les laisse perplexes, et ils éprouvent des sentiments de vide et d'ennui. Ces individus ne tolèrent pas la solitude, et ils feront des tentatives désespérées pour éviter tout sentiment d'abandon. Comme l'aspect relationnel est déficient chez eux, il s'ensuit une immense carence affective. Ils ont peur du rejet, mais ils le suscitent. Ils repousseront les gens qui entretiennent de bonnes relations avec eux pour éviter l'abandon, pour réagir à un refus ou pour tester leurs limites. Cependant, si l'autre personne s'éloigne, ils auront sans doute une réaction démesurée, car ils se sentiront alors repoussés. Ils ne font aucune autocritique et se voient comme des victimes dans les situations conflictuelles. Ainsi, l'image que ces individus ont d'eux-mêmes est souvent biaisée et marquée par une faible estime de soi. Ces personnes sont donc difficiles à comprendre. Elles réagissent spontanément à leurs émotions et sont incapables de les gérer ou de nuancer la portée des événements. De nature impulsive, elles agissent automatiquement sans penser aux conséquences de leurs actes, leur seule motivation étant de réduire la douleur ressentie (Association québécoise de parents pour le bien-être mental [ALPHABEM], 2011).

La proportion de gens présentant une personnalité limite est estimée à 2 % de la population générale (APA, 2003). Même si le trouble est plus fréquent chez les femmes (dans 75 % des cas), le taux de prévalence pour les différences de sexe n'est pas encore déterminé pour ce qui est de la population dans son ensemble. Parmi les célébrités les plus connues, Adolf Hitler et Marilyn Monroe auraient démontré des signes de personnalité limite (borderline).

Le *DSM-IV-TR* définit le trouble de la personnalité limite comme un «mode général d'instabilité des relations interpersonnelles, de l'image de soi et des affects avec une impulsivité marquée, qui apparaît au début de l'âge adulte et est présent dans des contextes divers» (APA, 2003, p. 817-818). Pour que le diagnostic soit posé, au moins cinq des manifestations énumérées dans l'encadré 9.5 doivent être présentes.

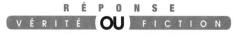

RÉPONSE
VÉRITÉ OU FICTION

Plusieurs célébrités dans l'histoire, par exemple Adolf Hitler ou Marilyn Monroe, démontraient des signes de personnalité limite (borderline). V
Les gens souffrant de personnalité limite éprouvent beaucoup de difficultés à réguler leurs émotions et tendent à les évacuer de manière parfois extravagante. Tel a été le cas d'Adolf Hitler et de Marilyn Monroe.

ENCADRÉ 9.5 — Les critères diagnostiques de la personnalité limite (borderline)

1. Efforts effrénés pour éviter les abandons réels ou imaginés [...].

2. Mode de relations interpersonnelles instables et intenses caractérisées par l'alternance entre des positions extrêmes d'idéalisation excessive et de dévalorisation.

3. Perturbation de l'identité: instabilité marquée et persistante de l'image ou de la notion de soi.

4. Impulsivité dans au moins deux domaines potentiellement dommageables pour le sujet (p. ex., dépenses, sexualité, toxicomanie, conduite automobile dangereuse, crises de boulimie). [...]

5. Répétition de comportements, de gestes ou de menaces suicidaires, ou d'automutilations.

6. Instabilité affective due à une réactivité marquée de l'humeur (p. ex., dysphorie épisodique intense, irritabilité ou anxiété durant habituellement quelques heures et rarement plus de quelques jours).

7. Sentiments chroniques de vide.

8. Colères intenses et inappropriées ou difficulté à contrôler sa colère (p. ex., fréquentes manifestations de mauvaise humeur, colère constante ou bagarres répétées).

9. Survenue transitoire dans des situations de stress d'une idéation persécutoire ou de symptômes dissociatifs sévères.

Source: APA (2003), p. 817-818.

Il s'agit d'une pathologie qui se manifeste plus souvent dans les comportements extérieurs que dans la souffrance intérieure. Les individus présentant une personnalité limite éprouvent beaucoup de difficulté à réguler leurs émotions (Gratz *et al.*, 2006). Quand les choses ne leur conviennent pas, ils peinent à maîtriser leur frustration, ce qui entraîne parfois des batailles ou même la destruction d'objets. Les femmes ont tendance à reporter leur agressivité sur elles-mêmes en s'infligeant des mutilations, telles que les coupures. Les hommes, pour leur part, évacuent plutôt leur frustration de manière agressive et externe, notamment en s'en prenant aux autres.

L'automutilation représente l'expression d'émotions négatives ou un moyen pour les individus atteints de ce trouble de manipuler les autres pour obtenir l'attention d'une personne qui leur démontre un signe d'affection particulier. De manière générale, les individus souffrant du trouble de la personnalité limite se font mal, car ils affirment ne rien ressentir émotionnellement. Cette description d'*engourdisse-ment* ou de *paralysie émotive* les pousse à vouloir

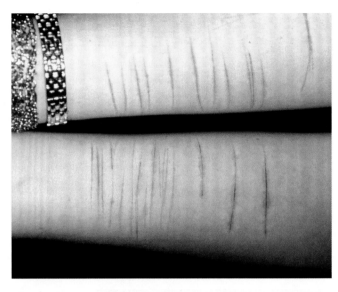

▲ La scarification. Les personnes atteintes du trouble de la personnalité limite peuvent à tout moment se livrer à des gestes d'automutilation, comme la scarification, qui constitue probablement pour elles un moyen de bloquer ou d'apaiser la profonde douleur émotionnelle qui les assaille.

ressentir leurs souffrances et leurs douleurs, mais même le mal physique n'évacue pas le malaise intérieur. Ces individus souffrent terriblement, et l'on note chez eux un passé plutôt troublé sur le plan des relations familiales et sociales (Johnson *et al.*, 2006 ; Liotti *et al.*, 2000). Des événements marquants de l'enfance se trouvent souvent à la source de leurs problèmes, tels le deuil ou la séparation des parents, des sévices, de la négligence ou le fait d'avoir été témoin de violence.

Lorsqu'elles entreprennent une psychothérapie, ces personnes vivent beaucoup de difficulté et imposent de grands défis aux thérapeutes impliqués : ceux-ci consacrent des heures à faire le point sur des propos suicidaires, ou perdent abruptement leurs patients, qui abandonnent la thérapie prématurément. En fait, les tentatives de suicide et les automutilations sont souvent motivées par le désir d'échapper aux émotions troublantes ou de les fuir (Brown, Comtois et Linehan, 2002). Les psychanalystes interprètent les brusques changements d'humeur de ces personnes comme un signe de **clivage**, c'est-à-dire une incapacité à réconcilier les aspects positifs et négatifs d'une expérience personnelle ou de celle des autres.

LA PERSONNALITÉ HISTRIONIQUE

Selon le *DSM-IV-TR*, la **personnalité histrionique** est caractérisée par un besoin irrépressible d'être le centre de l'attention et par la recherche constante de compliments et de réassurance. Les personnalités histrioniques (le terme « histrionique » est dérivé du latin *histrio*, qui signifie « acteur ») se distinguent par un besoin débordant de dramatisation, par l'expression exagérée des émotions et par une excitation permanente. Elles ont des tendances à la théâtralité et à l'émotivité, mais leurs émotions semblent exagérées, superficielles et instables. Ce trouble était auparavant appelé « personnalité hystérique ». Le fait que le mot « hystérique » a été remplacé par « histrionique » signifie que la référence à l'utérus (*hystera*) a disparu. Ce changement incite les professionnels à ne plus considérer ce trouble comme spécifiquement féminin. Selon le *DSM-IV-TR*, pour que le diagnostic de personnalité histrionique soit posé, il faut qu'au moins cinq des huit manifestations énumérées dans l'encadré 9.6 soient présentes.

Les individus souffrant du trouble de la personnalité histrionique ne peuvent vivre sans le regard de l'autre et ne reculent devant rien pour l'obtenir (un peu comme la personnalité narcissique, mais pour des raisons différentes). Ils passent sans cesse de l'enthousiasme à la déception et éprouvent des problèmes d'apprentissage, de concentration et d'attention. Ils ont une mauvaise estime d'eux-mêmes et font tout pour afficher une image totalement contraire.

Clivage Idée de division/séparation de l'image de soi (identité) perçue comme étant soit « tout bon » ou « tout mauvais ». Ainsi, lorsqu'il ne peut y avoir conciliation du positif et du négatif, la dichotomie engendre de brusques changements d'humeur.

Personnalité histrionique
Personnalité caractérisée par un besoin excessif d'attention, de compliments, de réassurance et d'approbation. Le terme « personnalité hystérique » est utilisé pour désigner une relation marquée par la dramatisation, l'exubérance affective, la séduction.

ENCADRÉ **9.6** — Les critères diagnostiques de la personnalité histrionique

1. Le sujet est mal à l'aise dans les situations où il n'est pas au centre de l'attention d'autrui.

2. L'interaction avec autrui est souvent caractérisée par un comportement de séduction sexuelle inadaptée ou une attitude provocante.

3. Expression émotionnelle superficielle et rapidement changeante.

4. Utilise régulièrement son aspect physique pour attirer l'attention sur soi.

5. Manière de parler trop subjective, mais pauvre en détails.

6. Dramatisation, théâtralisme et exagération de l'expression émotionnelle.

7. Suggestibilité, est facilement influencé par autrui ou par les circonstances.

8. Considère que ses relations sont plus intimes qu'elles ne le sont en réalité.

Source : APA (2003), p. 821-822.

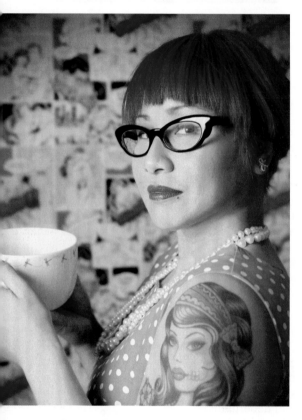

▲ *Dépasse-t-elle les bornes ?* Toutes les personnes à la tenue extravagante ne sont pas forcément des personnalités histrioniques. Quelles autres caractéristiques doivent-elles présenter ?

Un individu chez qui l'on a diagnostiqué un trouble de la personnalité histrionique passe parfois pour un « séducteur » qui aguiche les autres sans avoir envie d'aller plus loin, juste pour se faire remarquer. Ces personnes sont en constante quête de nouveauté et de stimulations. En groupe, elles font parfois honte à ceux qui les accompagnent, car elles s'expriment d'une manière qui paraît très exagérée et superficielle. À la simple vue du sang, elles peuvent crier et s'évanouir pour se faire remarquer. Lorsqu'elles sont en public, elles parlent très fort, rient aux éclats ou se donnent un certain air en parlant d'un sujet anodin d'une façon très émotive, et ce, sans raison. En outre, elles se fâchent ou s'emportent souvent pour rien. Elles croient avoir des amis très proches mais, en réalité, leur entourage les supporte assez mal.

Les individus à la personnalité histrionique sont en représentation perpétuelle, mais ils ne savent pas vraiment se laisser aller à être eux-mêmes. Ils doivent toujours se donner en spectacle, ce qui est fatigant pour les autres qui, malheureusement, ne peuvent entretenir de relations profondes avec eux. Alors que la personnalité limite (borderline) est en quête d'identité, la personnalité histrionique est en quête d'attention. À la différence de la personnalité limite, qui ment pour se protéger, la personnalité histrionique ment pour séduire, ce qui explique sa tendance à enjoliver une situation.

La personnalité histrionique utilise son apparence physique comme un moyen d'attirer l'attention. Mais, en dépit d'un succès apparent, elle manque d'estime de soi et n'a de cesse de produire un effet sur autrui pour améliorer sa vision d'elle-même. Lorsqu'elle perd sa place privilégiée ou qu'elle subit des revers, elle peut éprouver des doutes intérieurs très forts et des sentiments de dépression.

LA PERSONNALITÉ NARCISSIQUE

Personnalité narcissique
Personnalité marquée par un besoin excessif d'être reconnue, d'être au premier plan — au moyen d'une image de soi exagérée et embellie — et qui demande constamment à être admirée et à demeurer le centre de l'attention.

Selon le mythe grec, Narcisse était un beau jeune homme qui tomba amoureux de sa propre image se reflétant à la surface de l'eau. À cause de son amour excessif pour lui-même, les dieux le transformèrent en une fleur, le « narcisse ». La personne présentant un trouble de la **personnalité narcissique** n'est jamais assez reconnue pour pouvoir s'aimer elle-même. Elle se vante constamment de ses réalisations et s'attend à ce que les autres la félicitent, ou même l'envient. Elle aime être vénérée même lorsque ses actions sont des plus ordinaires. Le trouble de la personnalité narcissique est étroitement lié à l'égocentrisme.

ÉTUDE DE CAS

UN CAS DE PERSONNALITÉ HISTRIONIQUE

Âgée de 36 ans, Marcella est une femme fort attirante, mais qui, avec ses pantalons trop ajustés et ses souliers à talons hauts, s'habille de façon un peu trop excentrique. Elle arbore une coiffure en forme de nid d'oiseau, fort à la mode alors qu'elle était adolescente. Elle passe d'une relation amoureuse à l'autre et vit crise après crise. Marcella décide de consulter un psychologue lorsque sa fille âgée de 17 ans, Nancy, doit être hospitalisée après s'être volontairement tranché les poignets. Nancy habite avec Marcella et son petit ami du moment, Morris ; la vie quotidienne est ponctuée de nombreuses disputes. Marcella raconte ses querelles au psychologue avec force gestes qui font sonner les bracelets qu'elle porte aux poignets, puis elle replace ses seins. Elle trouve la cohabitation avec Nancy difficile, car celle-ci a des goûts plutôt dispendieux ; elle recherche constamment l'attention des autres et flirte avec Morris pour, selon les propres mots de Marcella, « afficher toute la splendeur de sa jeunesse ». Marcella se décrit elle-même comme une mère poule et refuse de considérer le fait qu'elle puisse être en compétition avec sa fille.

Marcella a eu quatre ou cinq rencontres avec le psychologue, durant lesquelles elle a pu exprimer librement ses émotions et où elle fut encouragée à réfléchir aux divers moyens pour réduire les tensions entre elle et sa fille. À l'issue de chacune des rencontres, elle affirme se sentir « très soulagée » et remercie chaleureusement le psychologue. À la fin de cette thérapie, elle prend la main du psychologue et la serre affectueusement en lui disant : « Je vous remercie très sincèrement, docteur. » Puis elle quitte les lieux.

Source : D'après les dossiers de l'auteur.

Certains compensent cette faille par des comportements de défense de type maniaque : ils font étalage de leurs réussites et ne parlent que d'eux-mêmes. Ils traitent leurs partenaires sexuels comme de simples objets mis à leur disposition, faits pour leur procurer du plaisir ou pour entretenir leur propre estime (Grunberger, 2003). D'autres ont plutôt un côté dépressif, ils manquent de confiance en eux-mêmes et ressentent profondément la honte et l'humiliation.

Ainsi, la personnalité narcissique relève d'un mode général de fantaisies, de comportements grandioses et d'amour idéal. Le trouble se manifeste par le besoin excessif d'être admiré, par un regard quasi total sur soi-même et par un manque flagrant d'empathie. Les symptômes apparaissent au début de l'âge adulte. Le sujet narcissique recherche une gratification en lui-même, il se soucie peu du jugement des autres et il demeure très centré sur ses problèmes d'adéquation personnelle, de puissance et de prestige (APA, 2003).

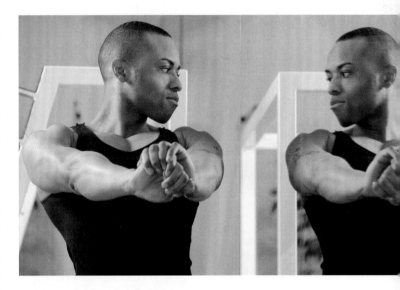

▲ *Une personnalité narcissique.* Les personnalités narcissiques sont avides de succès et de pouvoir. Elles poursuivent des carrières qui peuvent leur offrir la reconnaissance et l'adulation du public, par exemple la politique, le mannequinat, le cinéma.

Il semble qu'environ 1 % de la population générale souffrirait de ce trouble ; bien que plus d'hommes que de femmes en soient atteints, aucune donnée ne peut préciser les différences entre les sexes (APA, 2003). Un certain degré de narcissisme peut jouer en la faveur d'une personne qui souffre d'insécurité ou qui est sensible à la critique et à l'échec ; il peut même constituer une force pour parvenir à atteindre un objectif ambitieux. Cependant, un narcissisme excessif devient un handicap, spécialement lorsque le besoin de reconnaissance est constant et insatiable (Athanassiou-Popesco, 2003). Le tableau 9.2 compare des réactions normales et celles, plus extrêmes, d'une personne souffrant du trouble de la personnalité narcissique.

| TABLEAU | **9.2** | Les réactions normales et les réactions narcissiques |

Individu ayant un intérêt personnel normal	Individu ayant une personnalité narcissique autodestructrice
Il apprécie les compliments, mais n'en a pas besoin pour conserver son estime de soi.	Il recherche désespérément l'adulation des autres pour se sentir momentanément en paix avec lui-même.
Il est blessé par les critiques, mais il s'en remet rapidement.	Il est profondément irrité ou même dévasté par les critiques et ne cesse de ruminer sa rage intérieure.
Après un échec, il se sent triste, mais ne remet pas en question son utilité.	Il éprouve un fort sentiment de honte et se sent inutile en cas d'échec.
Il se sent comme une personne «spéciale» ou ayant certains talents bien précis.	Il se sent très supérieur aux autres et insiste pour qu'on reconnaisse cette supériorité.
Il se sent en paix avec lui-même, même lorsqu'on le critique.	Il a constamment besoin du soutien des autres pour se sentir bien.
Il sait accepter les revers de l'existence, même si leurs effets peuvent être douloureux et perturbateurs.	Il se met en colère ou se sent déprimé lorsqu'il subit un revers de l'existence.
Il conserve son estime de soi même lorsqu'on le désapprouve ou qu'on le dénigre.	Il perd toute estime de soi lorsqu'on le désapprouve ou le dénigre.
Il garde son équilibre mental même lorsqu'on ne lui réserve pas un traitement spécial.	Il estime qu'il mérite un traitement de faveur et se sent très contrarié lorsqu'on le traite sans égards particuliers.
Il fait preuve d'empathie et de sensibilité à l'égard des autres.	Il est insensible aux besoins des autres et indifférent aux sentiments qu'ils éprouvent; il a tendance à utiliser les autres jusqu'à ce que ceux-ci s'en lassent.

Source: Adapté de Goleman (1988), p. C1.

ÉTUDE DE CAS

UN CAS DE PERSONNALITÉ NARCISSIQUE

Tous ceux qui le côtoient reconnaissent un certain charme à Bill, âgé de 53 ans et courtier pour une banque d'investissements. Brillant, il s'exprime bien et est séduisant. Il possède un excellent sens de l'humour, ce qui fait que, en société, les gens recherchent sa compagnie. Il s'installe généralement au milieu de la pièce; ainsi, il peut attirer l'attention de tous. Ses sujets de conversation sont toujours les mêmes: les contrats qu'il a conclus, les personnes riches et célèbres qu'il rencontre et ses stratégies pour avoir le dessus sur ses concurrents, sans oublier son récent projet, plus important et fabuleux que le précédent. Bill adore son public. Son visage s'illumine lorsque ses interlocuteurs le félicitent ou expriment leur admiration devant ses nombreux succès, qu'il ne se gêne d'ailleurs pas pour embellir. Mais dès que la conversation porte sur les autres, il perd tout intérêt, s'excuse et va se chercher un verre ou prendre ses messages. Lorsqu'il reçoit chez lui, il accepte mal qu'un invité le quitte tôt. Bref, il ne montre aucune sensibilité envers les autres et il ne s'intéresse aucunement à leurs besoins.

Les quelques amis qu'il a pu conserver au fil des ans ont simplement fini par accepter le fait que Bill a besoin que l'on «soigne» son *ego*, à défaut de quoi il se désintéresse complètement de son interlocuteur.

Bill accumule les relations amoureuses avec des femmes qui acceptent de jouer – pour un certain temps – le rôle d'admiratrice de service et de faire les sacrifices que cela exige. Mais après un certain temps, elles se lassent de cette relation à sens unique et se sentent de plus en plus frustrées par l'incapacité de Bill à s'engager. Ce n'est pas par simple égocentrisme que Bill a cet irrépressible besoin d'avoir toute l'attention. Ce comportement est plutôt sa façon à lui de cacher le fort sentiment d'incompétence qui l'habite et sa faible estime de soi. Ses amis s'attristent du fait que Bill a besoin de la constante adulation d'autrui et que ses réalisations, pourtant nombreuses, ne réussissent pas à le rassurer sur sa compétence.

Source: D'après les dossiers de l'auteur.

Les personnalités narcissiques sont avides de reconnaissance, ce qui peut les conduire à se donner au travail sans répit. Elles cherchent la réussite professionnelle, non pour l'aisance matérielle qu'elle peut procurer, mais plutôt pour l'admiration et la notoriété qui l'accompagnent. Elles sont extrêmement sensibles au moindre signe de rejet ou à toute critique. Les *blessures narcissiques*, comme les appellent certains théoriciens, rouvrent d'anciennes blessures psychiques.

La catégorie C : un comportement anxieux et peureux

La catégorie C des troubles de la personnalité inclut la personnalité évitante (anxieuse), la personnalité dépendante et la personnalité obsessionnelle-compulsive. Ces différents troubles ont un point commun : la peur ou l'anxiété.

LA PERSONNALITÉ ÉVITANTE (ANXIEUSE)

Les personnes ayant une **personnalité évitante** (anxieuse) sont tellement terrifiées par le rejet ou la critique qu'elles répugnent généralement à entrer en relation avec les autres, si ce n'est après maintes preuves de réassurance. En conséquence, elles ont le plus souvent très peu de relations proches en dehors de leur propre famille.

Personnalité évitante Personnalité caractérisée par l'évitement de relations sociales en raison de la peur du rejet.

Ces individus ont tendance à éviter des activités de groupe ou des travaux d'équipe par peur d'être mis à l'écart. Ils préfèrent manger seuls à leur bureau plutôt que de se joindre au groupe pour dîner. Ils déclinent les invitations de pique-niques ou de fêtes, à moins qu'ils soient certains d'être acceptés et bien entourés. Selon les statistiques canadiennes (basées sur les données américaines), il semble que le trouble de la personnalité évitante (anxieuse) touche autant les hommes que les femmes, dans une proportion de 0,5 à 1 % de la population générale (APA, 2003).

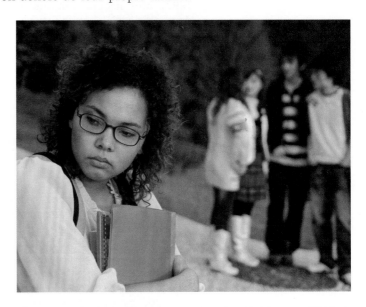

Selon le *DSM-IV-TR*, la personnalité évitante (anxieuse) est un « mode général d'inhibition sociale, de sentiments de ne pas être à la hauteur et d'hypersensibilité au jugement négatif d'autrui qui apparaît au début de l'âge adulte et est présent dans des contextes divers » (APA, 2003, p. 829-830). Pour que le diagnostic soit posé, au moins quatre des manifestations énumérées dans l'encadré 9.7 doivent être présentes.

▲ *La personnalité évitante.* Les personnes atteintes du trouble de la personnalité évitante ont tendance à rester à l'écart par peur du rejet.

ENCADRÉ 9.7 — Les critères diagnostiques de la personnalité évitante (anxieuse)

1. Le sujet évite les activités sociales professionnelles qui impliquent des contacts importants avec autrui par crainte d'être critiqué, désapprouvé ou rejeté.

2. Est réticent à s'impliquer avec autrui à moins d'être certain d'être aimé.

3. Est réservé dans ses relations intimes par crainte d'être exposé à la honte ou au ridicule.

4. Craint d'être critiqué ou rejeté dans les situations sociales.

5. Est inhibé dans les situations interpersonnelles nouvelles à cause d'un sentiment de ne pas être à la hauteur.

6. Se perçoit comme socialement incompétent, sans attrait ou inférieur aux autres.

7. Est particulièrement réticent à prendre des risques personnels ou à s'engager dans de nouvelles activités par crainte d'éprouver de l'embarras.

Source : APA (2003), p. 829-830.

À la différence des personnalités schizoïdes, avec lesquelles elles partagent cependant un certain retrait des relations sociales, les personnalités évitantes ont un réel intérêt et des sentiments aimants pour les autres. Cependant, leur crainte d'être rejetées les empêche de se battre pour obtenir de l'affection et d'être acceptées par les autres. Dans les situations sociales, les personnes atteintes de ce trouble ont tendance à raser les murs et à éviter de converser avec les autres. Elles ont peur d'être embarrassées publiquement et elles fuient les situations qui pourraient faire en sorte que les autres les voient rougir, pleurer ou révéler leur nervosité. En fait, le trouble de la personnalité évitante est un mécanisme de défense grâce auquel l'individu se met à l'abri de l'échec en réduisant les risques au minimum. Les personnalités évitantes affichent une sorte de timidité maladive ou semblent «trop gentilles»; elles fuient les émotions, aussi bien le plaisir que la douleur, et se fabriquent une vie imaginaire. Ce trouble est socialement caractérisé par la solitude, l'effacement, le célibat et une faible estime de soi.

Le trouble de la personnalité évitante et la phobie sociale présentent de grandes similitudes, surtout pour un type de phobie majeure qui inclut une peur excessive et irrationnelle des situations sociales. Même si plusieurs cas de phobie sociale généralisée ne s'accompagnent pas nécessairement d'un trouble de la personnalité évitante, il est rare que ces derniers ne camouflent pas aussi une phobie sociale (Widiger, 1992). Bref, les personnalités évitantes pourraient représenter une forme plus grave de phobie sociale, et de futures recherches pourront davantage guider les diagnostics.

ÉTUDE DE CAS

UN CAS DE PERSONNALITÉ ÉVITANTE (ANXIEUSE)

Les seuls rendez-vous galants d'Harold, un commis-comptable âgé de 24 ans, ont été obtenus par l'entremise de membres de sa famille. Manquant d'assurance, il ne s'est jamais décidé à aborder une femme de lui-même. C'est peut-être cette timidité qui a attiré sa collègue de travail Stacy, une secrétaire âgée de 22 ans, et qui l'a incitée à inviter Harold un soir au sortir du bureau. Celui-ci a d'abord trouvé un prétexte pour refuser l'invitation mais, lorsque Stacy a fait une autre tentative la semaine suivante, il a accepté, en se disant que, puisque Stacy insistait, son intérêt était probablement réel et sincère. Leur relation évolua rapidement et, bientôt, ils se voyaient presque chaque soir. Mais leurs rapports n'étaient pas simples. Pour Harold, la moindre hésitation dans la voix de Stacy était le signe d'un manque d'intérêt de sa part. Il avait constamment besoin qu'elle le rassure sur l'amour qu'elle lui portait et il interprétait chacun de ses gestes, chacune de ses paroles comme l'expression des sentiments qu'elle avait pour lui. Si Stacy lui signifiait qu'elle était fatiguée ou malade, il y voyait le signe d'un rejet et avait besoin d'être rassuré. Au bout de plusieurs mois, Stacy, ne pouvant plus supporter les inquiétudes d'Harold, mit fin à leur relation. Harold en conclut que Stacy ne s'était jamais réellement intéressée à lui.

Source: D'après les dossiers de l'auteur.

LA PERSONNALITÉ DÉPENDANTE

Personnalité dépendante
Personnalité caractérisée par une difficulté à prendre des décisions de façon autonome et par un comportement trop dépendant.

La **personnalité dépendante** est caractérisée par une tendance systématique à la passivité et à laisser les autres prendre les décisions afin de ne pas s'exposer au risque de se faire abandonner à la suite d'un mauvais choix. Ce besoin d'être pris en charge amène les personnes atteintes à cultiver des relations de soumission, d'impuissance et d'incompétence afin de suivre la volonté d'autrui. Une personnalité dépendante est donc souvent incapable de fonctionner correctement de façon autonome. La personne atteinte a une attitude soumise, voire passive, et éprouve une peur prononcée, et même démesurée, de la solitude ainsi que des séparations et des ruptures. Ces personnes trouvent terriblement difficile de réaliser quelque chose en solitaire. Elles demandent sans cesse l'opinion ou les conseils des autres pour prendre de banales décisions, ce qui démontre leur tendance à rejeter la responsabilité sur autrui.

Selon le *DSM-IV-TR*, la personnalité dépendante se manifeste par un «besoin général et excessif d'être pris en charge qui conduit à un comportement soumis et "collant" et à une peur de la séparation, qui apparaît au début de l'âge adulte et est présent dans des contextes divers» (APA, 2003, p. 833-834). Pour que le diagnostic soit posé, au moins cinq des manifestations énumérées dans l'encadré 9.8 doivent être présentes.

E N C A D R É 9.8 ──── | Les critères diagnostiques de la personnalité dépendante

1. Le sujet a du mal à prendre des décisions dans la vie courante sans être rassuré ou conseillé de manière excessive par autrui.

2. A besoin que d'autres assument les responsabilités dans la plupart des domaines importants de sa vie.

3. A du mal à exprimer un désaccord avec autrui de peur de perdre son soutien ou son approbation. N.B.: ne pas tenir compte d'une crainte réaliste de sanctions.

4. A du mal à initier des projets ou à faire des choses seul (par manque de confiance en son propre jugement ou en ses propres capacités plutôt que par manque de motivation ou d'énergie).

5. Cherche à outrance à obtenir le soutien et l'appui d'autrui, au point de faire volontairement des choses désagréables.

6. Se sent mal à l'aise ou impuissant quand il est seul par crainte exagérée d'être incapable de se débrouiller.

7. Lorsqu'une relation proche se termine, il cherche de manière urgente une autre relation qui puisse assurer les soins et le soutien dont il a besoin.

8. Est préoccupé de manière irréaliste par la crainte d'être laissé à se débrouiller seul.

Source: APA (2003), p. 834.

La personnalité dépendante coexiste souvent avec d'autres problèmes de la personnalité et de l'humeur difficiles à distinguer. Le degré auquel des comportements dépendants sont considérés comme adaptés varie selon l'âge et le groupe socioculturel de la personne. Les jeunes aux prises avec ce trouble vont même jusqu'à demander conseil à leurs parents au sujet de ce qu'ils devraient porter ou manger ou quant à leurs activités ou aux amis à fréquenter. Quand ces jeunes deviennent des adultes, ils permettent souvent à autrui de dicter leur vie et de prendre d'importantes décisions à leur place. Parfois, ils sont si dépendants des autres qu'ils les laisseront même choisir leur conjoint en vue d'un mariage.

Les individus souffrant du trouble de la personnalité dépendante sont très sensibles à la critique, et ils restent préoccupés par leur peur du rejet et de l'abandon. Il semble que la peur de l'abandon soit une cause fondamentale, comme pour le trouble de la personnalité limite (borderline), qui peut coexister. Si ces deux personnalités peuvent provoquer la peur de se faire abandonner, la personnalité dépendante ne manifeste pas de sautes d'humeur et ne subit pas ces émotions, bien qu'il puisse y avoir une hyperanxiété à l'égard du risque de rejet.

Le trouble de la personnalité dépendante a été associé à d'autres troubles incluant la dépression majeure, les troubles bipolaires, les phobies sociales et un certain nombre de problèmes physiques et médicaux. Il y aurait aussi des liens entre la personnalité dépendante et ce que les théoriciens du courant psychodynamique nomment les problèmes dus à l'oralité, tels que le tabagisme, les troubles alimentaires et l'alcoolisme (Bornstein, 1999b).

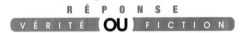

R É P O N S E
V É R I T É OU F I C T I O N

Les gens souffrant du trouble de la personnalité dépendante ont tellement de difficulté à prendre des décisions de façon autonome qu'ils laissent même leurs parents choisir leur partenaire en vue d'un mariage. V

Les gens souffrant du trouble de la personnalité dépendante dans notre culture sont parfois si dépendants des autres qu'ils les laisseront même choisir leur conjoint en vue d'un mariage.

ÉTUDE DE CAS

UN CAS DE PERSONNALITÉ DÉPENDANTE

Matthew, un comptable célibataire âgé de 34 ans vivant avec sa mère, décide de consulter un professionnel de la santé mentale après l'échec de sa relation amoureuse. Sa mère était opposée à son mariage parce que la femme qu'il fréquentait était d'une autre confession religieuse ; pour ne pas lui déplaire, Matthew a donc rompu avec son amie. Mais il regrette maintenant d'avoir cédé aux pressions de sa mère et il en veut à celle-ci d'être si possessive. Il décrit d'ailleurs cette dernière comme une personne dominante qui est la véritable « chef de famille » et qui s'arrange toujours pour que les choses soient faites à sa façon. Matthew est ambivalent : tantôt il éprouve du ressentiment envers sa mère, tantôt il se dit qu'après tout, elle sait peut-être mieux que lui ce qui est bon pour son fils.

Sur le plan professionnel, Matthew occupe un poste dont les responsabilités sont bien inférieures à ses capacités et à sa formation. Il a souvent refusé une promotion, par peur d'assumer plus de responsabilités et de devoir prendre lui-même des décisions. Il maintient une solide relation avec deux amis qu'il connaît depuis sa tendre enfance et il déjeune avec l'un d'eux chaque jour de travail. Lorsque cet ami doit annuler leur rendez-vous quotidien, Matthew se sent complètement perdu. Il a vécu toute sa vie dans la maison familiale, à l'exception d'une année passée dans une autre ville pour étudier. Il est revenu au domicile familial parce qu'il s'ennuyait trop de ses parents.

Source : Spitzer et al., (1994), p. 179-180.

LA PERSONNALITÉ OBSESSIONNELLE-COMPULSIVE

Personnalité obsessionnelle-compulsive Personnalité caractérisée par des manières rigides dans ses relations avec les autres, des tendances perfectionnistes, un manque de spontanéité et une excessive attention portée aux détails.

La **personnalité obsessionnelle-compulsive** est caractérisée par un sentiment de doute, une quête de la perfection, une scrupulosité, un contrôle mental et interpersonnel, des vérifications et des préoccupations pour les détails anodins, un entêtement et une rigidité extrêmes. La personne atteinte a des habitudes d'ordre et de rangement excessifs, se montre perfectionniste et inflexible, ne supporte pas la moindre ambiguïté, éprouve des difficultés dans l'expression de ses sentiments et est méticuleuse dans le travail. Aux États-Unis, le diagnostic de trouble de la personnalité obsessionnelle-compulsive est établi chez environ 1 % de la population (APA, 2003). Ce trouble est environ deux fois plus fréquent chez les hommes que chez les femmes.

Les personnalités obsessionnelles-compulsives sont tellement préoccupées par leur besoin de perfection qu'elles ne peuvent généralement finir un travail dans le temps qui leur est imparti. Malgré tous leurs efforts, les exigences que ces personnes s'imposent ne sont jamais satisfaites, de sorte que, souvent, elles recommencent sans cesse leur travail ou elles ruminent la manière de s'y prendre sans jamais commencer. Ces individus se concentrent sur des détails qui paraissent anodins et sans importance aux autres. Prendre des décisions devient quelque chose de très difficile pour eux, et il leur arrive souvent de remettre sans cesse leurs tâches à plus tard (procrastination). Ils ont tendance à être inflexibles et extrêmement pointilleux sur des questions de moralité et sont très formels et réservés dans leurs relations intimes, ce qui leur nuit lorsqu'il s'agit d'exprimer leurs sentiments. Il leur est pénible de se détendre et de prendre plaisir à des activités récréatives en raison de leur grande inquiétude quant aux conséquences ou même au coût de ces distractions. Selon le *DSM-IV-TR*, la personnalité obsessionnelle-compulsive comprend au moins quatre des manifestations énumérées dans l'encadré 9.9.

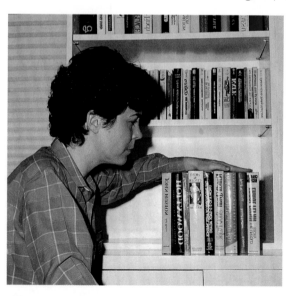

▲ *« Une place pour chaque chose, et chaque chose à sa place. »* C'est une maxime qui a tout à fait pu être dictée par une personnalité obsessionnelle-compulsive.

Malgré la similitude des appellations, le trouble obsessionnel-compulsif (abrégé en TOC) et la personnalité obsessionnelle-compulsive se distinguent aisément. Les

Les critères diagnostiques de la personnalité obsessionnelle-compulsive

1. Préoccupations pour les détails, les règles, les inventaires, l'organisation ou les plans au point que le but principal de l'activité est perdu de vue.

2. Perfectionnisme qui entrave l'achèvement des tâches.

3. Dévotion excessive pour le travail et la productivité à l'exclusion des loisirs et des amitiés.

4. Est trop consciencieux, scrupuleux et rigide sur des questions de morale, d'éthique ou de valeurs.

5. Incapacité de jeter des objets usés ou sans utilité même si ceux-ci n'ont pas de valeur sentimentale.

6. Réticence à déléguer des tâches ou à travailler avec autrui à moins que les autres se soumettent exactement à sa manière de fonctionner.

7. Se montre avare avec l'argent pour soi-même et autrui ; l'argent est perçu comme quelque chose qui doit être thésaurisé en vue de catastrophes futures.

8. Se montre rigide et entêté.

Source : APA (2003), p. 837.

TOC associent des idées obsédantes (obsessions) et des actes répétitifs (compulsions) classés d'une manière précise. D'un côté, les obsessions sont reliées à des idéations ou à des phobies (par exemple une crainte excessive d'être contaminé par des bactéries ou des saletés, ce qui nuit à un bon fonctionnement) ; et de l'autre côté, les compulsions sont associées à des rites conjuratoires, à des pensées magiques, à des actions absurdes mais devant être accomplies pour soulager l'anxiété. Ce sont souvent des exacerbations d'actes normaux (par exemple se laver les mains, mais d'une manière très longue, appuyée et fréquente pour enlever les bactéries ou les microbes). Les symptômes peuvent s'exprimer de façon très variable d'une personne à l'autre (phobie de la saleté, lavage des mains compulsif, vérifications diverses incessantes ou obsessions sexuelles).

L'apparition d'un TOC est favorisée chez les personnalités obsessionnelles-compulsives. Les premiers symptômes apparaissent en général à la fin de l'enfance ou pendant l'adolescence, parfois chez le jeune adulte. Le TOC peut entraîner une désocialisation avec risque de marginalisation et donc de déscolarisation chez les enfants et les adolescents ou avoir de graves répercussions socioprofessionnelles chez les adultes. Il est donc recommandé à la personne qui pense être atteinte d'un tel trouble de consulter un professionnel de la santé mentale dès que les obsessions et les rituels nuisent aux activités de la vie quotidienne.

É T U D E   D E   C A S

UN CAS DE PERSONNALITÉ OBSESSIONNELLE-COMPULSIVE

Jerry, analyste de système âgé de 34 ans, est un perfectionniste, à tel point qu'il s'attarde trop à chaque détail et qu'il adopte des comportements très rigides. Sa femme, Marcia, est graphiste. Jerry planifie tout, heure par heure, même les temps libres du couple, et il devient anxieux au moindre changement d'horaire. Au centre commercial, il peut faire plusieurs fois le tour du stationnement à la recherche de l'emplacement idéal pour s'assurer qu'il n'y a aucun risque que son auto soit abîmée par une autre. Il reporte depuis un an la peinture de l'appartement qu'il habite avec Marcia parce qu'il n'arrive pas à en choisir la couleur. Il a rangé les livres de la bibliothèque familiale par ordre alphabétique et exige que chaque manuel soit replacé au bon endroit.

Jerry ne semble jamais calme et détendu. Même en vacances, il pense constamment au travail et craint de perdre son emploi. Convaincu qu'un malheur peut arriver à tout moment, il ne parvient pas à comprendre que des gens puissent simplement relaxer sur la plage et ne s'inquiéter de rien.

Source : D'après les dossiers de l'auteur.

Les difficultés liées à la classification des troubles de la personnalité

Certaines questions persistent quant à la fiabilité et à la validité des catégories diagnostiques du *DSM-IV-TR*. Il s'agit de problèmes majeurs soulevés par les cliniciens et les chercheurs à propos de la façon dont sont diagnostiqués et classés les comportements.

LA DIFFÉRENCIATION DES TROUBLES DE LA PERSONNALITÉ ET DES TROUBLES DE L'HUMEUR

Certains chercheurs se demandent s'il est véritablement possible de différencier les troubles de la personnalité de l'axe II des syndromes cliniques de l'axe 1, tels que l'anxiété ou les troubles de l'humeur (Farmer, 2000). Par exemple, les cliniciens ont souvent des difficultés à distinguer les *troubles obsessionnels-compulsifs* et les *personnalités obsessionnelles-compulsives*. On pense que les syndromes cliniques sont variables dans le temps, tandis que les troubles de la personnalité sont généralement des schémas de comportement ou de pensée plus stables. Cependant, les traits de personnalité peuvent eux aussi varier au fil du temps, lorsque les circonstances environnantes viennent à changer. D'un autre côté, certains syndromes cliniques de l'axe 1 (comme la dysthymie) suivent un cours plus ou moins chronique.

LES SIMILITUDES ENTRE DIFFÉRENTS TROUBLES DE LA PERSONNALITÉ

Il existe un haut degré de recouvrement et de similitude entre les différents troubles de la personnalité. Bien que certains d'entre eux présentent des traits tout à fait distincts et particuliers, la plupart partagent certains éléments communs, tels que des problèmes dans les relations amoureuses (Daley, Burge et Hammen, 2000). Par exemple, une personne peut présenter des traits rappelant le trouble de la personnalité dépendante (incapacité à prendre des décisions seule ou à avoir des initiatives) et ceux de la personnalité évitante (angoisse sociale extrême et sensibilité exacerbée à la critique).

La comorbidité de différents troubles de la personnalité est très fréquente (Grant *et al.*, 2005). On peut donc penser que les différents types décrits et classifiés dans le *DSM-IV-TR* ne sont pas suffisamment distincts les uns des autres (Westen et Shedler, 1999). Certains troubles de la personnalité pourraient ne pas être des troubles à part entière, mais plutôt des sous-types ou des variations d'autres troubles de la personnalité.

LES DIFFICULTÉS À DISTINGUER LE COMPORTEMENT NORMAL DU COMPORTEMENT PATHOLOGIQUE

Il est problématique d'établir les diagnostics des troubles de la personnalité s'appuyant sur des traits de personnalité qui sont, à un moindre degré, présents dans le comportement de la plupart des individus «normaux» (Warner *et al.*, 2004). Être suspicieux de temps en temps dans des circonstances particulières ne veut pas dire que l'on a une personnalité paranoïaque. Avoir tendance à exagérer sa propre importance ne signifie pas forcément que l'on est narcissique. On peut restreindre ses relations sociales par crainte du rejet ou parce qu'on se sent mal à l'aise sans pour autant avoir une personnalité évitante et l'on peut aussi être particulièrement consciencieux dans son travail sans souffrir du trouble de la personnalité obsessionnelle-compulsive. C'est parce que les éléments de définition de ces différents troubles représentent aussi, dans une certaine mesure et selon les circonstances, des traits communs et banals de personnalité que les cliniciens ne devraient établir un diagnostic que lorsque ces schémas de fonctionnement psychique et de comportement sont tellement prégnants qu'ils déterminent les modes de relations affectives et interpersonnelles d'un individu et sont à l'origine d'un malaise personnel évident.

Malgré ces précautions, il peut être difficile de tracer la limite entre un comportement normal et un comportement pathologique. Les critères objectifs font encore défaut pour déterminer les limites précises au-delà desquelles certains traits de personnalité deviennent inadaptés et justifient un diagnostic de troubles de la personnalité (Chabert, Brusset et Brelet-Foulard, 2006).

9.2 LES CAUSES DES TROUBLES DE LA PERSONNALITÉ

Les troubles de la personnalité – soit les personnalités caractérisées par un comportement excentrique, par un comportement théâtral, émotif ou imprévisible ou par un comportement anxieux et peureux – font intervenir un ensemble complexe de facteurs. Comme pour plusieurs autres troubles psychopathologiques, même si la compréhension intégrale de leurs causes n'est pas complète, on sait qu'il y a une importante interaction entre les dimensions biologique, psychologique et sociale (voir figure 9.1).

La dimension biologique

De nombreux chercheurs se sont intéressés aux éventuels déterminants biologiques de la personnalité antisociale : les facteurs génétiques, l'absence de réactivité émotionnelle, le besoin insatiable de stimulation et les anomalies cérébrales.

LES FACTEURS GÉNÉTIQUES

Certains éléments suggèrent l'existence de facteurs génétiques qui interviendraient dans les troubles de la personnalité (Gabbard, 2005 ; Ni *et al.*, 2006). Par exemple, on sait que ce diagnostic est plus susceptible d'être posé chez les parents au premier degré (père, mère, frères et sœurs) d'un individu ayant certains troubles de la personnalité (en particulier les personnalités antisociale, schizoïde et limite) que chez d'autres

Dimension biologique

- Facteurs génétiques : parents au premier degré ; traits de personnalité (par exemple insensibilité, impulsivité et irresponsabilité)
- Absence de réactivité émotionnelle : les individus antisociaux semblent incapables d'abandonner leurs comportements antisociaux
- Besoin insatiable de stimulation : attirance pour les activités excitantes/dangereuses (par exemple drogues, alcool, vitesse, parachutisme, jeu, aventures sexuelles)
- Anomalies cérébrales : dysfonctionnements de certaines parties du cortex préfontal et des structures du système limbique (régulation émotions/agressivité)

Dimension sociale

- Apprentissages et éducation : les expériences de l'enfance façonnent les comportements inadéquats (mauvaises habitudes) ; importance des renforcements dans l'origine des comportements antisociaux ; socialisation incorrecte par manque de consistance et de fiabilité ; apprentissage par l'observation (par exemple comportements violents et tendances hostiles)
- Facteurs familiaux : contexte familial complexe – parents négligents ou absents, sévices et violence ; crainte de perdre l'amour des parents donc enfreint les lois ; manque d'empathie envers les autres

Dimension psychologique

- Hans Kohut : théorie du narcissisme – construction d'une apparence grandiose de perfection qui masque des insuffisances à l'enfance
- Otto Kernberg : mouvement psychodynamique – oscillation continuelle entre une idéalisation extrême et une haine totale de l'autre
- Margaret Mahler : psychodynamique contemporaine – interruption du processus normal de séparation-individualisation (refuser que l'enfant s'éloigne ou trop le pousser vers l'autonomie)

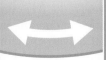

FIGURE **9.1**

L'interaction des dimensions biologique, psychologique et sociale dans l'étiologie des troubles de la personnalité

individus. Les facteurs génétiques semblent jouer un rôle dans la formation de certains traits de la personnalité psychopathique, tels que l'insensibilité, l'impulsivité et l'irresponsabilité (Larsson, Andershed et Lichtenstein, 2006).

Les études sur la transmission familiale sont limitées parce que les membres d'une famille donnée ont non seulement les mêmes gènes, mais vivent aussi dans le même environnement. C'est pourquoi les chercheurs se sont tournés vers l'étude des jumeaux et des personnes adoptées pour départager les facteurs génétiques et environnementaux. Les résultats de ces recherches penchent en faveur d'une influence génétique déterminant les comportements antisociaux (Rhee et Waldam, 2002) et narcissiques (Livesley *et al.*, 1993). Cependant, on comprend aussi, par ces recherches, que les facteurs environnementaux jouent un rôle dans le développement de troubles de la personnalité (Krueger *et al.*, 2002). Par exemple, un individu peut être plus vulnérable aux troubles de la personnalité s'il vit dans des circonstances qui y prédisposent, par exemple s'il est élevé par des parents négligents ou violents.

Les chercheurs ont mis en évidence qu'une variante sur un gène est associée au comportement antisocial chez les hommes adultes, mais uniquement chez ceux qui ont été maltraités dans leur enfance (Caspi *et al.*, 2002). Ici encore, on constate que la formation d'une personnalité antisociale, comme de nombreux schémas de comportements anormaux, est la résultante d'une interaction entre de probables facteurs génétiques et des facteurs environnementaux (Gabbard, 2005).

L'ABSENCE DE RÉACTIVITÉ ÉMOTIONNELLE

On pense que les personnalités antisociales peuvent garder leur sang-froid dans des situations qui rendraient anxieux la plupart des gens (Cleckley, 1976). Le manque d'anxiété dans des situations menaçantes pourrait aider à comprendre que la punition ne peut amener les individus à abandonner leur comportement rebelle. Pour la plupart d'entre nous, la peur d'être attrapé et puni est suffisante pour freiner nos impulsions. Mais, souvent, les personnalités rebelle ne parviennent pas à freiner un comportement, même si celui-ci a pu les amener à subir des sanctions dans le passé. Ce phénomène pourrait s'expliquer par le fait que les personnalités antisociales ne peuvent pas réellement ressentir la crainte de la punition.

Lorsque les gens sont anxieux, les paumes de leurs mains ont tendance à devenir moites. Cette réaction corporelle, appelée «réponse cutanée galvanique», est un signe d'activation de la branche sympathique du système nerveux autonome. Une étude déjà ancienne (Hare, 1965) a permis de montrer que les individus à la personnalité antisociale avaient des réponses cutanées galvaniques moins élevées que les autres personnes lorsqu'ils anticipaient les stimuli désagréables de la punition. Apparemment, ils ressentent moins d'appréhension devant la douleur que les autres.

Cette expérience, répétée de nombreuses fois, a confirmé que les individus à la personnalité psychopathique et antisociale manifestaient une réactivité physiologique moindre devant l'anticipation de la douleur ou de la punition que les autres sujets (Fung *et al.*, 2005; Lorber, 2004).

LE BESOIN INSATIABLE DE STIMULATION

D'autres chercheurs ont tenté d'expliquer le manque de réponse émotionnelle de la personnalité antisociale en fonction du degré de stimulation nécessaire pour maintenir un niveau optimal d'éveil émotionnel. Ce niveau, pour chacun de nous, est le degré d'excitation auquel nous fonctionnons le plus efficacement et auquel nous nous sentons le mieux. Les personnes antisociales montrent un désir insatiable de stimulation (Arnett, Smith et Newman, 1997). Peut-être ont-elles besoin d'un niveau de stimulation supérieur à la moyenne pour maintenir un état optimal d'éveil sensoriel et émotionnel. En d'autres termes, elles auraient besoin de plus de stimulation que les autres pour maintenir leur intérêt et pour fonctionner normalement.

Ce besoin supérieur de stimulation pourrait expliquer pourquoi les individus à la personnalité antisociale ont tendance à se lasser rapidement et sont attirés par des activités excitantes et potentiellement dangereuses, comme l'utilisation de substances toxiques (drogues et alcool), la pratique de sports à risque permettant d'atteindre une grande vitesse (ski) ou d'éprouver des sensations fortes (parachutisme), les jeux où ils risquent gros, les aventures sexuelles débridées. Mais une appétence plus élevée que la moyenne pour les stimulations sensorielles n'est pas nécessairement la marque d'une personnalité antisociale ou de comportements criminels. Rappelons en effet que les astronautes, les soldats, les policiers et les pompiers, sans compter de nombreux sportifs, montrent aussi une appétence pour les stimulations fortes sans présenter de comportement antisocial. Mais on peut aussi penser que, dans une certaine mesure, l'incapacité à tolérer la monotonie et le désir insatiable de sensations fortes pourraient influencer certaines personnes au point de les attirer vers des activités répréhensibles.

LES ANOMALIES CÉRÉBRALES

L'imagerie médicale du cerveau a permis d'avancer l'hypothèse de l'existence d'un lien entre les traits des personnalités limite (borderline) et antisociale et des dysfonctionnements de certaines parties du cerveau qui participent à la régulation des émotions et des comportements agressifs, en particulier le cortex préfrontal et les structures plus profondes du système limbique (Berlin, Rolls et Iversen, 2005 ; Kiehl, 2006 ; Schmahl et Bremner, 2006). On attribue au cortex préfrontal des fonctions comme la maîtrise des impulsions, l'évaluation des actions et de leurs conséquences, ainsi que la résolution de problèmes.

Les anomalies du cerveau pourraient rendre compte de plusieurs traits de la personnalité antisociale, en particulier du manque de conscience morale, de l'incapacité à inhiber les comportements agressifs, du peu d'effort consenti par des individus antisociaux pour résoudre leurs problèmes et de leur incapacité à penser aux conséquences de leurs actes (Raine *et al.*, 2000). Cependant, on ignore si les sujets à la personnalité antisociale présentent des anomalies cérébrales.

La dimension psychologique

La théorie freudienne classique insiste sur les conséquences et sur les problèmes liés au complexe d'Œdipe et à sa résolution, y compris pour les troubles de la personnalité. Freud pensait que l'enfant dont le développement affectif et relationnel s'effectuait normalement sortait de sa phase œdipienne en renonçant à ses souhaits incestueux pour le parent de sexe opposé et s'identifiait au parent du même sexe. En conséquence, l'enfant incorpore les principes moraux des parents sous la forme d'une instance psychique (que l'on peut percevoir comme une instance de sa personnalité) appelée «surmoi». Cependant, plusieurs facteurs peuvent perturber le processus de développement psychoaffectif normal et empêcher la mise en place du surmoi et des sentiments de culpabilité ou de remords qui, normalement, préviennent les comportements antisociaux.

Les travaux plus récents du courant psychodynamique se sont généralement intéressés à la période plus précoce, précœdipienne, qui va de l'âge de 18 mois à 3 ans, et durant laquelle les enfants commencent à se construire une identité séparée de celle de leurs parents. Selon ces théories – celles de Kohut, de Kernberg et de Mahler –, ce sont des difficultés dans le développement du moi qui pourraient expliquer les particularités des personnalités narcissique et limite (André, Chabert, Donnet *et al.*, 1999).

HANS KOHUT

Hans Kohut est l'un des principaux théoriciens du narcissisme. Pour lui, les personnalités narcissiques se construisent une façade hermétique afin de cacher leurs profonds sentiments d'inadéquation. L'estime de soi du narcissique est une sorte de réservoir qui a constamment besoin d'être alimenté par l'attention et la révérence des autres, car il menace de se vider à tout moment. Les erreurs et les déceptions risquent d'exposer les individus narcissiques à des sentiments négatifs intenses et de les conduire à un état de dépression.

Selon Kohut, la prime enfance connaît un stade de narcissisme normal durant lequel les enfants se sentent comme si le monde entier tournait autour d'eux (Kohut, 1978). Normalement, les enfants idéalisent leurs parents et les perçoivent comme des êtres puissants auxquels ils souhaitent ressembler et dont ils voudraient partager le pouvoir (Edmundson, 2001 ; Strozier, 2001). Les parents qui ont suffisamment d'empathie vont faire écho aux perceptions idéalistes de leurs enfants, nourrissant ainsi l'estime de soi en formation chez ces derniers. Par exemple, de tels parents disent à leurs enfants combien ils sont magnifiques et précieux à leurs yeux. Peu à peu, les attentes irréalistes des enfants sont remplacées par des conceptions plus réalistes d'eux-mêmes et des autres. Pendant l'adolescence, l'idéalisation de l'enfance se transforme en une admiration plus réaliste pour les parents, les professeurs et les amis. À l'âge adulte, ces idées seront transformées en un ensemble de valeurs, d'ambitions et d'idéaux.

Le manque d'empathie des parents et de soutien de leur part met en place un narcissisme pathologique. Les enfants qui ne sont pas chéris par leurs parents ne peuvent acquérir une estime de soi solide. Ils cultivent des idées altérées et négatives d'eux-mêmes et se sentent incapables d'être aimés et admirés. Le narcissisme pathologique correspond à la construction d'une apparence grandiose de perfection qui masque des insuffisances palpables. Cette façade menace en effet toujours de s'écrouler et doit être étayée par des témoignages constants qui rappellent au narcissique qu'il est unique et spécial.

L'approche thérapeutique de Kohut permet aux personnalités narcissiques d'exprimer tout d'abord leur grandiose idée d'elles-mêmes et d'idéaliser leur thérapeute. Mais celui-ci aide la personne à considérer les racines infantiles de son narcissisme pour l'encourager à se former une idée plus réaliste d'elle-même et des autres.

OTTO KERNBERG

Otto Kernberg (1975, 2001) est un des principaux théoriciens du mouvement psychodynamique. Il conçoit la personnalité limite (borderline) comme la résultante d'un échec de l'enfance précoce à façonner un sens de la constance et de l'unité de l'image de soi et des autres. En conséquence, les personnalités limites ne parviennent pas à synthétiser les éléments contradictoires (positifs et négatifs) d'elles-mêmes ou des autres en des entités complètes et stables (on parle alors de « constance d'objet insuffisante »). Plutôt que de considérer leurs proches comme des êtres qui les aiment, mais qui, parfois, les rejettent, elles oscillent continuellement entre une idéalisation extrême et une haine totale de l'autre. Ces revirements rapides dans lesquels l'autre est tantôt adulé, tantôt déprécié, sont nommés *clivages* (Roussillon, 1999).

Kernberg (1975) décrit le cas d'une femme d'une trentaine d'années dont l'attitude envers lui oscillait de la sorte : au cours de certaines séances, elle lui répondait de façon agréable et le considérait comme le plus extraordinaire des thérapeutes. Elle pensait alors que tous ses problèmes étaient résolus ! Quelques séances plus tard, elle l'accusait d'être insensible et manipulateur, se disait alors tout à fait insatisfaite du traitement et menaçait d'arrêter la thérapie.

Selon Otto Kernberg, même les meilleurs parents ne parviennent pas à répondre de manière satisfaisante à tous les besoins de leurs enfants. Ceux-ci doivent donc, au cours de leur développement affectif, affronter l'épreuve de la réconciliation où des images de la « bonne » mère réconfortante et secourable côtoient celles de la « mauvaise » mère frustrante. L'échec de la réconciliation de ces deux images opposées en une image parentale réaliste, unifiée et stable peut avoir pour effet d'assujettir l'enfant au stade préœdipien de son développement psychosexuel. En conséquence, de tels enfants continueront, lorsqu'ils seront adultes, à avoir ces revirements d'attitudes rapides et extrêmes, d'idéalisation et de dépréciation, envers leur thérapeute, mais aussi envers toute autre personne de leur entourage.

MARGARET MAHLER

Margaret Mahler est une autre théoricienne importante du mouvement psychodynamique contemporain. Avec ses collègues (Mahler et Kaplan, 1977 ; Mahler, Pine et Bergman, 1975), elle soutient que, durant leur première année d'existence, les enfants développent un attachement symbiotique à la mère. En psychologie, le terme « symbiose » désigne un état d'unicité dans lequel l'identité de l'enfant se confond avec celle de la mère. Normalement, les enfants se différencient graduellement de leur mère et acquièrent une identité et un sens d'eux-mêmes qui leur sont propres. Le processus de séparation-individuation correspond à la formation d'une identité biologique et psychologique séparée de celle de la mère (séparation) et à la reconnaissance de caractéristiques personnelles qui définissent l'identité propre de l'enfant (individuation). La séparation-individuation peut cependant être un processus difficile. La mère elle-même peut interrompre le processus normal de séparation-individuation en refusant de laisser l'enfant s'éloigner ou, au contraire, en le poussant trop précocement vers l'autonomie.

La tendance des personnalités limites à réagir de façon ambivalente aux autres et à osciller entre l'amour et la haine de l'autre suggère l'existence d'une ambivalence au cours du processus de séparation-individuation. Le trouble de la personnalité limite (borderline) pourrait résulter de l'échec à surmonter les difficultés de ce stade de développement.

Les liens qui existent entre les sévices et la maltraitance pendant l'enfance et le développement de troubles de la personnalité à l'âge adulte donnent à penser que l'échec à tisser un lien relationnel étroit et solide avec les figures parentales dans l'enfance joue néanmoins un rôle majeur dans la formation de ceux-ci.

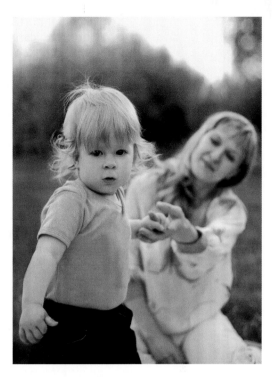

▲ *Le processus de séparation-individuation.* Les enfants se différencient graduellement de leur mère et acquièrent une identité et un sens d'eux-mêmes qui leur sont propres. L'échec à surmonter cette étape de développement pourrait conduire au trouble de la personnalité limite (borderline) selon Margaret Mahler.

La dimension sociale

Certaines conditions sociales peuvent contribuer à façonner des troubles de la personnalité. Parce que les personnalités antisociales sont plus fréquentes dans les milieux socioéconomiques défavorisés, on peut penser que les difficultés éprouvées par les familles démunies et dans le besoin peuvent contribuer à la création de schémas de comportements antisociaux. Dans de nombreux quartiers de banlieue, à la périphérie des grandes villes, on observe des problèmes sociaux liés à la consommation d'alcool ou de drogues, des cas de grossesses d'adolescentes, la déstructuration des familles. Ces facteurs sont associés à une potentialité accrue de sévices sexuels ou de violence faite aux enfants ainsi que de négligence parentale qui peuvent, au final, contribuer à affaiblir l'estime de soi et susciter des sentiments de colère et de ressentiment chez les enfants touchés.

L'enfant négligé ou violenté peut devenir un adulte qui manque d'empathie et qui montre du mépris pour le bien-être des autres, autant de traits qui peuvent participer au développement d'une personnalité antisociale. Les enfants élevés dans la pauvreté sont aussi plus susceptibles d'être exposés à des modèles et à des schémas comportementaux déviants ; ce n'est toutefois pas le seul facteur de risque. Ainsi, le comportement du revendeur de drogue, par exemple, peut également s'appuyer sur un malaise identitaire et sur une idéologie.

On possède peu d'information sur les taux des troubles de la personnalité dans les autres cultures. Une initiative dans ce sens a été lancée conjointement par l'Organisation mondiale de la santé et l'Administration américaine de la santé mentale et de l'abus de drogues et d'alcool. Le but de leur projet est de mettre au point des instruments standardisés pour poser des diagnostics psychiatriques cohérents partout dans le monde. Il en a résulté le protocole d'un examen international de trouble de la personnalité (Loranger *et al.*, 1994). Des psychiatres et des psychologues cliniciens l'ont testé dans 11 pays (Inde, Suisse, Pays-Bas, Grande-Bretagne, Luxembourg, Allemagne, Kenya, Norvège, Japon, Autriche, États-Unis). Les résultats montrent que les pourcentages de diagnostics de troubles de la personnalité sont à peu près semblables dans tous les pays. Bien que des recherches supplémentaires soient nécessaires pour déterminer les taux précis de chacun des troubles de la personnalité dans chaque pays, il apparaît d'ores et déjà que ce sont les troubles de la personnalité limite (borderline) et de la personnalité évitante qui sont les plus fréquemment diagnostiqués dans le monde.

LES FACTEURS LIÉS AUX APPRENTISSAGES ET À L'ÉDUCATION

Les théoriciens de l'apprentissage s'intéressent aux comportements désadaptés plutôt qu'aux troubles de la personnalité. Ils pensent que les expériences vécues dans l'enfance peuvent façonner des schémas de comportements relationnels inadéquats (mauvaises habitudes relationnelles) qui caractérisent les troubles de la personnalité. Le psychologue Theodore Millon (1981) croit que les enfants qui sont surveillés et punis de manière intransigeante par leurs parents, même dans le cas d'une désobéissance ou de bêtises mineures, pourront développer un comportement inflexible et une tendance au perfectionnisme. Lorsqu'ils grandissent, ces enfants s'investissent dans un domaine où ils excellent, comme le travail scolaire ou le sport, de manière à éviter les critiques et les punitions des parents. Mais, à cause de cette «hyperspécialisation», ils ne peuvent s'épanouir harmonieusement. Ainsi, ils éteignent en eux toute expression de spontanéité et évitent de prendre des risques. Ils peuvent aussi s'imposer une exigence de perfection semblable à celle de leurs parents pour éviter la punition et le rejet ou cultiver d'autres comportements qui font partie de la personnalité obsessionnelle-compulsive.

Millon avance l'hypothèse que la personnalité histrionique pourrait émerger d'expériences infantiles au cours desquelles les parents auraient prêté une attention particulière à l'apparence de l'enfant et à sa volonté de se comparer aux autres et d'entrer en compétition avec eux. L'attention et l'approbation des parents, spécialement lorsque celles-ci sont inconsistantes, renforceraient le comportement de l'enfant et son souhait d'être admiré et préféré. En effet, dans ce cas, les enfants comprennent que l'attention n'est pas acquise et qu'ils doivent insister et lutter davantage pour l'obtenir. Les individus à la personnalité histrionique peuvent aussi s'être identifiés à un parent qui est théâtral, émotif et qui recherche l'attention. La rivalité exacerbée entre les frères et sœurs pourrait aussi accroître la motivation à obtenir l'attention des autres.

Les théories cognitives insistent sur l'importance des renforcements dans l'origine des comportements antisociaux. Dans un travail pionnier, Ullmann et Krasner (1975) ont émis l'hypothèse que les individus à la personnalité antisociale n'ont pas pu répondre à des renforcements positifs. La plupart des enfants perçoivent les autres comme des agents de renforcement qui stimulent et gratifient leur comportement agréable, bon et social, et qui punissent au contraire leurs mauvaises actions. Renforcement, gratification et punition permettent une rétromaîtrise qui aide l'enfant à modifier son comportement pour maximiser ses chances d'obtenir des récompenses à l'avenir et pour diminuer le risque de punition. En conséquence, les enfants deviennent sensibles aux attentes et aux demandes de ceux qui les entourent et qui détiennent le pouvoir (parents, enseignants), et ils apprennent à réguler leur comportement. Ils s'adaptent ainsi aux attentes et aux demandes sociales. Ils assimilent ce qu'il faut faire et ce qu'il faut dire, comment il convient de se vêtir et la façon d'agir pour obtenir l'attention, la reconnaissance et l'approbation (renforcement social) des autres.

Les individus ayant une personnalité antisociale pourraient ne pas avoir été socialisés de cette manière parce que leurs expériences relationnelles précoces ont manqué de consistance et de fiabilité. Ils ont pu quelquefois être récompensés pour avoir fait une «bonne chose», mais de façon aléatoire. Ils peuvent avoir subi des violences en guise de punitions, pour un oui ou pour un non, au hasard. Devenus adultes, ils n'accordent pas beaucoup de valeur à ce que les autres pensent, parce que, étant enfants, ils n'ont pas perçu de relation entre leur comportement et un renforcement adéquat. Bien que les idées d'Ulmann et Krasner puissent éclairer certains aspects de la personnalité antisociale, elles ne peuvent rendre compte de l'aspect «charmeur» de certaines personnalités antisociales. Les individus de ce type comprennent très bien les modalités des échanges sociaux et savent les utiliser à leur avantage. On a déjà souligné que nombre de personnalités psychopathiques ont pu atteindre des postes de direction dans leur vie professionnelle, en ayant recours à la manipulation et à leur charme, et en faisant du tort à autrui. Le nombre de ces personnes excède largement celui des personnalités psychopathiques qu'on trouve en prison.

Des chercheurs en cognition de la vie sociale ont étudié le rôle de l'apprentissage par l'observation, notamment de l'apprentissage des comportements violents. Leurs travaux montrent que les enfants acquièrent des capacités et des comportements, y compris des comportements violents, en observant le comportement des autres (Bandura, Ross et Ross, 1963). L'exposition à la violence peut se faire par la télévision ou par la présence de parents violents. Les chercheurs ne pensent pas que les enfants sont violents de manière mécanique, par simple reproduction de ce qu'ils observent. Au contraire, les adultes et les enfants n'imiteraient les comportements violents qui les entourent que lorsqu'ils ont plus de probabilités d'être récompensés que punis pour de tels actes. Les enfants sont plus susceptibles d'imiter les comportements violents de ceux qui se font valoir en agissant ainsi. Ils peuvent aussi avoir tendance à reproduire des comportements qui consistent à mentir à l'autre ou à l'insulter à cause d'un renforcement direct s'ils ont pu constater que ces manières de faire leur procuraient quelque avantage, leur évitaient la punition ou leur permettaient de manipuler leur entourage.

Les cognitivistes du champ social ont aussi montré que la façon dont les individus atteints de troubles de la personnalité interprètent leurs expériences sociales a une grande influence sur leur comportement. Or, les individus à la personnalité antisociale (psychopathe) éprouvent souvent des difficultés à déchiffrer les émotions sur le visage des autres et même à repérer les émotions dans la voix et dans le discours de ceux-ci, en particulier les réactions de peur. Des adolescents au comportement antisocial peuvent avoir des tendances hostiles, car ils interprètent indûment le comportement des autres comme étant menaçant. Sans doute à cause des expériences qu'ils ont vécues au sein de leur famille et dans leur entourage, ils ont l'impression que les autres les considèrent comme méchants même lorsqu'ils ne font rien de mal. Une méthode thérapeutique, nommée «thérapie de résolution de problèmes», aide les enfants et les adolescents aux prises avec des problèmes d'agressivité et des comportements antisociaux à penser autrement les situations conflictuelles dans lesquelles ils peuvent se trouver. Ces situations sont envisagées comme des problèmes à résoudre et non plus comme des moments menaçants auxquels il faut réagir par l'agressivité et la violence (Kazdin et Whitley, 2003). Les enfants apprennent à trouver des solutions non violentes au cours de confrontations sociales, et ils testent et apprécient les solutions les plus fructueuses, comme le feraient des scientifiques. Dans la section consacrée aux recherches en biologie sur les troubles de la personnalité, on voit aussi que l'incapacité de la personnalité antisociale à tirer des leçons de la punition pourrait être lié à un facteur cognitif associé à la signification des stimuli déplaisants.

Tout comme l'approche psychodynamique, les théories fondées sur l'importance des apprentissages dans la formation des troubles de la personnalité ont leurs limites. Elles sont fondées sur des théories plutôt que sur l'observation des interactions familiales qui présagent du développement de ces troubles. Des recherches supplémentaires sont nécessaires pour déterminer si les vécus de l'enfance susceptibles d'entraîner des troubles de la personnalité selon les théories de l'apprentissage et celles du courant psychodynamique provoqueront effectivement de tels troubles.

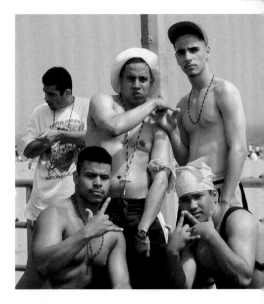

Quelles sont les origines du trouble de la personnalité antisociale ? Les théoriciens de l'apprentissage pensent que les expériences vécues dans l'enfance peuvent façonner des schémas de comportements relationnels inadéquats.

LES FACTEURS FAMILIAUX

Quel est l'effet des facteurs familiaux sur la constitution de la personnalité antisociale ? Certains chercheurs ont constaté que les sévices sexuels ou les violences subis durant l'enfance, mais aussi des parents négligents ou absents, sont des facteurs de risque important dans le développement du trouble de la personnalité antisociale à l'âge adulte (Johnson *et al.*, 2006 ; Zweig-Frank et Paris, 1991). Une des premières et toujours influentes études qui englobent à la fois les théories de l'apprentissage et les perspectives psychodynamiques (McCord et McCord, 1964) souligne le rôle déterminant du rejet ou de la négligence parentale dans la formation de la personnalité antisociale. Cette étude suggère que les enfants apprennent normalement à associer l'approbation de leurs parents avec leurs pratiques et leurs valeurs et leur désapprobation avec la désobéissance. Lorsqu'ils sont tentés par la transgression, les enfants craignent de perdre l'amour des parents. C'est la peur qui empêche l'enfant d'enfreindre les règles et qui le convainc de ne pas adopter un comportement antisocial. Finalement, l'enfant s'identifie aux parents et intériorise ces contrôles sociaux sous la forme d'une conscience morale.

Les enfants qui sont négligés ou rejetés par leurs parents risquent de ne pas éprouver de sentiment chaleureux d'attachement envers les autres. Ils peuvent manquer de l'empathie nécessaire à la compréhension des sentiments et des besoins des autres et faire preuve d'indifférence. Ils peuvent aussi conserver une envie pour les relations aimantes, mais manquer de la capacité à ressentir de véritables sentiments.

Bien que l'on puisse s'appuyer sur les facteurs familiaux pour expliquer l'origine de certains cas de personnalité antisociale, de nombreux enfants négligés ou maltraités par leurs parents ne développent pas pour autant de comportements antisociaux ni d'autres comportements anormaux.

En matière de formation de la personnalité, il est impossible de faire appel à un déterminisme trop simpliste : les éléments environnementaux sont certes importants dans la construction de la personnalité, mais il faut aussi prendre en compte les ressources psychiques d'un enfant à un moment donné. Des événements et des expériences comparables ne sont pas vécus par tous les sujets de la même façon.

9.3 LES TRAITEMENTS DES TROUBLES DE LA PERSONNALITÉ

Les troubles de la personnalité présentés ici sont tous complexes et difficiles à traiter, et ce, pour deux raisons majeures : le refus d'accepter la présence d'un problème et un certain niveau de pessimisme de la part des professionnels, dont les efforts antérieurs se sont soldés par des échecs. Puisque la plupart des troubles de la personnalité sont traités à l'extérieur de l'hôpital, les données sur les hospitalisations offrent une image très restreinte des troubles de la personnalité au Canada (ASPC, 2011). Comme le montre notre modèle biopsychosocial, une psychothérapie intensive combinée à des antidépresseurs ou à des psychorégulateurs peut constituer un remède pour certaines personnes.

L'approche biologique

Les thérapies médicamenteuses ne traitent pas directement les troubles de la personnalité. Cependant, les antidépresseurs et les anxiolytiques sont parfois utilisés pour traiter les dépressions associées ou l'angoisse, en particulier chez les personnalités limites (borderline) (Boudet et Abadie, 1999). Les antidépresseurs qui sont des inhibiteurs de la recapture sélective de la sérotonine, tel Prozac, peuvent aider à diminuer les réactions de colère et l'emportement chez les personnalités limites, ainsi que leurs comportements agressifs, notamment les automutilations. Les chercheurs suspectent que les comportements agressifs et impulsifs sont liés à un déficit en sérotonine. Prozac et les substances similaires augmentent le taux de sérotonine disponible dans les zones synaptiques du cerveau. Des médications antipsychotiques atypiques ont aussi été utilisées avec un certain succès dans le traitement des personnalités limites (Nickel *et al.*, 2006 ; Soler *et al.*, 2005). Cependant, les substances chimiques ne parviennent pas, à elles seules, à désamorcer des schémas anciens de comportements inadéquats qui caractérisent ces personnalités. L'insertion professionnelle des individus ayant des troubles de la personnalité pose problème. Il est difficile de travailler avec des gens qui ne perçoivent pas leurs troubles relationnels ou affectifs, et il reste beaucoup à faire pour savoir comment les amener à cultiver leur compréhension de soi et leur faire prendre conscience de leurs comportements blessants pour les autres et autodépréciatifs.

R É P O N S E
V É R I T É OU F I C T I O N

On peut soigner les troubles de la personnalité en utilisant des médicaments antipsychotiques. **F**

Les thérapies médicamenteuses peuvent être utilisées pour diminuer les dépressions ou l'angoisse dans les troubles de la personnalité, mais aucun médicament ne peut soigner les comportements inflexibles qui sont liés à ces divers troubles.

L'approche psychologique

On recourt souvent à l'approche psychologique pour aider les individus ayant des troubles de la personnalité à devenir conscients des comportements qui peuvent leur nuire et à les mettre en échec, ainsi que pour les engager à mettre en place des modes de relation à autrui plus adaptés. Cependant, la prise en charge thérapeutique présente le plus souvent des difficultés particulières. Par exemple, ces personnes ont tendance à nouer une relation houleuse avec leur thérapeute, parfois en l'idéalisant et parfois en le traitant d'incapable et en l'accusant d'inattention et d'indifférence à leur égard.

Des psychothérapies psychodynamiques semblent toutefois avoir produit des résultats encourageants ; elles sont décrites dans la littérature spécialisée (Bateman et Fonagy, 2001 ; Svartberg, Stiles et Seltzer, 2004 ; Clarkin *et al.*, 2007). Les thérapeutes mettent en lumière les problèmes relationnels et adoptent généralement un style plus actif que celui de la psychanalyse classique ; ils n'hésitent pas à recourir à la confrontation pour mettre en évidence les défenses de la personne.

L'approche sociale

Les thérapeutes comportementalistes estiment que leur tâche est plutôt de changer le comportement de leur client que la structure de leur personnalité. D'ailleurs, nombreux sont ceux qui ne pensent pas en termes de personnalité, mais plutôt sous l'angle de comportements désadaptés qui ont pu être acquis et maintenus par des renforcements contingents. Ils cherchent donc à remplacer ces comportements par d'autres, plus adéquats, grâce à des techniques telles que l'extinction, le façonnage (imitation) ou le renforcement. Si les nouveaux comportements appris sont susceptibles d'être renforcés par l'entourage de la personne, ils ont des chances d'être maintenus.

En dépit des difficultés déjà signalées dans le traitement des personnalités limites (borderline), certains thérapeutes ont, là encore, fait état de résultats prometteurs (Beck *et al.*, 2003 ; Linehan *et al.*, 2006). L'approche de Beck a consisté à aider les clients à reconnaître et à corriger leurs perspectives inadéquates, telles qu'une attitude systématiquement défaitiste ou des idées autodépréciatives ou d'impuissance (Dingfelder, 2004).

La technique utilisée par Linehan, appelée «thérapie dialectique du comportement», est une sorte de technique cognitivocomportementale et de soutien spécifiquement étudiée pour soigner les troubles de la personnalité limite. Les techniques comportementales sont alors utilisées pour aider les clients à améliorer leur relation avec les autres, à développer leurs capacités à résoudre les problèmes relationnels et à composer avec l'ambivalence de leurs sentiments.

La psychopathologie chez l'enfant et l'adolescent

10

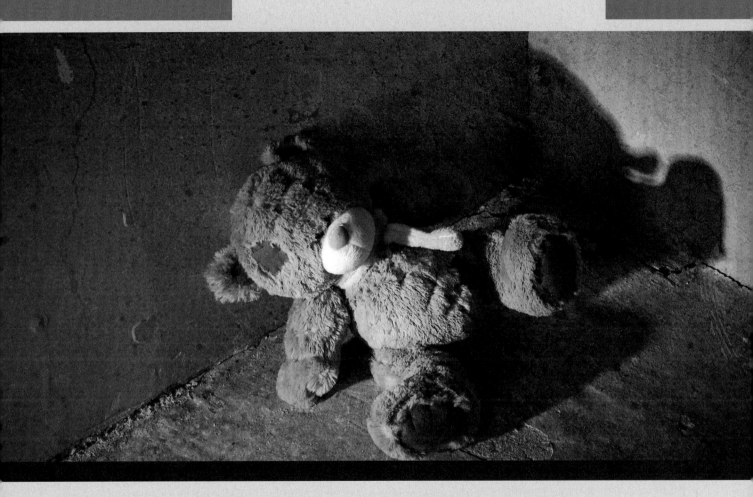

S O M M A I R E

L'enfant autiste est une énigme qui résume à elle seule les grands enjeux de la psychopathologie pédiatrique actuelle. Voyons le cas de Fabien.

Un habitant de la Lune

C'est un petit habitant de la Lune qui débarque dans mon bureau de l'hôpital de jour, amené par ses parents. Il a trois ans et demi, il est beau et étrange, avec des oreilles un peu décollées assez attendrissantes. Il reste très prudent, mais montre une certaine curiosité pour cet univers inconnu. Il est petit et très menu. Si ses parents semblent complètement centrés sur lui, ce n'est pas en premier lieu à cause du charme poétique de son apparence ; non, ils ont peur pour sa vie. Fabien refuse en effet toute nourriture. [...] À trois ans, lorsque les collègues de cet hôpital ont commencé à le recevoir, il n'avait aucune communication avec eux, ni par mots ni par gestes. Il utilisait parfois leurs mains, les manipulant pour obtenir quelque chose, comme s'il se servait d'outils.

Source : Ribas (1992), p. 13-14.

V É R I T É OU F I C T I O N

V ☐ F ☐ Certains comportements normaux chez l'enfant sont par contre anormaux chez l'adulte. (p. 284)

V ☐ F ☐ Le problème psychologique le plus fréquent chez les jeunes de 6 à 17 ans est le trouble déficitaire de l'attention avec ou sans hyperactivité. (p. 286)

V ☐ F ☐ Les personnes dyslexiques ont tellement de difficultés en arithmétique qu'elles n'arrivent généralement pas à gérer leurs comptes bancaires. (p. 295)

V ☐ F ☐ Chez l'enfant, les difficultés scolaires, les troubles des conduites et les bagarres peuvent signaler une dépression. (p. 303)

V ☐ F ☐ Le suicide est fréquent chez les préadolescents pubères. (p. 303)

V ☐ F ☐ Le tabagisme pendant la grossesse augmente le risque du trouble déficitaire de l'attention avec hyperactivité chez l'enfant. (p. 318)

V ☐ F ☐ On prescrit souvent des calmants aux enfants hyperactifs pour les aider à se détendre. (p. 324)

V ☐ F ☐ Les principes du conditionnement classique peuvent être mis à contribution pour traiter l'énurésie. (p. 330)

R É P O N S E
V É R I T É OU F I C T I O N

Certains comportements normaux chez l'enfant sont par contre anormaux chez l'adulte. V

Certains comportements sont parfaitement normaux dans l'enfance, par exemple la frayeur en présence d'inconnus et l'absence de contrôle sphinctérien, mais s'avèrent anormaux chez l'adulte.

Les troubles psychiques – l'autisme notamment – s'avèrent particulièrement bouleversants quand ils touchent un enfant ou un adolescent. En effet, ces derniers ne sont pas en mesure de les affronter sans aide extérieure. Plusieurs de ces troubles, par exemple l'autisme et le retard mental, entravent par ailleurs le développement de l'enfant. Certains ressemblent à ceux qui peuvent toucher les adultes (troubles de l'humeur ; anxiété) ; d'autres sont propres à l'enfance (an-goisse de séparation) ou se manifestent différemment dans l'enfance et l'âge l'adulte (trouble déficitaire de l'attention avec hyperactivité).

10.1 LA NORMALITÉ ET L'ANORMALITÉ CHEZ L'ENFANT ET L'ADOLESCENT

Pour déterminer la normalité et l'anormalité chez l'enfant ou l'adolescent, il convient d'appliquer tous les critères indiqués au chapitre 1, mais aussi les critères spécifiques suivants : l'âge de l'enfant ; sa dépendance ; la dimension culturelle (USDHHS, 1999). Même si certains problèmes psychologiques se manifestent bien avant la scolarisation, leur dépistage systématique s'amorce généralement quand l'enfant commence à fréquenter l'école. Jusque-là, ils sont souvent tolérés ou passent inaperçus parce qu'ils ne perturbent pas la vie familiale. L'anxiété des premiers jours de classe accentue parfois leur manifestation et les rend flagrants, au point que l'entourage ne peut plus les ignorer. Toutefois, il est de moins en moins rare qu'on pose un diagnostic chez des enfants d'âge préscolaire (Egger et Angold, 2006). Cela dit, n'oublions jamais que certains comportements socialement acceptables à un certain âge (par exemple la peur des inconnus vers huit mois) deviennent inacceptables quand l'enfant grandit. En particulier, de nombreux comportements pathologiques chez l'adulte sont parfaitement normaux chez l'enfant : la frayeur en présence d'inconnus, l'absence de contrôle de la miction, etc.

L'enfance se caractérise par une forte dépendance au milieu familial. Le bébé dépend complètement de ses parents ; plus tard, il conquiert très graduellement son autonomie (Boubli, 1999). À la puberté commence l'adolescence, une période marquée par une forte autonomisation à l'égard des images parentales internes (Jeammet et Corcos, 2005).

Ainsi que leur nom l'indique, les «normes» culturelles déterminent largement la «normalité». Les enfants ne pouvant généralement pas constater eux-mêmes l'anormalité de leurs propres comportements (par rapport aux normes de la société), c'est le regard que la famille et l'environnement culturel posent sur ces manières d'être qui définit leur conformité ou leur dissonance par rapport aux règles communément admises. Ainsi, certains comportements tout à fait normaux dans une culture s'avèrent inacceptables dans d'autres; à l'inverse, des comportements déviants dans une culture se révèlent parfaitement normaux dans d'autres. Le comportement des enfants issus de l'immigration doit par conséquent être évalué à la lumière du contexte culturel des parents, mais aussi des circonstances propres à leur situation d'immigrés (Moro, 1994). Il convient par exemple de prendre en considération, entre autres spécificités, les rituels passés ou actuels entourant la naissance et la mort.

Les méthodes de soins ne sont pas non plus les mêmes chez l'enfant et l'adulte. L'enfant ne sait pas toujours exprimer verbalement ses sentiments, ni rester assis et attentif pendant toute une séance de psychothérapie classique. Les méthodes thérapeutiques doivent par conséquent s'ajuster au niveau de développement cognitif, physique, social et émotionnel de l'enfant. Les thérapeutes d'orientation psychodynamique ont développé des techniques de *thérapie par le jeu* qui permettent aux enfants d'élaborer des mises en scène faisant intervenir des poupées ou des marionnettes, et représentant symboliquement les conflits familiaux. Les dessins des enfants peuvent également témoigner de leurs sentiments dissimulés ou inconscients (Anzieu, 2008). Toutefois, la thérapie par le jeu est maintenant utilisée par les psychologues de toutes les approches psychologiques (Kottman, 2001). Par ailleurs, toute psychothérapie pédiatrique exige le maintien d'une alliance constante avec les parents, parfois même un travail en parallèle avec eux (Geissmann et Houzel, 2000). La mise en place d'un espace thérapeutique spécifique, adapté au problème repéré, s'avère généralement indispensable. Plus l'enfant est jeune, plus les thérapies parents/bébé se révèlent profitables (Cramer et Palacio-Espasa, 1993; Anzieu-Premmereur et Cornillot-Pollack, 2003). Les thérapies de groupe sont souvent recommandables pour les enfants et les adolescents, car les pairs offrent à cet âge des relais identificatoires moins menaçants que les adultes; les thérapeutes doivent évidemment instaurer un cadre d'intervention clairement défini qui permet à tous les membres du groupe d'en tirer profit.

Comme toutes les thérapies (voir chapitre 2), celles qui s'adressent aux enfants doivent aussi être mises en œuvre dans un cadre adapté aux destinataires. Le thérapeute doit ainsi ajuster ses interventions selon l'environnement psychologique, familial et culturel de l'enfant, et selon ses besoins sociaux et linguistiques, en vue d'établir avec lui une relation thérapeutique efficace.

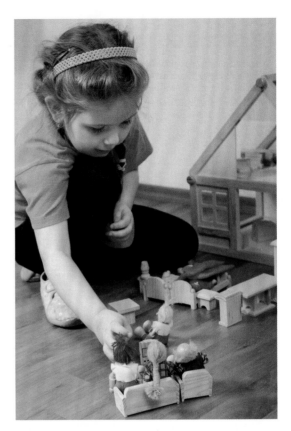

▲ *La thérapie par le jeu.* La thérapie par le jeu permet à l'enfant de représenter les conflits que vit sa famille par la création de mises en scène faisant intervenir des poupées ou des marionnettes. Elle permet à l'enfant d'exprimer ce qu'il ressent et ce qu'il a vécu.

La fréquence des problèmes de santé mentale chez l'enfant et l'adolescent

Les problèmes de santé mentale s'avèrent relativement répandus chez les enfants et les adolescents. Des recherches établissent que les troubles mentaux touchent environ 20 % de la population enfantine et adolescente dans différents pays; les chiffres sont plus élevés dans les pays dotés d'un système de soins (OMS, 2005). Au Canada, par exemple, les problèmes de santé mentale font régulièrement les manchettes à l'occasion de la publication de résultats de recherche ou de rapports sur l'autisme, la santé mentale des enfants ou les psychopathies. Les troubles psychologiques les plus souvent diagnostiqués chez les 6 à 17 ans sont les troubles d'apprentissage (10,5 %) et

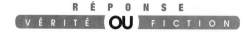

R É P O N S E
VÉRITÉ **OU** FICTION

Le problème psychologique le plus fréquent chez les jeunes de 6 à 17 ans est le trouble déficitaire de l'attention avec ou sans hyperactivité. F

Le TDAH arrive au deuxième rang des troubles mentaux chez les 6 à 17 ans, après les troubles d'apprentissage.

le trouble déficitaire de l'attention avec hyperactivité (8,8 %) (Blanchard, Gurka et Blackman, 2006). Une enquête des instances québécoises de santé publique (INSPQ et MSSSQ, 2006) indique qu'environ 8 % des répondants de plus de 12 ans déclarent avoir vécu un épisode de dépression au cours des 12 mois précédents. Au total, les troubles mentaux touchent plus d'enfants québécois que le diabète, la leucémie et le sida réunis.

Les facteurs de risque

Nombreux sont les facteurs qui peuvent accroître le risque de troubles du développement chez l'enfant, par exemple les stress environnementaux (vivre dans un milieu insalubre), les facteurs génétiques et les facteurs familiaux (consignes disciplinaires excessives ou incohérentes, carences éducationnelles, maltraitance physique ou sexuelle, etc.). Les enfants de parents dépressifs sont exposés à un risque élevé de troubles psychologiques, peut-être parce que la dépression constitue une source majeure d'anxiété familiale (Essex *et al.*, 2006 ; Weissman *et al.*, 2005, 2006).

Le sexe de l'enfant détermine en partie sa vulnérabilité aux perturbations mentales. Les garçons sont plus exposés à certains troubles psychopathologiques, notamment l'autisme, l'hyperactivité, les troubles des contrôles sphinctériens, l'anxiété et la dépression. À l'adolescence et à l'âge adulte, par contre, les troubles de l'anxiété et de l'humeur sont plus fréquents chez les filles (USDHHS, 1999).

Bien qu'elles n'en soient pas les seules causes, la négligence et la maltraitance physique et sexuelle (voir chapitre 8) jouent un rôle prépondérant dans l'émergence et l'évolution des problèmes psychologiques chez l'enfant et l'adolescent (Gamble *et al.*, 2006 ; Joiner *et al.*, 2007). Les enfants victimes de négligence ou de maltraitance physique ont souvent du mal à établir des relations épanouies avec leurs pairs et, d'une manière générale, des liens d'attachement sains (Toth, Harris, Goodman et Cicchetti, 2010). Ils manquent d'empathie envers les autres, ne perçoivent pas le bien-être ou le mal-être d'autrui – ou y sont indifférents. Ils adoptent alors les comportements cruels qu'ils subissent dans leur propre vie. Par exemple, ils torturent ou tuent des petits animaux, incendient des propriétés ou des biens, et harcèlent des enfants plus jeunes ou plus faibles qu'eux. La négligence et la maltraitance favorisent par ailleurs le manque d'estime de soi, la dépression, les comportements immatures (incontinence nocturne ; maintien de l'habitude de sucer son pouce ; etc.), les idées suicidaires et les tentatives de suicide, l'échec scolaire, les problèmes comportementaux et la peur de s'aventurer hors de la maison pour explorer le monde extérieur (Saywitz, 2000 ; Wolfe *et al.*, 2001). Les incidences comportementales et émotionnelles de la maltraitance chez l'enfant persistent souvent jusqu'à l'âge adulte (Briere et Elliot, 2003).

La maltraitance chez l'enfant n'est pas un problème marginal, loin de là. Au Québec, le bilan de 2010 des directeurs de la protection de la jeunesse et des directeurs provinciaux indique que leurs services ont traité 70 716 signalements en 2009-2010 ; de ce nombre, 30 620 ont été retenus. Les cas de négligence ou les risques sérieux de négligence représentaient 38,1 % des signalements retenus ; les abus physiques et les risques sérieux d'abus physiques, 24,5 % ; les mauvais traitements psychologiques, 13,3 % ; et les abus sexuels et les risques sérieux d'abus sexuels, 10,7 %. Bien qu'elle ne soit pas comptabilisée dans ces statistiques effarantes, la violence verbale infligée aux enfants peut aussi causer d'importantes blessures émotionnelles.

Au Québec, c'est la Direction de la protection de la jeunesse (DPJ) qui reçoit et traite les signalements d'enfants dont la sécurité ou le développement est compromis ou semble l'être. La *Loi sur la protection de la jeunesse* protège les enfants et les adolescents (de la naissance jusqu'à l'âge de 18 ans) vivant des situations qui menacent leur sécurité ou leur développement. Si le signalement est fondé, plusieurs types d'intervention sont envisageables. La DPJ a toutefois fait l'objet de vives critiques, notamment de la part de la Société d'aide et d'information aux victimes de la DPJ (SAIVDPJ) et dans le cadre du documentaire de Paul Arcand intitulé *Les voleurs d'enfance*. Autrefois, on plaçait presque systématiquement dans des familles d'accueil les enfants ayant fait l'objet d'un signalement pour les préserver de leur milieu familial d'origine, considéré comme nocif pour eux. Depuis quelques années, la tendance est plutôt au maintien des liens familiaux à tout prix. Ce revirement a engendré, lui aussi, son lot d'excès et d'aberrations ; ainsi, certains enfants sont maintenus dans leur famille biologique alors qu'ils s'y trouvent manifestement en danger sur le plan psychologique. Cette « idéologie du lien familial » s'accompagne d'une restructuration des services sociaux et, parfois, d'une compression des ressources. Dans un même ordre d'idées, certains observateurs affirment qu'on recourt de plus en plus à la menace d'envoyer les enfants et les adolescents dans un centre jeunesse plutôt que de répondre à leurs besoins en matière d'éducation et de soins. En tout état de cause, la question du placement spécialisé mérite d'être repensée (David, 1989). Par ailleurs, la maltraitance ne doit jamais être considérée comme un phénomène inéluctable.

10.2 LA DESCRIPTION DES TROUBLES PSYCHOPATHOLOGIQUES CHEZ L'ENFANT ET L'ADOLESCENT

Nous allons maintenant analyser les différents troubles psychologiques propres à l'enfance et à l'adolescence : leurs signes, leurs causes ainsi que les soins et les thérapeutiques employés. Le tableau 10.1 propose une vue d'ensemble de ces troubles pédiatriques.

Les troubles envahissants du développement

Les **troubles envahissants du développement** (TED) se caractérisent par des perturbations comportementales et une perte d'autonomie qui touchent les différents domaines du développement de l'enfant. Leurs signes se manifestent généralement dans les toutes premières années de la vie. Environ le tiers des enfants présentant un TED ont un retard mental associé (HAS, 2010). Les médecins les considéraient autrefois comme les formes infantiles de troubles psychotiques adultes, par exemple la schizophrénie. De fait, ces deux types de troubles présentent plusieurs points communs : dégradation émotionnelle et sociale ; bizarreries des communications ; comportements moteurs stéréotypés. Néanmoins, les professionnels de la santé mentale ont établi depuis des différences fondamentales entre les TED de l'enfant et la schizophrénie ou les autres psychoses de l'adulte. Ainsi, certains symptômes de la schizophrénie – manifestation avérée d'hallucinations, de délires ou de confusion mentale importante – sont rares chez l'enfant.

Avant d'examiner en détail le TED le plus important, l'**autisme** (ou trouble autistique), nous allons en analyser rapidement quelques autres. Au Québec, un peu plus de 10 000 personnes vivent avec un TED, à divers degrés et sous différentes formes (Zwack 1999).

Forme atténuée des TED, le **syndrome d'Asperger** se caractérise par une grande pauvreté des interactions sociales et par l'exacerbation des comportements réducteurs, obsessionnels ou répétitifs (Murphy *et al.*, 2002). Les comportements réducteurs prennent par exemple la forme de fixations sur des idées ou des centres d'intérêt difficilement compréhensibles pour l'entourage. Ainsi, un enfant présentant le syndrome d'Asperger avait développé une véritable obsession

Troubles envahissants du développement Catégorie de troubles du développement se caractérisant par une altération significative des comportements ou du fonctionnement dans plusieurs sphères du développement de l'enfant, et comprenant notamment l'autisme, le syndrome de Rett, le syndrome désintégratif de l'enfance, le syndrome d'Asperger et les troubles envahissants du développement non spécifiés.

Autisme Trouble envahissant du développement se caractérisant par un développement nettement anormal ou déficient de l'interaction sociale et de la communication, et par un répertoire considérablement restreint d'activités et d'intérêts. Les manifestations du trouble varient largement selon le stade de développement et l'âge chronologique de la personne (DSM-IV-TR).

Syndrome d'Asperger Trouble envahissant du développement se caractérisant par des déficits sociaux et des comportements stéréotypés mais, contrairement à l'autisme, sans retard significatif du langage ou de la cognition.

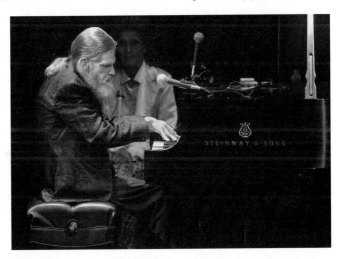

▲ *Le syndrome de « l'autiste de haut niveau ».* Aveugle et autiste, Leslie Lemke rejoue intégralement les pièces qu'il a entendues et compose sa propre musique – sans pourtant avoir bénéficié d'une quelconque formation musicale. À l'âge d'environ 14 ans, il a parfaitement restitué l'intégralité du *Concerto pour piano n° 1* de Tchaïkovski après l'avoir entendu une seule fois la nuit précédente.

TABLEAU 10.1 — Les troubles chez l'enfant et l'adolescent

Type de troubles	Description	Principaux types et fréquence (si elle est connue)	Symptômes
Troubles envahissants du développement	Problèmes graves dans plusieurs sphères du développement	• Troubles du spectre autistique (0,66 %)	• Autisme : déficits importants dans les relations interpersonnelles ; perturbations du langage et du fonctionnement cognitif ; activités et centres d'intérêt relativement restreints. • Syndrome d'Asperger : interactions sociales réduites et comportements stéréotypés, mais sans les perturbations du langage et de la cognition caractéristiques de l'autisme.
Retard mental (déficience intellectuelle)	Retard avéré du développement et du fonctionnement cognitif et social	• Déficits variant de légers à profonds (1 %)	• Quotient intellectuel faible ; peu d'autonomie pour s'adapter à la vie en société.
Troubles des apprentissages	Troubles spécifiques touchant les capacités d'apprentissage, en dépit d'une intelligence au moins égale à la moyenne et de circonstances propices aux apprentissages considérés	• Trouble du calcul • Trouble de l'expression écrite • Trouble de la lecture (dyslexie, 4 %)	• Difficulté de compréhension des opérations mathématiques de base. • Compétences en écriture extrêmement déficientes. • Difficulté à reconnaître les mots et à comprendre les textes écrits.
Troubles de la communication	Difficultés dans la compréhension ou l'utilisation de la langue	• Trouble du langage de type expressif • Trouble du langage de type mixte réceptif/expressif • Trouble phonologique • Bégaiement (1 %)	• Difficulté à utiliser correctement la langue parlée. • Difficulté à comprendre autrui et à s'exprimer par la parole. • Difficulté à articuler les sons et la parole. • Difficulté à parler de manière fluide, sans trébucher sur les mots.
Troubles du déficit d'attention et du comportement	Perturbation générale des comportements qui dérange les autres et compromet le fonctionnement social	• Trouble déficitaire de l'attention avec hyperactivité (de 3 à 7 %) • Trouble des conduites (garçons : 12 % ; filles : 7 %) • Trouble oppositionnel avec provocation (de 6 à 15 %)	• Problèmes d'impulsivité, d'inattention et d'hyperactivité. • Comportement antisocial qui transgresse les normes sociales et les droits d'autrui. • Révolte, négativisme ou opposition systématique.
Anxiété et troubles de l'humeur	Troubles émotionnels touchant l'enfant et l'adolescent	• Trouble de l'anxiété de séparation (de 4 à 5 %) • Phobie spécifique (de 4 à 5 %) • Phobie sociale (1 %) • Trouble de l'anxiété généralisée (3 % des enfants ; 6 % des adolescents) • Trouble obsessionnel-compulsif (de 1 à 2 %) • Dépression majeure • Trouble bipolaire	• L'anxiété et la dépression se manifestent généralement par des signes identiques chez l'enfant et chez l'adulte, avec toutefois quelques différences. • L'enfant peut souffrir d'une phobie scolaire trahissant une anxiété de séparation. • L'enfant déprimé ne reconnaît pas son mal-être pour ce qu'il est (un signe de dépression) ou le masque par des conduites inappropriées ou des troubles physiques.
Troubles des contrôles sphinctériens	Perturbation persistante du contrôle de l'élimination urinaire ou fécale sans cause organique	• Énurésie : perturbation du contrôle urinaire (garçons : 7 % ; filles : 3 %) • Encoprésie : perturbation du contrôle fécal (1 %)	• L'énurésie de nuit seulement (incontinence nocturne) est la plus fréquente. • L'encoprésie se manifeste le plus souvent le jour.

Sources épidémiologiques : APA (2003) ; Frick et Silverthorn (2001), p. 879-919 ; Loeber *et al.* (2000), p. 1468-1484 ; Masi, Mucci et Millepiedi (2001), p. 93-104 ; Nock *et al.* (2006), p. 699-710. ; Shute, Locy et Pasternak (2000), p. 44-50 ; Wingert (2000), p. 59 ; Yeargin-Allsopp *et al.* (2003), p. 49-55 ; CDC (2007) ; Bénony, Bénony-Viodé et Dumas (2008).

pour les aspirateurs (Osborne, 2002). Cependant, à la différence de l'autisme, le syndrome d'Asperger ne s'accompagne pas de graves lacunes de l'intelligence ou des capacités langagières (APA, 2003). Les enfants qui en sont atteints sont parfois considérés comme des «autistes de haut niveau». Certains possèdent des dons absolument exceptionnels en calcul, en mémorisation ou en musique (Dowker, Hermelin et Pring, 1996; Thioux *et al.*, 2006; Treffert, 1988). On doit toutefois se méfier des mythes. Selon plusieurs études, la majorité des gens présentant un syndrome d'Asperger ont des habiletés moyennes en mathématiques (Chiang, Hsu-Min, Lin et Yueh-Hsien, 2007).

Parmi les autres TED moins courants figurent également le **syndrome de Rett**, qui ne touche que les filles, et le **trouble désintégratif de l'enfance**, qui est rare mais semble plus fréquent chez les garçons. Pour de nombreux chercheurs, l'autisme et ces autres TED présentent entre eux tant de points communs qu'ils constitueraient en réalité un spectre de troubles relatifs à l'autisme: les *troubles du spectre autistique*. À l'une des extrémités de ce continuum se situerait le syndrome d'Asperger (le TED le plus bénin); en son centre, l'autisme; et à son autre extrémité, le trouble désintégratif de l'enfance et le syndrome de Rett (des formes plus graves marquées par des déficiences majeures).

Les encadrés 10.1 et 10.2 récapitulent les critères diagnostiques de l'autisme et des autres TED tels qu'ils sont définis par le *DSM-IV-TR*.

Syndrome de Rett Trouble envahissant du développement qui commence à se manifester au terme de plusieurs mois d'un développement apparemment normal, et qui se caractérise par des anomalies physiques, comportementales, motrices et cognitives.

Trouble désintégratif de l'enfance Trouble envahissant du développement qui survient dans les deux premières années de la vie, au terme d'une période de développement apparemment normal, et qui se caractérise par la perte de compétences précédemment acquises et par des perturbations du fonctionnement.

L'AUTISME

L'autisme constitue l'un des troubles les plus graves de l'enfance. Chronique, il persiste toute la vie. En dépit des efforts déployés par les parents pour combler le gouffre qui les sépare de leurs enfants autistes, ces derniers vivent comme s'ils étaient seuls au monde. C'est par exemple le cas de Fabien, que nous avons rencontré au début de ce chapitre, et de Pierre (voir encadré, p. 291).

E N C A D R É 10.1 — Les critères diagnostiques du trouble autistique

A. Le diagnostic exige une combinaison de différents signes dans les classifications suivantes. On n'a pas besoin de la présence de tous ces signes dans chaque classification pour établir le diagnostic.

Altération des interactions sociales

1. Détérioration au niveau des comportements non verbaux qui règlent normalement l'interaction sociale, comme l'expression faciale, la posture, les gestes et le contact œil à œil.

2. Ne développe pas de relations avec les pairs du même âge.

3. N'arrive pas à exprimer du plaisir à la vue du bonheur des autres.

4. Ne montre pas de réciprocité dans les échanges sociaux ou émotionnels (prendre ou recevoir).

Communication détériorée

1. Retard du développement de la langue parlée (il n'y a pas non plus d'effort pour compenser ce manque par des gestes).

2. Quand le développement du langage parlé est satisfaisant, on constate néanmoins un manque dans la capacité d'initier ou de soutenir une conversation.

3. Montre des anomalies dans la forme ou le contenu du discours (par exemple des paroles stéréotypées ou

répétitives comme les écholalies, l'utilisation idiosyncrasique de mots, parler de soi à la deuxième ou à la troisième personne – utilisation du «tu» ou du «il» pour signifier «je»).

4. Ne montre aucun jeu spontané, social ou imaginaire (faire semblant).

Modèles de comportement réducteurs, répétitifs et stéréotypés

1. Montre une gamme limitée d'intérêts.

2. Se maintient dans des routines (par exemple, utilise toujours le même itinéraire pour aller d'un endroit à un autre).

3. Montre des mouvements stéréotypés (par exemple la main qui «bat de l'aile», le fait de se frapper la tête, de se balancer, de faire tournoyer des objets).

4. Montre une préoccupation pour des parties d'objets (par exemple le tournoiement répétitif des roues d'un jouet) ou un attachement peu habituel à des objets (garder par exemple un bout de ficelle).

B. Avant l'âge de 3 ans, indication d'un début de diagnostic si l'enfant présente un fonctionnement anormal dans au moins une des directions suivantes: le comportement social, la communication ou le jeu imaginaire.

Source: Adapté de l'APA (2003), p. 87-88.

ENCADRÉ 10.2 ─── Les critères diagnostiques des autres troubles envahissants du développement

Syndrome de Rett

Les anomalies suivantes commencent à émerger au terme d'un développement apparemment normal s'étant déployé sur les premiers mois de la vie.

- Ralentissement de la croissance du périmètre crânien.
- Détérioration des compétences motrices (perte de compétences fonctionnelles manuelles intentionnelles acquises précédemment).
- Développement de mouvements stéréotypés des mains, notamment torsions ou lavage répétitif.
- Détérioration de la coordination de la marche et des mouvements du tronc.
- Perte des capacités de socialisation.
- Déficits graves dans le développement du langage.
- Retard mental profond ou sévère.

Trouble désintégratif de l'enfance

Les anomalies suivantes commencent à émerger au terme d'un développement apparemment normal s'étant déployé sur les deux premières années de la vie.

- Perte significative de compétences développées précédemment dans différents domaines, par exemple la compréhension ou l'expression langagière, les capacités sociales ou adaptatives, le contrôle sphinctérien urinaire et fécal, le jeu et différentes capacités motrices.
- Dégradation du fonctionnement, par exemple détérioration des interactions sociales ou de la communication et apparition de comportements, de centres d'intérêt ou d'activités restreints, répétitifs et stéréotypés.

Syndrome d'Asperger

- Détérioration manifeste des interactions sociales (par exemple incapacité à maintenir le contact visuel, à développer des relations appropriées avec les pairs du même âge, à rechercher la compagnie d'autres personnes pour partager des centres d'intérêt ou des activités).
- Centres d'intérêt et activités restreints, répétitifs et stéréotypés (par exemple torsions des mains ou des doigts ; observance stricte d'habitudes ou de rituels sans but précis apparent ; fascination envers les horaires des trains).
- Pas de retard cliniquement significatif du langage, du développement cognitif, des compétences d'autonomisation ni des comportements adaptés, sauf en ce qui concerne les interactions sociales.

Source : Adapté de l'APA (2003), p. 90, 92, 98.

Le mot «autisme» vient du grec *autos*, qui signifie «soi-même». Le terme a été employé pour la première fois en 1906 par le psychiatre suisse Eugène Bleuler, qui désignait ainsi un style de pensée propre aux personnes schizophrènes. La pensée autistique se caractérise par une tendance à se percevoir comme le centre de l'univers, à croire que tous les événements extérieurs se rapportent à soi d'une façon ou d'une autre.

En 1943, un autre psychiatre, Léo Kanner, établit le diagnostic d'«autisme infantile précoce» pour des enfants perturbés qui semblaient incapables d'entrer en relation avec les autres, comme s'ils vivaient chacun seul dans son propre univers. À la différence des enfants présentant une déficience intellectuelle, ces jeunes patients paraissaient avoir condamné en eux-mêmes toutes les portes qui s'ouvrent sur le monde extérieur, et s'être enfermés ainsi dans une «solitude autistique» (Kanner, 1943).

Les scientifiques actuels se trouvent aux prises avec cette étrange énigme : le nombre des cas répertoriés d'autisme a presque décuplé depuis quelques années. Pourquoi ? Cette augmentation pourrait s'expliquer en partie par l'amélioration des pratiques diagnostiques et par le fait que les médecins connaissent ce trouble et le détectent de mieux en mieux. Ainsi, de nombreux enfants qui auraient fait autrefois l'objet d'un diagnostic (erroné) de déficience intellectuelle ou de difficultés d'apprentissage sont maintenant considérés comme autistes (Shattuck, 2006a, 2006b).

D'autres facteurs pourraient-ils expliquer la fréquence croissante des diagnostics d'autisme ? Des infections infantiles ou prénatales, ou encore l'exposition à certaines toxines environnementales, pourraient-elles être en cause ? À ce stade, en dépit de recherches importantes sur le sujet, personne ne le sait de façon sûre (Ault, 2004).

Les soupçons se sont également portés sur un vaccin très courant de l'enfance, le RRO (rougeole, rubéole, oreillons). À ce jour, les scientifiques ne relèvent toutefois aucune association entre l'autisme et l'administration de vaccins (Madsen *et al.*, 2002). «Aucune preuve scientifique irréfutable ne vient étayer l'hypothèse d'une origine

ÉTUDE DE CAS

PIERRE, AUTISTE

Bébé, Pierre mangeait avec beaucoup d'appétit. Il a commencé à s'asseoir et à marcher à l'âge normal. Un petit quelque chose dans son comportement nous gênait vaguement : Pierre ne portait jamais rien à sa bouche. Ni ses doigts, ni ses jouets, rien…

Mais surtout, il ne nous regardait pas, ne souriait pas, ne s'intéressait pas aux jeux habituels de la petite enfance. Il riait rarement ; et quand il riait, c'était toujours pour des causes que nous ne trouvions pas particulièrement drôles. Même quand je le berçais, il ne faisait pas de câlins ; il restait assis tout droit sur mes genoux. Sachant que les enfants sont tous différents les uns des autres, nous laissions Pierre être lui-même. Quand il a eu huit mois, mon frère nous a rendu visite et s'est exclamé : « C'est incroyable ! Ce gamin n'a aucun instinct social ! » L'étonnement de mon frère nous a fait rire… Pierre est notre premier enfant, mais il n'était pas seul pour autant. Très souvent, je le plaçais dans son parc, devant la maison, et les écoliers s'arrêtaient pour jouer avec lui quelques instants. Mais Pierre ne s'intéressait pas à eux.

Quand Lucie est née, deux ans plus tard, la différence de comportement entre les deux enfants nous est apparue de manière flagrante. Je me rappelle qu'un jour, je suis entrée dans la pièce où se trouvait Lucie. Elle a relevé la tête en m'adressant un large sourire. Il m'est alors revenu à la mémoire l'indifférence glaciale avec laquelle Pierre m'accueillait à son âge, et j'ai été prise de frissons.

À trois ans, les babillements de Pierre n'ont pas cédé la place à la parole. Il s'adonnait à des jeux solitaires et répétitifs. Par exemple, il déchirait du papier journal en de longues lanières ; il en remplissait plusieurs paniers par jour… Il faisait tourner les couvercles des bocaux et se montrait très contrarié si on essayait de l'en empêcher. J'ai rarement pu capter son regard. Quand j'y arrivais, il détournait tout de suite son attention de moi pour la fixer sur le reflet de la pièce et des objets environnants dans mes lunettes…

Les relations de Pierre avec le voisinage se sont vite révélées désastreuses. Il ne comprenait pas qu'il fallait laisser le sable dans les bacs de jeu, et les enfants eux-mêmes le sanctionnaient. Toujours seul, l'air triste, il tournait en rond en transportant un avion – un jouet avec lequel il n'a pourtant jamais joué. À ce moment-là, je n'avais pas encore entendu le mot qui allait dominer nos vies, noyauter toutes nos conversations, s'installer à table avec nous à chacun de nos repas : « autisme ».

Source : Eberhardy (1967), p. 257-263.

spécifiquement environnementale », résume le Dr Fred Volkmar, expert de l'autisme au Centre des études pédiatriques de la faculté de médecine de l'université Yale (cité dans Goode, 2004, p. A17).

Une étude réalisée en 2006 par le Centre universitaire de santé McGill de Montréal relève une fréquence de 65 cas sur 10 000, soit un enfant sur 155. L'autisme proprement dit est associé à un retard mental dans plus de 50 % des cas (Houzel, Emmanuelli et Moggio, 2000). Il touche quatre fois plus les garçons que les filles (Baron-Cohen, Knickmeyer et Belmonte, 2005). Sur l'ensemble de la population mondiale, de 350 000 à 600 000 personnes seraient atteintes d'un syndrome autistique au sens le plus large du terme ; chaque année, de 5 000 à 8 000 enfants font l'objet d'un diagnostic d'autisme. Bien que ce trouble commence à se manifester généralement entre l'âge de 18 et 30 mois, le diagnostic n'est généralement pas établi avant l'âge de 6 ans. Or, ce délai peut s'avérer très nuisible, car plus le diagnostic et le traitement interviennent tôt, plus le pronostic est favorable (Fox, 2000).

Les parents d'enfants autistes soulignent souvent que ces enfants ont été de « bons » bébés, c'est-à-dire qu'ils avaient peu d'exigences. En grandissant, ils se sont toutefois mis à rejeter l'affection de leur entourage : câlins, étreintes, baisers. Ils ont pris du retard dans le développement du langage. Pendant les 16 premiers mois de sa vie, Éric (voir encadré, page suivante) a toujours été un enfant « facile », un « bon » bébé. Son cas est un peu exceptionnel, car les signes du retrait social (par exemple, l'enfant refuse de regarder les gens en face) commencent généralement à se manifester pendant la première année de la vie. En tout état de cause, les signes cliniques du trouble émergent avant l'âge de trois ans (APA, 2003).

Pierre et Fabien, « l'habitant de la Lune », ont probablement toujours été autistes. Dans le cas d'Éric, le trouble semble s'être développé entre 12 et 24 mois.

LE CAS D'ÉRIC

Éric a maintenant trois ans. Sarah, sa mère, se rappelle que les gens l'adoraient quand il était bébé: «Tout le monde me l'enviait!» dit-elle. Tout petit, Éric avait le sourire facile, il riait souvent et il aimait les câlins. À son premier anniversaire, il prononçait une douzaine de mots. À 16 mois, il avait mémorisé l'alphabet et déchiffrait quelques signes. «Il impressionnait tout le monde», indique Sarah. Puis, les choses ont changé, mais si graduellement qu'il a fallu à Sarah plusieurs mois pour le constater. À deux ans, les autres enfants babillaient allègrement; Éric avait complètement renoncé aux mots. À la place, il agençait des combinaisons étranges de lettres et de chiffres, par exemple «B-T-2-4-6-Z-3».

Éric s'est de plus en plus retiré en lui-même. Son régime alimentaire s'est restreint pour l'essentiel aux sandwichs au beurre d'arachide et à la confiture. Il passait des heures à réorganiser des lettres et des chiffres sur un tableau magnétique. Mais le «symptôme» le plus dur à vivre pour Sarah, c'était qu'elle ne voyait plus aucune étincelle dans le regard de son fils quand elle le regardait dans les yeux.

Source: Martin (1989), p. b1.

Les signes de l'autisme

Le retrait total de l'enfant constitue sans doute le symptôme le plus flagrant de l'autisme. D'autres signes en sont également typiques: problèmes de communication; perturbations du langage; comportements ritualisés ou stéréotypés. L'enfant est parfois muet; si tel n'est pas le cas, son langage présente des traits particuliers tels que l'*écholalie* (l'enfant répète tout ce qu'il entend, d'une voix aiguë et monotone); la confusion des pronoms (il emploie «vous» ou «lui» au lieu de «il»); l'utilisation de mots compréhensibles uniquement par les personnes très proches de l'enfant; ou encore la tendance à élever la voix en fin de phrase, comme quand on pose une question. L'autisme peut également se manifester par une détérioration ou une absence de la communication non verbale. Par exemple, l'enfant évite le contact visuel et son visage reste inexpressif (Dalton *et al.*, 2005). Il réagit très lentement aux adultes qui tentent de capter son attention. Bien qu'il semble insensible à autrui, il exprime des émotions très fortes, souvent négatives, telles que la colère, la tristesse ou la peur.

Le premier signe repérable de l'autisme est la répétition de mouvements stéréotypés sans but apparent: l'enfant tourne constamment sur lui-même, agite les mains ou se balance d'avant en arrière en serrant ses bras autour de ses genoux. Certains enfants autistes se mutilent jusqu'à hurler de douleur. Ils se frappent la tête, se giflent le visage, se mordent les mains ou les épaules, se tirent les cheveux. Ils peuvent aussi piquer des colères soudaines ou être subitement pris de panique (Haag *et al.*, 1995). Un autre signe de l'autisme est l'*intolérance aux changements*. L'enfant autiste peut se mettre en rage ou pleurer longuement parce qu'un objet de son environnement a été très légèrement déplacé. Comme Éric, il peut réclamer le même repas, trois fois par jour.

Les enfants autistes sont très attachés à certains rituels. L'enseignant d'une fillette autiste de cinq ans prenait garde de la saluer chaque matin de la même façon: «Bonjour, Lisa! Je suis très, très heureux de te voir.» Alors qu'elle ne répondait pas à son salut, la petite Lisa se mettait à crier si l'enseignant dérogeait à ce rituel, par exemple s'il ne disait pas deux fois «très».

D'une manière générale, les enfants autistes considèrent les gens comme des menaces. Dans l'encadré qui suit, un jeune homme fortement autiste se rappelle les comportements répétitifs et stéréotypés ainsi que l'extrême besoin de stabilité qui ont marqué son enfance. Pour lui, les gens représentaient une vraie menace en ceci qu'ils changeaient tout le temps. Ils lui semblaient composés de pièces détachées mal assemblées entre elles...

Je ne comprenais pas à quoi ils servaient

J'aimais la répétition. Quand j'allumais la lumière, je savais exactement ce qui allait se passer. Je levais l'interrupteur, et la lampe s'allumait! Cette prévisibilité me procurait un très grand sentiment de sécurité parce que c'était toujours pareil. Certaines plaques avaient deux interrupteurs. C'était encore mieux, parce que je prenais un grand plaisir à me demander lequel des deux interrupteurs allumerait telle ou telle lampe. Même si je le savais, je trouvais palpitant de répéter cette expérience, encore et encore. C'était toujours pareil.

Les gens me dérangeaient. Je ne comprenais pas à quoi ils servaient, ni ce qu'ils allaient me faire. Ils n'étaient pas toujours les mêmes; je n'étais pas tranquille avec eux. Même ceux qui étaient gentils avec moi, ils n'étaient pas toujours exactement les mêmes d'une fois sur l'autre. Pour moi, il y avait quelque chose qui ne collait pas chez les gens. Même ceux que je voyais souvent, je trouvais qu'ils n'avaient pas l'air d'ensembles cohérents mais d'amas de pièces détachées disparates. Je n'arrivais pas à les relier à quoi que ce soit.

Source: Barron et Barron (2002), p. 20-21.

Les enfants autistes semblent incapables de développer une perception claire d'eux-mêmes, de se voir comme distincts de tous les autres êtres humains. En dépit de leurs comportements singuliers, ils fascinent et ont généralement l'air très intelligents. Pourtant, ainsi que le montrent de nombreuses évaluations, leur développement intellectuel stagne souvent en dessous de la moyenne. Si certains ont un quotient intellectuel (QI) normal, la plupart présentent un retard mental (Noonan, 2003). Même ceux qui n'ont pas de déficit intellectuel peinent à acquérir la capacité de symbolisation, à reconnaître les émotions, à participer aux jeux symboliques et à résoudre les problèmes abstraits. Il leur est difficile aussi d'exécuter des tâches qui requièrent une interaction avec d'autres gens. Le rapport entre l'autisme et l'intelligence n'est ni linéaire, ni univoque, et il s'avère délicat de faire passer des tests de QI aux enfants autistes. L'évaluation du QI demande en effet une certaine coopération de la part de l'enfant évalué, une aptitude que les autistes ne possèdent généralement pas. Tout au plus les tests peuvent-ils mesurer leur capacité intellectuelle.

Le retard mental

Le **retard mental** (ou déficience mentale ou intellectuelle) perturbe le développement cognitif et social; il touche plus de 1 % de la population, tous âges confondus, et une fois et demie plus de garçons que de filles (APA, 2003). Son évolution est variable selon le cas. Beaucoup d'enfants présentant un retard mental progressent avec le temps, surtout s'ils sont bien encadrés et qu'ils bénéficient d'un environnement éducatif riche et stimulant. À l'inverse, ceux qui grandissent dans un environnement peu enrichissant n'arrivent généralement pas à progresser, et leur déficience peut même s'aggraver.

Retard mental Retard généralisé des capacités intellectuelles et adaptatives ou déficience dans leur développement.

Le diagnostic de retard mental repose sur trois critères: (1) faiblesse des scores aux tests d'intelligence (QI inférieur ou égal à 70 environ); (2) fonctionnement inférieur à la moyenne dans les tâches quotidiennes qui correspondent à l'âge et au contexte culturel de l'enfant; (3) émergence du trouble avant l'âge de 18 ans (APA, 2003; Kanaya, Scullin et Ceci, 2003). Bien que la notion d'intelligence ait beaucoup évolué, notamment sous l'influence de la neuropsychologie cognitive, le QI reste à ce jour le meilleur prédicteur de la réussite scolaire. D'autres variables s'avèrent utiles aussi, par exemple la motivation, le soutien parental et les ressources disponibles; cependant, toutes se révèlent bien moins efficaces que le QI pour prédire la réussite à l'école (Gagné et St-Père, 2001).

Les grands systèmes de classification (*DSM-IV-TR* et *CIM-10*) s'accordent sur la définition des déficiences et classent le retard mental selon sa sévérité, ainsi que l'indique le tableau 10.2.

TABLEAU 10.2 — La classification du retard mental selon sa sévérité

Degré de sévérité	Score moyen de quotient intellectuel	Fréquence
Retard mental léger	50-55 à environ 70	Approximativement 85 %
Retard mental modéré	35-40 à 50-55	10 %
Retard mental grave	20-25 à 35-40	3-4 %
Retard mental profond	Inférieur à 20-25	1-2 %

Source : Adapté de l'APA (2003), p. 49.

Environ 85 % des enfants ayant un retard mental présentent un léger retard scolaire. Ils peuvent généralement acquérir les connaissances de base, par exemple la lecture de phrases simples. Comme les adultes présentant un retard mental léger, ils peuvent devenir autonomes mais ont parfois besoin d'aide et d'accompagnement. Le tableau 10.3 indique la correspondance entre les déficits, les capacités et la sévérité du retard mental.

TABLEAU 10.3 — La sévérité du retard mental d'après des comportements significatifs

Degré de sévérité selon le quotient intellectuel (approximatif)	Âge préscolaire (0-5 ans) : maturation et développement	Âge scolaire (6-21 ans) : formation et éducation	Âge adulte (21 ans et plus) : adaptation sociale et professionnelle
Retard léger (QI : 50-70)	Le retard ne se remarque pas forcément au premier coup d'œil ; l'enfant apprend toutefois plus lentement que la moyenne à marcher, à manger seul et à parler.	L'enfant peut acquérir des compétences pratiques et utiles en lecture et en arithmétique à l'école primaire, moyennant une aide spécialisée ; il peut également intérioriser les normes sociales de base.	L'adulte peut généralement développer les compétences sociales et professionnelles dont il a besoin pour vivre de manière autonome ; il peut toutefois avoir besoin, à l'occasion, de conseils et d'aide en cas de stress social ou économique inhabituel.
Retard modéré (QI : 35-49)	L'enfant accuse un retard manifeste dans son développement moteur et dans le langage ; il réagit bien aux activités qui visent l'autonomisation.	Le jeune peut acquérir les principes des communications simples, des habitudes élémentaires de santé et de sécurité ainsi que des compétences manuelles de base ; il ne progresse toutefois pas dans la lecture fonctionnelle, ni en arithmétique.	L'adulte peut exécuter des tâches simples en contexte protégé, participer à des activités de loisirs peu complexes, se rendre seul dans des lieux connus ; en général, il ne peut toutefois pas devenir autonome.
Retard sévère (QI : 20-34)	L'enfant accuse un retard marqué dans son développement moteur ; il n'acquiert pas – ou presque pas – de compétences en communication ; il peut s'acquitter seul de tâches élémentaires, par exemple manger.	Sauf incapacité spécifique, l'enfant ou l'adolescent peut marcher ; il comprend un peu le langage parlé et peut plus ou moins y répondre ; il peut généralement tirer profit d'une formation systématique qui vise le développement d'habitudes.	L'adulte peut se plier à des habitudes quotidiennes et pratiquer des activités répétitives ; il a toutefois besoin d'une orientation et d'une surveillance constantes dans un environnement protégé.
Retard profond (QI inférieur à 20)	L'enfant accuse un retard considérable de développement ; son fonctionnement sensorimoteur est lourdement compromis ; il a besoin d'aide pour les activités quotidiennes.	L'enfant ou l'adolescent accuse des retards évidents dans tous les domaines de son développement et exprime uniquement des émotions élémentaires ; il peut réagir aux exercices de développement des compétences en utilisant ses pieds, ses mains ou sa bouche ; il a besoin d'un encadrement étroit et constant.	L'adulte peut marcher ; il a parfois besoin d'aide pour l'hygiène et les activités quotidiennes et il peut s'exprimer sommairement ; il est incapable d'autonomie mais peut tirer parti d'une activité physique régulière.

Source : Rathus (2001).

Les troubles des apprentissages

Annie Brocoli, chanteuse populaire auprès des enfants, est un exemple de femme fonceuse qui a su combattre les préjugés et faire carrière dans le monde artistique, et ce, malgré sa dyslexie. Le *DSM-IV-TR* précise que la **dyslexie** constitue le **trouble des apprentissages** le plus fréquent de tous – environ 80 % des cas. Le terme provient du grec : le préfixe *dys* signifie «mal», et *lexikon* désigne les mots. Bien qu'elles possèdent une intelligence normale, les personnes dyslexiques peinent à lire (Anthony et Francis 2005). D'une manière plus générale, les individus souffrant d'un trouble des apprentissages progressent peu en lecture, en écriture et en mathématiques, à un point tel que ces lacunes perturbent leur cheminement scolaire et leur vie quotidienne.

Les troubles des apprentissages sont généralement chroniques et entravent le développement jusqu'à l'âge adulte. Les enfants touchés sont souvent considérés comme de mauvais élèves par leurs enseignants et leurs familles. Il n'est pas étonnant, dans ce contexte, qu'ils développent souvent d'autres problèmes psychologiques, par exemple une piètre estime de soi. Ils font aussi l'objet d'un diagnostic d'hyperactivité plus fréquemment que les autres enfants (Faraone *et al.*, 2000). Les troubles des apprentissages peuvent toucher le calcul, l'expression écrite ou la lecture.

LE TROUBLE DU CALCUL

Le trouble du calcul (ou dyscalculie) se caractérise par un niveau très bas de compétences en arithmétique. La caractéristique essentielle de ce trouble est une faiblesse des aptitudes en mathématiques, lesquelles sont nettement en dessous du niveau escompté, compte tenu de l'âge du sujet, de son niveau intellectuel et d'un enseignement approprié à son âge (APA, 2003). Les enfants touchés ont du mal à comprendre les opérations mathématiques de base, par exemple l'addition ou la soustraction, le décodage des symboles mathématiques («+», «=», etc.) et le fonctionnement des tables de multiplication. Le problème peut devenir flagrant très tôt, dès la première année du primaire (à six ans) ; en général, toutefois, il n'est détecté, souvent, qu'à la deuxième ou troisième année du primaire.

LE TROUBLE DE L'EXPRESSION ÉCRITE

Le trouble de l'expression écrite se caractérise par un niveau très bas de compétences en écriture. La déficience peut toucher l'orthographe, la grammaire, la ponctuation ou la construction de phrases et de paragraphes. Les difficultés graves en écriture se manifestent généralement vers l'âge de 7 ans (deuxième année du primaire) ; les cas plus légers peuvent passer inaperçus jusqu'à l'âge de 10 ans (cinquième année du primaire), parfois plus tard.

LE TROUBLE DE LA LECTURE

Le trouble de la lecture – la dyslexie – se caractérise par une grande difficulté ou une incapacité à reconnaître les mots et à comprendre les textes écrits. Environ 4 % des enfants d'âge scolaire souffriraient de dyslexie (APA, 2003). En y intégrant les difficultés d'orthographe, la fréquence passe à 5 ou à 15 % (Marcelli, 2006). La dyslexie étant définie de multiples façons, ce taux reste en fait très difficile à mesurer (Houzel *et al.*, 2000). Il est en tout état de cause beaucoup plus élevé chez les garçons que chez les filles (Rutter *et al.*, 2004). Étant par ailleurs plus nombreux que les filles dyslexiques à manifester des comportements perturbateurs en classe, les garçons dyslexiques font plus souvent l'objet d'évaluations spécialisées.

Les enfants dyslexiques lisent souvent lentement, avec beaucoup de difficulté ; quand ils lisent à haute voix, ils déforment les mots, en omettent ou les remplacent par d'autres. Ils peinent aussi à décoder les lettres et les combinaisons de lettres pour les traduire en sons. Ils perçoivent mal les lettres dans leur spatialité, confondent le haut et le bas (par exemple, ils lisent «p» à la place de «b»), et la droite et la gauche (ils lisent «b» au lieu de «d»). Le diagnostic de dyslexie avérée ne peut être établi qu'à partir

Dyslexie Trouble de la lecture qui entrave l'enfant dans son apprentissage de la lecture.

Trouble des apprentissages
Déficience touchant une capacité d'apprendre spécifique, en dépit d'une intelligence normale et d'un environnement favorable à l'apprentissage.

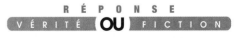

R É P O N S E
VÉRITÉ **OU** FICTION

Les personnes dyslexiques ont tellement de difficultés en arithmétique qu'elles n'arrivent généralement pas à gérer leurs comptes bancaires. F

La dyslexie est un trouble de la lecture qui ne perturbe en rien les capacités en arithmétique.

de l'âge de sept ans ou sept ans et demi, car les enfants plus jeunes commettent souvent ce genre d'erreurs sans que la dyslexie soit en cause. Ce trouble peut toutefois être détecté plus tôt dans certains cas, soit dès l'âge de six ans. Les enfants et les adolescents dyslexiques sont plus exposés à la dépression, aux problèmes d'estime de soi et à l'hyperactivité.

Le taux de dyslexie varie selon la langue maternelle. Il est relativement élevé dans les pays anglophones et francophones, dont les langues comptent de nombreux sons homophones, c'est-à-dire des manières différentes d'orthographier des sons qui se prononcent de la même manière. En français, par exemple, le son «o» peut notamment s'écrire «o» (dos), «au» (taux) ou «eau» (peau). La dyslexie est plus rare chez les Italiens, dont la langue compte moins de sons homophones (Paulesu *et al.*, 2001).

Les troubles de la communication

Troubles de la communication
Catégorie de troubles psychologiques se caractérisant par des difficultés de compréhension ou d'utilisation du langage.

Les **troubles de la communication** se traduisent par des difficultés persistantes de compréhension ou d'expression langagière. Dans cette catégorie, on distingue notamment les troubles du langage de type expressif et de type mixte réceptif/expressif, le trouble phonologique et le bégaiement. Tous ces troubles entravent le cheminement scolaire et professionnel et peuvent gêner les interactions sociales. Le tableau 10.4 récapitule la classification des troubles de l'apprentissage et de la communication que propose le *DSM-IV-TR*.

LE TROUBLE DU LANGAGE DE TYPE EXPRESSIF

Le trouble du langage de type expressif se caractérise par une perturbation persistante du langage parlé, par la lenteur de l'acquisition et du développement du vocabulaire, par des erreurs dans l'utilisation des temps grammaticaux, par des lacunes dans la mémorisation des mots et par une difficulté à élaborer des phrases d'une longueur et d'une complexité qui correspondent à l'âge du patient. Les enfants touchés par ce trouble peuvent par ailleurs présenter un trouble de la phonologie ou de l'articulation.

LE TROUBLE DU LANGAGE DE TYPE MIXTE RÉCEPTIF/EXPRESSIF

Le trouble du langage de type mixte réceptif/expressif se caractérise par une double difficulté de compréhension et d'expression par la parole. Dans certains cas, l'enfant peine à comprendre les mots et les expressions qui désignent une différence quantitative («grand», «gros» ou «énorme») ou l'orientation spatiale («près» ou «loin»), ou encore certains types de phrases (par exemple celles qui commencent par l'expression «à la différence de»). Dans d'autres cas, l'enfant a du mal à saisir des mots ou des phrases simples.

LE TROUBLE PHONOLOGIQUE

Le trouble phonologique se définit par une difficulté persistante à articuler certains sons sans qu'une altération des processus de la langue parlée ou un dommage neurologique soit en cause. L'enfant peut ainsi omettre certains sons, les remplacer par d'autres ou mal les prononcer, particulièrement les sons «ch», «f», «l», «r», «s», et

TABLEAU 10.4 La classification des troubles des apprentissages et de la communication

Troubles des apprentissages	Troubles de la communication
Trouble du calcul	Trouble du langage de type expressif
Trouble de l'expression écrite	Trouble du langage de type mixte réceptif/expressif
Trouble de la lecture	Trouble phonologique
	Bégaiement

Source: Adapté de l'APA (2003).

«z», que la plupart des enfants articulent correctement quand ils commencent à fréquenter l'école. Les enfants présentant un trouble phonologique donnent l'impression qu'ils «parlent bébé». Dans les cas plus graves, l'enfant articule mal des sons généralement maîtrisés dès avant l'intégration scolaire: «b», «p», «t», «d», «f» et «v». L'orthophonie procure souvent de bons résultats; les cas légers se résorbent d'ailleurs d'eux-mêmes vers l'âge de huit ans.

LE BÉGAIEMENT

Le bégaiement est une incapacité à parler d'une manière courante; il perturbe le rythme et la fluidité de l'élocution. Pour que le diagnostic de bégaiement soit établi, il faut que ce défaut s'avère incongru pour l'âge du patient. Le bégaiement commence généralement à se manifester entre 2 et 7 ans; il touche environ 1 enfant sur 100 avant la puberté (APA, 2003). Selon le cas, il se caractérise par un ou plusieurs des traits suivants: (1) répétition de sons et de syllabes; (2) prolongation incongrue de certains sons; (3) interjections de sons inopportuns; (4) interruptions des mots (pause dans le cours d'un mot); (5) blocages de la parole; (6) circonlocutions (le fait d'éviter les mots difficiles en les remplaçant par d'autres); (7) tension physique excessive à l'émission de certains mots; (8) répétition de mots monosyllabiques entiers (par exemple «je je je je suis heureux de vous rencontrer») (APA, 2003).

Le bégaiement est trois fois plus fréquent chez les garçons que chez les filles. Plus de 80 % des enfants qui bégayent surmontent ce problème sans traitement, généralement avant l'âge de 16 ans (Shugart *et al.*, 2004; Starkweather, 2002).

Le trouble déficitaire de l'attention et les comportements perturbateurs

Le trouble déficitaire de l'attention et les comportements perturbateurs constituent un ensemble de troubles qui comprend le *trouble déficitaire de l'attention avec hyperactivité* (TDAH), ou *trouble déficit de l'attention/hyperactivité* (ADHD selon l'appellation anglaise *Attention-Deficit Hyperactivity Disorder*), le *trouble des conduites* (TC) et le *trouble oppositionnel avec provocation* (TOP). Tous ces troubles sont perturbateurs du point de vue social, mais ils sont généralement plus dérangeants pour l'entourage que pour l'enfant lui-même. En ce sens, ils s'avèrent tout à fait typiques de la psychopathologie infantile, un domaine dans lequel la demande d'intervention et de soins émane plus souvent de l'entourage immédiat (école, parents) que de l'enfant. Le taux de comorbidité (cooccurrence) entre ces troubles est très élevé.

LE TROUBLE DÉFICITAIRE DE L'ATTENTION AVEC HYPERACTIVITÉ

Beaucoup de parents se plaignent du fait que leurs enfants ne les écoutent pas, qu'ils courent en tous sens et n'en font qu'à leur tête... Cette insouciance est normale dans les premières années de la vie, surtout dans la toute petite enfance. Le **trouble déficitaire de l'attention avec hyperactivité** (TDAH) ne se résume pas à cette simple désinvolture typique des jeunes années; l'enfant manifeste une impulsivité, une inattention et une hyperactivité excessives par rapport à son stade de développement (Krain et Castellanos, 2006). Il peut alors faire l'objet d'un diagnostic d'**hyperactivité** (Ménéchal *et al.*, 2001). Le TDAH se subdivise en trois types: (1) le type principalement inattentif; (2) le type principalement hyperactif ou impulsif; (3) le type mixte, caractérisé par un niveau élevé d'inattention et d'hyperactivité/impulsivité (APA, 2003).

C'est en général à l'école primaire que le trouble est diagnostiqué, car l'inattention ou l'hyperactivité/impulsivité complique l'adaptation de l'enfant au milieu scolaire. Si de nombreux enfants «remuants» manifestent certains signes d'hyperactivité avant leur entrée dans le système scolaire, la plupart ne développent pas le trouble par la suite. Le TDAH touche entre 3 et 7 % des enfants d'âge scolaire (APA, 2003; Wingert, 2000; Bradley et Golden, 2001). Il est diagnostiqué de deux à neuf fois plus souvent chez les garçons que chez les filles. Il reste cependant difficile d'établir des profils épidémiologiques comparatifs entre pays, car chacun d'eux applique des critères de définition différents (Dumas, 1999).

Trouble déficitaire de l'attention avec hyperactivité Trouble comportemental qui se caractérise par une activité motrice excessive et par l'incapacité à concentrer son attention, et dont les symptômes se manifestent surtout dans l'enfance.

Hyperactivité Mode de comportement pathologique caractérisé par une agitation extrême et par la difficulté à maintenir une attention constante.

L'inattention semble constituer le principal problème du TDAH. Mais d'autres symptômes lui sont associés : incapacité à rester assis sans bouger plus de quelques minutes ; propension à intimider les autres enfants ; crises de colère ; obstination ; incapacité à supporter les punitions (voir tableau 10.5). Devant des enfants des deux sexes souffrant d'un TDAH, les enseignants ont généralement tendance à considérer les garçons comme plus inattentifs et hyperactifs en classe que les filles (Hartung *et al.*, 2002). Les enfants présentant un TDAH se heurtent souvent à de grandes difficultés scolaires. Incapables de rester assis tranquillement, ils remuent sans cesse, se contorsionnent sur leur chaise, interrompent soudainement les jeux des autres enfants, montrent de brusques changements d'humeur et adoptent parfois des comportements dangereux, par exemple traverser la rue en courant sans regarder. Certains finissent par faire le désespoir de leurs parents autant que de leurs enseignants.

Où tracer la ligne de démarcation entre l'énergie bouillonnante propre au jeune âge et l'hyperactivité pathologique ? La plupart des enfants normaux se montrant turbulents de temps à autre, il est essentiel de procéder à l'évaluation du degré d'hyperactivité pour établir le diagnostic. Certains détracteurs du diagnostic de TDAH affirment qu'il ne fait rien d'autre qu'étiqueter les enfants difficiles à contrôler, par exemple ceux qui présentent un trouble mental ou une maladie. Ils soulignent que la plupart des enfants, surtout les garçons, sont très remuants dans leurs premières années de scolarité. À l'inverse, les défenseurs du diagnostic de TDAH soulignent l'existence d'un écart qualitatif entre l'exaltation normale chez l'enfant et l'hyperactivité des enfants atteints d'un TDAH. Les enfants actifs «normalement» cherchent généralement, par ce débordement d'énergie, à atteindre des objectifs précis ; ils sont par ailleurs en mesure de contrôler leur comportement. Les enfants présentant un TDAH semblent au contraire s'agiter sans raison et ne peuvent apparemment pas se plier aux demandes des enseignants et des parents. En d'autres termes, la plupart des enfants peuvent rester assis sans bouger et se concentrer quelques instants quand ils le souhaitent ; les enfants hyperactifs en paraissent incapables.

Bien que les enfants présentant un TDAH possèdent souvent une intelligence égale ou supérieure à la moyenne, leurs résultats scolaires s'avèrent plutôt médiocres. Ils perturbent la classe et se battent avec les autres (surtout les garçons) ; ils ont du mal à suivre l'enseignement et oublient de se conformer aux consignes et de faire leurs devoirs. Ils sont plus exposés que les autres aux difficultés d'apprentissage, au redoublement, aux accidents et au placement dans des classes d'enseignement spécialisé. En général, ils développent aussi plus de troubles de l'humeur, d'anxiété et de problèmes de mésentente avec les membres de leur famille. Les garçons présentant un TDAH manquent souvent d'empathie ou d'attention envers les autres (Braaten et Rosen, 2000). Au total, du fait de ces comportements, ces enfants sont généralement moins appréciés par leurs camarades d'école et plus fréquemment rejetés (Hoza *et al.*, 2005). Les adolescents atteints d'un TDAH seraient plus enclins que les autres à fumer ainsi qu'à consommer de l'alcool et des drogues (Molina et Pelham, 2003).

Bien que ses symptômes tendent à s'estomper avec l'âge, le TDAH lui-même persiste à l'adolescence et à l'âge adulte, généralement sous une forme moins grave (Okie, 2006 ; Volkmar, 2003). Un TDAH qui n'est pas correctement diagnostiqué et traité dans l'enfance peut avoir des incidences psychiques graves à l'adolescence : propension à la dépression ; piètre estime de soi ; angoisse ; troubles de la personnalité ; conduites délinquantes et dépendances ; perturbations des relations sociales et familiales ainsi que du cheminement scolaire. Le TDAH touche 4 % des adultes au Québec. Chez l'adulte, le TDAH se manifeste par l'inattention et la distraction plutôt que par l'hyperactivité.

LE TROUBLE DES CONDUITES

Trouble des conduites Trouble psychologique se développant dans l'enfance et l'adolescence et se caractérisant par un comportement perturbateur et antisocial.

Bien qu'il s'exprime aussi par des comportements perturbateurs, le **trouble des conduites** (TC) diffère nettement du TDAH. Alors que les enfants présentant un TDAH semblent incapables de maîtriser leur comportement, ceux qui présentent un TC s'engagent de manière tout à fait délibérée dans des comportements antisociaux qui

TABLEAU **10.5** — Diagnostic du trouble déficitaire de l'attention avec hyperactivité (TDAH)

Manifestations	Comportement type
Inattention	Souvent, ne parvient pas à prêter attention aux détails, ou fait des fautes d'étourderie dans les devoirs scolaires, ou d'autres activités.
	A souvent du mal à soutenir son attention au travail et dans les jeux.
	Semble souvent ne pas écouter quand on lui parle personnellement.
	Souvent, ne se conforme pas aux consignes et ne parvient pas à mener à terme ses devoirs scolaires […].
	A souvent du mal à organiser ses travaux ou ses activités.
	Souvent, évite, a en aversion, ou fait à contrecœur les tâches qui nécessitent un effort mental soutenu (comme le travail scolaire ou les devoirs à la maison).
	Perd souvent les objets nécessaires à son travail ou à ses activités (p. ex., jouets, cahiers de devoirs, livres ou outils).
	Souvent, se laisse facilement distraire par des stimulus externes.
	A des oublis fréquents dans la vie quotidienne.
Hyperactivité	Remue souvent les mains ou les pieds, ou se tortille sur son siège.
	Se lève souvent en classe ou dans d'autres situations où il est supposé rester assis.
	Souvent court ou grimpe partout […].
	A souvent du mal à se tenir tranquille […].
	[…]
Impulsivité	Laisse souvent échapper la réponse à une question qui n'est pas encore entièrement posée.
	A souvent du mal à attendre son tour.
	Interrompt souvent les autres ou impose sa présence (p. ex., fait irruption dans les conversations ou dans les jeux).
Pour que le diagnostic de TDAH puisse être posé, le trouble doit avoir commencé à se manifester vers l'âge de 7 ans, perturber significativement la réussite scolaire, sociale ou professionnelle, et s'exprimer par les signes cliniques énoncés dans ce tableau pendant au moins 6 mois et dans au moins deux domaines, par exemple l'école, la maison ou le travail.	

Source : APA (2003), p. 107-108.

transgressent les normes et empiètent sur les droits d'autrui (APA, 2003). Les enfants atteints d'un TDAH sont la proie de crises de colère ; les enfants présentant un TC semblent être intentionnellement agressifs et cruels. Comme les adultes antisociaux, beaucoup de ces enfants se montrent durs et inflexibles ; ils n'éprouvent apparemment ni culpabilité ni remords après leurs méfaits. Enfants, ils volent ou détruisent des biens ; adolescents, ils violent, participent à des attaques à main armée et deviennent parfois des meurtriers. Quand ils se donnent la peine d'aller en classe, ils trichent ; pour dissimuler leurs mauvais coups, ils mentent. Ils deviennent souvent toxicomanes et multiplient les pratiques sexuelles précoces.

Le TC serait étonnamment fréquent si l'on en croit le *DSM-IV-TR*, puisqu'il toucherait environ 12 % des garçons et 7 % des filles, soit 9,5 % des enfants des deux sexes (Nock *et al.*, 2006). Non seulement le TC atteint-il plus les garçons que les filles, mais il s'exprime aussi sous une forme différente chez ceux-ci. Alors qu'il se manifeste chez les filles par le mensonge, l'absentéisme scolaire, la fugue, la consommation de drogues et d'autres psychotropes illégaux et la prostitution, il s'exprime plutôt, chez les garçons, par le vol, les bagarres, le vandalisme et les problèmes de discipline à l'école. Les enfants présentant un TC sont souvent atteints d'autres troubles du comportement, par exemple le TDAH, le retrait social ou la dépression majeure (Decker *et al.*, 2001 ; Lambert *et al.*, 2001 ; Lahey *et al.*, 2003). En moyenne, le TC commence à se manifester à 11,6 ans ; il peut cependant émerger plus tôt ou plus tard (Nock *et al.*, 2006). Le TC est généralement récurrent ou persistant. Caractérisé par un comportement antisocial, il présente aussi d'autres signes, notamment l'insensibilité (indifférence à l'autre, mesquinerie, cruauté) et l'absence d'affectivité dans les relations interpersonnelles.

LE TROUBLE OPPOSITIONNEL AVEC PROVOCATION

Trouble oppositionnel avec provocation Trouble psychologique se développant dans l'enfance et l'adolescence et se caractérisant par une opposition excessive ou une propension à rejeter toute demande ou exigence émanant de l'entourage (parents ou autres).

Le trouble des conduites (TC) et le **trouble oppositionnel avec provocation** (TOP) sont souvent regroupés sous l'expression «troubles du comportement». Bien qu'ils soient effectivement liés dans certains cas, les recherches montrent néanmoins que le TOP forme une catégorie diagnostique distincte, et non une forme atténuée de TC (Greene *et al.*, 2002; Silverthorn, 2001). Alors que le TC s'exprime par des agissements plus ouvertement délinquants: absentéisme scolaire, vol, mensonge, agression, le TOP se manifeste plutôt par des comportements perturbateurs qui ne vont pas jusqu'à la délinquance (opposition et conflit systématiques). Se développant généralement plus tôt que le TC, le TOP peut déboucher ultérieurement sur des comportements antisociaux et un TC.

Les enfants présentant un TOP se cantonnent souvent, sinon systématiquement, dans l'opposition, le rejet et le conflit. Ils défient l'autorité, s'engagent dans des disputes sans fin avec leurs parents et leurs enseignants, remettent en cause toutes les consignes de ces derniers et refusent de s'y conformer. Ils dérangent délibérément les autres, s'emportent et s'irritent facilement, se montrent susceptibles et se froissent à la moindre contrariété, reportent sur autrui la responsabilité de leurs propres erreurs ou de leur inconduite, éprouvent fréquemment de l'amertume, se comportent de manière cruelle ou rancunière. Le TOP se manifeste avant l'âge de huit ans et se développe graduellement pendant plusieurs mois ou plusieurs années. Il commence généralement à s'exprimer à la maison, puis gagne les autres milieux de vie, par exemple l'école.

Le TOP toucherait entre 6 et 12 % des enfants d'âge scolaire, et plus de 15 % des adolescents (Frick et Silverthorn, 2001). Il est généralement plus fréquent chez les garçons que chez les filles, mais sa prévalence selon le sexe change avec l'âge; il serait deux fois plus répandu chez les garçons jusqu'à l'âge de 12 ans, mais deviendrait plus courant chez les filles à l'adolescence.

L'anxiété et la dépression chez l'enfant

Les angoisses et les peurs sont normales chez l'enfant, comme, du reste, chez l'adulte. Les peurs sont fréquentes durant l'enfance (peur du noir ou des petits animaux, par exemple); elles disparaissent généralement d'elles-mêmes quand l'enfant grandit. L'angoisse devient anormale si elle est excessive et qu'elle entrave le cheminement scolaire et la vie sociale ou qu'elle s'avère perturbante ou persistante. Comme les adultes, les enfants peuvent souffrir de différents types de troubles anxieux, notamment les phobies spécifiques (de 6,2 à 8 %), la phobie sociale (7,2 %), le trouble d'anxiété généralisée (de 5 à 10 %), le trouble obsessionnel-compulsif (3 %) et l'état de stress posttraumatique (de 0,5 à 8 %), troubles pouvant se développer à n'importe quel âge.

L'enfant qui présente le trouble de la personnalité évitante (qui se caractérise par l'évitement des interactions sociales) ou un trouble anxieux (par exemple une phobie sociale) entretient des relations chaleureuses avec sa famille; toutefois, il se montre timide en présence d'autres enfants et a tendance à se tenir en retrait, ce qui entrave le développement de relations sociales saines avec ses pairs. Ces problèmes émergent généralement après la disparition de la peur des inconnus, une peur normale qui s'estompe en principe vers l'âge de deux ans et demi, parfois plus tard. La peur qu'éprouvent ces enfants à côtoyer d'autres garçons et filles à l'école peut en outre nuire à leur réussite scolaire. À l'adolescence et au début de l'âge adulte, le trouble de l'anxiété sociale augmente par ailleurs la probabilité d'un trouble dépressif ultérieur (Stein *et al.* 2001).

Les jeunes enfants se montrent souvent angoissés quand ils sont séparés de la personne qui prend soin d'eux; cela est normal. Bien connue pour ses recherches sur l'attachement, Marie Ainsworth (1989) a répertorié l'émergence et l'évolution des comportements d'attachement. Elle a montré ainsi que l'angoisse de séparation se développe le plus souvent pendant la première année de la vie. En principe, le sentiment de sécurité que procurent les liens d'attachement encourage l'enfant à explorer son environnement et à conquérir graduellement son indépendance à l'égard des personnes qui prennent soin de lui.

LE TROUBLE DE L'ANXIÉTÉ DE SÉPARATION

Le **trouble de l'anxiété de séparation** (ou trouble anxieux de séparation) est une *angoisse de séparation pathologique*. Ce diagnostic doit être établi en cas d'anxiété de séparation persistante, excessive ou inadéquate par rapport au stade de développement de l'enfant. Ainsi, un enfant de cinq ans devrait pouvoir fréquenter l'école maternelle sans souffrir de nausées ni de vomissements dus à l'anxiété. À six ans, il devrait normalement pouvoir amorcer l'école primaire sans ressentir un effroi persistant et sans craindre qu'un malheur terrible ne s'abatte sur lui ou sur ses parents. Les enfants souffrant d'une anxiété de séparation ont tendance à « s'accrocher » à leurs parents et à les suivre pas à pas dans la maison. Ils s'inquiètent beaucoup de la mort et insistent pour qu'on reste près d'eux quand ils s'endorment. Ce trouble se manifeste également par les signes suivants : cauchemars ; maux de ventre ; nausées et vomissements à la perspective d'une séparation (les jours d'école, par exemple) ; supplications adressées aux parents pour qu'ils restent ; crises de rage quand les parents s'apprêtent à partir.

Environ 4 à 5 % des enfants et des jeunes adolescents souffriraient d'une anxiété de séparation (APA, 2003 ; Shear *et al.*, 2006. Ce trouble touche plus les filles que les garçons ; il s'accompagne souvent d'un refus d'aller à l'école et d'une anxiété sociale (Ferdinand *et al.*, 2006). Il persiste parfois jusqu'à l'âge adulte ; il se manifeste alors par une inquiétude excessive au sujet du bien-être de ses propres enfants ou du conjoint et par une difficulté à se séparer d'eux.

Les spécialistes assimilaient autrefois l'anxiété de séparation à une *phobie scolaire*. En fait, cette anxiété peut survenir dès avant la scolarisation. Chez l'enfant en bas âge, le refus de fréquenter l'école est généralement considéré comme un signe de l'anxiété de séparation. Chez l'adolescent, il s'expliquerait plutôt par des craintes ou des soucis scolaires ou sociaux ; dans ce cas, le diagnostic de trouble de l'anxiété de séparation ne s'applique pas. L'émergence de ce trouble survient souvent à la suite d'un événement stressant, par exemple une maladie, le décès d'un parent ou d'un animal de compagnie, un changement d'école ou un déménagement. Ainsi, dans l'encadré de la page suivante, les problèmes d'Aline ont commencé juste après la mort de sa grand-mère.

Trouble de l'anxiété de séparation
Trouble de l'enfance se caractérisant par une crainte extrême d'être séparé des parents ou d'autres tuteurs.

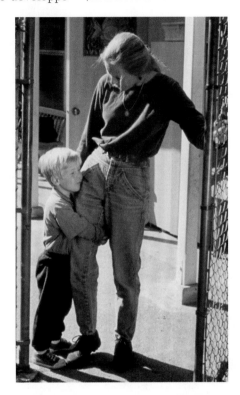

▲ *L'anxiété de séparation.* Le trouble de l'anxiété de séparation se caractérise par une angoisse persistante qui se déclenche chez l'enfant quand il est séparé de ses parents (ou de l'un d'eux), et qui ne correspond pas à son stade de développement. Ces enfants ont tendance à « s'accrocher » à leurs parents ; ils résistent à toutes les séparations, même brèves.

LA DÉPRESSION CHEZ L'ENFANT

Les adultes considèrent souvent l'enfance comme l'âge le plus heureux de la vie. De fait, la plupart des enfants vivent sous la protection bienveillante de leurs parents, à l'abri des nombreuses responsabilités inhérentes à l'âge adulte ; ils sont généralement en bonne santé, ont le corps souple et débordent d'énergie. Les enfants et les adolescents peuvent néanmoins souffrir de troubles de l'humeur, d'une dépression majeure ou d'un trouble bipolaire (Birmaher *et al.*, 2006 ; Masi *et al.*, 2006 ; Raman *et al.*, 2007)... Plusieurs études situent la fréquence de ces troubles aux alentours de 5 % de la population, avec une prévalence particulièrement élevée en ce qui concerne le trouble dépressif majeur (Dugas, 2002, 2003 ; Wright et Kantrowitz, 2002). Au Québec, la D[re] Amy Cheung estime la prévalence à vie de la dépression majeure à 7,6 % chez les adolescentes et à 4,3 % chez les adolescents (Cheung et Dewa, 2006). Certaines recherches relèvent que 7,5 % des garçons et 22,5 % des filles se disent déprimés ou assez souvent déprimés. Même si le cas est rare, la dépression majeure touche même les enfants. Dans l'enfance, le risque de dépression est le même chez les filles et les garçons ; après l'âge de 15 ans, les filles sont 2 fois plus à risque que les garçons.

ALINE : LA PEUR DE LA MORT

À sept ans, Aline a perdu sa grand-mère. À sa demande, ses parents l'ont laissée la voir couchée dans son cercueil. Blottie dans les bras de son père, Aline a jeté un coup d'œil à travers la pièce puis a demandé à sortir. À l'inverse, sa sœur de cinq ans a regardé assez longuement le corps de sa grand-mère sans avoir l'air perturbée. À l'époque, cela faisait déjà deux ou trois ans qu'Aline s'interrogeait sur la mort. Le décès de sa grand-mère a ravivé ses questionnements et ses inquiétudes : « Est-ce que je vais mourir ? » ; « Est-ce que tout le monde meurt ? » ; etc. Ses parents ont essayé de la rassurer : « Grand-maman était très vieille et elle avait une maladie du cœur. Toi et ta sœur, vous êtes jeunes et en bonne santé ! Vous avez beaucoup, beaucoup d'années de vie devant vous. »

Aline ne pouvait plus rester seule dans une pièce. Partout où elle allait, elle cherchait à y entraîner son père, sa mère ou sa sœur en tirant sur leur manche. Elle racontait ses cauchemars, dans lesquels elle voyait sa grand-mère. Au bout de deux ou trois jours, elle a insisté pour dormir dans la chambre de ses parents. Heureusement, les peurs d'Aline ne se sont pas propagées à sa vie scolaire. L'enseignant a noté que la fillette avait parlé de sa grand-mère pendant quelque temps, mais ses résultats scolaires n'ont pas souffert de cette épreuve.

Les parents d'Aline ont décidé de lui « donner le temps » de faire son deuil. Peu à peu, elle a moins parlé de la mort ; au bout de trois mois, elle pouvait entrer seule dans n'importe quelle pièce de la maison. Elle a toutefois voulu continuer à dormir dans la chambre de ses parents. Ils ont alors conclu un « pacte » avec elle : ils acceptaient qu'elle dorme dans leur chambre jusqu'à la fin de l'année scolaire (un mois plus tard), mais elle s'engageait à retourner dans sa propre chambre par la suite. Le premier mois, l'un des parents resterait avec elle jusqu'à ce qu'elle s'endorme. C'est ainsi qu'Aline a surmonté son anxiété, sans délai additionnel.

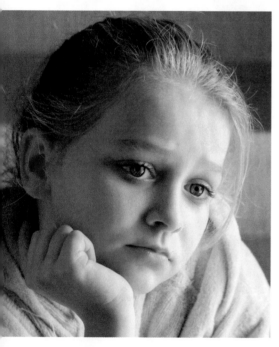

▲ *Trop jeune pour souffrir de dépression ?* Bien que les jeunes années soient souvent considérées comme l'âge du bonheur et de l'insouciance, la dépression touche beaucoup d'enfants et d'adolescents. Elle se manifeste par de la tristesse et un désintérêt envers des activités appréciées jusque-là. Même si la dépression apparaît clairement aux yeux de certains membres de l'entourage, l'enfant ou l'adolescent lui-même n'a pas toujours conscience des sentiments négatifs qui l'habitent. La dépression peut par ailleurs être masquée par d'autres problèmes : perturbations scolaires, troubles physiques, hyperactivité. Même les bébés ne sont pas à l'abri de la dépression.

Comme les adultes, les enfants et les adolescents déprimés éprouvent du désespoir, souffrent de distorsions cognitives, s'adressent de nombreux reproches, manquent d'estime de soi et de confiance en soi, et se font une piètre opinion de leurs propres capacités. Ces signes s'accompagnent d'épisodes de tristesse, de pleurs et d'apathie, mais aussi d'insomnie, de fatigue et de manque d'appétit. Certains enfants et adolescents déprimés développent des idées suicidaires qui débouchent parfois sur une tentative de suicide. La dépression chez l'enfant peut par ailleurs être associée à des symptômes distinctifs : refus d'aller à l'école ; peur que l'un des parents meure ; tendance à « s'accrocher » à un parent, à le suivre où qu'il aille. Elle est parfois masquée par des comportements tels que les troubles des conduites, les problèmes scolaires, les troubles physiques, voire l'hyperactivité. Chez l'adolescent, les comportements ostensiblement agressifs ou sexuels peuvent aussi dissimuler une dépression.

Les enfants et les adolescents déprimés ne possèdent pas la capacité de dire ce qu'ils ressentent. Même si leur entourage les trouve tristes, eux-mêmes peuvent difficilement exprimer leur désespoir en mots. Cette incapacité s'explique en partie par le niveau cognitivodéveloppemental qui est le leur. En général, les enfants commencent à reconnaître leurs propres sentiments vers l'âge de sept ans. Jusque-là, ils ne possèdent pas les compétences nécessaires pour discerner leurs sentiments négatifs, par exemple la dépression. À ses premiers stades à tout le moins, la dépression se manifeste chez certains enfants par l'ennui et l'irritabilité plutôt que par la tristesse.

Les enfants déprimés obtiennent souvent de piètres résultats scolaires ou sportifs et éprouvent des difficultés à socialiser. À l'école, ils peinent à se concentrer et peuvent même souffrir de pertes de mémoire, ce qui les empêche de suivre une scolarité normale. Comme ils n'expriment généralement pas ce qu'ils ressentent, leurs parents ont parfois du mal à détecter le problème et, donc, à leur donner une aide efficace. L'enfant peut exprimer ses sentiments négatifs par des épisodes de colère, de bouderie ou d'impatience qui attisent les conflits avec ses parents ; à son tour, cette exaspération mutuelle accentue et prolonge la dépression.

Chez l'enfant ou l'adolescent, les épisodes dépressifs majeurs peuvent durer un an, parfois beaucoup plus, et ressurgir à une étape ultérieure de la vie. Cependant, la dépression infantile et adolescente survient rarement seule. Chez l'enfant, elle s'accompagne généralement d'autres problèmes psychologiques, par exemple des troubles anxieux, un trouble des conduites ou un trouble oppositionnel avec provocation. Chez l'adolescente, elle s'accompagne souvent d'un trouble alimentaire. Aux États-Unis, entre 20 et 40 % des adolescents dépressifs développent ultérieurement un trouble bipolaire (USDHHS, 1999). La majorité (57,9 %) des adolescents qui font une tentative de suicide présentent des antécédents d'épisode dépressif majeur (Houzel *et al.*, 2000).

LE SUICIDE CHEZ L'ENFANT ET L'ADOLESCENT

Le suicide reste rare dans l'enfance et au début de l'adolescence ; il devient par contre plus fréquent à la fin de l'adolescence et au début de l'âge adulte (Pelkonen et Marttunen, 2003). Le suicide constitue la deuxième cause de mortalité chez les étudiants universitaires, après les accidents de la route (Rawe et Kingsbury, 2006). Selon les recherches, il se situe au premier ou au deuxième rang des causes de décès chez les jeunes âgés de 15 à 24 ans (Jeammet, 2003). En 2002, au Québec, le suicide représentait 34,5 % des décès constatés chez les jeunes de 15 à 19 ans, 34,7 % chez les 20-24 ans, et 42,9 % chez les 25-29 ans (Secrétariat à la jeunesse du Québec, 2005). Une étude de la Direction de la santé publique de la Montérégie, dont les résultats ont été rendus publics en juin 2001 (Bellerose, Beaudry et Bélanger, 2001), révèle par ailleurs les faits suivants :

- 14 % des enfants de 12 ans auraient déjà pensé à se suicider ;
- 6 % auraient déjà tenté de s'enlever la vie ;
- le problème est pire chez les filles que chez les garçons, tant pour les idées suicidaires (20 % contre 10 %) que pour les tentatives (9 % contre 4 %) ;
- les amis constituent les principaux confidents de l'enfant dans 82 % des cas ;
- rares sont les jeunes qui ont parlé de leur détresse à leurs parents (12 %) ou au personnel de l'école (10 %).

Bien qu'il recule au Québec depuis quelques années, le suicide constitue encore un problème important de santé publique. Les statistiques officielles ne répertorient que les suicides constatés en tant que tels. Il n'est cependant pas exclu que certains décès considérés comme accidentels (chute d'une fenêtre ou accidents de la route) soient en réalité des suicides. Le nombre des tentatives de suicide s'avère encore plus difficile à évaluer.

Les troubles des contrôles sphinctériens

Chez le fœtus et le nouveau-né, l'excrétion urinaire et fécale est un réflexe. En grandissant, les enfants font l'apprentissage de la propreté et apprennent à maîtriser leurs sphincters. Chez certains d'entre eux, toutefois, l'absence ou l'insuffisance du contrôle sphinctérien persiste sous la forme d'une *énurésie* ou d'une *encoprésie,* des troubles de l'élimination non attribuables à une cause organique.

L'ÉNURÉSIE

Le terme «énurésie» vient des termes grecs *en* (dans) et *ouron* (urine). L'**énurésie** se caractérise par l'absence ou l'insuffisance du contrôle urinaire après l'âge auquel il s'acquiert normalement. La définition de cet âge «normal» diffère d'un clinicien à l'autre. L'encadré 10.3 définit l'énurésie selon les normes internationales du

RÉPONSE
VÉRITÉ **OU** FICTION

Chez l'enfant, les difficultés scolaires, les troubles des conduites et les bagarres peuvent signaler une dépression. V

Les jeunes ne sont pas toujours en mesure d'associer leurs difficultés de vivre à une dépression, ni de nommer exactement ce qu'ils ressentent. La dépression s'exprime souvent par des troubles des conduites, des problèmes scolaires et des bagarres.

RÉPONSE
VÉRITÉ **OU** FICTION

Le suicide est fréquent chez les préadolescents pubères. F

Le suicide est rare chez les enfants et les jeunes adolescents. Il devient par contre plus fréquent à la fin de l'adolescence et au début de l'âge adulte.

Énurésie Trouble du contrôle sphinctérien urinaire caractérisé par des mictions involontaires et inconscientes après l'âge habituel de l'acquisition de ce contrôle.

E N C A D R É **10.3** | Les critères diagnostiques de l'énurésie

Mictions répétées au lit ou dans les vêtements (qu'elles soient involontaires ou délibérées).

Le comportement est cliniquement significatif, comme en témoignent soit une fréquence de deux fois par semaine pendant au moins trois mois consécutifs , soit la présence d'une souffrance cliniquement significative ou d'une altération du fonctionnement social, scolaire […].

L'enfant a un âge chronologique d'au moins 5 ans (ou un niveau de développement équivalent).

Le comportement n'est pas dû exclusivement aux effets physiologiques directs d'une substance (p. ex., diurétiques) ni à une affection médicale générale (p. ex., diabète, spina bifida, épilepsie).

Source: APA (2003), p. 141.

DSM-IV-TR. À l'âge de cinq ans, celle-ci touche 7 % des garçons et 3 % des filles (Lim, 2003). L'énurésie se résorbe généralement d'elle-même à l'adolescence ; elle persiste toutefois à l'âge adulte dans environ 1 % des cas (APA, 2003).

L'énurésie peut se révéler très invalidante pour l'enfant, surtout à partir d'un certain âge (Butler, 2004). Il peut mouiller son lit ou ses vêtements uniquement la nuit, pendant son sommeil, seulement la journée, ou les deux.

Survenant pendant que l'enfant dort, l'énurésie de nuit (ou incontinence nocturne) est la plus fréquente. Il est en effet plus difficile de contrôler sa vessie la nuit que le jour. Pour développer le contrôle sphinctérien urinaire nocturne, l'enfant doit apprendre à se réveiller quand il ressent la pression de sa vessie pleine, puis se lever pour aller aux toilettes. Plus il est petit, plus il risque de mouiller son lit la nuit. Quand l'enfant devient propre le jour, il est parfaitement normal qu'il ait des «accidents» la nuit pendant une année encore, voire plus. L'incontinence nocturne survient généralement pendant le sommeil profond et pourrait s'expliquer par l'immaturité du système nerveux. Le diagnostic d'énurésie s'applique en cas d'incontinence répétée, nocturne ou diurne, chez un enfant d'au moins cinq ans.

L'ENCOPRÉSIE

Encoprésie Trouble principalement diurne du contrôle sphinctérien anal, involontaire ou délibéré, qui n'est pas causé par un problème organique et se manifeste chez un enfant de plus de quatre ans.

Le terme «encoprésie» vient des termes grecs *en* (dans) et *kopros* (fèces). L'**encoprésie** se caractérise par une insuffisance du contrôle du sphincter anal non attribuable à une cause organique. Le diagnostic ne peut être établi que chez les enfants d'au moins quatre ans (ou, en cas de déficience intellectuelle, chez les enfants ayant un âge mental d'au moins quatre ans). Environ 1 % des enfants de cinq ans sont encoprétiques (APA, 2003). Ce trouble est trois fois plus fréquent chez les garçons que chez les filles. Il se manifeste généralement entre sept et huit ans, et est associé à l'énurésie dans 25 % des cas (Marcelli, 2006).

Volontaire ou involontaire, la défécation n'est pas causée par un problème organique, sauf en cas de constipation. Parmi les facteurs de prédisposition figurent les apprentissages à la propreté incomplets ou incohérents et les stress psychologiques, par exemple la naissance d'un petit frère ou d'une petite sœur, ou l'entrée à l'école.

Contrairement à l'énurésie, l'encoprésie se manifeste plutôt le jour que la nuit et peut alors plonger l'enfant dans un embarras profond. Les autres ont généralement tendance à éviter les enfants encoprétiques ou à se moquer d'eux. Les fèces dégageant une forte odeur, l'enseignant a parfois du mal à faire comme si de rien n'était. Dérangés par ces souillures récurrentes, les parents peuvent être tentés de resserrer leurs exigences et d'infliger des punitions de plus en plus sévères à l'enfant qui n'arrive pas à contrôler son élimination fécale. Ce dernier peut alors cacher ses sous-vêtements souillés, se tenir loin de ses camarades de classe ou simuler une maladie pour rester à la maison. Avec le temps, plus il redoute de «faire» dans sa culotte, plus son niveau d'anxiété augmente. L'anxiété stimulant la branche sympathique du système nerveux autonome, il a de plus en plus de mal à acquérir le contrôle sphinctérien anal.

Il n'est donc pas étonnant que les enfants qui se souillent ainsi développent plus de problèmes émotionnels et comportementaux que la moyenne (Johnson *et al.*, 2006).

La défécation involontaire est généralement associée à la constipation ou à une rétention qui provoque ensuite un débordement des selles. La constipation peut s'expliquer, au moins en partie, par des facteurs psychologiques, par exemple des peurs associées à la défécation dans certains endroits, une attitude généralement négative ou un comportement oppositionnel. Elle peut aussi être causée par des facteurs physiologiques, par exemple les complications d'une maladie ou les effets secondaires de médicaments.

L'encoprésie est rarement délibérée ou intentionnelle. La défécation se produit souvent après une punition sévère en réponse à un ou deux «accidents» et survient surtout chez les enfants déjà très stressés ou anxieux. Les punitions sévères peuvent focaliser l'attention de l'enfant sur la défécation et le risque de souillure. Obnubilé par la crainte de faire dans sa culotte, il devient encore plus anxieux et maîtrise encore moins bien son élimination.

10.3 LES CAUSES DES TROUBLES PSYCHOPATHOLOGIQUES CHEZ L'ENFANT ET L'ADOLESCENT

Les troubles psychologiques pédiatriques sont trop divers et nombreux pour être tous amalgamés dans une même problématique. Bien que certains d'entre eux se recoupent, chacun de ces troubles possède des causes biologiques, psychologiques et sociales qui lui sont propres. Par ailleurs, si des terrains génétiques favorisent l'émergence de certains troubles, l'environnement peut parfois atténuer, voire contrecarrer complètement, cette prédisposition, ou encore permettre à l'enfant ou à l'adolescent de vivre sans jamais prendre conscience de sa prédisposition biologique ou génétique. La figure 10.1 présente l'interaction des dimensions biologique, psychologique et sociale qui peuvent favoriser l'émergence d'un trouble déficitaire de l'attention avec hyperactivité chez l'enfant ou l'adolescent.

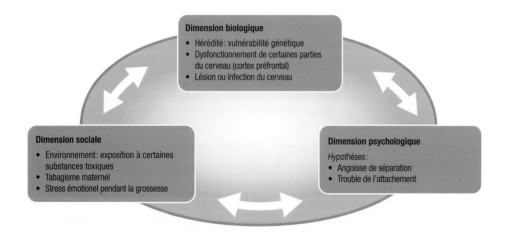

FIGURE 10.1

| L'interaction des dimensions biologique, psychologique et sociale dans l'étiologie du trouble déficitaire de l'attention avec hyperactivité chez l'enfant et l'adolescent

La dimension biologique

Ainsi que nous l'avons vu plus haut, la grande diversité et le nombre élevé des troubles psychologiques susceptibles de toucher les enfants et les adolescents ne nous permettent pas de les regrouper dans une même catégorie. Plusieurs d'entre eux ont cependant des causes communes ou apparentées.

LES TROUBLES ENVAHISSANTS DU DÉVELOPPEMENT

Sur l'ensemble des troubles envahissants du développement (TED), nous nous intéresserons plus particulièrement à l'analyse étiologique de l'autisme. Il est à noter toutefois que tous les TED s'expliquent par des causes relativement semblables, même si chacun d'eux présente des particularités qui lui sont propres ; par exemple, certains touchent seulement ou essentiellement les filles ou les garçons. Il convient par ailleurs de rappeler que les TED ne sont pas infectieux ni contagieux. Enfin, ils ne sont en aucune manière le fruit d'une incompétence – réelle ou supposée – de la part des parents.

L'autisme

La cause de l'autisme reste inconnue à ce jour. Un certain nombre de ses signes cliniques orientent toutefois les recherches vers une origine neurologique ainsi que des anomalies cérébrales ; ces signes sont notamment la déficience intellectuelle et langagière ainsi que les bizarreries du comportement moteur et de la préhension (Grossberg et Seidman, 2006). L'imagerie cérébrale révèle différents aspects anormaux du cerveau chez les patients autistes, des défaillances du circuit neuronal et une diminution visible du tissu cérébral (Friedman *et al.*, 2006 ; Hardan *et al.*, 2006 ; Haznedar *et al.*, 2006). Certains scientifiques pensent aujourd'hui que le cerveau des enfants autistes se développe anormalement sous l'influence de facteurs génétiques et environnementaux, peut-être des toxines ou des virus (Glasson *et al.*, 2004 ; Ramoz *et al.*, 2004 ; Wallis, 2006). De nombreux gènes pourraient expliquer la susceptibilité à l'autisme ; les chercheurs travaillent actuellement à les isoler (Cantor *et al.*, 2005 ; Wassink *et al.*, 2007).

Le retard mental

Le retard mental s'explique par des facteurs biologiques ou psychosociaux, voire les deux (APA, 2003). Au nombre des causes biologiques figurent certains problèmes chromosomiques et génétiques, des maladies infectieuses et la consommation excessive d'alcool pendant la grossesse. En ce qui concerne les retards légers, les anomalies chromosomiques n'interviennent que dans 4 à 8 % des cas ; l'étiologie est inconnue dans 50 à 60 % des cas ; la prévalence du retard est supérieure dans les milieux défavorisés. Pour les retards moyens, graves ou profonds, les facteurs organiques sont en cause dans 75 % des cas ; parmi ces derniers, 25 % sont d'ordre génétique (Aussilloux et Pry, dans CNUP, 2000).

Trisomie 21 Syndrome causé par la présence d'un chromosome supplémentaire sur la 21e paire, et caractérisé par une déficience intellectuelle et différentes anomalies physiques.

La trisomie 21 et les autres anomalies chromosomiques. Autrefois désignée sous le nom de « mongolisme », la **trisomie 21** (ou « syndrome de Down », du nom du médecin anglais J.-L. Down) constitue la cause la plus fréquente de retard mental. Elle se définit par la présence d'un chromosome supplémentaire sur la 21e paire, soit un total de 47 chromosomes au lieu des 46 qu'on trouve chez les sujets normaux (Arron *et al.*, 2006). Ce chromosome se forme en raison d'une anomalie de la division de la 21e paire.

Au Québec, la trisomie 21 touche environ 1 naissance sur 800. En 1999, 487 nourrissons porteurs de la trisomie 21 sont nés au Canada, ce qui correspond à une prévalence à la naissance de 14,4 cas pour 10 000 naissances (Santé Canada, 2002). Le risque d'aberration chromosomique augmente avec l'âge des parents, passant de 1/1 000 chez les mères ayant 35 ans ou moins à 15/1 000 chez celles qui ont plus de 40 ans. Ainsi, les femmes enceintes âgées de plus de 35 ans passent généralement des tests génétiques prénataux pour détecter la trisomie 21 ainsi que d'autres anomalies génétiques susceptibles de toucher le fœtus. La trisomie 21 s'explique par une anomalie des chromosomes maternels dans environ 95 % des cas, les autres occurrences étant attribuables aux aberrations qui touchent le sperme paternel (Antonarakas *et al.*, 1991).

Les personnes trisomiques sont reconnaissables à plusieurs traits physiques distinctifs : visage rond ; nez large et plat ; petits plis à la commissure des yeux, qui apparaissent bridés ; protrusion de la langue ; mains plutôt carrées et doigts courts ; courbure de l'auriculaire ; bras et jambes anormalement courts par rapport au reste du corps.

Presque tous les enfants atteints de trisomie 21 présentent un retard mental ; certains d'entre eux souffrent par ailleurs de problèmes physiques, notamment de malformations cardiaques et de difficultés respiratoires. Leur espérance de vie moyenne s'établit entre 49 et 55 ans seulement (Yang, Rasmussen et Friedman, 2002). Dans leurs vieux jours, les personnes porteuses de la trisomie 21 souffrent souvent de pertes de mémoire et sont sujettes à une forme de sénilité caractérisée par des émotions infantiles.

Les enfants trisomiques présentent plusieurs déficits dans leur développement et leurs apprentissages. Manquant souvent de coordination et de tonicité musculaire, ils ont du mal à mener à bien certaines tâches physiques qu'accomplissent facilement les autres enfants, y compris des activités ludiques. Ils souffrent par ailleurs de perturbations mnésiques, surtout en ce qui concerne l'information verbale, ce qui entrave leur réussite scolaire. Ils peinent à suivre les instructions des enseignants et à exprimer verbalement leurs idées ou leurs besoins. Les manifestations de la trisomie 21 varient toutefois considérablement d'une personne à l'autre. En dépit de leurs handicaps, la plupart des personnes trisomiques peuvent apprendre à lire et à écrire, et acquérir les rudiments du calcul si elles bénéficient d'un environnement stimulant et encourageant et de cours adaptés à leur niveau.

Moins fréquentes que la trisomie 21, les aberrations chromosomiques touchant les chromosomes sexuels (X ou Y) peuvent aussi se traduire par un retard mental. C'est le cas notamment du syndrome de Klinefelter et du syndrome de Turner.

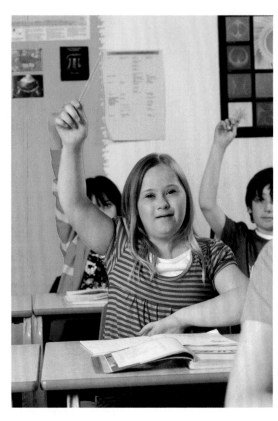

▲ *Réussir à la dure.* Bien accompagnés, la plupart des enfants porteurs d'une trisomie 21 peuvent acquérir les compétences scolaires de base.

- Le *syndrome de Klinefelter* ne touche que les garçons. Il se définit par la présence d'un chromosome X supplémentaire qui induit une configuration XXY au lieu du schème normal XY. Sa fréquence s'établirait à environ 1,2 garçon pour 1 000 (Brody, 1993). Il se manifeste par une anomalie du développement des caractères sexuels secondaires, qui se traduit par une production anormalement faible de sperme, une poitrine développée, une croissance musculaire inférieure à la normale et la stérilité. La plupart des hommes atteints du syndrome de Klinefelter ignorent leur état jusqu'à ce qu'ils passent des tests de fertilité. Ce syndrome se manifeste aussi très souvent par un léger retard mental et des difficultés d'apprentissage.

- Le *syndrome de Turner* touche uniquement les filles. Il se caractérise par la présence d'un seul chromosome sexuel X au lieu des deux chromosomes X de la configuration féminine habituelle. Les organes génitaux externes se développent normalement, mais les ovaires restent atrophiés et sécrètent peu d'œstrogènes. À l'âge adulte, les filles porteuses du syndrome de Turner sont généralement plus petites que la moyenne, et souvent infertiles. Elles ont tendance à présenter par ailleurs un léger retard mental, surtout en ce qui concerne les mathématiques et les sciences.

Le syndrome de l'X fragile et les autres aberrations génétiques. Les recherches scientifiques établissent plusieurs causes génétiques du retard mental (Burton, 2006 ; Sharp *et al.*, 2006). La plus courante est le **syndrome de l'X fragile** (Hall, 2006 ; Huber, 2007). Celui-ci constitue la deuxième cause de retard mental en fréquence, après la trisomie 21. Cette perturbation est causée par un gène défectueux dans un secteur du chromosome sexuel X qui apparaît fragile, d'où le nom du syndrome. Le syndrome de l'X fragile cause une déficience intellectuelle chez les garçons (1 naissance sur 4 000) et chez les filles (1 naissance sur 8 000), mais le retard se révèle généralement moins grave chez celles-ci (Warren et Sherman, 2001, p. 1257-1290). Le syndrome de l'X fragile a des effets divers qui vont des difficultés d'apprentissage légères au retard très profond (l'enfant peut à peine parler et devient rarement autonome). Normalement, les femmes ont deux chromosomes X et les hommes, un seul. Ce double chromosome X semble procurer à celles-ci une certaine protection, dans la mesure où le gène

Syndrome de l'X fragile Forme de retard mental héréditaire provoquée par la mutation d'un gène sur le chromosome X.

défectueux apparaît sur un seul des deux chromosomes. C'est ce qui expliquerait pourquoi le syndrome de l'X fragile produit des effets généralement plus graves chez l'homme que chez la femme. Cependant, la mutation ne se manifeste pas toujours. Nombreux sont les porteurs – masculins et féminins – de ce syndrome qui ne montrent aucun de ses signes cliniques. Ils peuvent toutefois transmettre celui-ci à leur descendance. Des tests permettent de détecter la défectuosité génétique qui cause le syndrome de l'X fragile. À l'heure actuelle, ce syndrome ne peut être traité ; toutefois, les recherches génétiques sur ses racines moléculaires pourraient mener à des traitements efficaces dans un avenir plus ou moins rapproché (Huber *et al.*, 2002).

Phénylcétonurie Maladie génétique qui perturbe le métabolisme de la phénylalanine et entraîne une déficience intellectuelle si le patient n'adopte pas dès la naissance un régime alimentaire très strict.

La **phénylcétonurie** est une perturbation génétique dont la fréquence estimée oscille, selon les sources, entre 1 cas sur 10 000 naissances (Plomin, Owen et McGuffin, 1994) et 1 cas sur 15 000 naissances. Un gène récessif empêche l'enfant de métaboliser la phénylalanine, un acide aminé présent dans de nombreux produits alimentaires. À terme, la phénylalanine et l'acide phénylpyravique, son dérivé, s'accumulent dans le corps, endommagent le système nerveux central et engendrent une déficience intellectuelle. On peut détecter la phénylcétonurie chez le nouveau-né par l'analyse de l'urine ou du sang. Bien qu'il n'existe pas encore de traitement en tant que tel, l'adoption d'un régime alimentaire pauvre en phénylalanine dès la naissance permet de freiner l'aggravation du handicap ou de favoriser un développement normal. Les enfants atteints doivent prendre des suppléments protéiques pour éviter les carences alimentaires.

Différents tests prénataux permettent maintenant de détecter les aberrations chromosomiques et génétiques. Pratiquée de 14 à 15 semaines après la conception, *l'amniocentèse* consiste à prélever avec une seringue un échantillon du liquide amniotique dans la poche des eaux contenant le fœtus, puis à analyser des cellules fœtales pour y repérer d'éventuelles anomalies, par exemple la trisomie 21. Les analyses sanguines permettent par ailleurs de diagnostiquer d'autres perturbations chez les porteurs.

LES TROUBLES DES APPRENTISSAGES

De nombreuses recherches comportementales et biologiques sur les troubles des apprentissages s'intéressent à la dyslexie ; elles révèlent notamment différentes anomalies de l'activation cérébrale chez les enfants dyslexiques quand ceux-ci traitent l'information visuelle ou auditive (Paulesu *et al.*, 2001 ; Anthony et Francis, 2005). Les personnes dyslexiques confondent les graphèmes dont les correspondances phonétiques sont proches (« a » et « an », « s » et « ch », « u » et « ou ») ou dont les formes visuelles se ressemblent (« p » et « q », « d » et « b »), inversent les sons (« or » et « ro », « cri » et « cir ») ou en omettent (« bar » et « ba », « arbre » et « arbe »), ajoutent ou retranchent des lettres ou des syllabes (Marcelli, 2006). Elles ont par ailleurs du mal à distinguer certains phonèmes. Des chercheurs ont montré que l'activité cérébrale de l'hémisphère gauche est inférieure à la moyenne chez les enfants qui présentent des troubles de lecture (Breier *et al.*, 2003). Ce dysfonctionnement cérébral pourrait s'expliquer par une cause génétique, ce qui accréditerait l'hypothèse selon laquelle la dyslexie est attribuable à des facteurs génétiques (Meng *et al.*, 2006).

Des scientifiques ont discerné récemment deux formes principales de dyslexie ; la première serait plutôt d'origine génétique et la deuxième, d'origine environnementale (Morris, 2003 ; Shaywitz *et al.*, 2003). Les personnes présentant la première forme dyslexique tentent de compenser la défaillance de leur circuit neuronal par d'autres capacités cérébrales (Shaywitz, Mody et Shaywitz, 2006). Les individus chez qui on observe la deuxième forme possèdent un circuit neuronal intact et comptent davantage sur leur mémoire que sur des stratégies pour comprendre les mots écrits. Ce deuxième type serait relativement répandu chez les enfants. Au Québec, actuellement, les commissions scolaires ne procèdent pas à un dépistage systématique de la dyslexie. Par conséquent, il s'agit d'un problème méconnu, qu'on réduit à tort à une simple inversion de lettres ou de chiffres.

▲ *Le cerveau d'adultes dyslexiques.* Les clichés tomodensitométriques du cerveau de lecteurs non dyslexiques montrent qu'une activation plus marquée des réseaux de la lecture de l'hémisphère gauche est associée à de meilleures compétences en lecture. Les lecteurs dyslexiques, eux, utilisent davantage l'hémisphère droit. Les scientifiques espèrent que ces écarts d'activation dans des zones cérébrales spécifiques leur permettront un jour de mieux cerner, le cas échéant, les causes neurologiques de la dyslexie.

LES TROUBLES DE LA COMMUNICATION

Quelles sont les causes des troubles de la communication ? De nombreux chercheurs invoquent des facteurs génétiques et environnementaux. On soupçonne également des perturbations de la maturation cérébrale. Par exemple, si les origines du bégaiement ne sont pas encore totalement élucidées, la plupart des experts estiment que des facteurs génétiques et environnementaux interviendraient dans l'émergence et l'évolution de ce trouble (Shugart *et al.*, 2004 ; Starkweather, 2002). Les tomodensitométries cérébrales révèlent par ailleurs des anomalies dans l'organisation de l'activité neuronale dans certaines régions du cerveau chez les personnes atteintes de bégaiement (Ingham, 2003 ; Neumann *et al.*, 2003).

Ce trouble possède aussi une composante émotionnelle. Une démonstration récente indique que les enfants qui bégayent réagissent plus fortement aux stimuli ; dans des situations stressantes ou difficiles, ils se montrent souvent plus perturbés ou agités que la moyenne (Karrass *et al.*, 2006).

LE TROUBLE DÉFICITAIRE DE L'ATTENTION AVEC HYPERACTIVITÉ

Des facteurs héréditaires contribuent largement à l'émergence du TDAH. Des études menées sur des jumeaux monozygotes montrent en effet une cooccurrence de 80 % de l'un à l'autre : quand un jumeau est atteint du TDAH, l'autre l'est aussi dans 80 % des cas (Ministère de l'Éducation, du Loisir et du Sport du Québec, 2006). En outre, la plupart des enfants atteints du TDAH comptent au moins un membre de leur famille qui en souffre aussi. Au total, un quart des parents ayant des antécédents de TDAH ont des enfants qui en sont atteints. Bien que plusieurs gènes intervenant dans l'émergence du TDAH soient maintenant connus, les facteurs génétiques n'expliquent pas ce trouble à eux seuls.

Une lésion ou une infection cérébrale, un manque d'oxygène à la naissance ou d'autres complications néonatales peuvent augmenter le risque de TDAH. Les scientifiques qui considèrent le TDAH comme un trouble à part entière font porter l'essentiel de leurs recherches sur les facteurs organiques, plus particulièrement les lésions. Les facteurs génétiques joueraient également un rôle déterminant dans l'émergence du trouble. Le TDAH est plus fréquent dans certaines familles, ce que confirme la cooccurrence plus forte entre jumeaux monozygotes qu'entre jumeaux dizygotes (Waldman et Gizera, 2006). Les chercheurs soulignent toutefois que les gènes ne fonctionnent pas isolément, mais qu'ils s'expriment en interaction avec un environnement bien précis (Bradley et Golden, 2001). Ils tentent actuellement de détecter les gènes qui interviendraient spécifiquement dans l'apparition du TDAH (Langly *et al.*, 2004 ; Wigg *et al.*, 2002).

Les clichés d'imagerie fonctionnelle révèlent, chez les enfants atteints du TDAH, des dysfonctionnements de certaines parties du cerveau, en particulier le cortex préfrontal, qui régule l'attention et l'impulsivité (Fassbender et Schweitzer, 2006 ; Krain et Castellanos, 2006 ; Mackie *et al.*, 2007 ; Pliszka *et al.*, 2006 ; Shaw *et al.*, 2006 ; Smith *et al.*, 2006). La plupart des chercheurs estiment maintenant que le TDAH proviendrait d'une altération des fonctions cérébrales de contrôle exécutif qui permettent normalement de fixer l'attention et d'endiguer l'impulsivité (Casey et Durston, 2006 ; Winstanley, Eagle et Robbins, 2006).

LE TROUBLE DES CONDUITES ET LE TROUBLE OPPOSITIONNEL AVEC PROVOCATION

Comme pour beaucoup de troubles psychologiques, certains résultats expérimentaux indiquent que le trouble des conduites (TC) pourrait s'expliquer en partie par des facteurs génétiques (Scourfield *et al.*, 2004 ; Hudziak, 2001) ; les recherches permettent d'arriver à la même conclusion en ce qui concerne le trouble oppositionnel avec provocation (TOP). Ainsi, les chercheurs relèvent plus de comportements antisociaux chez les parents biologiques d'enfants adoptés présentant un TC que chez leurs parents adoptifs (Langbehn et Cadoret, 2001).

ÉTUDE DE CAS

DIMITRI, JAMAIS ASSIS

Dimitri, neuf ans, pose problème à l'école. Son enseignant se plaint de son comportement ; l'enfant a constamment la « bougeotte » et il est si agité qu'il empêche ses camarades de se concentrer. Il semble incapable de rester assis tranquillement. Il se trémousse tout le temps, erre dans la classe, parle aux autres enfants alors qu'ils travaillent. Le directeur de l'école a puni Dimitri plusieurs fois parce qu'il avait dépassé les bornes. Dernièrement, il s'est suspendu à un néon et n'arrivait plus à en redescendre.

Sa mère signale que le problème n'est pas nouveau. À trois ans, Dimitri était déjà très agité et capricieux. Il n'a jamais beaucoup dormi ; toujours réveillé avant le reste de la famille, il en profitait pour mettre la salle de séjour et la cuisine sens dessus dessous. À quatre ans, il a ouvert la porte d'entrée et s'est mis à déambuler dans la rue, parmi les voitures ; heureusement, un passant l'a tiré de ce mauvais pas.

Selon les tests psychologiques, Dimitri se situe dans la moyenne du point de vue de ses capacités scolaires ; toutefois, il n'a aucune capacité d'attention. Il ne s'intéresse ni aux émissions de télé, ni aux jeux, ni aux jouets qui exigent de la concentration. Les autres élèves ne l'apprécient pas beaucoup ; Dimitri préfère d'ailleurs rester seul à faire du vélo ou à jouer avec son chien. Il est devenu désobéissant à la maison comme à l'école et il a volé de petites sommes d'argent à ses parents et à ses camarades de classe.

Dimitri a pris du Ritalin, mais le traitement a été suspendu parce qu'il n'avait aucun effet sur la désobéissance ni sur les larcins. Il calmait toutefois l'agitation de l'enfant et améliorait sa capacité d'attention à l'école.

Source : Spitzer *et al.* (1989), p. 315-317.

Plusieurs recherches soulignent toutefois que les gènes doivent bénéficier d'un milieu propice pour déclencher le TC ou le TOP. L'interaction gènes/environnement a été démontrée pour la première fois par Cadoret, Yates, Troughton, Woodworth et Stewart (1995). Les enfants de parents présentant une personnalité antisociale, des problèmes de stress ou des difficultés conjugales, judiciaires ou psychiatriques sont exposés à un risque plus élevé de développer le TC ou le TOP. Autrement dit, certains enfants ont une prédisposition (vulnérabilité) génétique au TC ou au TOP, mais le développement de l'un de ces troubles n'est pas inéluctable. Les études les plus concluantes relèvent des associations spécifiques entre certains gènes des récepteurs dopaminergiques et le TDAH accompagné d'un TC, ou encore le TOP avec abus de psychotropes (cannabis, THC, ecstasy, etc.).

Un certain nombre de chercheurs penchent plutôt en faveur de l'hypothèse neurologique pour expliquer le TC ou le TOP. Ils pensent notamment qu'une stimulation insuffisante du cortex préfrontal pourrait être en cause.

L'ANXIÉTÉ ET LA DÉPRESSION CHEZ L'ENFANT

La vulnérabilité biologique au stress pourrait compter parmi les facteurs de risque de l'anxiété pédiatrique. Un déséquilibre chimique des hormones du stress (cortisol) dans le cerveau pourrait également contribuer au développement d'un trouble anxieux.

Des facteurs génétiques semblent par ailleurs intervenir dans l'apparition des symptômes dépressifs chez l'adolescent (O'Connor *et al.*, 1998). À l'adolescence comme à l'âge adulte, les membres du sexe féminin présentent des symptômes dépressifs plus marqués que leurs pendants masculins (Stewart *et al.*, 2004). Les filles qui restent passives devant leurs problèmes et les ressassent sans agir accroissent leur risque de dépression.

Le suicide chez l'enfant et l'adolescent

Il reste mal perçu d'évoquer la possibilité d'une influence biologique pour expliquer le suicide. Généticien et psychiatre de renommée internationale travaillant à l'Hôpital Douglas de Montréal, le Dr Gustavo Turecki souligne pourtant que les recherches confirment de plus en plus l'hypothèse d'une prédisposition biologique aux comportements suicidaires. Dans cette optique, le suicide ne serait pas seulement un phénomène social, psychiatrique ou psychologique. Il n'existe pas de «gène du suicide», ajoute le Dr Gustavo Turecki, mais plutôt des gènes de prédisposition. Ses recherches ont tout d'abord établi une perturbation d'un neurotransmetteur, la sérotonine, dans le cerveau de personnes qui s'étaient suicidées. Dans un cerveau sain, le bulbe rachidien comporte un noyau de neurones qui sécrète de la sérotonine; ce neurotransmetteur est ensuite distribué dans le cerveau. Les coupes du noyau montrent que les neurones des personnes suicidées produisent davantage de sérotonine, contrairement à ce que l'on aurait pu penser *a priori*. En dépit de cette abondante production, toutefois, le taux de sérotonine s'avère anormalement bas dans le lobe préfrontal. En d'autres termes, c'est l'acheminement de ce neurotransmetteur qui serait déficient. Au total, les recherches semblent démontrer un dysfonctionnement du lobe préfrontal, régulateur de l'impulsivité, chez les personnes qui se sont suicidées.

Il convient de souligner par ailleurs qu'environ 90 % des gens qui décident de s'enlever la vie souffrent d'au moins une maladie mentale, notamment la dépression majeure (40 %), la toxicomanie (40 %), la schizophrénie (7 %) ou le trouble bipolaire (10 %); or, les recherches ont établi que la génétique joue un rôle important dans ces maladies. Néanmoins, il n'est pas exclu que des personnes ne souffrant pas de maladie mentale soient par ailleurs prédisposées au suicide.

LES TROUBLES DES CONTRÔLES SPHINCTÉRIENS

Une étude danoise défend l'hypothèse d'une origine génétique en ce qui concerne l'*énurésie primaire* (qui touche les enfants qui n'ont jamais contrôlé leurs sphincters) et l'incontinence nocturne persistante (Eiberg, Berendt et Mohr, 1995). Certains gènes détermineraient en partie le contrôle moteur. Une telle détermination est certes envisageable; néanmoins, il est probable que des facteurs environnementaux et comportementaux entrent également en ligne de compte dans le développement de l'énurésie. L'*énurésie secondaire,* qui n'aurait apparemment aucune cause génétique, se définit par l'incontinence nocturne occasionnelle après l'apprentissage de la propreté.

Pour les enfants qui n'ont jamais maîtrisé leurs sphincters, l'*encoprésie* s'explique généralement par une lésion neurologique, par exemple le spina bifida, ou une infection, comme une encéphalite ou une encéphalopathie.

La dimension psychologique

Les troubles mentaux de l'enfance et de l'adolescence ne procèdent pas tous d'une même cause psychologique. Cependant, certains facteurs psychologiques peuvent les favoriser ou les déclencher.

LES TROUBLES ENVAHISSANTS DU DÉVELOPPEMENT

Les chercheurs distinguent cinq TED. Toutefois, aucune preuve scientifique n'établit avec certitude une quelconque cause psychologique – pour aucun d'entre eux. Certains scientifiques émettent toutefois des hypothèses, que nous présentons ci-après.

L'autisme

Les théories sur l'autisme suscitent toujours de vigoureux débats. Avec Kanner (1943), la psychanalyse a jeté un nouvel éclairage sur ce trouble, en s'intéressant prioritairement à la souffrance de l'enfant. Cette approche se trouve cependant contestée depuis quelques années, dans la foulée notamment de plusieurs découvertes en neurosciences, mais aussi en raison de la tendance actuelle à «biologiser» les troubles et à réduire l'autisme à un «simple» handicap, attribuable en partie aux pressions exercées par les associations de parents.

On croyait autrefois que le retrait autistique de l'enfant s'expliquait par un contact insatisfaisant avec des parents froids et distants, des «icebergs émotionnels» incapables d'établir des rapports chaleureux avec leurs enfants. En particulier, certains reprochent à Bettelheim d'avoir culpabilisé inutilement les parents. Ils oublient, ce faisant, que les professionnels des hôpitaux avaient tendance à se substituer aux parents à l'époque ; aujourd'hui, ils sollicitent plutôt leur participation.

La recherche sur les déficits cognitifs montre que les enfants autistes intègrent mal l'information qui leur parvient simultanément par plusieurs de leurs sens (Toichi *et al.*, 2002). Ces derniers semblent parfois hypersensibles à la stimulation ; en d'autres occasions, ils font preuve d'une telle insensibilité qu'un observateur externe pourrait les croire sourds. Les déficits perceptifs et cognitifs qu'ils présentent semblent diminuer leur capacité à exploiter l'information reçue pour comprendre, assimiler et respecter les normes sociales. Mais quelle en est la cause ? La question reste entière.

Du point de vue de la psychanalyse, plusieurs hypothèses tentent d'expliquer le trouble autistique. En ce sens, l'étudiante de W. R. Bion, F. Tustin (1977, 1989), a montré que les défenses des personnes autistes reposent sur l'*autosensorialité*. Il ne s'agit pas ici de l'*autoérotisme* typique du développement normal, mais d'une manière d'adhérer à des perceptions sensorielles (processus d'adhésion) comme si elles ne devaient jamais cesser. Par ailleurs, la découverte des agrippements très précoces chez les bébés (Ciccone et Lhopital, 2001) a permis de comprendre ces processus en tant qu'identifications adhésives, c'est-à-dire une volonté farouche de se contenir devant des angoisses impensables. Des chercheurs ont montré que l'enfant autiste résiste à l'établissement de tout lien entre les sens et se maintient au contraire dans un état de «démantèlement» (Meltzer, 1980), de découplage des sens entre eux. Démontrés par les neurosciences actuelles, ces résultats semblent indiquer que, contre toute apparence, les enfants autistes souffriraient en réalité d'angoisses extrêmes, par exemple des peurs de liquéfaction ou de précipitation (Houzel *et al.*, 2000) ; les adultes autistes qui écrivent sur leurs jeunes années confirment d'ailleurs ces hypothèses. Ces craintes s'expriment avec force à l'occasion des crises de colère, les «rages autistiques», et expliqueraient l'intolérance aux changements.

Du côté cognitif, le psychologue O. Ivar Lovaas et ses collègues (1979) avancent que les enfants autistes présenteraient des déficits perceptifs qui leur interdisent de traiter plus d'un stimulus à la fois. Ils mettraient donc beaucoup de temps à apprendre par le processus classique du conditionnement.

La théorie des apprentissages stipule que les enfants restent attachés aux premières personnes qui leur ont prodigué des soins. Cet attachement reposerait sur des associations, par exemple des renforcements primaires ressentis à l'occasion des repas et des câlins. Les enfants autistes, eux, constateraient l'arrivée du repas ou du câlin, mais sans établir de lien entre ces événements et leurs parents.

Le retard mental

Ainsi que nous l'avons souligné, il existe plusieurs formes de retard mental. Cette diversité pose d'ailleurs problème aux médecins et aux cliniciens, qui peinent parfois à déterminer la cause ou l'origine exacte du retard mental de leurs patients. Même du seul point de vue psychologique, il s'avère extrêmement difficile de nommer une cause unique du retard mental. Dans l'optique de l'apprentissage social, certaines hypothèses avancent qu'une insuffisance des stimulations dans l'enfance pourrait le déclencher. D'autres établissent des liens entre l'état émotif de la mère et le retard mental léger. Il semble en réalité plus probable que celui-ci (par exemple le stress ou la dépression) soit une conséquence, et non une cause, du trouble de l'enfant.

LES TROUBLES DES APPRENTISSAGES

Le manque d'estime de soi est généralement considéré comme le pivot des causes psychologiques des troubles des apprentissages. L'estime de soi de l'enfant ou de l'adolescent étant étroitement associée à la réussite scolaire, et vice-versa, tout échec dans ce domaine tend à la détériorer plus encore, alimentant ainsi un véritable cercle vicieux. S'il ne bénéficie pas d'une aide adéquate de la part des enseignants et des parents, l'enfant se trouve souvent complètement démuni devant son problème. Quand ils soulignent uniquement ses échecs, les adultes peuvent même accroître son niveau de stress et aggraver ses difficultés d'apprentissage. D'un point de vue neuropsychologique, plusieurs hypothèses sont avancées, mais peu de recherches ont été faites pour valider ces théories. L'une d'entre elles mérite toutefois qu'on s'y attarde. À l'aide de l'IRMf, Shaywitz et ses collaborateurs ont réussi à démontrer que la région temporopariétale gauche des personnes dyslexiques présentait une plus faible activation lorsqu'on soumettait celles-ci à un jugement de similarité sur différentes paires de stimuli visuels. Selon certaines hypothèses, il pourrait s'agir d'une mauvaise connexion neuronale entre les aires de Broca et Wernicke. Par ailleurs, d'autres recherches ont permis de constater une augmentation du corps calleux chez les dyslexiques. Il faudra attendre les résultats d'autres études pour en savoir davantage à ce sujet.

LES TROUBLES DE LA COMMUNICATION

L'anxiété sociale (ou la peur excessive du regard des autres) accentue les troubles de la communication (Kraaimaat, Vanryckeghem et Van Dam-Baggen, 2002). Dans le cas du bégaiement, le trouble de la communication le plus étudié de tous, l'approche psychodynamique ne l'assimile pas à une structure psychopathologique unique, mais insiste plutôt sur les trois temps qui donnent au symptôme trois sens différents : le temps de son apparition dans le milieu familial ; le temps où l'enfant s'en accommode (passage plus ou moins traumatique de la période de latence) ; le temps où, devenu adolescent puis adulte, le sujet donne à son bégaiement un sens qui lui est propre, et qui est déterminé par sa personnalité (Lebovici, 1996, p. 1620).

LE TROUBLE DÉFICITAIRE DE L'ATTENTION AVEC HYPERACTIVITÉ

Aucune donnée scientifique n'établit une cause psychologique au TDAH. L'approche psychodynamique propose cependant quelques hypothèses. Dans une optique plus clinique et psychodynamique, et d'après de récentes études (Golse, 2004 ; Bréjard et Bonnet, 2007 ; Joly, 2007), le TDAH pourrait s'expliquer par des angoisses de séparation ou des troubles de l'attachement. Sous l'apparence d'un comportement inattentif ou hyperactif sans but, l'enfant chercherait ainsi à se montrer réceptif à des détresses très primitives ne passant pas par la manifestation d'une angoisse ni la recherche directe d'une relation (Mellier, 2005). Comme le montre Athanassiou (Ménéchal *et al.*, 2001), le niveau de ces souffrances et leurs formes sont perceptibles dans l'analyse du contre-transfert du clinicien. Ces hypothèses psychopathologiques complexifient le point de vue qu'on peut avoir sur ce trouble.

LE TROUBLE DES CONDUITES ET LE TROUBLE OPPOSITIONNEL AVEC PROVOCATION

Certains chercheurs pensent que l'opposition s'explique par l'expression d'un tempérament sous-jacent de type «enfant difficile» (Rey, 1993). D'autres croient que des conflits parents-enfant non résolus ou qu'un contrôle parental excessivement strict seraient à l'origine de ces troubles.

Selon la théorie des apprentissages, les comportements oppositionnels résulteraient de la mise en œuvre, par les parents, de stratégies inefficaces de renforcement. Les parents renforceraient inutilement le comportement oppositionnel en cédant aux exigences de l'enfant, constituant un modèle qu'il reproduirait par la suite.

Pour la théorie psychodynamique, le trouble oppositionnel avec provocation (TOP) serait le signe d'une fixation au stade anal, au moment où l'apprentissage de la propreté suscite des conflits entre parents et enfant. Les conflits non résolus ressurgiraient ultérieurement sous la forme d'une rébellion contre les désirs parentaux, engendrant une relation sadomasochiste. La persistance du «non» et l'échec de la «destruction de l'objet» pourraient également être en cause (Roussillon, 2007).

L'enfant n'arrive pas à construire une frontière psychique suffisamment ferme et protectrice entre lui et ses parents. Ses tentatives répétées d'opposition constitueraient un appel pour se construire de manière plus indépendante. L'établissement de liens tyranniques permettrait de garder indirectement une certaine dépendance par rapport aux parents. L'emprise sur l'autre est à la mesure des souffrances non reconnues qui découlent de la dépendance.

Les troubles des conduites (TC), eux, relèveraient de problèmes plus profonds, car ils toucheraient à la sécurité interne du sujet et à la construction de son moi et de ses rapports aux autres. Si les chercheurs pensent généralement que ces comportements résultent d'une défaillance du surmoi, il convient aussi de souligner que ces derniers sont avant tout la conséquence de blessures précoces qui n'ont pas permis l'intériorisation d'une contenance suffisante pour les pensées et les excitations de l'enfant. Le moi est endommagé. La «violence fondamentale» n'est pas enchevêtrée dans la dynamique pulsionnelle, selon Bergeret; le sujet se heurte à des problèmes radicaux d'existence qui peuvent se formuler de la manière suivante: «C'est moi ou l'autre.»

Kohut parle ainsi de «rage narcissique» (Kohut, 1971). Le travail en prison montre la difficulté des criminels à éprouver les conséquences de leurs méfaits. Parfois, en-deçà d'une volonté bien hypothétique, il faut alors s'interroger sur la présence de défenses psychopathologiques – contre des terreurs irreprésentables – qui nient toute existence aux affects et utilisent le «recours à l'acte» dans le cadre d'une économie de survie plutôt que dans une possibilité de fantasmer. Le passage par les conduites constitue souvent un enjeu «économique» pour le sujet; il doit gérer un trop-plein d'excitations qui risquent de l'envahir. Une fuite dans l'agir se met alors en place. Philippe Jeammet parle ainsi de conduites d'«autosabotage» chez les adolescents. Dans cette perspective métapsychologique, l'acte se réduit à un agir, à une voie de décharge, immédiate et non symbolisante. Les enfants aux comportements perturbateurs ont aussi tendance à déformer leurs communications avec autrui. Par exemple, ils peuvent penser, à tort, que les autres veulent les rendre malades, ou ils les accusent des ennuis qu'ils provoquent. Sans en détenir la moindre preuve, ils croient souvent être «regardés de travers». Ils peuvent aussi manifester d'autres déficits cognitifs, par exemple une incapacité à imaginer une réponse non violente aux conflits. Le travail réalisé au cours de la petite enfance prend ici toute son importance, dans la mesure où il intervient en amont de l'apparition des troubles du comportement et pourrait expliquer en partie leur émergence (Mazet et Stolleru, 1988).

L'ANXIÉTÉ ET LA DÉPRESSION CHEZ L'ENFANT

Les perspectives théoriques sur le trouble de l'anxiété chez l'enfant recoupent, jusqu'à un certain point, les explications du trouble de l'anxiété chez l'adulte. Les enfants et les adolescents ayant une piètre estime d'eux-mêmes et une faible capacité d'adaptation sont plus susceptibles de développer un trouble anxieux ou une dépression.

Selon la théorie psychanalytique, les anxiétés et les craintes des enfants, comme celles des adultes, symbolisent des conflits inconscients. Mais quel rôle cette anxiété joue-t-elle dans le conflit psychique? Dans un contexte névrotique, l'angoisse ou l'anxiété signe clairement l'échec de la résolution d'un conflit intrapsychique qui met en opposition des tendances contradictoires internes. Par contre, certains types d'anxiété s'expliquent plutôt par une insécurité liée à un sentiment d'identité encore très dépendant de l'adulte, ce qui renvoie aux pathologies limites. D'autres types semblent plus profondément inscrits dans le corps même de l'enfant et s'accompagnent de terreurs majeures, signes de perturbations pathologiques plus proches des troubles envahissants du développement (TED) et des psychoses (Roussillon, 2007).

Les cognitivistes s'intéressent en priorité au rôle des biais cognitifs. Les enfants anxieux présentent souvent des altérations cognitives constatées chez les adultes souffrant de troubles anxieux; par exemple, ils interprètent les situations ambiguës comme étant menaçantes et s'attendent toujours au pire (Hadwin, Garner et Perez-Olivas, 2006; Kazdin, 2003). Ils ont également tendance à s'engager dans un discours intérieur négatif (Kendall et Treadwell, 2007). Associée à une confiance en soi déficiente, la certitude que le pire est inévitable favorise l'évitement des activités redoutées, que ce soit avec les amis, à l'école et ailleurs. Ces attentes négatives intensifient aussi les sentiments d'inquiétude, à un point tel qu'elles compromettent la réussite scolaire ou la performance sportive.

Les théoriciens de l'apprentissage suggèrent que l'anxiété généralisée peut s'expliquer par une peur du rejet ou de l'échec. Cette crainte sous-jacente du rejet ou les sentiments d'inadéquation s'étendent graduellement à la plupart des situations d'interactions sociales ou de réussite. Les facteurs génétiques semblent aussi contribuer au développement des troubles de l'anxiété chez l'enfant, y compris l'anxiété de séparation et les phobies spécifiques (Bolton *et al.*, 2006).

Quand l'enfant grandit et que ses capacités cognitives se développent, certains facteurs cognitifs, par exemple la pensée négative, semblent jouer un rôle plus important dans l'apparition de la dépression (Garber, Keiley et Martin, 2002). Comme l'adulte, l'enfant ou l'adolescent dépressif adopte souvent un style cognitif caractérisé par des attitudes négatives envers soi et l'avenir (Garber, Weiss et Shanley, 1993). Son style d'attribution est aussi moins secourable et plus pessimiste que celui de l'enfant ou de l'adolescent non déprimé. En d'autres termes, il attribue les événements négatifs à des causes internes, stables et globales, et les événements positifs à des causes externes, instables et spécifiques. Les chercheurs constatent ces profils de distorsion de la pensée chez les enfants déprimés d'autres cultures, ainsi qu'en témoigne l'étude de Hong-Kong (Leung et Poon, 2001) ou différentes recherches européennes (Garnefski, Kraaij et Spinhoven, 2001).

Les distorsions cognitives des enfants déprimés se focalisent sur les points suivants : (1) pessimisme (certitude que le pire va se produire) ; (2) «catastrophisation» (pensée catastrophique) des conséquences des événements négatifs ; (3) attribution d'une responsabilité personnelle aux résultats négatifs, même quand cette certitude n'est pas justifiée ; (4) minimisation des réussites et prise en considération exclusive des aspects négatifs des événements. Bien qu'il existe des liens entre les facteurs cognitifs et la dépression, on ignore quelles sont la cause et la conséquence : les enfants deviennent-ils déprimés à cause d'une structure mentale dépressive, ou est-ce la dépression qui induit une telle structure ? Les deux phénomènes influent probablement l'un sur l'autre.

Le suicide chez l'enfant et l'adolescent

Les principaux facteurs psychologiques du suicide chez l'enfant et l'adolescent sont les suivants : dépression (30 % des cas) ; troubles anxieux ; personnalité antisociale ; délinquance.

Les pensées catastrophiques jouent clairement un rôle de premier plan dans des cas tragiques de ce type. Les recherches sur le suicide chez l'adulte le confirment ; les jeunes qui tentent de se suicider appliquent ce faisant une «stratégie de résolution de problèmes» pour faire face aux situations stressantes. Ils ne voient aucune autre issue pour sortir d'une situation qu'ils considèrent comme un échec. Les idéaux adolescents sont également en cause : les jeunes se sentent nécessairement inférieurs par rapport à ces normes idéales. Comme dans le cas des adultes, les thérapeutes confrontent les jeunes qui ont des pensées suicidaires à leurs pensés irréalistes ou à leurs distorsions cognitives afin que ceux-ci envisagent le recours à d'autres stratégies pour gérer leurs problèmes et leur stress. À l'heure actuelle, nombre d'écoles ont instauré des programmes de prévention du suicide, qui incluent le dépistage des signes avant-coureurs. Il reste toutefois à faire la preuve de leur efficacité (Gould *et al.,* 2003).

LES TROUBLES DES CONTRÔLES SPHINCTÉRIENS

Les théoriciens de l'apprentissage montrent que l'énurésie survient plus souvent chez les enfants que les parents ont tenté très tôt d'éduquer à la propreté. Les premiers échecs peuvent avoir associé un sentiment d'anxiété aux efforts de contrôle de la vessie. Cette anxiété conditionnée provoque alors l'élimination urinaire au lieu de la freiner.

D'un point de vue psychodynamique, l'énurésie peut signaler l'expression inconsciente d'une hostilité envers les parents, ou d'un mal-être corporel. Elle peut exprimer un désir de transgression, la miction étant assimilée à un plaisir sexuel (Dolto, 1984), constituer une régression en réponse à la naissance d'un petit frère ou d'une petite sœur, ou manifester une réaction à d'autres stress ou changements de vie, par exemple l'entrée à l'école ou la souffrance vécue en raison de la perte d'un parent ou d'un autre membre de la famille.

La théorie psychologique explique souvent l'encoprésie par une régression. L'enfant peut aussi se servir de ce moyen, souvent de façon inconsciente, pour exprimer un conflit qui l'oppose à ses parents.

La dimension sociale

Bien que la plupart des troubles mentaux touchant les enfants et les adolescents soient d'origine biologique, la dimension sociale de leur développement ne doit pas être négligée.

LES TROUBLES ENVAHISSANTS DU DÉVELOPPEMENT

L'autisme

Certains sites Web et recherches établissent un lien entre l'autisme et le thimérosal, un ingrédient présent dans certains vaccins. Ayant étudié ces allégations à la lumière des données scientifiques les plus récentes, Santé Canada conclut qu'il n'existe *aucun lien* entre l'autisme et les vaccins contenant du thimérosal. Des organismes internationaux tels que l'Organisation mondiale de la santé, la Food and Drug Administration (FDA) et l'Institute of Medicine des États-Unis partagent cet avis.

Le retard mental

Certains facteurs environnementaux de l'enfance pourraient favoriser le retard mental, notamment l'exposition à un milieu de vie comportant peu d'activités intellectuellement stimulantes. La plupart des cas de retard mental sont considérés comme légers et ne s'expliquent apparemment ni par une cause biologique, ni par un dysfonctionnement physique. Des facteurs psychosociaux peuvent contribuer au retard mental, par exemple un environnement familial carencé, un contexte social peu stimulant du point de vue intellectuel, ou des parents défaillants ou maltraitants. Aux États-Unis, ces cas sont diagnostiqués comme **retards familiaux et culturels**.

Retard familial et culturel
Forme légère de déficience intellectuelle due à l'insuffisance des stimulations psychologiques dans l'environnement quotidien et familial.

Dans ces familles carencées ou «à problèmes multiples», les enfants manquent de jouets, de livres ou d'interactions avec des adultes dans un contexte riche en stimulations intellectuelles. Par conséquent, leurs compétences langagières se développent peu et ils n'acquièrent pas une motivation suffisante pour apprendre. Les difficultés économiques obligent parfois les parents à occuper plusieurs emplois ; ils ont donc peu de temps pour lire des histoires à leurs enfants, les aider à faire leurs devoirs ou jouer avec eux. Les enfants risquent alors de passer tout leur temps «collés» devant la télévision. Les parents, qui ont souvent été eux-mêmes élevés dans la pauvreté, ne possèdent pas toujours des compétences suffisantes en lecture et en communication pour aider leur progéniture. La spirale de la pauvreté et de l'appauvrissement du développement intellectuel se creuse ainsi de génération en génération.

Dans les retards mentaux de ce type, l'enfant peut réagir très favorablement aux expériences pédagogiques enrichissantes, surtout dans la petite enfance. Plusieurs programmes sociaux et campagnes de prévention ont ainsi permis à ces enfants à risque d'acquérir finalement les compétences normales pour leur âge (Barnett et Escobar, 1990).

Des facteurs prénataux. Certains cas de retard mental s'expliquent par des infections maternelles ou la toxicomanie de la mère pendant la grossesse. Par exemple, la rubéole maternelle peut se transmettre à l'enfant et causer des dommages cérébraux ainsi qu'un retard mental. D'autres infections maternelles peuvent également entraîner une arriération mentale chez l'enfant, par exemple la syphilis, les infections aux cytomégalovirus ou l'herpès génital. Ces infections pourraient aussi jouer un rôle dans l'émergence de l'autisme, mais les recherches ne s'avèrent pas encore concluantes à cet égard.

Les campagnes de prévention de la rubéole avant la grossesse et les tests de syphilis pendant celle-ci ont réduit considérablement le risque de transmission de ces infections aux nouveau-nés. La plupart des enfants qui contractent l'herpès génital par leur mère sont infectés au moment de l'accouchement, s'ils naissent par voie vaginale. La naissance par césarienne peut par contre empêcher la transmission virale à l'accouchement.

Les drogues que la mère consomme pendant la grossesse risquent de passer du placenta au fœtus. Certaines provoquent des difformités congénitales graves ainsi qu'un retard mental. Les enfants dont les mères consomment des quantités excessives d'alcool pendant la grossesse sont atteints du *syndrome d'alcoolisme fœtal*, l'une des causes les plus fréquentes d'arriération mentale.

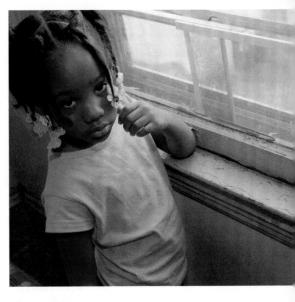

▲ *Les dangers environnementaux.* Certains dangers environnementaux, par exemple la peinture à base de plomb, exposent les enfants à des détériorations cérébrales susceptibles d'entraîner un retard mental (saturnisme dans le cas du plomb).

Plusieurs complications à la naissance, par exemple la privation d'oxygène ou les contusions cérébrales, accroissent le risque de troubles neurologiques chez l'enfant, y compris le retard mental. La prématurité augmente aussi ce risque et celui d'autres problèmes de développement. Les infections cérébrales telles que l'encéphalite et la méningite ou les chocs traumatiques chez le nourrisson ou dans la petite enfance peuvent causer un retard mental et d'autres problèmes de santé. Les enfants qui ingèrent certaines toxines, par exemple des éclats de peinture contenant du plomb, peuvent aussi subir des détériorations cérébrales qui entraînent des déficits intellectuels (saturnisme dans le cas de l'intoxication par le plomb).

LES TROUBLES DES APPRENTISSAGES

Il n'existe guère de données scientifiques sur les causes sociales possibles des troubles des apprentissages. Cette rareté des données s'explique notamment par le fait qu'il est impossible de diagnostiquer un trouble des apprentissages uniquement à partir de facteurs sociaux ou économiques. Plusieurs études indiquent toutefois que ces troubles sont souvent associés à la pauvreté et aux problèmes familiaux et sociaux qui s'y rattachent.

LES TROUBLES DE LA COMMUNICATION

Des études cliniques avancent que des conflits familiaux seraient à l'origine des troubles de la communication et des apprentissages. Cependant, la plupart des données scientifiques infirment cette hypothèse. En fait, les conflits pourraient apparemment activer ou aggraver ces troubles, mais pas les causer. La pauvreté et le contexte familial comptent également au nombre des facteurs à prendre en considération dans l'analyse étiologique des troubles de la communication. De plus, le modèle d'enseignement en vigueur dans les écoles québécoises n'est peut-être pas adapté à tous les enfants, particulièrement les garçons. Enfin, les pays industrialisés valorisent grandement la réussite scolaire ; il n'est donc pas étonnant que les troubles de la communication et des apprentissages y soient diagnostiqués plus fréquemment que dans les pays non industrialisés. Un certain nombre de problèmes qui semblent ici majeurs passent probablement inaperçus ailleurs qu'en Occident.

LE TROUBLE DÉFICITAIRE DE L'ATTENTION AVEC HYPERACTIVITÉ

Le TDAH est beaucoup plus fréquent chez les enfants dont les mères ont fumé pendant la grossesse (Milberger *et al.*, 1996). D'autres facteurs exogènes pourraient aussi être en cause, par exemple les milieux familiaux très conflictuels, le stress émotionnel

R É P O N S E
V É R I T É OU F I C T I O N

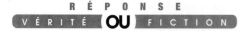

Le tabagisme pendant la grossesse augmente le risque du trouble déficitaire de l'attention avec hyperactivité chez l'enfant. V

Les femmes qui fument pendant leur grossesse augmentent le risque que leur enfant développe un TDAH.

pendant la grossesse ou l'insuffisance des compétences parentales devant le problème de l'enfant.

L'exposition à certaines substances toxiques (alcool, tabac, plomb, pesticides, etc.) pendant la vie fœtale expliquerait de 10 à 15 % des cas (Ministère de l'Éducation, du Loisir et du Sport du Québec, 2006). D'autres facteurs environnementaux, dont certains sont encore inconnus à ce stade, contribuent probablement à l'apparition du TDAH chez des enfants génétiquement prédisposés.

LE TROUBLE DES CONDUITES ET LE TROUBLE OPPOSITIONNEL AVEC PROVOCATION

Selon le *DSM-IV-TR*, les enfants dont l'un des parents biologiques ou adoptifs présente une personnalité antisociale et ceux dont un frère ou une sœur est lui-même atteint d'un trouble des conduites (TC) sont exposés à un risque accru de développer ce trouble.

Le TC survient souvent dans le contexte d'une détresse parentale, par exemple à l'occasion de conflits conjugaux incessants. Une discipline trop coercitive et une insuffisance des limites imposées à l'enfant constituent également des facteurs de risque du TC (Kilgore, Snyder et Lentz, 2002). Ces lacunes parentales favorisent le manque d'empathie envers autrui et l'absence d'autolimites caractéristiques des comportements des enfants perturbés.

Selon le *DSM-IV-TR*, le trouble oppositionnel avec provocation (TOP) est plus fréquent dans les familles marquées par un conflit conjugal grave. Les facteurs familiaux interviennent aussi dans le développement du TC. Certaines formes de TC émergent à la faveur de styles éducatifs inefficaces caractérisés par le fait que les parents se montrent incapables d'apporter une réponse adaptée au problème et imposent une discipline exagérément stricte et incohérente. Les enfants présentant un TC évoluent souvent dans des contextes familiaux négatifs et coercitifs. Ils se montrent généralement très exigeants et désobéissants envers leurs parents et d'autres membres de la famille. Les adultes leur répondent par la menace, les cris ou la contrainte physique. Les enfants risquent alors de se faire agresser par leurs parents, qui peuvent les pousser, les frapper ou leur asséner des coups de pied. Les parents d'enfants présentant un TOP grave ont très souvent une personnalité antisociale ou souffrent de problèmes de toxicomanie (Frick *et al.*, 1992). Il est probable que les enfants, par imitation, adoptent les comportements antisociaux de leurs parents.

Dans d'autres cas, l'adolescent ne trouve personne contre qui se révolter pour vivre sa « crise d'adolescence » de manière qu'elle devienne structurante pour lui. Il peut par exemple être élevé par un père démissionnaire, mal à l'aise dans la société, et par une mère dépressive ou trop proche. Les passages à l'acte représenteraient alors autant de tentatives pour trouver une réponse aux problèmes identitaires.

L'ANXIÉTÉ ET LA DÉPRESSION CHEZ L'ENFANT

Toute situation difficile, par exemple la pauvreté, le stress, un deuil, un divorce, le fait d'être séparé de sa famille à un très jeune âge, un conflit familial, des parents trop sévères ou l'insuffisance du réseau social, est susceptible de favoriser l'anxiété ou la dépression chez l'enfant.

La dépression et le comportement suicidaire chez l'enfant sont souvent associés à des problèmes et à des conflits familiaux. Les enfants exposés aux événements stressants qui touchent la famille, par exemple les conflits parentaux ou le chômage, sont exposés à un risque accru de dépression (Nolen-Hoeksema, Girgus et Seligman, 1992 ; Rudolph, Kurlakousky et Conley, 2001). Le rejet et le manque de soutien social par des amis ou des membres de la famille contribuent aussi à la dépression chez l'adolescent (Nolan, Glynn et Garber, 2003). La dépression adolescente peut émerger dans la foulée d'événements difficiles tels qu'un conflit avec les parents ou l'échec scolaire. Chez les filles, la perturbation des comportements alimentaires et le mal-être corporel qui survient souvent à la puberté constituent aussi des facteurs de risque de dépression majeure à l'adolescence (Stice *et al.*, 2000). Soulignons toutefois que la relation entre la perte d'un parent dans l'enfance et l'apparition d'une dépression postérieure (dans l'enfance ou l'adolescence) n'est pas établie scientifiquement. Certaines études témoignent d'une telle corrélation ; d'autres ne la constatent pas (Lewinsohn *et al.*, 1994).

Le suicide chez l'enfant et l'adolescent

On entend parfois dire que les enfants et les adolescents qui parlent de suicide cherchent seulement à exprimer leurs sentiments négatifs et à se soulager de tensions. En fait, la plupart des jeunes qui passent à l'acte ont émis des signaux d'alarme avant leur tentative (Bongar, 2002). Quand un enfant ou un adolescent parle de ses projets de suicide, c'est généralement qu'il compte les mettre en œuvre. Les parents ont malheureusement souvent tendance à ne pas prendre au sérieux les propos suicidaires de leurs enfants.

En plus de l'avancée en âge, les facteurs suivants accentuent le risque suicidaire chez les enfants et les adolescents (USDHHS, 1999 ; Lewinsohn *et al.*, 2001 ; Wu *et al.*, 2001 ; Fergusson et Woodward, 2002 ; NIMH, 2003 ; Pelkonen et Marttunen, 2003).

- *Le genre.* Les tentatives de suicide sont trois fois plus nombreuses chez les filles que chez les garçons. Cependant, ces derniers, comme les hommes, risquent plus de se donner effectivement la mort.

- *La dépression et le désespoir.* Comme chez l'adulte, la dépression joue un rôle majeur dans le suicide chez l'enfant et l'adolescent, particulièrement quand elle s'accompagne de sentiments de désespoir et d'une faible estime de soi.

- *Un comportement suicidaire antérieur.* Un quart des adolescents qui tentent de se donner la mort n'en sont pas à leur première tentative. Plus de 80 % des adolescents qui se suicident avaient déjà tenté de le faire auparavant. Les jeunes suicidaires peuvent porter des armes (notamment dans les pays où elles sont en vente libre), parler de la mort, planifier leur suicide ou s'engager dans des comportements à risque. Le taux de récidive s'établit à environ 20 % chez les adolescents de 15 à 19 ans.

- *Un abus sexuel antérieur.* Une étude australienne montre que les jeunes qui ont été victimes d'abus sexuels sont exposés à un risque de suicide au moins 10 fois supérieur à la moyenne nationale (Plunkett *et al.*, 2001). Environ un tiers de ces jeunes font une tentative de suicide ; dans le groupe témoin composé de personnes qui n'ont pas subi d'abus sexuels, aucune tentative de suicide n'est relevée.

- *Les problèmes familiaux.* Les problèmes familiaux, par exemple l'instabilité et les conflits familiaux, la maltraitance physique ou sexuelle, la perte d'un parent (à la suite de son décès ou d'une séparation), un manque de communication entre l'enfant et ses parents, accroissent le risque de tentative de suicide.

- *Les événements stressants.* Chez les jeunes, beaucoup de suicides sont directement précédés d'un événement stressant ou traumatique, par exemple une rupture amoureuse, une grossesse non voulue, une arrestation, des problèmes scolaires, l'arrivée dans une nouvelle école ou l'imminence d'un examen important.

- *La toxicomanie.* La consommation de drogues dans la famille de l'adolescent ou par l'adolescent lui-même constitue aussi un facteur de risque.

- *La contagion sociale.* Le suicide d'un adolescent déclenche parfois une vague de suicides, surtout si son geste a été largement publicisé. Certains adolescents ont tendance à idéaliser le suicide, le considérant comme un acte héroïque de défi. On relève souvent plusieurs suicides ou tentatives chez les frères et sœurs, les amis, les parents ou les autres adultes de la famille d'un adolescent suicidaire. Il est possible que le suicide d'un proche ou d'un camarade d'école permette d'envisager la mort comme une réponse au stress ou comme un moyen de vengeance. Il est possible aussi qu'il donne à l'adolescent l'impression d'être « condamné » à se suicider. Quoi qu'il en soit, les suicides d'adolescents essaiment dans certains entourages, notamment chez les jeunes qui sont soumis à la pression de la concurrence scolaire, par exemple pour entrer dans une école ou une faculté prestigieuse. C'était notamment le cas de Patricia (voir encadré page suivante).

ÉTUDE DE CAS

PATRICIA, CATHERINE ET JOSIANE

Âgée de 18 ans, Patricia est extrêmement attirante. Elle a été hospitalisée après s'être ouvert les poignets. «Avant que nous ne quittions notre petite ville de province pour nous établir à Montréal, raconte-t-elle au psychologue, j'étais la plus brillante de ma classe. Les enseignants m'aimaient bien. Après le déménagement, ce n'était plus pareil. Dans ma nouvelle classe, tout le monde était brillant – ou essayait de l'être. Tout à coup, je n'étais plus qu'une étudiante comme les autres, qui voulait réussir ses études et aller à l'université, comme tout le monde.

Les enseignants étaient sympathiques, mais j'ai vite vu qu'ils ne me remarquaient pas spécialement, et cela m'a profondément blessée. Nous étions tous acharnés à réussir. Nous savions que seulement un petit pourcentage d'entre nous réussirait au bout de ces deux années d'étude. Et puis il y a eu Catherine. C'était la plus brillante! Elle était toujours première. Mais elle n'a pas réussi à passer en deuxième année; elle a dû perdre ses moyens à l'examen. Ses parents sont venus voir les responsables, mais rien n'y a fait. Elle avait échoué et devait recommencer à zéro. Et puis, il y a eu Josiane, une fille dont j'étais très, très proche. À la fin de l'année, elle a eu des problèmes dans sa famille; elle ne pouvait plus suivre. Elle a décroché. Je me suis retrouvée toute seule. Comment pouvais-je y arriver? Catherine et Josiane étaient toutes deux meilleures que moi! Je n'avais aucune chance… Dans ce cas, pourquoi se tracasser avec tout ça?

Bien que plusieurs facteurs puissent contribuer à expliquer le suicide chez l'enfant ou l'adolescent, les problèmes familiaux comptent parmi les principales raisons invoquées par les jeunes suicidaires. Le suicide ou la tentative survient très souvent dans un climat familial pathogène marqué par exemple par des conflits parentaux et conjugaux, des abus physiques ou psychologiques, de la négligence, un climat de violence, l'alcoolisme parental, l'abandon de l'enfant ou de l'adolescent par l'un de ses parents, ou le manque de communication. Les ruptures amoureuses et les soucis scolaires constituent également des facteurs de risque à ne pas négliger.

LES TROUBLES DES CONTRÔLES SPHINCTÉRIENS

Certains stresseurs psychosociaux semblent expliquer l'énurésie secondaire, par exemple la naissance d'un frère ou d'une sœur, une hospitalisation entre l'âge de deux et quatre ans, l'entrée à l'école, un déménagement, un divorce ou un décès dans la famille. La naissance d'un petit frère ou d'une petite sœur, un désir de vengeance et les difficultés scolaires constituent des déclencheurs possibles de l'encoprésie.

10.4 LES TRAITEMENTS DES TROUBLES PSYCHOPATHOLOGIQUES CHEZ L'ENFANT ET L'ADOLESCENT

Depuis quelques années, les traitements des troubles psychopathologiques chez l'enfant et l'adolescent ont beaucoup évolué, en grande partie en raison de l'avancement des neurosciences. Il n'existe cependant pas de recette miracle pour traiter ces troubles; pour certains d'entre eux, le traitement en est seulement à l'étape embryonnaire. Le recours à certaines méthodes permet d'améliorer la vie du jeune, sans toutefois le guérir. Nous présentons ici les méthodes de traitement multidimensionnelles les plus courantes.

L'autisme

Il n'existe pas de remède unique à l'autisme, mais différentes structures, méthodes et thérapies. Nous allons faire le point sur les pratiques actuelles et indiquer les grandes lignes des débats sur la question.

Le dépistage précoce doit être considéré comme une priorité. Beaucoup de parents d'enfants en très bas âge présentant des signes d'autisme tardent à consulter en se disant que «cela passera». Cet attentisme s'explique peut-être par le fait que l'enfant autiste ne pose pas forcément de problèmes éducatifs au tout début de sa vie. Par ailleurs, les parents se sentent vite coupables quand ils commencent à soupçonner un problème relationnel chez leur bébé. Ainsi que nous l'avons vu, les chercheurs s'accordent pourtant à considérer que le dépistage précoce augmente considérablement les chances de progrès, car la pathologie n'est pas fixée à son émergence : elle évolue. Les scientifiques ont inventé plusieurs échelles d'évaluation, notamment l'Alarme Détresse Bébé (ADBB) (Guedeney, 1999), pour repérer différents problèmes chez les enfants en très bas âge. Par ailleurs, des associations et des programmes, par exemple PréAut (Prévention Autisme), ont publié des documents spécialisés (Crespin, 2008).

On assiste actuellement au développement de différents types d'interventions éducatives, pédagogiques et thérapeutiques centrées sur l'autisme (Baghdadli *et al.*, 2004). Aux États-Unis, les programmes de traitements comportementaux sont les plus employés pour ce trouble. Nombreux sont les praticiens qui optent pour les principes de la théorie des apprentissages, lesquels améliorent significativement la communication et réduisent les comportements anormaux (Zachor *et al.*, 2007 ; Matson, 2006 ; Sherer et Schreibman, 2005 ; Wallis, 2006). Aucun autre traitement n'a encore produit de résultats comparables. Selon les méthodes de conditionnement, les thérapeutes et les parents s'engagent dans un travail minutieux et appliquent systématiquement un programme de récompenses et de punitions légères pour augmenter la capacité de l'enfant à prendre garde à autrui, à jouer avec les autres enfants, à développer ses compétences scolaires et à renoncer aux comportements d'automutilation. Intensives et structurées, ces méthodes font intervenir de nombreuses personnes pour une même tâche. Dans une étude désormais classique, le psychologue O. Ivar Lovaas a démontré les impressionnants bienfaits que les enfants autistes peuvent retirer d'une telle méthode, mise en œuvre 40 heures par semaine pendant au moins 2 ans (Lovaas, 1987). Toutefois, ce programme, qui nécessite la présence d'une personne par enfant, coûte très cher et n'est donc pas accessible à tous (Carey, 2004 ; Gross, 2004 ; Smith, 1999). Les enfants qui y répondent le mieux en début de traitement sont également ceux qui en tirent le plus de profit à long terme.

Au Québec, plusieurs associations de parents essaient de promouvoir cette méthode de conditionnement, couramment appelée «ABA» (Applied Behavioral Analysis). D'autres méthodes sont aussi employées, par exemple la TEACCH (Treatment and Education of Autistic and related Communication Handicapped), qui est la plus connue. Celle-ci constitue un traitement pour l'éducation des enfants autistes présentant des troubles associés de la communication. Créée aux États-Unis, elle se déploie dans le cadre d'un programme éducatif très structuré, mais qui ne repose pas sur les méthodes de conditionnement spécialisé. Toute l'organisation de la classe, du temps et des activités doit faire l'objet d'un repérage rigoureux, notamment au moyen de pictogrammes visuels. Ses principes sont appliqués de manière plus ou moins exacte selon le cas (Roge, 2003). Signalons également la thérapie d'échange et de développement (TED) développée à Tours, en France, et qui s'appuie davantage sur une conception neurodéveloppementale de l'autisme (Adrien, 1996 ; Barthélémy, Hameury et Lelord, 1998).

Les psychothérapies d'orientation analytique sont indiquées dans les cas d'autisme et procurent des résultats significatifs (Tustin, 1977 ; Laznik-Penot, 1995 ; Hochmann, 1984 ; Houzel *et al.*, 2000). Elles consistent d'abord à permettre la création d'une fonction contenante, c'est-à-dire d'encadrer l'enfant, pour qu'il puisse éprouver ses angoisses sans trop de terreur et construire ses relations. Le traitement peut être envisagé de manière strictement pédiatrique ou sous la forme d'une psychothérapie mère-enfant pour les très jeunes sujets (Geissmann et Houzel, 2000, 2003). D'autres méthodes peuvent également être employées, par exemple la thérapie de groupe et les médiations telles que les jeux d'eau, la peinture ou le modelage. Dans tous les cas, ce travail exige la participation des parents ainsi que des soins institutionnels et des activités éducatives et pédagogiques déployés dans un milieu spécialisé ou adapté.

Le débat actuel porte sur l'efficacité respective des différentes approches et sur la mise en œuvre d'une politique générale qui permettrait de faire face aux besoins institutionnels. Pour certains chercheurs, l'aspect thérapeutique longtemps privilégié par la psychanalyse devrait s'effacer devant les nécessités éducatives. Pour d'autres, l'objectif consisterait plutôt à concilier les deux (Haag, 2005 ; Barthélémy, 2005), sans exclure ni l'une ni l'autre approche. Les interventions des associations de parents changent la donne d'un débat autrefois réservé aux professionnels, mais qui ne peut plus rester confiné à leur sphère.

Les traitements médicamenteux se limitent pour l'essentiel aux molécules qui endiguent les comportements perturbateurs. Par exemple, les antipsychotiques, généralement prescrits pour traiter la schizophrénie, sont administrés pour contrôler les crises de colère, les agressions, les comportements d'automutilation et les stéréotypies chez les enfants autistes (McDougle *et al.*, 2005). Toutefois, ces médicaments ne procurent aucune amélioration au niveau de la cognition ou du développement langagier. Un consensus semble actuellement s'établir sur le recours très ponctuel et temporaire à d'autres médicaments ; il n'existe cependant aucun traitement pharmacologique propre à l'autisme ou aux psychoses infantiles (Marcelli, 2006).

Les signes autistiques perdurent souvent à l'âge adulte, de manière plus ou moins marquée selon le cas. Certains enfants autistes arrivent toutefois à fréquenter l'université, à réussir leurs examens et à acquérir leur indépendance. D'autres ont besoin de traitements et de soins institutionnels tout au long de leur vie. Cependant, même les adultes autistes les plus autonomes ont de faibles aptitudes de socialisation et de communication et entretiennent une gamme très limitée de centres d'intérêt et d'activités (APA, 2003).

Le retard mental

Le type et la gravité du retard dictent la nature des services dont ont besoin les enfants atteints d'un retard mental. Grâce à un encadrement ciblé, les déficients légers peuvent atteindre le niveau normal de la fin du primaire. Ils peuvent ensuite acquérir des compétences professionnelles, vivre de manière plus ou moins autonome et occuper un emploi qui les satisfait. La plupart de ces enfants peuvent s'intégrer à des classes normales. À l'inverse, les jeunes présentant un retard mental profond ont besoin de soins institutionnels ou d'un placement dans un foyer, par exemple dans un centre jeunesse, dans des résidences pour déficients intellectuels ou encore dans un centre de réadaptation en déficience intellectuelle et en troubles envahissants du développement (CRDI). Le placement en établissement s'impose en raison des comportements destructeurs ou agressifs plutôt qu'en raison de la gravité de la déficience intellectuelle proprement dite. Considérons le cas de Charles (voir encadré, page suivante), qui présente un retard modéré et des troubles associés.

Différents points de vue s'affrontent quant à la scolarisation des enfants présentant un retard mental : vaut-il mieux qu'ils aillent à l'école ordinaire, ou qu'ils fréquentent des classes ou des établissements spécialisés ? Certains enfants présentant un léger retard réussissent mieux dans les classes ordinaires, mais pas tous. Dans ce dernier cas, l'échec s'explique souvent par le fait que l'enfant trouve les cours trop exigeants et se place en retrait de la classe. Plusieurs pays ont procédé à une désinstitutionnalisation massive des prises en charge éducatives sous le motif de rompre avec les institutions autoritaires et inappropriées de leur passé. Néanmoins, les sujets présentant une déficience grave pâtissent considérablement des carences observées dans l'accueil.

En pratique, les dimensions humaines de l'accueil réservé à ces enfants s'avèrent complexes. Elles dépendent notamment de l'acceptation du handicap par la famille, de la formation des enseignants, des conditions de travail de ces derniers (certains ont des classes très nombreuses et travaillent sans ressources spécialisées ou presque) et de l'encadrement psychologique offert à l'enseignant, à l'enfant et sa famille au sein même de l'école (par un psychologue scolaire). Dans les écoles primaires, des classes d'adaptation scolaire proposent des services plus adaptés donnés par des

ÉTUDE DE CAS

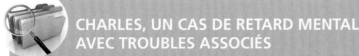

CHARLES, UN CAS DE RETARD MENTAL AVEC TROUBLES ASSOCIÉS

Madame Durand consulte une assistante sociale en urgence pour demander le placement de son fils de 15 ans. Elle est à bout et ne veut plus garder Charles. Ce dernier présente un retard mental accompagné de troubles du comportement; son quotient intellectuel s'établit à 45. À partir de l'âge de huit ans, Charles a partagé sa vie entre des institutions et le domicile familial. À chacun de ses séjours à la maison, il suppliait sa mère de le prendre avec elle. Au bout d'un an environ, elle a accédé à sa demande. Mais elle a constaté ensuite qu'elle n'arrivait pas à contrôler ses comportements. Dans ses crises de rage, Charles cassait les assiettes et détruisait tout dans l'appartement. Récemment, il a même agressé physiquement sa mère. À l'occasion d'une empoignade, elle a tenté de l'arrêter de taper à coups de balai sur le plancher; il l'a frappée au bras et à l'épaule.

Madame Durand est tombé enceinte de Charles à la suite d'un viol. Elle a gardé l'enfant en raison de ses convictions religieuses, mais sa grossesse a été difficile. L'accouchement, plus pénible encore, a provoqué des séquelles neurologiques chez l'enfant. Madame Durand a essayé d'élever son enfant seule, avec beaucoup d'aide de ses parents; toutefois, ceux-ci sont maintenant âgés et très diminués physiquement. Elle est partagée entre le désir de « réparer » son fils en compensant son handicap – elle lui a toujours acheté les vêtements et les jeux les plus beaux – et l'envie de le rejeter, de ne plus s'en occuper.

Source: Spitzer *et al.* (1989).

enseignants spécialisés; c'est le cas par exemple des classes adaptées aux élèves handicapés ou ayant des difficultés d'adaptation ou d'apprentissage (EHDAA). Certaines écoles secondaires offrent des services similaires aux jeunes de 12 à 16 ans. Sinon, les enfants et les adolescents présentant un retard mental peuvent également fréquenter des établissements d'éducation spécialisée.

Les personnes atteintes d'une déficience intellectuelle présentent un risque élevé de troubles associés, par exemple des perturbations psychiatriques ou comportementales, l'anxiété ou la dépression (Einfeld *et al.*, 2006; McGillivray et McCabe, 2006). Les chercheurs se sont toutefois peu intéressés, jusqu'ici, à la vie affective de ces jeunes et de ces adultes (Ross et Olivier, 2003). Certains ont même pu prétendre, évidemment à tort, qu'ils étaient imperméables aux problèmes psychologiques ou qu'ils ne possédaient pas les compétences verbales nécessaires pour bénéficier d'une psychothérapie. La preuve a pourtant été faite que les personnes présentant une déficience intellectuelle peuvent fort bien bénéficier d'une psychothérapie en dépit de leur retard mental (Misés, Perron et Salbreux, 1994; Sausse, 1996; Bütz, Bowlling et Bliss, 2000; Scelles, 2008). Les personnes intellectuellement déficientes ont souvent besoin d'aide psychologique pour s'adapter à la vie quotidienne. Certaines ont de la difficulté à se faire des amis et restent isolées socialement. Les problèmes d'estime de soi s'avèrent également très courants, surtout en raison des humiliations et des moqueries dont celles-ci sont victimes. La question de fond est celle de « l'acceptation du handicap » : comment la personne touchée et son entourage vivent-ils le retard mental? Elle renvoie également aux difficultés initiales, à la manière dont les parents et la famille ont vécu le retard mental de l'enfant quand ils en ont pris conscience (Sausse, 1996). Aujourd'hui, l'annonce d'un handicap aux familles constitue une préoccupation majeure des professionnels de la santé, par exemple à la détection d'une anomalie génétique.

Les troubles des apprentissages

Le traitement de ces troubles consiste généralement en une rééducation orthophonique. Celle-ci doit prendre le plus possible en considération la manière dont les difficultés de lecture ont commencé chez l'enfant. Si la plupart des symptômes diminuent, voire disparaissent, au bout d'un an ou deux dans la majorité des cas, les progrès sont nuls ou minimes pour 10 à 15 % des enfants (Marcelli, 2006). Les praticiens se partagent entre la méthode Borel-Maisonny, une des plus répandues au Québec et qui repose sur la phonologie, la méthode de Chassagny, axée sur l'écriture, et la *lecture des couleurs* de Gattegno (Houzel *et al.*, 2000). Certains enseignants et orthophonistes s'inspirent de leur expérience pédagogique antérieure pour stimuler l'imaginaire de l'enfant et lui redonner confiance devant sa « peur d'apprendre ».

D'autres suggèrent aux élèves présentant un trouble d'apprentissage d'utiliser une méthode de compensation comme le logiciel de prédiction de mots WordQ. Ce dernier suggère des mots aux élèves, qui peuvent se concentrer davantage sur leurs compositions. Il leur permet ainsi de se corriger au fur et à mesure.

Les troubles de la communication

Le traitement des troubles de la communication passe par un travail ciblé avec un spécialiste du langage et par une aide psychothérapique pour traiter l'anxiété et les autres problèmes émotionnels. Les services de l'orthophoniste s'avèrent également très utiles dans le traitement de ces troubles.

Le trouble déficitaire de l'attention avec hyperactivité

En l'état actuel des connaissances, il n'existe pas de remède au TDAH. Toutefois, certains médicaments peuvent atténuer ses effets. Paradoxalement, du moins en apparence, les médicaments administrés aux enfants atteints d'un TDAH pour les aider à se calmer sont en réalité des stimulants (amphétamines), par exemple Ritalin ou Concerta. Ce dernier est rapidement devenu le plus prescrit (Bauchner, 2003). En fait, on ne doit pas s'étonner de l'efficacité de ces substances ; en effet, les psychostimulants activent le cortex préfrontal, la partie du cerveau qui régule les processus d'attention et contrôle l'impulsivité et les passages à l'acte (Faraone, 2003 ; Tanaka *et al.*, 2006).

Aux États-Unis, ces traitements sont prescrits aux enfants de trois à cinq ans. Bien qu'ils s'attirent certaines critiques, ils peuvent aider beaucoup d'enfants atteints d'un TDAH à se calmer et à se concentrer sur leur travail scolaire, parfois pour la première fois de leur vie (Stein *et al.*, 2003). Cependant, comme tous les psychotropes employés en psychiatrie, ils s'accompagnent d'un fort taux de rechute chez les patients qui arrêtent de les prendre. Ils entraînent aussi plusieurs effets secondaires. Les effets à court terme (perte d'appétit ou insomnie) peuvent être corrigés par une diminution de la dose ; à long terme, toutefois, les stimulants peuvent causer un retard de croissance (DeNoon, 2006 ; Wingert, 2000). Il est cependant avéré maintenant que les enfants qui prennent ces médicaments finissent par atteindre une taille comparable à la moyenne (Gorman, 1998).

D'autres traitements (par exemple le bupropion, la clonidine, les antidépresseurs tricycliques et les neuroleptiques) ont également été prescrits, mais avec des résultats inconstants.

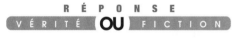

RÉPONSE

VÉRITÉ **OU** FICTION

On prescrit souvent des calmants aux enfants hyperactifs pour les aider à se détendre. F

Ce sont généralement des stimulants, et non des calmants, qui sont prescrits aux enfants en cas de TDAH, par exemple Ritalin. Ces médicaments stimulent le cortex préfrontal pour permettre à l'enfant de se calmer et de se concentrer.

Les médicaments ne développant aucune compétence, des chercheurs (Arnold *et al.*, 2003) avancent l'hypothèse que l'association d'un traitement pharmacologique et de la thérapie cognitivocomportementale (TCC) pourrait s'avérer plus efficace que chacune de ces deux approches mise en œuvre isolément. Les interventions comportementales procurent aussi de bons résultats dans le traitement du TDAH (Chronis, Jones et Raggi, 2006). L'éducation donnée par les parents et les enseignants peut être complétée par une prise en charge de l'enfant. Les thérapeutes d'inspiration cognitivo-comportementale apprennent ainsi aux enfants présentant un TDAH à « s'arrêter pour penser » avant de sombrer dans une crise de colère ou des comportements agressifs (Miranda et Presentacion, 2000). Les modalités de l'association des approches pharmacologiques et de la TTC peuvent varier selon l'enfant considéré (Abikoff, 2001 ; Pelham *et al.*, 2005).

La mise en œuvre d'une association ciblée d'un traitement pharmacologique et de soins psychologiques passe aussi par le maintien et le développement d'activités destinées aux enfants et qui ont prouvé leur efficacité : thérapie individuelle ou thérapie de groupe avec des pairs faisant intervenir, le cas échéant, des médiations (peinture ou marionnettes), des techniques de psychomotricité, de relaxation et de consultation ; thérapie familiale (Ménéchal *et al.*, 2001 ; Houzel *et al.*, 2000 ; Eiguer, Granjon et Loncan, 2006 ; Joly, 2005). Les enfants atteints d'un TDAH éprouvent en fait certaines difficultés à jouer vraiment (Winnicott, 1970). Les thérapies qui les aident à jouer et à développer leur imaginaire s'avèrent très positives en ceci qu'elles contrent leur tendance à rechercher sans arrêt le contact des autres comme s'ils ne pouvaient pas être attentifs à eux-mêmes.

Le trouble des conduites et le trouble oppositionnel avec provocation

Le TC et le TOP requièrent généralement un traitement multidimensionnel, à la mesure de la complexité du problème. Les interventions doivent viser à diminuer les effets négatifs des symptômes, à protéger l'enfant et sa famille des dangers potentiels, et à les amener à se soutenir les uns les autres pour sortir d'une « logique de représailles » et retrouver la confiance et le plaisir dans la communication. Différentes thérapies peuvent être engagées après la mise en place des interventions psychosociales.

L'exemple ci-dessous illustre la manière dont les parents peuvent participer au traitement d'un enfant présentant un TOP.

ÉTUDE DE CAS

BERNARD ET LE TROUBLE OPPOSITIONNEL AVEC PROVOCATION

À sept ans, Bernard fréquente la deuxième année du primaire. Ce sont ses parents qui l'ont amené en consultation. Le père étant militaire de carrière, la famille a souvent déménagé. Bernard se comporte normalement quand son père est là et qu'il s'occupe de lui, mais il devient insupportable quand il est seul avec sa mère ; il se met à crier dès qu'elle lui donne des directives. Sa mère redoute d'avoir à discipliner Bernard, surtout quand son mari part en mission. Depuis sa première année du primaire, Bernard pose constamment problème, à la maison comme à l'école. Il ne tient aucun compte des règles et les transgresse. Il ne s'acquitte pas des tâches qui lui sont confiées et crie souvent contre son petit frère. Dans ce cas, ses parents le confinent à sa chambre ou dans la cour, lui donnent une fessée et le privent de tous ses jeux et autres privilèges. Mais ces mesures ne donnent aucun résultat. Malgré l'interdiction de ses parents, Bernard va jouer sur la voie ferrée ; deux fois déjà, la police l'a ramené à la maison après qu'il eut jeté des pierres sur des voitures.

L'observation en milieu familial montre que la mère de Bernard lui donne souvent des consignes inadéquates. Elle restreint le plus possible ses contacts avec lui, ne lui adresse jamais un mot d'encouragement et ne tente aucun rapprochement physique, qu'il s'agisse de sourires, de gestes ou d'expressions faciales positives. Elle lui prête attention uniquement quand il se conduit mal. Quand Bernard désobéit, elle crie et tente de l'attraper pour le forcer à se conformer aux consignes. Chaque fois, Bernard se met à rire et s'enfuit en courant.

Après la prise en charge des parents et de l'enfant, les symptômes ont très vite diminué. Bernard se comportait de manière tyrannique et ses parents souhaitaient sincèrement qu'il aille mieux. Le cycle provocation/punition a été rompu. La mère a pu exprimer tout ce que Bernard éveillait en elle de souffrances et le père, qui avait tendance à faire « copain-copain » avec son fils, a commencé à ressentir l'importance de se positionner comme parent et d'épauler sa femme dans l'éducation de leurs enfants. Bernard a quant à lui déployé toute la richesse d'un monde intérieur que ses proches ne lui avaient jamais soupçonné. Les problèmes constatés à l'école ont également diminué.

Source : Kaplan (1986), p. 227-230.

Au Québec, différents programmes de formation sont proposés aux parents pour les aider à mieux faire face aux problèmes de leur enfant, notamment dans les CLSC. Ils permettent aux parents d'acquérir des techniques comportementales qui facilitent l'adaptation de leur enfant et de se rapprocher de lui, de ses besoins. Il existe également plusieurs programmes de gestion de la colère (Sukhodolsky *et al.*, 2005).

La thérapie cognitivocomportementale (TCC) enseigne aux enfants agressifs à considérer leurs provocations sociales comme des problèmes qui doivent être résolus, plutôt que comme des actes de rébellion et des défis (générateurs de violence). Les enfants apprennent à réfléchir calmement « dans leur tête » afin d'inhiber leurs conduites impulsives et leur colère incontrôlée, et de trouver des solutions non violentes à leurs conflits.

Quand elle est possible, la thérapie familiale donne de très bons résultats, même en cas de crise (Décherf *et al.*, 2005) ; les thérapies de groupe s'avèrent également pertinentes, tout particulièrement le psychodrame, qui recourt à la mise en acte dans une optique de jeu et de réflexion. Le suivi individuel, le soutien éducatif personnalisé et la participation à des activités structurantes doivent aussi être proposés aux enfants présentant un TC. Dans certains cas, une intervention institutionnelle se révèle indispensable.

Les enfants atteints d'un TC qui ne peuvent pas fréquenter l'école ordinaire sont dirigés vers des classes spécialisées, par exemple les classes pour élèves handicapés ou élèves en difficulté d'adaptation ou d'apprentissage (EHDAA). En plus de bénéficier d'un environnement éducatif constant et structurant, les enfants ont accès, avec leurs parents, à différentes prises en charge. Beaucoup d'enfants ayant un TC, en particulier les garçons, expriment la violence de leurs tensions intérieures par une colère incontrôlable. Ils tirent généralement beaucoup de bienfaits d'un environnement éducatif spécifiquement conçu pour les aider à gérer les conflits sans recourir à l'agression (Webster-Stratton, Reid et Hammond, 2001). Le plus souvent, des techniciens en éducation spécialisée ou des psychoéducateurs, ou les deux, travaillent en étroite collaboration avec l'enfant, l'enseignant et les parents pour assurer le suivi le plus efficace possible pour favoriser le bon développement et les apprentissages du jeune.

Voici une analyse récente et très documentée de la question : « Si l'origine des troubles du comportement apparaît effectivement multifactorielle, il est manifeste que les relations parent/enfant jouent un rôle aussi bien comme facteurs de risque que de résilience. Elles sont un médiateur essentiel entre disposition tempéramentale et devenir comportemental. La pathologie individuelle débuterait ainsi par des troubles précoces des relations, la qualité de l'attachement (sécure, insécure, désorganisé) en étant une bonne illustration. Ainsi, il est justifié de proposer, sur le modèle des études menées par Olds, une intervention précoce, dès le dernier trimestre de grossesse, régulière et prolongée jusqu'aux deux ans de l'enfant et d'évaluer si, en France, on peut aussi infléchir la prévalence des facteurs en cause (comme la dépression postnatale) ainsi que les troubles du comportement en eux-mêmes. » (Guedeney et Dugravier, 2006)

L'anxiété et la dépression chez l'enfant

Indépendamment des causes de leur anxiété, les enfants anxieux peuvent bénéficier de la thérapie cognitivocomportementale (TCC), que nous avons étudiée au chapitre 4, par exemple l'exposition progressive au stimulus phobique et l'apprentissage de la relaxation. La TCC peut par ailleurs les aider à prendre conscience de leurs pensées génératrices d'anxiété et à les remplacer par des pensées mieux adaptées. Elle permet d'obtenir de bons résultats dans le traitement des divers types de troubles anxieux chez l'enfant et l'adolescent (Kendall *et al.*, 2004 ; Turner, 2006 ; Valderhaug *et al.*, 2007). Toutefois, la plupart des professionnels préconisent plutôt l'association psychothérapie/médication. Les médicaments les plus utilisés sont les anxiolytiques, les antidépresseurs et les agents bêtabloquants.

La TCC donne également de bons résultats dans le traitement des enfants et des adolescents dépressifs (Berman *et al.*, 2000 ; Braswell et Kendall, 2001). Bien que sa mise en œuvre puisse varier selon le cas, la TCC vise, globalement, à développer les compétences sociales (par exemple, comment amorcer une conversation ou se faire des amis) pour accroître ses chances d'obtenir du soutien social. Elle permet aussi d'apprendre à résoudre des problèmes, à privilégier les activités utiles et à résister aux pensées dépressives.

La thérapie familiale peut aider les familles à résoudre leurs conflits et à réorganiser les rapports entre leurs membres pour les rendre plus positifs. Le psychodrame donne de bons résultats, surtout dans les cas d'inhibition. L'approche psychodynamique d'orientation psychanalytique comportant des thérapies relationnelles s'avère tout à fait indiquée.

Les traitements médicamenteux sont également envisageables dans certains cas. Le lithium procurerait des résultats généralement favorables chez les adolescents souffrant du trouble bipolaire (USDHHS, 1999). La génération d'antidépresseurs la plus récente, les inhibiteurs sélectifs de la recapture de la sérotonine (ISRS) (par exemple la *fluoxétine* [Prozac] ou la *sertraline* [Zoloft]), s'avère très prometteuse pour le traitement de la dépression chez l'enfant et l'adolescent (Harris, 2004 ; TADS Team, 2004 ; Wagner *et al.*, 2004).

La place que devrait occuper la chimiothérapie dans le traitement des troubles mentaux pédiatriques reste cependant très controversée (CNUP, 2000). Par ailleurs, si certaines études commencent à fournir des indications plus précises, les recherches sur les traitements pharmacologiques chez l'enfant restent rares et le flou règne encore sur leur application chez les 15-18 ans ; dans leur cas, le prescripteur se fonde généralement sur des données recueillies auprès d'adultes.

LE SUICIDE CHEZ L'ENFANT ET L'ADOLESCENT

Nombreux sont actuellement les spécialistes qui conviennent de l'importance d'une hospitalisation dans les cas de tentative de suicide (Myquel et Schmit dans CNUP, 2000 ; Choquet, Pommereau, Marcelli et Huerre dans Jeammet, 2003). Une hospitalisation de quatre à six jours s'avère toujours nécessaire après une tentative suicidaire, même en l'absence d'une nécessité somatique. Choquet et ses collaborateurs ont montré qu'en 1999 encore, 80 % des adolescents ayant tenté de s'enlever la vie n'étaient pas hospitalisés. Or, l'hospitalisation permet à l'adolescent de mesurer la gravité de son geste, lui fournit le recul nécessaire à l'égard de son environnement affectif habituel et pose les jalons d'une prise en charge.

POUR APPROFONDIR

PRESCRIVONS-NOUS TROP DE MÉDICAMENTS PSYCHIATRIQUES AUX ENFANTS ?

L'administration de médicaments psychiatriques aux enfants augmente de manière exponentielle depuis quelques années, notamment dans le traitement du trouble déficitaire de l'attention avec hyperactivité (TDAH) et de la dépression. Aux États-Unis, 3,6 millions d'enfants ont reçu un traitement pharmacologique contre le TDAH en 2005, l'année la plus récente pour laquelle on dispose de données fiables (Harris, 2006). La même année, presque deux millions d'enfants ont pris des antidépresseurs pour traiter différents problèmes émotionnels : dépression, paniques, troubles de l'alimentation, etc. De 2002 à 2005 seulement, le nombre des ordonnances établies pour le TDAH a augmenté de… 90 % (Okie, 2006). Un nombre croissant de jeunes sont par ailleurs traités avec des médicaments psychiatriques généralement réservés aux adultes : psychorégulateurs (anticonvulsivants ; également appelés thymostabilisateurs ou régulateurs de l'humeur), anxiolytiques, somnifères, voire antipsychotiques (Olfson *et al.*, 2006). L'administration d'antipsychotiques puissants à des enfants ou à des adolescents, par exemple pour traiter l'agressivité ou le trouble bipolaire, a plus que quintuplé de 1993 à 2002 (Carey, 2006).

Certains observateurs dénoncent ce qu'ils considèrent comme des « solutions de facilité » et préconisent, pour régler ces problèmes comportementaux, une méthode certes plus coûteuse en temps et en travail, soit l'analyse et la résolution des facteurs causaux : conflits familiaux ou autres. « Parler à un enfant, que l'on soit parent ou enseignant, cela prend du temps, résume un pédiatre. Lui faire prescrire un comprimé, c'est beaucoup plus rapide » (Hancock, 1996, p. 52).

Ce débat oppose deux camps clairement tranchés. D'un côté, les détracteurs du « tout pharmacologique » dénoncent la surconsommation de médicaments psychiatriques, en particulier Ritalin. Ils s'inquiètent de leurs effets secondaires (notamment la perte de poids et l'insomnie pour Ritalin) et rappellent que les effets des stimulants et autres médicaments psychiatriques puissants sur le cerveau en développement des enfants et des adolescents ne sont pas encore établis avec exactitude (Geller, 2006 ; Lagacea et al., 2006 ; Stambor, 2006). Enfin, les tenants de cette position indiquent que d'autres traitements non médicamenteux, par exemple la thérapie cognitivocomportementale, donnent des résultats appréciables pour de nombreux troubles de ce type, mais qu'ils sont trop souvent écartés au profit des molécules sur ordonnance.

Dans l'autre camp, les partisans des traitements pharmacologiques font valoir les bienfaits thérapeutiques des médicaments pour les troubles tels que le TDAH et la dépression infantile. En particulier, les stimulants tels que Ritalin peuvent apaiser les jeunes hyperactifs et améliorer leur concentration. La communauté scientifique n'a toutefois pas encore déterminé avec certitude leur efficacité à long terme, ni leurs effets réels sur les résultats scolaires.

En ce qui concerne les antidépresseurs, les tricycliques se sont révélés inefficaces dans le traitement de la dépression infantile. Ainsi que nous l'avons souligné plus haut, les nouveaux antidépresseurs, les inhibiteurs sélectifs de la recapture de la sérotonine (ISRS) tels que Prozac ou Zoloft, s'avèrent prometteurs pour le traitement de la dépression chez l'enfant, mais les recherches ne témoignent pas encore clairement de résultats thérapeutiques significatifs du point de vue clinique.

La Food and Drug Administration (FDA), l'instance qui réglemente les médicaments et les aliments aux États-Unis, a par ailleurs émis des avis qui signalent une légère augmentation de la prévalence des symptômes suicidaires chez les enfants, les adolescents et les jeunes adultes traités aux antidépresseurs (Friedman et Leon, 2007 ; Hammad, Laughren et Racoosin, 2006 ; Simon et al., 2006). Des recherches plus récentes indiquent toutefois que les bienfaits thérapeutiques des antidépresseurs surpasseraient ce léger accroissement des comportements et des pensées suicidaires et sembleraient donc, en définitive, plaider en faveur de leur utilisation (Bridge et al., 2007). Considérant cette hausse du risque, les prestataires de soins et les familles devraient néanmoins redoubler de vigilance envers l'expression de tendances suicidaires chez les jeunes traités aux antidépresseurs.

Les partisans des interventions pharmacologiques craignent que les avis de la FDA ne dissuadent les médecins de prescrire des antidépresseurs à leurs jeunes patients en dépression grave, les privant ainsi d'un traitement adéquat (Friedman et Leon, 2007). Quand elle n'est pas correctement prise en charge, la dépression alourdit le risque suicidaire, soulignent-ils ; dans le cas du TDAH, l'absence ou l'insuffisance des traitements peut déboucher sur des toxicomanies graves et des problèmes scolaires majeurs (Kluger, 2003). En outre, indiquent les partisans des médications, la FDA ne déconseille pas le recours aux antidépresseurs pour les enfants ou les adolescents ; elle préconise simplement un suivi plus étroit des jeunes patients ainsi qu'un resserrement de la collaboration entre les prestataires de soins, leurs patients et leurs familles (Pfeffer, 2007).

Des millions d'enfants, nous l'avons dit, sont actuellement sous médication psychiatrique. Mais 1,6 million d'entre eux prendraient simultanément au moins deux médicaments de ce type, parfois trois, voire plus. Ainsi, nombreux sont les enfants auxquels le médecin prescrit des stimulants pour le TDAH et des antidépresseurs ou des psychorégulateurs pour stabiliser l'humeur. Or, on ne dispose que de résultats très fragmentaires sur l'efficacité des traitements à deux médicaments psychiatriques ; quant aux médications à trois molécules psychiatriques ou plus, aucune recherche n'a encore établi leur incidence thérapeutique réelle (Harris, 2006). « Personne n'a prouvé que les bienfaits de ces associations médicamenteuses dépassent les risques qu'elles font courir aux enfants », résume le Dr Daniel Safer, psychiatre et chef de file des recherches sur l'utilisation des médicaments psychiatriques en pédiatrie (dans Harris, 2006, p. A28).

Partisans et détracteurs du recours aux médicaments dans le traitement des troubles psychologiques chez l'enfant et l'adolescent s'entendent au moins sur un point : la thérapeutique pharmacologique ne suffit pas. Quand un enfant a des difficultés scolaires, qu'il se heurte à des problèmes significatifs dans son contexte familial ou qu'il souffre d'un manque d'estime de soi, il faut plus qu'un comprimé – ou plusieurs – pour l'aider à développer des comportements mieux adaptés ; le traitement pharmacologique doit nécessairement s'accompagner d'une prise en charge psychologique. Peut-être conviendrait-il d'envisager la médication en second recours seulement, après que les approches non médicamenteuses se sont révélées inefficaces. Dans certains cas, l'association des méthodes semble s'avérer plus recommandable encore. Une étude récente portant sur des adolescents dépressifs montre que l'administration de Prozac donne de meilleurs résultats que la thérapie cognitivocomportementale en monotraitement, mais que l'association des deux se révèle plus efficace que l'une ou l'autre thérapeutique employée seule (Harris, 2004).

Réflexion critique

- Pourquoi la prescription de médicaments stimulants ou antidépresseurs aux enfants suscite-t-elle une telle controverse ?
- Dans la plupart des pays comparables au nôtre, la prescription de médicaments pour le traitement des troubles psychologiques pédiatriques est beaucoup moins fréquente que chez nous. Quelles conclusions en tirez-vous ?

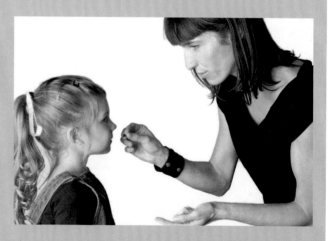

▲ *Devrait-on prescrire un traitement pharmacologique à cette enfant ?* L'administration de médicaments psychiatriques aux enfants connaît une augmentation fulgurante depuis quelques années. Connaissez-vous des enfants qui ont tiré avantage de traitements pharmacologiques de ce type ? Quelles inquiétudes ces protocoles suscitent-ils ? Quels sont les autres traitements possibles ?

Différentes campagnes de prévention primaire sont mises en œuvre, notamment en milieu scolaire. Bien que leurs incidences positives restent difficiles à quantifier (Gould *et al.*, 2003), ces efforts doivent être maintenus. La prévention secondaire incombe au système de soins de santé, par exemple les centres de prévention du suicide au Québec. Elle dépend de la disponibilité des professionnels, de leur capacité à décoder les signes de souffrance chez l'enfant ou l'adolescent et, étant donné le risque de récidive et la récurrence des tentatives suicidaires, de la qualité de la prise en charge psychologique des premières tentatives. Ainsi que le résume un spécialiste, les interventions visent à «transformer un drame en une chance pour l'adolescent de trouver une issue à l'impasse dans laquelle il s'enfermait» (Jeammet, 2003).

Le suicide ne touche pas seulement quelques personnes ici et là. Il nous concerne tous et constitue un véritable problème de société. Il doit donc faire l'objet d'une attention soutenue et bénéficier d'un investissement adéquat en temps et en ressources pour que sa résolution soit favorisée. L'encadré 10.4 indique les coordonnées de plusieurs centres de conseils sur la prévention du suicide.

Les troubles des contrôles sphinctériens

Quand l'énurésie ne disparaît pas d'elle-même, la démarche suivante peut être mise en œuvre (Despinoy, 1999) : (1) évaluer les réactions de l'enfant à son trouble, l'évolution du trouble, ses incidences sur la dynamique familiale ; dans certains cas, le regard d'un adulte qui ne fait pas partie de l'entourage de l'enfant peut produire d'excellents effets thérapeutiques ; (2) envisager des mesures éducatives simples et des changements d'habitudes, en collaboration avec les parents et l'enfant (réveil la nuit, limitation des boissons le soir, conditions d'endormissement, etc.) ; l'enfant doit pouvoir s'approprier la résolution de son trouble ; (3) le cas échéant, mettre en place, avec l'accord de l'enfant, un soutien thérapeutique (surtout si celui-ci évolue dans un contexte névrotique) ; un soutien familial s'avère souvent nécessaire.

Les techniques comportementales, notamment le *réveil par avertissement sonore*, ont démontré leur utilité. Dès l'émission d'urine, le dispositif détecte l'humidité du drap et déclenche une sonnerie qui réveille l'enfant. Il est toutefois préférable de ne pas utiliser cette méthode avant l'âge de sept ans. Ce système présente l'inconvénient de pouvoir réveiller la fratrie ; si l'enfant l'accepte, il produit toutefois de bons

---

ENCADRÉ 10.4 ──│ En cas d'urgence suicidaire

Allez directement à l'hôpital, composez le 9-1-1 ou communiquez avec un centre de prévention du suicide de votre région.

Jeunesse, J'écoute
Service gratuit et confidentiel, 24 h sur 24 : 1 800 668-6868

Suicide Action Montréal (SAM)
Intervention téléphonique pour les personnes en crise (24 h sur 24)
Services aux proches d'une personne en crise suicidaire
Services aux personnes endeuillées par le suicide
514 723-4000
1 866 277-3553

S'entraider pour la vie
Dans la plupart des régions du Québec, le numéro sans frais suivant permet d'obtenir en tout temps une intervention téléphonique ciblée en prévention du suicide : 1 866 APPELLE (1 866 277-3553).

Association québécoise de prévention du suicide (AQPS)
Diffusion d'information sur le suicide
Référence auprès des ressources offertes dans toute la province
Organisation de colloques et d'activités
514 528-5858

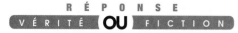

R É P O N S E

VÉRITÉ **OU** **FICTION**

Les principes du conditionnement classique peuvent être mis à contribution pour traiter l'énurésie. **V**

L'utilisation du «réveil par avertissement sonore» conditionne l'enfant énurétique à se réveiller quand il sent la pression de sa vessie pleine. Par curiosité… dans cet énoncé, quel est le stimulus conditionnel et quel est le stimulus inconditionnel ?

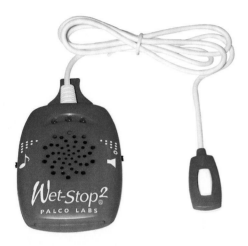

▲ *Le dispositif de réveil par avertissement sonore.* Cette méthode est couramment utilisée dans le traitement de l'énurésie nocturne. En quoi illustre-t-elle les principes du conditionnement classique ?

résultats (Marcelli, 2006). Cette technique, souvent préconisée aux États-Unis, conditionne l'enfant à l'apprentissage du contrôle mictionnel (Butler, 2004 ; Lim, 2003) ; c'est celle qui présenterait actuellement le meilleur taux de réussite et le plus faible taux de rechute (Glazener, Evans et Peto, 2000 ; Thiedke, 2003).

En cas d'échec de ces traitements, on peut avoir recours, par exemple, à la *fluvoxamine* (Luvox) ou aux antidépresseurs de type ISRS, qui activent les systèmes cérébraux de contrôle de la miction (Horrigan et Barnhill, 2000 ; Kano et Arisaka, 2000).

La plupart des traitements de l'encoprésie font appel conjointement à l'approche médicale et à l'approche comportementale. L'approche médicale comprend l'utilisation de suppositoires, de lavements et d'un régime alimentaire riche en fibres. L'approche comportementale privilégie l'apprentissage de la propreté, l'entraînement à la discrimination (*discrimination training*), les punitions douces pour les accidents, le renforcement positif des comportements appropriés, la rétroaction biologique (*biofeedback*) et le renforcement positif quand l'enfant arrive à ne pas souiller ses sous-vêtements. De façon générale, les interventions qui combinent plusieurs approches s'avèrent plus efficaces que les modèles d'intervention mono-approche. L'intervention doit par ailleurs être personnalisée et adaptée aux besoins spécifiques de l'enfant.

Comme l'indique G. Schmit (Houzel *et al.*, 2000), le traitement vise à aider les enfants qui s'isolent en raison de leur symptôme, plutôt qu'à supprimer ce symptôme à tout prix. L'approche ne sera pas la même selon que le symptôme fait partie d'un ensemble de symptômes plus importants (carences affectives, troubles anxieux, etc.) ou qu'il est unique. Dans le premier cas, l'ensemble des problèmes doit être pris en charge ; dans le second, l'intervention visera à aider l'enfant à élucider le sens de l'encoprésie. Comme dans tout travail pédiatrique, le symptôme ne doit pas occuper le devant de la scène ; l'objectif doit d'abord être de bien cerner la souffrance de l'enfant et les problèmes relationnels auxquels il se heurte. Un travail de consultation thérapeutique avec les parents permet en outre de modifier la place de ce symptôme dans la dynamique familiale et d'introduire des réponses mieux adaptées aux besoins de l'enfant. Une thérapie peut être proposée à ce dernier, mais seulement après que cette approche a été mise en œuvre ; sinon, le jeune patient risque de la vivre comme une manipulation. Un accompagnement à visée rééducative et des techniques de thérapie du comportement peuvent également se révéler utiles dans le traitement de l'encoprésie (Loening-Baucke, 2002). La surveillance médicale reste nécessaire pour détecter un éventuel mégacôlon et s'assurer qu'il n'existe pas de lésions des muqueuses anales qui pourraient expliquer ce trouble.

Les troubles cognitifs et psychologiques liés au vieillissement

11

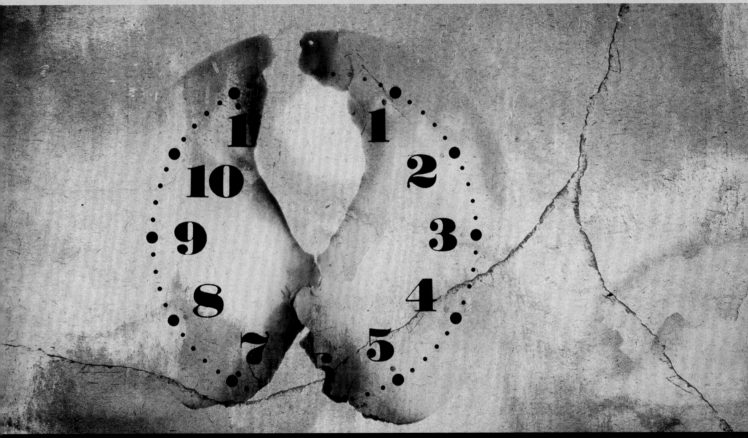

SOMMAIRE

«Un esprit sain dans un corps sain» : le vieux précepte est souvent mis à rude épreuve par des maladies ou des lésions cérébrales qui entravent le fonctionnement du corps autant que de l'esprit. Les dommages cérébraux localisés résultant d'un trauma ou d'un accident vasculaire cérébral provoquent une altération brutale, et parfois grave, du fonctionnement cognitif et social et des activités quotidiennes. Les dommages diffus et progressifs, par exemple ceux de la maladie d'Alzheimer, induisent au contraire un déclin insidieux des fonctions mentales ; cependant, ils mènent inéluctablement à la dépendance envers autrui. Certains des patients qui commencent à développer les symptômes de la **maladie d'Alzheimer** (MA) sont cruellement conscients du fait qu'ils vivent leurs derniers moments heureux.

Ce chapitre porte tout d'abord sur les troubles cognitifs liés au vieillissement, ainsi que sur les détériorations pathologiques qui leur sont associées. Ils peuvent être causés par des lésions ou par des maladies cérébrales dont certaines, par exemple la maladie d'Alzheimer, provoquent la dégénérescence du cerveau. Nous étudierons ensuite les troubles psychologiques qui touchent plus particulièrement les personnes âgées.

Maladie d'Alzheimer Maladie neurodégénérative se manifestant par une détérioration progressive et irréversible des fonctions mentales supérieures, du comportement et de la personnalité, et menant à terme à un état de dépendance. Les perturbations mnésiques en constituent les premiers symptômes.

VÉRITÉ OU FICTION

V☐ F☐ Un homme ayant une tumeur au cerveau peut tapoter la «tête» des bornes d'incendie et des parcomètres en croyant que ce sont des enfants. (p. 333)

V☐ F☐ La démence compte au nombre des processus normaux du vieillissement. (p. 338)

V☐ F☐ Après un accident, une personne peut avoir du mal à reconnaître des gens qui lui sont proches. (p. 340)

V☐ F☐ Les troubles anxieux sont les troubles psychologiques les plus courants chez les personnes âgées ; ils sont plus répandus que la dépression. (p. 343)

V☐ F☐ Chez les personnes vieillissantes, les oublis occasionnels signalent généralement les premiers stades de la maladie d'Alzheimer. (p. 346)

V☐ F☐ On dispose d'ores et déjà de médicaments qui arrêtent la progression de la maladie d'Alzheimer et qui peuvent même la guérir dans certains cas. (p. 351)

V☐ F☐ Ayant fait l'objet d'un diagnostic erroné d'alcoolisme, un chanteur folk a passé plusieurs années dans des hôpitaux psychiatriques, jusqu'à ce que le trouble dont il souffrait véritablement soit établi. (p. 354)

V☐ F☐ Une certaine forme de démence humaine est reliée à la maladie dite «de la vache folle». (p. 355)

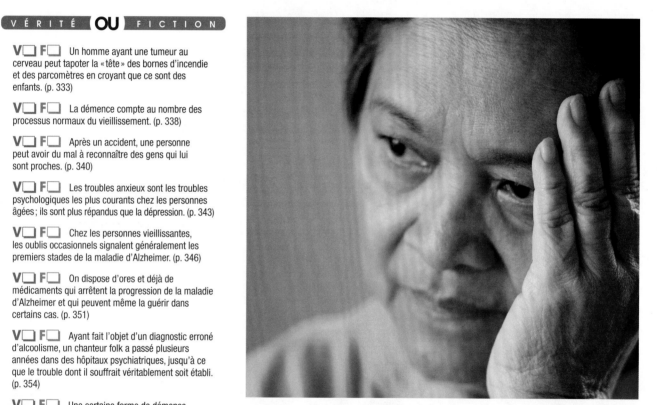

▲ Les patients qui commencent à développer les symptômes de la maladie d'Alzheimer sont cruellement conscients du fait qu'ils vivent la fin des jours heureux.

Troubles cognitifs Catégorie de troubles psychologiques caractérisés par des altérations de la cognition et des perturbations des comportements quotidiens. Les troubles cognitifs sont d'origine biologique ; ils peuvent aussi accompagner les troubles de la personnalité, de l'anxiété ou de l'humeur.

11.1 LES TROUBLES COGNITIFS

L'American Psychiatric Association (APA) définit les **troubles cognitifs** comme des perturbations de la pensée ou de la mémoire induisant une altération marquée du fonctionnement (APA, 2003). Les troubles cognitifs résultent d'une détérioration de l'organisme ou de l'état de santé qui altère la structure et le fonctionnement du cerveau. Dans certains cas, leur cause peut être clairement élucidée ; dans d'autres, elle reste indéfinie. Bien que les troubles cognitifs soient d'origine biologique, les facteurs psychologiques et environnementaux déterminent en partie l'émergence de leurs symptômes et leur évolution, mais aussi la capacité du patient à s'y adapter.

Le terme « cognitif » qualifie tout processus de traitement de l'information. Qu'est-ce qui différencie l'information brute de l'information traitée ? Une information « traitée » n'est pas un simple objet de communication ; elle a été triée, précisée, organisée, stockée, récupérée et, d'une manière plus générale, mise en représentation pour faire office d'instrument de l'action. La cognition désigne donc l'ensemble des mécanismes par lesquels un organisme acquiert, traite, conserve et exploite l'information. Les troubles cognitifs sont donc des altérations d'une ou de plusieurs composantes de la cognition : mémoriser, parler, penser, raisonner... Le cerveau constitue le support biologique de la cognition. Ayant graduellement circonscrit les relations entre les processus mentaux et l'activité cérébrale, les scientifiques ont inventé la notion de « localisation cérébrale ». Celle-ci repose sur le postulat implicite que le cerveau et l'esprit sont des ensembles divisibles en sous-ensembles, par exemple le lobe frontal, le lobe temporal et le système limbique pour le cerveau, le raisonnement, la parole ou la mémoire pour l'esprit. De ce point de vue, la relation entre le cerveau et l'esprit serait biunivoque, c'est-à-dire qu'à tout élément de l'un des ensembles correspond un et un seul élément de l'autre, et réciproquement. En d'autres termes, à toute aire cérébrale correspond une seule fonction psychologique, et inversement. Ainsi, les lésions du lobe temporal se traduisent par des troubles de la mémoire et de l'attention ; les lésions occipitales engendrent des déficits visuels et spatiaux. Selon une approche holistique (la psychologie de la forme), les lésions cérébrales ne font pas disparaître les fonctions psychologiques correspondantes, mais provoquent plutôt une dissolution du comportement normal. Les lésions, les maladies cérébrales, l'exposition à des toxines ou la consommation ainsi que le sevrage de psychotropes peuvent endommager la structure du cerveau, son métabolisme ou son fonctionnement, et perturber ainsi les opérations cognitives. Les troubles cognitifs (amnésie, aphasie...) constituent par conséquent la manifestation et l'expression d'un dommage cérébral.

En neuropsychologie, ce sont la nature et l'emplacement des lésions cérébrales qui déterminent l'ampleur et la gravité du dysfonctionnement cognitif résultant. Plus le dommage cérébral est diffus et étendu, plus les troubles cognitifs qu'il provoque sont graves et invalidants. Le célèbre cas de M. P., que le neurologue Oliver Sacks (1985) décrit dans son ouvrage intitulé *L'homme qui prenait sa femme pour un chapeau*, fournit une illustration éloquente de ce principe. Éminent musicien et professeur de musique, M. P. souffrait d'un trouble de la reconnaissance visuelle des objets et des visages attribuable à des lésions temporooccipitales bilatérales. Il n'arrivait plus à reconnaître le visage de ses étudiants ; toutefois, il les reconnaissait très bien à leur voix. De plus, il « voyait » parfois des visages là où il n'y en avait pas. Par exemple, il tapotait la « tête » des bornes d'incendie et des parcomètres en croyant avoir affaire à des enfants. Il saluait chaleureusement les boutons arrondis des tiroirs des commodes. Ses collègues et lui-même riaient souvent de ces méprises, qu'ils prenaient pour des facéties. Après tout, M. P. avait toujours été très excentrique et plaisantin ! Par ailleurs, sa musique ne perdait rien de sa beauté et de sa complexité. Il maîtrisait parfaitement son art et sa santé générale semblait bonne. Au total, ses troubles perceptifs passaient pour une fantaisie qui ne méritait pas que l'on s'y attarde. Au bout de trois ans de ces comportements saugrenus, M. P. a finalement fait l'objet d'une évaluation neurologique. Son ophtalmologiste avait constaté qu'il n'arrivait pas à reconnaître correctement les stimuli visuels alors qu'il ne souffrait d'aucun déficit de la vision. Il l'a donc adressé au D\^r Sacks, neurologue. Pendant l'entretien, le patient fixait d'un regard

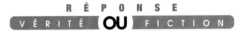

RÉPONSE

VÉRITÉ OU FICTION

Un homme ayant une tumeur au cerveau peut tapoter la « tête » des bornes d'incendie et des parcomètres en croyant que ce sont des enfants. V

Une tumeur cérébrale peut causer un dysfonctionnement des parties du cerveau qui traitent l'information visuelle et empêcher le patient de reconnaître les objets les plus familiers.

étrange les traits du visage du Dʳ Sacks: son nez, son oreille droite, son menton. Apparemment, il n'arrivait pas à les relier pour former un tout porteur de sens: un visage. À la fin de l'examen médical, il se trompa de pied en se rechaussant, puis il voulut remettre son chapeau et alors...

> Il leva la main et attrapa la tête de sa femme, essayant de la soulever pour se la mettre sur la tête. Il avait apparemment pris la tête de sa femme pour un chapeau! Sa femme le regarda comme si elle en avait l'habitude. (Sacks, 1988, p. 26)

Le comportement insolite de M. P. peut prêter à sourire. En réalité, cette détérioration de la perception visuelle est un véritable calvaire. Car s'il percevait correctement les formes et les figures abstraites (par exemple un cube), le professeur de musique ne reconnaissait plus les visages de ses proches, ni même le sien. Il parvenait à repérer certains visages grâce à des traits caractéristiques. Ainsi, il reconnaissait Einstein en photo grâce à sa chevelure et à sa moustache si originales, et son propre frère à ses grandes dents et à sa mâchoire carrée. Toutefois, même s'il arrivait à saisir ces éléments isolés comme les pièces d'un casse-tête, il n'arrivait pas pour autant à les reconstituer en un tout, à les intégrer en un modèle cohérent et prototypique de l'identification des visages.

Sacks relate l'une de ses évaluations finales dans l'étude de cas qui suit.

ÉTUDE DE CAS

M. P., «L'HOMME QUI PRENAIT SA FEMME POUR UN CHAPEAU»

Il faisait encore froid, en ce début de printemps, et j'avais jeté mon manteau et mes gants sur le sofa.

— Qu'est-ce que c'est? [demandai-je à M. P.] en lui tendant un gant.

— Puis-je l'examiner? me demanda-t-il alors et, me le prenant, il procéda à son examen comme s'il s'agissait d'une forme géométrique.

— Une surface continue, annonça-t-il enfin, repliée sur elle-même. Elle a l'air d'avoir [il hésita] cinq excroissances, si l'on peut dire.

— Oui, dis-je prudemment, vous m'avez fait une description, maintenant dites-moi ce que c'est.

— Une sorte de récipient?

— Oui, dis-je, et que contient-il?

— Il contient son contenu! dit [le patient] en riant. Il y a beaucoup de possibilités. Ce pourrait être un porte-monnaie, par exemple, destiné à des pièces de cinq tailles différentes. Ce pourrait...

J'interrompis ce discours absurde.

— Est-ce que ça ne vous est pas familier? Pensez-vous qu'il pourrait convenir à une partie de votre corps, ou la contenir?

Aucune lueur de reconnaissance n'apparut dans ses yeux.

Jamais un enfant n'aurait la faculté de voir et de parler d'une «surface continue... repliée sur elle-même», mais n'importe quel enfant reconnaîtrait immédiatement un gant, verrait en lui quelque chose de familier, l'associerait à une main. [M. P.], non. Rien ne lui était familier. Visuellement, il était perdu dans un monde d'abstractions inertes.

Source: Sacks (1988), p. 30.

Peu après cet épisode, le patient enfila le gant par hasard et s'exclama: «Mon Dieu, c'est un gant!» (Sacks, 1985, p. 30) Alors que la détérioration cérébrale de ses mécanismes perceptifs l'avait empêché de reconnaître cet objet qu'il réussissait pourtant à décrire, son cerveau avait immédiatement saisi l'information *tactile*. M. P. souffrait ainsi d'une perte de la fonction sensorielle visuelle due à une lésion cérébrale sans dysfonctionnement des organes sensoriels élémentaires de la vision; ce trouble s'appelle **agnosie** visuelle. Le terme «agnosie» dérive des racines grecques *a*

Agnosie Trouble altérant la reconnaissance, la détermination de la signification et l'interprétation des stimuli sensoriels en l'absence de troubles sensoriels primaires. Selon l'emplacement de la lésion cérébrale à l'origine de l'agnosie, celle-ci peut être visuelle, auditive ou tactile, ou perturber, par exemple, la reconnaissance des visages.

(privatif: absence) et *gnosis* (connaissance); il désigne donc les «troubles de la reconnaissance». En dépit de ce trouble spécifique, les aptitudes musicales et langagières du patient étaient intactes. En s'appuyant sur ces deux capacités, il a d'ailleurs pu développer des stratégies compensatoires qui lui ont permis de continuer à s'habiller, à se doucher et à se nourrir par lui-même. Il lui a suffi en fait d'associer des chansons bien précises à chacune de ces tâches – pour manger, pour s'habiller... Ces airs l'aidaient à coordonner ses gestes et ses actions. Cependant, si sa chanson «pour s'habiller» était interrompue tandis qu'il enfilait ses vêtements, M. P. perdait complètement le fil de ses pensées et n'arrivait plus à reconnaître ni les vêtements que sa femme lui avait préparés, ni son propre corps. Quand la mélodie cessait, l'univers n'avait plus aucun sens pour lui. Sacks apprit plus tard que son patient avait une grosse tumeur occipitale, dans cette région du cerveau qui traite l'information visuelle. M. P. n'avait apparemment pas conscience de ses déficits; prisonnier d'un monde intérieur dépourvu de toute représentation visuelle, il avait su pallier l'absence d'images par la musique, un domaine dans lequel il excellait et qui lui tenait beaucoup à cœur. Sa musique intérieure l'aidait à fonctionner et donnait un sens à sa vie.

Les symptômes de M. P. en font un cas rare et très singulier. Ils illustrent néanmoins la dépendance pleine et entière du fonctionnement psychologique envers l'intégrité cérébrale. Ils montrent de plus que certains patients réussissent à s'adapter d'une manière tellement efficace et graduelle à l'évolution des altérations de leur organisme que les modifications résultantes de leur état en deviennent presque imperceptibles. Enfin, ce cas tragique illustre l'incidence des facteurs psychologiques et environnementaux sur l'étendue et la gravité des symptômes, mais aussi sur la capacité du patient à s'y adapter.

Certaines personnes souffrant de troubles cognitifs deviennent complètement dépendantes de leur entourage pour satisfaire leurs besoins élémentaires: se nourrir, se laver, d'une manière générale, prendre soin de soi. D'autres ont besoin d'assistance pour accomplir plusieurs tâches quotidiennes, mais elles maintiennent dans l'ensemble un niveau de fonctionnement qui leur permet de vivre en semi-autonomie. Le trouble cognitif de M. P., l'agnosie, constitue souvent l'un des signes cliniques de la démence, laquelle se caractérise par une détérioration globale du fonctionnement mental. Le *DSM-IV-TR* définit trois grandes catégories de détérioration cognitive: la démence, le syndrome confusionnel et les troubles amnésiques. Le tableau 11.1 en fournit un résumé.

La démence

Le terme «**démence**» vient du latin *dementia*, qui signifie perte de l'esprit. Au 19e siècle, Esquirol établit cette distinction entre démence et idiotie: «L'homme en démence est un riche devenu pauvre; l'idiot a toujours été dans l'infortune et la misère.» La démence était considérée, jusqu'à tout récemment, comme une altération profonde

Démence Altération profonde, acquise et généralement irréversible du fonctionnement psychique (cognitif et psychoaffectif) induisant une détérioration significative des activités et des relations sociales, professionnelles et familiales de la vie quotidienne.

POUR APPROFONDIR

LA **PSYCHOPATHOLOGIE COGNITIVE**

Un nouveau courant a commencé d'émerger en psychopathologie il y a quelques décennies: la psychopathologie cognitive. S'intéressant aux processus cognitifs et neurobiologiques sous-jacents des faits cliniques observés, cette discipline met à contribution les concepts et les méthodes des neurosciences cognitives, et plus particulièrement ceux de la psychologie cognitive du traitement de l'information. Elle offre ainsi un point de vue nouveau sur les troubles mentaux. L'analyse des processus cognitifs qui interviennent dans certaines perturbations mentales a mis en lumière différents biais du traitement émotionnel. Les dysfonctionnements cognitifs associés aux états pathologiques exprimeraient en définitive le fait psychopathologique. Ils contribueraient à l'émergence et au maintien d'altérations élémentaires entravant l'exécution et la régulation des actes mentaux et des comportements. C'est notamment le cas des troubles anxieux, de la dépression, de l'état de stress posttraumatique, des phobies (trouble obsessionnel-compulsif, agoraphobie...), de la schizophrénie, de l'autisme infantile, des troubles de l'alimentation, des conduites antisociales, des dépendances, etc.

et irréversible du fonctionnement intellectuel. Cette définition n'a plus cours aujourd'hui parce qu'elle restreint la démence aux troubles cognitifs et laisse par conséquent dans l'ombre les altérations psychologiques et comportementales qui l'accompagnent. De plus, cette définition ancienne a largement contribué à stigmatiser les patients déments en les assimilant à des sujets dépourvus de toute capacité psychique; les spécialistes de l'approche psychanalytique en gériatrie, entre autres, ont dénoncé ce point de vue réducteur. Enfin, elle regroupe dans une même entité conceptuelle univoque des tableaux cliniques très hétérogènes et masque ainsi leurs distinctions étiologiques.

TABLEAU 11.1 — Aperçu de trois grandes catégories de détérioration cognitive

Catégorie	Étiologie	Prévalence (approximative)	Description	Troubles associés
Syndrome confusionnel	État général de santé Intoxication aux psychotropes Sevrage de psychotropes	Chez les personnes âgées: • De 10 à 50 % dans les établissements gériatriques • Jusqu'à 75 % en soins intensifs • Jusqu'à 85 % en soins postopératoires	Altération globale, extrême et fluctuante de la conscience, de la capacité d'attention et des autres fonctions cognitives (langage, mémoire, perception…) Développement rapide (de quelques heures à quelques jours), évolution instable, parfois réversible	Troubles de la conscience, troubles de l'attention : difficulté à mobiliser, à maintenir, à focaliser, à diviser ou à réorienter son attention. Difficulté à inhiber les stimuli non pertinents. Désorientation spatiotemporelle. Trouble de la vigilance : état onirique. Troubles cognitifs : langage restreint ou logorrhéique, peu informatif, incohérent. Troubles mnésiques. Troubles des perceptions : hallucinations terrifiantes et autres distorsions perceptives. Onirisme. Anxiété, perplexité anxieuse, agitation. Troubles psychomoteurs. Alternance d'agitation et de stupeur. Dans certains cas, allers et retours entre lucidité et confusion.
Démences	Maladie d'Alzheimer (MA) Démence à corps de Lewy (DCL) Démence frontotemporale (DFT) Démence liée à la maladie de Parkinson Démence liée à la maladie de Huntington Démence vasculaire Démence liée au VIH Démence liée à un traumatisme crânien Démence liée à la maladie de Pick Démence liée à la maladie de Creutzfeldt-Jakob	Prévalence : environ 7 % chez les plus de 65 ans La MA représente environ 70 % des démences. La prévalence des démences augmente avec l'âge. MA : • 10 % chez les plus de 65 ans • 18 % chez les plus de 75 ans • De 30 à 36 % chez les plus de 80 ans	Détérioration marquée du fonctionnement mental, y compris les troubles de la mémoire	Généralement progressives et irréversibles. Souvent associées à des troubles cognitifs spécifiques, par exemple aphasie, apraxie, agnosie, trouble des fonctions exécutives. Les chercheurs proposent différentes classifications des démences, chacune d'elles visant un objectif précis.
Troubles amnésiques	État de santé général Consommation de psychotropes		Déclin significatif des capacités d'apprentissage et de la mémoire Pas de délire ni de démence Transitoires ou durables, voire chroniques	Amnésie antérograde ou rétrograde. Dans certains cas, désorientation spatiotemporelle et fabulations. Anosognosie (aucune prise de conscience du trouble). Fabulations.

Source: Adapté de l'APA (2003).

Le *DSM-IV-TR* définit la démence comme un déficit multiple des fonctions cognitives. Le tableau 11.2 récapitule ces déficits, lesquels témoignent de détériorations pathologiques suffisantes pour entraver de manière significative la vie quotidienne, sociale ou professionnelle. La plupart de ces déficits cognitifs touchent plus spécifiquement la mémoire (APA, 2003).

TABLEAU 11.2 — Les troubles cognitifs dans la démence

Type de troubles	Définition	Description
Aphasies	Troubles de la compréhension et (ou) de l'expression orale, malgré l'intégrité anatomique et fonctionnelle de l'appareil phonatoire (langue, larynx) et en l'absence de toute atteinte sensorielle primaire (surdité, cécité)	Selon l'atteinte préférentielle de l'un des deux versants du langage, la compréhension et l'expression, on distingue deux grands groupes d'ahphasies : • *Les aphasies sensorielles (type aphasie de Wernicke)* sont des troubles majeurs de la compréhension du langage oral ou écrit. Toutefois, le sujet demeure capable de s'exprimer oralement, bien qu'il existe un trouble de l'évocation des mots adéquats (paraphasies, néologismes), des troubles de la syntaxe (dyssyntaxie) et une surabondance du langage (logorrhéique). • *Les aphasies motrices (type aphasie de Broca)* sont des troubles majeurs de l'expression orale, en l'absence de troubles de la compréhension. L'expression est réduite au strict minimum informatif. Elles sont en lien avec des troubles articulatoires (arthritiques) et des troubles de la syntaxe (agrammatisme). L'expression peut se réduire à l'émission itérative de quelques mots stéréotypés (tan, tan, tan…).
Apraxies	Troubles acquis de l'exécution intentionnelle d'un comportement moteur en l'absence de troubles moteurs, sensoriels ou intellectuels	Il existe différents types d'apraxies : • l'apraxie idéatoire (difficultés à lacer ses chaussures, à utiliser des couverts correctement) ; • l'apraxie idéomotrice (difficultés à exécuter des gestes symboliques tels que faire le salut militaire, dire au revoir de la main…) ; • l'apraxie constructive (difficultés à reproduire des figures à une, deux ou trois dimensions : dessiner un rond, une perspective, un cube…) ; • l'apraxie réflexive (difficultés à imiter des gestes non symboliques, comme réaliser deux anneaux entrelacés avec les pouces et les index des deux mains…) ; • l'apraxie de l'habillage (difficultés à s'habiller correctement ; le patient peut essayer d'enfiler son pantalon par la tête…) ; • l'apraxie buccolinguofaciale (difficultés à siffler, à souffler, à claquer la langue…).
Agnosies	Troubles acquis de la reconnaissance par les organes des sens, en l'absence de déficits sensoriels ou intellectuels	L'agnosie se limite généralement à une seule modalité sensorielle. Il existe différents types d'agnosies : • les agnosies visuelles (des objets ou des visages) ; • les agnosies auditives ; • les agnosies tactiles.
Troubles du fonctionnement exécutif	Troubles de la capacité à planifier, à initier, à ordonner, à contrôler ou à inhiber des comportements complexes, et troubles de la pensée abstraite	Ces troubles se caractérisent au niveau comportemental par des difficultés à traiter des tâches nouvelles et complexes et se traduisent par une diminution de la capacité de travailler, de planifier ses activités quotidiennes, de gérer son budget…

Source : Adapté de l'APA (2003).

Cette définition de la démence ne fait toutefois pas consensus ; elle suscite par ailleurs nombre de malentendus. En particulier, le terme «démence» peut, selon le cas, renvoyer à un syndrome clinique (démence sémantique), anatomoclinique (démence frontotemporale, démence sous-corticale) ou physiologique (démence vasculaire, démence traumatique), à une entité étiologique (maladie d'Alzheimer, maladie de Pick), ou encore à une étiologie précise (démence syphilitique, démence due au VIH). En d'autres termes, «la» démence n'existe pas. Il existe par contre une multitude d'altérations cérébrales qui peuvent donner lieu à des manifestations cliniques diverses, et dont le point commun est d'induire une détérioration du fonctionnement cognitif, une dégradation de la vie psychique et relationnelle, et une perte d'autonomie (Derouesné, 2003). La démence est parfois curable, donc réversible, notamment quand

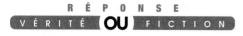

R É P O N S E

VÉRITÉ **OU** FICTION

La démence compte au nombre des processus normaux du vieillissement. F

La démence n'est pas une conséquence normale de l'avancée en âge. Elle résulte d'une maladie ou d'une autre altération perturbant le fonctionnement du cerveau.

Syndrome confusionnel État de confusion extrême, généralement réversible, se caractérisant par une altération profonde de la conscience, de la vigilance et de l'attention.

elle est causée par une tumeur, des crises d'épilepsie, un trouble métabolique, une infection, une dépression ou une consommation excessive de psychotropes, tous ces facteurs causaux pouvant être traités ou pris en charge. Mais, en général, les démences s'avèrent progressives et irréversibles, et mènent à la mort (Kasl-Godley et Gatz, 2000). Bien qu'elle soit plus fréquente dans le grand âge, la démence ne constitue pas une conséquence normale du vieillissement. Elle résulte d'une pathologie cérébrale, par exemple la maladie d'Alzheimer.

Le syndrome confusionnel

Le **syndrome confusionnel**, ou délirium, se définit par une confusion mentale extrême qui réduit la capacité de penser, de se concentrer et de s'exprimer clairement et de façon cohérente. Le terme « délirium » vient du latin *delirare*, qui signifie « sortir de la ligne, du sillon » (*de-lira*). Il renvoie au fait que les perceptions, la cognition et le comportement de la personne touchée s'écartent de la norme ; en d'autres termes, qu'ils sont pathologiques. Par exemple, le patient peut avoir du mal à faire abstraction des stimuli non pertinents ou à se concentrer sur une tâche nouvelle. Il peut parfois parler très vite, mais sans dire forcément grand-chose. La confusion s'accompagne dans certains cas d'hallucinations terrifiantes, surtout visuelles.

Le syndrome confusionnel peut aussi se manifester par des troubles de la perception accompagnés d'une interprétation erronée des stimuli sensoriels (par exemple, le patient confond la sonnerie d'un réveil avec une alarme d'incendie) ou d'illusions (il sent des décharges électriques traverser son lit). Dans certains cas, un ralentissement, voire un arrêt, de l'activité motrice plonge le patient dans un état proche de la catatonie. Ce syndrome se développe en général assez rapidement (entre quelques heures et quelques jours) et évolue en dents de scie au fil de la journée. Le patient peut passer très vite de l'agitation à la stupeur. Caractérisée par des troubles du sommeil, une suractivité et des mouvements sans motif (par exemple sauter du lit pour s'en prendre à des objets imaginaires), l'agitation alterne avec des périodes d'accalmie pendant lesquelles le patient doit parfois lutter pour rester éveillé.

Le syndrome confusionnel toucherait environ 1 à 2 % de la population générale, mais jusqu'à 14 % des plus de 85 ans (Inouye, 2006). D'étiologie multiple, il peut se déclencher à la faveur d'un facteur précipitant : traumatisme crânien ; trouble métabolique (par exemple l'hypoglycémie, c'est-à-dire un taux anormalement faible de sucre dans le sang) ; perturbation de l'équilibre hydroélectrolytique (hydratation et électrolytes) ; crise d'épilepsie ; carence en vitamine B_1 (la thiamine) ; lésion cérébrale ; altération du fonctionnement du système nerveux central ; maladie de Parkinson ; maladie d'Alzheimer ; encéphalopathie virale (une maladie infectieuse du cerveau) ; trouble hépatique ou rénal (APA, 2003 ; Lichtenberg et Duffy, 2000). Le syndrome confusionnel peut également être causé par une exposition à des substances toxiques (certains champignons ou poisons) ou à des médicaments, ou par une intoxication aux drogues ou à l'alcool. Chez les personnes âgées, il témoigne souvent d'un état médical grave, potentiellement mortel (Inouye, 2006).

Les alcooliques chroniques qui optent pour un sevrage non encadré en cessant brusquement de boire développent parfois un type particulier de confusion mentale : le delirium tremens (DT). Dans ses phases aiguës, le DT se manifeste par de l'agitation, des tremblements et des hallucinations terrifiantes (par exemple des insectes qui rampent sur les murs ou sur la peau). Les crises peuvent durer une semaine, parfois plus. En général, il vaut mieux les traiter en milieu hospitalier pour que le patient bénéficie d'un suivi étroit et d'un soutien ciblé ; le cas échéant, l'équipe médicale pourra lui administrer des tranquillisants. Les causes possibles de la confusion mentale sont multiples, mais l'étiologie spécifique se révèle souvent difficile à établir.

Quelle qu'en soit l'origine, le syndrome confusionnel se définit par une détérioration globale, fluctuante et parfois réversible des fonctions cognitives. Il se caractérise par une baisse de la vigilance, de l'attention et de la concentration ; une perturbation diffuse de l'activité intellectuelle et de la pensée (vitesse, clarté, cohérence) ; une désorientation spatiotemporelle ; un ralentissement psychique et moteur ; des hallucinations ou des illusions ; et un renversement du cycle veille-sommeil. Toutes ces perturbations altèrent les comportements. Le délirium (syndrome confusionnel) serait associé à un dérèglement de la neurotransmission (Burns, Gallagley et Byrne, 2004 ; Inouye, 2006). Le patient n'arrive plus à traiter correctement l'information et se trouve alors plongé dans la confusion. La pensée et la parole se détériorent, de même que la réactivité à l'environnement et la faculté d'interpréter les stimuli avec exactitude. Le syndrome confusionnel peut se développer rapidement, par exemple à la suite de crises d'épilepsie ou d'un traumatisme crânien, ou graduellement (sur plusieurs heures ou plusieurs jours), notamment dans les cas d'infection, de fièvre ou de trouble métabolique. La plupart des patients oscillent entre la lucidité (plutôt le matin), et la confusion et la désorientation. En général, l'obscurité et l'insomnie aggravent les symptômes de ce syndrome.

Contrairement aux démences, qui se caractérisent par une détérioration constante, progressive et irréversible des capacités mentales, le syndrome confusionnel se résout souvent spontanément dès que sa cause disparaît. Les symptômes durent peu longtemps (une semaine dans la plupart des cas, rarement plus d'un mois). Si la cause sous-jacente persiste ou induit de nouvelles détériorations, ce syndrome peut toutefois évoluer vers l'incapacité ou le coma, voire la mort (Inouye, 2006).

Les troubles amnésiques

Les troubles amnésiques (communément appelés « amnésies ») se caractérisent par un déclin très marqué du fonctionnement de la mémoire, mais qui n'est pas associé à la confusion ni à la démence. Contrairement à l'**amnésie dissociative** et à la **fugue dissociative**, ils sont d'origine organique.

Les troubles amnésiques se développent généralement à la suite d'un trauma : choc électrique, intervention neurochirurgicale, coup sur la tête. Certains traumatismes crâniens suppriment le souvenir des événements antérieurs au choc. Par exemple, un accidenté de la route peut oublier tout ce qui s'est passé après qu'il est monté dans sa voiture ; un footballeur blessé pendant la partie ne se souvient pas de ce qui s'est produit depuis qu'il a quitté le vestiaire, etc. Dans certains cas, le patient se rappelle les événements lointains, mais pas le passé récent. D'une manière générale, les personnes amnésiques se souviennent mieux de leur enfance que de ce qu'elles ont mangé quelques heures plus tôt ; c'est la loi de Ribot.

L'étudiant en médecine dont il est question ci-dessous souffre d'une perturbation grave de la mémoire à long terme. Il a perdu tout souvenir de l'accident, mais aussi de son mariage et de la femme qu'il a épousée. Comme la plupart des victimes d'amnésie posttraumatique, il a fini par récupérer sa mémoire. Ce n'est toutefois pas toujours le cas.

Amnésie dissociative Trouble dissociatif caractérisé par des pertes de mémoire sans cause organique avérée.

Fugue dissociative Trouble dissociatif se manifestant par des bouleversements délibérés et soudains des conditions de vie, des voyages impromptus, l'adoption d'une identité nouvelle et l'oubli (amnésie) des données biographiques personnelles.

ÉTUDE DE CAS

QUI EST CETTE FEMME ?

Après un accident de moto, un étudiant en médecine est emmené d'urgence à l'hôpital. À son réveil, ses parents sont à son chevet. Tandis qu'ils lui expliquent ce qui lui est arrivé, la porte de la chambre s'ouvre à la volée et la jeune femme que l'étudiant a épousée quelques semaines plus tôt se précipite vers lui et s'assied sur son lit. Elle le cajole, lui dit combien elle est soulagée de le savoir sain et sauf. Elle lui manifeste son amour, l'assure de son soutien, puis s'en va. Interloqué, l'étudiant regarde sa mère et lui demande : « Qui est cette femme ? »

Source : Freemon (1981), p. 96.

Amnésie antérograde Amnésie touchant les faits postérieurs au déclenchement du trouble.

Amnésie rétrograde Amnésie touchant les faits antérieurs au déclenchement du trouble.

On distingue deux grandes catégories d'amnésies : l'**amnésie rétrograde** (oubli des événements et des données biographiques personnelles qui datent d'avant l'émergence du trouble mnésique) et l'**amnésie antérograde** (incapacité ou difficulté à acquérir et à stocker de nouveaux souvenirs).

Un joueur de football qui subit un choc grave sur le terrain pendant un match et qui ne se souvient pas de son entraînement d'avant-match présente une amnésie rétrograde. À l'inverse, les patients qui souffrent d'amnésie antérograde oublient les faits à mesure qu'ils se produisent ; ils s'avèrent donc incapables de forger de nouveaux souvenirs. En termes familiers, on dirait que l'information « leur entre par une oreille et ressort par l'autre ». Par exemple, ils ne peuvent se rappeler ni le nom, ni le visage des gens qu'ils ont rencontrés quelques minutes auparavant. La mémoire immédiate (la capacité de stockage des informations à court terme) se mesure par la capacité de répéter des séries de chiffres sur-le-champ. La répétition des chiffres dans l'ordre où ils ont été énoncés mesure la capacité de la mémoire à court terme (empan mnésique : 7 ± 2 chiffres). Leur répétition dans l'ordre inverse mesure la fonctionnalité du stockage à court terme. Toujours active, mais possédant une capacité limitée, la mémoire de travail permet de dépasser l'instant présent en stockant l'information. Elle assure donc une double fonction : traiter l'information et conserver le résultat de cette opération. L'amnésie n'altère généralement pas la mémoire immédiate (mémoire à court terme).

RÉPONSE
VÉRITÉ **OU** FICTION

Après un accident, une personne peut avoir du mal à reconnaître des gens qui lui sont proches. Ⅴ

Un accident de la route peut effacer les souvenirs relativement récents tout en préservant les plus anciens (par exemple l'identité des parents).

Avec le célèbre cas H. M., Milner a considérablement fait progresser la compréhension des mécanismes cognitifs et neuroanatomiques qui sous-tendent la mémoire. H. M. souffrait d'une épilepsie temporale contre laquelle les traitements pharmacologiques ne pouvaient rien. Dans l'espoir d'améliorer son état, il a subi une intervention neurochirurgicale pour supprimer ses foyers épileptogènes, soit une résection bilatérale des deux hippocampes et des deux amygdales. À son réveil, H. M. présentait une amnésie antérograde massive et définitive doublée d'une amnésie rétrograde portant sur environ onze ans. Il ne pouvait plus mémoriser l'information nouvelle : « C'est comme si, quelles qu'aient été mes joies et mes peines des jours précédents, toute ma vie tenait dans la journée d'aujourd'hui », disait-il. « En ce moment précis, tout est limpide pour moi, tout est clair. Mais que s'est-il passé juste avant ? Je ne sais pas. » Ce cas, qui a fait l'objet de plusieurs publications, a grandement contribué à préciser la démarcation entre mémoire à court terme et mémoire à long terme, et entre mémoire explicite (volontaire et consciente) et mémoire implicite (non volontaire et non consciente). Il a également permis aux scientifiques de mieux comprendre le rôle crucial des hippocampes dans la mémorisation des faits nouveaux et de confirmer le rôle des amygdales cérébrales dans les émotions.

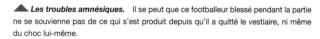

▲ *Les troubles amnésiques.* Il se peut que ce footballeur blessé pendant la partie ne se souvienne pas de ce qui s'est produit depuis qu'il a quitté le vestiaire, ni même du choc lui-même.

Les patients amnésiques peuvent par ailleurs souffrir de désorientation spatiale (ils s'égarent, ne savent plus où ils se trouvent) et temporelle (ils ne connaissent pas la date ni l'heure), mais aussi d'une désorientation à l'égard d'eux-mêmes (ils ne reconnaissent pas leur propre nom). Ils n'ont pas toujours conscience de leurs troubles mnésiques, mais peuvent aussi tenter de les nier ou de les dissimuler même si, en fait, ils n'ignorent pas leur état. Certains essaient de pallier leurs lacunes mnésiques par des fabulations ; d'autres admettent leur existence, mais font preuve d'indifférence envers elles, manifestant ainsi une sorte d'émoussement émotionnel.

Si l'amnésie s'accompagne dans certains cas de pertes de mémoire importantes, l'intelligence du patient est généralement préservée. À l'inverse, les démences progressives (par exemple la maladie d'Alzheimer) induisent une détérioration de la mémoire, mais aussi du fonctionnement intellectuel. Le diagnostic étiologique précoce s'avère d'une importance capitale dans les troubles amnésiques, car leur cause peut alors être traitée et leurs symptômes, atténués ou freinés. En plus du traumatisme crânien, différents facteurs peuvent provoquer un trouble amnésique : intervention neurochirurgicale ; **hypoxie** (anoxie) cérébrale (manque d'oxygénation) ; infection ou autre maladie cérébrale ; **infarctus** ; **accident vasculaire cérébral** ; consommation massive et chronique de certains psychotropes, notamment l'alcool. Il convient de ne pas confondre les troubles amnésiques avec le déclin cognitif lié à l'âge, ni avec la simulation (troubles factices).

LE TROUBLE AMNÉSIQUE PERSISTANT INDUIT PAR L'ALCOOL (SYNDROME DE KORSAKOFF)

Parce qu'il est généralement associé à une alimentation mal équilibrée ou de piètre qualité, l'alcoolisme chronique favorise la carence en thiamine (vitamine B_1) et constitue ainsi l'une des causes les plus courantes des troubles amnésiques persistants. La carence en thiamine peut en effet provoquer des pertes de mémoire irréversibles désignées sous le nom de «trouble amnésique persistant induit par l'alcool» ou, plus communément, de **syndrome de Korsakoff**. Ces déficits mnésiques sont dits «persistants» parce qu'ils perdurent bien au-delà de la période d'intoxication et qu'ils se prolongent malgré les années de sevrage (APA, 2003). Le syndrome de Korsakoff ne s'explique pas toujours par un alcoolisme chronique. La carence en thiamine peut aussi se développer à la faveur d'une période de privation, par exemple chez les prisonniers de guerre en état de malnutrition.

Les patients atteints du syndrome de Korsakoff ont des trous de mémoire majeurs au sujet de leur passé (Phaf, Geurts et Eling, 2000). Certains chercheurs pensent que ces oublis s'expliqueraient par une détérioration des tissus cérébraux attribuable à des micro-hémorragies dans le cerveau. En dépit des problèmes mnésiques, l'intelligence est globalement préservée. Ces patients sont généralement chaleureux mais sans profondeur, incapables de discerner la réalité des fabulations qu'ils inventent pour combler leurs trous de mémoire. Ils sombrent parfois dans la désorientation et la confusion ; leur état nécessite alors la mise en place de dispositifs juridiques de protection et d'accompagnement (tutelle ou autre).

Le syndrome de Korsakoff se développe souvent à la suite d'une **encéphalopathie de Wernicke** (ou encéphalopathie de Gayet-Wernicke), un autre trouble cérébral causé par une carence en thiamine. L'encéphalopathie de Wernicke se manifeste par la confusion, la désorientation, l'**ataxie** cérébelleuse, la difficulté à maintenir l'équilibre en marchant, la myopathie et la paralysie des muscles oculaires (nystagmus). Ces symptômes peuvent évoluer favorablement puis disparaître ; néanmoins, les troubles mnésiques majeurs persistent. En cas d'encéphalopathie de Wernicke, l'administration rapide de doses massives de vitamine B_1 permet généralement de prévenir l'émergence du syndrome de Korsakoff. Si celui-ci se développe, il reste possible d'obtenir une légère atténuation des symptômes au moyen d'un traitement ciblé, mais rarement leur élimination complète.

La figure 11.1 présente une synthèse des notions relatives aux troubles cognitifs.

Hypoxie (anoxie) Baisse de l'approvisionnement en oxygène du cerveau ou d'un autre organe (par exemple le cœur) qui provoque des lésions dans cet organe.

Infarctus Nécrose des tissus attribuable à l'occlusion d'une artère ou d'une ramification artérielle qui bloque ou réduit l'irrigation sanguine et, donc, l'oxygénation des tissus (hypoxie), par exemple infarctus cérébral, infarctus du myocarde.

Accident vasculaire cérébral Blocage soudain de l'irrigation sanguine d'une partie du cerveau qui résulte d'une ischémie (arrêt ou insuffisance de la circulation sanguine) ou d'une hémorragie (épanchement sanguin provoqué par la rupture d'un vaisseau sanguin), qui la prive d'oxygène et provoque sa nécrose.

Syndrome de Korsakoff Trouble amnésique persistant induit par l'alcool et caractérisé par l'amnésie antérograde majeure, la désorientation spatiotemporelle, l'apathie et, parfois, la fabulation.

Encéphalopathie de Wernicke Affection encéphalique d'origine toxique ou métabolique caractérisée par la confusion, la désorientation, des perturbations oculomotrices (nystagmus), des troubles de la déglutition, l'ataxie et l'amnésie.

Ataxie Trouble moteur non paralytique caractérisé par la détérioration ou la perte de la coordination des mouvements volontaires, et causé par une altération cérébrale.

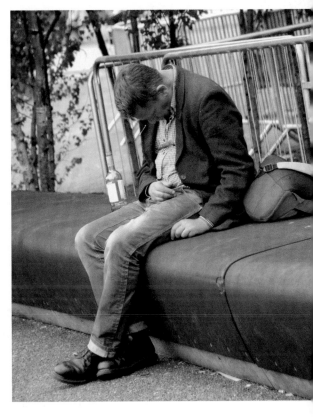

▲ *Le syndrome de Korsakoff.* Les personnes atteintes sombrent parfois dans la désorientation et la confusion.

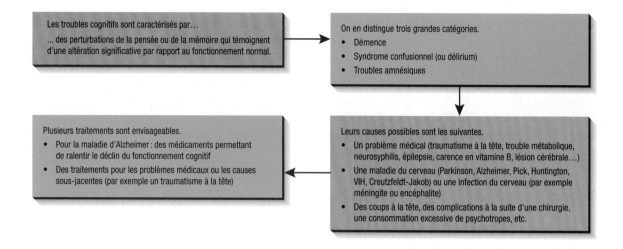

F I G U R E **11.1**

| **Carte conceptuelle : les troubles cognitifs**

11.2 LES TROUBLES PSYCHOLOGIQUES LIÉS À L'ÂGE

Le vieillissement induit de nombreuses modifications de l'état physique. L'altération du métabolisme calcique entraîne une fragilisation des os et augmente le risque de fracture en cas de chute. La peau devient moins élastique et se couvre de rides et de plis. Les sens perdent de leur acuité ; les personnes âgées entendent et voient moins bien. Au volant ou dans les tests d'intelligence, par exemple, leur *temps de réaction* baisse. Elles ont donc besoin de plus de temps pour répondre aux stimuli. Ainsi, les conducteurs âgés redémarrent plus lentement au feu vert et esquivent moins rapidement les autres véhicules. Leur système immunitaire perdant de son efficacité avec le temps, les aînés deviennent plus fragiles devant la maladie.

En plus de ces modifications de l'état physique, le vieillissement provoque des changements d'ordre cognitif. Il n'est pas rare que les capacités mnésiques, et les performances cognitives en général, déclinent ; les résultats des tests d'intelligence ou de QI en font foi. Le déficit est plus net encore dans les tests chronométrés, par exemple les sous-tests de performance de l'échelle d'intelligence de Wechsler (voir chapitre 2). D'autres capacités se maintiennent et peuvent même s'améliorer au fil du temps, par exemple le vocabulaire et le bassin des connaissances acquises. Par contre, la mémorisation des noms propres et des événements récents tend à décliner. Hormis l'embarras que la personne âgée peut éprouver quand elle oublie le nom de son interlocuteur, le déclin cognitif ne compromet généralement pas sa capacité à s'acquitter de ses responsabilités, aussi bien sociales que professionnelles.

Par ailleurs, le savoir et l'expérience de vie accumulés au fil des ans constituent une « réserve cognitive » susceptible de compenser, dans une certaine mesure, le déclin cognitif dû au vieillissement. En définitive, la démence (ou sénilité) ne constitue pas la conséquence inéluctable de l'avancée en âge ; elle épargne d'ailleurs la plupart des personnes âgées (USDHHS, 1999a). La démence est au contraire le signe d'une maladie dégénérative du cerveau. L'examen neurologique et l'évaluation neuropsychologique permettent de distinguer les signes du vieillissement normal de la démence. Celle-ci induit en général un déclin cognitif majeur et rapide.

Nous allons examiner maintenant les différents troubles psychologiques liés à l'âge. Nous commencerons par les troubles anxieux, qui sont les plus fréquents chez les sujets âgés.

Les troubles anxieux et le vieillissement

Les troubles anxieux peuvent émerger à tout âge; ils sont toutefois moins fréquents chez les aînés que chez les jeunes. Néanmoins, les troubles névrotiques et anxieux constituent les troubles psychopathologiques les plus répandus chez les patients âgés, plus encore que la dépression. Les symptômes névrotiques les plus courants sont les symptômes hypocondriaques; viennent ensuite les symptômes obsessionnels, hystériques et phobiques. Au fil des ans, ils cèdent généralement le pas à des symptômes anxieux ou dépressifs moins spécifiques. Environ 10 % des plus de 55 ans souffrent d'un trouble anxieux (USDHHS, 1999a). Les troubles anxieux sont souvent associés aux troubles dépressifs. Les femmes âgées y sont plus sujettes que les hommes âgés (Bryant, Jackson et Ames, 2008).

Les troubles anxieux se manifestent surtout par l'anxiété généralisée et l'agoraphobie, beaucoup plus rarement par le trouble panique. L'anxiété de type réactionnel est la plus fréquente; elle est souvent consécutive à des événements majeurs ou à l'accumulation d'épisodes éprouvants. Ainsi, la plupart des cas d'agoraphobie qui se déclarent dans le grand âge s'expliquent par une dégradation du réseau de soutien social attribuable par exemple à l'accession à la retraite ou au décès du conjoint ou d'amis proches. Cette agoraphobie peut devenir très invalidante et confiner l'aîné à son domicile. Il est à noter que certaines personnes âgées particulièrement fragiles font l'objet d'un diagnostic erroné d'agoraphobie; en réalité, elles refusent de quitter leur domicile seules parce qu'elles craignent de tomber dans la rue. Trouble de l'adaptation avec manifestations anxieuses, l'anxiété généralisée naît le plus souvent de l'impression de ne plus maîtriser sa propre vie. Elle peut toucher par exemple les personnes âgées infirmes, très affligées par la perte d'un ami ou d'un proche, ou soumises à de fortes contraintes financières. Parce que la fatigue ainsi que les problèmes somatiques et cognitifs en constituent les symptômes d'appel les plus fréquents, les troubles anxieux sont généralement sous-évalués. Ils sont en outre banalisés: «Que voulez-vous? entend-on. C'est normal, avec l'âge...» Les anxiolytiques, notamment les benzodiazépines (Valium ou autres), sont souvent prescrits pour le traitement de l'anxiété chez la personne âgée. Leurs effets secondaires ne sont toutefois pas négligeables; ils peuvent provoquer à court terme l'asthénie, la confusion et l'altération de la mémoire et, à long terme, l'abus, voire la dépendance. La thérapie cognitivocomportementale procure des résultats thérapeutiques tout aussi bénéfiques, mais sans les effets secondaires (Nordhus et Pallesen, 2003; Stanley et Beck, 2000).

R É P O N S E
VÉRITÉ **OU** FICTION

Les troubles anxieux sont les troubles psychologiques les plus courants chez les personnes âgées; ils sont plus répandus que la dépression. V

Les problèmes d'anxiété constituent les troubles psychologiques les plus fréquents chez les aînés.

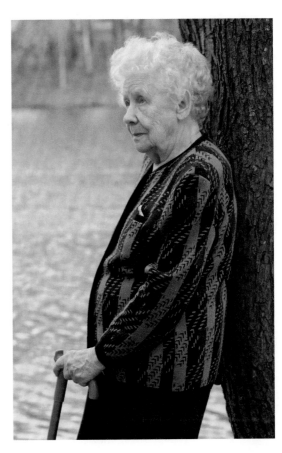

▲ *L'agoraphobie.* Certaines personnes âgées particulièrement fragiles font l'objet d'un diagnostic erroné d'agoraphobie; en réalité, elles hésitent à sortir seules parce qu'elles craignent de tomber dans la rue.

La dépression et le vieillissement

Même si le risque de dépression majeure diminue avec l'âge, la dépression constitue tout de même l'un des troubles psychologiques les plus fréquents chez les personnes âgées (Karel et Hinrichsen, 2000). Elle induit une perte d'autonomie, une détérioration de la qualité de vie, des troubles fonctionnels et une augmentation de la mortalité liée aux comorbidités et au suicide; elle représente par ailleurs une charge importante pour les aidants naturels et les services de santé. Pour ces deux raisons, la dépression doit être considérée comme un véritable problème de santé publique (Charney *et al.*, 2003). En particulier, le risque de suicide augmente avec l'âge (Bruce *et al.*, 2004; Eddleston, 2006).

Selon les estimations, la prévalence de la dépression dans la population âgée serait de 8 à 20 % (USDHHS, 1999a); près de 3 % des personnes atteintes vivraient une dépression majeure (Rimer, 1999; Steffens *et al.*, 2000). Les dépressions qui récidivent au cours de la vie sont dites «précoces». Les personnes ayant des antécédents de dépression précoce présentent un risque deux fois plus élevé de développer une dépression tardive après l'âge de 60 ou 65 ans. La prévalence de la dépression est plus élevée encore dans les résidences pour personnes âgées. Une étude récente montre que la dépression précoce serait plutôt liée à des facteurs psychosociaux, tandis que des facteurs neurobiologiques seraient en cause dans la dépression tardive (Clément, Darthout et Nubukpo, 2003).

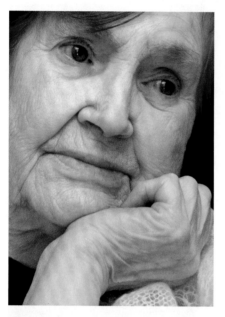

▲ *La dépression.* Les femmes seraient plus exposées à la dépression.

Une métaanalyse récente établit plusieurs facteurs du risque dépressif: les femmes seraient plus exposées à la dépression, de même que les personnes ne bénéficiant pas d'un bon soutien social ou présentant un faible niveau socioculturel (Cole et Dendukuri, 2003). Des spécificités ethniques joueraient également un rôle dans l'émergence et l'évolution de la dépression chez les personnes âgées. Dans un même pays, les écarts entre la population «de souche» et la population immigrante semblent toutefois s'expliquer plutôt par la disparité des réseaux sociaux, des revenus et des prises en charge de l'état de santé que par les spécificités ethniques proprement dites. Chez les sujets âgés, la dépression se déploie souvent dans un contexte de comorbidité médicale. Les perturbations de l'état de santé liées à l'âge les plus souvent associées à la dépression sont les suivantes: démence; altérations vasculaires, notamment les problèmes vasculaires cérébraux; fractures de la hanche; maladie de Parkinson; incontinence urinaire; mais aussi différents symptômes, par exemple la douleur. Des chercheurs ont établi la présence de troubles dépressifs chez au moins 50 % des patients après un accident vasculaire cérébral, et chez 30 à 50 % des personnes atteintes de la maladie d'Alzheimer ou de la maladie de Parkinson (Chemerinski *et al.*, 2001). Dans ce dernier cas, la dépression peut s'expliquer par la nécessité de faire face à la maladie et de s'y adapter, mais aussi par les modifications neurobiologiques cérébrales induites par l'affection.

Le soutien social peut atténuer les effets délétères du stress, du deuil et de la maladie, et réduire ainsi le risque de dépression. Les liens sociaux et le soutien social s'avèrent encore plus cruciaux pour les personnes âgées souffrant d'un handicap physique. La prévalence des symptômes dépressifs semble moins importante chez les aînés qui se consacrent à des activités bénévoles ou qui maintiennent une pratique religieuse, peut-être parce que celles-ci donnent un sens et un but à leur vie et leur permettent ainsi de mieux affronter les difficultés.

Les personnes âgées sont particulièrement exposées à la dépression en cas de stress causé par des difficultés d'adaptation aux grands changements de la vie: départ à la retraite; maladie physique ou invalidité; placement dans un établissement de soins de longue durée ou une maison de retraite; décès du conjoint, des proches, des amis et d'autres relations; prise en charge du conjoint malade. Volontaire ou forcée, la retraite peut donner à l'aîné le sentiment qu'il perd son identité et son rôle social. La mort de proches ou d'amis provoque une souffrance psychique chez la personne âgée, amoindrit ses liens sociaux et la renvoie à sa propre avancée en âge.

Les aînés se sentent parfois incapables de tisser de nouvelles amitiés et de se fixer de nouveaux objectifs. Quand elle frappe le conjoint ou un autre membre de la famille, la maladie d'Alzheimer induit chez l'aidant naturel une tension constante qui peut déboucher sur une dépression, même en l'absence de vulnérabilité préalable (Mittelman *et al.*, 2004).

En dépit de sa prévalence, la dépression chez la personne âgée reste souvent tenue dans l'ombre. Elle n'est donc pas traitée de manière adéquate, et ce, pour différentes raisons: le diagnostic est difficile à poser; les manifestations cliniques sont souvent atypiques et très hétérogènes. Par ailleurs, il existe aussi un cliché culturel réducteur qui assimile, à tort, la vieillesse à la tristesse. Les soignants s'avèrent parfois moins aptes à déceler la dépression chez les aînés que chez les autres adultes ou les jeunes parce qu'ils s'intéressent en priorité aux troubles somatiques ou cognitifs ainsi qu'aux perturbations du sommeil, et aussi parce que ces problèmes peuvent masquer la dépression.

Il existe fort heureusement des traitements efficaces pour la dépression du sujet âgé : traitements pharmacologiques (antidépresseurs), thérapies cognitivocomportementales et psychothérapies (Reynolds *et al.*, 2006 ; Sammons, 2005 ; Wei *et al.*, 2005). L'efficacité avérée de ces traitements devrait contribuer à éradiquer la croyance selon laquelle la psychothérapie et les traitements pharmacologiques psychiatriques ne seraient pas indiqués pour les aînés. En outre, les déficits mnésiques qui accompagnent parfois la dépression disparaissent généralement avec elle, ce qui plaide également en faveur de la mise en œuvre de traitements appropriés en cas de trouble dépressif chez la personne âgée.

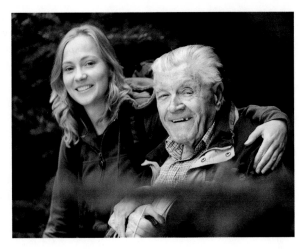

▲ *Le soutien social.* Les effets délétères du stress, du deuil et de la maladie sont fortement atténués par les relations attentionnées des proches.

Les troubles du sommeil et le vieillissement

Les troubles du sommeil, en particulier l'insomnie, sont très répandus chez les personnes âgées, plus encore que la dépression. Ces problèmes s'expliquent par des modifications de la physiologie du sommeil liées à l'âge, notamment l'apnée du sommeil et la tendance à se réveiller plus tôt le matin (Martin, Shochat et Ancoli-Israel, 2000). Mais ils peuvent aussi témoigner d'autres troubles psychologiques, par exemple la dépression, la démence et les troubles anxieux, ou d'une maladie. Dans certains cas, des facteurs psychosociaux (solitude, difficulté à dormir seul après le décès du conjoint) sont également en cause. Chez le sujet âgé, des troubles de la pensée peuvent par ailleurs contribuer à entretenir l'insomnie (ruminations excessives au sujet de l'insomnie ou désespoir et sentiment d'impuissance devant les problèmes de sommeil).

Les somnifères sont souvent prescrits dans le traitement de l'insomnie chez la personne âgée. Leur utilisation prolongée peut toutefois induire une dépendance ou des états de manque. Les approches comportementales donnent des résultats thérapeutiques comparables, et même supérieurs, à ceux des médicaments, sans risque d'effets indésirables ou de dépendance (Martin, Shochat et Ancoli-Israel, 2000 ; Sivertsen *et al.*, 2006). Les sujets âgés bénéficient autant des traitements comportementaux que les autres personnes. Il convient de rappeler que les rythmes du sommeil évoluent naturellement avec l'âge et que le besoin de sommeil diminue ; ces facteurs sont trop souvent négligés dans l'évaluation. Au total, l'insomnie est sans doute surestimée, en général, chez les personnes âgées.

La maladie d'Alzheimer

La maladie d'Alzheimer (MA) est une maladie cérébrale dégénérative dont l'étiologie, encore mal connue, reposerait sur des facteurs génétiques et environnementaux. Elle mène à une démence progressive et irréversible caractérisée par des pertes de mémoire et la détérioration d'autres fonctions cognitives (Thompson *et al.*, 2003). Selon la Société Alzheimer du Canada (2010), un demi-million de Canadiens sont atteints de la MA ou d'une démence apparentée. La MA constitue la septième cause de décès tous groupes d'âge confondus, mais la cinquième chez les femmes (Statistique Canada, 2007). Elle représente plus de la moitié des cas de démence dans la population générale et se classe au quatrième rang des causes de décès chez l'adulte (Grady, 2004). L'établissement d'un diagnostic avéré ne peut se faire sans vérification anatomoclinique.

Les risques de MA augmentent fortement avec l'âge. La Société Alzheimer du Canada (2010) estime que, d'ici à 2038, le nombre de Canadiens qui seront atteints de cette maladie ou d'une démence apparentée atteindra 1 125 200, ce qui représente 2,8 % de la population.

La grande majorité des cas de MA se déclarent après 65 ans, et plus encore à partir de 75 ans. Indépendamment de l'âge, les femmes seraient plus à risque (Cowan et Kandel, 2001). Il est important de rappeler que, bien qu'elle soit fortement liée à l'âge, la MA est une maladie dégénérative cérébrale, et non pas une conséquence du vieillissement (Butler, 2001).

La démence associée à la MA se manifeste par la détérioration progressive ou la perte des capacités intellectuelles qui font intervenir la mémoire, le langage et la résolution de problèmes. Les troubles occasionnels de la mémoire qui commencent à se développer à partir de la quarantaine constituent de simples oublis. Non spécifiques de la démence et considérés comme bénins, ils s'expriment principalement par des difficultés à se souvenir de certaines informations (par exemple le nom des gens), à retenir ce qu'on a lu, à se rappeler où l'on a mis ses lunettes, etc. Ils sont souvent attribuables à la distraction ; en entrant dans une pièce, par exemple, on oublie ce que l'on était venu y faire… Certains patients se plaignent de ne pas reconnaître les gens dans la rue (ils ont en fait du mal à mettre un nom sur leur visage) ou de «perdre la mémoire» (ils ont par exemple besoin d'une liste d'achats pour aller faire les courses). Ces oublis témoignent simplement d'un trouble attentionnel ; ils ne constituent pas un signe précoce de la MA. S'ils se répètent, qu'ils portent sur des pans entiers du passé récent ou qu'ils apparaissent incongrus, ils peuvent par contre trahir une évolution plus inquiétante. Il est normal de ne plus savoir, de temps à autre, où l'on a mis ses clés ; il n'est pas normal d'oublier où l'on vit.

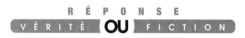

RÉPONSE

VÉRITÉ OU FICTION

Chez les personnes vieillissantes, les oublis occasionnels signalent généralement les premiers stades de la maladie d'Alzheimer. F

Les pertes de mémoire occasionnelles et les oublis sont des conséquences normales du vieillissement.

Le diagnostic de MA doit être envisagé dès que les troubles cognitifs s'aggravent au point d'entraver le fonctionnement familial, social et professionnel. À mesure que la maladie évolue, le patient peut par exemple s'égarer dans les stationnements, les magasins, voire sa propre maison.

Quand elles sentent que leurs capacités intellectuelles se détériorent sans qu'elles sachent pourquoi, certaines personnes atteintes de MA sombrent dans la dépression, la confusion, voire l'illusion. Elles peuvent même être la proie d'hallucinations et d'autres manifestations psychotiques. La confusion et la peur conduisent parfois à des délires paranoïaques (délires de persécution) ; le patient est alors convaincu que son entourage le trahit, le vole, lui est hostile ou indifférent. Il peut même oublier le nom de ses proches ou ne plus les reconnaître (syndrome de Capgras). Certaines personnes atteintes de la MA oublient jusqu'à leur propre nom.

La femme d'un patient atteint de MA décrit les ravages de cette maladie chez son mari : «Quand elle n'est pas correctement traitée, la maladie d'Alzheimer dépouille ses victimes de leur identité. Je vois Richard tourner en rond autour de la voiture parce qu'il n'en trouve plus la portière, et cela me fait mal.» (Morrow, 1998) L'agitation, les déambulations, la dépression et l'agressivité constituent des signes courants que la maladie progresse (Chen *et al.*, 1999 ; Slone et Gleason, 1999). Dans l'encadré de la page suivante, une patiente présentant un début de MA raconte les premiers signes de la détérioration de sa mémoire. Elle revenait du bureau de son mari et rentrait chez elle en voiture.

La MA a été décrite pour la première fois en 1907. En 1906, le médecin allemand Aloïs Alzheimer (1864-1915) examine le cerveau d'une femme qui vient de s'éteindre à l'asile de Francfort à l'âge de 56 ans. Depuis cinq ans, le médecin constatait l'étrangeté de son comportement. La patiente avait d'abord manifesté un délire de jalousie envers son mari. Ensuite, sa mémoire s'était beaucoup détériorée, et de manière continue. Elle se perdait dans sa maison, changeait sans cesse les objets de place, croyait parfois qu'on voulait la tuer et se mettait à hurler. À l'asile, tout son comportement témoignait d'une perplexité profonde et d'une complète désorientation spatiotemporelle. L'autopsie a révélé une atrophie globale du cerveau. La description histopathologique relève des lésions spécifiques par leur intensité et leur ampleur : écheveaux (ou enchevêtrements) de dégénérescence neurofibrillaire (DNF), plaques séniles de substance amyloïde, amylose vasculaire, dégradation neuronale (atrophie). Ces anomalies (voir figure 11.2, p. 348) sont aujourd'hui considérées comme des signes de la maladie (Jacobsen *et al.*, 2006 ; Nunomura *et al.*, 2006).

Vivre dans un labyrinthe

J'étais complètement perdue. Je ne savais plus comment rentrer à la maison... Je tremblais de peur et je sanglotais sans pouvoir m'arrêter. Qu'est-ce qui m'arrivait ?

À quelques mètres devant moi se tenait le gardien d'un immeuble. Tremblante, j'ai essuyé mes larmes et j'ai respiré profondément pour me calmer. Le gardien m'a souri gentiment et m'a demandé si j'avais besoin d'aide.

« Je crois que je suis perdue, lui ai-je dit.

— Où voulez-vous aller ? » me demanda-t-il poliment.

Un grand froid m'a saisie. Je ne me rappelais plus le nom de ma rue ! Des larmes se sont mises à couler sur mes joues. Je ne savais plus où je voulais aller.

Paniquée, je fouillais dans ma mémoire, mais c'était le néant. D'un coup, je me suis rappelée un parc où j'emmenais mon petit-fils. Il devait certainement se trouver près de chez moi.

« Comment s'appelle le lotissement le plus proche ? ai-je demandé au gardien.

— Pine Hills, je crois.

— Pine Hills, c'est ça ! »

J'étais ravie ! Ce nom me disait quelque chose...

J'ai conduit prudemment dans la direction que le gardien m'a indiquée. À chaque intersection, je cherchais mon chemin.

Finalement, j'ai reconnu mon lotissement. Une fois rentrée chez moi, j'étais si soulagée que je me suis remise à pleurer. Je me suis réfugiée dans la pénombre de ma chambre. Je me suis assise, puis recroquevillée en boule sur mon lit.

Source: D'après les dossiers de l'auteur.

LE DIAGNOSTIC

Il n'existe pas de tests biologiques qui permettent d'établir le diagnostic de MA. Celui-ci se fonde généralement sur l'évaluation clinique, plus précisément neuropsychologique. La détérioration des fonctions cognitives et les altérations comportementales constituent des critères centraux et des repères précoces pour l'établissement du diagnostic. D'autres troubles médicaux ou psychologiques peuvent toutefois s'exprimer par des manifestations semblables à celles de la MA; par exemple, la dépression grave induit, elle aussi, une détérioration de la mémoire et du fonctionnement cognitif. Les médecins ne peuvent donc établir que des diagnostics probables, particulièrement aux premiers stades de la maladie. Le diagnostic de MA peut ensuite être confirmé par l'examen du tissu cérébral à l'occasion d'une biopsie ou d'une autopsie. Toutefois, les biopsies sont rares, car elles s'accompagnent d'un risque hémorragique ou infectieux non négligeable. En l'état actuel des connaissances, comme on ne dispose d'aucun traitement, le diagnostic s'avère utile surtout pour l'avancement de la recherche.

L'ÉVOLUTION CLINIQUE DE LA MALADIE D'ALZHEIMER

La MA se déploie sur 12 à 18 ans. Les lésions cérébrales se développent sans manifestations externes pendant 10 à 15 ans (phase asymptomatique), puis progressent régulièrement. Les troubles mnésiques et les altérations comportementales corollaires émergent insidieusement; ils évoluent en moyenne sur trois ans. Ce stade précoce de la maladie, ou phase prédémentielle, se caractérise par des problèmes strictement mnésiques et des altérations de la personnalité. Il s'accompagne dans certains cas d'une amnésie antérograde importante. Le patient n'arrive plus à mémoriser les faits nouveaux et oublie au fur et à mesure; il a du mal à se rappeler les événements récents et certaines informations de base (numéros de téléphone, codes postaux, prénom de ses petits-enfants...); le calcul mental et la gestion des finances deviennent de plus en plus ardus. Un homme d'affaires accoutumé à gérer des millions de dollars peut se révéler incapable d'effectuer une opération arithmétique élémentaire.

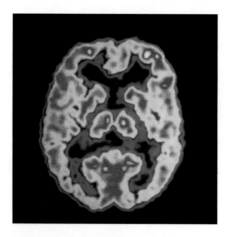
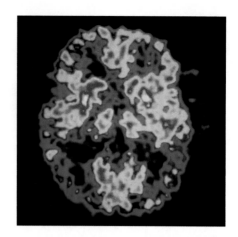

F I G U R E   **11.2**

Cliché de tomodensitométrie par émission de positons (TEP) du cerveau d'un sujet âgé normal (à gauche) et du cerveau d'un patient atteint de MA (à droite)
La photo de droite montre la diminution de l'activité cérébrale associée à la MA.

En phase prédémentielle, les personnes atteintes de la MA ont parfois tendance à minimiser, voire à nier, leurs symptômes, en les attribuant à d'autres causes, par exemple le stress ou la fatigue. Aux premiers stades de la maladie, le déni peut faire office de mécanisme de défense qui évite au patient de reconnaître le déclin de ses capacités intellectuelles. Quand ce dernier prend conscience de sa détérioration, il peut sombrer dans la dépression. Des modifications de la personnalité peuvent également se produire, par exemple une grande irritabilité chez des personnes généralement calmes, ou un repli sur soi chez des sujets plutôt extravertis d'habitude. Il convient de ne pas confondre ce repli avec la dépression; celui-ci correspond plutôt à une apathie accompagnée d'une baisse de la motivation, d'une perte d'intérêt envers les autres et les activités sociales, etc. Bien que le patient soit encore autonome, les tâches courantes (remplir un formulaire administratif, se repérer dans des lieux peu familiers, etc.) deviennent difficiles.

Quand les troubles cognitifs dépassent le cadre de la mémoire et s'aggravent au point de perturber fortement la vie quotidienne, le patient amorce l'étape du syndrome démentiel. Ce dernier se caractérise par un déficit mnésique et l'altération d'une ou de plusieurs fonctions supérieures : langage, praxie (mise en œuvre de gestes coordonnés et efficaces), fonctions exécutives (fonctions non spécifiques). Le patient perd alors une grande partie de son autonomie. Les personnes atteintes d'une MA modérée ont besoin d'aide pour les tâches quotidiennes. Elles peuvent aussi se révéler incapables de choisir des vêtements adéquats ou de se rappeler le nom et l'adresse des membres de leur famille. Au volant, elles commettent des erreurs, brûlent les feux rouges, ne s'arrêtent pas aux intersections et accélèrent au lieu de freiner. Elles ont parfois de la difficulté à faire leur toilette. Il leur arrive de ne pas se reconnaître dans le miroir. Certaines n'arrivent plus à formuler des phrases complètes et répondent aux questions de manière laconique. La perturbation des mouvements et de la coordination s'accentue. Au stade modéré, les patients

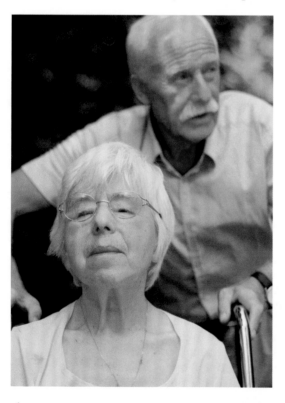

▲ *La maladie d'Alzheimer.* Les personnes atteintes perdent progressivement leur autonomie.

marchent souvent plus lentement, à petits pas. Certains ne savent plus signer de leur nom, même avec de l'aide. Ils ont parfois du mal à manier des ustensiles. L'agitation constitue un signe caractéristique de ce stade. Se sentant menacé par un milieu de vie qu'il ne contrôle plus, le patient peut faire des fugues. Certains fuient, s'agitent ou se comportent de manière agressive : ils crient, jettent des objets ou frappent leur entourage. Sous l'effet d'une agitation et d'une confusion extrêmes, ils peuvent s'égarer sans pouvoir retrouver leur chemin.

À un stade encore plus avancé de la MA, les personnes atteintes peuvent se parler à elles-mêmes, être la proie d'hallucinations visuelles ou traverser des épisodes délirants de type paranoïaque, croire qu'on essaie de leur nuire ou de les voler, s'imaginer que leur conjoint leur est infidèle, ou le prendre pour quelqu'un d'autre.

Au stade le plus grave de la maladie, les fonctions cognitives déclinent au point que le patient ne peut absolument plus fonctionner seul. Il devient incontinent, incapable de communiquer, de marcher et même de se tenir assis. Il a besoin d'aide pour faire sa toilette et manger. Le stade final est marqué par les crises d'épilepsie, le coma et la mort. L'étude de cas ci-dessous illustre l'évolution de la MA avec ses manifestations caractéristiques : pertes de mémoire et problèmes de comportement.

ÉTUDE DE CAS

UN CAS DE DÉMENCE DE LA MALADIE D'ALZHEIMER

Au travail, un homme de 65 ans commence à ne plus pouvoir se rappeler les faits importants ; à la maison, il a du mal à gérer ses comptes bancaires et à payer ses factures à temps. Ses capacités intellectuelles déclinent rapidement, le forçant à prendre sa retraite. Il développe alors des problèmes comportementaux. Quand il est frustré ou contrarié, il devient têtu à l'excès, brutal et grossier envers son entourage.

L'examen neurologique révèle une désorientation dans le temps et dans l'espace. Le patient croit que la salle de consultation se trouve dans son milieu de travail et qu'il vit « en 1960 ou quelque chose comme cela » – alors que nous sommes en 1982. Il échoue aux tests de mémoire les plus simples, ne se rappelle aucun des 6 objets qu'on lui a montrés 10 minutes plus tôt, n'arrive plus à nommer ses parents, ni ses frères et sœurs. Son discours est vague et vide de sens. Il ne peut plus calculer mentalement ; par contre, il interprète correctement les proverbes. Sa famille ne pouvant plus gérer ses troubles comportementaux, il est placé en établissement hospitalier. Là, ses capacités intellectuelles continuent de se détériorer ; ses comportements agressifs sont stabilisés au moyen de tranquillisants (antipsychotiques). Un diagnostic de démence dégénérative primitive de type Alzheimer est établi. Le patient meurt à l'âge de 74 ans, 8 ans après le début des symptômes.

Source : Spitzer *et al.* (1989), p. 131-132.

Plus la MA se déclare jeune, plus elle altère le fonctionnement cognitif et s'aggrave. Elle inflige ses ravages non seulement aux personnes atteintes, mais aussi aux membres de leur famille. Elle provoque un naufrage personnel autant que familial. Impuissants, les proches constatent la lente détérioration de l'être cher comme s'ils assistaient à « des funérailles sans fin » (Aronson, 1988). Au stade avancé de la maladie, les fugues, l'agressivité, l'autodestruction, l'incontinence, les hurlements et les nuits blanches imposent un niveau élevé de stress à ceux qui prennent soin du patient. Chez les personnes atteintes de la MA, les altérations de la personnalité et du comportement sont si marquées que leur entourage a souvent l'impression de vivre avec un inconnu. Conséquence prévisible de ce surcroît de travail et de soucis, les proches aidants développent plus de problèmes de santé et montrent un niveau de stress hormonal plus élevé que les non-aidants (Vitaliano, Zhang et Scanlan, 2003). En général, c'est essentiellement aux filles aînées qu'incombe la prise en charge du malade. Ces femmes se trouvent alors prises comme dans un étau entre leur devoir filial et leurs responsabilités parentales et conjugales. L'histoire qui suit illustre leur dilemme.

moi je Ma mère, mon dilemme

Âgée de 86 ans, maman se trouve maintenant au dernier stade de la maladie d'Alzheimer. Il y a 10 ans, j'ai constaté qu'elle changeait ; elle devenait instable du point de vue émotionnel. Aujourd'hui, je me demande comment participer à sa prise en charge sans pour autant compromettre ma propre vie de famille.

J'ai 52 ans. Je suis mariée et j'ai trois garçons adolescents. Psychologue clinicienne, je suis titulaire d'un doctorat en gérontologie. Comme je suis sa seule fille et que je connais bien la maladie d'Alzheimer, il me semble logique que ce soit moi qui coordonne les soins donnés à ma mère. Mais j'ai quitté la maison familiale de Brooklyn (New York) il y a très longtemps ; je vis maintenant dans le Colorado. Comment pourrais-je gérer les soins de ma mère à distance ?

J'ai proposé à maman de venir séjourner quelque temps chez moi, dans le Colorado. [...] Je suis allée la chercher à Brooklyn et nous sommes revenues ensemble en avion. Ce voyage m'a mise devant la froide réalité de la maladie d'Alzheimer. Maman ne savait pas où elle était, ni où elle allait. À notre arrivée, elle ne reconnaissait pas ma maison ; elle y était pourtant venue de nombreuses fois. La première nuit, elle a voulu dormir dans la baignoire. Elle disait qu'elle cherchait son lit. Elle est restée deux mois à la maison. Pendant tout ce temps, elle a rarement réussi à trouver la salle de bains seule, alors qu'elle se trouvait juste à côté de sa chambre.

Le premier mois, je me suis volontiers mise à son service ; je m'oubliais pour elle. Je lui disais que je l'aimais, que je voulais lui procurer les soins qu'elle méritait. Le deuxième mois, j'ai commencé à craquer. Je n'attendais plus les fins de semaine avec autant d'impatience, car je savais qu'elle serait sous ma supervision complète pendant ces deux jours. Au travail, j'aidais d'autres soignants à préserver l'équilibre dans leur vie ; dans mon propre quotidien, maman passait toujours en premier. J'ai ainsi négligé plusieurs de mes besoins personnels, conjugaux et familiaux.

Source : Smoller (1997), p. 23 et ss.

LES FACTEURS ÉTIOLOGIQUES

Les causes de la MA sont encore inconnues. On sait toutefois que cette maladie cérébrale se caractérise par la formation, dans le cerveau, de plaques qui ressemblent à des touffes de laine d'acier et se composent de *bêta-amyloïde,* une substance constituée de fragments de protéines fibreuses (Goedert et Spillantini, 2006 ; Jacobsen *et al.*, 2006). Les scientifiques n'ont pas encore élucidé le rôle de ces plaques dans les pertes mnésiques et les autres symptômes de la MA (Lesné *et al.*, 2006 ; Nunomura *et al.*, 2006). Des expériences sur des animaux de laboratoire semblent par ailleurs indiquer que la détérioration de la mémoire peut précéder l'accumulation de ces plaques en quantité significative (Jacobsen *et al.*, 2006).

Les recherches, notamment les études sur des jumeaux, montrent que les facteurs génétiques interviennent de manière non négligeable dans l'émergence de la MA (Bird, 2005 ; Gatz *et al.*, 2006 ; Silverman *et al.*, 2005). Même si les scientifiques ne les discernent pas encore avec exactitude, des facteurs environnementaux seraient également en cause (Gatz *et al.*, 2006). Pour mieux comprendre l'évolution de la maladie, les chercheurs s'attachent maintenant à préciser la contribution respective des gènes et des facteurs environnementaux, ainsi que leurs interactions (Bird, 2005).

Certaines formes de la MA sont liées à des gènes qui régulent la production de l'apolipoprotéine E (APOE), une protéine qui assure le transport du cholestérol dans le sang (Bartzokis *et al.*, 2006). Les personnes présentant une dysfonction de ces gènes peuvent montrer des signes de détérioration cérébrale dès avant l'apparition des troubles mnésiques. Tout ce passe comme si le cerveau redoublait d'efforts pour mener les tâches mnésiques à bien, afin de compenser une anomalie sous-jacente (Bookheimer *et al.*, 2000). Des travaux récents ont permis d'établir le concept de « réserve cognitive » et aident à mieux comprendre ce phénomène (Kalpouzos, Eustache et Desgranges, 2008). D'autres gènes interviennent probablement dans la MA, par exemple ceux qui participent à la production de la protéine bêta-amyloïde (Goedert et Spillantini, 2006 ; Li, 2000).

LE TRAITEMENT ET LA PRÉVENTION

Les médicaments qui sont actuellement prescrits pour la MA ne permettent, au mieux, que de ralentir légèrement la détérioration cognitive et de stimuler modestement le fonctionnement cognitif (Grady, 2004; Reisberg *et al.*, 2003). Pour l'instant, aucun médicament n'apporte la guérison. Commercialisé sous la marque Aricept, le donépézil augmente les niveaux d'acétylcholine (ACh). Les patients atteints de la MA présentent en effet des niveaux particulièrement faibles d'ACh, peut-être à cause de la mort cellulaire du tissu cérébral dans les régions qui synthétisent ce neurotransmetteur. Un autre médicament, la mémantine (Axura), bloque le glutamate, un neurotransmetteur en concentration anormalement élevée chez les patients ayant la MA. Or, de hauts niveaux de glutamate peuvent endommager les neurones. La mémantine est le premier médicament qui vise à traiter les formes modérées à graves de la MA (Tariot *et al.*, 2004). Des données récentes montrent que le donépézil procure une amélioration modeste du fonctionnement cognitif et des activités de la vie quotidienne dans les cas de démence grave (Winblad *et al.*, 2006). Il n'est toutefois pas prouvé qu'il puisse induire des progrès cliniques significatifs dans les formes avancées de la MA (Hogan, 2006). Enfin, les interventions psychosociales, par exemple les programmes de stimulation de la mémoire, peuvent aider les patients à utiliser au mieux leurs capacités restantes (Kasl-Godley et Gatz, 2000).

Pour l'avenir, l'espoir réside essentiellement dans la mise au point d'un vaccin qui préviendrait cette maladie dévastatrice. D'ici là, les chercheurs soulignent que certaines réorientations du mode de vie, notamment l'exécution régulière de tâches intellectuelles difficiles et la pratique d'une activité physique, peuvent retarder ou même prévenir le développement de la démence (Larson *et al.*, 2006; Verghese *et al.*, 2003).

La figure 11.3 présente une synthèse des notions relatives à la maladie d'Alzheimer.

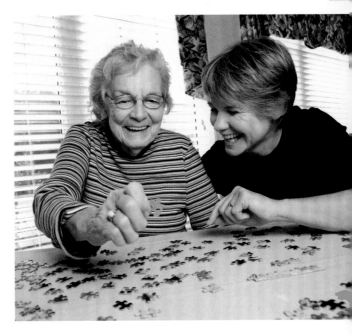

▲ *La prévention.* L'exécution de tâches intellectuelles peut retarder et même prévenir le développement de la démence.

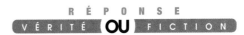

R É P O N S E
VÉRITÉ **OU** FICTION

On dispose d'ores et déjà de médicaments qui arrêtent la progression de la maladie d'Alzheimer et peuvent même la guérir dans certains cas. **F**

En dépit des efforts déployés par les chercheurs en ce sens, il n'existe pas encore de médicament capable de guérir la maladie ou d'empêcher sa progression. Dans le meilleur des cas, certains médicaments peuvent ralentir le rythme du déclin cognitif.

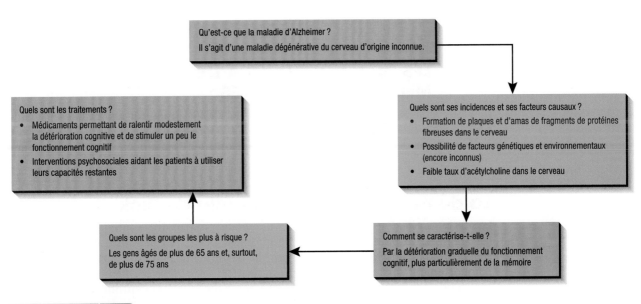

Qu'est-ce que la maladie d'Alzheimer ?
Il s'agit d'une maladie dégénérative du cerveau d'origine inconnue.

Quels sont les traitements ?
- Médicaments permettant de ralentir modestement la détérioration cognitive et de stimuler un peu le fonctionnement cognitif
- Interventions psychosociales aidant les patients à utiliser leurs capacités restantes

Quels sont ses incidences et ses facteurs causaux ?
- Formation de plaques et d'amas de fragments de protéines fibreuses dans le cerveau
- Possibilité de facteurs génétiques et environnementaux (encore inconnus)
- Faible taux d'acétylcholine dans le cerveau

Quels sont les groupes les plus à risque ?
Les gens âgés de plus de 65 ans et, surtout, de plus de 75 ans

Comment se caractérise-t-elle ?
Par la détérioration graduelle du fonctionnement cognitif, plus particulièrement de la mémoire

F I G U R E **11.3**

| **Carte conceptuelle : la maladie d'Alzheimer**

La démence vasculaire

Comme pour tous les tissus vivants, le bon fonctionnement du cerveau dépend de la circulation sanguine, qui apporte l'oxygène et le glucose et élimine les déchets métaboliques. L'accident vasculaire cérébral (AVC) se définit par l'interruption de la circulation sanguine dans une partie du cerveau, souvent à cause d'un caillot qui bouche l'une des artères qui irriguent cet organe (Adler, 2004). Cette partie du cerveau peut alors être endommagée ou détruite, et cette détérioration ou cette nécrose entraîne une dégradation des capacités motrices, langagières et cognitives. Elle peut aussi causer la mort.

Démence vasculaire Syndrome démentiel résultant d'accidents vasculaires cérébraux multiples.

La **démence vasculaire** (anciennement appelée «démence par infarctus multiple») résulte d'attaques cérébrales répétées (Wright *et al.*, 2006). (Rappelons que le terme «infarctus» désigne la mort tissulaire provoquée par l'insuffisance de l'approvisionnement sanguin.) Deuxième cause de démence après la maladie d'Alzheimer, la démence vasculaire touche le plus souvent des personnes d'âge avancé (APA, 2003; Wilkinson *et al.*, 2003). Elle frappe davantage les hommes que les femmes et représente environ un cinquième des cas de démence. Alors qu'elle interviendrait dans la maladie d'Alzheimer, l'hérédité ne semble pas jouer un rôle significatif dans la démence vasculaire (Bergem, Engedal et Kringlen, 1997).

Aphasie Trouble acquis, partiel ou total, de la compréhension et de l'expression du langage.

Un épisode unique d'attaque cérébrale peut entraîner la perte totale d'une fonction spécifique (par exemple l'**aphasie**), mais il est rare qu'il provoque les déclins cognitifs généralisés caractéristiques de la démence. Dans la plupart des cas, la démence vasculaire résulte d'une série d'AVC qui ont des effets cumulatifs sur un large éventail de capacités mentales.

LES CARACTÉRISTIQUES DE LA DÉMENCE VASCULAIRE

Les symptômes de la démence vasculaire sont similaires à ceux de la démence de type Alzheimer: altérations de la mémoire et des capacités langagières; agitation et instabilité émotionnelle; difficulté ou incapacité à combler ses propres besoins élémentaires. Cependant, alors que la maladie d'Alzheimer émerge insidieusement et induit un déclin progressif du fonctionnement mental, la démence vasculaire survient souvent brutalement, progresse par étapes clairement marquées et entraîne une détérioration rapide du fonctionnement cognitif par l'effet cumulatif d'AVC multiples (Kasl-Godley et Gatz, 2000). Certaines fonctions cognitives restant relativement intactes au début de la maladie, la démence vasculaire se manifeste par des profils de détérioration hétérogènes; selon l'emplacement des AVC multiples, certains îlots de compétence cognitive sont préservés, tandis que d'autres fonctions subissent une dégradation marquée.

11.3 LES DÉMENCES DUES À DES AFFECTIONS MÉDICALES GÉNÉRALES

Nous avons examiné les relations entre le vieillissement et les troubles psychologiques, notamment la démence et la dépression. Nous allons maintenant analyser des problèmes physiques qui ont des incidences sur le fonctionnement psychologique.

La démence due à la maladie de Pick

Maladie de Pick Type de démence proche de la maladie d'Alzheimer, mais se distinguant d'elle par des anomalies neurobiologiques spécifiques.

La **maladie de Pick** provoque une démence progressive similaire à la maladie d'Alzheimer du point de vue des symptômes: pertes de mémoire et inadaptation sociale (par exemple, en l'occurrence, la perte de la pudeur ou l'exhibition d'un comportement sexuel anormal). Le diagnostic ne peut être confirmé qu'à l'autopsie. Il se fonde sur l'absence des «enchevêtrements (écheveaux) neurofibrillaires» et des plaques caractéristiques de la maladie d'Alzheimer, d'une part, et sur la présence d'autres structures anormales dans les cellules nerveuses (les corps de Pick), d'autre part. La maladie de Pick représenterait environ de 6 à 12 % des démences (Kertesz, 2006). Contrairement à la maladie d'Alzheimer, elle se déclare le plus souvent entre 50 et 60 ans, mais parfois plus tard (APA, 2003). Le risque diminue après 70 ans. Les hommes y sont plus exposés que les femmes. Touchant souvent plusieurs membres d'une même famille, la maladie de Pick pourrait être d'origine génétique, du moins en partie (Hutton, 2001; Kertesz, 2006).

La démence due à la maladie de Parkinson

Affection neurologique à progression lente, la **maladie de Parkinson** touche entre un demi-million et un million de personnes aux États-Unis (Carroll, 2004; Deuschl *et al.*, 2006). Certaines de ses victimes sont bien connues du grand public, par exemple l'ancien champion de boxe poids lourds Mohamed Ali et le cinéaste québécois Gilles Carle. La maladie frappe autant les hommes que les femmes et se déclare en général entre 50 et 69 ans. Elle provoquerait la démence dans 20 à 75 % des cas (Aarsland *et al.*, 2003; APA, 2003). Selon d'autres estimations, près de 80 % des patients finissent par être frappés de démence (Shulman, 2010).

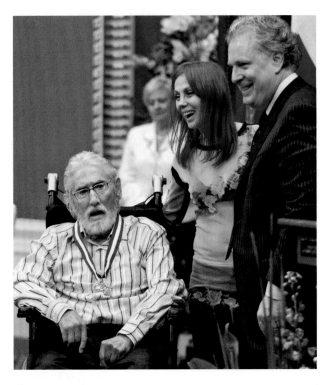

▲ *La maladie de Parkinson.* Certaines de ses victimes sont bien connues du grand public. Ce fut le cas du cinéaste Gilles Carle, que l'on voit ici lors de la cérémonie de remise de la médaille de Grand officier de l'Ordre national du Québec.

Maladie de Parkinson Maladie neurodégénérative qui touche les noyaux gris centraux et se caractérise par des tremblements spécifiques, l'akinésie (perte de la motricité automatique), l'hypertonie et la rigidité des membres.

La maladie de Parkinson se caractérise par une triade neurologique : (1) tremblements spécifiques au repos; (2) akinésie (perte de la motricité automatique de la face et du balancement des bras pendant la marche); (3) rigidité avec difficulté d'amorcer les mouvements et hypertonie des membres. À ces symptômes s'ajoute un ralentissement psychomoteur marqué. Les personnes atteintes de la maladie de Parkinson peuvent contrôler leurs tremblements, mais seulement brièvement. Certaines ne sont plus capables de marcher. D'autres marchent difficilement, parfois en s'accroupissant. D'autres encore ont du mal à exécuter les mouvements volontaires ou perdent la maîtrise des mouvements fins et précis (par exemple ceux des doigts); les réflexes peuvent par ailleurs ralentir. Ces patients ont parfois l'air inexpressif, comme s'ils portaient un masque; ce symptôme témoignerait de la dégénérescence des régions cérébrales qui contrôlent les muscles du visage. Il leur est particulièrement ardu d'exécuter des séquences de mouvements complexes, par exemple ceux qu'il faut mettre en œuvre pour signer de son nom. Les personnes atteintes de la maladie de Parkinson n'arrivent pas toujours à coordonner deux mouvements, ainsi qu'on le voit dans l'étude de cas ci-dessous.

ÉTUDE DE CAS

UN CAS DE DYSFONCTIONNEMENT MOTEUR DANS LA MALADIE DE PARKINSON

Dans le hall d'un hôtel, un homme de 58 ans se dirigeait vers la réception pour régler sa note. Cherchant son portefeuille dans la poche intérieure de sa veste, il s'arrêta brusquement de marcher pour se tenir immobile devant des inconnus. Puis, il prit conscience du fait qu'il venait de s'arrêter net et se remit à marcher vers la réception; toutefois, sa main restait plongée dans sa poche intérieure, comme s'il allait brandir une arme.

Source : Knight, Godfrey et Shelton (1988).

Malgré la gravité du handicap moteur, les fonctions cognitives semblent rester intactes aux premiers stades de la maladie. La démence devient plus fréquente aux stades ultérieurs ou dans les formes graves (APA, 2003). La démence associée à la maladie de Parkinson se manifeste généralement par un ralentissement du processus de pensée, une altération de la pensée abstraite et de la capacité de planifier ou d'organiser une série d'actions, et la difficulté à ramener certains souvenirs à la mémoire (Derkinderen, 2003). Globalement, les détériorations cognitives qui résultent de la maladie de Parkinson sont plus subtiles que celles de la maladie d'Alzheimer. Les patients se tiennent souvent en retrait de la société et sont dépressifs, soit en raison de leur difficulté à faire face à leur état, soit en raison des altérations biochimiques inhérentes à la maladie (Rao *et al.*, 1992).

La maladie de Parkinson se caractérise par la destruction ou la détérioration des cellules nerveuses qui sécrètent la dopamine dans la substance noire, une région du cerveau qui participe à la régulation des mouvements du corps. Les causes de la maladie ne sont pas encore complètement élucidées. Les scientifiques pensent qu'elle pourrait découler d'interactions entre des influences génétiques et des facteurs environnementaux, peut-être l'exposition à certaines toxines (Lesage *et al.*, 2006 ; Mosharov *et al.*, 2006 ; Ozelius *et al.*, 2006). « La dopamine, c'est comme l'huile dans le moteur d'une voiture, résume un expert. Bien huilé, le moteur fonctionne bien. Sans huile, il se grippe. » (Cité dans Carroll, 2004)

Bien que la cause de la maladie soit inconnue, on sait que ses symptômes (secousses incontrôlables, tremblements, rigidité musculaire et difficulté à marcher) s'expliquent par l'insuffisance du taux de dopamine dans le cerveau. Développée dans les années 1970, la L-dopa a suscité beaucoup d'espoir chez les personnes atteintes de la maladie de Parkinson. Ce médicament se transforme en dopamine dans le cerveau et en élève ainsi le taux.

La L-dopa aide à endiguer les symptômes de la maladie et ralentit sa progression, mais elle ne la guérit pas (Kaiser *et al.*, 2003 ; Parkinson Study Group, 2000). Environ 80 % des personnes atteintes présentent une amélioration significative des tremblements et des symptômes moteurs après un traitement à la L-dopa. Celle-ci commence toutefois à perdre de son efficacité au bout de quelques années, et la maladie poursuit alors sa progression. Plusieurs autres médicaments sont actuellement à l'essai. L'utilisation expérimentale de la stimulation électrique de structures profondes du cerveau et les études génétiques susceptibles de déboucher un jour sur des thérapies géniques efficaces de la maladie suscitent maintenant des espoirs renouvelés (Berney et Vingerhoets, 2004 ; Deuschl *et al.*, 2006 ; Schupbach *et al.*, 2006 ; Smeding *et al.*, 2006).

La démence due à la maladie de Huntington

La **maladie de Huntington**, ou chorée de Huntington, a été décrite par le neurologue George Huntington en 1872. Elle se caractérise par une détérioration progressive des ganglions de la base (noyaux gris centraux), une zone du cerveau qui intervient dans la régulation des mouvements du corps et de la posture.

Maladie de Huntington Maladie neurodégénérative, génétique et héréditaire qui se caractérise par des mouvements involontaires dits « choréiformes » et par des troubles des fonctions mentales supérieures, de l'humeur et du comportement.

La maladie de Huntington se manifeste notamment par des mouvements involontaires et saccadés du visage (grimaces), du cou, des membres et du tronc, une différence marquée par rapport à l'absence presque complète de mouvements que l'on observe dans la maladie de Parkinson (Higgins, 2006). Ces torsions sont dites « choréiformes » (du grec *choreia*, « danse »). Présentant une alternance d'états d'apathie, d'anxiété et de dépression, l'humeur instable est fréquente aux premiers stades de la maladie. Le patient peut sombrer graduellement dans la paranoïa et la dépression. Des difficultés mnésiques se manifestent au début de la maladie, qui évolue ensuite vers la démence. Aux derniers stades, la perte totale de contrôle des fonctions corporelles conduit à la mort, généralement dans les 15 ans qui suivent l'émergence des premiers symptômes.

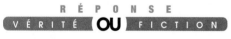
R É P O N S E
VÉRITÉ OU FICTION

Ayant fait l'objet d'un diagnostic erroné d'alcoolisme, un chanteur folk a passé plusieurs années dans des hôpitaux psychiatriques, jusqu'à ce que le trouble dont il souffrait véritablement soit établi. ▼

Atteint de la maladie de Huntington, le chanteur Woody Guthrie a fait l'objet d'un diagnostic erroné pendant plusieurs années.

La maladie de Huntington touche environ 1 personne sur 10 000. Elle se déclare souvent dans la fleur de l'âge adulte, entre 30 et 45 ans. Hommes et femmes y sont également exposés (APA, 2003). Le chanteur folk Woody Guthrie compte parmi ses victimes. Il est mort en 1967 au terme d'un combat de 22 ans contre cette maladie. Comme beaucoup d'autres personnes atteintes de la maladie de Huntington, Guthrie a fait l'objet d'un diagnostic erroné fondé sur les mouvements saccadés typiques de cette maladie : les médecins l'ont cru alcoolique. Le chanteur a passé ainsi plusieurs années en établissement psychiatrique, avant que la maladie ne soit correctement diagnostiquée.

La maladie de Huntington s'explique par une anomalie génétique qui touche un seul gène (Cowan et Kandel, 2001 ; Nucifora *et al.*, 2001). Ce gène sécrète une protéine anormale qui induit une dysfonction des ganglions de la base et du cortex cérébral (Society for Neuroscience, 2006). La maladie se transmet génétiquement aux enfants des deux sexes, par l'un ou l'autre parent. Les personnes ayant un parent atteint de la maladie de Huntington ont 50 % de risques d'hériter du gène défectueux. Dans ce cas, elles développent forcément la maladie, à plus ou moins long terme. Bien qu'il n'existe pas encore de traitement efficace, les scientifiques scrutent actuellement ce gène défectueux dans l'espoir de trouver des moyens de neutraliser son influence. Des chercheurs ont découvert en 2006 un remède qui traite la chorée de Huntington chez la souris en corrigeant la mutation génétique à l'origine de la maladie (Graham *et al.*, 2006). Il reste toutefois à prouver que ce modèle animal puisse conduire à la mise au point d'un traitement ou d'un médicament efficace chez l'humain.

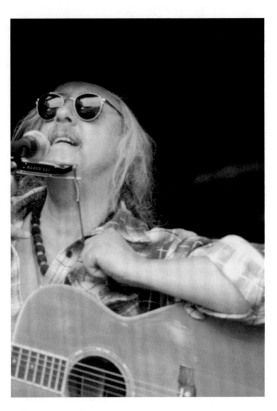

▲ *Voudriez-vous le savoir ?* Fils du chanteur folk Woody Guthrie, qui était atteint de la maladie de Huntington, Arlo Guthrie, également musicien, a préféré ne pas savoir s'il en était porteur ou non. Et vous, auriez-vous préféré le savoir ?

La démence due à l'infection par le VIH

Le virus de l'immunodéficience humaine (VIH), qui provoque le sida, peut envahir le système nerveux central et déclencher un trouble cognitif : la démence due à l'infection par le VIH. Les oublis et la détérioration des capacités de concentration et de résolution de problèmes constituent les principaux signes de cette démence (APA, 2003). Elle est rare chez les patients séropositifs qui n'ont pas encore développé le sida. L'apathie et le retrait social sont les comportements caractéristiques de cette démence. Celle-ci s'aggrave quand le sida se déclare et qu'il progresse ; elle se manifeste alors par des illusions, la désorientation, des détériorations de plus en plus graves de la mémoire et de la pensée, parfois même le délirium. Aux stades ultimes, les déficits profonds induits par cette démence peuvent rappeler ceux des stades avancés de la maladie d'Alzheimer.

La démence due à la maladie de Creutzfeldt-Jakob

La maladie de Creutzfeldt-Jakob est une affection cérébrale rare qui entraîne la mort (Cowley, 2001 ; Spencer, Knight et Will, 2002). Elle se caractérise par la formation de petites cavités dans le cerveau qui ressemblent aux alvéoles d'une éponge. La démence en constitue l'une des manifestations courantes. La maladie touche en général les personnes âgées de 40 à 60 ans, mais elle peut frapper les adultes de tous âges (APA, 2003). Il n'existe pas encore de traitement ; la mort survient le plus souvent quelques mois après le début des symptômes. Les recherches révèlent une transmission familiale dans environ 5 à 15 % des cas, ce qui semble indiquer que le patrimoine génétique pourrait déterminer en partie la susceptibilité à cette démence. Maladie mortelle causée par la consommation de viande bovine infectée, la forme humaine de la maladie dite « de la vache folle » est une variante de la maladie de Creutzfeldt-Jakob (Cowan et Kandel, 2001 ; McNeil, 2001).

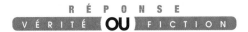

R É P O N S E
VÉRITÉ OU FICTION

Une certaine forme de démence humaine est reliée à la maladie dite « de la vache folle ». V

La forme humaine de la maladie dite « de la vache folle » peut induire une démence.

La démence liée aux traumatismes crâniens

Les traumatismes crâniens causés par un choc, un coup ou une lésion des tissus céré-braux, généralement dans le cadre d'un accident ou d'une agression, peuvent endom-mager le cerveau, parfois gravement (Teasdale et Engberg, 2003). En général, la démence progressive qui se développe à la suite d'un traumatisme crânien résulte d'une série de chocs plutôt que d'un choc unique ; on observe ce cas de figure notamment chez les boxeurs qui reçoivent de nombreux coups à la tête dans leur carrière (APA, 2003 ; Guskiewicz *et al.*, 2003 ; McCrea *et al.*, 2003). Un seul traumatisme crânien peut néan-moins avoir des incidences psychologiques suffisamment graves pour déboucher sur une invalidité physique, voire la mort. Le traumatisme du cerveau induit des altéra-tions de la personnalité qui varient selon l'emplacement et l'ampleur de la lésion, entre autres facteurs. Par exemple, une lésion du lobe frontal entraîne des change-ments émotionnels associés à des altérations de l'humeur et de la personnalité.

La neurosyphilis

Paralysie générale Forme de démence causée par la neurosyphilis (une forme avancée de la syphilis) ; manifestation tertiaire de la syphilis liée à des lésions de l'encéphale.

La **paralysie générale** (du grec *parienai*, qui signifie « se détendre ») est une forme de démence causée par la neurosyphilis ; il s'agit d'une sorte de « relaxation » excessive du cerveau. Cette forme avancée de la syphilis se caractérise par le fait que la bactérie à l'origine de la maladie s'attaque directement au cerveau.

La paralysie générale occupe une place à part dans l'histoire de la psychopatholo-gie. Au 19e siècle, la découverte du lien entre cette forme de démence et une maladie physique (la syphilis) a renforcé le modèle médical, et plus particulièrement l'hypo-thèse selon laquelle différents troubles psychopathologiques pourraient s'expliquer par des causes organiques.

La syphilis est une infection transmissible sexuellement causée par la bactérie *Treponema pallidum*. Elle se déclare de 10 à 20 ans après l'infection primaire par le tréponème. La paralysie générale se manifeste par des symptômes physiques tels que des tremblements, des difficultés d'élocution, une altération de la coordination motrice et, à terme, la paralysie ; tous ces troubles semblent témoigner d'une perte de contrôle corporel. La maladie s'exprime aussi par des signes psychologiques : alté-ration de l'humeur ; atténuation de la réactivité émotionnelle ; irritabilité exacerbée ; idées délirantes ; changements dans les habitudes personnelles (par exemple sus-pension des habitudes de toilette personnelle et d'hygiène) ; détérioration intellec-tuelle progressive se manifestant notamment par des troubles de la mémoire, du jugement et de la compréhension. Certaines personnes atteintes de paralysie géné-rale se montrent euphoriques et développent des symptômes de « folie des gran-deurs ». D'autres, au contraire, deviennent léthargiques et dépressives. À terme, tous les patients sombrent dans un état d'apathie et de confusion marqué par l'incapacité de prendre soin de soi et de parler de manière intelligible. La mort survient à la suite d'une nouvelle infection ou des dommages causés par l'infection existante.

Les cas de syphilis au stade avancé ont déjà représenté plus de 30 % des hospita-lisations psychiatriques. Les progrès réalisés dans le diagnostic de la maladie et l'in-vention des antibiotiques ont toutefois réduit considérablement l'incidence de cette démence. L'efficacité de l'intervention thérapeutique dépend du moment où le trai-tement antibiotique est engagé et de l'étendue des lésions cérébrales. En cas de lésions tissulaires, les antibiotiques peuvent enrayer l'infection et prévenir la forma-tion de nouvelles lésions ; ils procurent ainsi au patient une certaine amélioration du fonctionnement cognitif, sans toutefois rétablir son niveau initial.

La schizophrénie et les autres troubles psychotiques

12

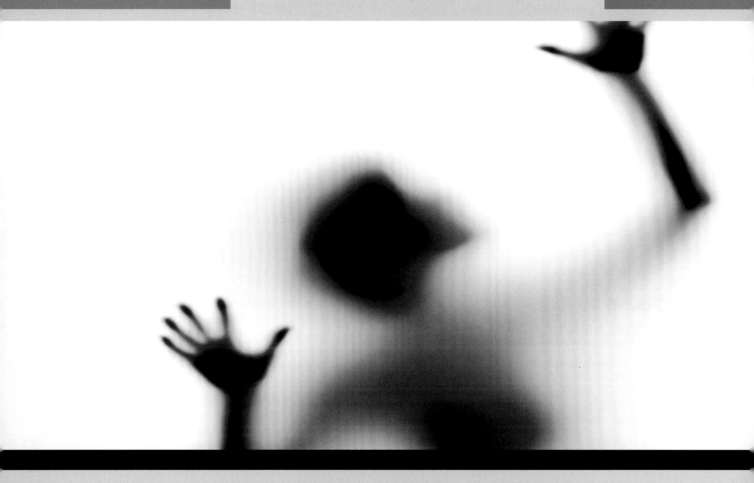

La schizophrénie commence généralement à se manifester à la fin de l'adolescence ou au début de l'âge adulte; ses effets perturbateurs persistent ensuite toute la vie. Lori Schiller témoigne ici de son parcours. Pour elle, le premier épisode psychotique – sa première « coupure avec la réalité » – est survenu pendant le dernier été qu'elle passait au chalet familial avant d'entrer à l'université.

J'entends des voix

Tout a commencé en 1986, l'été de mes 17 ans, par une chaude nuit d'août. Sans crier gare, les Voix ont pris le contrôle de ma vie.

J'allais entrer en dernière année de cégep; c'était donc mon dernier été de vacances au chalet. Ensuite, ce serait l'université, l'entrée sur le marché du travail, l'âge adulte, les responsabilités... Tout cela approchait à grands pas. Mais à ce moment-là, je ne pensais qu'à m'amuser, à profiter de l'été. Je ne m'attendais certainement pas à ce que ma vie bascule pour toujours...

J'entendis: « Tu dois mourir! » Et puis, d'autres Voix qui criaient aussi: « Tu dois mourir! Tu vas mourir! »

Au début, je n'ai pas compris ce qui se passait. Étais-je au lac? Endormie? Éveillée? Quand je suis « revenue à moi », j'ai constaté que je me trouvais dans mon lit et que j'étais bel et bien éveillée; ma sœur dormait paisiblement à côté. Il fallait que je coure. Il fallait que je fuie ces Voix mauvaises...

Depuis, je ne m'en suis jamais complètement débarrassée. Au début de l'été, je me sentais bien; j'étais une fille joyeuse, en bonne santé physique et mentale – enfin, je crois. À la fin de l'été, j'étais malade et je ne savais pas ce qui m'était arrivé, ni pourquoi. Les Voix se sont transformées en une maladie avérée, diagnostiquée. Je n'ai appris que bien plus tard qu'il s'agissait de la schizophrénie. Depuis le début, les Voix m'enlèvent toute tranquillité, me font parfois perdre le contrôle de moi-même; elles me volent ma vie.

J'ai beaucoup perdu au fil du temps: la carrière que j'aurais pu mener; l'homme que j'aurais pu épouser; les enfants que j'aurais pu avoir. Mes amies se mariaient, avaient des enfants, emménageaient dans des maisons qui m'auraient fait rêver autrefois. Pendant ce temps, je m'enfermais à double tour pour lutter contre les Voix qui me dépouillaient de ma vie.

Source: Schiller et Bennett (1994).

VÉRITÉ **OU** FICTION

V☐ F☐ La schizophrénie se manifeste de la même façon dans toutes les cultures. (p. 363)

V☐ F☐ Chez les personnes souffrant de schizophrénie, ce sont les hallucinations visuelles qui sont les plus fréquentes. (p. 365)

V☐ F☐ Tout le monde peut avoir des hallucinations la nuit; c'est un phénomène normal. (p. 366)

V☐ F☐ Les enfants dont les deux parents souffrent de schizophrénie développent presque toujours ce trouble. (p. 372)

V☐ F☐ Bien qu'on ne dispose encore que de preuves assez minces en ce sens, la plupart des scientifiques s'accordent à considérer que la schizophrénie est causée par une anomalie cérébrale. (p. 374)

V☐ F☐ Les médicaments actuels traitent les symptômes de la schizophrénie mais ils peuvent aussi, très souvent, guérir cette maladie. (p. 382)

Schizophrénie Trouble psychotique chronique caractérisé par une perturbation du comportement, de la pensée, des émotions et des perceptions.

La schizophrénie constitue sans doute la plus déroutante et la plus invalidante de toutes les maladies mentales. En ce sens, c'est elle qui incarne le mieux les conceptions populaires de la démence et de la folie. Bien que les chercheurs s'efforcent depuis longtemps d'en élucider les causes, la schizophrénie reste très mystérieuse. Ce chapitre dresse le bilan des connaissances scientifiques actuelles sur cette maladie et discerne ce qu'il reste à en apprendre. Nous étudierons également d'autres troubles psychotiques qui induisent une perte de contact avec la réalité, notamment le trouble psychotique bref (dont la bouffée délirante aiguë), le trouble schizophréniforme, le trouble schizoaffectif et le trouble délirant (ou délire chronique). L'essentiel de ce chapitre porte toutefois sur le plus commun de ces troubles: la schizophrénie.

12.1 LES CARACTÉRISTIQUES DE LA SCHIZOPHRÉNIE

La **schizophrénie** est un trouble psychotique chronique et handicapant qui perturbe toutes les sphères de la vie. En particulier, elle amène la personne touchée à se retirer progressivement de la vie sociale et l'empêche de poursuivre sa vie étudiante, professionnelle et conjugale comme avant; en général, l'entourage tolère de moins en moins bien la déviance de l'individu schizophrène. Les épisodes aigus de la schizophrénie se caractérisent notamment par des idées délirantes, des hallucinations, une pensée illogique, un discours incohérent et un comportement étrange. Souvent, ils se traduisent aussi par des états dépressifs qui augmentent considérablement le risque suicidaire. Ces phases psychotiques doivent par conséquent faire l'objet d'une prise en charge ciblée (Llorca, 2004). Il n'est pas rare que les difficultés à organiser sa pensée, à tenir une conversation ou à décoder les émotions des autres d'après leurs expressions faciales persistent en dehors des épisodes aigus ; souvent, le visage des personnes schizophrènes elles-mêmes exprime d'ailleurs très peu d'émotions (Gur *et al.*, 2002 ; Kohler *et al.*, 2003 ; Schneider *et al.*, 2006). Les symptômes et les déficits cognitifs de ces personnes rendent difficile leur adaptation au quotidien, notamment professionnel (Rosenheck, R., *et al.*, 2006).

Au lieu d'inspirer soutien et empathie, la schizophrénie provoque souvent peur, incompréhension et rejet. Ainsi qu'on le constate dans le cas d'Angela (voir étude de cas ci-dessous), la maladie perturbe l'ensemble de la personnalité, prive l'esprit d'une cohérence essentielle entre les émotions et les pensées, et induit une distorsion des perceptions, des idées et des raisonnements.

L'émergence et l'évolution

La schizophrénie survient généralement entre les âges de 15 et 25 ans, quand le cerveau atteint sa pleine maturité (Cowan et Kandel, 2001 ; Harrop et Trower, 2001). Dans les trois quarts des cas, ses premiers signes commencent à se manifester avant l'âge de 25 ans. Environ 15 à 20 % des schizophrénies naissantes évoluent favorablement et peuvent même se conclure par une rémission complète (Llorca, 2004). Dans la majorité des cas, toutefois, le patient vit plusieurs rechutes d'épisode aigu pendant les premières années, puis son état psychotique se stabilise. Dans certaines occurrences plus rares, l'état du patient se détériore progressivement jusqu'à la démence complète. Au total, bien que la schizophrénie soit un trouble chronique, la moitié, voire les deux tiers, des patients schizophrènes connaissent une amélioration significative de leur état au fil du temps (US Department of Health and Human Services [USDHHS], 1999).

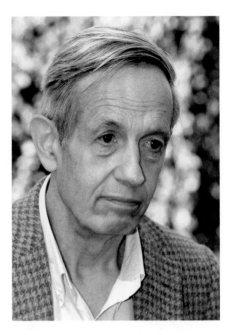

▲ *Un homme d'exception.* Dans le film *Un homme d'exception* (réalisé par Ron Howard en 2001), Russell Crowe incarne John Nash (photo ci-dessus), mathématicien surdoué et récipiendaire d'un prix Nobel. John Nash a élaboré un modèle mathématique très complexe, l'*équilibre de Nash*, qui trouve encore des applications importantes en économie. Mais cet homme brillant devait par ailleurs affronter délires et hallucinations ; il a vécu toute sa vie d'adulte ou presque avec les symptômes terribles de la schizophrénie.

ÉTUDE DE CAS

ANGELA : « LES HOMMES DE L'ENFER »

Jacques amène sa petite amie, Angela, aux urgences. La jeune femme de 19 ans vient de se taillader les poignets. Pendant l'entretien, elle se montre distraite ; elle semble préoccupée par des créatures qui volèteraient autour d'elle, ou par des sons inaudibles pour les autres. On dirait qu'elle est au téléphone – mais elle n'a pas d'appareil en main.

Angela explique que les « hommes de l'enfer » lui ont ordonné de se taillader les poignets, ce qui l'a terrifiée. Plus tard, ils lui ont dit de ne pas révéler leur existence, sinon… Angela craint qu'ils ne la punissent parce qu'elle a parlé.

Jacques précise qu'Angela et lui vivent ensemble depuis presque un an. Ils ont d'abord habité un petit appartement en ville. Mais Angela n'aimait pas fréquenter les gens ; ils sont allés vivre à la campagne. Là-bas, Angela passe l'essentiel de son temps à dessiner des lutins et des monstres. Elle devient parfois très agitée. Elle se comporte alors comme si des êtres invisibles sortaient de partout et elle tient des propos confus.

Jacques a tenté de la convaincre de consulter un médecin ou un spécialiste, mais elle a refusé. Et puis, il y a neuf mois environ, elle a commencé à se taillader les veines. Jacques a caché tous les couteaux et autres lames de la maison, mais Angela trouve toujours un objet tranchant pour parvenir à ses fins.

Chaque fois, Jacques conduit Angela à l'hôpital, en dépit de ses protestations. Les médecins soignent les blessures qu'elle s'est infligées, la gardent en observation et lui prescrivent des médicaments. Angela raconte alors qu'elle s'est coupé les veines parce que les hommes de l'enfer lui ont dit qu'elle était malade et qu'elle devait mourir. Au bout de quelques jours d'hospitalisation, elle dit qu'elle ne les entend plus et insiste pour sortir de l'hôpital.

Jacques la ramène alors à la maison. Mais le même enchaînement d'événements se reproduit tôt ou tard.

Source: D'après les dossiers de l'auteur.

UN REGARD HISTORIQUE SUR LA SCHIZOPHRÉNIE

La schizophrénie existe sans doute depuis toujours. Certaines des descriptions de personnes délirantes, coupées de la réalité, dont on dispose remontent à l'Antiquité grecque. Philippe Pinel (1745-1826), que nous évoquions dans le premier chapitre de ce manuel, observe des cas de «délire», un terme qui désigne alors les personnes dont les idées semblent dissociées et sans rapport entre elles (Grimault, 2007). Quelques années plus tard, le psychiatre franco-autrichien Bénédict Augustin Morel (1809-1873) décrit des formes de délire survenant à un très jeune âge; il appelle ces manifestations pathologiques «démences précoces». Il est aussi le premier à développer une théorie de la dégénérescence; dans son *Traité des dégénérescences* de 1857, il décrit ainsi l'évolution progressive de la démence précoce vers une démence complète. Les travaux du psychiatre allemand Emil Kraepelin (1856-1926), que nous vous avons présenté aussi au chapitre 1, s'inscrivent dans la droite ligne de ceux de Morel et de sa théorie de la dégénérescence. Kraepelin offre toutefois une description beaucoup plus complète de différentes psychoses, dont la démence précoce constitue une variante. Dans la sixième édition de son *Traité de psychiatrie* (1889), il distingue ainsi deux grandes catégories de psychoses: les *psychoses maniacodépressives*, que l'on appelle aujourd'hui «troubles bipolaires» (voir chapitre 5), et les *démences précoces*. Dans sa classification nosologique, Kraepelin considère les démences précoces comme des états psychotiques qui surviennent à l'adolescence ou au début de l'âge adulte. Ces états sont caractérisés par d'importantes perturbations intellectuelles et affectives, qui évoluent vers la démence grave. Les troubles de la mémoire, du langage et du raisonnement, le maniérisme et les périodes d'agitation en constituent les principaux symptômes. Cette même classification distingue les principales formes de démence précoce, à savoir:

1. *Démence précoce hébéphrénique*: altération de toutes les compétences intellectuelles; ralentissement moteur; négativisme; mutisme; désagrégation marquée de la personnalité.

2. *Démence précoce paranoïde* (la forme la moins grave): hallucinations; délire paranoïde; désagrégation beaucoup moins rapide de la personnalité.

3. *Démence précoce catatonique*: (la forme la plus grave): catatonie se manifestant par un comportement moteur déconnecté des stimuli externes, par des comportements stéréotypés ainsi que par la fixité des traits du visage (mimique figée) ou l'absence de réactions; catalepsie se traduisant par la rigidité musculaire et l'expression cireuse, comme si la personne portait un masque (Éditions L'Harmattan, collectif d'auteurs, 2000).

Pour Kraepelin, les psychoses sont des maladies endogènes (héréditaires) dégénératives qui offrent peu de possibilités thérapeutiques. Ces sous-types de schizophrénie figurent encore dans les systèmes nosographiques d'aujourd'hui, notamment dans la *CIM-10* et le *DSM-IV-TR*).

C'est un contemporain de Kraepelin, le psychiatre suisse Eugen Bleuler (1857-1939), qui a inventé le terme «schizophrénie». Il fait paraître en 1911 *La démence précoce ou le groupe des schizophrénies*, traité dans lequel il justifie la nouvelle appellation qu'il propose. Le terme «schizophrénie» est forgé d'après les termes grecs *skhizein* (fendre, diviser) et *phrên* (pensée, esprit). Pour Bleuler, la schizophrénie repose en effet sur la division ou le morcellement de la pensée, bien plus que sur la démence, celle-ci ne constituant pour lui qu'un symptôme secondaire de la maladie. Bleuler explique par ailleurs que certains cas n'évoluent pas vers la démence avancée décrite par Kraepelin (Bleuler, 1991). Constatant la diversité des cas, Bleuler préfère parler de «schizophrénies» au pluriel, une entité nosologique regroupant plusieurs syndromes, tous caractérisés par des défaillances du système associatif, mais se distinguant les uns des autres par le degré d'appauvrissement intellectuel de la personne touchée. Rappelons que le système associatif est, pour Bleuler, celui qui permet à l'individu de structurer ses émotions et ses idées et de les organiser pour atteindre un objectif précis. Toute défaillance de ce système induit un morcellement, une dissociation de la personnalité; tout se passe comme si plusieurs idées et émotions coexistaient. Pour Bleuler, les signes d'hallucinations, de catatonie ou de dépression découleraient de ce morcellement de la pensée.

Nous verrons dans la section de ce chapitre qui porte sur les symptômes de la schizophrénie (p. 363) que les travaux de Kraepelin et de Bleuler ont imprimé une marque durable dans la conception actuelle de cette maladie, et qu'ils gardent toute leur pertinence (Harvey et Sharma, 2003; Vidailhet, 2006).

Le lancement sur le marché du premier médicament antipsychotique constitue sans contredit un autre jalon de l'histoire de la schizophrénie. Commercialisé sous le nom de Largactil, ce neuroleptique fait partie de la classe des chlorpromazines. Ainsi que nous l'avons vu au chapitre 1, la médecine est restée impuissante ou presque devant la maladie mentale jusqu'à la moitié du 20e siècle, surtout en ce qui concerne les troubles graves comme la schizophrénie. Au début du 20e siècle, des psychiatres en étaient ainsi venus à mettre en œuvre des traitements intrusifs comme l'insulinothérapie, les électrochocs et la lobotomie pour enrayer les états psychotiques. Jusqu'à tout récemment, la majeure partie des patients schizophrènes passaient l'essentiel de leur existence en établissement psychiatrique. Le neuroleptique Largactil a permis de diminuer significativement les symptômes de délires et d'hallucinations typiques de la schizophrénie ainsi que de modifier radicalement la prise en charge thérapeutique de ces patients. Reprenant contact avec la réalité, certains d'entre eux ont pu réintégrer la vie en société. Le présent chapitre vous permettra de constater cependant qu'il reste encore beaucoup de chemin à parcourir pour stimuler le rétablissement et favoriser l'adaptation sociale des personnes atteintes de schizophrénie. Toutefois, des progrès importants ont été accomplis ces dernières décennies, et ils méritent d'être soulignés.

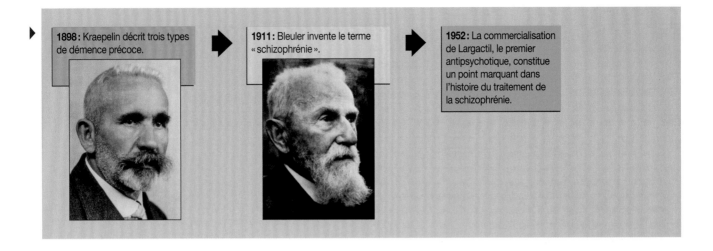

1898 : Kraepelin décrit trois types de démence précoce.

1911 : Bleuler invente le terme « schizophrénie ».

1952 : La commercialisation de Largactil, le premier antipsychotique, constitue un point marquant dans l'histoire du traitement de la schizophrénie.

L'émergence de la maladie peut être soudaine ; cela a été le cas pour Lori Schiller, dont nous évoquions le parcours en début de chapitre. Avant la crise, la personne est tout à fait adaptée et montre peu de signes de troubles comportementaux, ou elle n'en manifeste aucun. Mais soudainement, une transformation rapide de sa personnalité et de son comportement enclenche l'épisode psychotique aigu. En général, toutefois, la schizophrénie se développe de manière plus graduelle. Ian Chovil vit avec cette maladie depuis l'âge de 17 ans. Il raconte son histoire dans l'espoir d'épargner à la prochaine génération de personnes schizophrènes le calvaire qu'il a enduré (voir encadré, page suivante).

Comme ce fut le cas pour Ian Chovil, les conduites psychotiques peuvent se développer graduellement sur plusieurs années ; des signes précoces de détérioration du fonctionnement sont toutefois observables dans certains cas. Ce déclin constitue la **phase prodromique**. Celle-ci se caractérise par une perte d'intérêt envers les activités sociales et une difficulté grandissante à s'acquitter des tâches et des responsabilités quotidiennes. Certaines personnes commencent à se négliger, à ne plus se laver régulièrement, à porter les mêmes vêtements trop longtemps. À terme, leur comportement devient de plus en plus étrange. Leurs résultats scolaires ou professionnels se dégradent. Leurs propos se font vagues et décousus. Ces changements sont parfois si progressifs qu'ils passent inaperçus aux yeux de l'entourage ; amis et proches les attribuent souvent à une crise passagère. La phase aiguë de la maladie commence quand le comportement de la personne schizophrène devient vraiment inexplicable pour les autres ; par exemple, cette dernière cache de la nourriture, conserve des déchets ou parle seule dans la rue. Des symptômes psychotiques plus flagrants émergent alors : hallucinations envahissantes, idées délirantes, attitudes de plus en plus bizarres.

Phase prodromique Période de déclin du fonctionnement qui précède le premier épisode psychotique de la schizophrénie.

Après l'épisode aigu, certains patients schizophrènes amorcent la **phase résiduelle** ; le comportement redevient alors semblable à celui de la phase prodromique. Les manifestations psychotiques disparaissent, mais des troubles cognitifs, sociaux et émotionnels importants persistent, par exemple une apathie profonde, des dérangements de la pensée et du discours, des convictions inhabituelles telles que la croyance en la télépathie ou la clairvoyance (Docherty *et al.*, 2003 ; Messias *et al.*, 2005 ; Roth *et al.*, 2004). Ces perturbations sociales et cognitives peuvent altérer l'efficacité des patients schizophrènes dans leurs rôles sociaux et professionnels, parfois même plus gravement que les hallucinations et les idées délirantes aiguës de l'épisode psychotique (Barch, 2003). Dans le récit autobiographique que nous reproduisons à la page suivante, Ian Chovil raconte la persistance de ces troubles malgré l'amélioration obtenue grâce au traitement antipsychotique à l'olanzapine (Zyprexa).

Phase résiduelle Période qui suit un épisode psychotique et qui se caractérise par un retour au niveau de fonctionnement de la phase prodromique.

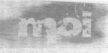

Réveille-toi, la planète !
Je ne te laisserai pas dormir en paix

Insidieusement : c'est comme ça que la schizophrénie est entrée dans ma vie. Peu à peu, toutes mes relations se sont défaites : d'abord, ma petite amie, puis mes proches, mes amis, mes collègues. J'éprouvais une grande agitation émotionnelle ; en société, j'étais anxieux. De peine et de misère, j'ai réussi à obtenir mon diplôme à l'université de Peterborough, en Ontario. La dernière année, je fumais de la marijuana presque tous les jours. J'avais une créativité bouillonnante, mais il m'était de plus en plus difficile de lire quoi que ce soit. Je voulais devenir sociobiologiste et me spécialiser dans le rastafarisme. Depuis le départ de ma petite amie, je n'arrivais plus à entretenir de relations amoureuses un peu durables. J'ai poursuivi mes études à Halifax. J'ai été hospitalisé quelques semaines ; je croyais faire une dépression nerveuse. On m'a prescrit de la chlorpromazine (Largactil), puis de la trifluopérazine (Terfluzine), deux antipsychotiques. Mais personne ne m'a parlé de schizophrénie, ni à moi ni à mon père, qui était pourtant médecin généraliste. J'ai essayé de finir mon année ; j'ai échoué à plusieurs cours et j'ai été expulsé de l'université.

Pendant deux ans, j'ai été itinérant à Calgary. Je dormais dans des parcs ou des foyers pour hommes. J'ai souvent eu faim. J'étais convaincu qu'un héros de la Deuxième Guerre mondiale voulait me tuer parce que j'avais découvert que la guerre avait été causée par la grande grippe de 1918. Les bouddhistes tibétains lisaient mes pensées parce que j'avais provoqué l'éruption du mont Saint Helens pour eux quelques mois plus tôt, grâce à mes aptitudes tantriques. Pendant dix ans, j'ai vécu plus ou moins comme ça, dans une pauvreté abjecte, sans amis, en plein délire. Au début, je pensais devenir un saint bouddhiste ; ensuite, j'ai participé à une guerre secrète entre les sexualisés et les asexuels, une guerre déterminante pour le sort de l'humanité ;

puis, je suis entré en contact avec des extraterrestres venus du futur. Un holocauste nucléaire allait faire éclater les continents et les océans allaient s'évaporer au contact de la lave ; les extraterrestres étaient venus me chercher, moi, ainsi qu'une femme. Toute vie sur Terre serait détruite. Ma future femme et moi deviendrions des extraterrestres et serions éternels...

À côté de ces délires, ma « vraie vie » avait l'air d'un cauchemar. Je louais un appartement dans le centre-ville de Toronto. Je n'avais pour amis que les cafards qui partageaient mon espace. Mon travail consistait à remplacer les ampoules grillées dans un grand magasin. C'était un emploi à temps plein qui restait dans mes capacités – mais je le détestais de toute mon âme. Je redoutais mes ennemis, qui voulaient me rendre homosexuel, et je restais en communication télépathique constante avec ma future femme ; dans mes loisirs, j'écoutais du rock pour capter des messages des extraterrestres dans les chansons. Un soir, je suis devenu violent parce que les extraterrestres refusaient de transférer mon esprit dans un autre corps ; cela m'a valu des démêlés avec la justice. Le juge m'a condamné à trois ans de probation ; entre autres conditions, je devais consulter un psychiatre.

[...] Au début de mon parcours universitaire, j'ai écrit un poème qui a été publié dans le journal étudiant. Il commençait par ces mots : « Réveille-toi, la planète ! Je danse comme un fou. Je ne te laisserai pas dormir en paix ! » Aujourd'hui, voici ce que je veux faire : je veux secouer tout le monde, réveiller la planète entière pour que les gens comme moi puissent bénéficier d'une bonne qualité de vie et des meilleurs traitements qui existent.

Source : Chovil (2000), p. 745-747.

Mes misères

Ma vie s'améliore un peu d'année en année, surtout depuis que je prends de l'olanzapine. Mais je manque toujours de confiance en moi. Mes « misères » – misère cognitive, émotionnelle, affective, financière – n'ont pas disparu. Ma vie sociale semble être la plus lente à s'améliorer. J'ai trois ou quatre copains, dont un seul est épargné par la maladie mentale. Je vois l'un d'eux assez souvent ; les autres, plus rarement. J'ai vécu quelque temps avec Rose dans un trois-pièces ; puis, le gouvernement a changé les règlements sur la cohabitation

et nous avons dû nous séparer, sinon nous aurions perdu presque 400 dollars par mois en revenus. Nous continuons cependant de nous voir régulièrement. Je vis maintenant dans un très bel appartement subventionné. Pour la première fois de ma vie en solo, je suis assez heureux, surtout grâce à l'olanzapine et à mon travail, qui me permet de rencontrer beaucoup de gens.

Source : Chovil (2000), p. 746.

Bien qu'il se produise parfois, le retour à la normale (*ad integrum*) n'est pas fréquent. En général, les patients développent un syndrome chronique caractérisé par l'émergence occasionnelle d'épisodes aigus et par la persistance d'une détérioration cognitive, émotionnelle et motivationnelle entre ces crises.

La prévalence

Environ 1 % de la population mondiale sera atteinte de schizophrénie au cours de sa vie (Freedman, 2003; Perälä *et al.*, 2007). Selon l'Organisation mondiale de la santé (OMS), la prévalence à vie de la schizophrénie semble similaire dans les pays développés et dans les pays en voie de développement (Jablensky *et al.*, 1992). Selon cette même source, environ 24 millions de personnes souffrent de ce trouble mental dans le monde (Olson, 2001). Ainsi, 300 000 Canadiens en seront atteints au cours de leur vie.

La schizophrénie survient souvent plus précocement chez les hommes que chez les femmes, soit entre trois et cinq ans plus tôt. Plus de 60 % des hommes touchés développent la maladie avant l'âge de 25 ans, contre 47 % des femmes. Même dans les cas plus tardifs, la schizophrénie émerge, sauf exception, avant l'âge de 35 ans. La population des très jeunes adultes compte donc plus d'hommes que de femmes schizophrènes, mais la prévalence s'égalise chez les 25-35 ans : environ un homme pour une femme (APA, 2003; Cherrier et Palazzolo, 2006). Les schizophrénies précoces induisent des déficits cognitifs plus graves que les formes tardives (Rajji, Ismail et Mulsant, 2009). Développant les symptômes plus tardivement que les hommes, les femmes atteignent souvent un niveau cognitif plus élevé avant l'émergence de la maladie et connaissent donc un parcours pathologique moins prononcé (APA, 2003).

La prévalence et les modalités du déclenchement de la schizophrénie semblent être les mêmes dans tous les groupes culturels. Cependant, son évolution et ses symptômes peuvent différer d'une culture à l'autre. Ainsi, les hallucinations visuelles seraient plus fréquentes dans certaines cultures non occidentales (Ndetei et Singh, 1983). Une étude menée dans un hôpital anglais du Kenya montre que les patients schizophrènes d'origine africaine, asiatique ou jamaïcaine présentent un risque d'hallucinations visuelles deux fois supérieur à celui des patients d'origine européenne (Ndetei et Vadher, 1984).

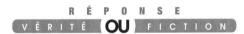

RÉPONSE
VÉRITÉ **OU** FICTION

La schizophrénie se manifeste de la même façon dans toutes les cultures. F
L'évolution et les symptômes de la maladie peuvent varier d'une culture à l'autre.

Les symptômes

La schizophrénie est un trouble envahissant qui touche l'ensemble de la personnalité : la cognition, les émotions et le comportement. Cet état psychotique durable se caractérise par des symptômes divers : positifs (hallucinations, idées délirantes), négatifs (difficulté à exprimer ses émotions et à agir) et désorganisés (bizarrerie du discours et des comportements). Le dysfonctionnement social constitue également un critère diagnostique d'importance. (On trouvera les critères diagnostiques du *DSM-IV-TR* à l'encadré 12.1.) Selon le *DSM-IV-TR*, les signes doivent être constatés au cours d'une période d'au moins six mois pour que le diagnostic de schizophrénie puisse être établi. Les psychoses plus brèves font l'objet d'autres diagnostics, par exemple le trouble psychotique bref (voir p. 386).

Depuis quelques années, chercheurs et praticiens accordent par ailleurs une attention grandissante à une autre catégorie de symptômes : les déficits cognitifs (Bowie et Harvey, 2005; Cornblatt *et al.*, 2009; Lehoux, 2006; Levaux *et al*, 2007). Nous allons maintenant décrire plus en détail les manifestations symptomatiques de la schizophrénie.

LES SYMPTÔMES POSITIFS

Les **symptômes positifs** constituent les pensées et les comportements pathologiques les plus flagrants de la schizophrénie; ce sont par exemple les *idées délirantes* et les *hallucinations*. Ils sont dits positifs parce qu'ils s'ajoutent aux idées et aux comportements habituels (observés chez les sujets sains).

Symptôme positif Comportement anormal et symptomatique qui se développe en plus des comportements normaux, par exemple les idées délirantes ou les hallucinations.

Les principaux critères diagnostiques de la schizophrénie

A. *Symptômes caractéristiques :* Présence d'au moins deux des manifestations suivantes sur une période d'un mois :

(1) Idées délirantes.

(2) Hallucinations.

(3) Discours désorganisé (c.-à-d., coq-à-l'âne fréquents ou incohérences) ; ou caractérisé par un relâchement marqué des associations (par exemple, incohérences et passages du coq à l'âne).

(4) Comportement grossièrement désorganisé ou catatonique.

(5) Symptômes négatifs (par exemple émoussement affectif, alogie ou perte de volonté).

B. *Dysfonctionnement social ou professionnel :* Sur toute la durée du trouble, le niveau de fonctionnement dans les relations sociales, le travail ou l'hygiène, par exemple, reste inférieur à ce qu'il était au moment de l'émergence de la maladie. Si l'entrée dans la maladie se développe dans l'enfance ou l'adolescence, le sujet n'atteint pas le niveau de développement social habituel pour son âge.

C. *Durée :* Des signes permanents du trouble persistent sur au moins six mois. Cette période de six mois doit comprendre une phase active d'au moins un mois marquée par des symptômes psychotiques caractéristiques de la schizophrénie (critères énoncés au point A).

D. Le trouble ne peut pas être attribué à la consommation d'un psychotrope (par exemple drogue ou médicament), ni à une maladie organique.

Source : Adapté de l'APA (2003), p. 360.

Idée délirante Croyance persistante dénuée de fondement logique et sans rapport avec la réalité.

Les **idées délirantes** sont des croyances ou des convictions profondes qui résistent aux preuves rationnelles du contraire, et que les membres du même groupe socioculturel tiennent généralement pour fausses ou bizarres (Gilleen et David, 2005). Elles sont si solidement ancrées qu'elles persistent alors même que la réalité les dément. Les idées délirantes peuvent prendre plusieurs formes. Dans le cas de la schizophrénie, elles s'inscrivent souvent dans un délire non systématisé, c'est-à-dire qui repose sur des mécanismes et des thèmes multiples (délire polymorphe) et suit un développement relativement incohérent et désordonné. Les principales catégories d'idées délirantes sont les suivantes.

- Les idées délirantes de persécution, par exemple : « La CIA est à mes trousses. »
- Les idées délirantes de référence, par exemple : « Tous les passagers de l'autobus parlent de moi. » « On se moque de moi à la télé. » « Les voisins entendent tout ce que je dis. Ils ont posé des micros dans mon appartement. »
- Les idées délirantes de contrôle de la pensée. Par exemple, le patient croit que ses pensées, ses sentiments, ses impulsions ou ses actions sont télécommandés par des forces extérieures, par exemple un démon ou un être malfaisant ; il peut aussi se croire capable d'entrer dans les pensées d'autrui.
- Les idées délirantes de grandeur. Par exemple, le patient se prend pour Jésus ou tout autre personnage historique ou pour une célébrité, se croit investi d'une mission spéciale ou nourrit un projet grandiose, mais complètement insensé, pour sauver le monde.

Certains patients croient avoir commis des péchés impardonnables ou être porteurs d'une maladie horrible ; d'autres pensent qu'eux-mêmes ou le monde n'existent pas réellement ; d'autres encore, comme Marcel (voir étude de cas qui suit), ont désespérément besoin d'aider autrui.

D'autres types d'idées délirantes animent très souvent les patients schizophrènes, notamment la divulgation de la pensée (le sujet croit que ses pensées s'échappent de sa tête et peuvent être entendues par l'entourage), le sentiment d'intrusion ou laxénopathie (le patient est convaincu que c'est une entité extérieure qui a implanté ses pensées dans son esprit) et le vol de la pensée (le sujet croit que ses pensées lui ont été dérobées). Mellor (1970) propose les exemples suivants.

ÉTUDE DE CAS

MARCEL ET SON HÔPITAL DU PÔLE NORD

Certains patients schizophrènes se sentent possédés par des démons ou croient faire l'objet d'une conspiration mondiale. Marcel, lui, entretient des idées délirantes d'ordre messianique.

« Il faut que je parte d'ici, déclare-t-il à son psychiatre.

— Pourquoi ?

— Il faut que je retourne dans mon hôpital.

— Quel hôpital ?

— J'ai un hôpital. Il est tout blanc et nous trouvons le remède à tous les problèmes des gens.

— Où se trouve-t-il ?

— Tout là-haut. Au pôle Nord.

— Comment faites-vous pour vous y rendre ?

— J'y vais, c'est tout. Je ne sais pas comment… J'y vais, c'est tout. Il faut que j'y aille ! J'ai du travail à faire là-bas. Quand me laisserez-vous partir pour que je puisse aller aider les gens ? »

Source : D'après les dossiers de l'auteur.

- *Divulgation de la pensée.* «Quand je réfléchis, raconte un étudiant de 21 ans, mes pensées quittent ma tête sur une espèce d'afficheur lumineux mental. N'importe qui peut savoir ce que je pense ; il lui suffit de faire défiler l'afficheur dans sa tête et de lire ce qu'il y a d'écrit dessus. »

- *Sentiment d'intrusion (xénopathie).* Une femme au foyer de 29 ans décrit ce qu'elle pense en regardant par la fenêtre : «Le jardin est beau ; l'herbe paraît fraîche. Mais je pense à [Untel]. Je ne pense qu'à lui… Il se sert de mon esprit comme d'un écran sur lequel il projette ses pensées comme on projetterait une image. »

- *Vol de la pensée.* «Je songe à ma mère, indique une jeune femme de 22 ans, et soudain, mes pensées sont extraites de mon esprit par une sorte d'aspirateur. Il n'y a plus rien dans ma tête ; elle est vide. »

Les **hallucinations** sont des perceptions sensorielles en l'absence d'un stimulus externe correspondant (Ey, 1973 ; Hemsley, 1992 ; Lanteri-Laura, 1994 ; Franck, 2003). Alors que personne ne parle derrière la porte du cabinet de consultation, les voix que Sandra entend sont pour elle bien réelles (voir étude de cas, page suivante). Les hallucinations peuvent toucher tous les sens. Les plus courantes sont les hallucinations auditives ; les trois quarts environ des patients schizophrènes entendent des voix ou autres sons (Goode, 2003).

Les patients schizophrènes peuvent entendre des voix masculines ou féminines provenant de l'extérieur ou de l'intérieur de leur tête (Asaad et Shapiro, 1986). Certaines personnes schizophrènes entendent des voix leur ordonnant de se faire du mal ou d'en faire aux autres (Braham, Trower et Birchwood, 2004). Les hallucinations ne sont cependant pas propres aux personnes atteintes de schizophrénie. Elles sont courantes aussi dans les cas de dépression majeure ou de manie (par exemple dans le trouble bipolaire ; voir chapitre 5). Par ailleurs, elles ne sont pas forcément pathologiques. En fait, les hallucinations s'avèrent assez communes et possèdent même une valeur sociale dans certaines cultures (Bentall, 1990). Même dans des pays développés comme le Canada ou les États-Unis, environ 5 % des sujets sains ont des hallucinations, généralement auditives (Honig *et al.*, 1998). En l'absence d'un trouble psychiatrique, elles apparaissent le plus souvent dans les situations de privation sensorielle, par exemple quand on est couché dans le noir à l'intérieur d'une pièce insonorisée pendant un temps relativement long (Teunisse *et al.*, 1996). Contrairement aux personnes psychotiques, cependant, les sujets sains savent que leurs hallucinations ne sont pas réelles et sentent qu'ils maîtrisent la situation (Bentall, 1990).

Hallucination Perception sensorielle en l'absence du stimulus correspondant (par exemple, entendre des voix).

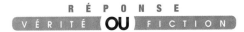

RÉPONSE

VÉRITÉ **OU** FICTION

Chez les personnes souffrant de schizophrénie, ce sont les hallucinations visuelles qui sont les plus fréquentes. F

Ce sont les hallucinations auditives qui sont les plus fréquentes chez les personnes atteintes de schizophrénie.

ÉTUDE DE CAS

VOIX, ANGES ET DÉMONS

Pendant l'entretien, Sandra regarde de temps à autre derrière elle, vers la porte du bureau, et elle sourit doucement. Quand on lui demande pourquoi, elle explique que des voix parlent de nous derrière la porte, et qu'elle aimerait entendre ce qu'elles disent.

« Pourquoi souriez-vous ? lui demande-t-on.

— Parce qu'elles disent de drôles de choses. Par exemple, elles disent que, peut-être, vous me trouvez jolie. »

Dans l'unité psychiatrique, Thomas agite frénétiquement les bras. Il est en sueur et cligne constamment des yeux. Alors que l'infirmière s'apprête à lui injecter de l'halopéridol, Thomas se met à hurler : « Père, pardonnez-leur, car ils ne savent pas ce qu'ils font… Pardonnez-leur… Père… » Puis, ses propos s'embrouillent. Une fois calmé, le patient raconte que les soignants lui apparaissaient comme des démons ou des anges dépravés. Ils étaient rouges, entourés de flammes, et de la fumée s'échappait de leurs bouches.

Source : D'après les dossiers de l'auteur.

Même si elles ne souffrent pas d'un trouble mental, certaines personnes sont également sujettes aux hallucinations à l'occasion d'expériences religieuses ou de rituels. Elles vivent par exemple des états d'extase fugaces accompagnés de visions ou d'autres aberrations perceptives. Enfin, le rêve répond à la définition de l'hallucination, soit une expérience perceptuelle en l'absence d'un stimulus extérieur correspondant. Chacun de nous serait donc aux prises avec les hallucinations toutes les nuits…

RÉPONSE
VÉRITÉ **OU** FICTION

Tout le monde peut avoir des hallucinations la nuit ; c'est un phénomène normal. V

Chacun de nous vit des hallucinations – visuelles, olfactives, etc. – la nuit sous forme de rêves.

Les hallucinations tactiles (sensations de fourmillement, de courant électrique, de brûlure, etc.) et cénesthésiques (par exemple, sentir des serpents qui grouillent dans le ventre) sont fréquentes aussi chez la personne schizophrène, mais les hallucinations visuelles, gustatives ou olfactives sont plutôt rares.

Les hallucinations peuvent aussi être induites par des drogues hallucinogènes telles que le LSD. Dans ce cas, elles sont généralement visuelles et souvent constituées de formes sommaires : cercles, étoiles ou flashs lumineux. Les hallucinations schizophréniques, elles, représentent plutôt des formes complexes. En cas d'alcoolisme chronique, les hallucinations peuvent être causées par le delirium tremens ; le patient voit par exemple des insectes ou d'autres petites bêtes grouiller sur sa peau (voir chapitre 6). Enfin, certains médicaments et divers troubles neurologiques tels que la maladie de Parkinson peuvent également provoquer des hallucinations.

La cause des hallucinations psychotiques reste inconnue à ce jour. Les scientifiques avancent toutefois de nombreuses hypothèses, notamment celle des perturbations chimiques dans le cerveau. La dopamine (un neurotransmetteur) serait en cause ; on sait en effet que les traitements antipsychotiques, qui bloquent l'activité dopaminergique, atténuent ou suppriment les hallucinations. À l'inverse, les drogues qui stimulent l'activité dopaminergique, par exemple la cocaïne, peuvent les induire. Mais comme les hallucinations s'apparentent au rêve ou à la rêverie, elles pourraient aussi résulter d'une défaillance des mécanismes cérébraux censés empêcher l'irruption des images oniriques à l'état de veille.

En ce qui concerne les hallucinations auditives, des chercheurs estiment que l'activation du cortex auditif en l'absence de stimuli sonores externes serait en cause (Hunter *et al.*, 2006). Il n'est pas impossible que le cortex auditif attribue le discours interne à des voix externes, et y réagisse en conséquence. Les hallucinations auditives et la perception de sons réels déclenchent le même type d'activité électrique dans le cerveau (Tiihonen *et al.*, 1992). Il n'est donc pas exclu que les hallucinations auditives soient produites par le discours interne du patient, lequel, pour des raisons qu'on ignore encore, attribuerait ces «voix» à une source externe plutôt qu'à ses propres pensées (Franck, 2003). Les recherches dans ce domaine ont mené à l'élaboration de thérapies cognitivocomportementales dont l'objectif est d'apprendre aux patients victimes d'hallucinations à se réapproprier les voix qu'ils entendent, c'est-à-dire à les attribuer à une source interne plutôt qu'extérieure à eux. Ces thérapies leur apprennent aussi à mieux discerner les situations susceptibles d'induire les hallucinations et à détecter plus efficacement les signes d'une recrudescence hallucinatoire (Messari et Hallam, 2003 ; Pfammatter, Junghan et Brenner, 2006).

> La patiente [...] observe que ses voix se font plus envahissantes après les disputes familiales. Elle constate qu'elles expriment ce qu'elle ressent et ce qu'elle pense de sa famille, mais qu'elle ne peut pas exprimer elle-même. Des objectifs spécifiques lui sont proposés pour l'aider à aborder ces problèmes dans son milieu familial. La mise en œuvre de techniques telles que la répétition de type théâtral, la résolution de problèmes et la restructuration cognitive facilite la concrétisation de ces objectifs. (Bentall, Haddock et Slade, 1994, p. 58.)

Les théories associant les hallucinations auditives au discours intérieur doivent toutefois faire l'objet de recherches plus poussées, notamment parce qu'elles n'expliquent pas les hallucinations visuelles, tactiles et olfactives.

Une autre hypothèse attribue les hallucinations à une défaillance des structures cérébrales profondes, qui amènerait le cerveau à créer sa propre réalité. Les centres supérieurs de la pensée (situés dans les lobes frontaux du cortex cérébral) ne vérifieraient pas l'authenticité de ces images et ne détermineraient pas leur caractère réel, hallucinatoire ou imaginaire ; au total, les hallucinations ne seraient donc pas interceptées et reconnues en tant que telles. La personne touchée attribuerait, à tort, ses voix intérieures à des sources externes. Ainsi que nous le verrons plus loin, l'imagerie cérébrale permet maintenant de constater, de fait, certaines anomalies structurelles et fonctionnelles dans les lobes frontaux des patients schizophrènes.

LES SYMPTÔMES NÉGATIFS

Les **symptômes négatifs** se définissent par la perte ou la baisse de niveau de fonctions normales, par exemple l'expression des émotions, le langage, la motivation à agir ou la capacité de s'exprimer.

Symptôme négatif Perte ou diminution symptomatique des capacités fonctionnelles, par exemple la motivation à agir ou la capacité de s'exprimer.

L'émoussement affectif touche la plupart des personnes schizophrène ; il se manifeste par l'atténuation de l'expression faciale, langagière et vocale des émotions. Le visage devient inexpressif (effet de masque) et le discours, monotone. Dans ses relations interpersonnelles et devant les événements qui le touchent, le patient peine à trouver l'attitude émotionnelle juste. Cette détérioration de l'expressivité émotionnelle se manifeste aussi par l'*anhédonie*, soit l'incapacité à exprimer de la joie en cas d'événements heureux. Ces déficiences signalent-elles une difficulté à ressentir les émotions, à les exprimer ou à les décrire ? Les connaissances actuelles ne permettent pas de répondre à cette question. Les études en laboratoire montrent par ailleurs que les patients schizophrènes ressentent plus d'émotions négatives et moins d'émotions positives que les sujets sains (Burbridge et Barch, 2007 ; Myin-Germeys, Delespaul et deVries, 2000). Même s'ils n'expriment pas ce qu'ils ressentent par leur expression faciale ou leur attitude générale, ils peuvent éprouver des émotions intenses – surtout négatives. On observe également chez les personnes schizophrènes d'importantes lacunes dans l'expression verbale. La maladie amenuise leur vocabulaire et leur productivité verbale. Le patient schizophrène répond par monosyllabes et n'approfondit pas les sujets abordés ; il devient difficile de converser avec lui (Franck, 2006).

La schizophrénie se caractérise aussi par l'*aboulie* (manque de motivation) et l'*apragmatisme* (incapacité d'agir). Ces déficiences se traduisent par une difficulté à prendre soin de soi, la détérioration des fonctions d'hygiène, l'inaptitude à entreprendre une activité ou à la mener à terme, le manque d'initiative et la tendance à s'isoler. L'aboulie des personnes schizophrènes ne s'expliquerait toutefois pas par une incapacité émotionnelle (le désir d'agir reste présent), mais plutôt par une difficulté à concrétiser la volonté en action. Ce problème témoigne probablement de la détérioration des capacités cognitives, notamment l'adaptabilité et la réactivité aux stimuli environnementaux (Heery et Gold, 2007).

Chez certaines personnes schizophrènes, l'apragmatisme est si marqué qu'il peut conduire à l'immobilité complète. Le temps semble s'écouler différemment pour ces individus, ce qui pourrait signaler des anomalies perceptuelles majeures (Roy, 2010). Plus insidieux et durables que les symptômes positifs, plus difficiles à traiter, les symptômes négatifs invalident considérablement le patient (Franck, 2006).

LES SYMPTÔMES DÉSORGANISÉS

Symptôme désorganisé Perturbation de la continuité de la pensée se manifestant par l'étrangeté des comportements et l'incohérence du discours.

Les **symptômes désorganisés** se caractérisent par une rupture dans la continuité de la pensée (ou morcellement de la pensée) qui induit des comportements étranges ou inappropriés ainsi qu'un discours incohérent et hermétique. Au niveau discursif, tout se passe comme si les associations se relâchaient. Les propos du patient deviennent discordants, diffluents, inextricables; certains mots ou fragments de mots sont agencés de manière incohérente ou organisés en rimes hermétiques. La personne peut aussi passer abruptement d'un sujet à l'autre (coq-à-l'âne), sans toutefois prendre conscience du caractère pathologique de son discours. Quoique moins fréquentes, d'autres manifestations expriment aussi la schizophrénie : les *néologismes* (le travestissement ou l'invention de mots sans lien ou presque avec les autres); la *persévération* (la répétition inappropriée et persistante de certains mots ou d'un enchaînement d'idées); la *glossomanie* (l'association de mots ou de sons en fonction des rimes qu'ils forment, par exemple : «Je sais qui je suis mais je ne connais pas Marie»); le *barrage* (l'interruption soudaine et involontaire du discours ou de la pensée).

À son tour, cette désorganisation de la pensée provoque une perturbation des comportements. Le patient semble incapable de tenir compte du contexte dans lequel il se trouve et agit. Il peut se mettre à rire ou à pleurer sans raison, exploser de colère inopinément ou exprimer une angoisse terrible en parlant de sujets anodins, par exemple le temps qu'il fait; ce phénomène s'appelle «incongruité affective». Mais il peut aussi faire des gestes incongrus et répétitifs (par exemple, agiter un bras ou se balancer dans le vide), se figer (catatonie) ou manifester une vive agitation (Llorca, 2004).

Les déficits cognitifs

Déficit cognitif Déficience de certaines capacités intellectuelles, par exemple l'attention, la mémoire ou les fonctions exécutives.

Plus de 70 % des personnes schizophrènes présentent d'importants **déficits cognitifs** dans différentes dimensions de l'intelligence, notamment la capacité d'attention, la mémoire (à court et à long terme) et les fonctions exécutives. En général, ces déficits sont antérieurs au déclenchement de la crise psychotique aiguë et résistent aux traitements antipsychotiques habituels. Ils sont si marqués et si invalidants que certains chercheurs et praticiens assimilent la schizophrénie, pour l'essentiel, à un trouble de la cognition (Bowie et Harvey, 2005; Merlotti, Piegari et Galderisi, 2005; Potter et Nestor, 2010; Vidailhet, 2006). De fait, bien qu'elles fassent, depuis quelques années, l'objet d'études poussées, les difficultés cognitives sont reconnues de longue date comme constituant l'une des caractéristiques centrales de la schizophrénie. Dès le 19e siècle, Kraepelin et Bleuler les considéraient même comme le trait dominant de la maladie (voir encadré «Un regard historique sur la schizophrénie», p. 360). Bleuler, en particulier, s'intéressait de près aux déficits d'attention qu'il observait chez certains de ses patients (Harvey et Sharma, 2003; Vidailhet, 2006).

Se définissant comme la capacité à sélectionner les stimuli pertinents et à inhiber les stimuli sans importance, l'*attention* s'avère essentielle à l'apprentissage et au déploiement des processus de la pensée. N'arrivant pas à écarter l'information non pertinente, les personnes schizophrènes ont du mal à fixer leur attention, à organiser leur pensée et à donner du sens à leur environnement (Broadbent, 1958).

La mère d'un garçon schizophrène décrivait en ces termes l'inaptitude de son fils à ne pas se laisser «parasiter» par des sons non significatifs :

Quand il est malade, son acuité auditive change. Dans ses épisodes psychotiques, son ouïe se développe à l'excès. Il n'arrive plus à filtrer l'information. Il entend tous les sons autour de lui, et tous avec la même intensité. Il entend les bruits de la rue, de la cour, de la maison, et tous à un volume plus fort que la normale.

L'hypervigilance compte aussi au nombre des manifestations possibles de la schizophrénie : le patient souffre d'une sensibilité extrême aux sons extérieurs, en particulier aux stades précoces du trouble. Les examens cérébraux confirment la difficulté des patients schizophrènes à inhiber les distractions sonores (Braff, 1993). Des scientifiques avancent l'hypothèse d'un mécanisme «porte» cérébral qui filtrerait les stimuli externes (Leonard *et al.*, 2002). Une anomalie cérébrale d'origine génétique pourrait provoquer ces défaillances du système de filtrage (Grady, 1997). Ce modèle s'avère prometteur pour expliquer certains troubles délirants, notamment ceux qui reposent sur un dysfonctionnement du mécanisme interprétatif ; le patient donne du sens aux détails les plus infimes sans établir de distinction entre les informations pertinentes et celles qui ne le sont pas.

La schizophrénie perturbe également le fonctionnement de la *mémoire*, une faculté indispensable à la préservation de l'identité (le *soi*) et à l'adaptation sociale. Leur *mémoire épisodique* (ou mémoire autobiographique) étant altérée, les patients ont du mal à récupérer des informations stockées dans leur mémoire à long terme et à les situer dans un contexte spatiotemporel spécifique (Green, 1996 ; Ollat, 1999). Ils n'arrivent pas à déterminer l'authenticité des événements dont ils ont le «souvenir» (ceux-ci se sont-ils réellement produits ou constituent-ils le fruit de leur imagination ?), ni à les situer dans le temps (se sont-ils produits il y a plusieurs années ou seulement quelques minutes plus tôt ?). Par conséquent, ces personnes peuvent difficilement tirer profit de leurs expériences passées pour ajuster leur comportement actuel. La schizophrénie altère par ailleurs la *mémoire à court terme*, socle de l'activité consciente. (Rappelons que la mémoire à court terme garde à disposition une petite quantité d'information destinée à favoriser l'accomplissement des opérations mentales et la prise de décisions.) Ces altérations expliquent pourquoi les personnes schizophrènes ont généralement de la difficulté à passer à l'action (Kerns, 2007). Ainsi, elles peuvent oublier qu'elles se trouvent dans la rue et ne pas réagir aux voitures qui foncent sur elles, ou oublier la phrase qu'elles sont en train de prononcer, ce qui expliquerait les interruptions brusques de leur propos et la pauvreté de leur discours.

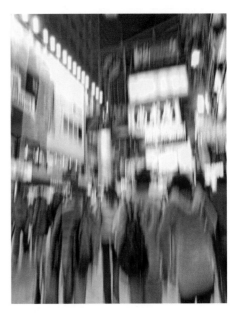

▲ *Faire abstraction des stimuli externes.* La plupart des gens n'ont aucune difficulté à faire abstraction des stimuli non significatifs, par exemple les innombrables bruits et images dont nous sommes constamment «bombardés» dans les grandes villes. Les personnes schizophrènes semblent souvent distraites, se laissant envahir par des stimulations qui les détournent de leur objectif. Elles ont par conséquent du mal à canaliser leur attention et à organiser leur pensée.

Les recherches sur la schizophrénie font également état de déficits dans certaines *fonctions exécutives* (Kerns, 2007 ; Kremen *et al.*, 2008 ; Potter et Nestor, 2010). Ces processus mentaux de haut niveau intellectuel permettent de s'adapter à la nouveauté (Damasio, 1995 ; Math, Kahn et Vignal, 2008). Ils regroupent notamment les capacités de raisonnement abstrait, de résolution de problèmes, de planification, d'organisation et d'inhibition de la réponse. Cette dernière permet d'écarter les pensées et les comportements non pertinents afin qu'ils ne perturbent pas la tâche en cours. Différentes anomalies de ces aptitudes cognitives, lesquelles dépendent du cortex préfrontal, forment le syndrome préfrontal (ou dysexécutif). Souvent observés chez les personnes atteintes de schizophrénie, des déficits de la *coordination motrice* peuvent par ailleurs altérer les performances cognitives puisqu'ils déterminent en partie le temps de réaction dans l'exécution d'une tâche (Cornblatt, Green, Walker et Mittal, 2009). Quand les fonctions exécutives sont atteintes, le patient schizophrène ne peut que très difficilement s'acquitter des tâches quotidiennes habituelles et ajuster ses comportements sociaux (Damasio, 1995).

Il importe de souligner ici que les déficits cognitifs que nous venons de présenter varient considérablement d'un patient à l'autre. Certains chercheurs considèrent que les altérations cognitives permettent d'établir des profils pathologiques distincts, soit des sous-types de schizophrénie qui auraient toutefois une étiologie et une évolution communes. Ce type de distinction s'avérerait particulièrement utile pour l'élaboration de plans de traitement ciblés selon les forces et les faiblesses du patient considéré (Bowie et Harvey, 2005 ; Hill *et al.*, 2002). Dans cette optique, une étude récente menée auprès de 73 personnes schizophrènes distingue trois sous-types de schizophrénie selon les capacités intellectuelles des participants (capacités mesurées par un test d'intelligence standard) :

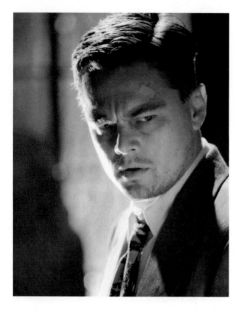

▲ *Une schizophrénie de type paranoïaque.* Dans le film à suspense psychologique *Shutter Island* réalisé par Martin Scorsese en 2010 (d'après un roman de Dennis Lehane), le personnage incarné par Leonardo Di Caprio correspondrait au sous-type de la schizophrénie paranoïaque: ses capacités cognitives sont intactes, voire exceptionnelles (ses propos et son comportement sont parfaitement cohérents), mais il est habité par des délires de grandeur et de persécution, et est la proie de diverses hallucinations.

1. Le sous-type Altération sévère se caractérise par un quotient intellectuel (QI) global et verbal nettement sous la moyenne (il regrouperait 42 % des personnes schizophrènes).

2. Le sous-type Altération intellectuelle se définit par un QI global inférieur à la moyenne, mais par un QI verbal normal (il regrouperait 29 % des cas).

3. Le sous-type Sans altération intellectuelle se caractérise par un QI global et verbal normal (il regrouperait 29 % des cas).

Dans les deux premiers cas, les chercheurs notent que les déficits ont commencé à se manifester bien avant la première crise psychotique, ce qui rend le pronostic plus sombre et le traitement plus difficile (Potter et Nestor, 2010). Par ailleurs, les personnes schizophrènes souffrant d'altérations cognitives modérées gardent généralement un bon niveau de fonctionnement cognitif jusqu'à la première crise psychotique et bénéficient d'un pronostic plus favorable.

Les classifications fondées sur les détériorations cognitives proposent des typologies de la schizophrénie qui diffèrent nettement de celle du *DSM-IV-TR*. Reposant sur la classification originellement développée par Kraepelin (voir encadré «Un regard historique sur la schizophrénie», p. 360), la typologie du *DSM-IV-TR* distingue cinq sous-types de schizophrénie: paranoïde, désorganisé (hébéphrénique), catatonique, indifférencié et résiduel. Le tableau 12.1 illustre ces cinq sous-types.

La typologie du *DSM-IV-TR* ne désigne pas explicitement les capacités cognitives comme critère diagnostique différentiel. On notera

TABLEAU 12.1 — Les sous-types de schizophrénie selon le *DSM-IV-TR*

Sous-type	Critères diagnostiques
Paranoïde	A. Une préoccupation par une ou plusieurs idées délirantes ou par des hallucinations auditives fréquentes B. Aucune des manifestations suivantes n'est au premier plan: discours désorganisé, comportement désorganisé ou comportement catatonique, ou affect abrasé ou inapproprié
Désorganisé	A. Toutes les manifestations suivantes sont au premier plan: discours désorganisé, comportement désorganisé, affect abrasé ou inapproprié C. Ne répond pas aux critères du type catatonique
Catatonique	Présence d'au moins deux des manifestations suivantes: 1. Immobilité motrice […] ou stupeur catatonique 2. Activité motrice excessive apparemment stérile et non influencée par des stimulations extérieures 3. Négativisme extrême […] ou mutisme 4. Particularités des mouvements volontaires se manifestant par des positions catatoniques […], des mouvements stéréotypés, des maniérismes manifestes ou des grimaces manifestes 5. Écholalie [imitation et répétition d'un mot ou d'une phrase] ou échopraxie [imitation et répétition d'un geste]
Indifférencié	Comprend des symptômes répondant au critère A, mais ne répondant pas aux critères des types paranoïde, désorganisé ou catatonique
Résiduel	1. Absence d'idées délirantes manifestes, d'hallucinations, de discours désorganisé et de comportement grossièrement désorganisé ou catatonique 2. Persistance d'éléments de la maladie, comme en témoigne la présence de symptômes négatifs ou de deux ou plusieurs symptômes figurant dans le critère A de la schizophrénie, présents sous une forme atténuée (par exemple: croyances bizarres, perceptions inhabituelles)

Source: APA (2003), p. 363-366.

cependant qu'elle décrit un sous-type (paranoïde) se distinguant par l'absence de désorganisation et de comportements catatoniques ou étranges, donc par un fonctionnement cognitif supérieur à celui des sous-types catatonique, désorganisé et indifférencié. Quoi qu'il en soit, l'importance des déficits cognitifs dans la schizophrénie est largement reconnue, de même que leur incidence sur la capacité d'adaptation sociale des patients (Aubin *et al.*, 2007 ; Bowie *et al.*, 2006 ; Lehoux, 2006 ; Lecomte *et al.*, 2007).

Le dysfonctionnement social

Les personnes schizophrènes présentent d'importantes difficultés d'adaptation sociale. En particulier, elles peinent à entrer en relation avec les autres et ont tendance à se retirer des interactions sociales (repli social) et à s'enfermer dans leurs pensées et leur imaginaire, jusqu'à perdre tout contact avec le monde extérieur (comportement autistique) dans certains cas. Elles souffrent donc de **dysfonctionnement social**, lequel se manifeste par une déficience des habiletés nécessaires pour évoluer en société et pour s'acquitter de ses rôles sociaux (Lecomte *et al.*, 2007).

Dysfonctionnement social Inaptitude à fonctionner en société et à adopter un rôle social adapté aux normes du groupe culturel d'appartenance.

Des chercheurs ont établi la liste des dimensions intrinsèques d'un fonctionnement social normal (Fougeyrollas *et al.*, 1998). Ces «habitudes de vie», selon la terminologie de ces chercheurs, représentent les activités quotidiennes et les rôles sociaux habituels, définis selon l'âge, le sexe et l'identité culturelle. Essentielles à l'épanouissement et à l'intégration sociale, elles regroupent la capacité à s'alimenter (acheter des aliments et les cuisiner), à assurer son hygiène personnelle, à se loger et à entretenir son logement, à gérer ses finances, à occuper un emploi et à se divertir. Certaines personnes schizophrènes ont du mal à accomplir ces activités ; cette incapacité constitue pour elles l'un des principaux handicaps attribuables à leur maladie (Lehoux, 2006).

Pour Fougeyrollas *et al.* (1998), la capacité à fonctionner en société relève autant des aptitudes personnelles que des facteurs environnementaux. Certains de ces facteurs peuvent faciliter l'insertion dans la société, par exemple le soutien social et l'accès aux ressources et aux services ; d'autres constituent plutôt des obstacles, par exemple un milieu de vie stressant, l'accès aux drogues ou la stigmatisation systématique des personnes atteintes de maladie mentale.

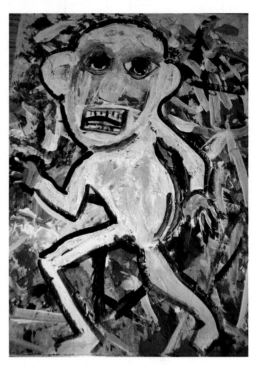

▲ **«*Fuite cauchemardesque*» (2005), œuvre de Pierre Ostiguy (1949-2009).** Le peintre québécois Pierre Ostiguy a souffert de schizophrénie toute sa vie ou presque. Ses œuvres lui ont néanmoins valu une reconnaissance publique et une renommée enviables. Cet artiste a pu ainsi donner un sens à son existence et obtenir un rôle social autre que celui de «malade».

La consommation de psychotropes représente un problème de taille chez les personnes schizophrènes : 50 % d'entre elles développent une dépendance à la drogue ou à l'alcool (Potvin et Stip, 2007). La toxicomanie et l'alcoolisme compliquent l'évolution de la schizophrénie et augmentent la probabilité des rechutes psychotiques, des états dépressifs, des comportements agressifs et des conduites criminelles. Ils aggravent ainsi le dysfonctionnement social et entravent souvent lourdement le rétablissement des personnes schizophrènes.

Un rapport récent de la Société canadienne de la schizophrénie (2009) relève la persistance d'une méconnaissance et de préjugés à l'égard des personnes schizophrènes dans le grand public. En particulier, on croit souvent, à tort, que la schizophrénie rend violent et dangereux, et qu'elle empêche tout fonctionnement en société. Ainsi, une majorité des personnes interrogées refuseraient de louer un logement à une personne atteinte de schizophrénie, de lui offrir un emploi, ou d'avoir une relation amicale ou amoureuse avec elle (Stuart, 2003). La personne schizophrène fait donc l'objet d'une **stigmatisation**, c'est-à-dire qu'on la tient à l'écart en raison de ses différences. Cet isolement restreint ses possibilités d'intégration sociale. La stigmatisation peut avoir des conséquences dévastatrices (manque de travail, de logement, de soutien social et faible estime de soi) qui entravent considérablement le rétablissement des personnes schizophrènes (Stip, Caron et Lane, 2001). L'Organisation mondiale de la santé (OMS, 2001) la considère comme le principal obstacle à surmonter en matière de santé mentale.

Stigmatisation Rejet d'un individu en raison de sa différence.

12.2 LES CAUSES DE LA SCHIZOPHRÉNIE

La détermination des facteurs qui favorisent l'apparition et l'évolution de la schizophrénie reste difficile; elle ne fait d'ailleurs pas consensus. Cette recherche s'avère d'autant plus complexe que les scientifiques tendent à considérer la schizophrénie comme une catégorie de troubles qui présentent des étiologies diverses, et non plus comme une entité pathologique unique et monolithique (Cornblatt *et al.*, 2009). Chercheurs et cliniciens s'accordent toutefois sur ce point: la schizophrénie est une maladie du cerveau qui a des répercussions majeures dans la vie des personnes atteintes, et qui s'explique par des causes multiples (Lalonde, Morin et Briand, 2004; USDHHS, 1999). La plupart des causes répertoriées par les chercheurs sont d'ordre biologique; elles regroupent des *facteurs génétiques* et des *anomalies cérébrales* (structurales et neurochimiques). Ces causes ne constitueraient cependant que des facteurs de vulnérabilité qui ne peuvent s'exprimer qu'à la faveur d'un ou de plusieurs stress environnementaux, notamment obstétricaux, familiaux ou psychosociaux. Le modèle vulnérabilité-stress (que nous décrivons à la p. 380) illustre l'interaction entre la vulnérabilité biologique de la personne et les facteurs environnementaux auxquels elle est soumise.

La dimension biologique

Bien que les fondements biologiques de la schizophrénie restent largement inconnus, la plupart des chercheurs estiment à l'heure actuelle que les facteurs biologiques, et notamment génétiques, jouent un rôle déterminant dans l'émergence et l'évolution de la maladie. On sait depuis longtemps que la schizophrénie touche plus certaines familles que d'autres. La cause de cette prévalence différentielle dans certaines lignées a longtemps alimenté la controverse: la maladie doit-elle être attribuée à un environnement difficile ou à une transmission génétique? La tradition psychanalytique a beaucoup défendu la thèse environnementale et cherché les causes du côté des «mauvais parents». Elle décrivait les mères des patients schizophrènes comme des personnes froides et distantes qui rejettent leur enfant ou lui adressent des messages ambigus (Cornblatt *et al.,* 2009). Des chercheurs ont fort heureusement montré depuis qu'il s'agissait là d'un schéma stéréotypé; le concept de «mère schizophrénisante» est maintenant discrédité. Par ailleurs, des études sur des jumeaux et des enfants adoptés (voir plus loin) ont montré le rôle incontestable de la génétique dans cette maladie.

LES FACTEURS GÉNÉTIQUES

De nombreuses études confirment l'incidence majeure de la génétique dans le développement de la schizophrénie (Braff, Schork et Gottesman, 2007; Gur *et al.*, 2007; Ho *et al.*, 2006; Reiss, 2005). Ainsi, plus le lien génétique entre les patients schizophrènes et les membres de leur famille est étroit, plus la probabilité que ces proches souffrent eux-mêmes de schizophrénie est élevée (Gottesman, 2001). En outre, par rapport à la population générale, les proches au premier degré (parents, enfants, frères et sœurs) des patients schizophrènes présentent un risque environ 10 fois supérieur de développer eux-mêmes la maladie (APA, 2003; Kendler et Diehl, 1993). La figure 12.1 récapitule les résultats des études européennes réalisées sur l'incidence familiale dans la schizophrénie entre 1920 et 1987. L'étude sur les jumeaux fournit une preuve éloquente du facteur génétique dans cette maladie; elle montre une concordance du trouble de 48 % chez les jumeaux monozygotes (MZ, «vrais jumeaux»), un taux plus de deux fois supérieur à celui des jumeaux dizygotes (DZ, «faux jumeaux»), qui s'établit à 17 % (Gottesman, 1991; Plomin, Owen et McGuffin, 1994).

Il convient toutefois de rester prudent, car les facteurs environnementaux peuvent aussi expliquer en bonne partie la concordance constatée chez les jumeaux MZ. Pour distinguer les facteurs environnementaux des facteurs génétiques, les chercheurs ont étudié des enfants «à haut risque» (HR), c'est-à-dire dont la mère ou le père, ou les deux, souffrent de schizophrénie, qui ont été adoptés peu après leur naissance et ont grandi loin de leurs parents biologiques.

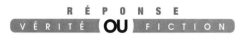

RÉPONSE

VÉRITÉ OU FICTION

Les enfants dont les deux parents souffrent de schizophrénie développent presque toujours ce trouble. F

Pour les enfants dont le père et la mère souffrent de schizophrénie, le risque de développer la maladie s'établit à environ 45 %.

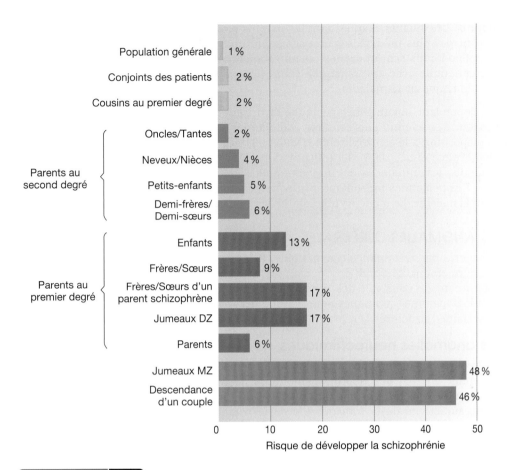

F I G U R E **12.1**

Le risque familial de la schizophrénie

De manière générale, plus une personne a un lien de parenté étroit avec une personne schizophrène, plus son propre risque de développer la maladie est élevé. Les jumeaux monozygotes (MZ) possédant le même patrimoine génétique, leur probabilité d'être atteints de la schizophrénie de manière concomitante est plus élevée que chez les jumeaux dizygotes (DZ), qui ne partagent que 50 % de leurs gènes.

Source : Gottesman, McGuffin et Farmer (1987), p. 23-47.

À ce jour, les études sur les enfants adoptés montrent clairement l'incidence de la génétique dans l'émergence et l'évolution de la schizophrénie. Des chercheurs danois ont examiné 39 enfants HR adoptés et élevés à l'écart de leur mère biologique schizophrène (Rosenthal *et al.*, 1968, 1975). De ces 39 enfants HR, 3 (8 %) ont fait l'objet d'un diagnostic de schizophrénie ; à titre de comparaison, aucun des 47 enfants adoptés dont les parents biologiques ne présentaient pas d'antécédents psychiatriques (groupe de référence) n'avait développé un trouble schizophrénique. Le chercheur américain Seymour Kety et ses collègues danois (Kety *et al.*, 1975, 1978) ont étudié à Copenhague 33 enfants adoptés peu après leur naissance et qui se sont plus tard révélés schizophrènes. Ils ont comparé le taux de schizophrénie chez les proches biologiques et adoptifs du groupe expérimental à celui des proches du groupe témoin (constitué d'enfants adoptés sans antécédents psychiatriques). Le diagnostic de schizophrénie se révèle plus fréquent chez les proches biologiques des enfants adoptés eux-mêmes schizophrènes que chez ceux du groupe témoin. Dans les deux groupes (expérimental et contrôle), l'entourage familial adoptif compte un pourcentage similaire, et relativement faible, de personnes schizophrènes. Les chercheurs montrent ainsi que les concomitances familiales de schizophrénie reposent sur des gènes communs, et non sur des environnements communs (Kety *et al.*, 1994 ; Kinney *et al.*, 1997). Wender et ses collaborateurs (Wender *et al.*, 1974) constatent aussi un lien entre le risque de schizophrénie chez les enfants et la présence d'un trouble schizophrène chez leurs parents biologiques ; or, ce lien n'existe pas en ce qui concerne les parents adoptifs. Les enfants adoptés dont les parents biologiques ne sont pas schizophrènes ne sont pas plus prédisposés à la schizophrénie, qu'ils soient élevés par un ou des parents adoptifs schizophrènes ou non schizophrènes. En résumé, l'existence d'un lien génétique avec une personne schizophrène semble constituer le principal facteur de risque de la maladie.

Cependant, aucun gène spécifique favorisant la maladie n'a encore été découvert à ce jour. Les scientifiques estiment actuellement que plusieurs gènes induiraient une prédisposition à la schizophrénie (DeRosse *et al.*, 2006; Fanous *et al.*, 2005; Ho *et al.*, 2006; Peirce *et al.*, 2005). La transmission de la maladie serait donc polygénétique. Toutefois, les influences environnementales jouent également un rôle de premier plan. Les personnes présentant un risque génétique élevé ne développent pas forcément la maladie. Le modèle vulnérabilité-stress confirme cette hypothèse (voir p. 380).

LES ANOMALIES CÉRÉBRALES

L'imagerie par résonance magnétique (IRM) révèle différentes anomalies dans le fonctionnement cérébral des personnes atteintes de schizophrénie. Elle permet notamment de constater des déséquilibres touchant plusieurs neurotransmetteurs, dont la dopamine (anomalies neurochimiques), ainsi que l'atrophie ou l'hypertrophie de certaines structures cérébrales (anomalies structurales).

Les anomalies neurochimiques

Hypothèse dopaminergique
Hypothèse selon laquelle la schizophrénie s'expliquerait par une suractivité des récepteurs à dopamine dans le cerveau.

Les recherches biologiques actuelles sur la schizophrénie s'intéressent plus particulièrement au rôle des neurotransmetteurs dopaminergiques. Modèle biochimique principal de la schizophrénie, l'**hypothèse dopaminergique** attribue cette maladie à une suractivité de la transmission de la dopamine dans le cerveau. De fait, des recherches de plus en plus nombreuses confirment la présence d'anomalies dans la transmission cérébrale de la dopamine (McGowan *et al.*, 2004; Hirvonen *et al.*, 2006).

Ce sont les effets des antipsychotiques (ou neuroleptiques) – des tranquillisants majeurs, qui rendent cette hypothèse crédible. Les neuroleptiques les plus utilisés sont les phénothiazines (Thorazine, Mellaril, Prolixin). Ils bloquent les récepteurs de la dopamine et atténuent ainsi l'activité dopaminergique (Gründer, Carlsson et Wong, 2002). Ils inhibent donc la transmission excessive des impulsions neuronales mise en cause dans le comportement schizophrénique. Par ailleurs, l'action des amphétamines (des drogues stimulantes) témoigne aussi du rôle de la dopamine dans la schizophrénie. En bloquant la recapture par les neurones présynaptiques, les amphétamines augmentent la concentration de dopamine dans la fente synaptique. Administrés en doses massives à des sujets sains, ces psychoactifs provoquent des symptômes semblables à ceux de la schizophrénie.

À ce stade, les chercheurs n'ont toutefois pas encore déterminé la cause exacte des symptômes: réside-t-elle dans l'hyperactivité de certaines voies dopaminergiques, dans la surabondance des récepteurs de la dopamine ou dans des interactions plus complexes encore des systèmes dopaminergiques? Certains scientifiques avancent que l'hyperactivité des récepteurs dopaminergiques pourrait produire les symptômes positifs, alors que son atténuation causerait les symptômes négatifs; cette hypothèse mériterait d'être creusée (Earnst et Kring, 1997). D'autres neurotransmetteurs, par exemple la norépinéphrine, la sérotonine et le GABA (acide gamma-aminobutyrique), pourraient également favoriser l'émergence de la schizophrénie (Walker *et al.*, 2004).

Les anomalies structurales

RÉPONSE
VÉRITÉ OU FICTION

Bien qu'on ne dispose encore que de preuves assez minces en ce sens, la plupart des scientifiques s'accordent à considérer que la schizophrénie est causée par une anomalie cérébrale. F

On dispose de preuves solides en ce sens. De nombreuses recherches empiriques révèlent des anomalies structurelles et fonctionnelles dans le cerveau des personnes atteintes de schizophrénie.

L'imagerie cérébrale permet maintenant aux chercheurs de repérer les anomalies des structures cérébrales susceptibles de provoquer la schizophrénie. De fait, ces scientifiques constatent des changements structuraux (perte de tissu cérébral), mais aussi des troubles fonctionnels (anomalies fonctionnelles), dans le cerveau des patients schizophrènes (Bagary *et al.*, 2003; Hong *et al.*, 2007; Onitsuka *et al.*, 2006; Vidal *et al.*, 2006). Pour le moment, ils ne discernent cependant aucune cause pathologique spécifique de la schizophrénie, ou commune à tous les cas de la maladie (Walker *et al.*, 2004).

En ce qui concerne les changements structuraux, on a constaté – et c'est une découverte fondamentale – une perte de substance grise d'en moyenne 5 % chez les patients schizophrènes, par rapport aux sujets du groupe témoin (Cowan et Kandel, 2001). La figure 12.2 illustre cette diminution du tissu cérébral chez des adolescents ayant développé précocement la schizophrénie (Thompson *et al.*, 2001). Mise en évidence par la présence de ventricules cérébraux élargis (voir figure 12.3), la perte de tissu cérébral touche les trois quarts des patients schizophrènes adultes (Coursey, Alford et Safarjan, 1997).

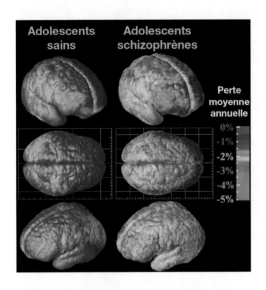

FIGURE **12.2**

La perte de tissu cérébral

Les clichés montrent une perte substantielle de matière grise dans le cerveau des adolescents touchés très tôt par la schizophrénie. L'amenuisement de la substance grise est courant à l'adolescence, mais il se révèle plus prononcé chez les adolescents schizophrènes.

Source : Thompson *et al.* (2001), p. 11650-11655.

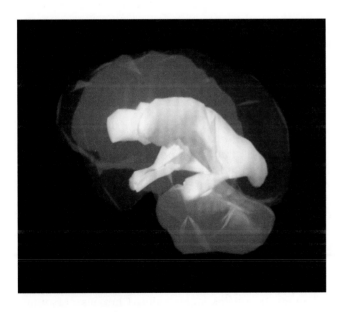 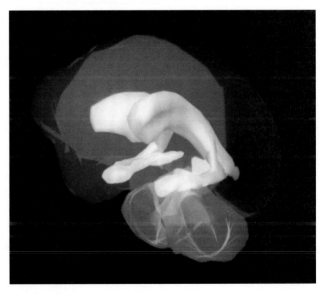

FIGURE **12.3**

Les changements structuraux cérébraux

À gauche, le cliché d'imagerie par résonance magnétique (IRM) du cerveau d'une personne schizophrène montre un hippocampe relativement atrophié et des ventricules remplis de liquide et hypertrophiés par rapport à ceux d'un sujet sain (image de droite). Ces clichés d'IRM ont été réalisés par Nancy C. Andreasen, spécialiste de la schizophrénie. (Photos : Dʳᵉ Nancy C. Andreasen/Hôpitaux et cliniques de la University of Iowa.)

Source : Gershon et Rieder (1992), p. 128.

Centre cérébral de l'organisation et de la pensée, le cortex préfrontal compte au nombre des régions du cerveau qui montrent des signes clairs de dysfonctionnement et de perte tissulaire chez les patients schizophrènes (Cannon *et al.*, 2005 ; Winterer *et al.*, 2006). Il est également lié au cortex moteur, la partie du cortex frontal qui régit les mouvements volontaires. Plusieurs études (Callicott *et al.*, 2003 ; Hugdahl *et al.*, 2004 ; Snitz et *al.*, 2005) confirment la diminution de l'activité neuronale dans le cortex préfrontal chez les personnes atteintes de schizophrénie (voir figure 12.4).

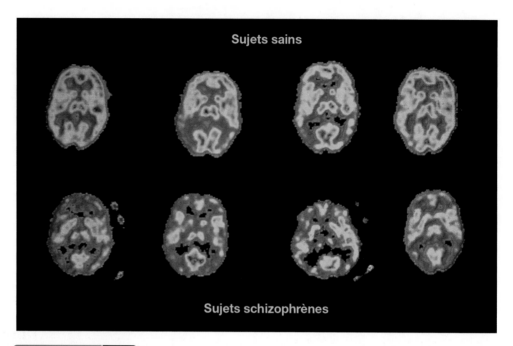

FIGURE 12.4

Des clichés TEP de sujets schizophrènes et de sujets sains

Appliquée aux processus métaboliques cérébraux, la tomographie par émission de positons (TEP) révèle une activité métabolique moins importante dans les lobes cérébraux frontaux des patients schizophrènes. Ces clichés représentent l'activité cérébrale de quatre sujets sains (rangée du haut) et de quatre sujets schizophrènes (rangée du bas).

Dans son fonctionnement, le cortex préfrontal s'apparente à un « tableau d'affichage mental » qui conserverait à disposition l'information nécessaire pour adopter un comportement adéquat. Dans cette optique, les anomalies préfrontales expliqueraient les perturbations de la mémoire à court terme (mémoire de travail), de l'attention, de la pensée et du comportement que l'on constate chez les sujets schizophrènes (Barch, 2003 ; Goldberg *et al.*, 2003 ; Barch et Csernansky, 2007 ; Lee et Park, 2005 ; McClure *et al.*, 2007). Les anomalies préfrontales semblent par ailleurs varier selon le stade de la maladie et le niveau de prise en charge thérapeutique (Premkumar *et al.*, 2006).

Le système limbique montre également des différences cérébrales structurales évidentes entre les patients schizophrènes et les sujets sains. Chez les personnes schizophrènes, la région médiane du lobe temporal est moins volumineuse, particulièrement l'hippocampe. Or, l'hippocampe ainsi que d'autres structures sous-corticales participent à la régulation des émotions, de l'attention et de la mémoire (Csernansky *et al.*, 2004 ; Gaser *et al.*, 2004 ; Hazlett *et al.*, 2004). D'autres recherches montrent une altération probable dans la région du thalamus, une structure qui intervient dans les associations intercorticales (Konick et Friedman, 2001). Cette anomalie pourrait expliquer, du moins en partie, le fait que la schizophrénie se manifeste notamment par des troubles de connectivité entre les structures sous-corticales et le cortex préfrontal, une interconnectivité indispensable aux fonctions mentales complexes (Ragland *et al.*, 2004).

Certains scientifiques pensent que le cerveau des patients schizophrènes pourrait présenter des dommages ou des perturbations du développement potentiellement attribuables à des facteurs obstétriques précoces, prénataux ou périnataux (Sorensen *et al.*, 2003 ; Wahlbeck *et al.*, 2001 ; Walker *et al.*, 2004).

POUR APPROFONDIR

LA **MALADIE MENTALE** EST-ELLE UN **MYTHE ?** LE **COURANT** DE L'**ANTIPSYCHIATRIE**

En 1961, le psychiatre Thomas Szasz déclare que la maladie mentale n'existe pas. Cette théorie audacieuse suscite une véritable onde de choc dans les établissements psychiatriques. Dans *Le mythe de la maladie mentale*, un ouvrage controversé, Szasz avance que la maladie mentale est un mythe, un construit social servant à stigmatiser et à asservir les personnes dont le comportement passe pour déviant, inadapté ou bizarre. Pour lui, les « maladies mentales » sont simplement révélatrices d'une « difficulté à vivre » et se distinguent ainsi des maladies physiques telles que la grippe, l'hypertension ou le cancer. Szasz ne nie pas la bizarrerie ou l'étrangeté du comportement des patients atteint de schizophrénie ou d'un autre trouble mental. Il ne nie pas non plus le fait que ces personnes souffrent de troubles émotionnels ou de difficultés relationnelles et sociales. Il remet par contre en cause le point de vue généralement admis, selon lequel tout comportement étrange ou excentrique serait attribuable à une perturbation pathologique. Pour Szasz, l'assimilation de ces bizarreries à des troubles pathologiques et la mise en œuvre de traitements visant à les encadrer ou à les éliminer permettent simplement aux psychiatres de stigmatiser les personnes socialement déviantes et de les enfermer dans des établissements médicaux. Dans ce contexte, les hospitalisations sous contrainte constituent des manifestations tyranniques déguisées en thérapies et visent à résoudre les problèmes que la personne pose à la collectivité bien plus qu'à soulager les souffrances qu'elle endure. Elles privent les patients de leur dignité humaine et leur enlèvent leur droit le plus essentiel : la liberté.

Dans la lignée de Szasz émergent ensuite des praticiens tels que Laing et Cooper en Angleterre, Basaglia en Italie, Foucault en France. Pour Foucault, c'est le savoir médical qui produit les formes de reconnaissance de la folie, laquelle ne constitue rien d'autre que le miroir qu'une société se tend à elle-même ; le primat totalitaire de la raison conduit à la logique de l'enfermement, qui vise la domestication de la folie.

La maladie mentale est-elle un mythe ou un construit social ? Cette hypothèse est difficilement conciliable avec les nombreuses recherches révélant des différences structurelles et fonctionnelles dans le cerveau des patients schizophrènes ainsi que des facteurs génétiques qui favorisent l'émergence de la maladie. La science montre que les facteurs biologiques jouent un rôle déterminant dans certains schémas comportementaux pathologiques, notamment en ce qui concerne la schizophrénie, les troubles de l'humeur et l'autisme. De nombreux chercheurs et praticiens estiment que les théories aussi radicales que celle de Szasz vont trop loin. Mais quelles sont les limites de l'application du modèle de la pathologie ? Le trouble de la personnalité antisociale et le trouble déficitaire de l'attention avec hyperactivité sont-ils des maladies ? Quelles sont les incidences de l'angle d'analyse retenu (l'angle de la maladie ou celui de simples perturbations de la subjectivité) pour aborder les comportements inhabituels ?

Le *DSM* ne s'aventure pas à désigner les troubles mentaux qui seraient d'origine biologique. Il ne se hasarde même pas à envisager que certains puissent l'être, se contentant de convenir que les causes de la plupart de ces troubles restent inconnues : certains pourraient s'expliquer par des facteurs biologiques ; d'autres, par des facteurs psychologiques ; d'autres encore, probablement la plupart, seraient le fruit d'interactions entre des causes biologiques, psychologiques et socioenvironnementales.

Bien qu'elles se soient heurtées à de vives oppositions, les hypothèses de Szasz et d'autres détracteurs des établissements psychiatriques ont ouvert la voie à une amélioration du respect des droits des personnes psychiatrisées. Elles ont aussi suscité une réflexion approfondie sur les implications sociales et politiques du positionnement retenu devant les comportements désadaptés des patients. Enfin, et peut-être surtout, elles ont obligé les praticiens à s'interroger chaque fois qu'ils diagnostiquent ou traitent un comportement indésirable en tant que signe d'une maladie plutôt qu'à titre de problème d'adaptation.

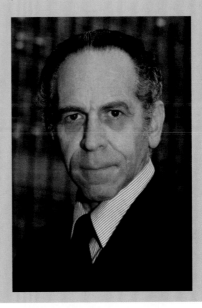

Thomas Szasz. Auteur d'une théorie audacieuse, le psychiatre Thomas Szasz déclare que la maladie mentale n'existe pas.

La dimension environnementale

Dans quelle mesure les facteurs environnementaux participent-ils à l'étiologie de la schizophrénie ou exacerbent-ils des troubles pathologiques déjà en place ? La question n'est pas simple. Certaines recherches avancent que des facteurs environnementaux précoces, à savoir obstétricaux, détermineraient d'une manière non négligeable la vulnérabilité constitutionnelle du sujet, le prédisposant ainsi à des troubles psychotiques tels que la schizophrénie. D'autres stress psychosociaux, notamment familiaux, pourraient également contribuer à son développement.

LES FACTEURS OBSTÉTRICAUX

Les facteurs obstétricaux sont ceux qui se rapportent à la grossesse (prénataux), ou à l'accouchement et à la naissance (périnataux). Plusieurs études indiquent que les complications obstétricales, par exemple l'hypertension de grossesse chez la mère ou des complications à l'accouchement telles que la privation d'oxygène chez le fœtus, sont plus fréquentes chez les enfants qui se révèlent ensuite atteints de schizophrénie (Mittal *et al.*, 2007). Des recherches montrent que l'exposition à des agents tératogènes (agents nuisibles au fœtus) pendant la grossesse peut perturber considérablement le développement prénatal du système nerveux central, ce qui augmenterait la vulnérabilité de l'enfant à la schizophrénie. Dans cette optique, certaines infections virales touchant la femme enceinte compteraient probablement aussi au nombre des facteurs de risque importants pour la schizophrénie. Des recherches révèlent une élévation du risque chez les enfants des femmes enceintes exposées à une épidémie de grippe pendant le second semestre de leur grossesse (Brown *et al.*, 2004 ; Cornblatt *et al.*, 2009). Ces résultats doivent toutefois être interprétés avec prudence, car les épidémies de grippe sont rares et ces virus ne seraient vraisemblablement en cause que dans un nombre très restreint de cas de schizophrénie. Ce type de recherche montre néanmoins que des facteurs environnementaux intervenant à des moments précis du développement prénatal peuvent alourdir le risque schizophrénique.

Des hypothèses récentes avancent que les facteurs obstétricaux n'exerceraient pas en eux-mêmes une incidence marquée sur le risque de schizophrénie, mais qu'ils interviendraient en synergie avec des facteurs génétiques. Il est possible, par exemple, qu'une vulnérabilité génétique à la schizophrénie augmente la sensibilité aux facteurs prénataux qui perturbent le développement fœtal (Brown, 2006).

LES STRESS FAMILIAUX

Bien que la thèse psychanalytique de la «mère schizophrénisante» soit maintenant délaissée, des chercheurs continuent à s'intéresser au rôle des influences familiales dans le développement de la schizophrénie. Ils observent notamment l'incidence des communications divergentes dans la famille, par exemple les remarques négatives, interruptives ou agressives formulées à l'encontre de la personne schizophrène.

La communication divergente

Fréquente dans les familles de patients schizophrènes, la communication divergente (CD) constitue un modèle de communications obscures, vagues, ambiguës, éclatées et illogiques. Dans ce contexte, il devient difficile de discerner un sens communément admis aux propos entendus. Les parents qui évoluent dans ce schème de communication ont souvent du mal à prêter attention à ce que leurs enfants disent. Au lieu de leur donner des critiques constructives, ilqs multiplient les attaques verbales. Ils peuvent également interrompre l'enfant par des remarques agressives, perturbatrices ou négatives. Ils ne l'incitent pas à dire ce qu'il pense ou ressent. Les parents des patients schizophrènes pratiqueraient plus souvent la CD que la moyenne des autres parents (Docherty *et al.*, 2004).

La relation causale entre la CD et la schizophrénie n'est cependant ni linéaire, ni unilatérale. D'un côté, la CD peut augmenter le risque de schizophrénie chez les sujets présentant une vulnérabilité génétique. De l'autre, elle peut aussi constituer une réaction parentale aux perturbations comportementales de leur enfant ; les parents doivent recourir à un langage «bizarre» correspondant à celui de l'enfant qui les affronte.

L'émotion exprimée

L'émotion exprimée (EE) mesure un autre type de perturbation des communications familiales, qui se manifeste notamment par des réactions hostiles, destructrices et démotivantes envers la personne schizophrène (Chambon et Marie-Cardine, 1993; Weisman *et al.*, 2006). Par rapport aux patients schizophrènes qui vivent dans des familles à faible EE, ceux qui évoluent dans des milieux familiaux à EE élevée sont exposés à un risque plus marqué de rechute (Kopelowicz, Liberman et Zarate, 2006; Van Humbeeck *et al.*, 2002). Les parents à forte EE se montrent généralement moins empathiques, tolérants et flexibles que les parents à faible EE (Hooley et Hiller, 2000). Par ailleurs, ils croient souvent que leur enfant tente de contrôler leur comportement (Weisman *et al.*, 2000). L'EE parentale est également associée à un risque plus élevé d'autres troubles mentaux, par exemple la dépression majeure et les perturbations alimentaires (Van Humbeeck *et al.*, 2002). Les recherches relèvent aussi une association entre l'EE et la CD dans la sphère familiale (Kymalainen *et al.*, 2006).

Les familles à faible EE semblent en fait «contenir» leur membre schizophrène – le protéger des effets dévastateurs des stress externes – et contribuer à prévenir les rechutes (voir figure 12.5). Les interactions familiales se déploient toutefois de manière réciproque. Les perturbations comportementales du patient schizophrène produisent un effet perturbateur sur les autres membres de la famille et induisent chez eux des réactions moins «contenantes», plus critiques et plus hostiles. En retour, ces réactions peuvent accentuer les troubles comportementaux de la personne schizophrène.

Les chercheurs observent des différences culturelles significatives quant à la fréquence de l'EE dans les familles des patients schizophrènes, mais aussi quant aux effets de ces attitudes sur ces derniers. Ils constatent que les familles à forte EE sont plus nombreuses dans les pays industrialisés que dans les pays en voie de développement (Weisman *et al.*, 1998; Barrowclough et Hooley, 2003; Yang *et al.*, 2004).

Les recherches relèvent un lien entre l'intensité des critiques parentales et la perception que les patients peuvent avoir de ces remarques (Weisman *et al.*, 2006); elles montrent aussi une corrélation entre l'importance de l'EE familiale et celle des incidences négatives chez les personnes schizophrènes (Lopez *et al.*, 2004). Dans certaines familles, par exemple d'origine africaine, les remarques interruptives et critiques peuvent toutefois être considérées comme des marques d'attention plutôt que des signes de rejet (Rosenfarb, Bellack et Aziz, 2006). Au total, ces études soulignent la nécessité d'observer les comportements pathologiques à travers le prisme culturel.

Les familles ne sont guère préparées à assumer la prise en charge d'une personne schizophrène. Plutôt que d'examiner l'influence négative des familles à forte EE sur ces patients, il serait peut-être préférable d'aider leurs membres à acquérir d'autres manières de communiquer entre eux. Les recherches montrent en effet que certaines stratégies peuvent aider les familles à abaisser leur niveau d'EE (Dixon, Adams et Lucksted, 2000).

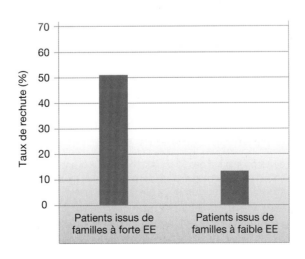

FIGURE 12.5

Le taux de rechute selon l'émotion exprimée

Par rapport aux patients schizophrènes des familles à faible émotion exprimée (EE), les patients des familles à forte EE sont exposés à un risque accru de rechute. Alors que les familles à faible EE peuvent protéger les patients schizophrènes de stress environnementaux, les familles à forte EE peuvent au contraire leur imposer des stress supplémentaires.

Source: King et Dixon (1999), p. 377-386.

Rien ne prouve que les facteurs familiaux, par exemple les interactions négatives, provoquent la schizophrénie chez des enfants qui ne présentent pas de vulnérabilité génétique. Par contre, les sujets à haut risque sont plus susceptibles d'entretenir des relations familiales et sociales difficiles (Reiss, 2005 ; Tienari *et al.*, 2004).

LES AUTRES STRESS PSYCHOSOCIAUX

En plus des stress obstétricaux et familiaux, plusieurs autres stresseurs psychosociaux peuvent jouer un rôle déclencheur dans l'émergence de la schizophrénie : la consommation de drogues, les problèmes relationnels, la pression de performance, etc. (Lalonde, 1999). Il est probable par ailleurs que les personnes présentant une vulnérabilité constitutionnelle à la schizophrénie soient plus fragiles devant les effets délétères du stress, ce qui expliquerait que certains stress psychosociaux les touchent plus durement (Cornblatt *et al.*, 2009). De toute évidence, aucun des facteurs biologiques ou environnementaux évoqués ici ne peut expliquer à lui seul l'émergence de la schizophrénie. De nombreux chercheurs considèrent plutôt la ou «les» schizophrénies comme un trouble neurodéveloppemental causé par une interaction complexe entre plusieurs facteurs biologiques et environnementaux. Le modèle vulnérabilité-stress présenté ci-dessous en constitue la meilleure illustration à ce jour.

Le modèle vulnérabilité-stress

Le modèle vulnérabilité-stress présente les interactions entre divers facteurs environnementaux (par exemple les stress psychosociaux ou obstétricaux) et les facteurs biologiques (génétiques et cérébraux) dans le développement de la schizophrénie (voir figure 12.6). Il est le modèle biopsychosocial de la schizophrénie le plus accepté aujourd'hui.

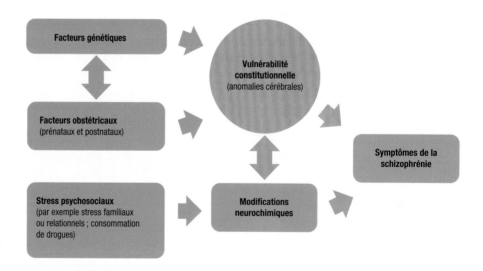

FIGURE 12.6

Le modèle vulnérabilité-stress de la schizophrénie

Ce modèle illustre les interactions qui s'établissent entre différents facteurs de risque précoces (facteurs de vulnérabilité génétique et complications obstétricales) et entraînent une vulnérabilité constitutionnelle chez l'individu (des anomalies cérébrales). Il montre par ailleurs que le sujet doit être soumis pendant son développement à des stress psychosociaux ayant une incidence négative sur le fonctionnement neurochimique de son cerveau, ce qui exacerbe en retour les anomalies cérébrales préexistantes. Ce sont ces interactions complexes entre des facteurs constitutionnels innés et acquis et des facteurs psychosociaux qui rendraient possible l'expression des symptômes schizophréniques.

Sources : Cornblatt *et al.* (2009) ; Lalonde (1999) ; Walker *et al.* (2004).

La figure 12.6 correspond aux figures illustrant les interactions des dimensions biologique, psychologique et sociale dans l'étiologie des autres troubles, que nous avons présentées dans les chapitres précédents. Le modèle neurodéveloppemental que constitue le modèle vulnérabilité-stress s'intéresse à l'évolution du patient depuis l'émergence des facteurs précoces (avant la naissance) jusqu'à l'expression des symptômes pathologiques avérés (à partir de l'adolescence). Il permet donc de discerner les sources de vulnérabilité à la schizophrénie et de définir des modes d'intervention en amont susceptibles de prévenir le développement de la maladie ou, à tout le moins, d'empêcher son aggravation (Cornblatt, 2009).

12.3 LES TRAITEMENTS DE LA SCHIZOPHRÉNIE

Ainsi que nous l'avons vu dans la première partie de ce chapitre, la symptomatologie des personnes atteintes de schizophrénie s'avère complexe; en particulier, elle touche plusieurs dimensions de la personnalité. Même si la schizophrénie ne se guérit pas encore, des plans de traitement ciblés visant l'ensemble des symptômes peuvent améliorer considérablement la qualité de vie des sujets atteints. À cet égard, chercheurs et praticiens soulignent généralement la pertinence des approches thérapeutiques de type biopsychosocial (Liberman, 1992; Morin, Briand et Lalonde, 1999; Wahlbeck *et al.*, 1999). Le traitement biologique privilégie la médication par antipsychotiques. Le traitement psychosocial, lui, consiste en la mise en œuvre de stratégies cognitivocomportementales de remédiation cognitive et d'entraînement aux habiletés sociales, d'interventions familiales et de groupes de soutien dans la collectivité. Ces dernières années, chercheurs et praticiens accordent en outre une importance sans cesse grandissante à la détection des psychoses débutantes et à l'intervention précoce, dans l'optique d'éviter leur évolution en schizophrénie chronique hautement invalidante (voir l'encadré «Détection des psychoses naissantes et intervention précoce», p. 387).

L'approche biologique

L'invention des neuroleptiques, dans les années 1950, a révolutionné le traitement de la schizophrénie; elle a aussi enclenché la désinstitutionnalisation des patients souffrant de maladie mentale. Les médications antipsychotiques aident à endiguer les symptômes les plus flagrants (hallucinations, idées délirantes) et écourtent les séjours hospitaliers, sous réserve qu'un suivi extrahospitalier régulier soit mis en place après l'épisode aigu (Kane, 1996). Mais pour nombre de personnes atteintes de schizophrénie chronique, l'hospitalisation amorce souvent un cycle de «portes tournantes»: hospitalisation, sortie, réhospitalisation, sortie, etc. Si le sujet ne dispose pas d'un soutien psychosocial suffisant à sa sortie, il s'enlise généralement dans une errance chronique ponctuée de brefs séjours en établissement de soins.

Les antipsychotiques les plus couramment administrés aux patients schizophrènes sont les phénothiazines: chlorpromazine (Thorazine), thioridazine (Melleril), trifluopérazine (Stelazine) et fluphénazine (Prolixin). D'une composition chimique différente des phénothiazines, l'halopéridol (Haldol) produit toutefois des effets similaires. Ces molécules semblent agir en bloquant les récepteurs dopaminergiques dans le cerveau. L'atténuation de l'activité dopaminergique induit une diminution des symptômes, notamment les hallucinations et les idées délirantes (Kane, 1996; Kane et Marder, 1993).

Les effets secondaires extrapyramidaux constituent le principal risque des traitements aux neuroleptiques administrés à long terme; ils se traduisent notamment par des altérations du système moteur: développement de la maladie de Parkinson ou de la **dyskinésie tardive**, ou DT (Miller *et al.*, 2008). La DT peut prendre plusieurs formes, la plus commune s'exprimant par un clignement incessant des yeux; elle peut se manifester aussi par des mouvements involontaires de la mâchoire (mastication), des membres et du tronc, le pincement constant ou presque des lèvres et les mimiques faciales. Dans certains cas, le patient peine à respirer, à parler ou à manger.

Dyskinésie tardive Trouble caractérisé par des mouvements involontaires du visage, de la bouche, du cou, du tronc ou des extrémités, et causé par la consommation à long terme d'antipsychotiques.

Il arrive souvent que ce trouble secondaire persiste malgré la cessation du traitement neuroleptique. La DT se révèle plus fréquente chez les personnes âgées et chez les femmes. Même si elle tend à disparaître graduellement ou à se stabiliser au bout de quelques années, elle persiste dans la plupart des cas et s'avère très invalidante. Il existe à l'heure actuelle peu de traitements correcteurs vraiment efficaces pour cet effet secondaire; des thérapies prometteuses font cependant l'objet d'expérimentations (Richardson *et al.*, 2003). Informés des effets indésirables, les médecins ajustent maintenant leurs ordonnances en vue de réduire le risque de DT, par exemple en diminuant les doses, en prescrivant des molécules différentes, etc.

Les antipsychotiques atypiques (clozapine, rispéridone et olanzapine, par exemple) forment la deuxième génération d'antipsychotiques (Heres *et al.*, 2006). Ils semblent plus efficaces que ceux de la première génération. En particulier, ils produiraient moins d'effets secondaires sur le système moteur et auraient plus d'incidences bénéfiques sur les symptômes négatifs de la schizophrénie (Lieberman, 2006; Rosenheck, R.A., *et al.*, 2006; Artaloytia *et al.*, 2006). D'autres recherches ne constatent toutefois pas d'écart d'efficacité réellement significatif entre les deux générations d'antipsychotiques (Miller *et al.*, 2008). De plus, les antipsychotiques atypiques peuvent entraîner des effets indésirables très divers, mais aussi des complications médicales, notamment une prise de poids importante et des troubles métaboliques potentiellement graves, qui doublent ou triplent le risque d'accident vasculaire mortel (McGlashan *et al.*, 2006; Newcomer, 2005; Remington, 2006). Des études récentes montrent que la plupart des patients ne suivent pas leur traitement de manière régulière au cours des 18 premiers mois, à cause surtout des effets secondaires (Bruce et Alahi, 2006). La clozapine s'avérerait plus efficace que les traitements de la première génération (Lewis *et al.*, 2006; Schooler *et al.*, 2005); son administration exige toutefois un suivi médical régulier comprenant des examens sanguins, car elle peut induire un taux trop élevé de globules blancs et, dans certains cas, la mort. Au total, les médecins doivent trouver le juste équilibre entre les bienfaits du traitement et ses risques. Si les antipsychotiques restent peu spécifiques à ce stade et produisent des effets indésirables, c'est que leur mécanisme d'action est encore mal connu (Trudeau, 2007). En plus de la dopamine, il semble en effet que les neurones à dopamine sécrètent du glutamate, un acide aminé qui agit comme neurotransmetteur activateur. La sous-activation des récepteurs à glutamate pourrait contribuer à l'émergence des symptômes de la schizophrénie (Cornblatt *et al.*, 2009). Des recherches plus poussées dans ce domaine pourraient mener à la fabrication d'antipsychotiques d'une efficacité accrue et produisant notamment moins d'effets nocifs sur le métabolisme.

Lori Schiller a connu sa première rupture avec la réalité au cours du dernier été qu'elle a passé au chalet familial. Pour elle, la clozapine a su atténuer les voix qu'elle entendait (voir encadré, page suivante). Les voix se sont d'abord estompées, puis ont disparu. Lori a dû apprendre à vivre sans elles, à construire elle-même sa vie. Elle a commencé par s'aventurer au-delà des murs de l'hôpital. Elle s'est inscrite à un centre de réadaptation et a graduellement conquis son autonomie. Lori a passé trois ans et demi dans ce centre; elle vit maintenant de manière indépendante.

Les traitements antipsychotiques endiguent les manifestations les plus bruyantes et les plus bizarres de la schizophrénie, mais ils ne guérissent pas la maladie. À partir de la phase aiguë, les personnes schizophrènes doivent prendre régulièrement des antipsychotiques. Beaucoup de patients rechutent même s'ils se conforment au traitement; néanmoins, le risque de rechute reste plus élevé chez ceux qui cessent de prendre leurs médicaments.

Enfin, quels que soient leurs bienfaits, les médications antipsychotiques ne prennent pas en considération l'ensemble de la personne schizophrène (Bellack *et al.*, 2004). La chimiothérapie doit donc être associée à une prise en charge psychosociale qui vise à atténuer les déficits cognitifs et le dysfonctionnement social du patient (Swartz *et al.*, 2007).

R É P O N S E

V É R I T É OU F I C T I O N

Les médicaments actuels traitent les symptômes de la schizophrénie mais ils peuvent aussi, très souvent, guérir cette maladie. F

Les médicaments antipsychotiques aident à contrôler les symptômes de la schizophrénie, mais ils ne peuvent pas la guérir.

Les voix s'estompent

C'était comme si mon cerveau se vidait de l'intérieur. Avant, ma tête était remplie d'une substance gluante, un peu comme de la gomme fondue ou de l'huile de vidange. D'un coup, toute cette matière s'égouttait et sortait par l'arrière de mon cerveau. Peu à peu, mes idées sont devenues plus claires.

Les voix? Elles s'estompaient. Oui? Vraiment? Oui! Elles devenaient plus lointaines. Elles se sont mises à sortir de mon crâne, à revenir à l'intérieur, à ressortir. Mais elles parlaient moins fort.

Ça y était! J'étais libre. J'avais tellement prié pour trouver la paix! Mes prières étaient enfin exaucées... Je veux vivre! Je veux vivre.

Source: Schiller et Bennet (1994).

L'approche psychosociale

Nous l'avons vu, la médication s'avère insuffisante. En particulier, elle n'a guère d'incidences favorables sur les symptômes négatifs, les déficits cognitifs et le dysfonctionnement social. Pour la compléter, un processus de réhabilitation psychosociale doit être mis en œuvre. En général, la réadaptation psychosociale s'amorce par des interventions psychoéducatives qui s'adressent au patient et à sa famille, et qui consistent notamment à les informer sur la maladie psychotique, son évolution probable et les processus thérapeutiques à entreprendre (Société québécoise de la schizophrénie : http://www.schizophrenie.qc.ca).

Les principaux éléments du processus thérapeutique psychosocial sont les stratégies cognitivocomportementales, les interventions familiales et l'intégration à des groupes de soutien dans la collectivité.

LES STRATÉGIES COGNITIVOCOMPORTEMENTALES

Pour les patients atteints de schizophrénie, les stratégies cognitivocomportementales visent essentiellement à remédier aux difficultés cognitives et aux problèmes d'adaptation sociale. Pour ce faire, chercheurs et praticiens ont développé diverses techniques d'entraînement aux habiletés sociales et de remédiation cognitive. Le Programme intégratif de thérapies psychologiques, ou IPT (selon la dénomination anglaise *Integrated Psychological Therapy*), aborde l'ensemble de ces dimensions dans son plan d'intervention ; ce programme cognitivocomportemental se révèle un modèle efficace et prometteur dans le traitement de la schizophrénie.

L'entraînement aux habiletés sociales

Dans les années 1970 et 1980, la mise en œuvre de l'entraînement aux habiletés sociales auprès des populations schizophrènes s'est imposée comme une stratégie de choix pour pallier les insuffisances de la pharmacothérapie. Ce type d'intervention émane des théories de l'apprentissage par conditionnement et de l'apprentissage sociocognitif. Par le modelage, le façonnage, le renforcement et les exercices comportementaux, les patients acquièrent graduellement les habiletés conversationnelles ainsi que d'autres aptitudes sociales qui leur font défaut.

L'entraînement aux habiletés sociales recourt au jeu de rôles en groupe thérapeutique. Grâce aux interventions et au renforcement du thérapeute et des autres membres du groupe, les participants acquièrent des compétences diverses ; par exemple, ils apprennent à amorcer et à entretenir une conversation avec des inconnus. Ils peuvent ainsi « jouer » le comportement qu'ils devraient adopter en cas de panne d'essence : demander son chemin à des passants pour prendre l'autobus, etc. Le thérapeute et les participants valorisent les efforts fournis et procurent des renforcements constructifs. Le jeu de rôles est associé à des techniques telles que le façonnage (l'observation et l'imitation du thérapeute et des membres du groupe jouant le comportement souhaité), le formatage (le renforcement progressif à mesure que le patient se rapproche du comportement cible) et l'accompagnement (l'utilisation de suggestions verbales et non verbales pour aider le participant à jouer le comportement visé). Les participants ont aussi des exercices à faire à la maison pour s'entraîner aux habiletés sociales dans leur milieu de vie habituel. Le but de ces exercices consiste à généraliser cet entraînement ou à le transférer à d'autres domaines. Les séances d'entraînement peuvent aussi se dérouler dans des magasins, des restaurants, des écoles et d'autres contextes quotidiens.

Dans les années 1990, diverses stratégies cognitives ont aussi commencé à voir le jour, par exemple la remédiation cognitive.

La remédiation cognitive

Remédiation cognitive Technique de stimulation intellectuelle qui agit sur les déficits cognitifs induits par la schizophrénie.

La **remédiation cognitive** est une technique de stimulation intellectuelle dont l'objectif est aussi d'améliorer la réadaptation et la réinsertion sociales des personnes atteintes de schizophrénie. Elle constitue actuellement le seul outil thérapeutique qui vise spécifiquement les déficits cognitifs (par exemple les troubles attentionnels et les problèmes mnésiques ou exécutifs) et qui soit susceptible d'améliorer significativement le fonctionnement intellectuel des patients (Krebs et Joober, 2010; Franck, 2010). Le recours à ce type de techniques rééducatives s'avère d'autant plus recommandable que les antipsychotiques n'ont guère d'effets sur les déficits cognitifs. Différents programmes de remédiation cognitive sont proposés aux patients schizophrènes, par exemple le RehaCom et le RECOS (pour les jeunes). Certains font appel à des exercices faits en compagnie d'un thérapeute (psychologue, ergothérapeute); d'autres se pratiquent sur ordinateur, avec des logiciels spécialisés (notamment RehaCom). Ces programmes peuvent être appliqués en groupe ou individuellement; dans tous les cas, il faut éviter de placer le patient en situation d'échec et prendre le temps de valoriser toutes ses réussites (Franck, 2007).

La remédiation cognitive repose sur l'entraînement cérébral progressif et doit être adaptée aux troubles cognitifs spécifiques du patient considéré. Elle peut cependant être utilisée uniquement en dehors de la phase aiguë de la maladie.

Le Programme intégratif de thérapies psychologiques

Le Programme intégratif de thérapies psychologiques (IPT) constitue l'un des programmes de réadaptation cognitivocomportementale les plus utilisés, au Québec comme dans le reste du monde. Développé en Suisse en 1992 par Brenner et ses collaborateurs, il intègre des outils de remédiation cognitive, d'entraînement aux habiletés sociales et de résolution de problèmes (Franck, 2010).

L'IPT comprend six modules d'une complexité croissante. Implanté au Québec depuis 1997, il a fait l'objet d'une adaptation au contexte québécois (Briand *et al.*, 2005). Le tableau 12.2 illustre les six modules de l'IPT.

La version québécoise de l'IPT insiste particulièrement sur la nécessité de suivre le cheminement prévu par le programme (du module 1 jusqu'au module 6, dans l'ordre) et d'y associer des sorties d'intégration sociale qui répondent à cette même logique d'apprentissage graduel.

Une métaanalyse de Roder, Müller, Mueser et Brenner (2006) montre que l'IPT produit des résultats supérieurs à ceux des traitements traditionnels pour ce qui concerne l'amélioration du fonctionnement cognitif et de l'adaptation psychosociale, mais aussi la diminution des symptômes positifs et négatifs. Les personnes qui suivent l'IPT adhèrent mieux aux traitements qui leur sont prescrits et connaissent une évolution plus favorable de leur état pathologique (Müller, Roder et Brenner, 2003).

LES INTERVENTIONS FAMILIALES

Les conflits familiaux et les interactions familiales négatives peuvent accroître le stress des personnes schizophrènes et augmenter ainsi leur risque de rechute. Chercheurs et cliniciens travaillent avec les familles pour les aider à faire face

TABLEAU **12.2** ——— La version francophone de l'IPT

Objectifs	Description
Module 1 : Différenciation cognitive	
– Exercer les fonctions cognitives (formation et maniement de concepts). – Expérimenter des stratégies plus efficaces pour compenser les déficits cognitifs résiduels.	– Exercices abstraits sous forme de jeux pédagogiques
Module 2 : Perception sociale	
– Apprendre à distinguer et à discriminer les détails les plus pertinents de l'image. – Apprendre à mieux interpréter et à éviter les interprétations inadéquates.	– Analyse d'images sur diapositives représentant différentes situations sociales
Module 3 : Communication verbale	
– Exercer les habiletés telles l'écoute, la rétention de l'information et la réponse à des consignes verbales simples sans déformer l'information.	– Jeux et exercices pédagogiques basés sur les étapes de la communication
Module 4 : Habiletés sociales	
– Développer ou réactiver un répertoire adéquat de compétences sociales. – Travailler l'affirmation de soi.	– Jeux de rôles supervisés représentant différentes situations sociales habituelles
Module 5 : Gestion des émotions	
– Travailler à partir de situations concrètes l'identification des émotions et leurs effets négatifs. – Développer de meilleures stratégies de gestion des émotions.	– Analyse cognitivocomportementale du processus de gestion de situations émotionnelles
Module 6 : Résolution de problèmes	
– Améliorer les capacités d'adaptation et de gestion des problématiques quotidiennes rencontrées. – Appliquer simultanément les habiletés acquises lors des modules précédents.	– Analyse cognitive détaillée et pratique de situations sociales problématiques du quotidien

Source : Briand *et al.* (2005).

au fardeau que représente la prise en charge de leur proche schizophrène et pour développer des relations plus coopératives et moins conflictuelles dans la sphère familiale. Bien qu'elles soient très diverses, les interventions familiales poursuivent généralement des buts communs, notamment analyser le quotidien, informer la famille sur la schizophrénie, améliorer la communication intrafamiliale, favoriser la résolution des problèmes et développer l'autonomie. Dans la plupart des cas, les programmes d'intervention familiale structurés peuvent atténuer les conflits dans la famille, améliorer le fonctionnement social du patient schizophrène et même diminuer le taux de rechute (Mueser *et al.*, 2001 ; Pfammatter, Junghan et Brenner, 2006 ; Pilling *et al.*, 2002). Les bienfaits qu'ils procurent semblent toutefois relativement modestes. Il n'est pas prouvé par ailleurs qu'ils préviennent les rechutes ; peut-être ne font-ils que les retarder.

LES GROUPES DE SOUTIEN DANS LA COLLECTIVITÉ

De nombreux groupes d'entraide et centres de réadaptation aident maintenant les patients schizophrènes à trouver leur place dans la société. Beaucoup de centres ont été ouverts par des non-thérapeutes, parfois des personnes elles-mêmes atteintes de schizophrénie. Les centres de réadaptation ne proposent pas l'hébergement ; ils offrent plutôt une collectivité qui procure du soutien à ses membres et les aide à s'intégrer à des activités éducatives ou à occuper un emploi rémunéré. Ces centres utilisent des stratégies pour apprendre aux patients à gérer leur argent, à résoudre les conflits avec les membres de leur famille, à établir des relations amicales, à prendre l'autobus, à cuisiner, à faire les courses, etc.

Certaines personnes souffrant de schizophrénie se retrouvent isolées du reste du monde et n'ont plus de contacts ou presque avec leur famille. Les groupes de soutien leur proposent un milieu de vie qui leur offre compassion, écoute et relations humaines. Ils brisent ainsi l'isolement, une cause majeure de souffrance pour les personnes schizophrènes.

En conclusion, seuls les plans de traitement ciblés associant la médication et des interventions psychosociales spécifiques peuvent améliorer la qualité de vie des personnes souffrant d'une maladie psychotique. Le tableau 12.3 récapitule les types de symptômes visés par chacun des deux grands champs d'action thérapeutique, soit le traitement pharmacologique et le traitement psychosocial.

TABLEAU 12.3 — Le traitement de la schizophrénie selon les symptômes

Symptômes	Traitement efficace
Positifs	Médication
Désorganisés	Médication
Négatifs	Médication (efficacité modérée) et traitements psychosociaux
Déficits cognitifs	Traitement psychosocial
Dysfonctionnement social	Traitement psychosocial

12.4 LES AUTRES FORMES DE PSYCHOSE

Le *DSM-IV-TR* distingue plusieurs troubles psychotiques en plus de la schizophrénie. Nous nous attarderons ici plus particulièrement sur le trouble psychotique bref, le trouble schizophréniforme, le trouble délirant et le trouble schizoaffectif.

Le trouble psychotique bref

Trouble psychotique bref Trouble psychotique durant d'une journée à un mois, et souvent causé par un stress majeur.

Certains épisodes psychotiques n'évoluent pas vers la schizophrénie. Selon le *DSM-IV-TR*, le diagnostic de **trouble psychotique bref** peut être établi pour tout trouble psychotique durant entre un jour et un mois, et caractérisé par les critères suivants : idées délirantes, hallucinations, discours incohérent, comportement désorganisé ou catatonique. Le trouble psychotique bref est souvent associé à un stress majeur tel que la perte d'un être cher ou un événement traumatique en temps de guerre. Les femmes en font parfois l'expérience après l'accouchement. Répertoriée dans la *CIM-10*, la bouffée délirante aiguë (BDA) se caractérise par un épisode délirant soudain et aigu, polymorphe, associé à une grande labilité de l'humeur, à des expériences de dépersonnalisation et de déréalisation, et évoluant à court terme ; en général, le patient garde un souvenir de son délire et peut poser un regard critique sur cet épisode. Le trouble psychotique bref décrit dans le *DSM-IV-TR* est donc d'une portée plus large que la BDA. La *CIM-10*, elle, évoque les « troubles psychotiques aigus et transitoires ». Ce type d'épisode peut ne survenir qu'une seule fois et ne pas laisser de traces majeures, revenir en plusieurs épisodes intermittents ou évoluer vers une schizophrénie chronique.

Le trouble schizophréniforme

Trouble schizophréniforme Trouble psychotique se manifestant par des symptômes identiques à ceux de la schizophrénie, mais durant moins de six mois.

Le **trouble schizophréniforme** se caractérise par des comportements pathologiques identiques à ceux de la schizophrénie, mais durant entre un et six mois seulement. Il ne répond toutefois pas à tous les critères diagnostiques de la schizophrénie. Le pronostic s'avère favorable dans certains cas ; dans d'autres, le trouble persiste plus de

DÉTECTION DES PSYCHOSES NAISSANTES ET INTERVENTION PRÉCOCE

Environ 3 % de la population vivra un épisode psychotique au cours de son existence. Ces psychoses peuvent être dues à une schizophrénie, mais aussi à la consommation excessive de psychotropes, à un trouble bipolaire, à un trouble délirant ou à un trouble schizophréniforme (voir la description de certains d'entre eux). Plus un état psychotique perdure sans être traité, plus la récupération est lente et moins les interventions thérapeutiques s'avèrent efficaces. Ainsi, l'absence d'intervention ou les interventions trop tardives entraînent un piètre pronostic (Barnes *et al.*, 2008; L'Heureux *et al.*, 2007; Nicole *et al.*, 2007). L'incidence du retard dans l'intervention thérapeutique est parfois dévastatrice: échec professionnel, dégradation ou destruction du réseau social, toxicomanie ou alcoolisme, itinérance, judiciarisation, suicide, etc. (Abdel-Baki, 2006).

La détection précoce de la schizophrénie et des autres troubles psychotiques constitue ainsi un enjeu majeur de santé publique depuis plusieurs années (Krebs et Joober, 2010). Elle vise à améliorer l'efficacité des traitements offerts et à éviter que la psychose débutante ne se transforme en maladie psychotique grave et chronique. Depuis le tournant du 21e siècle, plusieurs programmes d'intervention et de réadaptation des personnes touchées par une psychose débutante ont été élaborés et implantés dans différents pays afin de contrer les répercussions négatives des délais de traitement (Edwards, Harris et Bapat, 2005). Généralement multidisciplinaires, ils visent la stabilisation des symptômes psychotiques, mais aussi la réintégration graduelle de la personne touchée dans son milieu de vie. Ils font appel aux traitements médicamenteux et à divers types de traitements psychosociaux (voir section 12.3). Ces programmes recourent plus particulièrement aux traitements cognitivocomportementaux, aux interventions familiales et à diverses stratégies d'intégration sociale. Les jeunes patients souffrant d'un premier épisode psychotique n'ayant pas les mêmes besoins que les personnes atteintes d'une schizophrénie chronique évoluant depuis plusieurs années, leur prise en charge doit être adaptée à leurs difficultés spécifiques (McGorry, 2000). « Des études récentes ont démontré que, dans la majorité des cas, une détection précoce et un traitement intensif peuvent mener à une rémission complète, diminuant ainsi la souffrance et les incapacités. » (Association québécoise des programmes pour premiers épisodes psychotiques)

Au Québec, de nombreuses cliniques d'intervention précoce accueillent les jeunes aux prises avec un premier épisode psychotique. Leur objectif est notamment d'accroître l'accessibilité des services en cas de psychose débutante et d'accélérer la mise en œuvre des traitements (L'Heureux *et al.*, 2007). Certaines de ces cliniques sont membres de l'AQPPEP, un organisme fondé en 2004 pour promouvoir la collaboration entre les chercheurs, les cliniciens et les autres professionnels qui s'intéressent aux psychoses naissantes, pour sensibiliser le grand public à ces problématiques et pour lutter contre la stigmatisation des personnes touchées par une psychose. Entre autres actions, l'AQPPEP informe le grand public sur les symptômes précurseurs de la psychose (phase prodromique) afin de favoriser leur détection et l'implantation de mesures rapides et ciblées. Pour communiquer avec une clinique d'intervention précoce proche de chez vous, consultez la liste présentée dans le site Web de l'AQPPEP: http://www.aqppep.com/cliniques.htm.

---

six mois et ouvre alors la voie à un diagnostic de schizophrénie ou d'un autre trouble psychotique, par exemple le trouble schizoaffectif.

La validité du diagnostic pose cependant problème. Chez les patients présentant des manifestations psychotiques d'apparition récente, le diagnostic de *trouble psychotique non spécifié* pourrait se révéler plus indiqué jusqu'à ce que d'autres critères permettent de porter un diagnostic plus précis.

Le trouble délirant

Toute personne peut, de temps à autre, se montrer suspicieuse, avoir l'impression que les autres parlent d'elle «dans son dos». En général, ces pensées paranoïdes ne signalent pas un délire avéré. Le diagnostic de **trouble délirant** s'applique aux sujets qui développent un délire chronique et systématisé, articulé autour de thèmes essentiellement paranoïaques (Sammons, 2005). Le trouble délirant est peu fréquent; il touche environ 5 à 10 individus sur 10 000 (APA, 2003).

Dans ce trouble, les idées délirantes se portent sur des événements qui pourraient se produire, par exemple une infidélité du conjoint, une persécution subie ou le fait d'être aimé par une célébrité. La plausibilité apparente des scénarios délirants leur confère parfois une certaine crédibilité. En dehors de ce délire, le sujet ne présente

Trouble délirant Type de psychose caractérisé par un délire persistant, souvent de nature paranoïde, mais qui semble moins étrange que les hallucinations de la schizophrénie.

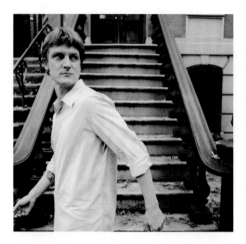

▲ *On vous poursuit ?* Les personnes présentant un trouble délirant entretiennent souvent des fantasmes paranoïdes qu'elles confondent avec la réalité.

pas de comportements bizarres ou désadaptés flagrants, ainsi qu'en témoigne l'étude de cas consacrée à M. Polsen (voir ci-dessous).

Le délire de M. Polsen, convaincu d'être poursuivi par des tueurs à gages, a fait l'objet d'un traitement antipsychotique en milieu hospitalier. Les principaux symptômes ont disparu en trois semaines. Néanmoins, M. Polsen reste convaincu qu'on cherche à le tuer. Un mois après son entrée à l'hôpital, il déclare : « Je pense que mon patron a résilié le contrat. Maintenant, il ne pourrait plus agir sans que cela se sache. » (Spitzer *et al.*, 1994, p. 179)

Bien que la schizophrénie se manifeste souvent, elle aussi, par des idées délirantes, le trouble délirant s'en distingue nettement. En particulier, il ne s'exprime pas par une pensée hermétique ou dissociée. Quand elles existent, les hallucinations ne sont pas aussi envahissantes. Dans la schizophrénie, les idées délirantes sont associées à une perturbation importante de la pensée, des perceptions et de la conduite. Dans le trouble délirant, le délire constitue parfois le seul signe pathologique manifeste.

Relativement peu fréquent, le trouble délirant se distingue par ailleurs du trouble de la personnalité paranoïaque, lequel se caractérise notamment par une pensée paranoïaque (voir chapitre 9). La personne touchée peut entretenir des soupçons excessifs et injustifiés à l'égard des autres, mais elle ne sombre pas dans le délire massif caractéristique du trouble délirant ou de la schizophrénie paranoïde.

Le tableau 12.4 décrit plusieurs types de trouble délirant. Comme les autres psychoses, le trouble délirant réagit souvent favorablement aux traitements antipsychotiques (Morimoto *et al.*, 2002 ; Sammons, 2005). Le délire peut toutefois persister ; dans ce cas, le patient s'en distancie et y adhère tour à tour. Dans d'autres cas, le délire s'abrase entièrement pendant quelque temps, puis resurgit. La *CIM-10* mentionne d'ailleurs l'expression « trouble délirant persistant ». Il arrive aussi que le trouble disparaisse complètement.

ÉTUDE DE CAS

M. POLSEN ET LES TUEURS À GAGES

Marié, 42 ans, M. Polsen travaille au service des Postes. Sa femme l'amène à l'hôpital en expliquant qu'il se croit pourchassé par des tueurs à gages. M. Polsen indique aux médecins que le problème a commencé il y a quatre mois environ, quand son superviseur l'a accusé d'avoir endommagé un colis, une faute qui aurait pu lui coûter son emploi. Comme il venait d'être disculpé lors d'un entretien officiel, ajoute-t-il, son superviseur est devenu « fou furieux » et l'a humilié publiquement. Peu après, ses collègues auraient commencé à l'éviter, à changer de direction quand ils le voyaient s'approcher, comme s'ils ne voulaient pas le voir. M. Polsen s'est alors mis à penser qu'ils complotaient dans son dos, mais il n'a jamais su vraiment ce qu'ils se disaient entre eux. Il a pensé que ses collègues l'évitaient parce que son patron avait engagé un tueur à gages pour l'éliminer. Cette situation a perduré environ deux mois. Puis, M. Polsen a vu des voitures blanches descendre et remonter sa rue. Cela l'a effrayé ; il s'est persuadé du fait que des tueurs à gages se terraient dans ces voitures. Depuis, il refuse de quitter son domicile sans escorte et il y retourne en toute hâte dès qu'il voit une voiture blanche approcher. Bien qu'il soit convaincu d'être en danger de mort, sa pensée et son comportement semblent tout à fait normaux durant l'entretien. Il déclare ne pas avoir d'hallucinations et ne montre aucune manifestation psychotique franche – à l'exception de ces convictions étranges. Le diagnostic de trouble délirant de type paranoïaque semble le plus approprié, car rien ne confirme l'existence des tueurs à gages (il s'agit donc d'une idée délirante de persécution) et l'observation ne révèle pas d'autres manifestations psychotiques (notamment, la dissociation) qui pourraient permettre d'établir un diagnostic de schizophrénie.

Source : Spitzer *et al.* (1994), p. 177-179.

TABLEAU 12.4 — Les types de trouble délirant

Type	Description
Érotomaniaque	Idées délirantes d'être aimé, généralement d'une personne jouissant d'un statut social élevé, par exemple une vedette de cinéma ou une personnalité politique.
Mégalomaniaque	Idées délirantes de grandeur : le patient exalte sa propre valeur, son importance, son pouvoir, ses connaissances ou son identité ; ou idées délirantes relatives à une relation privilégiée avec une célébrité ou une divinité.
Jaloux	Idées délirantes de jalousie : le patient est convaincu de l'infidélité de son compagnon ou de sa compagne, sans toutefois disposer de la moindre preuve à cet égard ; peut interpréter des faits anodins comme des signes d'infidélité, par exemple des taches sur les draps.
Persécuté	Type de trouble délirant le plus fréquent. Les idées délirantes de persécution se manifestent souvent par la conviction d'être victime d'une conspiration, d'être suivi, escroqué, espionné, empoisonné ou drogué, calomnié, maltraité. Le patient peut intenter un procès ou commettre des actes de violence à l'encontre de ceux ou de celles qu'il juge responsables des mauvais traitements qu'il estime subir.
Hypocondriaque	Idées délirantes relatives à une maladie ou à un trouble somatique dont le patient pense souffrir. Il peut croire que des odeurs nauséabondes émanent de son corps, que des parasites le dévorent de l'intérieur, ou que certaines parties de son corps sont difformes ou disgracieuses, ou qu'elles ne fonctionnent pas bien, et ce, en dépit des preuves du contraire.
Mixte	Délire comprenant des caractéristiques de plusieurs types énoncés antérieurement, sans prédominance d'un thème en particulier.

Source : Adapté de l'APA (2003), p. 375 et 376.

Le trouble schizoaffectif

Le **trouble schizoaffectif** est souvent considéré comme un amalgame de symptômes qui comprennent des signes psychotiques (par exemple les hallucinations et les idées délirantes) associés à des troubles de l'humeur (par exemple la manie ou le trouble dépressif majeur). Comme la schizophrénie, le trouble schizoaffectif présente généralement une évolution chronique caractérisée par des difficultés persistantes à s'adapter à la vie sociale (Marneros, 2003). Les manifestations du trouble schizoaffectif répondent souvent favorablement à la chimiothérapie antipsychotique (Jaffe et Levine, 2003 ; Woerner *et al.*, 2003).

Trouble schizoaffectif Trouble psychotique caractérisé par d'importants troubles de l'humeur et certains des symptômes de la schizophrénie.

Le trouble schizoaffectif et la schizophrénie semblent avoir une origine génétique commune (Bramon et Sham, 2001). Les chercheurs constatent en effet un taux élevé de troubles schizoaffectifs chez les proches de personnes schizophrènes et, à l'inverse, une incidence marquée de schizophrénie chez les proches des patients présentant un trouble schizoaffectif, ce qui confirmerait l'origine génétique commune des deux maladies (Kendler, Gruenberg et Tsuang, 1985 ; Maj, Starace et Pirozzi, 1991). Si les troubles schizoaffectifs et la schizophrénie partagent un substrat génétique commun, il reste cependant à déterminer pourquoi ces prédispositions génétiques mènent certaines personnes au trouble schizoaffectif et d'autres, à la schizophrénie.

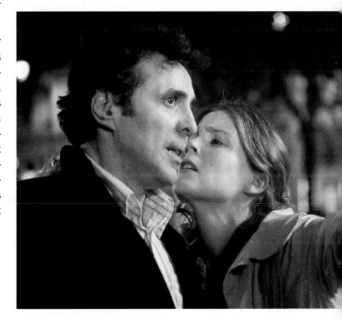

▶ **L'érotomanie.** Dans le film *Anna M.* réalisé par Michel Spinoza en 2007, Isabelle Carré interprète une jeune femme aux prises avec un trouble délirant de type érotomaniaque. Convaincue qu'elle est aimée du médecin qui l'a soignée après un accident, elle le poursuit de ses assiduités et finit par transformer sa vie en un véritable calvaire.

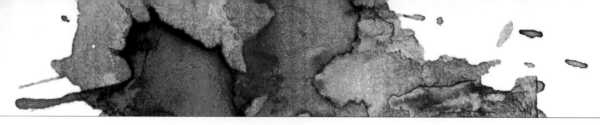

GLOSSAIRE

Dépendance physique État caractérisé par le fait que l'absorption régulière de certaines quantités d'un ou de plusieurs psychotropes est devenue indispensable au fonctionnement physique. **173**

Dépendance psychologique Consommation compulsive d'un psychotrope dans le but de satisfaire des besoins psychologiques. **173**

Dépresseur Psychotrope qui abaisse le niveau d'activité du système nerveux central. **175**

Dépression du post-partum Changements d'humeur persistants et graves intervenant après l'accouchement. **146**

Désensibilisation systématique Technique de thérapie comportementale qui vise à vaincre une phobie par une exposition progressive à un nombre de stimuli phobogènes d'intensité croissante. Durant l'exposition, le patient demeure dans un état de relaxation profond. Cette exposition peut être menée en pensée ou encore par la visualisation de photos, de diapositives ou de vidéos qui portent sur les stimuli phobogènes. **134**

Désintoxication Premier stade de la prise en charge des personnes dépendantes ; souvent mis en place en milieu hospitalier, il vise à limiter les malaises physiques et psychologiques causés par le sevrage. **194**

Disulfirame Médicament produisant une réaction d'aversion, par exemple des nausées, quand on consomme de l'alcool. **195**

Dysfonction sexuelle Problème persistant ou récurrent qui touche l'intérêt porté à la sexualité, l'excitation ou la réponse sexuelle. **223**

Dysfonctionnement social Inaptitude à fonctionner en société et à adopter un rôle social adapté aux normes du groupe culturel d'appartenance. **371**

Dyskinésie tardive Trouble caractérisé par des mouvements involontaires du visage, de la bouche, du cou, du tronc ou des extrémités, et causé par la consommation à long terme d'antipsychotiques. **381**

Dyslexie Trouble de la lecture qui entrave l'enfant dans son apprentissage de la lecture. **295**

Dysmorphophobie Trouble caractérisé par la préoccupation imaginaire ou exagérée d'un défaut physique ou de l'apparence du corps. **110**

Dyspareunie Douleur persistante ou récurrente survenant pendant ou après les rapports sexuels. **226**

Échelle d'évaluation comportementale Liste de vérification indiquant la fréquence, l'intensité et l'ampleur des comportements problématiques. **66**

Éjaculation précoce Dysfonction sexuelle caractérisée par une éjaculation rapide involontaire au début de l'acte sexuel. **226**

Électrochocs, ou TEC Méthode de traitement qui consiste à administrer des chocs électriques au cerveau. **14**

Encéphalopathie de Wernicke Affection encéphalique d'origine toxique ou métabolique caractérisée par la confusion, la désorientation, des perturbations oculomotrices (nystagmus), des troubles de la déglutition, l'ataxie et l'amnésie. **341**

Encoprésie Trouble principalement diurne du contrôle sphinctérien anal, involontaire ou délibéré, qui n'est pas causé par un problème organique et se manifeste chez un enfant de plus de quatre ans. **304**

Endorphine Substance naturelle fonctionnant comme un neurotransmetteur dans le cerveau et possédant des effets similaires à ceux de la morphine. **180**

Entraînement à la rétroaction biologique Méthode d'apprentissage qui permet de développer le contrôle des informations corporelles au moyen de la rétroaction. **101**

Entretien clinique non structuré Entretien au cours duquel le clinicien fournit au consultant une consigne générale pour l'inviter à s'exprimer librement. **55**

Entretien clinique semi-structuré Entretien au cours duquel le clinicien suit une trame d'interrogation prédéfinie, mais qui n'impose pas l'ordre des questions ; le déroulement de l'entretien s'adapte au contenu discursif proposé par le sujet, sans toutefois s'écarter des objectifs visés. **55**

Entretien clinique structuré Entretien au cours duquel le clinicien suit une trame prédéfinie de questions précises et fermées. **55**

Entretien motivationnel Intervention visant à augmenter la motivation envers le changement chez une personne toxicodépendante. **197**

Énurésie Trouble du contrôle sphinctérien urinaire caractérisé par des mictions involontaires et inconscientes après l'âge habituel de l'acquisition de ce contrôle. **303**

Épisode hypomaniaque Épisode ou état de manie relativement modéré. **143**

Épisode maniaque Épisode ou état d'exceptionnelle excitation psychique et motrice. **143**

Épuisement Troisième phase du SGA ; caractérisée par une détérioration à long terme des organes internes et un affaiblissement du système immunitaire. **92**

État de stress aigu Développement d'une anxiété caractéristique, dissociative, et d'autres symptômes survenant dans le mois suivant l'exposition à un facteur de stress traumatique extrême (APA, 2003, p. 540). **120**

État de stress posttraumatique Développement de symptômes caractéristiques faisant suite à l'exposition à un facteur de stress traumatique extrême [...]. Le tableau symptomatique complet doit être présent pendant plus d'un mois et la perturbation doit entraîner une souffrance cliniquement significative ou une altération du fonctionnement social, professionnel ou dans d'autres domaines importants (APA, 2003, p. 533-534). **120**

Ethnopsychiatrie Branche de la psychiatrie qui étudie les comportements anormaux en fonction de l'origine ethnique et culturelle. **6**

Étude épidémiologique Étude qui porte sur la fréquence des comportements pathologiques dans certains contextes ou dans certaines populations cibles. **3**

Évaluation comportementale Approche de l'évaluation clinique reposant essentiellement sur l'observation et la description objectives des problèmes de comportement. **64**

Évaluation neuropsychologique Évaluation qui porte sur l'analyse des fonctions cognitives et qui aide à spécifier les interventions les mieux adaptées à la condition de l'individu de même qu'à ses objectifs. **63**

Évaluation physiologique En psychopathologie, observation d'indices physiologiques qui évoluent selon des états psychologiques spécifiques et des situations vécues. **68**

Événement déclencheur Stimulus ou événement qui précipite l'apparition d'un problème. **29**

Exhibitionnisme Paraphilie presque exclusivement masculine et se caractérisant par une pulsion récurrente et persistante de montrer ses parties génitales à des inconnus (femmes, enfants) pour ressentir excitation et plaisir sexuels. **227**

Exposition graduelle Méthode de thérapie comportementale permettant de vaincre les phobies par un processus progressif d'exposition à des stimuli phobogènes d'intensité croissante, en pensées ou dans des situations réelles. **134**

Facteur de risque Tout élément d'ordre biologique, psychologique ou social qui augmente la probabilité qu'un problème survienne. **29**

Fétichisme Paraphilie caractérisée par la cristallisation de l'intérêt sexuel et de l'excitation sur un objet inanimé précis. **229**

Frotteurisme Paraphilie consistant à éprouver de l'excitation et du plaisir sexuels en se frottant contre des personnes non consentantes. **230**

Fugue dissociative Trouble dissociatif se manifestant par des bouleversements délibérés et soudains des conditions de vie, des voyages impromptus, l'adoption d'une identité nouvelle et l'oubli (amnésie) des données biographiques personnelles. **339**

Génétique Science qui étudie l'hérédité. **30**

Génotype Ensemble des traits spécifiques au code génétique d'une personne. **31**

Hallucination Perception sensorielle en l'absence du stimulus correspondant (par exemple, entendre des voix). **365**

Hallucinogène Substance causant des hallucinations. **183**

Héroïne Narcotique dérivé de la morphine et provoquant une très forte accoutumance. **179**

Hormone Substance chimique sécrétée par les glandes endocrines en réponse à une stimulation. Elle agit à distance de son site de production en se fixant sur des récepteurs spécifiques. (Les hormones interviennent dans de nombreux processus, dont la reproduction, la différenciation cellulaire, l'homéostasie, ou encore la régulation des rythmes chronobiologiques.) **88**

Hyperactivité Mode de comportement pathologique caractérisé par une agitation extrême et par la difficulté à maintenir une attention constante. **297**

Hyperphagie boulimique Trouble des conduites alimentaires caractérisé par des crises boulimiques répétées sans comportements compensatoires. **210**

Hypocondrie Trouble caractérisé par des préoccupations exagérées concernant la santé avec la croyance (erronée) qu'on est atteint d'une maladie grave, voire létale. **100**

Hypothèse de la spécificité cognitive Conviction que différents troubles émotionnels sont liés à des types spécifiques de pensées automatiques. **156**

Hypothèse dopaminergique Hypothèse selon laquelle la schizophrénie s'expliquerait par une suractivité des récepteurs à dopamine dans le cerveau. **374**

Hypoxie (anoxie) Baisse de l'approvisionnement en oxygène du cerveau ou d'un autre organe (par exemple le cœur) qui provoque des lésions dans cet organe. **341**

Hystérie Trouble mental observé jusqu'au début du 20ᵉ siècle, caractérisé par différents symptômes somatiques de même que par des manifestations théâtrales importantes. **15**

Idée délirante Croyance persistante dénuée de fondement logique et sans rapport avec la réalité. **364**

Identité sexuelle Conviction individuelle d'être un homme ou une femme, indépendamment de son sexe anatomique. **222**

Immersion Technique destinée à surmonter les peurs par l'exposition directe à des stimuli de plus en plus effrayants. **136**

Impuissance acquise Modèle de comportement caractérisé par un état passif et des perceptions de manque de contrôle. **158**

Indice de masse corporelle Indice de référence international mesurant le rapport entre le poids et la taille, et utilisé dans les domaines des troubles alimentaires et métaboliques (en anglais: *Body Mass Index, BMI*). **207**

Infarctus Nécrose des tissus attribuable à l'occlusion d'une artère ou d'une ramification artérielle qui bloque ou réduit l'irrigation sanguine et, donc, l'oxygénation des tissus (hypoxie), par exemple infarctus cérébral, infarctus du myocarde. **341**

Intoxication Action nocive exercée par une substance toxique sur l'organisme (dans le cas de l'alcool, ivresse). **171**

Maladie d'Alzheimer Maladie neurodégénérative se manifestant par une détérioration progressive et irréversible des fonctions mentales supérieures, du comportement et de la personnalité, et menant à terme à un état de dépendance. Les perturbations mnésiques en constituent les premiers symptômes. **332**

Maladie de Huntington Maladie neurodégénérative, génétique et héréditaire qui se caractérise par des mouvements involontaires dits «choréiformes» et par des troubles des fonctions mentales supérieures, de l'humeur et du comportement. **354**

Maladie de Parkinson Maladie neurodégénérative qui touche les noyaux gris centraux et se caractérise par des tremblements spécifiques, l'akinésie (perte de la motricité automatique), l'hypertonie et la rigidité des membres. **353**

Maladie de Pick Type de démence proche de la maladie d'Alzheimer, mais se distinguant d'elle par des anomalies neurobiologiques spécifiques. **352**

Marijuana Drogue hallucinogène dérivée des feuilles et de la tige d'une plante, *Cannabis sativa*. **184**

Masochisme sexuel Paraphilie caractérisée par le fait que l'excitation et le plaisir sexuels ne peuvent être obtenus qu'en contexte de souffrances physiques ou d'humiliations subies. **233**

Maturation Processus d'évolution biologique et psychologique. **41**

Mécanisme de défense Stratégie de transformation de la réalité utilisée par le moi afin de réduire le niveau d'anxiété et de culpabilité. **18**

Médicament psychotrope Médicament développé spécifiquement pour le traitement des troubles mentaux. **15**

Mesure analogue Mesure simulant, en laboratoire ou en milieu contrôlé, le contexte dans lequel se déploie naturellement un comportement donné. **66**

Méthadone Narcotique de synthèse qui aide les personnes dépendantes de l'héroïne à cesser d'en consommer en évitant les symptômes physiques du sevrage. **196**

Modelage Apprentissage par observation et imitation de modèles. **24**

Modèle biologique Modèle explicatif des comportements anormaux fondé sur la recherche de causes physiques. **8**

Modèle des deux facteurs Modèle théorique qui explique le développement des réactions phobiques selon les conditionnements, classique et opérant. **126**

Modèle intégré, ou modèle biopsychosocial Modèle explicatif des comportements anormaux qui intègre les dimensions biologique, psychologique et sociale. **8**

Modèle psychologique Modèle explicatif des comportements anormaux fondé sur la recherche de causes psychologiques, telles que des facteurs émotifs, cognitifs, comportementaux, et sur la recherche de facteurs d'influence sociale. **8**

Modèle surnaturel Modèle explicatif des comportements anormaux fondé sur des croyances religieuses et des superstitions. **8**

Morphine Narcotique dérivé du pavot somnifère (pavot à opium), possédant la propriété d'atténuer la douleur et d'induire un sentiment de bien-être, et provoquant une très forte accoutumance. **179**

Naltrexone Médicament qui bloque l'effet euphorisant de l'alcool et des opiacés. **195**

Narcotique Produit utilisé en médecine comme analgésique, mais qui présente un fort potentiel toxicomanogène. **179**

Neurone Cellule nerveuse. **32**

Neuroscience Science qui étudie l'anatomie et le fonctionnement du système nerveux. **15**

Neurosciences cognitives Champ d'étude qui intègre les connaissances issues des neurosciences et celles issues de la psychologie cognitive. **39**

Neurotransmetteur Substance chimique responsable de la transmission d'information entre les neurones. **32**

Non syntone au moi Qualifie un sentiment ou un comportement perçu par l'individu comme étant étranger et ne faisant pas partie de lui-même (externe à sa personnalité). **255**

Obésité État médical caractérisé par un poids excessif, avec un IMC supérieur à 30 (obésité), ou supérieur à 40 (obésité morbide). **214**

Obsessions Idées, pensées, impulsions ou représentations persistantes qui sont vécues comme intrusives et inappropriées et qui entraînent une anxiété ou une souffrance importante (APA, 2003, p. 526). **117**

Paralysie générale Forme de démence causée par la neurosyphilis (une forme avancée de la syphilis); manifestation tertiaire de la syphilis liée à des lésions de l'encéphale. **356**

Paraphilie Trouble sexuel, également appelé «déviance sexuelle», se caractérisant par des impulsions et des fantasmes sexuels incontrôlables qui exigent la présence ou l'utilisation d'objets, de partenaires non consentants ou inappropriés (enfants), ou de situations douloureuses ou humiliantes pour atteindre le plaisir et la jouissance. **226**

Pédophilie Paraphilie caractérisée par l'attirance sexuelle d'un adulte envers les enfants ou les adolescents, et pouvant aller jusqu'à l'acte sexuel avec eux. **230**

Personnalité antisociale Personnalité caractérisée par une tendance à l'indifférence aux normes sociales, à l'opinion et aux droits des autres et par un comportement impulsif et irresponsable ne suscitant aucun remords. **260**

Personnalité dépendante Personnalité caractérisée par une difficulté à prendre des décisions de façon autonome et par un comportement trop dépendant. **268**

Personnalité de type A Personnalité caractérisée par un ensemble de comportements et de réactions associés à l'ambition, au sentiment d'urgence, à l'irritabilité, à l'impatience et à des réactions physiologiques marquées pendant l'adaptation à des situations exigeantes. **130**

Personnalité évitante Personnalité caractérisée par l'évitement de relations sociales en raison de la peur du rejet. **267**

Personnalité histrionique Personnalité caractérisée par un besoin excessif d'attention, de compliments, de réassurance et d'approbation. Le terme « personnalité hystérique » est utilisé pour désigner une relation marquée par la dramatisation, l'exubérance affective, la séduction. **263**

Personnalité limite (borderline) Personnalité caractérisée par de brusques changements d'humeur, un manque de cohérence et des comportements imprévisibles et impulsifs. **262**

Personnalité narcissique Personnalité marquée par un besoin excessif d'être reconnue, d'être au premier plan – au moyen d'une image de soi exagérée et embellie – et qui demande constamment à être admirée et à demeurer le centre de l'attention. **264**

Personnalité obsessionnelle-compulsive Personnalité caractérisée par des manières rigides dans ses relations avec les autres, des tendances perfectionnistes, un manque de spontanéité et une excessive attention portée aux détails. **270**

Personnalité paranoïaque Personnalité caractérisée par une suspicion non justifiée envers les autres, mais qui ne va pas jusqu'au délire. **256**

Personnalité schizoïde Personnalité caractérisée par un manque persistant d'intérêt pour les relations sociales, des affects émoussés et un retrait social. **257**

Personnalité schizotypique Personnalité caractérisée par des excentricités de la pensée et du comportement, mais sans traits clairement psychotiques. **258**

Phase prodromique Période de déclin du fonctionnement qui précède le premier épisode psychotique de la schizophrénie. **361**

Phase résiduelle Période qui suit un épisode psychotique et qui se caractérise par un retour au niveau de fonctionnement de la phase prodromique. **361**

Phénotype Traits qui s'expriment chez une personne. **31**

Phénylcétonurie Maladie génétique qui perturbe le métabolisme de la phénylalanine et entraîne une déficience intellectuelle si le patient n'adopte pas dès la naissance un régime alimentaire très strict. **308**

Phobie sociale Peur marquée et persistante des situations sociales ou de performance dans lesquelles un sentiment de gêne peut survenir (APA, 2003, p. 518). **115**

Phobie spécifique Anxiété cliniquement significative, provoquée par l'exposition à un objet ou à une situation redoutés, conduisant souvent à un comportement d'évitement. **114**

Psychologie positive École de pensée proche des thèmes de la psychologie humaniste; spécialité de la psychologie orientée vers le développement personnel et le changement social. **97**

Psychologue de la santé Psychologue ayant en général une orientation biopsychosociale dont les fonctions sont multiples. Il peut par exemple étudier le rôle des facteurs psychologiques au cours d'une maladie physique, favoriser l'adaptation au stress, mener des actions de prévention, etc. **87**

Psychopathologie Branche de la psychologie qui étudie les anomalies du comportement. **2**

Psychose amphétaminique État psychotique induit par la prise d'amphétamines. **181**

Punition Stimulus ou événement qui survient après une réponse et qui en diminue la probabilité. **23**

Réaction d'alarme Première phase du SGA; caractérisée par une élévation de l'activité du système sympathique. **92**

Réaction de lutte ou de fuite Terme introduit par W. Cannon (1915) pour décrire la réaction de combat ou de fuite d'un animal devant une menace (tendance innée). **92**

Remédiation cognitive Technique de stimulation intellectuelle qui agit sur les déficits cognitifs induits par la schizophrénie. **384**

Renforcement Stimulus ou événement qui survient après une réponse et qui en augmente la probabilité. **23**

Réponse conditionnée Réponse apprise à la suite d'un conditionnement à un stimulus préalablement neutre. **21**

Réponse inconditionnée Réponse non apprise, de type réflexe. **21**

Résistance Deuxième phase du SGA; caractérisée par une utilisation d'importantes réserves d'énergie. **92**

Résistance psychologique Ensemble de traits de personnalité modérateurs du stress, caractérisés par l'engagement, le défi et le contrôle. **96**

Restructuration cognitive Méthode de thérapie cognitive qui vise à remplacer les pensées irrationnelles par d'autres pensées plus rationnelles. **137**

Retard familial et culturel Forme légère de déficience intellectuelle due à l'insuffisance des stimulations psychologiques dans l'environnement quotidien et familial. **316**

Retard mental Retard généralisé des capacités intellectuelles et adaptatives ou déficience dans leur développement. **293**

Sadisme sexuel Paraphilie caractérisée par le fait que le plaisir sexuel ne peut être obtenu qu'en infligeant des violences ou des humiliations à l'autre. **233**

Schéma Représentation mentale stockée dans la mémoire à long terme. **39**

Schizophrénie Trouble psychotique chronique caractérisé par une perturbation du comportement, de la pensée, des émotions et des perceptions. **358**

Somatisation Apparition de symptômes somatiques dont l'origine n'est pas une lésion organique mais des troubles psychiques; forme de décharge dans le corps d'une tension psychique. **110**

Stigmatisation Rejet d'un individu en raison de sa différence, par exemple la schizophrénie. **371**

Stimulant Psychotrope qui stimule l'activité du système nerveux. **181**

Stimulus conditionné Stimulus neutre, *a priori*, qui déclenche une réponse conditionnée à la suite d'une assocation répétée avec un stimulus inconditionné qui, préalablement, évoquait cette réponse. **21**

Stimulus inconditionné Stimulus qui déclenche une réponse non apprise, de type réflexe. **21**

Stress Réponse de l'organisme à une pression physique ou psychologique ; contrainte portée sur un organisme ; décrit en 1930, par H. Selye, comme «syndrome général d'adaptation». **86**

Stresseur Événement qui déclenche la réaction de stress. **87**

Substance psychoactive Toute substance qui modifie les sensations, les perceptions et le fonctionnement intellectuel et comportemental. **170**

Symptôme désorganisé Perturbation de la continuité de la pensée se manifestant par l'étrangeté des comportements et l'incohérence du discours. **368**

Symptôme négatif Perte ou diminution symptomatique des capacités fonctionnelles, par exemple la motivation à agir ou la capacité de s'exprimer. **367**

Symptôme positif Comportement anormal et symptomatique qui se développe en plus des comportements normaux, par exemple les idées délirantes ou les hallucinations. **363**

Synapse Point de contact entre un neurone et un autre. **33**

Syndrome confusionnel État de confusion extrême, généralement réversible, se caractérisant par une altération profonde de la conscience, de la vigilance et de l'attention. **338**

Syndrome d'Asperger Trouble envahissant du développement se caractérisant par des déficits sociaux et des comportements stéréotypés mais, contrairement à l'autisme, sans retard significatif du langage ou de la cognition. **287**

Syndrome de Korsakoff Trouble amnésique persistant induit par l'alcool et caractérisé par l'amnésie antérograde majeure, la désorientation spatiotemporelle, l'apathie et, parfois, la fabulation. **341**

Syndrome de l'X fragile Forme de retard mental héréditaire provoquée par la mutation d'un gène sur le chromosome X. **307**

Syndrome de Rett Trouble envahissant du développement qui commence à se manifester au terme de plusieurs mois d'un développement apparemment normal, et qui se caractérise par des anomalies physiques, comportementales, motrices et cognitives. **289**

Syndrome de sevrage Ensemble de symptômes désagréables déclenchés par la diminution ou l'arrêt soudain de la consommation d'un psychotrope. **173**

Syndrome général d'adaptation D'après Selye, réponse en trois phases du corps à des états de stress prolongés et intenses : réaction d'alarme, résistance et épuisement. **91**

Syndromes culturellement spécifiques Schèmes comportementaux pathologiques constatés dans quelques cultures seulement, voire une seule. **49**

Syntone au moi Qualifie un sentiment ou un comportement perçu par l'individu comme faisant partie de lui-même (non externe à sa personnalité). **255**

Système endocrinien Ensemble des organes (glandes endocrines) qui possèdent une fonction de sécrétion d'hormones, celles-ci accélérant ou ralentissant le fonctionnement des organes. **88**

Système nerveux autonome Division du système nerveux périphérique qui régule les processus corporels involontaires et les activités des glandes. **37**

Système nerveux central Cerveau et moelle épinière. **35**

Système nerveux parasympathique Partie de la division du système nerveux autonome qui réduit le niveau d'activation du corps et rétablit les réserves d'énergie. **38**

Système nerveux périphérique Système nerveux somatique et autonome. **35**

Système nerveux somatique Division du système nerveux périphérique qui relaie l'information des organes sensoriels au cerveau et transmet les messages du cerveau vers les muscles squelettiques. **38**

Système nerveux sympathique Partie de la division du système nerveux autonome qui intervient sur les états d'hyperactivation du corps. **37**

Système nosologique Système de classification des maladies. **11**

Taux d'incidence Proportion de cas pathologiques observés dans une population cible pour une période donnée. **3**

Taux de prévalence Proportion de cas pathologiques observés dans une population cible à un moment donné. **3**

Test objectif Épreuve standardisée fournissant des indices sur le fonctionnement du sujet (évaluation de l'intelligence, du développement, du fonctionnement cognitif). **57**

Test projectif Épreuve reposant sur l'emploi de stimuli plus ou moins ambigus qui favorisent la projection, c'est-à-dire une «perception» particulière de la situation, teintée par l'expérience personnelle du sujet. **60**

Thérapie de réalité virtuelle Forme de thérapie d'exposition où les stimuli phobogènes sont présentés dans un environnement virtuel qui renvoie à la réalité. **134**

Tolérance (ou accoutumance) Habituation physiologique à un psychotrope qui contraint d'augmenter les doses pour obtenir le même effet. **173**

Toxicodépendance Incapacité à contrôler sa consommation d'un ou de plusieurs psychotropes ; s'accompagne souvent d'une dépendance physiologique. **172**

Traitement moral Forme thérapeutique développée par Pinel au tournant du 19e siècle, visant à traiter les patients avec compassion et humanisme. **12**

Transvestisme fétichiste Paraphilie généralement masculine et hétérosexuelle caractérisée par le désir irrépressible de se travestir en femme. **229**

Trépanation Pratique préhistorique qui consiste à percer un trou dans le crâne, possiblement pour en chasser les démons. **9**

Triade cognitive de la dépression Principales composantes de la dépression dans la vision négative de soi, de l'environnement/ monde en général et de l'avenir. **155**

Trisomie 21 Syndrome causé par la présence d'un chromosome supplémentaire sur la 21e paire, et caractérisé par une déficience intellectuelle et différentes anomalies physiques. **306**

Trouble anxiété généralisée Anxiété et soucis excessifs [...] survenant la plupart du temps durant au moins six mois concernant un certain nombre d'événements ou d'activités (APA, 2003, p. 549). **118**

Trouble bipolaire Trouble psychologique caractérisé par des changements d'humeur alternant de la dépression profonde à l'excitation extrême. **148**

Trouble cardiovasculaire Maladie relative au cœur et à la circulation sanguine, comme les affections coronariennes ou l'hypertension. **103**

Trouble cyclothymique Trouble de l'humeur caractérisé par une forme chronique d'alternances d'humeur, toutefois moins prononcées que celles du trouble bipolaire. **151**

Trouble de l'adaptation Réaction inadaptée à un stresseur identifié, caractérisée par un fonctionnement altéré ou une détresse émotionnelle qui dépasse la réponse attendue. **87**

Trouble de l'anxiété de séparation Trouble de l'enfance se caractérisant par une crainte extrême d'être séparé des parents ou d'autres tuteurs. **301**

Trouble de l'identité sexuelle Trouble psychologique caractérisé par un conflit entre le sexe anatomique et l'identité sexuelle. **222**

Trouble de l'orgasme féminin Dysfonction sexuelle caractérisée par une difficulté à atteindre l'orgasme en dépit de stimulations adéquates. **226**

Trouble de l'orgasme masculin Difficultés récurrentes ou persistantes ou impossibilité d'atteindre l'orgasme en dépit d'un intérêt et d'une excitation sexuels suffisants. **226**

Trouble de la personnalité Schéma de comportement excessivement rigide entraînant souffrance et dysfonctionnements. **254**

Trouble déficitaire de l'attention avec hyperactivité Trouble comportemental qui se caractérise par une activité motrice excessive et par l'incapacité à concentrer son attention, et dont les symptômes se manifestent surtout dans l'enfance. **297**

Trouble délirant Type de psychose caractérisé par un délire persistant, souvent de nature paranoïde, mais qui semble moins étrange que les hallucinations de la schizophrénie. **387**

Trouble dépressif majeur Trouble grave de l'humeur caractérisé par des épisodes de dépression majeure. **143**

Trouble des apprentissages Déficience touchant une capacité d'apprendre spécifique, en dépit d'une intelligence normale et d'un environnement favorable à l'apprentissage. **295**

Trouble des conduites Trouble psychologique se développant dans l'enfance et l'adolescence et se caractérisant par un comportement perturbateur et antisocial. **205**

Trouble des conduites alimentaires Trouble psychologique caractérisé par une perturbation des comportements alimentaires et par la mise en œuvre de stratégies dysfonctionnelles pour contrôler son poids et sa silhouette. **298**

Trouble désintégratif de l'enfance Trouble envahissant du développement qui survient dans les deux premières années de la vie, au terme d'une période de développement apparemment normal, et qui se caractérise par la perte de compétences précédemment acquises et par des perturbations du fonctionnement. **289**

Trouble douloureux Trouble somatoforme dans lequel les facteurs psychologiques peuvent jouer un rôle significatif quant au développement, à la gravité ou à la persistance de douleurs chroniques. **100**

Trouble dysthymique Dépression chronique légère. **148**

Trouble induit par une substance Trouble engendré par la consommation d'un psychotrope, par exemple l'intoxication. **171**

Trouble lié à l'utilisation d'une substance Trouble caractérisé par un usage inadapté de certains psychotropes. **172**

Trouble obsessionnel-compulsif Obsessions et compulsions récurrentes qui sont suffisamment sévères pour entraîner une perte de temps [...] ou un sentiment marqué de souffrance ou une déficience significative (APA, 2003, p. 525). **117**

Trouble oppositionnel avec provocation Trouble psychologique se développant dans l'enfance et l'adolescence et se caractérisant par une opposition excessive ou une propension à rejeter toute demande ou exigence émanant de l'entourage (parents ou autres). **300**

Trouble panique Attaques de panique récurrentes et inattendues suivies de la crainte persistante [...] d'avoir une autre attaque de panique [...] (APA, 2003, p. 498). **111**

Trouble psychologique Comportement anormal qui limite les capacités fonctionnelles d'un individu. **2**

Trouble psychotique bref Trouble psychotique durant d'une journée à un mois, et souvent causé par un stress majeur. **386**

Trouble schizoaffectif Trouble psychotique caractérisé par d'importants troubles de l'humeur et certains des symptômes de la schizophrénie. **389**

Trouble schizophréniforme Trouble psychotique se manifestant par des symptômes identiques à ceux de la schizophrénie, mais durant moins de six mois. **386**

Trouble somatoforme Trouble vraisemblablement engendré par des facteurs psychologiques, qui se caractérise par la présence de symptômes physiques récurrents, marqués et durables, qui n'obéissent pas à une maîtrise volontaire et qui n'ont pas de cause physique connue. **99**

Troubles anxieux Catégorie de troubles psychologiques caractérisée par des réactions d'anxiété chronique. **111**

Troubles cognitifs Catégorie de troubles psychologiques caractérisés par des altérations de la cognition et des perturbations des comportements quotidiens. Les troubles cognitifs sont d'origine biologique ; ils peuvent aussi accompagner les troubles de la personnalité, de l'anxiété ou de l'humeur. **332**

Troubles de la communication Catégorie de troubles psychologiques se caractérisant par des difficultés de compréhension ou d'utilisation du langage. **143**

Troubles de l'humeur Troubles psychologiques caractérisés par des perturbations de l'humeur. Ils incluent les troubles dépressifs, bipolaires et induits par la maladie ou l'usage de substances. **296**

Troubles envahissants du développement Catégorie de troubles du développement se caractérisant par une altération significative des comportements ou du fonctionnement dans plusieurs sphères du développement de l'enfant, et comprenant notamment l'autisme, le syndrome de Rett, le syndrome désintégratif de l'enfance, le syndrome d'Asperger et les troubles envahissants du développement non spécifiés. **287**

 Vaginisme Spasme involontaire des muscles qui entourent le vagin survenant au moment de la pénétration et rendant les rapports sexuels difficiles, voire impossibles. **226**

Voyeurisme Paraphilie caractérisée par l'obtention de l'excitation et du plaisir sexuels par l'observation, à leur insu, de personnes qui se déshabillent ou qui ont des relations sexuelles. **230**

Vulnérabilité Coexistence de plusieurs facteurs de risque qui rend probable la survenue d'un problème. **30**

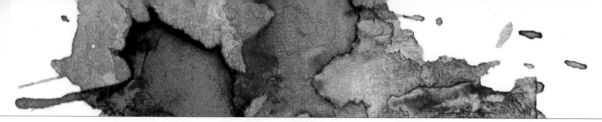

RÉFÉRENCES BIBLIOGRAPHIQUES

AARSLAND, D., ANDERSEN, K., LARSEN, J. P., LOLK, A., et KRAGH-SORENSEN, P. (2003). Prevalence and characteristics of dementia in Parkinson disease: An 8-year prospective study. *Archives of Neurology, 60*, 387-392.

ABDEL-BAKI, A. (2006). L'émergence de la psychose chez l'adolescent et le jeune adulte: réflexions sur l'intervention précoce et l'expérience australienne. *Prisme, 45*.

ABIKOFF, H. (2001). Tailored psychosocial treatments for ADHD: The search for a good fit. *Journal of Clinical Child Psychology, 30*(1), 122-125.

ABRACEN, J., et LOOMAN, J. (2004). Issues in the treatment of sexual offenders: Recent developments and directions for future research. *Aggression and Violent Behavior, 9*, 229-246.

ACKLIN, M. W., McDOWELL, C., VERSCHELL, M., et CHAN, D. (2000). Interobserver agreement, intraobserver reliability, and the Rorschach comprehensive system. *Journal of Personality Assessment, 74*, 15-47.

ADDOLORATO, G., LEGGIO, L., ABENAVOLI, L., GASBARRINI, G., pour l'Alcoholism Treatment Study Group. (2005, juillet). Neurobiochemical and clinical aspects of craving in alcohol addiction: A review. *Addictive Behaviors, 30*(6), 1209-1224.

ADLAF, E. M. (2004). La prévalence de l'usage du cannabis chez les élèves canadiens. *Drogues, santé et société, 2*(2), 1-10.

ADLER, J. (2004, 8 mars). The war on strokes. *Newsweek*, 42-48.

ADRIEN, J.-L. (1996). *Autisme du jeune enfant. Développement psychologique et régulation de l'activité*. Paris, France: Elsevier.

AGENCE DE LA SANTÉ PUBLIQUE DU CANADA (ASPC). (2006, août). *Actualités en épidémiologie sur le VIH / SIDA*. Ottawa, Ontario: Agence de la Santé publique du Canada. Division de la surveillance et de l'évaluation des risques. Centre de prévention et de contrôle des maladies infectieuses. Document consulté le 29 novembre 2010 de http://www.phac-aspc.gc.ca/publicat/epiu-aepi/epi-06/pdf/epi06_f.pdf.

AGENCE DE LA SANTÉ PUBLIQUE DU CANADA (ASPC). (2011). *Rapport sur les maladies mentales au Canada. Chapitre 5: Troubles de la personnalité*. Ottawa, Ontario: Santé Canada. Document consulté le 4 janvier 2011 de http://www.phac-aspc.gc.ca/publicat/miic-mmac/chap_5-eng.php.

AINSWORTH, M. D. S. (1989). Attachments beyond infancy. *American Psychologist, 44*, 709-716.

AKISKAL, H. S., et BENAZZI, F. (2006). The *DSM-IV* and *ICD-10* categories of recurrent [major] depressive and bipolar II disorders: Evidence that they lie on a dimensional spectrum. *Journal of Affective Disorders, 92*, 45-54.

ALBARRACIN, D., DURANTINI M. R., et EAR, A. (2006). Empirical and theoretical conclusions of an analysis of outcomes of HIV-prevention interventions. *Current Directions in Psychological Science, 15*, 73-78.

ALLARD, F., JACQUES, I., PÉLOQUIN, S., ST-AMAND, D., et HAMEL, M. (2007). *Alcochoix+. Implanter et promouvoir*. Québec, Québec: Ministère de la Santé et des Services sociaux du Québec.

ALLOY, L. B., ABRAMSON, L. Y., UROSEVIC, S., WALSHAW, P. D., NUSSLOCK, R., et NEEREN, A. M. (2005). The psychosocial context of bipolar disorder: Environmental, cognitive, and developmental risk factors. *Clinical Psychology Review, 25*, 1043-1075.

ALLOY, L. B., *et al.* (2000). The Temple-Wisconsin cognitive vulnerability to depression project: Lifetime history of Axis I psychopathology in individuals at high and low cognitive risk for depression. *Journal of Abnormal Psychology, 109*, 403-418.

AMERICAN PSYCHIATRIC ASSOCIATION (APA). (2003). *DSM-IV-TR*: Manuel diagnostique et statistique des troubles mentaux (texte révisé). Paris, France: Masson.

AMES, M. A., et HOUSTON, D. A. (1990). Legal, social, and biological definitions of pedophilia. *Archives of Sexual Behavior, 19*, 333-342.

ANDERSON, S. W., et BOOKER, M. B., JR. (2006). Cognitive behavioral therapy versus psychosurgery for refractory obsessive-compulsive disorder. *Journal of Neuropsychiatry & Clinical Neurosciences, 18*, 129.

ANDRÉ, J., CHABERT, C., DONNET, J.-L., FEDIDA, P., GREEN, A., et WIDLÖCHER, D. (1999). *Les États limites*. Paris, France: PUF (Coll. «Petite bibliothèque de psychanalyse»).

ANDRÉ, S. (2008). *Qu'est-ce que la pédophilie?* Bruxelles, Belgique: Luc Pire.

ANDREASEN, A. (2003). From molecule to mind: Genetics, genomics, and psychiatry. *American Journal of Psychiatry, 160*, 613.

ANTHONY, J. L., et FRANCIS, D. J. (2005). Development of phonological awareness. *Current Directions in Psychological Science, 14*, 255-259.

ANTON, R. F., O'MALLEY, S. S., CIRAULO, D. A., CISLER, R. A., COUPER, D., DONOVAN, D. M., *et al.* (2006). Combined pharmacotherapies and behavioral interventions for alcohol dependence. The COMBINE Study: A randomized controlled trial. *Journal of the American Medical Association, 295*, 2003-2017.

ANTONARAKAS, S. E., et le DOWN SYNDROME COLLABORATIVE GROUP. (1991, 28 mars). Prenatal origin of the extra chromosome trisomy 21 as indicated by analysis of DNA polymorphisms. *The New England Journal of Medicine, 324*, 872-876.

ANZIEU, A. (2008). *Le travail du dessin en psychothérapie de l'enfant*. Paris, France: Dunod.

ANZIEU-PREMMEREUR, C., et CORNILLOT-POLLACK, M. (2003). *Les pratiques psychanalytiques avec des bébés*. Paris, France: Dunod.

APPOLINARIO, J. C., BACALTCHUK, J., SICHIERI, R., CLAUDINO, A. M., *et al.* (2003). A randomized, double-blind, placebo-controlled study of sibutramine in the treatment of binge-eating disorder. *Archives of General Psychiatry, 60*, 1109-1116.

ARNETT, P. A., SMITH, S. S., et NEWMAN, J. P. (1997). Approach and avoidance motivation in psychopathic criminal offenders during passive avoidance. *Journal of Personality and Social Psychology, 72*, 1413-1428.

ARNOLD, L. E., ELLIOTT, M., SACHS, L., BIRD, H., KRAEMER, H. C., WELLS, K. C., *et al.* (2003). Effects of ethnicity on treatment attendance, stimulant response/dose, and 14 month outcome in ADHD. *Journal of Consulting and Clinical Psychology, 71*, 713-727.

ARONSON, M. K. (1988). Patients and families: Impact and long-term-management implications. Dans M. K. Aronson (dir.), *Understanding Alzheimer's disease* (p. 74-78). New York, N. Y.: Charles Scribners Sons.

ARRON, J. R., WINSLOW, M. M., POLLERI, A., CHANG, C., WU, H., GAO, X., *et al.* (2006). NFAT dysregulation by increased dosage of DSCR1 and DYRK1A on chromosome 21. *Nature, 441,* 595-600.

ARTALOYTIA, J. F., ARANGO, C., LAHTI, A., SANZ, J., PASCUAL, A., CUBERO, P., *et al.* (2006). Negative signs and symptoms secondary to antipsychotics: A double-blind, randomized trial of a single dose of placebo, haloperidol, and risperidone in healthy volunteers. *American Journal of Psychiatry, 163,* 488-493.

ASAAD, G., et SHAPIRO, B. (1986). Hallucinations: Theoretical and clinical overview. *American Journal of Psychiatry, 143,* 1088-1097.

ASHFORD, R. (2002). *Understanding and healing my pain.* New York City Voices: A peer Journal for Mental Health Advocacy. Document consulté le 9 mars 2011 de http://www.nycvoices.org/article.php?article_id=473.

ASSOCIATION LAVALLOISE DE PARENTS POUR LE BIEN-ÊTRE MENTAL (ALPABEM). (2011). *Trouble de personnalité limite (borderline).* Laval: Association lavalloise de parents pour le bien-être mental. Document consulté le 4 janvier 2011 de http://www.alpabem.qc.ca/voir.php?id=118.

ATHANASSIOU-POPESCO, C. (2003). *Le narcissisme de soi à l'autre.* Paris, France: Delachaux et Niestlé.

AUBIN, G., GÉLINAS, I., STIP, E., CHAPPARO, C., et RAINVILLE, C. (2007). Les activités quotidiennes et la cognition chez les personnes atteintes de schizophrénie. *Santé mentale au Québec, 32*(2), 201-208.

AUBUT, J. (1993). *Les agresseurs sexuels: théorie, évaluation et traitement.* Paris, France: Maloine.

AUDRAIN-MCGOVERN, J., LERMAN, C., WILEYTO, E. P., RODRIGUEZ, D., et SHIELDS, P. G. (2004). Interacting effects of genetic predisposition and depression on adolescent smoking progression. *American Journal of Psychiatry, 161,* 1224-1230.

AUGST-MERELLE, A. (2006). *Changer de sexe: identités transsexuelles.* Paris, France: Le Cavalier Bleu.

AULT, A. (2004, 10 février). Federal panel hears testimony on vaccinations and autism. *The New York Times,* A20.

BACCINO, E., et BESSOLES, P. (2001). *Victime-agresseur. Le traumatisme sexuel et ses devenirs* (t. 1). Lesques, France: Éditions du Champ social.

BACCINO, E., et BESSOLES, P. (2002). *Victime-agresseur. L'agresseur sexuel: problématiques et prises en charge* (t. 2). Lesques, France: Éditions du Champ social.

BACCINO, E., et BESSOLES, P. (2003). *Victime-agresseur. Traumatisme et résilience; lien psychique-lien social* (t. 3). Lesques, France: Éditions du Champ social.

BAER, R. A. (2003). Mindfulness training as a clinical intervention: A conceptual and empirical review. *Clinical Psychology: Science and Practice, 10,* 125-143.

BAGARY, M. S., SYMMS, M. R., BARKER, G. J., MUTSATSA, S. H., JOYCE, E. M., et RON, M. A. (2003). Gray and white matter brain abnormalities in first episode schizophrenia inferred from magnetization transfer imaging. *Archives of General Psychiatry, 60,* 779-788.

BAGHDADLI, A., PERNON, E., PICOT, M.-C., PRY, R., et AUSSILLOUX, C. (2004). Outcome in pervasive developmental disorders (PDD): a three-year outcome study of 219 preschool children. *Journal of Intellectual Disability Research, 48*(4-5), 331.

BAILEY, J. M. (2003). *The man who would be queen: The science of genderbending and transsexualism.* Washington, D. C.: Joseph Henry Press.

BALDESSARINI, R. J., et TONDO, M. D. (2003). Suicide risk and treatments for patients with bipolar disorder. *Journal of the American Medical Association, 290,* 1517-1519.

BANCROFT, J., CARNES, L., JANSSEN, E., GOODRICH, D., et LONG, J. S. (2005). Erectile and ejaculatory problems in gay and heterosexual men. *Archives of Sexual Behavior, 34,* 285-297.

BANDURA, A. (2002). *Self-efficacy: The Exercise of control* (2ᵉ éd.). New York, N. Y.: Freeman.

BANDURA, A. (2004). Swimming against the mainstream: The early years from chilly tributary to transformative mainstream. *Behaviour Research and Therapy, 42,* 613-630.

BANDURA, A., BARR-TAYLOR, C., WILLIAMS, S. L., MEFFORD, I. N., et BARCHAS, J. D. (1985). Catecholamine secretion as a function of perceived coping self-efficacy. *Journal of Consulting and Clinical Psychology, 53,* 406-414.

BANDURA, A., ROSS, S. A., et ROSS, D. (1963). Imitation of film-mediated aggressive models. *Journal of Abnormal and Social Psychology, 66,* 3-11.

BARCH, D. M. (2003). Cognition in schizophrenia: Does working memory work? *Current Directions in Psychological Science, 12,* 146-150.

BARCH, D. M., et CSERNANSKY, J. G. (2007). Abnormal parietal cortex activation during working memory in schizophrenia: Verbal phonological coding disturbances versus domain-general executive dysfunction. *American Journal of Psychiatry, 164,* 1090-1098.

BARCLAY, L., et VEGA, C. (2006, 7 juillet). Varenicline may be more effective than bupropion for smoking cessation. *Medscape Medical News.* Document consulté le 17 août 2006 de http://www.medscape.com/viewarticle/540203.

BARDONE-CONE, A. M., ABRAMSON, L. Y., VOHS, K. D., HEATHERTON, T. F., et JOINER, T. E., JR. (2006). Predicting bulimic symptoms: An interactive model of self-efficacy, perfectionism, and perceived weight status. *Behaviour Research and Therapy, 44,* 27-42.

BARLOW, D. H., et DURAND, V. M. (2007). *Psychopathologie, une perspective multidimensionnelle* (2ᵉ éd.). Bruxelles, Belgique: De Boeck.

BARNES, T. R., LEESON, V. C., MUTSATSA, S. H., WATT, H. C., HUTTON, S. B., et JOYCE, E. M. (2008). Duration of untreated psychosis and social function: 1-year follow-up study of first-episode schizophrenia. *British Journal of Psychiatry, 193,* 203-209.

BARNETT, W. S., et ESCOBAR, C. M. (1990). Economic costs and benefits of early intervention. Dans S. J. Meisels, et J. P. Shonkoff (dir.), *Handbook of early childhood intervention* (p. 560-582). New York, N. Y.: Cambridge University Press.

BARON-COHEN, S., KNICKMEYER, R. C., et BELMONTE, M. K. (2005). Sex differences in the brain: implications for explaining autism. *Science, 310,* 819-823.

BARRERA, M., JR., et SANDLER, I. N. (2006). Prevention: A report of progress and momentum into the future. *Clinical Psychology: Science and Practice, 13,* 221-226.

BARRON, J., et BARRON, S. (2002). *There's a boy in here.* Arlington, Tex.: Future Horizons.

BARTHÉLÉMY, C. (2005) Autisme et psychopathologie: réflexions sur les réductionnismes neurobiologiques et cognitivocomportementalistes ambiants. *L'information Psychiatrique, 81*(3).

BARTHÉLÉMY, C., HAMEURY, L., et LELORD, G. (1995). *L'autisme de l'enfant. La thérapie d'échange et de développement.* Paris, France: Expansion Scientifique Française.

BARTHÉLÉMY, S., et BILHERAN, A. (2007). *Le délire.* Paris, France: Armand Colin.

BARTZOKIS, G., LU, P. H., GESCHWIND, D. H., EDWARDS, N., MINTZ, J., et CUMMINGS, J. L. (2006). Apolipoprotein E genotype and age-related myelin breakdown in healthy individuals: Implications for cognitive decline and dementia. *Archives of General Psychiatry, 63,* 63-72.

BATEMAN, A. B., et FONAGY, P. (2001). Treatment of borderline personality disorder with psychoanalytically oriented partial hospitalization : An 18 month follow-up. *American Journal of Psychiatry, 158*, 36-42.

BAUCHNER, H. (2003, 14 novembre). Response to medication differs for ADHD subtypes. *Journal Watch Psychiatry*. Document consulté le 23 décembre 2003 de http://psychiatry.jwatch.org/cgi/content/full/2003/1223/10 ?q = etoc.

BEAN, J. L. (2002). Expressions of female sexuality. *Journal of Sex & Marital Therapy, 28*(Suppl. 1), S29-S38.

BECK, A. T. (1976). *Cognitive therapy and the emotional disorders.* New York, N. Y. : International Universities Press.

BECK, A. T., BROWN, G., STEER, R. A., EIDELSON, J. I., et RISKIND, J. H. (1987). Differentiating anxiety and depression : A test of the cognitive content specificity hypothesis. *Journal of Abnormal Psychology, 96*, 179-183.

BECK, A. T., et EMERY, G. (1985). *Anxiety disorders and phobias : A cognitive perspective.* New York, N. Y. : Basic Book.

BECK, A. T., FREEMAN, A., DAVIS, D. D., *et al.* (2003). *Cognitive therapy of personality disorders* (2e éd.). New York, N. Y. : Guilford.

BECK, A. T., RUSH, A. J., SHAW, B. F., et EMERY, G. (1979). *Cognitive therapy of depression.* New York, N. Y. : Guilford Press.

BECK, A. T., et YOUNG, J. E. (1985). Depression. Dans D. H. Barlow (dir.), *Clinical handbook of psychological disorders* (p. 206-244). New York, N. Y. : Guilford Press.

BECKER, A. E., BURWELL, R. A., HERZOG, D. B., HAMBURG, P., et GILMAN, S. (2002). Eating behaviours and attitudes following prolonged exposure to television among ethnic Fijian adolescent girls. *British Journal of Psychiatry, 180*, 509-514.

BÉDARD, D., LAZURE, D., et ROBERTS, C. A. (1962). *Rapport de la Commission d'étude des hôpitaux psychiatriques.* Québec, Québec : Ministère de la Santé du Québec.

BEDWELL, J. S., KAMATH, V., et BAKSH, E. (2006). Comparison of three computer-administered cognitive tasks as putative endophenotypes of schizophrenia. *Schizophrenia Research, 88*, 36-46.

BEGLEY, S. (2001, 11 juin). How it all starts inside your brain. *Newsweek*, 40-42.

BEHRMAN, A. (2002). *Electroboy : A memoir of mania.* New York, N. Y. : Random House.

BEJEROT, S. (2003). Psychosurgery for obsessive-compulsive disorder–concerns remain. *Acta Psychiatrica Scandinavica, 107*, 241-243.

BELL, A. P., et WEINBERG, M. S. (1978). *Homosexualities : A study of diversity among men and women.* New York, N. Y. : Simon & Schuster.

BELLEROSE, J., BEAUDRY, J., et BÉLANGER, S. (2001, avril). *Expériences de vie des élèves de niveau secondaire de la Montérégie. Rapport abrégé.* Québec, Québec : Direction de santé publique.

BENAZON, N. R. (2000). Predicting negative spousal attitudes toward depressed persons : A test of Coyne's interpersonal model. *Journal of Abnormal Psychology, 109*, 500-554.

BÉNONY, H., BÉNONY-VIODÉ, C., et DUMAS, J. E. (2008). *Psychopathologie des affects et des conduites chez l'enfant et l'adolescent.* Bruxelles, Belgique : De Boeck (Coll. Série « Prérarer l'examen »).

BENSON, H. (1975). *The relaxation response.* New York, N. Y. : Morrow.

BENSON, H., MANZETTA, B. R., et ROSNER, B. (1973). Decreased systolic blood pressure in hypertensive subjects who practiced meditation. *Journal of Clinical Investigation, 52*, 8.

BENTALL, R. P. (1990). The illusion of reality : A review and integration of psychological research on hallucinations. *Psychological Bulletin, 107*, 82-95.

BENTALL, R. P., HADDOCK, G., et SLADE, P. (1994). Cognitive behavior therapy for persistent auditory hallucinations : From theory to therapy. *Behavior Therapy, 25*, 51-66.

BERGEM, A. L. M., ENGEDAL, K., et KRINGLEN, E. (1997). The role of heredity in late-onset Alzheimer's disease and vascular dementia. *Archives of General Psychiatry, 54*, 264-270.

BERGERET, J. (1970). Les états limites. *Revue française de psychanalyse, 34*, 601-633.

BERGERET, J. (1995). *La Dépression et les états limites.* Paris, France : Payot.

BERLIN, H. A., ROLLS, E. T., et IVERSEN, S. D. (2005). Borderline personality disorder, impulsivity, and the orbitofrontal cortex. *American Journal of Psychiatry, 162*, 2360-2373.

BERMAN, S. L., WEEMS, C. F., SILVERMAN, W. K., et KURTINES, W. K. (2000). Predictors of outcome in exposure-based cognitive and behavioral treatments for phobic and anxiety disorders in children. *Behavior Therapy, 31*, 713-731.

BERNEY, A., et VINGERHOETS, F. (2004). Stimulation cérébrale profonde dans la maladie de Parkinson : effets moteurs et comportementaux. *Schweizer Archiv für Neurologie und Psychiatrie, 155*, 399-406.

BERTON, O., et NESTLER, E. J. (2006). New approaches to antidepressant drug discovery : Beyond monoamines. *Nature Reviews, 7*, 137-151.

BESCHE-RICHARD, C. (2000). *La psychopathologie cognitive.* Paris, France : PUF (Coll. « Nodules »).

BESSER, A., et PRIEL, B. (2008). Attachment, depression, and fear of death in older adults : The roles of neediness and perceived availability of social support. *Personality and Individual Differences, 44*(8), 1711-1725.

BIFULCO, A., MORAN, P. M., BALL, C., et BERNAZZANI, O. (2002). Adult attachment style I : Its relationship to clinical depression. *Social Psychiatry and Psychiatric Epidemiology, 37*, 50-59.

BIRD, T. D. (2005). Genetic factors in Alzheimer's disease. *New England Journal of Medicine, 352*, 862-864.

BIRMAHER, B., AXELSON, D., STROBER, M., GILL, M. K., VALERI, S., CHIAPPETTA, L., *et al.* (2006). Clinical course of children and adolescents with bipolar spectrum disorders. *Archives of General Psychiatry, 63*, 175-183.

BLACKMORE, E. R., *et al.* (2006). Obstetric variables associated with bipolar affective puerperal psychosis. *British Journal of Psychiatry, 188*, 32-36.

BLAIS, M. A., HILSENROTH, M. J., CASTLEBURY, F., FOWLER, J. C., et BAITY, M. R. (2001). Predicting *DSM-IV* cluster B personality disorder criteria from MMPI-2 and Rorschach data : A test of incremental validity. *Journal of Personality Assessment, 76*, 150-168.

BLANCHARD, E. B., APPELBAUM, K. A., RADNITZ, C. L., MORRILL, B., *et al.* (1990). A controlled evaluation of thermal biofeedback and thermal feedback combined with cognitive therapy in the treatment of vascular headache. *Journal of Consulting and Clinical Psychology, 58*, 216-224.

BLANCHARD, E. B., et HICKLING, E. J. (2004). *After the crash : Psychological assessment and treatment of survivors of motor vehicle accidents* (2e éd.). Washington, D. C. : American Psychological Association.

BLANCHARD, L. T., GURKA, M. J., et BLACKMAN, J. A. (2006). Emotional, developmental, and behavioral health of American children and their families : A report from the 2003 National Survey of Children's Health. *Pediatrics, 117*, 1202-1212.

BLANEY, P. H., et MILLON, T. (2009). *Oxford textbook of psychopathology* (2e éd.). New York, N. Y. : Oxford University Press.

BLANKSTEIN, K. R., et SEGAL, Z. V. (2001). Cognitive assessment : Issues and methods. Dans K. S. Dobson (dir.), *Handbook of cognitive-behavioral therapies* (2e éd.) (p. 40-85). New York, N. Y. : Guilford Press.

BLEULER, M. (1991). The concept of schizophrenia in Europe during the past one hundred years. Dans W. F. Flack, D. R. Miller, et M. Wiener (dir.), *What is schizophrenia?* (p. 1-15). Éditions Springer-Verlag.

BLOWERS, L. C., LOXTON, N. J., GRADY-FLESSER, M., OCCHIPINTI, S., et DAWE, S. (2003). The relationship between sociocultural pressure to be thin and body dissatisfaction in preadolescent girls. *Eating Behaviors, 4,* 229-244.

BLUMENTHAL, J. A., SHERWOOD, A., BABYAK, M. A., WATKINS, L. L., WAUGH, R., GEORGIADES, A., *et al.* (2005). Effects of exercise and stress management training on markers of cardiovascular risk in patients with ischemic heart disease: A randomized controlled trial. *Journal of the American Medical Association, 293,* 1626-1634.

BOCKTING, C. L. H., SCHENE, A. H., SPINHOVEN, P., KOETER, M. W. J., WOUTERS, L. F., HUYSER, J., *et al.* (2005). Preventing relapse/recurrence in recurrent depression with cognitive therapy: A randomized controlled trial. *Journal of Consulting and Clinical Psychology, 73,* 647-657.

BOCKTING, W. O., et FUNG, L. C. T. (2006). Genital reconstruction and gender identity disorders. Dans D. B. Sarwer, *et al.* (dir.), *Psychological aspects of reconstructive and cosmetic plastic surgery: Clinical, empirical, and ethical perspectives* (p. 207-229). Lippincott Williams & Wilkins Publishers.

BOLTON, D., ELEY, T. C., O'CONNOR, T. G., PERRIN, S., RABE-HESKETH, S., RIJSDIJK, F., *et al.* (2006). Prevalence and genetic and environmental influences on anxiety disorders in 6-year-old twins. *Psychological Medicine, 36,* 335-344.

BOLTON, J., COX., F., CLARA, I., et SAREEN, J. (2006). Use of alcohol and drugs to self-medicate anxiety disorders in a nationally representative sample. *Journal of Nervous & Mental Disease, 194,* 818-825.

BONDIL, P. (2003). *La dysfonction érectile.* Montrouge: John Libbey Eurotext.

BONGAR, B. (2002). *The suicidal patient: Clinical and legal standards of care* (2e éd.). Washington, D. C.: American Psychological Association.

BOOKHEIMER, S. Y., STROJWAS, M. H., COHEN, M. S., SAUNDERS, A. M., PERICAK-VANCE, M. A., MAZZIOTTA, J. C., *et al.* (2000). Patterns of brain activation in people at risk for Alzheimer's disease. *The New England Journal of Medicine, 343,* 450-456.

BORJESSON, M., et DAHLOF, B. (2005). Physical activity has a key role in hypertension therapy. *Lakartidningen, 102*(3), 123-124, 126, 128-129.

BORNSTEIN, R. F. (1999). Dependent and histrionic personality disorders. Dans T. Millon, P. H. Blaney, et R. D. Davis (dir.), *Oxford textbook of psychopathology. Oxford textbooks in clinical psychology* (Vol. 4) (p. 535-554). New York, N. Y.: Oxford University Press.

BOTELHO, R. J., et RICHMOND, R. (1996). Secondary prevention of excessive alcohol use: Assessing the prospects of implementation. *Family Practice, 13,* 182-193.

BOUBLI, M. (1999). *Psychopathologie de l'enfant.* Paris, France: Dunod (Coll. «Topos»).

BOUDET, E., et ABADIE, P. (1999). Trouble de la personnalité borderline: psychotrope et thérapie comportementale et cognitive. Actualités médicales internationales. *Psychiatrie, 215,* 3881-3884.

BOUSSER, M. G., DUCROS, A., TAUBE, H., et OLLAT, H. (2005). *Migraine et céphalées.* Paris, France: Doin.

BOWDEN, C. L., CALABRESE, J. R., SACHS, G., YATHAM, L. N., ASGHAR, S. A., HOMPLAND, M., *et al.* (2003). A placebo-controlled 18-month trial of lamotrigine and lithium maintenance treatment in recently manic or hypomanic patients with bipolar I disorder. *Archives of General Psychiatry, 60,* 392-400.

BOWIE, C. R., et HARVEY, P. D. (2005). Cognition in schizophrenia: impairment, determinants, and functional importance. *Psychiatry clinics of North America, 28,* 613-633.

BOWIE, C. R., REICHENBERG, A., PATTERSON, T. L., HEATON, R. K., et HARVEY, P. D. (2006). Determinants of real world functional performance in schizophrenia: correlations with cognition, functional capacity, and symptoms. *American Journal of Psychiatry, 163,* 418-425.

BOWLBY, J. (2002). *Attachement et perte.* Paris, France: PUF.

BRAATEN, E. B., et ROSEN, L. E. (2000). Self-regulation of affect in attention deficit-hyperactivity disorder (ADHD) and non-ADHD boys: Differences in empathic responding. *Journal of Consulting and Clinical Psychology, 68,* 313-321.

BRADLEY, J. D. D., et GOLDEN, C. J. (2001). Biological contributions to the presentation and understanding of attention-deficit/hyperactivity disorder: A review. *Clinical Psychology Review, 21,* 907-929.

BRAFF, D. L. (1993). Information processing and attention dysfunction in schizophrenia. *Schizophrenia Bulletin, 19,* 233-259.

BRAFF, D., SCHORK, N. J., et GOTTESMAN, I. I. (2007). Endophenotyping schizophrenia. *American Journal of Psychiatry, 164,* 705-707.

BRAHAM, L. G., TROWER, P., et BIRCHWOOD, M. (2004). Acting on command hallucinations and dangerous behavior: A critique of the major findings in the last decade. *Clinical Psychology Review, 24,* 513-528.

BRAMON, E., et SHAM, P. C. (2001). The common genetic liability between schizophrenia and bipolar disorder: A review. *Current Psychiatry Reports, 3,* 332-337.

BRANSON, R., POTOCZNA, N., KRAL, J. G., LENTES, K.-U., HOEHE, M. R., *et al.* (2003). Binge eating as a major phenotype of melanocortin 4 receptor gene mutations. *New England Journal of Medicine, 348,* 1096-1103.

BRAUN, S. (2001). Seeking insight by prescription. *Cerebrum,* 10-21.

BREIER, J. I., SIMOS, P. G., FLETCHER, J. M., CASTILLO, E. M., ZHANG, W., et PAPANICOLAOU, A. C. (2003). Abnormal activation of temporoparietal language areas during phonetic analysis in children with dyslexia. *Neuropsychology, 17,* 610-621.

BREMNER, J. D., VYTHILINGAM, M., NG, C. K., VERMETTEN, E., NAZEER, A., OREN, D. A., *et al.* (2003). Regional brain metabolic correlates of methyl-paratyrosine-induced depressive symptoms implications for the neural circuitry of depression. *Journal of the American Medical Association, 289,* 3125-3134.

BRESLOW, N. (1989). Sources of confusion in the study and treatment of sadomasochism. *Journal of Social Behavior and Personality, 4,* 263-274.

BRIAND, C., BÉLANGER, R., HAMEL, V., NICOLE, L., STIP, E., REINHARZ, D., *et al.* (2005). Implantation multisite du programme «Integrated Psychological Treatment» (IPT) pour les personnes souffrant de schizophrénie. Élaboration d'une version renouvelée. *Santé mentale au Québec, 30*(1), 73-95.

BRIDGE, J. A., IYENGAR, S., SALARY, C. B., BARBE, R. P., BIRMAHER, B., PINCUS, H. A., *et al.* (2007). Clinical response and risk for reported suicidal ideation and suicide attempts in pediatric antidepressant treatment: A meta-analysis of randomized controlled trials. *Journal of the American Medical Association, 297,* 1683-1696.

BRIERE, J., et ELLIOTT, D. M. (2003). Prevalence and psychological sequelae of self-reported childhood physical and sexual abuse in a general population sample of men and women. *Child Abuse & Neglect, 27,* 1205-1222.

BRISSETTE, S. (2005, avril). *La consommation d'héroïne et ses méfaits. Prévention en pratique médicale.* Montréal, Québec: Direction de santé publique.

BROADBENT, D. (1958). *Perception et communication.* Londres: Pergamon.

BRODY, J. E. (1993, 15 décembre). Living with a common genetic abnormality. *The New York Times,* C17.

BRODY, J. E. (2000, 16 mai). Cybersex gives birth to a psychological disorder. *The New York Times*, F7, F11.

BROWN, A. S. (2006). Prenatal infection as a risk factor for schizophrenia. *Schizophrenia Bulletin, 32*(2), 200-202.

BROWN, A. S., BEGG, M. D., GRAVENSTEIN, S., SCHAEFER, C. A., WYATT, R. J., BRESNAHAN, M., et al. (2004). Serologic evidence of prenatal influenza in the etiology of schizophrenia. *Archives of General Psychiatry, 61,* 774-780.

BROWN, M. Z., COMTOIS, K. A., et LINEHAN, M. M. (2002). Reasons for suicide attempts and nonsuicidal self-injury in women with borderline personality disorder. *Journal of Abnormal Psychology, 111,* 198-202.

BROWNELL, K. D., et WADDEN, T. A. (1992). Etiology and treatment of obesity: Understanding a serious, prevalent, and refractory disorder. *Journal of Consulting and Clinical Psychology, 60,* 505-517.

BRUCE, M. L., TEN HAVE, T. R., REYNOLDS III, C. F., KATZ, I. I., SCHULBERG, H. C., MULSANT, B. H., et al. (2004). Reducing suicidal ideation and depressive symptoms in depressed older primary care patients: A randomized controlled trial. *Journal of the American Medical Association, 291,* 1081-1091.

BRUCE, T. J., et ALAHI, P. (2006). Pharmacotherapy for schizophrenia: Will CATIE open doors? *The Clinical Psychologist, 59,* 12-13.

BRUCH, H. (1973). *Eating disorders: Obesity, anorexia and the person within.* New York, N. Y.: Basic Books.

BRYANT, C., JACKSON, H., et AMES, D. (2008). The prevalence of anxiety in older adults: Methodological issues and a review of the literature. *Journal of Affective Disorders, 109,* 233-250.

BUCHERT, R., THOMASIUS, R., WILKE, F., PETERSEN, K., NEBELING, B., OBROCKI, J., et al. (2004). A voxel-based pet investigation of the long-term effects of "ecstasy" consumption on brain serotonin transporters. *American Journal of Psychiatry, 161,* 1181-1189.

BUDNIOK, C. (2001, janvier-février). Abus sexuel dans l'enfance et boulimie. *Perspectives Psy, 40*(1), 65-69.

BULIK, C. M., SULLIVAN, P. F., TOZZI, F., FURBERG, H., LICHTENSTEIN, P., et PEDERSEN, N. L. (2006). Prevalence, heritability, and prospective risk factors for anorexia nervosa. *Archives of General Psychiatry, 63,* 305-312.

BULMASH, E. L., MOLLER, H. J., KAYUMOV, L., SHEN, J., WANG, X., et SHAPIRO, C. M. (2006). Psychomotor disturbance in depression: Assessment using a driving simulator paradigm. *Journal of Affective Disorders, 93,* 213-218.

BUNDE, J., et SULS, J. (2006). A quantitative analysis of the relationship between the Cook-Medley Hostility Scale and traditional coronary artery disease risk factors. *Health Psychology, 25,* 493-500.

BURBRIDGE, J. A., et BARCH, D. M. (2007). Anhedonia and the experience of emotion in individuals with schizophrenia. *Journal of abnormal psychology, 116*(1), 30-42.

BURNS, A., GALLAGLEY, A., et BYRNE, J. (2004). Delirium. *Journal of Neurology, Neurosurgery, and Psychiatry with Practical Neurology, 75,* 362-367.

BURNS, D. D. (1980). *Feeling good: The new mood therapy.* New York, N. Y.: Morris.

BURTON, K. W. (2006, 17 août). Missing genes tied to mental retardation. *ScienceNOW Daily News.* Document consulté le 19 août 2006 de http://sciencenow.sciencemag.org/cgi/content/full/2006/817/1.

BUTLER, R. J. (2004). Childhood nocturnal enuresis: Developing a conceptual framework. *Clinical Psychology Review, 24,* 909-931.

BUTLER, R. N. (2001). The myth of old age. *Newsweek Special Issue, 33.*

BÜTZ, M. R., BOWLLING, J. B., et BLISS, C. A. (2000). Psychotherapy with the mentally retarded: A review of the literature and the implications. *Professional Psychology: Research and Practice, 31,* 42-47.

CABLE, N., et SACKER, A. (2006). The role of adolescent social disinhibition expectancies in moderating the relationship between psychological distress and alcohol use and misuse. *Addictive Behaviors, 32*(2), 282-295.

CADORET, R. J., YATES, W. R., TROUGHTON, E., WOODWORTH, G., et STEWART, M. A. (1995). Adoption study demonstrating two genetic pathways to drug abuse. *Archives of General Psychiatry, 52,* 42-52.

CAFRI, G., YAMAMIYA, Y., BRANNICK, M., et THOMPSON, J. K. (2005). The influence of sociocultural factors on body image: A meta-analysis. *Clinical Psychology: Science and Practice, 12,* 421-433.

CALLICOTT, J. H., MATTAY, V. S., VERCHINSKI, B. A., MARENCO, S., EGAN, M. F., et WEINBERGER, D. R. (2003). Complexity of prefrontal cortical dysfunction in schizophrenia: More than up or down. *American Journal of Psychiatry, 160,* 2209-2215.

CAMPANELLA, S., et STREEL, E. (2008). *Psychopathologie et neurosciences. Questions actuelles de neurosciences cognitives et affectives.* Bruxelles, Belgique: De Boeck.

CANNON, T. D., GLAHN, D. C., KIM, J., VAN ERP, T. G. M., KARLSGODT, K., COHEN, M. S., et al. (2005). Dorsolateral prefrontal cortex activity during maintenance and manipulation of information in working memory in patients with schizophrenia. *Archives of General Psychiatry, 62,* 1071-1080.

CANNON, W. B. (1929). *Bodily changes in pain, hunger, fear and rage: An account of recent research into the function of emotional excitement* (2e éd.). New York, N. Y.: Appleton-Century-Crofts.

CANTOR, R. M., KONO, N., DUVALL, J. A., ALVAREZ-RETUERTO, A., STONE, J. L., ALARCON, M., et al. (2005). Replication of autism linkage: fine-mapping peak at 17q21. *American Journal of Human Genetics, 76,* 1050-1056.

CAREY, B. (2004, 27 décembre). Autism therapies still a mystery, but parents take a leap of faith. *The New York Times*, A1-A15.

CAREY, B. (2006, 6 juin). Use of antipsychotics by the young rose fivefold. *The New York Times*, A18.

CARNEY, R. M., FREEDLAND, K. E., et JAFFE, A. S. (2001). Depression as a risk factor for coronary heart disease mortality. *Archives of General Psychiatry, 58,* 229-230.

CARROLL, L. (2003, 4 novembre). Fetal brains suffer badly from effects of alcohol. *New York Times.* Document consulté le 4 novembre 2003 de http://www.nytimes.com/2003/11/04/health/04FETA.html?th.

CARROLL, L. (2004, 10 février). Parkinson's research focuses on links to genes and toxins. *The New York Times*, F5.

CARROLL, R. T. (2002). *Occam's razor.* The "Skeptic's Dictionary". Document consulté le 12 janvier 2004 de http://skepdic.com/occam.html.

CASEY, B. J., et DURSTON, S. (2006). From behavior to cognition to the brain and back: What have we learned from functional imaging studies of attention deficit hyperactivity disorder? *American Journal of Psychiatry, 163,* 957-960.

CASEY, P., MARACY, M., KELLY, B. D., LEHTINEND, V., AYUSO-MATEOSE, J.-L., et al. (2006). Can adjustment disorder and depressive episode be distinguished? Results from ODIN. *Journal of Affective Disorders, 92,* 291-297.

CASPI, A., MCCLAY, J., MOFFITT, T. E., MILL, J., MARTIN, J., CRAIG, I. W., et al. (2002). Role of genotype in the cycle of violence in maltreated children. *Science, 297,* 851-854.

CASPI, A., SUGDEN, K., MOFFITT, T. E., TAYLOR, A., CRAIG, I. W., HARRINGTON, H. L., et al. (2003). Influence of life stress on depression : Moderation by a polymorphism in the 5-HTT Gene. *Science, 301*, 386-389.

CATHEBRAS, P. (2006). *Troubles fonctionnels et somatisations. Comment aborder les symptômes médicalement inexpliqués.* Paris, France : Masson.

CENTERS FOR DISEASE CONTROL AND PREVENTION (CDC). (2004). Morbidity and mortality weekly report. *Journal of the American Medical Association, 291*, 1317-1318.

CEPEDA-BENITO, A., REYNOSO, J. T., et ERATH, S. (2004). Meta-analysis of the efficacy of nicotine replacement. *Journal of Consulting and Clinical Psychology, 72*, 712-722.

CHABERT, C. (1997). *Le Rorschach en clinique adulte.* Paris, France : Dunod.

CHABERT, C., BRUSSET, B., et BRELET-FOULARD, F. (2006). *Névroses et fonctionnements limites.* Paris, France : Dunod.

CHAIRE DE RECHERCHE SUR L'OBÉSITÉ. (2011). *Les chiffres de l'obésité les statistiques du Canada (Situation en 2004-2005).* Québec, Québec : Chaire de recherche sur l'obésité. Document consulté le 17 janvier 2011 de http://obesite.ulaval.ca/obesite/generalites/prevalence.php.

CHAMBON, O., et MARIE-CARDINE, M. (2003). *Les bases de la psychothérapie.* Paris, France : Dunod.

CHAMBON, P., PERRIER, J. J., TOURBE, C., HAENTJENS, E., et REVOY, N. (2007, mai). Dépendance : Pourquoi nous ne sommes pas tous égaux. *Sciences et Vie, 1076*, 67-89.

CHARNEY, D. S., REYNOLDS III, C. F., LEWIS, L., LEBOWITZ, B. D., SUNDERLAND, T., ALEXOPOULOS, G. S., et al. (2003). Depression and Bipolar Support Alliance consensus statement on the unmet needs in diagnosis and treatment of mood disorders in late life. *Archives of General Psychiatry, 60*, 664-672.

CHASSIN, L., PITTS, S. C., et PROST, J. (2002). Binge drinking trajectories from adolescence to emerging adulthood in a high-risk sample : Predictors and substance abuse outcomes. *Journal of Consulting and Clinical Psychology, 70*, 67-78.

CHATELAIN, S. (2006). *Les traitements des troubles de l'érection.* Thèse d'exercice (pharmacie), Université Lille 2.

CHEMERINSKI, E., PETRACCA, G., SABE, L., KREMER, J., et STARKSTEIN, S. E. (2001, janvier). The specificity of depressive symptoms in patients with Alzheimer's disease. *American Journal of Psychiatry, 158*(1), 68-72.

CHEN, E., BLOOMBERG, G. R., FISHER, E. B., JR., et STRUNK, R. C. (2003). Predictors of repeat hospitalizations in children with asthma : The role of psychosocial and socioenvironmental factors. *Health Psychology, 22*, 12-18.

CHEN, P., GANGULI, M., MULSANT, B. H., et DEKOSKY, S. T. (1999). The temporal relationship between depressive symptoms and dementia : A community-based prospective study. *Archives of General Psychiatry, 56*, 261-266.

CHERRIER, A., et PALAZZOLO, J. (2006). *Schizophrénie : l'annonce du diagnostic.* Paris, France : Éditions In Press.

CHIANG, H.-M., et LIN, Y.-H. (2007, novembre). Mathematical ability of students with Asperger syndrome and high-functioning autism : A review of literature. *Autism, 11*(6), 547-556.

CHOBANIAN, A. V., BAKRIS, G. L., BLACK, H. R., CUSHMAN, W. C., GREEN, L. A., IZZO, J. L., JR., et al. (2003). The seventh report of the Joint National Committee on Prevention, Detection, Evaluation, and Treatment of High Blood Pressure : The JNC 7 report. *Journal of the American Medical Association, 289*, 2560-2572.

CHOVIL, I. (2000). First person account : I and I, dancing fool, challenge you the world to a duel. *Schizophrenia Bulletin, 26*(3), 745-747.

CHRONIS, A. M., JONES, H. A., et RAGGI, V. L. (2006). Evidence-based psychosocial treatments for children and adolescents with attention-deficit/hyperactivity disorder. *Clinical Psychology Review.*

CHUNG, T., et MAISTO, S. A. (2006). Relapse to alcohol and other drug use in treated adolescents : Review and reconsideration of relapse as a change point in clinical course. *Clinical Psychology Review, 26*, 149-161.

CIAVALDINI, A. (1999). *Psychopathologie des agresseurs sexuels.* Paris, France : Masson.

CIAVALDINI, A., et BALIER, C. (dir.). (2000). *Agressions sexuelles : pathologies, suivis thérapeutiques et cadres judiciaires.* Paris, France : Masson.

CICCONE, A., et LHOPITAL, M. (2001). *Naissance à la vie psychique.* Paris, France : Dunod.

CIPRIANI, A., PRETTY, H., HAWTON, K., et GEDDES, J. R. (2005). Lithium in the prevention of suicidal behavior and all-cause mortality in patients with mood disorders : A systematic review of randomized trials. *American Journal of Psychiatry, 162*, 1805-1819.

CLARAC, F., et TERNAUX, J.-P. (2008). *Encyclopédie historique des neurosciences. Du neurone à l'émergence de la pensée.* Bruxelles, Belgique : De Boeck.

CLARK, D. A. (2005). *Intrusive thoughts in clinical disorders : Theory, research and treatment.* New York, N. Y. : Guilford Press.

CLARK, D. A., COOK, A., et SNOW, D. (1998). Depressive symptom differences in hospitalized, medically ill, depressed psychiatric inpatients and nonmedical controls. *Journal of Abnormal Psychology, 107*, 38-48.

CLARKIN, J. F., LEVY, K. N., LENZENWEGER, M. F., et KERNBERG, O. F. (2007). Evaluating three treatments for borderline personality disorder : A multiwave study. *American Journal of Psychiatry, 164*, 922-928.

CLAY, R. A. (2001, janvier). Bringing psychology to cardiac care. *Monitor on Psychology*, 46-49.

CLECKLEY, H. (1976). *The mask of sanity* (5e éd.). St. Louis, Mo. : Mosby.

CLÉMENT, J.-P., DARTHOUT, N., et NUBUKPO, P. (2003). Life events, personality and dementia. *Psychologie et Neuropsychiatrie du Vieillissement, 1*, 129-138.

COCHRAN, S. V., et RABINOWITZ, F. E. (2003). Gender-sensitive recommendations for assessment and treatment of depression in men. *Professional Psychology : Research and Practice, 34*, 132-140.

COHEN, J. A., et MANNARINO, A. P. (1997). A treatment study for sexually abused preschool children : Outcome during a one-year follow-up. *Journal of the American Academy of Child and Adolescent Psychiatry, 36*, 1228-1235.

COHEN, S., DOYLE, W. J., TURNER, R., ALPER, C. M., et SKONER, D. P. (2003). Sociability and susceptibility to the common cold. *Psychological Science, 14*, 389-395.

COLE, M. G., et DENDUKURI, N. (2003). Risk factors for depression among elderly community subjects : A systematic review and meta-analysis. *American Journal of Psychiatry, 160*, 1147-1156.

COLLÈGE NATIONAL DES UNIVERSITAIRES EN PSYCHIATRIE (CNUP). (2000). *Psychiatrie de l'enfant et de l'adolescent.* Paris, France.

COMER, S. D., SULLIVAN, M. A., YU, E., ROTHENBERG, J. L., KLEBER, H. D., KAMPMAN, K., et al. (2006). Injectable, sustained-release naltrexone for the treatment of opioid dependence : A randomized, placebo-controlled trial. *Archives of General Psychiatry, 63*, 210-218.

CONSEILS AIDE ET ACTION CONTRE LA TOXICOMANIE (CAAT). (2010). *Drogues : effets et dangers.* Document consulté le 17 février 2011 de http://www.caat.online.fr/drogues/drogues_effet.htm.

CONWAY, K. P., COMPTON, W., STINSON, F. S., et GRANT, B. F. (2006). Lifetime comorbidity of *DSM-IV* mood and anxiety disorders and specific drug use disorders : results from the National Epidemiologic Survey on Alcohol and Related Conditions. *Journal of Clinical Psychiatry, 67*, 247-257.

COOPER, A., DELMONICO, D. L., et BURG, R. (2000). Cybersex users, abusers, and compulsives : New findings and implications. *Sexual Addiction & Compulsivity, 7*(1-2), 5-29.

COOPER, A., SCHERER, C. R., BOIES, S. C., et GORDON, B. L. (1999). Sexuality on the Internet : From sexual exploration to pathological expression. *Professional Psychology : Research & Practice, 30*(2), 154-164.

COOPER, P. J., MURRAY, L., WILSON, A., et ROMANIUK, H. (2003). Controlled trial of the short-and long-term effect of psychological treatment of postpartum depression : 1. Impact on maternal mood. *British Journal of Psychiatry, 182*, 412-419.

CORBETT, J., SACCONE, N. L., FOROUD, T., GOATE, A., EDENBERG, H., NURNBERGER, J., *et al.* (2005). Sex adjusted and age adjusted genome screen for nested alcohol dependence diagnoses. *Psychiatric Genetics, 15*, 25-30.

CORNBLATT, B. A., GREEN, M. F., WALKER, E. F., et MITTAL, V. A. (2009). Schizophrenia. Etiology and neurocognition. Dans T. Millon, P. H. Blaney, et R. D. Davis (dir.), *Oxford textbook of psychopathology* (p. 298-332). New York, N. Y. : Oxford University Press.

CORYELL, W., SOLOMON, D., TURVEY, C., KELLER, M., LEON, A. C., ENDICOTT, J., *et al.* (2003). The long-term course of rapid-cycling bipolar disorder. *Archives of General Psychiatry, 60*, 914-920.

COSTIN, C. (1997). *Your dieting daughter : Is she dying for attention ?* New York, N. Y. : Brunner/Mazel.

COTTRAUX, J. (2004). *Les thérapies comportementales et cognitives.* Paris, France : Masson.

COTTRAUX, J. (2006). *Place des psychothérapies contemporaines dans le traitement de la dépression.* Paris, France : Doin.

COURNOYER, L.-G., SIMONEAU, H., LANDRY, M., TREMBLAY, J., et PATENAUDE, C. (2009). Évaluation d'implantation du programme Alcochoix +. Rapport final d'une recherche subventionnée par le Fonds québécois de la recherche sur la société et la culture (FQRSC), n° 2008-TO-120890.

COURSEY, R. D., ALFORD, J., et SAFARJAN, B. (1997). Significant advances in understanding and treating serious mental illness. *Professional Psychology : Research and Practice, 28*, 205-216.

COUZIN, J. (2006, 13 avril). Gene variant may boost obesity risk. *ScienceNOW.* Document consulté le 18 février 2011 de http://news.sciencemag.org/sciencenow/2006/04/13-01.html?ref=hp.

COWAN, W. M., et KANDEL, E. R. (2001). Prospects for neurology and psychiatry. *Journal of the American Medical Association, 285*, 594-600.

COWLEY, G. (2001, 12 février). New ways to stay clean. *Newsweek,* 45-47.

COWLEY, G. (2001, 12 mars). Cannibals to cows : The path of a deadly disease. *Newsweek,* 53-61.

COYLE, J. P. (2006). Treating difficult couples : Helping clients with coexisting mental and relationship disorders. *Family Relations : Interdisciplinary Journal of Applied Family Studies, 55*(1), 146-147.

COYNE, J. C. (1976). Toward an interactional description of depression. *Psychiatry, 39*, 14-27.

CRAMER, B., et PALACIO-ESPASA, F. (1993). *La pratique des psychothérapies mère-bébé.* Paris, France : PUF.

CRAMER, P. (2000). Defense mechanisms in psychology today : Further processes for adaptation. *American Psychologist, 55*, 637-646.

CRESPIN, G. (2008). *Cahiers de Préaut n° 5. Évaluations diagnostiques, évaluation des traitements de l'autisme : état des lieux et débats.* Paris, France : Éditions de l'Harmattan.

CROWTHER, J. H., et MIZES, J. S. (1992). Etiology of bulimia nervosa : conceptual, research, and measurement issues. Dans J. H. Crowther, D. L. Tennenbaum, S. E. Hobfall, et M. A. P. Stephens (dir.), *The etiology of bulimia nervosa : the individual and familial context. Series in applied psychology : social issues and questions* (p. 225-244). Washington, D. C. : Hemisphere Publishing.

CSERNANSKY, J. G., SCHINDLER, M. K., SPLINTER, N. R., WANG, L., GADO, M., SELEMON, L. D., *et al.* (2004). Abnormalities of thalamic volume and shape in schizophrenia. *American Journal of Psychiatry, 161*, 896-902.

CUIJPERS, P., et SMIT, F. (2005). Preventing the incidence of new cases of mental disorders : A meta-analytic review. *Journal of Nervous & Mental Disease, 193*, 119-125.

CUNNINGHAM, J. A., et BRESLIN, F. C. (2004). Only one in three people with alcohol abuse or dependence ever seek treatment. *Addictive Behaviors, 29*, 221-223.

CUTHBERT, B. N. (2005). Dimensional models of psychopathology : Research agenda and clinical utility. *Journal of Abnormal Psychology, 114*, 565-569.

CUTRONA, C. E., WALLACE, G., et WESNER, K. A. (2006). Neighborhood characteristics and depression : An examination of stress processes. *Current Directions in Psychological Science, 15*, 188-192.

CYRANOWSKI, J. M., FRANK, E., YOUNG, E., et SHEAR, M. K. (2000). Adolescent onset of the gender difference in lifetime rates of major depression : A theoretical model. *Archives of General Psychiatry, 57*, 21-27.

CZERMAK, M., FRIGNET, H., *et al.* (1996). *Sur l'identité sexuelle : à propos du transsexualisme.* Paris, France : Association freudienne internationale (Coll. « Le discours psychanalytique »).

DAEPPEN, J.-B. (2009). *La dépendance à l'alcool. Guide de traitement combiné.* Paris, France : Flammarion (Coll. « Médecine-Sciences »).

DALEY, S. E., BURGE, D., et HAMMEN, C. (2000). Borderline personality disorder symptoms as predictors of 4-year romantic relationship dysfunction in young women : Addressing issues of specificity. *Journal of Abnormal Psychology, 109*, 451-460.

DALTON, K. M., NACEWICZ, B. M., JOHNSTONE, T., SCHAEFER, H. S., GERNSBACHER, M. A., GOLDSMITH, H. H., *et al.* (2005). Gaze fixation and the neural circuitry of face processing in autism. *Nature Neuroscience, 8*, 519-526.

DAMASIO, A. R. (1995). *L'erreur de Descartes. La raison des émotions.* Paris, France : Odile Jacob.

DAMASIO, A. R. (2003). *Spinoza avait raison : joie et tristesse, le cerveau des émotions.* Paris, France : Odile Jacob.

DANTZER, R. (1989). *L'illusion psychosomatique.* Paris, France : Odile Jacob.

DAO, T. K., et PREVATT, F. (2006). A psychometric evaluation of the Rorschach Comprehensive System's Perceptual Thinking Index. *Journal of Personality Assessment, 86*, 180-189.

DARVES-BORNOZ, J.-M. (1996). *Syndromes traumatiques du viol et de l'inceste.* Paris, France : Masson.

DAVID, M. (1989). *Le placement familial.* Paris, France : ESF.

DAVIDSON, R. J., PIZZAGALLI, D., NITSCHKE, J. B., et PUTNAM, K. (2002). Depression : Perspectives from affective neuroscience. *Annual Review of Psychology, 53*, 545-574.

DAVIS, S. R., DAVISON, S. L., DONATH, S., et BELL, R. J. (2005). Circulating androgen levels and self-reported sexual function in women. *Journal of the American Medical Association, 294*, 91-96.

DAW, J. (2001, avril). Survey uncovers communication breakdown in the treatment of depression. *Monitor on Psychology*, 69.

DE MOOR, C., STERNER, J., HALL, M., WARNEKE, C., GILANI, Z., AMATO, R., et al. (2003). A pilot study of the effects of expressive writing on psychological and behavioral adjustment in patients enrolled in a Phase II trial of vaccine therapy for metastatic renal cell carcinoma. *Health Psychology*, 21, 615-619.

DEBAGGIO, T. (2002). *Losing my mind. An intimate look at life with Alzheimer's.* New York, N. Y.: The Free Press.

DÉCHERF, G., DARCHIS, E., et al. (2005). *Crises familiales: violence et reconstruction. Du rôle de la crise dans la structuration de la famille.* Paris, France: Éditions In Press.

DECKER, S. L., MCINTOSH, D. E., KELLY, A. M., NICHOLLS, S. K., et DEAN, R. S. (2001). Comorbidity among individuals classified with attention disorders. *International Journal of Neuroscience*, 110(1-2), 43-54.

DEFFENBACHER, J. L., et al. (2000). An application of Beck's cognitive therapy to general anger reduction. *Cognitive Therapy & Research*, 24, 689-697.

DEL BOCA, F. K., DARKES, J., GREENBAUM, P. E., et GOLDMAN, M. S. (2004). Up close and personal: Temporal variability in the drinking of individual college students during their first year. *Journal of Consulting and Clinical Psychology*, 72, 155-164.

DELAHANTY, D. L., et BAUM, A. (2001). Stress and breast cancer. Dans A. Baum, T. A. Revenson, et J. E. Singer (dir.), *Handbook of health psychology* (p. 747-756). Mahwah, N. J.: Lawrence Erlbaum Associates.

DELAYE, J. (1999). *La prévention de la maladie coronarienne.* Paris, France: John Libbey Eurotext.

DELAY J., et DENIKER, P. (1961). *Méthodes chimiothérapiques en psychiatrie. Les nouveaux médicaments psychotropes.* Paris, France: Masson.

DENIKER, P., et OLIÉ, J.-P. (1986, octobre). Le transsexualisme en 1986. *Entretiens de Bichat*, 210-213.

DENIZET-LEWIS, B. (2006, 25 juin). An anti-addiction pill? *The New York Times Magazine*, 48-53.

DENNIS, C. (2004, janvier). Brain development: The most important sexual organ. *Nature*, 427, 390-392.

DENOON, D. (2006, 1er mai). Do ADHD drugs stunt kids' growth? *WebMD Medical News*. Document consulté le 12 mai 2006 de http://www.webmd.com/content/article/121/114370.

DERBY, C. A. (2000, 2 octobre). Cité dans *Study finds exercise reduces the risk of impotence.* Document consulté le 12 novembre 2002 de http://www.cnn.com/2000/HEALTH/men/10/02/fitness.impotence.ap/.

DERKINDEREN, P. (2003). Maladie de Parkinson et déclin cognitif. *Neurologies*, 6, 416-420.

DEROSSE, P., FUNKE, B., BURDICK, K. E., LENCZ, T., EKHOLM, J. M., KANE, J. M., et al. (2006). Dysbindin genotype and negative symptoms in schizophrenia. *American Journal of Psychiatry*, 163, 532-534.

DEROUESNÉ, C. (2003, mars). Revue thématique: Qu'est-ce que la démence? Un concept flou. *Psychologie et Neuropsychiatrie du Vieillissement*, 1(1), 15-24.

DERUBEIS, R. J., TANG, T. Z., et BECK, A. T. (2001). Cognitive therapy. Dans K. S. Dobson (dir.), *Handbook of cognitive-behavioral therapies* (2e éd.) (p. 349-392). New York, N. Y.: Guilford Press.

DESPINOY, M. (1999). *Psychopathologie de l'enfant et de l'adolescent.* Paris, France: Armand Colin.

DESROSIERS, P. (2010). *Les services de réadaptation en toxicomanie auprès des adultes dans les centres de réadaptation en dépendance. Guide de pratique et offre de services de base.* Montréal, Québec: Association des centres de réadaptation en dépendance du Québec (ACRDQ).

DEUSCHL, G., SCHADE-BRITTINGER, C., KRACK, P., VOLKMANN, J., SCHÄFER, H., BÖTZEL, K., et al. (2006). A randomized trial of deep-brain stimulation for Parkinson's disease. *New England Journal of Medicine*, 355, 896-908.

DEVEREUX, G. (1972). *Ethnopsychanalyse complémentariste.* Paris, France: Flammarion.

DEVILLY, G. J. (2002). Eye movement desensitization and reprocessing: A chronology of its development and scientific standing. *Scientific Review of Mental Health Practice*, 1, 113-138.

DICKEY, C. C., MCCARLEY, R. W., XUA, M. L., SEIDMAN, L. J., VOGLMAIERA, M. M., NIZNIKIEWICZ, M. A., et al. (2007). fMRI abnormalities of the hippocampus and cavum septi pellucidi in females with schizotypal personality disorder. *Schizophrenia Research*, 89, 49-58.

DICLEMENTE, C. C. (2007). Mechanisms, determinants and process of change in the modification of drinking behaviour. *Alcoholism: Clinical and Experimental Research*, 31(Suppl. 3), S13- S20.

DIMIDJIAN, S., HOLLON, S. D., DOBSON, K. S., SCHMALING, K. B., KOHLENBERG, R. J., ADDIS, M. E., et al. (2006). Randomized trial of behavioral activation, cognitive therapy, and antidepressant medication in the acute treatment of adults with major depression. *Journal of Consulting and Clinical Psychology*, 74, 658-670.

DINGFELDER, S. F. (2004, mars). Treatment for the "untreatable". *Monitor on Psychology*, 35, 46-49.

DIXON, L., ADAMS, C., et LUCKSTED, A. (2000). Update on family psychoeducation for schizophrenia. *Schizophrenia Bulletin*, 26(1), 5-20.

DOCHERTY, N. M., COHEN, A. S., NIENOW, T. M., DINZEO, T. J., et DANGELMAIER, R. E. (2003). Stability of formal thought disorder and referential communication disturbances in schizophrenia. *Journal of Abnormal Psychology*, 112, 469-475.

DOCHERTY, N. M., GORDINIER, S.W., HALL, M. J., et DOMBROWSKI, M. E. (2004). Referential communication disturbances in the speech of nonschizophrenic siblings of schizophrenia patients. *Journal of Abnormal Psychology*, 113, 399-405.

DOHRENWEND, B. P. (2006). Inventorying stressful life events as risk factors for psychopathology: toward resolution of the problem of intracategory variability. *Psychological Bulletin*, 132, 477-495.

DOLTO, F. (1984). *L'image inconsciente du corps.* Paris, France: Seuil.

DOUGALL, A. L., et BAUM, A. (2001). Stress, health, and illness. Dans A. Baum, T. A. Revenson, et J. E. Singer (dir.), *Handbook of health psychology* (p. 339-348). Mahwah, N. J.: Lawrence Erlbaum Associates.

DOWKER, A., HERMELIN, B., et PRING, L. (1996). A savant poet. *Psychological Medicine*, 26, 913-924.

DRAGUNS, J. G., et TANAKA-MATSUMI, J. (2003). Assessment of psychopathology across and within cultures: Issues and findings. *Behaviour Research and Therapy*, 41, 755-776.

DRAKENBERG, K., NIKOSHKOV, A., HORVÁTH, M. C., FAGERGREN, P., GHARIBYAN, A., SAARELAINEN, K., et al. (2006). μ opioid receptor A118G polymorphism in association with striatal opioid neuropeptide gene expression in heroin abusers. *Proceedings of the National Academy of Sciences*, 103, 7883-7888.

DREWNOWSKI, A. (1997). Taste preferences and food intake. *Annual Review of Nutrition*, 17, 237-253.

DRIELING, T., VAN CALKER, D., et HECHT, H. (2006). Stress, personality and depressive symptoms in a 6.5 year follow-up of subjects at familial risk for affective disorders and controls. *Journal of Affective Disorders*, 91, 195-203.

DUBÉ, C. (2010, mars). Vaincre le stress. *Québec Science*, 48(6), 16-24.

Dubovsky, S. (2000, septembre). Lithium : The oldest specific psychotropic medication. *Journal Watch for Psychiatry*, 73-76.

Dubovsky, S. (2006, 22 février). Reviews of note : An update on the neurobiology of addiction. *Journal Watch Psychiatry*. Document consulté le 23 février 2006 de http://psychiatry.jwatch.org/cgi/content/full/2006/222/7 ?q = etoc.

Dugas, M. J. (2002). Generalized anxiety disorder. Dans M. Hersen (dir.), *Clinical behavior therapy : Adults and children* (p. 125-143). New York, N. Y. : Wiley.

Dugas, M. L., Ladouceur, R., Léger, E., Freeston, M. H., Langlis, F., Provencher, M. D., *et al.* (2003). Group cognitive-behavioral therapy for generalized anxiety disorder : Treatment outcome and long-term follow up. *Journal of Consulting and Clinical Psychology*, 71, 821-825.

Dumas, J. E. (1999). *Psychopathologie de l'enfant et de l'adolescent.* Bruxelles, Belgique : De Boeck.

Duprey, C. (2007). *La crise de l'enfermement asilaire au Québec à l'orée de la révolution tranquille.* Mémoire de maîtrise, Université du Québec à Montréal.

Earnst, K. S., et Kring, A. M. (1997). Construct validity of negative symptoms : An empirical and conceptual review. *Clinical Psychology Review*, 17, 167-189.

Eberhardy, F. (1967). The view from "the couch." *Journal of Child Psychological Psychiatry*, 8, 257-263.

Ebmeier, K. P., Donaghey, C., et Steele, J. D. (2006). Recent developments and current controversies in depression. *The Lancet*, 367, 153-167.

Eddleston, M. (2006). Physical vulnerability and fatal self-harm in the elderly. *British Journal of Psychiatry*, 189, 278-279.

Edenberg, H. J., Strother, W. N., McClintick, J. N., Tian, H., Stephens, M., Jerome, R. E., *et al.* (2005). Gene expression in the hippocampus of inbred alcohol-preferring and nonpreferring rats. *Genes, Brain & Behavior*, 4, 20-30.

Édition l'Harmattan, collectif d'auteurs. (2000). *Leçons cliniques sur la démence précoce et la psychose maniaco-dépressive.* Paris, France » : L'Harmattan (Coll. « Psychanalyse et civilisations »).

Edmundson, M. (2001, 3 juin). I'm O. K., and then some. *The New York Times Book Review*, 33.

Éduc alcool. (2009). *Alcool et santé. Les effets de la consommation précoce d'alcool. Causes et conséquences de la surconsommation à l'adolescence.* Montréal, Québec : Éduc alcool.

Edwards, J., Harris, M., et Bapat, S. (2005). Developing services for first-episode psychosis and the critical period. *British Journal of Psychiatry*, 187(Suppl. 48), S91-S97.

Edwards, V. J., Holden, G. W., Felitti, V. J., et Anda, R. F. (2003). Relationship between multiple forms of childhood maltreatment and adult mental health in community respondents : Results from the Adverse Childhood Experiences Study. *American Journal of Psychiatry*, 160, 1453-1460.

Egger, H. L., et Angold, A. (2006). Common emotional and behavioral disorders in preschool children : Presentation, nosology, and epidemiology. *Journal of Child Psychology and Psychiatry*, 47(3-4), 313-337.

Eiberg, H., Berendt, I., et Mohr, J. (1995). Assignment of dominant inherited nocturnal euresis (ENUR1) to chromosome 13q. *Nature Genetics*, 10, 354-356.

Eiguer, A., Granjon, E., et Loncan, A. (2006). *La part des ancêtres.* Paris, France : Dunod.

Einfeld, S. L., Piccinin, A. M., Mackinnon, A., Hofer, S. M., Taffe, J., Gray, K. M., *et al.* (2006). Psychopathology in young people with intellectual disability. *Journal of the American Medical Association*, 296, 1981-1989.

Ellis, A. (1977). The basic clinical theory of rational-emotive therapy. Dans A. Ellis, et R. Grieger (dir.), *Handbook of rational-emotive therapy* (p. 3-34). New York, N. Y. : Springer.

Ellis, A. (1997). Using rational emotive behavior therapy techniques to cope with disability. *Professional Psychology : Research and Practice*, 28, 17-22.

Ellis, B. J., Jackson, J. J., et Boyce, W. T. (2006). The stress response systems : Universality and adaptive individual differences. *Developmental Review*, 26, 175-212.

Engel, G. L. (1977). The need for a new medical model : A challenge for biomedicine. *Sciences*, 196, 129-136.

Enquête SMPG, DREES – ASEP – CCOMS – EPSM. (2008, octobre). Épisodes dépressifs : des situations multiples. *Études et Résultats*, 661.

Epping-Jordan, J. E., Compas, B. E., et Howell, D. C. (1994). Predictors of cancer progression in young adult men and women : Avoidance, intrusive thoughts, and psychological symptoms. *Health Psychology*, 13, 539-547.

Essex, M. J., Kraemer, H. C., Armstrong, J. M., Boyce, W. T., Goldsmith, H. H., Klein, M. H., *et al.* (2006). Exploring risk factors for the emergence of children's mental health problems. *Archives of General Psychiatry*, 63, 1246-1256.

Exner, J. E. (1993). *The Rorschach : A comprehensive system* (Vol. 1). New York, N. Y. : John Wiley.

Ey, H. (1973). *Traité des hallucinations.* Paris, France : Masson.

Fairburn, C. G., Marcus, M. D., et Wilson, G. T. (1993). Cognitive-Behavioral therapy for Binge-Eating and Bulimia Nervosa : A comprehensive treatment manual. Dans C. G. Fairburn, et G. T. Wilson (dir.), *Binge Eating : Nature. Assessment and treatment* (p. 361-404). New York, N. Y. : Guilford Press.

Fairburn, C. G., Welch, S. L., Doll, H. A., Davies, B. A., et O'Connor, M. E. (1997). Risk factors for bulimia nervosa : A community-based case-control study. *Archives of General Psychiatry*, 54(6), 509-517.

Fairburn, C. G., et Wilson, G. T. (dir.). (1993). *Binge eating : Nature, assessment, and treatment.* New York, N. Y. : Guilford Press.

Fanous, A. H., van den Oord, E. J., Riley, B. P., Aggen, S. H., Neale, M. C., O'Neill, A., *et al.* (2005). Relationship between a high-risk haplotype in the dtnbp1 (dysbindin) gene and clinical features of schizophrenia. *American Journal of Psychiatry*, 162, 1824-1832.

Faraone, S. V., Biederman, J., Mick, E., Williamson, S., Wilens, T., Spencer, T., *et al.* (2000). Family study of girls with attention deficit hyperactivity disorder. *American Journal of Psychiatry*, 157(7), 1077-1083.

Faraone, S. V., Biederman, J., Spencer, T., Mick, E., Murray, K., Petty, C., *et al.* (2006). Diagnosing adult attention deficit hyperactivity disorder : Are late onset and subthreshold diagnoses valid ? *American Journal of Psychiatry*, 163, 1720-1729.

Farmer, R. F. (2000). Issues in the assessment and conceptualization of personality disorders. *Clinical Psychology Review*, 20, 823-851.

Farmer, R. F., et Chapman, A. L. (2002). Evaluation of *DSM-IV* personality disorder criteria as assessed by the structured clinical interview for *DSM-IV* personality disorders. *Comprehensive Psychiatry*, 43(4), 285-300.

Farooqi, I. S., Keogh, J. M., Yeo, G. S. H., Lank, E. J., Cheetham, T., *et al.* (2003). Clinical spectrum of obesity and mutations in the melanocortin 4 receptor gene. *New England Journal of Medicine*, 348, 1085-1095.

Fassbender, C., et Schweitzer, J. B. (2006). Is there evidence for neural compensation in attention deficit hyperactivity disorder ? A review of the functional neuroimaging literature. *Clinical Psychology Review*, 26, 445-465.

Fava, M., Bless, E., Otto, M. W., Pava, J. A., et Rosenbaum, J. F. (1994). Dysfunctional attitudes in major depression : Changes with pharmacotherapy. *Journal of Nervous and Mental Disease*, 182, 45-49.

FÉLINE, A., GUELFI, J.-D., et HARDY, P. (2002). *Les troubles de la personnalité*. Paris, France : Flammarion (Coll. «Médecine-Science»).

FENG, Y., NIU, T., XING, H., XU, X., CHEN, C., PENG, S., *et al.* (2004). A common haplotype of the nicotine acetylcholine receptor alpha 4 subunit gene is associated with vulnerability to nicotine addiction in men. *American Journal of Human Genetics, 75*, 112-121.

FERDINAND, R. F., BONGERSA, I. L., van der ENDE, J., van GASTELA, W., TICK, N., UTENS, E., *et al.* (2006). Distinctions between separation anxiety and social anxiety in children and adolescents. *Behaviour Research and Therapy, 44*, 1523-1535.

FERGUSSON, D. M., et WOODWARD, L. J. (2002). Mental health, educational, and social role outcomes of adolescents with depression. *Archives of General Psychiatry, 59*, 225-231.

FERRI, M., AMATO, L., et DAVOLI, M. (2006). Alcoholics Anonymous and other 12-step programs for alcohol dependence. *The Cochrane Database of Systematic Reviews, 3*. Document consulté le 23 septembre 2006 de http://dx.doi.org/10.1002/14651858.CD005032.pub2.

FIEVE, R. R. (1975). *Moodswings : The third revolution in psychiatry*. New York, N. Y. : Morrow.

FIRESTONE, R. W., FIRESTONE, L. A., et CATLETT, J. (2006). *Sex and love in intimate relationships*. Washington, D. C. : American Psychological Association.

FIRST, M. B. (2005). Clinical utility : A prerequisite for the adoption of a dimensional approach in *DSM. Journal of Abnormal Psychology, 114*, 560-564.

FIRST, M. B. (2006). Beyond clinical utility : Broadening the *DSM-V* research appendix to include alternative diagnostic constructs. *American Journal of Psychiatry, 163*, 1679-1681.

FLAMENT, M., et JEAMMET, P. (1999). *La boulimie : comprendre et traiter*. Paris, France : Masson (Coll. «Médecine et Psychothérapie»).

FONAGY, P. (2004). *Théorie de l'attachement et psychanalyse*. Paris, France : Érès.

FORMAN, D. N., *et al.* (2000). Postpartum depression : Identification of women at risk. *British Journal of Obstetrics and Gynecology, 107*, 1210-1217.

FOUGEYROLLAS, P., CLOUTIER, R., BERGERON, H., CÔTÉ, S., et ST-MICHEL, G. (1998). *Classification québécoise : processus de production du handicap*. Québec, Québec : Réseau International sur le Processus de Production du Handicap.

FOUQUEREAU, E., FERNANDEZ, A., MULLET, E., et SORUM, P. C. (2003). Stress and the urge to drink. *Addictive Behaviors, 28*, 669-685.

FOX, M. (2000, 21 août). Autism checks urged for all babies. *MSNBC*. Document consulté le 23 août 2000 de http://www.msnbc.com/news/449244.asp.

FOXHALL, K. (2001, mars). Study finds marital stress can triple women's risk of recurrent coronary event. *Monitor on Psychology, 32*, 14.

FRANK, E., et KUPFER, D. J. (2003). Progress in the therapy of mood disorders : Scientific support. *American Journal of Psychiatry, 160*, 1207-1208.

FRANK E., KUPFER, D. J., THASE, M. E., MALLINGER, A. G., SWARTZ, H. A., et FAGIOLINI, A. M. (2005). Two-year outcomes for interpersonal and social rhythm therapy in individuals with bipolar I disorder. *Archives of General Psychiatry, 62*, 996-1004.

FRANCK, N. (2006). *La schizophrénie. La reconnaître et la soigner*. Paris, France : Odile Jacob.

FRANCK, N. (2007). Remédiation cognitive chez les patients souffrant de schizophrénie. *Annales Médico-psychologiques, 165*, 187-190.

FRANCK, N. (2010, mars). Quels programmes de remédiation cognitive pour le premier épisode cognitif? *L'Encéphale, 36*(Suppl. 3), S58-S65.

FRANCK, N., et THIBAULT, F. (2003). *Les hallucinations. Encyclopédie médico-chirurgicale*. Issy-les-Moulineaux, France : Elsevier.

FRANKO, D. L., et KEEL, P. K. (2006). Suicidality in eating disorders : Occurrence, correlates, and clinical implications. *Clinical Psychology Review, 26*, 769-782.

FRASURE-SMITH, N., et LESPÉRANCE, F. (2005). Depression and coronary heart disease : Complex synergism of mind, body, and environment. *Current Directions in Psychological Science, 14*, 39-43.

FRATTAROLI, J. (2006). Experimental disclosure and its moderators : A meta-analysis. *Psychological Bulletin, 132*, 823-865.

FREEDMAN, R. (2003). Schizophrenia. *New England Journal of Medicine, 349*, 1738-1749.

FREEMON, F. R. (1981). *Organic mental disease*. Jamaica, N. Y. : Spectrum.

FREUD, S. (1973). *Névrose, psychose et perversion* (1re éd. 1924). Paris, France : PUF.

FREUD, S. (1999). *Cinq leçons sur la psychanalyse* (1re éd. 1909). Paris, France : Payot.

FRICK, P. J., LAHEY, B. B., LOEBER, R., STOUTHAMER-LOEBER, M., CHRIST, M. A., et HANSON, K. (1992). Familial risk factors to oppositional defiant disorder and conduct disorder : Parental psychopathology and maternal parenting. *Journal of Consulting and Clinical Psychology, 60*, 49-55.

FRICK, P. J., et SILVERTHORN, P. (2001). Psychopathology in children and adolescents. Dans H. E. Adams (dir.), *Comprehensive handbook of psychopathology* (3e éd.) (p. 879-919). New York, N. Y. : Plenum Press.

FRIEDMAN, M. A., DETWEILER-BEDELL, J. B., LEVENTHAL, H. E., HORNE, R., KEITNER, G. I., et MILLER, I. W. (2004). Combined psychotherapy and pharmacotherapy for the treatment of major depressive disorder. *Clinical Psychology : Science and Practice, 11*(1), 47-68.

FRIEDMAN, R. A. (2002, 31 décembre). Born to be happy, through a twist of human hard wire. *The New York Times*, F5.

FRIEDMAN, R. A., et LEON, A. C. (2007). Expanding the black box–depression, antidepressants, and the risk of suicide. *New England Journal of Medicine, 356*, 2343-2346.

FRIEDMAN, S. D., SHAW, D. W. W., ARTRU, A. A., DAWSON, G., PETROPOULOS, H., et DAGER, S. R. (2006). Gray and white matter brain chemistry in young children with autism. *Archives of General Psychiatry, 63*, 786-794.

FRIGNET, H. (2000). *Le transsexualisme*. Paris, France : Desclée de Brouwer.

FUERTES, J. N., et BROBST, K. (2002). Clients' ratings of counselor multicultural competency. *Cultural Diversity and Ethnic Minority Psychology, 8*, 214-223.

FUNG, M. T., RAINE, A., LOEBER, R., LYNAM, D. R., STEINHAUER, S. R., VENABLES, P. H., *et al.* (2005). Reduced electrodermal activity in psychopathy-prone adolescents. *Journal of Abnormal Psychology, 114*, 187-196.

GABB, J., SONDEREGGER, L., SCHERRER, S., et EHLERT, U. (2006). Psychoneuroendocrine effects of cognitive-behavioral stress management in a naturalistic setting – a randomized controlled trial. *Psychoneuroendocrinology, 31*, 428-438.

GABBARD, G. O. (2005). Mind, brain, and personality disorders. *American Journal of Psychiatry, 162*, 648-655.

GABLE, S. L., et HAIDT, J. (2005). What (and why) is positive psychology? *Review of General Psychology, 9*, 103-110.

GAGNÉ, F., et ST-PÈRE, F. (2002). When QI is controlled, does motivation still predict achievement? *Intelligence, 30*(1), 71-100.

GALEA, S., NANDI, A., et VLAHOV, D. (2005). The epidemiology of post-traumatic stress disorder after disasters. *Epidemiologic Reviews, 27*, 78-91.

GALINOWSKI, A., et LÔO, H. (2003). Biologie du stress. *Annales Médico-psychologiques, 161*(10), 797-803.

GAMBLE, S. A., TALBOT, N. L., DUBERSTEIN, P. R., CONNER, K. R., FRANUS, N., BECKMAN, A., *et al.* (2006). Childhood sexual abuse and depressive symptom severity : The role of neuroticism. *Journal of Nervous & Mental Disease, 194*, 382-385.

GANELLEN, R. J. (1996). Comparing the diagnostic efficiency of the MMPI, MCMIII, and Rorschach : A review. *Journal of Personality Assessment, 67*, 219-243.

GARB, H. N. (2003). Incremental validity and the assessment of psychopathology in adults. *Psychological Assessment, 15*, 508-520.

GARB, H. N., WOOD, J. M., LILIENFELD, S. O., et NEZWORSKI, M. T. (2002). Effective use of projective techniques in clinical practice : Let the data help with selection and interpretation. *Professional Psychology : Research and Practice, 33*, 454-463.

GARB, H. N., WOOD, J. M., LILIENFELD, S. O., et NEZWORSKI, M. T. (2005). Roots of the Rorschach controversy. *Clinical Psychology Review, 25*, 97-118.

GARBER, J., KEILEY, M. K., et MARTIN, N. C. (2002). Developmental trajectories of adolescents' depressive symptoms : Predictors of change. *Journal of Consulting & Clinical Psychology, 70*, 79-95.

GARBER, J., WEISS, B., et SHANLEY, N. (1993). Cognitions, depressive symptoms, and development in adolescents. *Journal of Abnormal Psychology, 102*, 47-57.

GARBUTT, J. C., KRANZLER, H. R., O'MALLEY, S. S., GASTFRIEND, D. R., PETTINATI, H. M., SILVERMAN, B. L., *et al.* (2005a). Efficacy and tolerability of long-acting injectable naltrexone for alcohol dependence : A randomized controlled trial. *Journal of the American Medical Association, 293*, 1617-1625.

GARBUTT, J. C., KRANZLER, H. R., O'MALLEY, S. S., GASTFRIEND, D. R., SILVERMAN, B. L., LOEWY, J. W., *et al.* (2005b). Naltrexone treatment for alcohol dependency–Reply. *Journal of the American Medical Association, 294*, 900.

GARNEFSKI, N., KRAAIJ, V., et SPINHOVEN, P. (2001). De relatie tussen cognitieve copingstrategieen en symptomen van depressie, angst en suicidaliteit. *Gedrag & Gezondheid : Tijdschrift voor Psychologie & Gezondheid, 29*, 148-158.

GARNER, D. M., et GARFINKEL, P. E. (1997). *Handbook of treatment for eating disorders*. New York, N. Y. : Guilford Press.

GASER, C., NENADIC, I., BUCHSBAUM, B. R., HAZLETT, E. A., et BUCHSBAUM, M. S. (2004). Ventricular enlargement in schizophrenia related to volume reduction of the thalamus, striatum, and superior temporal cortex. *American Journal of Psychiatry, 161*, 154-156.

GATCHEL, R. J. (2001). Biofeedback and self-regulation of physiological activity : A major adjunctive treatment modality in health psychology. Dans A. Baum, T. A. Revenson, et J. E. Singer (dir.), *Handbook of health psychology* (p. 95-104). Mahwah, N. J. : Lawrence Erlbaum Associates.

GATZ, M., REYNOLDS, C. A., FRATIGLIONI, L., JOHANSSON, B., MORTIMER, J. A., BERG, S., *et al.* (2006). Role of genes and environments for explaining Alzheimer Disease. *Archives of General Psychiatry, 63*, 168-174.

GAUGUE, J., VARESCON, I., et WENDLAND, J. (2006). Le syndrome d'alcoolisme fœtal : état de la question. *Psychotropes, Revue internationale des Addictions, 21*(1), 113-124. Bruxelles, Belgique : De Boeck Université.

GAUTHIER, J. G., IVERS, H., et CARRIER, S. (1996). Nonpharmacological approaches in the management of recurrent headache disorders and their comparison and combination with pharmacotherapy. *Clinical Psychology Review, 16*, 543-571.

GAUVIN, L., STEIGER, H., et BRODEUR, J.-M. (2009). Eating-disorder symptoms and syndromes in a sample of urban-dwelling Canadian women : Contributions toward a population health perspective. *International Journal of Eating Disorders, 4*(2) 158-165.

GAVIN, N. I., GAYNES, B. N., LOHR, K N., MELTZER-BRODY, S., GARTLEHNER, G., et SWINSON, T. (2005). Perinatal depression : A systematic review of prevalence and incidence. *Obstetrics & Gynecology, 106*, 1071-1083.

GEDDES, J. R., BURGESS, S., HAWTON, K., JAMISON, K., et GOODWIN, G. M. (2004). Long-term lithium therapy for bipolar disorder : Systematic review and meta-analysis of randomized controlled trials. *American Journal of Psychiatry, 161*, 217-222.

GEER, J., HEIMAN, J., et LEITENBERG, H. (1984). *Human sexuality.* Englewood Cliffs, N. J. : Prentice Hall.

GEIPERT, N. (2007, janvier). Don't be mad : More research links hostility to coronary risk. *Monitor on Psychology, 38*, 50-51.

GEISSMANN, C., et HOUZEL, D. (2000). *L'enfant, ses parents et le psychanalyste*. Paris, France : Bayard.

GEISSMANN, C., et HOUZEL, D. (2003). *Psychothérapie de l'enfant et de l'adolescent*. Paris, France : Bayard.

GELLER, B. (2006, 16 octobre). Early use of methylphenidate : The jury on neuronal effects is still out. *Journal Watch Psychiatry*. Document consulté le 16 octobre 2006 de http://psychiatry.jwatch.org/cgi/content/full/2006/1016/2.

GERSHON, E. S., et RIEDER, R. O. (1992). Major disorders of mind and brain. *Scientific American, 267*(3), 126-133.

GHIZZANI, A. (2003). Aging and male sexuality. *Archives of Sexual Behavior, 32*(3), 294-295.

GIDRON, Y., DAVIDSON, K., et BATA, I. (1999). The short-term effects of a hostility-reduction intervention on male coronary heart disease patients. *Health Psychology, 18*, 416-420.

GIEMBYCZ, M. A., et O'CONNOR, B. J. (2000). *Asthma : Epidemiology, anti-inflammatory therapy and future trends*. Boston, Mass. : Birkhauser.

GIL, K. M., WILLIAMS, D. A., KEEFE, F. J., et BECKHAM, J. C. (1990). The relationship of negative thoughts to pain and psychological distress. *Behavior Therapy, 21*, 349-362.

GILBERT, P. (2002). Understanding the biopsychosocial approach. *Clinical Psychology, 14*, 13-17.

GILBERT, S. (2004, 16 mars). New clues to women veiled in black. *The New York Times, Science Times*, F1, F7.

GILLEN, J., et DAVID, A. S. (2005). The cognitive neuropsychiatry of delusions : From psychopathology to neuropsychology and back again. *Psychological Medicine, 31*, 5-12.

GLASER, R., KIECOLT-GLASER, J. K., SPEICHER, C. E., et HOLLIDAY, J. E. (1985). Stress, loneliness, and changes in herpes virus latency. *Journal of Behavioral Medicine, 8*, 249-260.

GLASS, R. M. (2001). Panic disorder–It's real and it's treatable. *Journal of the American Medical Association, 283*, 2573-2574.

GLASSON, E. J., BOWER, C., PETTERSON, B., DE KLERK, N., CHANEY, G., et HALLMAYER, J. F. (2004). Perinatal factors and the development of autism : A population study. *Archives of General Psychiatry, 61*, 618-627.

GLAZENER, C. M., EVANS, J. H., et PETO, R. E. (2000). Tricyclic and related drugs for nocturnal enuresis in children. *Cochrane Database Systems Review, 3*, CD002117.

GODART, N., PERDEREAU, F., et JEAMMET, P. (2004a). Données épidémiologiques : boulimie chez l'adolescent. *Journal de pédiatrie et de puériculture, 17*, 366-369.

GODART, N., PERDEREAU, F., et JEAMMET, P. (2004b). Données épidémiologiques : anorexie chez l'adolescent. *Journal de pédiatrie et de puériculture, 17*, 327-330.

GODIN, G., LÉVY, J. J., et TROTTIER, G. (2003). *Vulnérabilités et prévention du VIH/SIDA : enjeux contemporains*. Québec, Québec : Les Presses de l'Université Laval.

GOEDERT, M., et SPILLANTINI, M. G. (2006, 3 novembre). A century of Alzheimer's disease. *Science, 314*(5800), 777-781.

GOLDBERG, T. E., EGAN, M. F., GSCHEIDLE, T., COPPOLA, R., WEICKERT, T., KOLACHANA, B. S., *et al.* (2003). Executive subprocesses in working memory. *Archives of General Psychiatry, 60,* 889-896.

GOLDFARB, L. A., DYKENS, E. M., et GERRARD, M. (1985). The Goldfarb fear of fat scale. *Journal of Personality Assessment, 49,* 329-332.

GOLDSTAT, R., BRIGANTI, E., TRAN, J., WOLFE, R., et DAVIS, S. R. (2003). Transdermal testosterone therapy improves well-being, mood, and sexual function in premenopausal women. *Menopause, 10,* 390-398.

GOLDSTEIN, A. J., DE BEURS, E. E., CHAMBLESS, D. L., et WILSON, K. A. (2000). EMDR for panic disorder with agoraphobia : Comparison with waiting list and credible attention-placebo control conditions. *Journal of Consulting and Clinical Psychology, 68,* 947-956.

GOLDSTEIN, I., MESTON, C., DAVIS, S., et TRAISH, A. (dir.). (2006). *Female sexual dysfunction.* New York, N. Y. : Parthenon.

GOLEMAN, D. (1988, 1ᵉʳ novembre). Narcissism looming larger as root of personality woes. *The New York Times,* C1, C16.

GOLSE, B. (2004, avril). Comment devons-nous traiter l'hyperactivité chez l'enfant ? *Carnet Psy, 89,* 23-29.

GONZALES, D., RENNARD, S. I., NIDES, M., ONCKEN, C., AZOULAY, S., BILLING, C. B., *et al.* (2006). Varenicline, an a4b2 nicotinic acetylcholine receptor partial agonist, vs sustained-release bupropion and placebo for smoking cessation : A random-ized controlled trial. *Journal of the American Medical Associa-tion, 296,* 47-55.

GOODE, E. (2003, 6 mai). Experts see mind's voices in new light. *The New York Times Online.* Document consulté le 18 juillet 2003 de http://notes.utk.edu/bio/greenberg.nsf/0 /611983b95a021f7985256d1f003e1949 ?

GOODE, E. (2004, 26 janvier). Autism cases up : Cause is unclear. *The New York Times,* A1, A17.

GORDON, A. (2008). *Comorbidity of mental disorders and substance abuse : A brief guide for the primary care clinician.* Adélaïde, SA : Drug and Alcool Services of South Australia (DASSA).

GORMAN, C. (1998, 30 novembre). How does it work ? *Time, 92.*

GOTTESMAN, I. I. (1991). *Schizophrenia genetics : The origins of madness.* New York, N. Y. : Freeman.

GOTTESMAN, I. I., McGUFFIN, P., et FARMER, A. E. (1987). Clinical genetics as clues to the "real" genetics of schizophrenia. *Schizophrenia Bulletin, 13,* 23-47.

GOTTESMAN, I. J. (2001). Psychopathology through a life span-genetic prism. *American Psychologist, 56,* 867-878.

GOULD, M. S., GREENBERG, T., VELTING, D. M., et SHAFFER, D. (2003). Youth suicide risk and preventive interventions : A review of the past 10 years. *Journal of the American Academy of Child and Adolescent Psychiatry, 42,* 386-405.

GRADY, D. (1997, 21 janvier). Brain-tied gene defect may explain why schizophrenics hear voices. *The New York Times,* C1, C3.

GRADY, D. (2002, 26 novembre). Why we eat (and eat and eat). *The New York Times,* F1, F4.

GRADY, D. (2004, 7 avril). Minimal benefit is seen in drugs for Alzheimer's. *The New York Times,* A1, A16.

GRAHAM, R. K., DENG, Y., SLOW, E. J., HAIGH, B., BISSADA, N., LU, G., *et al.* (2006). Cleavage at the Caspase-6 site is required for neuronal dysfunction and degeneration due to mutant huntingtin. *Cell, 125,* 1179-1191.

GRANT, B. F., HARFORD, T. C., MUTHEN, B. O., YI, H. Y., HASIN, D. S., et STINSON, F. S. (2006). *DSM-IV* alcohol dependence and abuse : Further evidence of validity in the general population. *Drug and Alcohol Dependence.*

GRANT, B. F., HASIN, D. S., STINSON, F. S., DAWSON, D. A., GOLDSTEIN, R. B., SMITH, S., *et al.* (2006). The epidemiology of *DSM-IV* panic disorder and agoraphobia in the United States : Results from the National Epidemiologic Survey on Alcohol and Related Conditions. *Journal of Clinical Psychiatry, 67,* 363-374.

GRANT, B. F., STINSON, F. S., DAWSON, D. A., CHOU, S. P., et RUAN, W. J. (2005). Co-occurrence of *DSM-IV* personality disorders in the United States : Results from the National Epidemiologic Survey on Alcohol and Related Conditions. *Comprehensive Psychiatry, 46,* 1-5.

GRATZ, K. L., ROSENTHAL, M. Z., TULL, M. T., LEJUEZ, C. W., et GUNDERSON, J. G. (2006). An experimental investigation of emotion dysregulation in borderline personality disorder. *Journal of Abnormal Psychology, 115,* 850-855.

GRAY, N. S., BROWN, A. S., MacCULLOCH, M. J., MALCOLM, J., SMITH, J., et SNOWDEN, R. J. (2005). An implicit test of the associations between children and sex in pedophiles. *Journal of Abnormal Psychology, 114,* 304-308.

GREEN, M. F. (1996). What are the functional consequences of neurocognitive deficits in schizophrenia ? *American Journal of Psychiatry, 153,* 321-330.

GREEN, R. C., CUPPLES, L. A., KURZ, A., AUERBACH, S., GO, R., SADOVNICK, D., *et al.* (2003). Depression as a risk factor for Alzheimer disease : The MIRAGE Study. *Archives of Neurology, 60,* 753-759.

GREENGRASS, M. (2002, septembre). Psychological aspects of asthma : 10 years of research. *Monitor on Psychology, 13.*

GREGG, E. W., CHENG, Y. J., CADWELL, B. L., IMPERATORE, G., WILLIAMS, D. E., FLEGAL, K. M., *et al.* (2005). Secular trends in cardiovascular disease risk factors according to body mass index in US adults. *Journal of the American Medical Association, 293,* 1868-1874.

GRILO, C. M., et MASHEB, R. M. (2005). A randomized controlled comparison of guided self-help cognitive behavioral therapy and behavioral weight loss for binge eating disorder. *Behaviour Research and Therapy, 43,* 1509-1525.

GRIMAULT, S. (2007). *La schizophrénie au féminin. Approche historique, conceptuelle et pratique.* Thèse de doctorat (psychiatrie), Université d'Angers.

GROSS, J. (2004, 30 janvier). As autism cases rise, parent run frenzied race to get help. *The New York Times,* A1, B7.

GROSSBERG, S., et SEIDMAN, D. (2006). Neural dynamics of autistic behaviors : Cognitive, emotional, and timing substrates. *Psychological Review, 113,* 483-525.

GRUNBERGER, B. (2003). *Le narcissisme.* Paris, France : Payot.

GRUNBERT, F., MASSÉ, G., LALONDE, P., et AUBUT, J. (1999). Psy-chiatrie bio-psycho-sociale. Dans P. Lalonde, J. Aubut, et F. Grunberg (dir.), *Psychiatrie clinique : une approche bio-psycho-sociale* (t. 1) (p. 2-19). Boucherville : Éditions Gaëtan Morin.

GRÜNDER, G., CARLSSON, A., et WONG, D. F. (2002). Mechanism of new antipsychotic medications : Occupancy is not just antagonism. *Archives of General Psychiatry, 60,* 974-977.

GUEDENEY, A. (1999). De la réaction précoce et durable de retrait à la dépression chez le jeune enfant. *Neuropsychia-trie de l'enfant et de l'adolescent, 47(1-2),* 63-71.

GUEDENEY, A., et DUGRAVIER, R. (2006). Les facteurs de risque familiaux et environnementaux des troubles du compor-tement chez le jeune enfant : une revue de la littérature scientifique anglo-saxonne. *La psychiatrie de l'enfant, 49(1),* 227-278.

GUEDENEY, N., et GUEDENEY, A. (2006). *L'Attachement, concepts et applications.* Paris, France : Masson.

GUERTIN, T. L. (1999). Eating behavior of bulimics, self-identified binge eaters, and non-eating disordered individuals : What differentiates these populations ? *Clinical Psychology Review, 19,* 1-24.

Gupta, S. (2003, 20 janvier). If everyone were on Prozac. *Time*, 49.

Gur, R. E., Cowell, P. E., Latshaw, A., Turetsky, B. I., Grossman, R. I., Arnold, S. E., *et al.* (2002). Reduced dorsal and orbital prefrontal gray matter volumes in schizophrenia. *Archives of General Psychiatry*, 57, 761-768.

Gur, R. E., Nimgaonkar, V. L., Almasy, L., Calkins, M. E., Ragland, J. D., Pogue-Geile, M. F., *et al.* (2007). Neurocognitive endophenotypes in a multiplex multigenerational family study of schizophrenia. *American Journal of Psychiatry*, 164, 813-817.

Guskiewicz, K. M., McCrea, M., Marshall, S. W., Cantu, R. C., Randolph, C., Barr, W., *et al.* (2003). Cumulative effects associated with recurrent concussion in collegiate football players: The NCAA concussion study. *Journal of the American Medical Association*, 290, 2549-2555.

Haag, G. (2005, mai). Comment les psychanalystes peuvent aider les enfants avec autisme et leurs familles. *Médecine et enfance*, 16-20.

Haaga, D. A. F. (1995). Metatraits and cognitive assessment: Application to attributional style and depressive symptoms. *Cognitive Therapy and Research*, 19, 121-142.

Haake, P., Schedlowski, M., Exton, M. S., Giepen, C., Hartmann, U., *et al.* (2003). Acute neuroendocrine response to sexual stimulation in sexual offenders. *Canadian Journal of Psychiatry*, 48(4), 265-271.

Hadwin, J. A., Garner, M., et Perez-Olivas, G. (2006). The development of information processing biases in childhood anxiety: A review and exploration of its origins in parenting. *Clinical Psychology Review*, 26, 876-894.

Haedt, A., et Keel, P. (2007). Maternal attachment, depression, and body dissatisfaction in pregnant women. *Journal of Reproductive and Infant Psychology*, 25(4), 285-295.

Hagen, S., et Carouba, M. (2002). *Women at Ground Zero: Stories of courage and compassion*. Indianapolis, IN: Alpha Books.

Hall, J. G. (2006, 1er novembre). Grandfathers of Fragile X boys need evaluation. *Journal Watch Pediatrics and Adolescent Medicine*. Document consulté le 2 novembre 2006 de http://pediatrics.jwatch.org/cgi/content/full/2006/1101/4.

Ham, L. S., et Hope, D. A. (2003). College students and problematic drinking: A review of the literature. *Clinical Psychology Review*, 23, 719-759.

Hamel, M., Shafer, T. W., et Erdberg, P. (2003). A study of nonpatient preadolescent Rorschach protocols. *Journal of Personality Assessment*, 75, 280-294.

Hammad, T. A., Laughren, T., et Racoosin, J. (2006). Suicidality in pediatric patients treated with antidepressant drugs. *Archives of General Psychiatry*, 63, 332-339.

Hammer, S. M., Saag, M. S., Schechter, M., Montaner, J. S., Schooley, R. T., *et al.* (2006). Treatment for adult HIV infection: 2006 recommendations of the International AIDS Society-USA Panel. *Journal of the American Medical Association*, 295, 190-198.

Hampton, T. (2006). Alcoholism genes. *Journal of the American Medical Association*, 295, 190-198.

Hancock, L. (1996, 18 mars). Mother's little helper. *Newsweek*, 51-56.

Hansell, J., et Damour, L. (2005). *Abnormal Psychology*. USA: John Wiley & Sons, Inc.

Hansen, N. D., Randazzo, K. V., Schwartz, A., Marshall, M., Kalis, D., Frazier, E., *et al.* (2006). Do we practice what we preach? An exploratory survey of multicultural psychotherapy competencies. *Professional Psychology: Research and Practice*, 37, 66-74.

Hardan, A. Y., Muddasani, S., Vemulapalli, M., Keshavan, M. S., et Minshew, N. J. (2006). An MRI study of increased cortical thickness in autism. *American Journal of Psychiatry*, 163, 1290-1292.

Hardy-Baylé, M.-C. (1998). *Quel critère de guérison pour les états dépressifs ?* Paris, France: Doin.

Hare, R. D. (1965). Temporal gradient of fear arousal in psychopaths. *Journal of Abnormal Psychology*, 70, 442-445.

Harmer, C. J., Bhagwagar, Z., Perrett, D. I., Vollm, B. A., Cowen, P. J., *et al.* (2003). Acute SSRI administration affects the processing of social cues in healthy volunteers. *Neuropsychopharmacology*, 28, 148-152.

Harris, A. E., et Curtin, L. (2002). Parental perceptions, early maladaptive schemas, and depressive symptoms in young adults. *Cognitive Therapy and Research*, 26, 405-416.

Harris, A. H. S., Cronkite, R., et Moos, R. (2006). Physical activity, exercise coping, and depression in a 10-year cohort study of depressed patients. *Journal of Affective Disorders*, 93, 79-85.

Harris, G. (2004, 2 juin). Antidepressants seen as effective for adolescents. *The New York Times*, A1, A16.

Harris, G. (2006, 23 novembre). Proof is scant on psychiatric drug mix for young. *The New York Times*, 241-266.

Harrop, C., et Trower, P. (2001). Why does schizophrenia develop at late adolescence? *Clinical Psychology Review*, 21, 241-266.

Hartung, C. M., Willcutt, E. G., Lahey, B. B., Pelham, W. E., Loney, J., *et al.* (2002). Sex differences in young children who meet criteria for attention deficit hyperactivity disorder. *Journal of Clinical Child and Adolescent Psychology*, 31, 453-464.

Harvey, P., et Sharma, T. (2003). *Understanding and treating cognition in schizophrenia: A clinician's handbook*. Londres: Martin Deenitz.

Hasin, D., Hatzenbuehler, M. L., Keyes, K., et Ogburn, E. (2006). Substance use disorders: Diagnostic and Statistical Manual of Mental Disorders, fourth edition (*DSM-IV*) and International Classification of Diseases, tenth edition (*ICD-10*). *Addiction*, 101(Suppl. 1), S59-S75.

Haute Autorité de Santé (HAS). (2010, 24 mars). *Autisme et autres troubles envahissants du développement. Questions/Réponses sur l'état des connaissances*. Saint-Denis La Plaine, France: Haute Autorité de Santé. Document consulté le 15 mars 2011 de http://www.has-sante.fr/portail/upload/docs/application/pdf/2010-03/autisme_questions_reponses.pdf.

Hazlett, E. A., Buchsbaum, M. S., Kemether, E., Bloom, R., Platholi, J., *et al.* (2004). Abnormal glucose metabolism in the mediodorsal nucleus of the thalamus in schizophrenia. *American Journal of Psychiatry*, 161, 305-314.

Heckman, T. G., Anderson, E. S., Sikkema, K. J., Kochman, A., Kalichman, S. C., et Anderson, T. (2004). Emotional distress in nonmetropolitan persons living with HIV disease enrolled in a telephone-delivered, coping improvement group intervention. *Health Psychology*, 23, 94-100.

Hedley, A. A., Ogden, C. L., Johnson, C. L., Carroll, M. D., Curtin, L. R., et Flegal, K. M. (2004). Prevalence of overweight and obesity among US children, adolescents, and adults, 1999-2002. *Journal of the American Medical Association*, 291, 2847-2850.

Heery, E. A., et Gold, J. M. (2007). Patients with schizophrenia demonstrate dissociation between affective experience and motivated behavior. *Journal of Abnormal Psychology*, 116(2), 268-278.

Helgeson, V. S. (2005). Recent advances in psychosocial oncology. *Journal of Consulting and Clinical Psychology*, 73, 268-271.

Hemsley, D. R. (1992). Disorders of perception and cognition in schizophrenia. Cognitive disorders in schizophrenia. *European Review of Applied Psychology*, 42(2), 105-116.

Herbert, A., Gerry, N. P., McQueen, M. B., Heid, I. M., Pfeufer, A., Illig, T., *et al.* (2006). A common genetic variant is associated with adult and childhood obesity. *Science*, 312, 279-283.

HERBERT, J. D., *et al.* (2000). Science and pseudoscience in the development of eye movement desensitization and reprocessing. *Clinical Psychology Review, 20,* 945-972.

HERES, S., DAVIS, J., MAINO, K., JETZINGER, E., KISSLING, W., et LEUCHT, S. (2006). Why olanzapine beats risperidone, risperidone beats quetiapine, and quetiapine beats olanzapine: An exploratory analysis of head-to-head comparison studies of second-generation antipsychotics. *American Journal of Psychiatry, 163,* 185-194.

HERRERA, V. M., et McCLOSKEY, L. A. (2003). Sexual abuse, family violence, and female delinquency: Findings from a longitudinal study. *Violence & Victims, 18,* 319-334.

HIGGINS, D. S., JR. (2006). Huntington's disease. *Current Treatment Options in Neurology, 8,* 236-244.

HILL, S. K., RAGLAND, J. D., GUR, R. C., et GUR, R. E. (2002). Neuropsychological profiles delineate distinct profiles of schizophrenia: An interaction between memory and executive function, and uneven distribution of clinical subtypes. *Journal of Clinical and Experimental Neuropsychology, 24*(6), 765-780.

HIRVONEN, J., VAN ERP, T. G. M., HUTTUNEN, J., AALTO, S., NÅGREN, K., *et al.* (2006). Brain dopamine D1 receptors in twins discordant for schizophrenia. *American Journal of Psychiatry, 163,* 1747-1753.

HO, B.-C., MILEV, P., O'LEARY, D. S., LIBRANT, A., ANDREASEN, N. C., et WASSINK, T. H. (2006). Cognitive and magnetic resonance imaging brain morphometric correlates of brain-derived neurotrophic factor val66met gene polymorphism in patients with schizophrenia and healthy volunteers. *Archives of General Psychiatry, 63,* 731-740.

HOCHMANN, J. (1984). *Pour soigner l'enfant autiste.* Privat.

HOCHMANN, J. (1986). Réalité partagée et traitement des psychotiques. *Revue française psychanalytique, 6.*

HOGAN, D. B. (2006). Donepezil for severe Alzheimer's disease. *The Lancet, 367,* 1031-1032.

HOLAHAN, C. J., MOOS, R. H., HOLAHAN, C. K., BRENNAN, P. L., et SCHUTTE, K. K. (2005). Stress generation, avoidance coping, and depressive symptoms: A 10-year model. *Journal of Consulting and Clinical Psychology, 73,* 658-666.

HOLLAND, A. J., SICOTTE, N., et TREASURE, J. (1988). Anorexia nervosa: Evidence of a genetic basis. *Journal of Psychosomatic Research, 32,* 561-571.

HOLLON, S. D., et KENDALL, P. C. (1980). Cognitive self-statements in depression: Development of an automatic thoughts questionnaire. *Cognitive Therapy and Research, 4,* 383-395.

HOLLON, S. D., STEWART, M. O., et STRUNK, D. (2006). Enduring effects for cognitive behavior therapy in the treatment of depression and anxiety. *Annual Review of Psychology, 57,* 285-315.

HOLMES, T. H., et RAHE, R. H. (1967). The social readjustment scale. *Journal of Psychosomatic Research, 11,* 213-218.

HOLROYD, K. A. (2002). Assessment and psychological management of recurrent headache disorders. *Journal of Consulting and Clinical Psychology, 70,* 656-677.

HONG, L. E., SUMMERFELT, A., WONODI, I., ADAMI, H., BUCHANAN, R. W., et THAKER, G. K. (2007). Independent domains of inhibitory gating in schizophrenia and the effect of stimulus interval. *American Journal of Psychiatry, 164,* 61-65.

HONIG, A., ROMME, M., ENSIK, B. J., ESCHER, S., PENNINGS, M., et DEVRIES, M. W. (1998). Auditory hallucinations: A comparison between patients and nonpatients. *Journal of Nervous and Mental Disease, 186,* 646-651.

HOOLEY, J. M., et HILLER, J. B. (2000). Personality and expressed emotion. *Journal of Abnormal Psychology, 109,* 40-44.

HORRIGAN, J. P., et BARNHILL, J. L. (2000, décembre). Fluvoxamine and enuresis. *Journal of the American Academy of Child & Adolescent Psychiatry, 39*(12), 1465-1466.

HOUDÉ, O., MAZOYER, B., et TZOURIO-MAZOYER, N. (2002). *Cerveau et psychologie.* Paris, France: PUF.

HOUZEL, D., EMMANUELLI, M., et MOGGIO, F. (2000). *Dictionnaire de psychopathologie de l'enfant et de l'adolescent.* Paris, France: PUF.

HOWARD, B. V., MANSON, J. E., STEFANICK, M. L., BERESFORD, S. A., FRANK, G., JONES, B., *et al.* (2006). Low-fat dietary pattern and weight change over 7 years: The Women's Health Initiative Dietary Modification Trial. *Journal of the American Medical Association, 295,* 39-49.

HOWARD, C. E., et PORZELIUS, L. K. (1999). The role of dieting in binge eating disorder: Etiology and treatment implications. *Clinical Psychology Review, 19,* 25-44.

HOZA, B., MRUG, S., GERDES, A. C., HINSHAW, S. P., BUKOWSKI, W. M., GOLD, J. A., *et al.* (2005). What aspects of peer relationships are impaired in children with attention-deficit/hyperactivity disorder? *Journal of Consulting and Clinical Psychology, 73,* 411-423.

HUBER, K. (2007, avril). Fragile X Syndrome: Molecular mechanisms of cognitive dysfunction. *American Journal of Psychiatry, 164*(4), 556.

HUBER, K. M., GALLAGHER, S. M., WARREN, S. T., et BEAR, M. F. (2002). Altered synaptic plasticity in a mouse model of fragile X mental retardation. *Proceedings of the National Academy of Sciences of the United States of America, 99,* 7746-7750.

HUDSON, J. I., LALONDE, J. K., BERRY, J. M., PINDYCK, L. J., BULIK, C. M., CROW, S. J., *et al.* (2006). Binge-eating disorder as a distinct familial phenotype in obese individuals. *Archives of General Psychiatry, 63,* 313-319.

HUDZIAK, J. J. (2001). Latent class analysis of ADHD and comorbid symptoms in a population sample of adolescent female twins. *Journal of Child Psychology & Psychiatry & Allied Disciplines, 42,* 933-942.

HUGDAHL, K., RUND, B. R., LUND, A., ASBJØRNSEN, A., EGELAND, J., ERSLAND, L., *et al.* (2004). Brain activation measured with fMRI during a mental arithmetic task in schizophrenia and major depression. *American Journal of Psychiatry, 161,* 286-293.

HUGH-JONES, S., GOUGH, B., et LITTLEWOOD, A. (2005). Sexual exhibitionism as sexuality and individuality: A critique of psycho-medical discourse from the perspectives of women who exhibit. *Sexualities, 8,* 259-281.

HUMMELEN, B., WILBERG, T., PEDERSEN, G. F., et KARTERUD, S. (2006). An investigation of the validity of the Diagnostic and Statistical Manual of Mental Disorders, Fourth Edition, avoidant personality disorder construct as a prototype category and the psychometric properties of the diagnostic criteria. *Comprehensive Psychiatry, 47,* 376-383.

HUMPHREY, L. L. (1986). Family dynamics in bulimia. Dans S. C. Feinstein, *et al.* (dir.), *Adolescent psychiatry* (p. 315-332). Chicago, Ill.: University of Chicago Press.

HUNSLEY, J., et BAILEY, J. M. (2001). Whither the Rorschach? An analysis of the evidence. *Psychological Assessment, 13,* 472-485.

HUNTER, M. D., EICKHOFF, S. B., MILLER, T. W. R., FARROW, F. D., WILKINSON, I. D., et WOODRUFF, P. W. R. (2006). Neural activity in speech-sensitive auditory cortex during silence. *Proceedings of the National Academy of Sciences, 103,* 189-194.

HUTTON, M. (2001). Missense and splice site mutations in tau associated with FTDP-17: Multiple pathogenic mechanisms. *Neurology, 56*(Suppl. 4), S21-S25.

HWANG, W.-C. (2006). The psychotherapy adaptation and modification framework: Application to Asian Americans. *American Psychologist, 61,* 702-715.

INGHAM, R. J. (2003). Brain imaging and stuttering: Some reflections on current and future developments. *Journal of Fluency Disorders, 28,* 411-420.

INOUYE, S. K. (2006). Delirium in older persons. *New England Journal of Medicine, 354*, 1157-1165.

INRA. (2008, mars). Normes sociales de corpulence et politiques nutritionnelles. *INRA Sciences sociales, 1*, 1-4.

INSTITUT DE LA STATISTIQUE DU QUÉBEC (ISQ). (2008). *Troubles mentaux, toxicomanie et autres problèmes liés à la santé mentale chez les adultes québécois. Enquête sur la santé dans les collectivités canadiennes (cycle 1.2).* Québec, Québec: Institut de la Statistique du Québec. Document consulté le 19 novembre 2010 de http://www.stat.gouv.qc.ca/ publications/sante/pdf2008/troubles_mentaux.pdf.

INSTITUT NATIONAL DE LA SANTÉ ET DE LA RECHERCHE MÉDICALE (INSERM). (2004). *Psychothérapie: trois approches évaluées.* Paris, France: Les éditions INSERM.

INSTITUT NATIONAL DE SANTÉ PUBLIQUE DU QUÉBEC (INSPQ). (2004). *L'épidémiologie du suicide au Québec: que savons-nous de la situation récente?* Québec, Québec: Institut national de Santé publique du Québec. Document consulté le 8 décembre 2010 de http://www.inspq.qc.ca/pdf/ publications/283-FeuilletEpidemioSuicide.pdf.

INSTITUT NATIONAL DE SANTÉ PUBLIQUE DU QUÉBEC (INSPQ). (2006). *Les maladies du cœur et les maladies vasculaires cérébrales: prévalence, morbidité et mortalité au Québec.* Québec, Québec: Institut national de Santé publique du Québec. Document consulté le 19 novembre 2010 de http://www.inspq.qc. ca/pdf/publications/590-MaladiesCoeursVasculaires Cerebrales.pdf.

INSTITUT NATIONAL DE SANTÉ PUBLIQUE DU QUÉBEC (INSPQ) et MINISTÈRE DE LA SANTÉ ET DES SERVICES SOCIAUX DU QUÉBEC (MSSSQ). (2006). *Portrait de santé du Québec et de ses régions 2006: les statistiques. Deuxième rapport national sur l'état de santé de la population.* Québec, Québec: Gouvernement du Québec.

IRWIN, M. L., YASUI, Y., ULRICH, C. M., BOWEN, D., RUDOLPH, R. E., SCHWARTZ, R. S., *et al.* (2002). Effect of exercise on total and intra-abdominal body fat in postmenopausal women: A randomized controlled trial. *Journal of the American Medical Association, 289*, 323-330.

JABLENSKY, A., SARTORIUS, N., ERNBERG, G., et ANKER, M. (1992). Schizophrenia: Manifestations, incidence and course in different cultures: A World Health Organization ten-country study. *Psychological Medicine, 20*(Suppl.), 1-97.

JABLENSKY, A. V., MORGAN, V., ZUBRICK, S. R., BOWER, C., et YELLACHICH, L.-A. (2005). Pregnancy, delivery, and neonatal complications in a population cohort of women with schizophrenia and major affective disorders. *American Journal of Psychiatry, 162*, 79-91.

JACOBS, B. L. (2004). Depression: The brain finally gets into the act. *Current Directions in Psychological Science, 13*, 103-106.

JACOBSEN, J. S., WU, C.-C., REDWINE, J. M., COMERY, T. A., ARIAS, R., BOWLBY, M., *et al.* (2006). Early-onset behavioral and synaptic deficits in a mouse model of Alzheimer's disease. *Proceedings of the National Academy of Sciences, 103*, 5161-5166.

JAFFE, A. B., et LEVINE, J. (2003). Efficacy and effectiveness of first-and second-generation antipsychotics in schizophrenia. *Clinical Psychiatry, 64*(Suppl. 17), S3-S6.

JANUZZI, J., et DESANCTIS, R. (1999). Looking to the brain to save the heart. *Cerebrum, 1*, 31-43.

JAVIER, R. A. (1993). Dans S. A. Rathus, *Psychology* (5e éd.). Fort Worth, Tex.: Harcourt Brace Jovanovich.

JEAMMET, P. (2003, novembre). L'hospitalisation des jeunes suicidants. *Carnet psy, 85*, 13-36.

JEAMMET, P. (2009). *Anorexie boulimie: les paradoxes de l'adolescence.* Paris, France: Hachette (Coll. «Pluriel»).

JEAMMET, P., et CORCOS, M. (2005). *Évolution des problématiques à l'adolescence. L'émergence de la dépendance et ses aménagements.* Paris, France: Doin.

JEMMOTT, J. B., BORYSENKO, Z., BORYSENKO, M., *et al.* (1983, juin). Academic stress, power motivation, and decrease in secretion rate of salivary secretory immunoglobin A. *The Lancet*, 1400-1402.

JENKINS, C. D. (1988). Epidemiology of cardiovascular diseases. *Journal of Consulting and Clinical Psychology, 56*, 324-332.

JIANG, H., et CHESS, L. (2006). Regulation of immune responses by T Cells. *New England Journal of Medicine, 354*, 1166-1176.

JOHNS, A. (2001). Psychiatric effects of cannabis. *British Journal of Psychiatry, 178*, 116-122.

JOHNSON, J. G., COHEN, P., CHEN, H., KASEN, S., et BROOK, J. S. (2006). Parenting behaviors associated with risk for offspring personality disorder during adulthood. *Archives of General Psychiatry, 63*, 579-587.

JOHNSON, S. L., et LEAHY, R. L. (dir.). (2003). *Psychological treatment of bipolar disorder.* New York, N. Y.: Guilford.

JOHNSON, S., WINETT, C. A., MEYER, B., GREENHOUSE, W. J., et MILLER, I. (1999). Social support and the course of bipolar disorder. *Journal of Abnormal Psychology, 108*, 558-566.

JOHNSON, T. J. (2002). College students' self-reported reasons for why drinking games end. *Addictive Behaviors, 27*, 145-153.

JOHNSTON L. D., O'MALLEY, P. M., BACHMAN, J. G., et SCHULENBERG, J. E. (2004). *Monitoring the Future. National Survey Results on Drug Use, 1975-2003: College Students and Adults Ages 19-45* (Vol. 2). Bethesda, MD: National Institute on Drug Abuse.

JOINER, T. E., JR., SACHS-ERICSSON, N. J., WINGATE, L. R., BROWN, J. S., ANESTIS, M. D., et SELBY, E. A. (2007). Childhood physical and sexual abuse and lifetime number of suicide attempts: A persistent and theoretically important relationship. *Behaviour Research and Therapy, 45*, 539-547.

JOLY, F. (2005). *Hyperactivité en débat.* Toulouse: Érès.

JONES, M. P. (2006). The role of psychosocial factors in peptic ulcer disease: Beyond Helicobacter pylori and NSAIDs. *Journal of Psychosomatic Research, 60*, 407-412.

JORENBY, D. E., HAYS, J. T., RIGOTTI, N. A., AZOULAY, S., WATSKY, E. J., WILLIAMS, K. E., *et al.* (2006). Efficacy of varenicline, an a4b2 nicotinic acetylcholine receptor partial agonist, vs placebo or sustained release bupropion for smoking cessation: A randomized controlled trial. *Journal of the American Medical Association, 296*, 56-63.

JUDD, L. L., AKISKAL, H. S., SCHETTLER, P. J., CORYELL, W., *et al.* (2003a). The comparative clinical phenotype and long term longitudinal episode course of bipolar I and II. *Journal of Affective Disorders, 73*, 19-32.

JUDD, L. L., AKISKAL, H. S., SCHETTLER, P. J., CORYELL, W., *et al.* (2003b). A prospective investigation of the natural history of the long-term weekly symptomatic status of bipolar II disorder. *Archives of General Psychiatry, 60*, 261-269.

JUDD, L. L., PAULUS, M. J., SCHETTLER, P. J., AKISKAL, H. S., ENDICOTT, J., LEON, A. C., *et al.* (2000). Does incomplete recovery from first lifetime major depressive episode herald a chronic course of illness? *American Journal of Psychiatry, 157*, 1509-1511.

JUNG, J. (2001). *Psychology of alcohol and other drugs. A research perspective.* Thousand Oaks, Calif.: Sage Publications.

JUST, N., ABRAMSON, L. Y., et ALLOY, L. B. (2001). Remitted depression studies as tests of the cognitive vulnerability hypotheses of depression onset. A critique and conceptual analysis. *Clinical Psychology Review, 21*, 63-83.

JUST, N., et ALLOY, L. B. (1997). The response styles theory of depression: Tests and an extension of the theory. *Journal of Abnormal Psychology, 106*, 221-229.

KABAT-ZINN, J. (2003). Mindfulness-based interventions in context: Past, present, and future. *Clinical Psychology: Science and Practice, 10*, 144-156.

KAFKA, M. P. (2003). Sex offending and sexual appetite : The clinical and theoretical relevance of hypersexual desire. *International Journal of Offender Therapy & Comparative Criminology*, 47(4), 439-451.

KAISER, R., HOFER, A., GRAPENGIESSER, A., GASSER, T., KUPSCH, A., ROOTS, I., *et al.* (2003). L-Dopa-induced adverse effects in PD and dopamine transporter gene polymorphism. *Neurology*, 60, 1750-1755.

KALPOUZOS, G., EUSTACHE, F., et DESGRANGES, B. (2008). Réserve cognitive et fonctionnement cérébral au cours du vieillissement normal et de la maladie d'Alzheimer. *Psychologie et Neuropsychiatrie du Vieillissement*, 6(2), 97-105.

KANAYA, T., SCULLIN, M. H., et CECI, S. J. (2003). The Flynn Effect and US policies : The impact of rising IQ scores on American society via mental retardation diagnoses. *American Psychologist*, 58, 778-790.

KANDEL, D. B. (2002). *Stages and pathways of drug involvement : Examining the gateway hypothesis.* Cambridge, England : Cambridge University Press.

KANDEL, D. B. (2003). Does marijuana use cause the use of other drugs ? *Journal of the American Medical Association*, 289, 482-483.

KANE, J. M. (1996). Drug therapy : Schizophrenia. *The New England Journal of Medicine*, 334, 34-41.

KANE, J. M., et MARDER, S. R. (1993). Psychopharmacologic treatment of schizophrenia. *Schizophrenia Bulletin*, 19(2), 287-302.

KANNER, L. (1943). Autistic disturbances of affective content. *Nervous Child*, 2, 217-240.

KANO, K., et ARISAKA, O. (2000). Fluvoxamine and enuresis. *Journal of the American Academy of Child & Adolescent Psychiatry*, 39, 1464-1465.

KAPLAN, H. S. (1986). *Sexual aversion, sexual phobias, and panic disorder.* New York, N. Y. : Brunner/Mazel.

KAREL, J. J., et HINRICHSEN, G. (2000). Treatment of depression in late life : Psychotherapeutic interventions. *Clinical Psychology Review*, 20(6), 707-729.

KARLSSON, R. (2005). Ethnic matching between therapist and patient in psychotherapy : An overview of findings, together with methodological and conceptual issues. *Cultural Diversity and Ethnic Minority Psychology*, 11, 113-129.

KARRASS, J., WALDEN, T. A., CONTUREA, E. G., GRAHAM, C. G., ARNOLD, H. S., HARTFIELD, K. N., *et al.* (2006). Relation of emotional reactivity and regulation to childhood stuttering. *Journal of Communication Disorders*, 39, 402-423.

KASL-GODLEY, J., et GATZ, M. (2000). Psychosocial interventions for individuals with dementia : An integration of theory, therapy, and a clinical understanding of dementia. *Clinical Psychology Review*, 20, 755-782.

KATON, W. J. (2006). Panic disorder. *New England Journal of Medicine*, 354, 2360-2367.

KAUFMAN, N. K., ROHDE, P., SEELEY, J. R., CLARKE, G. N., et STICE, E. (2005). Potential mediators of cognitive-behavioral therapy for adolescents with comorbid major depression and conduct disorder. *Journal of Consulting and Clinical Psychology*, 73, 38-46.

KAZDIN, A. E. (2003). Psychotherapy for children and adolescents. *Annual View of Psychology*, 54, 253-276.

KAZDIN, A. E., et WHITLEY, M. K. (2003). Treatment of parental stress to enhance therapeutic change among children referred for aggressive and antisocial behavior. *Journal of Consulting and Clinical Psychology*, 71, 504-515.

KEATING, P. (1993). *La science du mal. L'institution de la psychiatrie au Québec 1800-1914.* Montréal, Québec : Les Éditions du Boréal.

KEESEY R. E., et POWLEY, T. L. (1986). The regulation of body weight. *Annual Review of Psychology*, 37, 109-133.

KELLNER, C. H., FINK, M., KNAPP, R., PETRIDES, G., HUSAIN, M., RUMMANS, T., *et al.* (2005). Relief of expressed suicidal intent by ECT : A Consortium for Research in ECT Study. *American Journal of Psychiatry*, 162, 977-982.

KELLNER, C. H., KNAPP, R. G., PETRIDES, G., RUMMANS, T. A., HUSAIN, M. M., RASMUSSEN, K., *et al.* (2006). Continuation electroconvulsive therapy vs pharmacotherapy for relapse prevention in major depression. *Archives of General Psychiatry*, 63, 1337-1344.

KEMENY, M. E. (2003). The psychobiology of stress. *Current Directions in Psychological Science*, 12, 124-129.

KENDALL, P. C., SAFFORD, S., FLANNERY-SCHROEDER, E., et WEBB, A. (2004). Child anxiety treatment : Outcomes in adolescence and impact on substance use and depression at 7.4-year follow-up. *Journal of Consulting and Clinical Psychology*, 72, 276-287.

KENDALL, P. C., et TREADWELL, K. R. H. (2007). The role of self-statements as a mediator in treatment for youth with anxiety disorders. *Journal of Consulting and Clinical Psychology*, 75, 380-389.

KENDELL, R., et JABLENSKY, A. (2003). Distinguishing between the validity and utility of psychiatric diagnoses. *American Journal of Psychiatry*, 160, 4-12.

KENDLER, K. S. (2005). "A gene for ..." : The nature of gene action in psychiatric disorders. *American Journal of Psychiatry*, 162, 1243-1252.

KENDLER, K. S., et DIEHL, S. R. (1993). The genetics of schizophrenia : A current, genetic-epidemiologic perspective. *Schizophrenia Bulletin*, 19, 261-295.

KENDLER, K. S., GARDNER, C. O., et PRESCOTT, C. A. (2002). Toward a comprehensive developmental model for major depression in women. *American Journal of Psychiatry*, 159, 1133-1145.

KENDLER, K. S., GRUENBERG, A. M., et TSUANG, M. T. (1985). Psychiatric illness in first-degree relatives of schizophrenic and surgical control patients, a family study using *DSM-III* criteria. *Archives of General Psychiatry*, 42, 770-779.

KENDLER, K. S., KUHN, J., et PRESCOTT, C. A. (2004). The interrelationship of neuroticism, sex, and stressful life events in the prediction of episodes of major depression. *American Journal of Psychiatry*, 161, 631-636.

KENDLER, K. S., MACLEAN, C., NEALE, M., KESSLER, R., HEATH, A., et EAVES, L. (1991). The genetic epidemiology of bulimia nervosa. *American Journal of Psychiatry*, 148, 1627-1637.

KENDLER, K. S., NEALE, M. C., KESSLER, R. C., HEATH, A. C., et EAVES, L. J. (1993). The lifetime history of major depression in women : Reliability of diagnosis and heritability. *Archives of General Psychiatry*, 50(11), 863-870.

KENDLER, K. S., et PRESCOTT, C. A. (1999). A population-based twin study of lifetime major depression in men and women. *Archives of General Psychiatry*, 56, 39-44.

KENT, A., et WALLER, G. (2000). Childhood emotional abuse and eating psychopathology. *Clinical Psychology Review*, 20, 887-903.

KERNBERG, O. F. (1975). *Borderline conditions and pathological narcissism.* New York, N. Y. : Jason Aronson.

KERNBERG, O. F. (2001). *Les troubles limites de la personnalité.* Paris, France : Dunod.

KERNS, J. G. (2007). Verbal communication impairments and cognitive control components in people with schizophrenia. *Journal of abnormal psychology*, 116(2), 279-289.

KERTESZ, A. (2006, mai). Progress in clinical neurosciences : Frontotemporal dementia-pick's disease. *Canadian Journal of Neurological Sciences*, 33(2), 141-148.

KETY, S. S., ROSENTHAL, D., WENDER, P. H., SCHULSINGER, F., et JACOBSEN, B. (1975). Mental illness in the biological and adoptive families of adoptive individuals who have become schizophrenic: A preliminary report based on psychiatric interviews. Dans R. R. Fieve, D. Rosenthal, et H. Brill (dir.), *Genetic research in psychiatry* (p. 147-165). Baltimore, Md.: The Johns Hopkins University Press.

KETY, S. S., ROSENTHAL, D., WENDER, P. H., SCHULSINGER, F., et JACOBSEN, B. (1978). The biological and adoptive families of adopted individuals who become schizophrenic. Dans C. Wynne, R. L. Cromwell, et S. Mathysse (dir.), *The nature of schizophrenia* (p. 25-37). New York, N. Y.: Wiley.

KETY, S., WENDER, P. H., JACOBSEN, B., INGRAHAM, L. J., JANSSON, L., FABER, B., *et al.* (1994). Mental illness in the biological and adoptive relatives of schizophrenic adoptees: Replication of the Copenhagen study in the rest of Denmark. *Archives of General Psychiatry, 51*, 442-455.

KIECOLT-GLASER, J. K., MCGUIRE, L., ROBLES, T. F., et GLASER, R. (2002). Emotions, morbidity, and mortality: New perspectives from psychoneuroimmunology. *Annual Review of Psychology, 53*, 83-107.

KIECOLT-GLASER, J. K., PREACHER, K. J., MACCALLUM, R. C., ATKINSON, C., MALARKEY, W. B., et GLASER, R. (2003). Chronic stress and age-related increases in the proinflammatory cytokine IL-6. *Proceedings of the National Academy of Sciences, 100*, 9090-9095.

KIECOLT-GLASER, J. K., SPEICHER, C. E., HOLLIDAY, J. E., et GLASER, R. (1984). Stress and the transformation of lymphocytes in Epstein-Barr virus. *Journal of Behavioral Medicine, 7*, 1-12.

KIEHL, K. A. (2006, 15 juin). A cognitive neuroscience perspective on psychopathy: Evidence for paralimbic system dysfunction. *Psychiatry Research, 142*(2), 107-128.

KIESEPPÄ, T., PARTONEN, T., HAUKKA, J., KAPRIO, J., LÖNNQVIST, J., *et al.* (2004). High concordance of Bipolar I disorder in a nationwide sample of twins. *American Journal of Psychiatry, 161*, 1814-1821.

KILGORE, K., SNYDER, J., et LENTZ, C. (2002). The contribution of parental discipline, parental monitoring, and school risk to early-onset conduct problems in African American boys and girls. *Developmental Psychology, 36*(6), 835-845.

KINNEY, D. K., HOLZMAN, P. S., JACOBSEN, B., JANSSON, L., FABER, B., HILDEBRAND, W., *et al.* (1997). Thought disorder in schizophrenic and control adoptees and their relatives. *Archives of General Psychiatry, 54*, 475-479.

KIRISCI, L., VANYUKOV, M., et TARTER, R. (2005). Detection of youth at high risk for substance use disorders: A longitudinal study. *Psychology of Addictive Behaviors, 19*, 243-252.

KIRSCH, I., MOORE, T. J., SCOBORIA, A., et NICHOLLS, S. S. (2002, 15 juillet). The emperor's new drugs: An analysis of antidepressant medication data submitted to the US Food and Drug Administration. *Prevention & Treatment, 5*(23). Document consulté le 16 juillet 2003 de http://www.journals.apa.org/prevention/volume5/pre0050023a.html.

KLEIN, D. F. (1994). "Klein's suffocation theory of panic": Reply. *Archives of General Psychiatry, 51*, 506.

KLEIN, D. N., LEWINSOHN, P. M., SEELEY, J. R., et ROHDE, P. (2001). A family study of major depressive disorder in a community sample of adolescents. *Archives of General Psychiatry, 58*, 13-20.

KLEIN, D. N., SCHWARTZ, J. E., SANTIAGO, J. J., VIVIAN, D., VOCISANO, C., CASTONGUAY, L. G., *et al.* (2003). Therapeutic alliance in depression treament. Controlling for prior change and patient characteristics. *Journal of Consulting and Clinical Psychology, 71*, 997-1006.

KLEINMAN, A. (1987). Anthropology and psychiatry: The role of culture in cross-cultural research on illness. *British Journal of Psychiatry, 151*, 447-454.

KLERMAN, G. L., WEISSMAN, M. M., ROUNSAVILLE, B. J., et CHEVRON, E. S. (1984). *Interpersonal psychotherapy of depression.* New York, N. Y.: Basic Books.

KLESGES, R. C., JOHNSON, K. C., et SOMES, G. (2006). Varenicline for smoking cessation: Definite promise, but no panacea. *Journal of the American Medical Association, 296*, 94-95.

KLUGER, J. (2003, octobre). Medicating young minds. *Time Magazine Online.* Document consulté le 27 octobre 2003 de http://www.time.com/time/magazine/article/0,9171,1101031103-526331,00html.

KNIGHT, R. G., GODFREY, H. P. D., et SHELTON, E. J. (1988). The psychological deficits associated with Parkinson's disease. *Clinical Psychology Review, 8*, 391-410.

KOBASA, S. C. (1979). Stressful life events, personality, and health: An inquiry into hardiness. *Journal of Personality and Social Psychology, 37*, 1-11.

KOBASA, S. C., MADDI, S. R., et KAHN, S. (1982). Hardiness and health: A prospective study. *Journal of Personality and Social Psychology, 42*, 168-177.

KOHLER, C. G., TURNER, T. H., BILKER, W. B., BRENSINGER, C. M., SIEGEL, S. J., *et al.* (2003). Facial emotion recognition in schizophrenia: Intensity effects and error pattern. *American Journal of Psychiatry, 160*, 1768-1774.

KOHUT, H. (1974). *Le soi.* Paris, France: PUF (1re éd. 1971).

KOHUT, H. (1978). Réflexions sur le narcissisme et la rage narcissique. *Revue Française de Psychanalyse, 42*, 4.

KONICK, L. C., et FRIEDMAN, L. (2001). Meta-analysis of thalamic size in schizophrenia. *Biological Psychiatry, 49*(1), 28-38.

KOPELL, B. H., MACHADO, A. G., et REZAI, A. R. (2005). Not your father's lobotomy: Psychiatric surgery revisited. *Clinical Neurosurgery, 52*, 315-330.

KOPELOWICZ, A., LIBERMAN, R. P., et ZARATE, R. (2006). Recent advances in social skills training for schizophrenia. *Schizophrenia Bulletin, 32*(Suppl. 1), S12-S23.

KOSS, M. P., BAILEY, J. A., YUAN, N. P., HERRERA, V. M., et LICHTER, E. L. (2003). Depression and PTSD in survivors of male violence: Research and training initiatives to facilitate recovery. *Psychology of Women Quarterly, 27*(2), 130-142.

KOSS, M. P., FIGUEREDO, A. J., et PRINCE, R. J. (2002). Cognitive mediation of rape's mental, physical and social health impact: Tests of four models in cross-sectional data. *Journal of Consulting & Clinical Psychology, 70*(4), 926-941.

KOSSON, D. S., LORENZ, A. R., et NEWMAN, J. P. (2006). Effects of comorbid psychopathy on criminal offending and emotion processing in male offenders with antisocial personality disorder. *Journal of Abnormal Psychology, 115*, 798-780.

KOTTMAN, T. (2001). *Play therapy: Basics and beyond.* Alexandria, Va.: American Counseling Association.

KRAAIMAAT, F. W., VANRYCKEGHEM, M., et VAN DAM-BAGGEN, R. (2002). Stuttering and social anxiety. *Journal of Fluency Disorders, 27*, 319-330.

KRAIN, A. L., et CASTELLANOS, F. X. (2006). Brain development and ADHD. *Clinical Psychology Review, 26*, 433-444.

KRANTZ, D. S., CONTRADA, R. J., HILLS, D. R., et FRIEDLER, E. (1988). Environmental stress and biobehavioral antecedents of coronary heart disease. *Journal of Consulting and Clinical Psychology, 56*, 333-341.

KRANTZ, M. J., et MEHLER, P. S. (2004). Treating opioid dependence: Growing implications for primary care. *Archives of Internal Medicine, 164*, 277-288.

KRANZLER, H. R. (2006). Evidence-based treatments for alcohol dependance: New results and new questions. *Journal of the American Medical Association, 295*, 2075-2076.

KREBS, M.-O., et JOOBER, R. (2010). Génétique de la schizophrénie: le grand retour vers la clinique? *L'Encéphale, 36*(2), 91-93.

KREMEN, W. S., SEIDMAN, L. J., FARAONE, S. V., PEPPLE, J. R., LYONS, M. J., et TSUANG, M. T. (2008, mars). IQ decline in cross-sectional studies of schizophrenia: Methodology and interpretation. *Psychiatry Research, 158*(2), 181-194.

KRUEGER, R. F., HICKS, B. M., PATRICK, C. J., CARLSON, S. R., IACONO, W. G., et McGUE, M. (2002). Etiologic connections among substance dependence, antisocial behavior, and personality: Modeling the externalizing spectrum. *Journal of Abnormal Psychology, 111*, 411-424.

KRUEGER, R. F., et MARKON, K. E. (2006). Understanding psychopathology: Melding behavior genetics, personality, and quantitative psychology to develop an empirically based model. *Current Directions in Psychological Science, 15*, 113-117.

KUBISYZN, T. W., *et al.* (2000). Empirical support for psychological assessment in clinical health care settings. *Professional Psychology: Research and Practice, 31*, 119-130.

KUPFER, D. J. (2005). The increasing medical burden in bipolar disorder. *Journal of the American Medical Association, 293*, 2528-2530.

KWON, S., et OEI, T. P. S. (1994). The roles of two levels of cognitions in the development, maintenance, and treatment of depression. *Clinical Psychology Review, 14*, 331-358.

KYMALAINEN, J. A., WEISMAN, A. G., ROSALES, G. A., et ARMESTO, J. C. (2006). Ethnicity, expressed emotion, and communication deviance in family members of patients with schizophrenia. *Journal of Nervous and Mental Disease, 194*, 391-396.

L'HEUREUX, S., NICOLE, L., ABDEL-BAKI, A., ROY, M.-A., GINGRAS, N., et DEMERS, M.-F. (2007). Améliorer la détection et le traitement des psychoses débutantes au Québec: l'Association québécoise des programmes pour premiers épisodes psychotiques (AQPPEP) y voit. *Santé Mentale au Québec, 32*(1), 299-315.

LAGACEA, D. C., YEE, J. K., BOLANOS, C. A., et EISCH, A. J. (2006). Juvenile administration of mehtylphenidate attenuates adult hippocampal neurogenesis. *Biological Psychiatry.*

LAHEY, B. B., LOEBER, R., BURKE, J., RATHOUZ, P. J., et McBURNETT, K. (2003). Waxing and waning in concert: Dynamic comorbidity of conduct disorder with other disruptive and emotional problems over 7 years among clinic-referred boys. *Journal of Abnormal Psychology, 111*, 556-567.

LALONDE, P. (1999). Schizophrénie. Dans P. Lalonde, J. Aubut, et F. Grunberg (dir.), *Psychiatrie clinique: approche bio-psychosociale* (Chap. 10). Montréal, Québec: Gaëtan Morin.

LALONDE, P., MORIN, C., et BRIAND, C. (2004). De la symptomatologie à la résolution de problèmes: approche intégrée pour les personnes atteintes de schizophrénie. *Santé Mentale, 88*, 48-57.

LAM, D. H., WATKINS, E. R., HAYWARD, P., BRIGHT, J., WRIGHT, K., KERR, N., *et al.* (2003). A randomized controlled study of cognitive therapy for relapse prevention for bipolar affective disorder: Outcome of the first year. *Archives of General Psychiatry, 60*, 145-152.

LAM, R. W., LEVITT, A. J., LEVITAN, R. D., ENNS, M. W., MOREHOUSE, R., MICHALAK, E. E., *et al.* (2006). The Can-SAD Study: A randomized controlled trial of the effectiveness of light therapy and fluoxetine in patients with winter seasonal affective disorder. *American Journal of Psychiatry, 163*, 805-811.

LAMBERG, L. (2003). Advances in eating disorders offer food for thought. *Journal of the American Medical Association, 290*, 1437-1442.

LAMBERG, L. (2006). Rx for obesity: Eat less, exercise more, and–maybe–get more sleep. *Journal of the American Medical Association, 295*, 2341-2344.

LAMBERT, E. W., WAHLER, R. G., ANDRADE, A. R., et BICKMAN, L. (2001). Looking for the disorder in conduct disorder. *Journal of Abnormal Psychology, 110*, 110-123.

LANGBEHN, D. R., et CADORET, R. J. (2001). The adult antisocial syndrome with and without antecedent conduct disorder: Comparisons from an adoption study. *Comprehensive Psychiatry, 42*(4), 272-282.

LANGLY, K., MARSHALL, L., VAN DEN BREE, M., THOMAS, H., OWEN, M., O'DONOVAN, M., *et al.* (2004). Association of the Dopamine D4 Receptor Gene 7-repeat allele with neuropsychological test performance of children with ADHD. *American Journal of Psychiatry, 161*, 133-138.

LANTERI-LAURA, G. (1994). *Les hallucinations*. Paris, France: Masson.

LARSON, E. B., WANG, M. S., BOWEN, J. D., McCORMICK, W. C., TERI, L., CRANE, P., *et al.* (2006). Exercise is associated with reduced risk for incident dementia among persons 65 years of age and older. *Annals of Internal Medicine, 144*, 73-81.

LARSSON, H., ANDERSHED, H., et LICHTENSTEIN, P. A. (2006). A genetic factor explains most of the variation in the psychopathic personality. *Journal of Abnormal Psychology, 115*, 221-230.

LAUMANN, E. O., GAGNON, J. H., MICHAEL, R. T., et MICHAELS, S. (1994). *The social organization of sexuality: Sexual practices in the United States.* Chicago, Ill.: University of Chicago Press.

LAUMANN, E. O., PAIK, A., et ROSEN, R. C. (1999). Sexual dysfunction in the United States: Prevalence and predictors. *Journal of the American Medical Association, 281*, 537-544.

LAWS, D. R., et MARSHALL, W. L. (2003). A brief history of behavioral and cognitive behavioral approaches to sexual offenders: Part 1. Early developments. *Sexual Abuse: Journal of Research & Treatment, 15*(2), 75-92.

LAZARUS, R. S., et FOLKMAN, S. (1984). *Stress, appraisal, and coping.* New York, N. Y.: Springer.

LAZNIK-PENOT, M.-C. (1995). *Vers la parole.* Paris, France: Denoël.

LEARY, W. E. (1996, 18 décembre). Responses of alcoholics to therapies seem similar. *The New York Times,* A17.

LECAVALIER, M., CHAINEY, R., DENIS, I., MALTAIS, K., et MANTHA, L. (2003). *Vers une compréhension du phénomène de dépendance: Toxicomanie, alcoolisme, jeu pathologique. Cahier de formation.* Centre Dollard-Cormier: Institut universitaire sur les dépendances.

LECERF, J. M. (2002). *Poids et obésité.* Montrouge, France: John Libbey Eurotext.

LECHNER, S. C., ANTONI, M. H., LYDSTON, D., LAPERRIERE, A., ISHII, M., DEVIEUX, J., *et al.* (2003). Cognitive-behavioral interventions improve quality of life in women with AIDS. *Journal of Psychosomatic Research, 54*, 253-261.

LECOMTE, C., et RICHARD, A. (1999). La psychothérapie humaniste-existentielle d'hier à demain: Épilogue. *Revue québécoise de psychologie, 20*(2), 189-205.

LECOMTE, Y. (1997). De la dynamique des politiques de désinstitutionnalisation au Québec. *Santé Mentale au Québec, 22*(2), 7-24.

LECOMTE, Y., JAMA, S., et LEGAULT, G. (2006). Présentation: l'ethnopsychiatrie. *Santé Mentale au Québec, 31*(2), 7-27.

LECOMTE, Y., STIP, E., CARON, J., et RENAUD, S. (2007). Une étude exploratoire de l'adaptation de personnes souffrant de schizophrénie. *Santé Mentale au Québec, 32*(1), 137-158.

LEE, J. K. P., JACKSON, H. J., PATTISON, P., et WARD, T. (2002). Developmental risk factors for sexual offending. *Child Abuse & Neglect, 26*, 73-92.

LEE, J., et PARK, S. (2005). Working memory impairments in schizophrenia: A meta-analysis. *Journal of Abnormal Psychology, 114*, 599-611.

LEHOUX, C. (2006). *Dans quelle mesure les déficits neuropsychologiques sont-ils liés au fonctionnement social des personnes atteintes de schizophrénie ou de psychose apparentée à la schizophrénie?* Thèse de doctorat (psychologie), Université Laval.

LEHRER, P. M., FELDMAN, J., GIARDINO, N., SONG, H.-S., et SCHMALING, K. (2002). Psychological aspects of asthma. *Journal of Consulting and Clinical Psychology, 70*, 691-711.

LEHRER, P. M., SARGUNARAJ, D., et HOCHRON, S. (1992). Psychological approaches to the treatment of asthma. *Journal of Consulting and Clinical Psychology, 60*, 639-643.

LEIBLUM, S. R., KOOCHAKI, P. E., RODENBERG, C. A., BARTON, I. P., et ROSEN, R. C. (2006). Hypoactive sexual desire disorder in postmenopausal women: US results from the Women's International Study of Health and Sexuality (WISHeS). *Menopause, 13*, 46-56.

LEIBLUM, S. R., et ROSEN, R. C. (dir.). (2000). *Principles and practice of sex therapy* (3e éd.). New York, N. Y.: Guilford Press.

LEJOYEUX, M., et CARDOT, H. (2001). Alcoolisme, anxiété et dépression. *Santé Mentale au Québec, 26*(2), 47-61.

LEONARD, S., GAULT, J., HOPKINS, J., LOGEL, J., VIANZON, R., SHORT, M., et al. (2002). Association of promoter variants in the 7 nicotinic acetylcholine receptor subunit gene with an inhibitory deficit found in schizophrenia. *Archives of General Psychiatry, 59*, 1085-1096.

LÉPINE, J.-P., CAILLARD, V., BISSERBE, J.-C., TROY, S., HOTTON, J.-M., et BOYER, P. (2004). A randomized, placebo-controlled trial of sertraline for prophylactic treatment of highly recurrent major depressive disorder. *American Journal of Psychiatry, 161*, 836-842.

LESAGE, S., DURR, A., TAZIR, M., LOHMANN, E., LEUTENEGGER, A.-L., JANIN, S., et al., pour le French Parkinson's Disease Genetics Study Group. (2006). LRRK2 G2019S as a cause of Parkinson's disease in North African Arabs. *New England Journal of Medicine, 354*, 422-423.

LESERMAN, J., PETITTO, J. M., GOLDEN, R. N., GAYNES, B. N., GU, H., PERKINS, D. O., et al. (2000). Impact of stressful life events, depression, social support, coping, and cortisol on progression to AIDS. *American Journal of Psychiatry, 157*, 1221-1228.

LESNÉ, S., KOH, M. T., KOTILINEK, L., KAYED, R., GLABE, C. G., YANG, A., et al. (2006). A specific amyloid-bold beta protein assembly in the brain impairs memory. *Nature, 440*, 352-357.

LESPÉRANCE, F., FRASURE-SMITH, N., KOSZYCKI, D., LALIBERTÉ, M. A., VAN ZYL, L. T., BAKER, B., et al. (2007). Effects of citalopram and interpersonal psychotherapy on depression in patients with coronary artery disease: The Canadian Cardiac Randomized Evaluation of Antidepressant and Psychotherapy Efficacy (CREATE) trial. *Journal of the American Medical Association, 297*, 367-379.

LEUNG, P. W. L., et POON, M. W. L. (2001, septembre). Dysfunctional schemas and cognitive distortions in psychopathology: A test of the specificity hypothesis. *Journal of Child Psychology and Psychiatry, 42*(6), 755-765.

LEVAUX, M. N., POTVIN, S., SEPEHRY, A. A., SABLIER, J., MENDREK, A., et STIP, E. (2007). Computerized assessment of cognition in schizophrenia: Promises and pitfalls of CANTAB. *European Psychiatry, 22*(2), 104-115.

LÉVESQUE, N., et MARCOTTE, D. (2009). Le modèle diathèse-stress de la dépression appliqué à une population d'adolescents. *Revue européenne de psychologie appliquée, 59*(3), 177-185.

LEVITAN, R. D., KAPLAN, A. S., JOFFE, R. T., LEVITT, A. J., et BROWN, G. M. (1997). Hormonal and subjective responses to intravenous metachlorophenylpiperazine in bulimia nervosa. *Archives of General Psychiatry, 54*, 521-527.

LEWINSOHN, P. M. (1974). A behavioral approach to depression. Dans R. J. Friedman, et M. M. Katz (dir.), *The psychology of depression: Contemporary theory and research*. Washington, D. C.: Winston-Wiley.

LEWINSOHN, P. M., JOINER, T. E., et ROHDE, P. (2001). Evaluation of cognitive diathesis-stress models in predicting major depressive disorder in adolescents. *Journal of Abnormal Psychology, 110*, 203-215.

LEWINSOHN, P. M., ROBERTS, R. E., SEELEY, J. R., ROHDE, P., GOTLIB, I. H., et HOPS, H. (1994). Adolescent psychopathology: II. Psychosocial risk factors for depression. *Journal of Abnormal Psychology, 103*, 302-315.

LEWIS, S. W., BARNES, T. R., DAVIES, L., MURRAY, R. M., DUNN, G., HAYHURST, K. P., et al. (2006). Randomized controlled trial of effect of prescription of clozapine vs other second-generation antipsychotic drugs in resistant schizophrenia. *Schizophrenia Bulletin, 32*, 715-723.

LEWY, A. J., LEFLER, B. J., EMENS, J. S., et BAUER, V. K. (2006). The circadian basis of winter depression. *Proceedings of the National Academy of Sciences, 103*, 7414-7419.

LI, G., BAKER, S. P., SMIALEK, J. E., et SODERSTROM, C. A. (2001). Use of alcohol as a risk factor for bicycling injury. *Journal of the American Medical Association, 284*, 893-896.

LI, Y. M., XU, M., LAI, M. T., HUANG, Q., CASTRO, J. L., DIMUZIO-MOWER, J., et al. (2000). Photoactivated-secretase inhibitors directed to the active site covalently label presenilin, 1. *Nature, 405*, 689-693.

LIBERMAN, R. P. (1992). *Handbook of psychiatric rehabilitation.* New York, N. Y.: Macmillan Publishing Company.

LICHTENBERG, P. A., et DUFFY, M. (2000). Psychological assessment and psychotherapy in long-term care. *Clinical Psychology: Science and Practice*, 317-328.

LIEBERMAN, J. A. (2006). Comparative effectiveness of antipsychotic drugs: A Commentary on Cost Utility of the Latest Antipsychotic Drugs in Schizophrenia Study (CUtLASS 1) and Clinical Antipsychotic Trials of Intervention Effectiveness (CATIE). *Archives of General Psychiatry, 63*, 1069-1072.

LILENFELD, L. R. R., WONDERLICH, S., RISO, L. P., CROSBY, R., et MITCHELL, J. (2006). Eating disorders and personality: A methodological and empirical review. *Clinical Psychology Review, 26*, 299-320.

LILIENFELD, S. O., FOWLER, K. A, et LOHR, J. M. (2003). And the band played on: Science, pseudoscience, and the Rorschach Inkblot Method. *The Clinical Psychologist, 56*(1), 6-7.

LILIENFELD, S. O., WOOD, J. M., et GARB, H. N. (2000). The scientific status of projective techniques. *Psychological Science in the Public Interest, 1*, 27-66.

LIM, S. (2003, 2 septembre). Beating the bed-wetting blues. *MSNBC.* Document consulté le 3 septembre 2003 de http://www.msnbc.com/news/954846.asp.

LINEHAN, M. M., COMTOIS, K. A., MURRAY, A. M., BROWN, M. Z., GALLOP, R. J., HEARD, H. L., et al. (2006). Two-year randomized controlled trial and follow-up of dialectical behavior therapy vs therapy by experts for suicidal behaviors and borderline personality disorder. *Archives of General Psychiatry, 63*, 757-766.

LIOTTI, G., PASQUINI, P., et l'ITALIAN GROUP FOR THE STUDY OF DISSOCIATION. (2000). Predictive factors for borderline personality disorder: Patients' early traumatic experiences and losses suffered by the attachment figure. *Acta Psychiatrica Scandinavica, 102*, 282-289.

LIU, I.-C., BLACKER, D. L., XU, R., FITZMAURICE, G., LYONS, M. J., et TSUANG, M. T. (2004). Genetic and environmental contributions to the development of alcohol dependence in male twins. *Archives of General Psychiatry, 61*, 897-903.

LIVESLEY, W. J., JANG, K. L., JACKSON, D. N., et VERNON, P. A. (1993). Genetic and environmental contributions to dimensions of personality disorder. *American Journal of Psychiatry, 150*, 1826-1831.

LLORCA, P.-M. (2004, janvier). La schizophrénie. *Encyclopédie Orphanet.* Document consulté le 24 janvier 2004 de http://www.orpha.net/data/patho/FR/fr-schizo.pdf.

LOEBER, R., BURKE, J. D., LAHEY, B. B., WINTERS, A., et ZERA, M. (2000). Oppositional defiant and conduct disorder: A review of the past 10 years. *Journal of the American Academy of Child and Adolescent Psychiatry, 39*, 1468-1484.

Loening-Baucke, V. (2002). Encopresis. *Current Opinions in Pediatrics, 14*, 570-575.

Logsdon-Conradsen, S. (2002). Using mindfulness meditation to promote holistic health in individuals with HIV/AIDS. *Cognitive and Behavioral Practice, 9*, 67-71.

Lohr, B. A., Adams, H. E., et Davis, J. M. (1997). Sexual arousal to erotic and aggressive stimuli in sexually coercive and noncoercive men. *Journal of Consulting and Clinical Psychology, 106*, 230-242.

Lôo, H. (2000). *Troubles dépressifs et personnes âgées*. Montrouge, France : John Libbey Eurotext.

Lôo, P., Lôo, H., et Galinowski, A. (2003). *Le stress permanent* (3ᵉ éd.). Paris, France : Masson.

Lopez, G. (1993). *Le viol*. Paris, France : PUF.

Lopez, S. R., Nelson, H. K., Polo, A. J., Jenkins, J. H., Karno, M., et al. (2004). Ethnicity, expressed emotion, attributions, and course of schizophrenia: Family warmth matters. *Journal of Abnormal Psychology, 113*, 428-439.

López-Muñoza, F., Vieta, E., Rubio, G., García-García, P., et Alamo, C. (2006). Bipolar disorder as an emerging pathology in the scientific literature: A bibliometric approach. *Journal of Affective Disorders, 92*, 161-170.

Loranger, A. W., Sartorius, N., Andreoli, A., Berger, P., Buchheim, P., Channabasavanna, S. M., et al. (1994). The international personality disorder examination: The World Health Organization/Alcohol, Drug, Abuse and Mental Health Administration International Pilot Study of Personality Disorders. *Archives of General Psychiatry, 51*, 215-224.

Lorber, M. F. (2004). Psychophysiology of aggression, psychopathy, and conduct problems: A meta-analysis. *Psychological Bulletin, 130*, 531-552.

Lothane, Z. (2006). Freud's legacy–is it still with us? *Psychoanalytic Psychology, 23*, 285-301.

Lovaas, O. I. (1987). Behavioral treatment and normal educational and intellectual functioning in young autistic children. *Journal of Consulting and Clinical Psychology, 55*, 3-9.

Lovaas, O. I., Koegel, R. L., et Schreibman, L. (1979). Stimulus overselectivity in autism: A review of the research. *Psychological Bulletin, 86*, 1236-1254.

Low, C. A., Stanton, A. L., et Danoff-Burg, S. (2006). Expressive disclosure and benefit finding among breast cancer patients: Mechanisms for positive health effects. *Health Psychology, 25*, 181-189.

Lupski, J. R. (2007). Structural variation in the human genome. *New England Journal of Medicine, 356*, 1169-1171.

Lutgendorf, S. K., Antoni, M. H., Ironson, G., Klimas, N., Kumar, M., et al. (1997). Cognitive-behavioral stress management decreases dysphoric mood and herpes simplex virus-type 2 antibody titer in symptomatic HIV-seropositive gay men. *Journal of Consulting and Clinical Psychology, 65*, 31-43.

Lynch, F. L., Hornbrook, M., Clarke, G. N., Perrin, N., Polen, M. R., O'Connor, E., et al. (2005). Cost-effectiveness of an intervention to prevent depression in at-risk teens. *Archives of General Psychiatry, 62*, 1241-1248.

Lyubomirsky, S., Sheldon, K. M., et Schkade, D. (2005). Pursuing happiness: The architecture of sustainable change. *Review of General Psychology, 9*, 111-131.

Mackie, S., Shaw, P., Lenroot, R., Pierson, R., Greenstein, D. K., Nugent III, T. F., et al. (2007). Cerebellar development and clinical outcome in attention deficit hyperactivity disorder. *American Journal of Psychiatry, 164*, 647-655.

Maddi, S. R., et Kobasa, S. C. (1984). *The hardy executive: Health under stress*. Homewood, Ill. : Dow Jones-Irwin.

Madsen, K. M., Hviid, A., Vestergaard, M., Schendel, D., Wohlfahrt, J., Thorsen, P., et al. (2002). A population-based study of measles, mumps, and rubella vaccination and autism. *New England Journal of Medicine, 347*, 1477-1482.

Magill, M., et Ray, L. (2009). Cognitive-behavioral treatment with adult alcohol and illicit drug users: A meta-analysis of randomized controlled trials. *Journal of studies on alcohol and drugs, 7*(40), 516-527.

Maher, W. B., et Maher, B. A. (1985). Psychopathology: I. From ancient times to the eighteenth century. Dans G. A. Kimble, et K. Schlesinger (dir.), *Topics in the history of psychology* (Vol. 2) (p. 251-294). Hillsdale, N. J.: Erlbaum.

Mahler, M., et Kaplan, L. (1977). Developmental aspects in the assessment of narcissistic and so-called borderline personalities. Dans P. Hartocollis (dir.), *Borderline personality disorders: The concept, the syndrome, the patient* (p. 71-85). New York, N. Y.: International Universities Press.

Mahler, M. S., Pine, F., et Bergman, A. (1975). The borderline syndrome: The role of the mother in the genesis and psychic structure of the borderline personality. *International Journal of Psychoanalysis, 56*, 163-177.

Maj, M., Starace, F., et Pirozzi, R. (1991). A family study of *DSM-III-R* schizoaffective disorder, depressive type, compared with schizophrenia and psychotic and nonpsychotic major depression. *American Journal of Psychiatry, 148*, 612-616.

Makomasi Illing, E. M., et Kaiserman, M. I. (1998). La mortalité attribuable au tabagisme au Canada et dans ses régions. *Revue canadienne de santé publique, 95*(1), 38-44.

Malan, D. (1979). *Individual psychotherapy and the science of psychodynamics*. Londres, R.-U.: Butterworths.

Maletzky, B. M. (1980). Self-referred vs court-referred sexually deviant patients: Success with assisted covert sensitization. *Behavior Therapy, 11*, 306-314.

Malinauskas, B. M., Raedeke, T. D., Aeby, V. G., Smith, J. L., et Dallas, M. B. (2006). Dieting practices, weight perceptions, and body composition: A comparison of normal weight, overweight, and obese college females. *Nutrition Journal, 5*, 11.

Mallet L., Polosan M., Jaafari N., et al. (2008). Subthalamic nucleus stimulation in severe obsessive compulsive disorder. *New England Journal of Medicine, 359*(20), 13.

Mann, J. J. (2005). The medical management of depression. *New England Journal of Medicine, 353*, 1819-1834.

Manson, J. E., et Bassuk, S. S. (2003). Obesity in the United States: A fresh look at its high toll. *Journal of the American Medical Association, 289*, 229-230.

Manson, J. E., Skerrett, P. J., Greenland, P., et VanItallie, T. B. (2004). The escalating pandemics of obesity and sedentary lifestyle: A call to action for clinicians. *Archives of Internal Medicine, 164*, 249-258.

Marcelli, D. (2006). *Enfance et psychopathologie*. Paris, France : Masson.

Marion, I. J. (2005, décembre). The neurobiology of cocaine addiction. *NIDA Science & Practice Perspectives, 3*(1), 25-31.

Marlatt, G. A. (1978). Craving for alcohol, loss of control, and relapse: A cognitive-behavioral analysis. Dans P. E. Nathan, G. A. Marlatt, et T. Loberg (dir.), *Alcoholism: New directions in behavioral research and treatment* (p. 271-314). New York, N. Y.: Plenum Press.

Marlatt, G. A., Somers, J. M., et Tapert, S. F. (1998). Harm reduction: Application to alcohol abuse problems. *NIDA Research Monographs, 137*, 147-166.

Marneros, A. (2003). The schizoaffective phenomenon: The state of the art. *Acta Psychiatrica Scandinavica*, (Suppl. 418), S29-S33.

Marshal, M. P. (2003). For better or for worse? The effects of alcohol use on marital functioning. *Clinical Psychology Review, 23*, 959-997.

Martin, D. (1989, 25 janvier). Autism: Illness that can steal a child's sparkle. *The New York Times*, B1.

MARTIN, J., SHOCHAT, T., et ANCOLI-ISRAEL, S. (2000). Assessment and treatment of sleep disturbances in older adults. *Clinical Psychology Review, 20*, 783-805.

MARTINOT, J.-L. (2004). Imagerie cérébrale et psychiatrie. *Revue française des affaires sociales, 1*, 35-55.

MASI, G., MUCCI, M., et MILLEPIEDI, S. (2001). Separation anxiety disorder in children and adolescents : Epidemiology, diagnosis, and management. *CNS Drugs, 15*(2), 93-104.

MASI, G., PERUGI, G., TONI, C., MILLEPIEDI, S., MUCCI, M., BERTINI, N., *et al.* (2006). The clinical phenotypes of juvenile bipolar disorder : Toward a validation of the episodic-chronic-distinction. *Biological Psychiatry, 59*, 603-610.

MASSART, N., et TRIFFAUX, J. M. (2005). Dépression et maladies coronariennes : quand les émotions nous brisent le cœur. *Revue Médicale de Liège, 60*(12), 931-938.

MASTERS, W. H., et JOHNSON, V. E. (1970). *Human sexual inadequacy.* Boston, Mass. : Little, Brown.

MATH, F., KAHN, J.-P., et VIGNAL, J.-P. (2007). *Neurosciences cliniques. De la perception aux troubles du comportement.* Bruxelles, Belgique : De Boeck.

MATHEWS, K. A. (2005). Psychological perspective on the development of coronary heart disease. *American Psychologist, 60*, 783-796.

MATLIN, M. W. (2001). *La cognition. Une introduction à la psychologie cognitive.* Bruxelles, Belgique : De Boeck.

MATSON, J. L. (2006). Current status of differential diagnosis for children with autism spectrum disorders. *Research in Developmental Disabilities, 27*.

MAY, R. (2005). How do we know what works ? *Journal of College Student Psychotherapy, 19*, 69-73.

MAYER, R., et DORVIL, H. (1982). *La psychiatrie au Québec : réalité d'hier, pratique d'aujourd'hui. L'intervention sociale. Actes du Colloque annuel de l'ACSALF, colloque 1981.* Montréal, Québec : Les Éditions coopératives Albert Saint-Martin.

MAZET, P., et STOLLERU, S. (1988). *Psychopathologie du nourrisson.* Paris, France : Masson.

MCCARTHY, B. W., GINSBERG, R. L., et FUCITO, L. M. (2006). Resilient sexual desire in heterosexual couples. *Family Journal : Counseling and Therapy for Couples and Families, 14*, 59-64.

MCCLURE, M. M., ROMERO, M. J., BOWIE, C. R., REICHENBERG, A., HARVEY, P. D., et SIEVER, L. J. (2007). Visual-spatial learning and memory in schizotypal personality disorder : Continued evidence for the importance of working memory in the schizophrenia. *Archives of Clinical Neuropsychology, 22*, 109-116.

MCCREA, M., GUSKIEWICZ, K. M., MARSHALL, S. W., BARR, W., RANDOLPH, C., CANTU, R. C., *et al.* (2003). Acute effects and recovery time following concussion in collegiate football players : The NCAA Concussion Study. *Journal of the American Medical Association, 290*, 2556-2563.

MCDOUGLE, C. J., SCAHILL, L., AMAN, M. G., MCCRACKEN, J. T., TIERNEY, E., DAVIES, M., *et al.* (2005). Risperidone for the core symptom domains of autism. *American Journal of Psychiatry, 162*, 1142-1148.

MCGILLIVRAY, J. A., et MCCABE, M. P. (2006). Early detection of depression and associated risk factors in adults with mild/moderate intellectual disability. *Research in Developmental Disabilities.*

MCGIRR, A., TOUSIGNANT, M., ROUTHIER, D., POULIOT, L., CHAWKY, N., MARGOLESE, H. C., *et al.* (2006, août). Risk factors for completed suicide in schizophrenia and other chronic psychotic disorders : A case-control study. *Schizophrenia Research, 84*(1), 132-143.

MCGLASHAN, T. H., ZIPURSKY, R. B., PERKINS, D., ADDINGTON, J., MILLER, T., WOODS, S. W., *et al.* (2006). Randomized, double-blind trial of olanzapine versus placebo in patients prodromally symptomatic for psychosis. *American Journal of Psychiatry, 163*, 790-799.

MCGLINCHEY, J. B., ZIMMERMAN, M., YOUNG, D., et CHELMINSKI, I. (2006). Diagnosing Major Depressive Disorder VIII : Are some symptoms better than others ? *Journal of Nervous & Mental Disease, 194*, 785-790.

MCGORRY, P. D. (2000). The scope for preventive strategies in early psychosis : logic, evidence and momentum. Dans M. Birchwood, D. Flower, et H. D. Jackson (dir.), *Early intervention in psychosis : A guide to concepts, evidence and interventions* (p. 3-27). New York, N. Y. : Wiley.

MCGOWAN, S., LAWRENCE, A. D., SALES, T., QUESTED, D., et GRASBY, P. (2004). Presynaptic Dopaminergic dysfunction in schizophrenia : A post-emission tomographic [18f] fluorodopa study. *Archives of General Psychiatry, 61*, 134-142.

MCGRATH, R. E, POGGE, D. L., et STOKES, J. M. (2002). Incremental validity of selected MMPI–A content scales in an inpatient setting. *Psychological Assessment, 14*, 401-409.

MCGUE, M. (1993). From proteins to cognitions : The behavioral genetics of alcoholism. Dans R. Plomin, et G. E. McClearn (dir.), *Nature, Nurture & Psychology* (p. 245-268). Washington, D. C. : American Psychological Association.

MCGUFFIN, P., RIJSDIJK, F., ANDREW, M., SHAM, P., KATZ, R., et CARDNO, A. (2003). The heritability of bipolar affective disorder and the genetic relationship to unipolar depression. *Archives of General Psychiatry, 60*, 497-502.

MCKELLAR, J., STEWART, E., et HUMPHREYS, K. (2003). Alcoholics Anonymous involvement and positive alcohol-related outcomes : Cause, consequence, or just a correlate ? A prospective 2-year study of 2,319 alcohol-dependent men. *Journal of Consulting and Clinical Psychology, 71*, 302-308.

MCNALLY, R. J., CASSIDAY, K. L., et CALAMARI, J. E. (1990). Taijin-kyofu-sho in a Black American woman : Behavioral treatment of a "culture-bound" anxiety disorder. *Journal of Anxiety Disorders, 4*, 83-87.

MCNEIL, D. G., JR. (2001, 4 février). Epidemic errors. *The New York Times Week in Review, 1*, 5.

MEAD, M. (1935). *Sex and temperament in three primitive societies.* New York, N. Y. : Morrow.

MELLIER, D. (2005). *Les bébés en détresse. Travail de lien et intersubjectivité. Théorie de la fonction contenante.* Paris, France : PUF.

MELLOR, C. S. (1970). First rank symptoms of schizophrenia. *British Journal of Psychiatry, 177*, 15-23.

MELTZER, D. (1980). *Explorations dans le monde de l'autisme.* Paris, France : Payot.

MENDELSOHN, M. E., et KARAS, R. H. (2005). Molecular and cellular basis of cardiovascular gender differences. *Science, 308*, 583-1587.

MENDEZ, J. L. (2005). Conceptualizing sociocultural factors within clinical and research contexts. *Clinical Psychology : Science and Practice, 12*, 434-437.

MÉNÉCHAL, J., *et al.* (2001). *L'hyperactivité infantile : débats et enjeux.* Paris, France : Dunod.

MENG, H., SMITH, S. D., HAGER, K., HELD, M., LIU, J., OLSON, R. K., *et al.* (2006). DCDC2 is associated with reading disability and modulates neuronal development in the brain. *Proceedings of the National Academy of Sciences, 102*, 17053-17058.

MÉNORET, M. (1999). *Les temps du cancer.* Paris, France : CNRS.

MERLOTTI, E., PIEGARI, G., et GALDERISI, S. (2005). Cognitive impairment as a core feature of schizophrenia. *Minerva Psychiatrica, 46*(2), 67-77.

MESSARI, S., et HALLAM, R. (2003). CBT for psychosis : A qualitative analysis of clients' experiences. *British Journal of Clinical Psychology, 42*, 171-188.

MESSIAS, E., KIRKPATRICK, B., BROMET, E., ROSS, D., BUCHANAN, R. W., et CARPENTER, W. T. (2005). Summer birth and deficit schizophrenia : A pooled analysis from 6 countries. *Archives of General Psychiatry, 61*, 970-985.

MEYER, G. J. (2000). Incremental validity of the Rorschach Prognostic Rating Scale over the MMPI Ego Strength Scale and IQ. *Journal of Personality Assessment, 74*, 365-370.

MEYER, G. J. (2001). To the final special section in the special series on the utility of the Rorschach for clinical assessment. *Psychological Assessment, 13*, 419-422.

MEYER, G. J., et ARCHER, R. P. (2001). The hard science of Rorschach research : What do we know and where do we go ? *Psychological Assessment, 13*, 486-502.

MEYER, G. J., FINN, S. E., EYDE, L. D., KAY, G. G., MORELAND, K. L., DIES, R. R., *et al.* (2001). Psychological testing and psychological assessment : A review of evidence and issues. *American Psychologist, 56*, 128-165.

MEYER, I. H. (2003). Prejudice, social stress, and mental health in lesbian, gay, and bisexual populations : Conceptual issues and research evidence. *Psychological Bulletin, 129*, 674-697.

MEYER, J. H., McMAIN, S., KENNEDY, S. H., KORMAN, L., BROWN, G. M., DaSILVA, J. N., *et al.* (2003). Dysfunctional attitudes and 5-HT$_2$ receptors during depression and self-harm. *American Journal of Psychiatry, 160*, 90-99.

MICHELSON, D., BANCROFT, J., TARGUM, S., KIM, Y., et TEPNER, R. (2000). Female sexual dysfunction associated with antidepressant administration : A randomized, placebo-controlled study of pharmacologic intervention. *American Journal of Psychiatry, 157*, 239-243.

MIKLOWITZ, D. J., GEORGE, E. L., RICHARDS, J. A., SIMONEAU, T. L., et SUDDATH, R. L. (2003). A randomized study of family-focused psychoeducation and pharmacotherapy in the outpatient management of bipolar disorder. *Archives of General Psychiatry, 60*, 904-912.

MILAD, R. R., et QUIRK, G. J. (2002). Neurons in medial prefrontal cortex signal memory for fear extinction. *Nature, 420*, 70-74.

MILBERGER, S., BIEDERMAN, J., FARAONE, S. V., CHEN, L., et JONES, J. (1996). Is maternal smoking during pregnancy a risk factor for attention deficit hyperactivity disorder in children ? *American Journal of Psychiatry, 153*, 1138-1142.

MILLER, D. D., CAROFF, S. N., ROSENHECK, R. A., McEVOY, J. P., SALTZ, B. L., RIGGIO, S., *et al.* (2008). Extrapyramidal side-effects of antipsychotics in a randomised trial. *British Journal of Psychiatry, 193*, 279-288.

MILLER, G. E., et COHEN, S. (2001). Psychological interventions and the immune system : A meta-analytic review and critique. *Health Psychology, 20*, 47-63.

MILLER, W. R., et BROWN, S. A. (1997). Why psychologists should treat alcohol and drug problems. *American Psychologist, 52*, 1269-1279.

MILLON, T. (1981). *Disorders of personality DSM-III : Axis II.* New York, N. Y. : Wiley.

MILROD, B., LEON, A. C., BUSCH, F., RUDDEN, M., SCHWALBERG, M., CLARKIN, J., *et al.* (2007). A randomized controlled clinical trial of psychoanalytic psychotherapy for panic disorder. *American Journal of Psychiatry, 164*, 265-272.

MINISTÈRE DE L'ÉDUCATION DU QUÉBEC (MEQ) et MINISTÈRE DE LA SANTÉ ET DES SERVICES SOCIAUX DU QUÉBEC (MSSSQ). (2003). *Agir ensemble pour mieux soutenir les jeunes.* Québec, Québec : Gouvernement du Québec. Document consulté le 4 mars 2011 de http://publications.msss.gouv.qc.ca/ acrobat/f/documentation/2003/formation.pdf.

MINISTÈRE DE LA SANTÉ ET DES SERVICES SOCIAUX (MSSS). (2010). *Maladies les plus fréquentes. Troubles anxieux. Troubles obsessionnels-compulsifs.* Québec, Québec : Ministère de la Santé et des Services sociaux. Document consulté le 14 décembre 2010 de http://www.msss.gouv.qc.ca /sujets/prob_sante/sante_mentale/index.php ?id = 63, 9,0,0,1,0&print = 1.

MINISTÈRE DE LA SÉCURITÉ PUBLIQUE (2010, juin). *Statistiques 2008 sur les agressions sexuelles au Québec.* Québec, Québec : Ministère de la Sécurité publique.

MINISTÈRE DE LA SÉCURITÉ PUBLIQUE. (2011). *Statistiques 2008 sur les agressions sexuelles au Québec. Les agressions sexuelles au Québec. Auteurs présumés d'infractions sexuelles selon le groupe d'âge détaillé et le sexe, Québec, 2008.* Québec, Québec : Ministère de la Sécurité publique. Document consulté le 7 février 2011 de http://www.securitepublique. gouv.qc.ca/police/publications-statistiques-police/ statistiques-agression-sexuelle/agressions-sexuelles-2008/2675/2699/2701.html.

MINUCHIN, S., ROSMAN, B. L., et BAKER, L. (1978). *Psychosomatic families : Anorexia nervosa in context.* Cambridge, Mass. : Harvard University Press.

MIRANDA, A., et PRESENTACION, M. J. (2000). Efectos de un tratamiento cognitivo-conductual en ninos contrastorno por deficit de atencion con hiperactividad, agresivos y no agresivos. *Infancia y Aprendizaje, 92*, 51-70.

MISÉS, R., PERRON, R., et SALBREUX, R. (1994). *Retard et trouble de l'intelligence de l'enfant.* Paris, France : ESF.

MITCHELL, C. M., BEALS, J., et THE PATHWAYS OF CHOICE TEAM. (2006). The development of alcohol use and outcome expectancies among American Indian young adults : A growth mixture model. *Addictive Behaviors, 31*, 1-14.

MITKA, M. (2003, 19 novembre). FDA alert on antidepressants for youth. *Journal of the American Medical Association, 290*, 2354-2355.

MITTAL, V. A., DHRUV, S., TESSNER, K. D., WALDER, D. J., et WALKER, E. F. (2007). The relations among putative bio risk markers in schizotypal adolescents : Minor physical anomalies, movement abnormalities and salivary cortisol. *Biological Psychiatry, 61*, 1179-1186.

MITTELMAN, M. S., ROTH, D. L., COON, D. W., et HALEY, W. E. (2004). Sustained benefit of supportive intervention for depressive symptoms in caregivers of patients with Alzheimer's disease. *American Journal of Psychiatry, 161*, 850-856.

MODIGLIANI, R., et COHEN, R. (1987). Les troubles du comportement alimentaire et l'oralité. *Revue de médecine psychosomatique, 11-12(28)*, 171-180.

MOKDAD, A. H., FORD, E. S., BOWMAN, B. A., DIETZ, W. H., VINICOR, F., BALES, V. S., *et al.* (2003). Prevalence of obesity, diabetes, and obesity-related health risk factors, 2001. *Journal of the American Medical Association, 289*, 76-79.

MOLINA, B. S. G., et PELHAM, W. E. (2003). Childhood predictors of adolescent substance use in a longitudinal study of children with ADHD. *Journal of Abnormal Psychology, 112*, 497-507.

MONTIEL, C., et FILLIEULE, R. (1997). *La pédophilie : méthodes d'évaluation de la démarche intellectuelle et des stratégies de passage à l'acte des agresseurs sexuels pédophiles.* Paris, France : Institut des hautes études de la sécurité intérieure (IHESI).

MOOS, R. H., McCOY, L., et MOOS, B. S. (2000). Global Assessment of Functioning (GAF) ratings : Determinants and roles as predictors of one-year treatment outcomes. *Journal of Clinical Psychology, 56*, 449-461.

MOOS, R. H., et MOOS, B. S. (2004). Long-term influence of duration and frequency of participation in alcoholics anonymous on individuals with alcohol use disorders. *Journal of Consulting and Clinical Psychology, 72*, 81-90.

MORAN, P., WALSH, E., TYRER, P., BURNS, T., CREED, F., et FAHY, T. (2003). Does comorbid personality disorder increase the risk of suicidal behaviour in psychosis ? *Acta Psychiatrica Scandinavica, 107*, 441-448.

MORGENSTERN, J., BUX, D. A., LABOUVIE, E., MORGAN, T., BLANCHARD, K. A., et MUENCH, F. (2002). Examining mechanisms of action in 12-step treatment : The role of 12-step cognitions. *Journal of Studies on Alcohol, 63*, 665-672.

MORIMOTO, K., MIYATAKE, R., NAKAMURA, M., WATANABE, T., HIRAO, T., et SUWAKI, H. (2002). Delusional disorder : Molecular genetic evidence for dopamine psychosis. *Neuropsychopharmacology, 26*, 794-801.

Morin, C., Briand, C., et Lalonde, P. (1999). De la symptomatologie à la résolution de problèmes : approche intégrée pour les personnes atteintes de schizophrénie. *Santé Mentale au Québec, 24*(1), 101-120.

Moro, M. R. (1994). *Parents en exil. Psychopathologie et migrations.* Paris, France : PUF.

Morris, B. R. (2003, 8 juillet). Two types of brain problem are found to cause dyslexia. *The New York Times*, F5.

Morrison, M. F., Petitto, J. M., Have, T. T., Gettes, B. S., Chiappini, M. S., Weber, A. L., *et al.* (2002). Depressive and anxiety disorders in women with HIV infection. *American Journal of Psychiatry, 159*, 860-862.

Morrison, T., Waller, G., et Lawson, R. A. (2006). Attributional style in the eating disorders. *Journal of Nervous & Mental Disease, 194*, 303-305.

Morrow, D. J. (1998, 5 mars). Stumble on the road to market. *The New York Times*, D1.

Mosharov, E. V., Staal, R. G. W., Bové, J., Prou, D., Hananiya, A., Markov, D., *et al.* (2006). a-Synuclein overexpression increases cytosolic catecholamine concentration. *The Journal of Neuroscience, 26*, 9304-9311.

Mowrer, O. H. (1948). Learning theory and the neurotic paradox. *American Journal of Orthopsychiatry, 18*, 571-610.

Mrazek, P. J., et Haggerty, R. J. (1994). *Reducing risks for mental disorders : Frontiers for preventive intervention research.* Washington, D. C. : The National Academy of Sciences.

Mueser, K. T., Sengupta, A., Schooler, N. R., Bellack, A. S., Xie, H., Glick, I. D., *et al.* (2001). Family treatment and medication dosage reduction in schizophrenia : Effects on patient social functioning, family attitudes, and burden. *Journal of Consulting and Clinical Psychology, 69*, 3-12.

Müller, D. R., Roder, V., et Brenner, H. D. (2003). Effectiveness of the Integrated Psychological Treatment (ITP) for schizophrenia patients : A meta-analysis covering 25 years of research. *Schizophrenia Research, 60*, 326.

Munarriz, R., Talakoub, L., Flaherty, E., Gioia, M., Hoag, L., Kim, N. N., *et al.* (2002). Androgen replacement therapy with dehydroepiandrosterone for androgen insufficiency and female sexual dysfunction : Androgen and questionnaire results. *Journal of Sex & Marital Therapy, 28*(Suppl. 1), S165-S173.

Muñoz, R. F., et Mendelson, T. (2005). Toward evidence-based interventions for diverse populations : The San Francisco General Hospital prevention and treatment manuals. *Journal of Consulting and Clinical Psychology, 73*, 790-799.

Muñoz, R. F., Mrazek, P. J., et Haggerty, R. J. (1996). Institute of Medicine Report on Prevention of Mental Disorders : Summary and commentary. *American Psychologist, 51*, 1116-1121.

Murphy, D. G. M., Critchley, H. D., Schmitz, N., McAlonan, G., Van Amelsvoort, T., Robertson, D., *et al.* (2002). A proton magnetic resonance spectroscopy study of brain. *Archives of General Psychiatry, 59*, 885-891.

Murray, H. A. (1943). *Thematic Apperception Test : Pictures and manual.* Cambridge, Mass. : Harvard University Press.

Murray, L., Cooper, P. J., Wilson, A., et Romaniuk, H. (2003). Controlled trial of the short-and long-term effect of psychological treatment of post-partum depression : 2. Impact on the mother-child relationship and child outcome. *British Journal of Psychiatry, 182*, 420-427.

Murstein, B. I., et Mathes, S. (1996). Projection on projective techniques & pathology : The problem that is not being addressed. *Journal of Personality Assessment, 66*, 337-349.

Myin-Germeys, I., Delespaul, P. A. E. G., et deVries, M. W. (2000). Schizophrenia patients are more emotionally active than is assumed based on their behavior. *Schizophrenia Bulletin, 26*, 847-853.

Naimi, T. S., Brewer, R. D., Mokdad, A., Denny, C., Serdula, M. K., et Marks, J. S. (2003). Binge drinking among US adults. *Journal of the American Medical Association, 289*, 70-75.

Najman, J. M., Dunne, M. P., Purdie, D. M., Boyle, F. M., et Coxeter, P. D. (2005). Sexual abuse in childhood and sexual dysfunction in adulthood : An Australian population-based study. *Archives of Sexual Behavior, 34*, 517-526.

Nakamura, K., Kitanishi, K., Miyake, Y., Hashimoto, K., et Kubota, M. (2002).The neurotic versus delusional subtype of taijin-kyofu-sho : Their *DSM* diagnoses. *Psychiatry and Clinical Neurosciences, 56*, 595-601.

Nasrallah, H. A., Ketter, T. A., et Kalali, A. H. (2006). Carbamazepine and valproate for the treatment of bipolar disorder : A review of the literature. *Journal of Affective Disorders, 95*, 69-78.

National Institute of Mental Health (NIMH). (2001). *Bipolar disorder.* Document consulté le 14 décembre 2006 de http://www.nimh.nih.gov/publicat/bipolar.cfm.

National Institute of Mental Health (NIMH). (2002, 6 novembre). *Mimicking brain's "All Clear" quells fear in rats.* Document consulté le 6 novembre 2002 de http://www.nimh.nih.gov/.

National Institute of Mental Health (NIMH). (2003, juillet). *Gene more than doubles risk of depression following life stresses.* Bethesda, MD : National Institute of Mental Health. Document consulté le 8 décembre 2010 de http://www.nimh.nih.gov/science-news/2003/gene-more-than-doubles-risk-of-depression-following-life-stresses.shtml.

National Institute of Mental Health (NIMH). (2003, 23 décembre). *Suicide facts.* Document consulté le 12 février 2004 de http://www.nimh.nih.gov/research/suifact.cfm.

National Institutes of Diabetes and Digestive and Kidney Diseases (NIDDK). (2001). New obesity gene discovered. *WIN Notes.*

Ndetei, D. M., et Singh, A. (1983). Hallucinations in Kenyan schizophrenic patients. *Acta Psychiatrica Scandinavica, 67*, 144-147.

Ndetei, D. M., et Vadher, A. (1984). A comparative crosscultural study of the frequencies of hallucination in schizophrenia. *Acta Psychiatrica Scandinavica, 70*, 545-549.

Nelson, J. C. (2006). The STAR*D Study : A four-course meal that leaves us wanting more. *American Journal of Psychiatry, 163*, 1864-1866.

Nestler, E. J. (2005). Is there a common molecular pathway for addiction ? *Nature Neuroscience, 8*, 1445-1449.

Neumann, K., Euler, H. A., von Gudenberg, A. W., Giraud, A. L., Lanfermann, H., Gall, V., *et al.* (2003). The nature and treatment of stuttering as revealed by MRI. A within-and between-group comparison. *Journal of Fluency Disorders, 28*, 381-409.

Nevid, J.-S. (2007). *Psychology : Concepts and Applications* (2e éd.). Boston, Mass. : Houghton Mifflin Co.

Newcomer, J. W. (2005). Second-generation (atypical) antipsychotics and metabolic effects : A comprehensive literature review. *CNS Drugs, 19*(Suppl. 1), S1-S93.

Ni, X., Chan, K., Bulgin, N., Sicard, T., Bismil, R., McMain, S., *et al.* (2006). Association between serotonin transporter gene and borderline personality disorder. *Journal of Psychiatric Research, 40*, 448-453.

Nickel, M. K., Muehlbacher, M., Nickel, C., Kettler, C. C., Gil, F. P., Bachler, E., *et al.* (2006). Aripiprazole in the treatment of patients with borderline personality disorder : A double–blind, placebo-controlled study. *American Journal of Psychiatry, 163*, 833-838.

Nicole, L., Abdel-Baki, A., Lesage, A., Granger, B., Stip, E., et Lalonde, P. (2007). L'étude de suivis des psychoses émergentes de l'université de Montréal (ÉSPÉUM) : contexte, buts et méthodologie. *Santé Mentale au Québec, 32*(1), 317-331.

NIERENBERG, A. A., OSTACHER, M. J., CALABRESE, J. R., KETTER, T. A., MARANGELL, L. B., MIKLOWITZ, D. J., *et al.* (2006). Treatment-resistant bipolar depression : A step-BD equipoise randomized effectiveness trial of antidepressant augmentation with lamotrigine, inositol, or risperidone. *American Journal of Psychiatry, 163,* 210-216.

NOCK, M. K., KAZDIN, A. E., HIRIPI, E., et KESSLER, R. C. (2006). Prevalence, subtypes, and correlates of *DSM-IV* conduct disorder in the National Comorbidity Survey Replication. *Psychological Medicine, 36,* 699-710.

NOLAN, S. A., GLYNN, C., et GARBER, J. (2003). Prospective relations between rejection and depression in young adolescents. *Journal of Personality and Social Psychology, 85,* 745-755.

NOLEN-HOEKSEMA, S. (1991). Responses to depression and their effects on the duration of depressive episodes. *Journal of Abnormal Psychology, 100,* 569-582.

NOLEN-HOEKSEMA, S. (2000). The role of rumination in depressive disorders and mixed anxiety/depressive symptoms. *Journal of Abnormal Psychology, 109,* 504-511.

NOLEN-HOEKSEMA, S., GIRGUS, J. S., et SELIGMAN, M. E. P. (1992). Predictors and consequences of childhood depressive symptoms : A 5-year longitudinal study. *Journal of Abnormal Psychology, 101,* 405-422.

NOLEN-HOEKSEMA, S., MORROW, J., et FREDRICKSON, B. L. (1993). Response styles and the duration of episodes of depressed mood. *Journal of Abnormal Psychology, 102,* 20-28.

NOONAN, D. (2003, 8 septembre). Allowed to be odd. *Newsweek,* 50.

NORDHUS, I. H., et PALLESEN, S. (2003). Psychological treatment of late-life anxiety : An empirical review. *Journal of Consulting and Clinical Psychology, 71,* 643-651.

NORRIS, F. N., MURPHY, A. D., BAKER, C. K., PERILLA, J. L., RODRIGUEZ, F. G., et RODRIGUEZ, J. de J. (2003). Epidemiology of trauma and postraumatic stress disorder in Mexico. *Journal of Abnormal Psychology, 112,* 646-656.

NUCIFORA, F. C., JR., SASAKI, M., PETERS, M. F., HUANG, H., COOPER, J. K., YAMADA, M., *et al.* (2001). Interference by Huntington and atrophin-1 with cbp-mediated transcription leading to cellular toxicity. *Science, 291,* 2423-2428.

NUNOMURA, A., CASTELLANI, R. J., LEE, H., MOREIRA, P. I., ZHU, X., PERRY, G., *et al.* (2006, 3 mai). Neuropathology in Alzheimer's Disease : Awaking from a hundred-year-old dream. *Science of Aging Knowledge Environment, 2006*(8), 10.

O'BRIEN, K. M., et VINCENT, N. K. (2003). Psychiatric comorbidity in anorexia and bulimia nervosa : Nature, prevalence, and causal relationships. *Clinical Psychology Review, 23,* 57-74.

O'CONNOR, E. (2001, janvier). Law sanctions new treatment for heroin addiction–and recommends psychological counseling. *Monitor on Psychology, 32*(1), 18.

O'CONNOR, P. G. (2000). Treating opioid dependence–new data and new opportunities. *The New England Journal of Medicine, 343,* 1332-1334.

O'CONNOR, T. G., McGUIRE, S., REISS, D., HETHERINGTON, E. M., et PLOMIN, R. (1998). Co-occurrence of depressive symptoms and antisocial behavior in adolescence : A common genetic liability. *Journal of Abnormal Psychology, 107,* 27-37.

O'DONOHUE, W., McKAY, J. S., et SCHEWE, P. A. (1999). Rape : The roles of outcome expectancies and hypermasculinity. *Sexual Abuse Journal of Research and Treatment, 8,* 133-141.

O'HARA, M. W. (2003, novembre). *Clinician's Research Digest,* (Suppl. 29), S1-S2.

OBÉPI. (2003). *Troisième enquête épidémiologique sur l'obésité et le surpoids en France.* Paris, France : INSERM.

OEI, T. P. S., BULLBECK, K., et CAMPBELL, J. M. (2006). Cognitive change process during group cognitive behaviour therapy for depression. *Journal of Affective Disorders, 92,* 231-241.

OKIE, S. (2006). ADHD in adults. *New England Journal of Medicine, 354,* 2637-2641.

OLFSON, M., BLANCO, C., LIU, L., MORENO, C., et LAJE, G. (2006). National trends in the outpatient treatment of children and adolescents with antipsychotic drugs. *Archives of General Psychiatry, 63,* 679-685.

OLIVARDIA, R., POPE, H. G., JR., BOROWIECKI III, J. J., et COHANE, G. H. (2004). Biceps and body image : The relationship between muscularity and self-esteem, depression, and eating disorder symptoms. *Psychology of Men & Masculinity, 5,* 112-120.

OLLAT, H. (1999). Schizophrénie et mémoire épisodique. *Neuropsychiatrie : Tendances et Débats, 6,* 16-22.

OLSON, E. (2001, 7 octobre). Countries lag in treating mental illness, WHO says. *The New York Times,* A24.

OLSON, M. B., KRANTZ, D. S., KELSEY, S. F., PEPINE, C. J., SOPKO, G., HANDBERG, E., *et al.* (2006). Hostility scores are associated with increased risk of cardiovascular events in women undergoing coronary angiography : A report from the NHLBI-sponsored WISE study. *Psychosomatic Medicine, 67,* 546-552.

ONITSUKA, T., NIZNIKIEWICZ, M. A., SPENCER, K. M., FRUMIN, M., KUROKI, N., LUCIA, L. C., *et al.* (2006). Functional and structural deficits in brain regions subserving face perception in schizophrenia. *American Journal of Psychiatry, 163,* 455-462.

ORDRE DES PSYCHOLOGUES DU QUÉBEC (OPQ). (2010). Définition de la psychothérapie donnée sur le site Internet de l'OPQ. Montréal, Québec : Ordre des psychologues du Québec. Document consulté le 30 septembre 2010 de http://www.ordrepsy.qc.ca/fr/psychologue/psychotherapie.html.

ORGANISATION MONDIALE DE LA SANTÉ (OMS). (1992). *CIM-10 / ICD-10, Descriptions cliniques et directives pour le diagnostic.* Paris, France : Masson.

ORGANISATION MONDIALE DE LA SANTÉ (OMS). (2001). *Rapport sur la santé dans le monde, 2001 – La santé mentale : Nouvelle conception, nouveaux espoirs.* Genève : Organisation mondiale de la santé.

ORGANISATION MONDIALE DE LA SANTÉ (OMS). (2005). *Politiques et plans relatifs à la santé mentale de l'enfant et l'adolescent.* Genève : Organisation mondiale de la santé.

ORTH-GOMÉR, K., WAMALA, S. P., HORSTEN, M., SCHENK-GUSTAFSSON, K., SCHNEIDERMAN, N., et MITTLEMAN, M. A. (2000). Marital stress worsens prognosis in women with coronary heart disease : The Stockholm Female Coronary Risk Study. *Journal of the American Medical Association, 284,* 3008-3014.

OSBORN, I. (1998). *The hidden epidemic of obsessive-compulsive disorder.* New York, N. Y. : Random House.

OSBORNE, L. (2002). *American normal : The hidden world of Asperger Syndrome.* Katlenburg-Lindau, Germany : Copernicus Books.

OSTLER, K., THOMPSON, C., KINMONTH, A. L., PEVELER, R. C., STEVENS, L., et STEVENS, A. (2001). Influence of socio-economic deprivation on the prevalence and outcome of depression in primary care. *British Medical Journal, 178,* 12-17.

OTTO, M. W. (2006, septembre). Three types of treatment for depression : A comparison. *Journal Watch Psychiatry.* Document consulté le 4 septembre 2006 de http://psychiatry.jwatch.org/cgi/content/full/2006/901/2.

OUELLETTE, S. C., et DIPLACIDO, J. (2001). Personality's role in the protection and enhancements of health : Where the research has been, where it is stuck, how it might move. Dans A. Baum, T. A. Revenson, et J. E. Singer (dir.), *Handbook of health psychology* (p. 3-318). Mahwah, N. J. : Lawrence Erlbaum Associates.

OZELIUS, L. J., SENTHIL, G., SAUNDERS-PULLMAN, R., OHMANN, E., DELIGTISCH, A., TAGLIATI, M., *et al.* (2006). LRRK2 G2019S as a cause of Parkinson's disease in Ashkenazi Jews. *New England Journal of Medicine, 354,* 424-425.

Pagé, J.-C. (1961). *Les fous crient au secours*. Montréal, Québec : Les Éditions du Jour.

Palazzolo, J. (2004). *Dire pour vivre. Pathologies psychiques : témoignages au quotidien*. Paris, France : Ellébore (Coll. « Champs Ouvert »).

Panagiotakos, D. B., Pitsavos, C., Chrysohoou, C., Kavouras, S., Stefanadis, C., *et al.* (2005). The associations between leisure-time physical activity and inflammatory and coagulation markers related to cardiovascular disease : The ATTICA Study. *Preventive Medicine, 40*, 432-437.

Park, C. L. (2004). Positive and negative consequences of alcohol consumption in college students. *Addictive Behaviors, 29*, 311-321.

Parkinson Study Group. (2000). Pramipexole vs levodopa as initial treatment for Parkinson disease : A randomized controlled trial. *Journal of the American Medical Association, 284*, 1931-1938.

Parsey, R. V., Ramin, S., Hastings, M. A., Oquendo, X. H., Goldman, D., Huang, Y.-Y., *et al.* (2006). Lower serotonin transporter binding potential in the human brain during major depressive episodes. *American Journal of Psychiatry, 163*, 52-58.

Paulesu, E., Demonet, J. F., Fazio, F., McCrory, E., Chanoine, V., Brunswick, N., *et al.* (2001). Dyslexia : Cultural diversity and biological unity. *Science, 291*, 2165-2167.

Paul-Labrador, M., Polk, D., Dwyer, J. H., Velasquez, I., Nidich, S., Rainforth, M., *et al.* (2006). Effects of a randomized controlled trial of transcendental meditation on components of the metabolic syndrome in subjects with coronary heart disease. *Archives of Internal Medicine, 166*, 1218-1224.

Pearson, C. A., et Gleaves, D. H. (2006). The multiple dimensions of perfectionism and their relation with eating disorder features. *Personality and Individual Differences, 41*, 225-235.

Pedinielli, J.-L., et Bernoussi, A. (2008). *Les États dépressifs*. Paris, France : Armand Colin.

Pedinielli, J.-L., et Bertagne, P. (2009). *Les Phobies : agoraphobie, phobies sociales, phobies simples*. Paris, France : Armand Colin.

Peirce, T. R., Bray, N. J., Williams, N. M., Norton, N., Moskvina, V., Preece, B., *et al.* (2005). Convergent evidence for 2', 3'-cyclic nucleotide 3'-phosphodiesterase as a possible susceptibility gene for schizophrenia. *Archives of General Psychiatry, 63*, 18-24.

Pelham, W. E., Burrows-MacLean, L., Gnagy, E. M., Fabiano, G. A., Coles, E. K., Tresco, K. E., *et al.* (2005). Transdermal methylphenidate, behavioral, and combined treatment for children with ADHD. *Experimental and Clinical Psychopharmacology, 13*, 111-126.

Pelkonen, M., et Marttunen, M. (2003). Child and adolescent suicide : Epidemiology, risk factors, and approaches to prevention. *Paediatric Drugs, 5*, 243-65.

Pengilly, J. W., et Dowd, E. T. (2000). Hardiness and social support as moderators of stress. *Journal of Clinical Psychology, 56*, 813-820.

Penninx, B. W., Guralnik, J. M., Bandeen-Roche, K., Kasper, J. D., Simonsick, E. M., Ferrucci, L., *et al.* (2001). The protective effect of emotional vitality on adverse health outcomes in disabled older women. *Journal of the American Geriatrics Society, 48*, 1359-1366.

Peplau, L. A. (2003). Human sexuality : How do men and women differ ? *Current Directions in Psychological Science, 12*, 37-40.

Perälä, J., Suvisaari, J., Saarni, S. I., Kuoppasalmi, K., Isometsä, E., Pirkola, S., *et al.* (2007). Lifetime prevalence of psychotic and bipolar I disorders in a general population. *Archives of General Psychiatry, 64*, 19-28.

Perreault, M. (2009). Rites, marges et usages des drogues : représentations sociales et normativité contextuelle. *Drogues, santé et société, 8*(1), 11-55.

Pervin, L. A., et John, O. P. (2005). *Personnalité : théorie et recherche*. Saint-Laurent, Québec : Éditions du Renouveau Pédagogique Inc.

Petiau, A., Pourtau L., et Galand C. (2009). De la découverte des substances psychoactives en milieu festif techno à l'usage maîtrisé. *Drogues, Santé et Société, 8*(1), 165-199.

Pfammatter, M., Junghan, U. M., et Brenner, H. D. (2006). Efficacy of psychological therapy in schizophrenia : Conclusions from meta-analyses. *Schizophrenia Research, 32*(Suppl. 1), S64-S80.

Pfeffer, C. R. (2007). The FDA pediatric advisories and changes in diagnosis and treatment of pediatric depression. *American Journal of Psychiatry, 164*, 843-846.

Phaf, R. H., Geurts, H., et Eling, P. A. T. M. (2000). Word frequency and word stem completion in Korsakoff patients. *Journal of Clinical & Experimental Neuropsychology, 22*, 817-829.

Pickering, T. G. (2003). Lifestyle modification and blood pressure control : Is the glass half full or half empty ? *Journal of the American Medical Association, 289*, 2131-2132.

Pierce, R. C., et Kumaresan, V. (2006). The mesolimbic dopamine system : The final common pathway for the reinforcing effect of drugs of abuse ? *Neuroscience & Biobehavioral Reviews, 30*, 215-238.

Pihl, R. O. (2009). Substance abuse. Etiological considerations. Dans P. H. Blaney, et T. Millon (dir.), *Oxford textbook of psychopathology* (2e éd.). New York, N. Y. : Oxford University Press.

Pike, K. M., et Rodin, J. (1991). Mothers, daughters, and disordered eating. *Journal of Abnormal Psychology, 101*, 198-204.

Pilling, S., Bebbington, P., Kuipers, E., Garety, P., Geddes, J., Orbach, G., *et al.* (2002). Psychological treatments in schizophrenia : I. Meta-analysis of family intervention and cognitive behaviour therapy. *Psychological Medicine, 32*, 763-782.

Pinel, J. P. J., Assanand, S., et Lehman, D. R. (2000). Hunger, eating, and ill health. *American Psychologist, 55*, 1105-1116.

Pitman, R. K. (2006). Combat effects on mental health : The more things change, the more they remain the same. *Archives of General Psychiatry, 63*, 127-128.

Pliszka, S. R., Glahn, D. C., Semrud-Clikeman, M., Franklin, C., Perez III, R., Xiong, J., *et al.* (2006). Neuroimaging of inhibitory control areas in children with attention deficit hyperactivity disorder who were treatment naive or in long-term treatment. *American Journal of Psychiatry, 163*, 1052-1060.

Plomin, R., Owen, M. J., et McGuffin, P. (1994). The genetic basis of complex human behaviors. *Science, 264*, 1733-1739.

Plunkett, A., O'Toole, B., Swanston, H., Oates, R. K., Shrimpton, S., et Parkinson, P. (2001). Suicide risk following child sexual abuse. *Ambulatory Pediatrics, 5*, 262-266.

Pocreau, J.-B., et Martins Borges, L. (2006). Reconnaître la différence : le défi de l'ethnopsychiatrie. *Santé Mentale au Québec, 31*(2), 43-56.

Polivy, J., et Herman, C. P. (2002). Causes of eating disorders. *Annual Review of Psychology, 53*, 187-213.

Pollan, M. (2003, 12 octobre). The (Agri)cultural contradictions of obesity. *The New York Times Magazine*, 41, 48.

Postel, J., et Quétel, C. (1994). *Nouvelle histoire de la psychiatrie*. Paris, France : Dunod.

Potter, A. I., et Nestor, P. G. (2010). IQ subtypes in schizophrenia. Distinct symptoms and neuropsychological profiles. *Journal of nervous and mental disease, 198*(8), 580-585.

POTVIN, S., et STIP, E. (2007). Schizophrénie et toxicomanie : l'héritage du psychiatre Jean-Yves Roy. *Santé Mentale au Québec, 32*(2), 177-190.

POUSSIN, G., et MARTIN-LEBRUN, E. (1997). *Les enfants du divorce, psychologie de la séparation parentale.* Paris, France : Dunod.

POWER, K., McGOLDRICK, T., BROWN, K., BUCHANAN, R., SHARP, D., SWANSON, V., *et al.* (2002). A controlled comparison of eye movement desensitization and reprocessing versus exposure plus cognitive restructuring versus wait list in the treatment of post-traumatic stress disorder. *Clinical Psychology and Psychotherapy, 9,* 299-318.

PREMKUMAR, P., KUMARI, V., CORR, P. J., et SHARMA, T. (2006). Frontal lobe volumes in schizophrenia : Effects of stage and duration of illness. *Journal of Psychiatric Research, 40*(7), 627-637.

PRESSMAN, S. D., et COHEN, S. (2005). Does positive affect influence health ? *Psychological Bulletin, 131,* 925-971.

PRISCIANDARO, J. J., et ROBERTS, J. E. A. (2005). Taxometric investigation of unipolar depression in the National Comorbidity Survey. *Journal of Abnormal Psychology, 114,* 718-728.

PRUDIC, J., OLFSON, M., MARCUS, S. C., FULLER, R. B., et SACKEIM, H. A. (2004). Effectiveness of electroconvulsive therapy in community settings. *Biological Psychiatry, 55,* 301-312.

PURVES, D., AUGUSTINE, G. J., FITZPATRICK, D., HALL, W. C., McNAMARA, J., et WILLIAMS, S. M. (2005). *Neurosciences* (3ᵉ éd.). Bruxelles, Belgique : De Boeck.

RADEL, M., VALLEJO, R. L., IWATA, N., ARAGON, R., LONG, J. C., VIRKKUNEN, M., *et al.* (2005). Haplotype based localization of an alcohol dependence gene to the 5q34g Aminobutyric Acid Type A Gene Cluster. *Archives of General Psychiatry, 62,* 47-55.

RAGLAND, J. D., GUR, R. C., VALDEZ, J., TURETSKY, B. I., ELLIOTT, M., KOHLER, C., *et al.* (2004). Event-related fMRI of frontotemporal activity during word encoding and recognition in schizophrenia. *American Journal of Psychiatry, 161,* 1004-1015.

RAINE, A., LENCZ, T., BIHRLE, S., LaCASSE, L., et COLLETTI, P. (2000). Reduced prefrontal gray matter volume and reduced autonomic activity in antisocial personality disorder. *Archives of General Psychiatry, 57,* 119-127.

RAJJI, T. K., ISMAIL, Z., et MULSANT, B. H. (2009). Age at onset and cognition : Meta-analysis. *British Journal of Psychiatry, 195,* 286-293.

RAMAN, R. P. B., SHESHADRI, Y. C., REDDY, J., GIRIMAJI, S. C, SRINATH, S., et RAGHUNANDAN, V. N. G. P. (2007). Is bipolar II disorder misdiagnosed as major depressive disorder in children ? *Journal of Affective Disorders, 98,* 263-266.

RAMOZ, N., REICHERT, J. G., SMITH, C. J., SILVERMAN, J. M., BESPALOVA, I. N., DAVIS, K. L., *et al.* (2004). Linkage and association of the mitochondrial aspartate/glutamate carrier SLC25A12 gene with autism. *American Journal of Psychiatry, 161,* 662-669.

RANCÉ, F., ABBAL, M., et DIDIER, A. (2002). Allergies et hypersensibilités chez l'enfant et chez l'adulte : aspects épidémiologiques, diagnostiques et principes du traitement. *Revue Française d'Allergologie Immunologie Clinique, 42,* 378-340.

RAO, S. M., HUBER, S. J., et BORNSTEIN, R. A. (1992). Emotional changes with multiple sclerosis and Parkinson's disease. *Journal of Consulting and Clinical Psychology, 60,* 369-378.

RATHUS, S. A. (2001). *Psychologie Essentielle* (6ᵉ éd.), réimprimé avec la permission de Brooks/Cole, une impression de Wadsworth Group, une division de Thomson Learning.

RATHUS, S. A., NEVID, J. S., et FICHNER-RATHUS, L. (2005). *Human sexuality in a world of diversity* (6ᵉ éd.). Boston, Mass. : Allyn & Bacon.

RATTI, L. A., HUMPHREY, L. L., et LYONS, J. S. (1996). Structural analysis of families with a polydrug-dependent, bulimic, or normal adolescent daughter. *Journal of Consulting & Clinical Psychology, 64,* 1255-1262.

RAWE, J., et KINGSBURY, K. (2006, 22 mai). When colleges go on suicide watch. *Time,* 62-63.

RAWSON, R. A., WASHTON, A., DOMIER, C. P., et REIBER, C. (2002). Drugs and sexual effects : Role of drug type and gender. *Journal of Substance Abuse Treatment, 22,* 103-108.

REDD, W. H., et JACOBSEN, P. (2001). Behavioral intervention in comprehensive cancer care. Dans A. Baum, T. A. Revenson, et J. E. Singer (dir.), *Handbook of health psychology* (p. 757-776). Mahwah, N. J. : Lawrence Erlbaum Associates.

REED, S. K. (2007). *Cognition. Théories et applications.* Bruxelles, Belgique : De Boeck.

REIFLER, B. V. (2006). Play it again, Sam–depression is recurring. *New England Journal of Medicine, 354,* 1189-1190.

REINISCH, J. M. (1990). *The Kinsey Institute new report on sex : What you must know to be sexually literate.* New York, N. Y. : St. Martin's Press.

REISBERG B., DOODY, R., STOFFLER, A., SCHMITT, F., FERRIS, S., MOBIUS, H. J., et le MEMANTINE STUDY GROUP. (2003). Memantine in moderate-to-severe Alzheimer's disease. *New England Journal of Medicine, 348,* 1333-1341.

REISS, D. (2005). The interplay between genotypes and family relationships : Reframing concepts of development and prevention. *Current Directions in Psychological Science, 14,* 139-143.

REMINGTON, G. (2006). Schizophrenia, antipsychotics, and the metabolic syndrome : Is there a silver lining ? *American Journal of Psychiatry, 163,* 1132-1134.

RESICK, P. A. (2003). Post hoc reasoning in possible cases of child sexual abuse : Just say no. *Clinical Psychology : Science & Practice, 10*(3), 349-351.

REY, J. M. (1993). Oppositional defiant disorder. *American Journal of Psychiatry, 150,* 1769-1778.

REYNAUD, M. (2004). *Cannabis et santé.* Paris, France : Flammarion.

REYNOLDS, C. F., DEW, M. A., POLLOCK, B. J., MULSANT, B. H., FRANK, E., MILLER, M. D., *et al.* (2006). Maintenance treatment of major depression in old age. *New England Journal of Medicine, 354,* 1130-1138.

RHEE, S. H., et WALDMAN, I. D. (2002). Genetic and environmental influences on antisocial behavior : A meta-analysis of twin and adoption studies. *Psychological Bulletin, 128,* 490-529.

RIBAS, D. (1992). *Controverses sur l'autisme et témoignage.* Paris, France : PUF.

RICAURTE, G. A., YUAN, J., HATZIDIMITRIOU, G., CORD, B. J., et McCANN, U. D. (2002). Severe dopaminergic neurotoxicity in primates after a common recreational dose regimen of MDMA ("ecstasy"). *Science, 297,* 2260-2263.

RICCIARDELLI, L. A., et McCABE, M. P. (2001). Children's body image concerns and eating disturbance : A review of the literature. *Clinical Psychology Review, 21,* 325-344.

RICHARDSON, M. A., BEVANS, M. L., READ, L. L., CHAO, H. M., CLELLAND, J. D., *et al.* (2003). Efficacy of the branched-chain amino acids in the treatment of tardive dyskinesia in men. *American Journal of Psychiatry, 160,* 1117-1124.

RIMER, S. (1999, 5 septembre). Gaps seen in treating depression in elderly. *The New York Times,* 1, 18.

RIMM, E. (2000, mai). *Lifestyle may play role in potential for impotence.* Communication présentée à la conférence annuelle de l'American Urological Association. Atlanta, GA.

RISO, L. P., duTOIT, P. L., BLANDINO, J. A., PENNA, S., DACEY, S., DUIN, J. S., *et al.* (2003). Cognitive aspects of chronic depression. *Journal of Abnormal Psychology, 112,* 72-80.

RITTER, C., HOBFOLL, S. E., LAVIN, J., CAMERON, R. P., et HULSIZER, M. (2000). Stress, psychosocial resources, and depressive symptomatology during pregnancy in low-income, inner-city women. *Health Psychology, 19,* 576-585.

RIVA, G. (2003). La réalité virtuelle en psychiatrie. *Journal de psychothérapie comportementale et cognitive, 13*(3), 97-100.

RODER, V., MÜLLER, D. R., MUESER, K. T., et BRENNER, H. D. (2006). Integrated psychological therapy (IPT) for schizophrenia : Is it effective ? *Schizophrenia bulletin, 32,* 81-83.

ROEMER, L., et ORSILLO, S. M. (2003). Mindfulness : A promising intervention strategy in need of further study. *Clinical Psychology : Science and Practice, 10,* 172-178.

ROGE, B. (2003). *L'autisme. Comprendre et agir.* Paris, France : Dunod.

ROSEN, R. C., FISHER, W. A., EARDLEY, I., NIEDERBERGER, C., NADEL, A., et SAND, M. (2004). Men's Attitudes to Life Events and Sexuality (MALES) Study. *Current Medical Research Opinion, 20,* 607-617.

ROSEN, R. C., et LAUMANN, E. O. (2003). The prevalence of sexual problems in women : How valid are comparisons across studies ? Commentary on Bancroft, Loftus, and Long's (2003) "Distress about sex : A national survey of women in heterosexual relationships." *Archives of Sexual Behavior, 32*(3), 209-211.

ROSENFARB, I. S., BELLACK, A. S., et AZIZ, N. (2006). Family interactions and the course of schizophrenia in African American and white patients. *Journal of Abnormal Psychology, 115,* 112-120.

ROSENHECK, R. A., LESLIE, D. L., SINDELAR, J., MILLER, E. A., LIN, H., STROUP, T. S., *et al.* (2006). Cost-effectiveness of second-generation antipsychotics and perphenazine in a randomized trial of treatment for chronic schizophrenia. *American Journal of Psychiatry, 163,* 2080-2089.

ROSENHECK, R., LESLIE, D., KEEFE, R., McEVOY, J., SWARTZ, M., PERKINS, D., *et al.* (2006). Barriers to employment for people with schizophrenia. *American Journal of Psychiatry, 163,* 411-417.

ROSENTHAL, D., *et al.* (1968). Schizophrenics' offspring reared in adoptive homes. Dans D. Rosenthal, et S. S. Kety (dir.), *The transmission of schizo-phrenia.* Oxford : Pergamon Press.

ROSENTHAL, D., WENDER, P. H., KETY, S. S., SCHULSINGER, F., WELNER, J., et RIEDER, R. O. (1975). Parent-child relationships and psychopathological disorder in the child. *Archives of General Psychiatry, 32,* 466-476.

ROSS, E., et OLIVER, C. (2003). The assessment of mood in adults who have severe or profound mental retardation. *Clinical Psychology Review, 23,* 225-245.

ROTH, R. M., FLASHMAN, L. A., SAYKIN, A. J., McALLISTER, T. W., et VIDAVER, R. (2004). Apathy in schizophrenia : Reduced frontal lobe volume and neuropsychological deficits. *American Journal of Psychiatry, 161,* 157-159.

ROTTER, J. B. (1966). Generalized expectancies for internal vs external control of reinforcement. *Psychological Monographs, 1,* 210-609.

ROUSSILLON, R. (1999). *Agonie, clivage et symbolisation.* Paris, France : PUF (Coll. « Le fait psychanalytique »).

ROUSSILLON, R. (2007). *Manuel de psychologie et de psychopathologie clinique générale.* Paris, France : Masson.

ROY, M. (2010). *La perception du temps chez les personnes schizophrènes.* Thèse de doctorat (psychologie), Université Laval.

RUDOLPH, K. D., KURLAKOWSKY, K. D., et CONLEY, C. S. (2001). Developmental and social-contextual origins of depressive control-related beliefs and behavior. *Cognitive Therapy & Research, 25*(4), 447-475.

RUSH, A. J., KRAEMER, H. C., SACKEIM, H. A., FAVA, M., TRIVEDI, M. H., FRANK, E., *et al.* (2006). Report by the ACNP Task Force on response and remission in major depressive disorder. *Neuropsychopharmacology, 31,* 1841-1853.

RUSH, A. J., TRIVEDI, M. H., WISNIEWSKI, S. R., STEWART, J. W., NIERENBERG, A. A., THASE, M. E., *et al.* (2006). Bupropion-SR, sertraline, or ven-lafaxine-XR after failure of SSRIs for depression. *New England Journal of Medicine, 354,* 1231-1242.

RUSH, A. J., et WEISSENBURGER, J. E. (1994). Do thinking patterns predict depressive symptoms ? *Cognitive Therapy and Research, 10,* 225-236.

RUSINEK, S., GRAZIANI, P., SERVANT, D., HAUTEKEETE, M., et DEREGNAUCOURT, I. (2004). Thérapie cognitive et schémas cognitifs : un aspect du paradoxe. *Revue Européenne de Psychologie Appliquée, 54*(3), 173-177.

RUTLEDGE, T., et HOGAN, B. E. (2002). A quantitative review of prospective evidence linking psychological factors with hypertension development. *Psychosomatic Medicine, 64,* 758-766.

RUTTER, M., CASPI, A., FERGUSSON, D., HORWOOD, L. J., GOODMAN, R., MAUGHAN, B., *et al.* (2004). Sex differences in developmental reading disability : New findings from 4 epidemiological studies. *Journal of the American Medical Association, 291,* 2007-2012.

RYFFA, C. D., LOVEA, G. D., URRY, H. L., MULLER, D., ROSENKRANZ, M. A., FRIEDMAN, E. M., *et al.* (2006). Psychological well-being and ill-being : Do they have distinct or mirrored biological correlates ? *Psychotherapy and Psychosomatics, 75,* 85-95.

SABBATINI, R. (1997, juin-août). The history of psychosurgery. *Brain and Mind, Electronic Magazine on Neuroscience, 1*(2). Document consulté le 11 février 2011 de http://www. cerebromente.org.br/n02/historia/psicocirg_i.htm.

SACKHEIM, H. A., PRUDIC, J., DEVANAND, D. P., KIERSKY, J. E., FITZSIMONS, L., MOODY, B. J., *et al.* (1994). Effects of stimulus intensity and electrode placement on the efficacy and cognitive effects of electroconvulsive therapy. *New England Journal of Medicine, 328,* 839-846.

SACKS, O. (1985). *The man who mistook his wife for a hat and other clinical tales.* New York, N. Y. : Summit.

SAIGAL, C. S. (2004). Obesity and erectile dysfunction : Common problems, common solution ? *Journal of the American Medical Association, 291,* 3011-3012.

SAMMONS, M. T. (2005). Late-life depression : Detection, risk reduction, and somatic intervention : Commentary on Delano-Wood and Abeles. *Clinical Psychology : Science and Practice, 12,* 218-221.

SAMMONS, M. T. (2005). Pharmacotherapy for delusional disorder and associated conditions. *Professional Psychology : Research and Practice, 36,* 476-479.

SANDERS, L. (2006, 18 juin). Heartache. *The New York Times,* 27-28.

SANTÉ CANADA. (1999). *Meilleures pratiques : Alcoolisme et toxicomanie. Traitement et réadaptation.* Ottawa, Ontario : Santé Canada. Document consulté le 16 février 2011 de http://www.hc-sc.gc.ca/hc-ps/alt_formats/hecs-sesc/pdf/ pubs/adp-apd/bp-mp-abuse-abus/bp_substance_abuse_ treatment-fra.pdf.

SANTÉ CANADA. (2002). *Les anomalies congénitales au Canada. Rapport sur la santé périnatale.* Ottawa, Ontario : Ministre des Travaux publics et des Services gouvernementaux Canada. Document consulté le 15 mars 2011 de http:// www.phac-aspc.gc.ca/publicat/cac-acc02/pdf/acc2002_f.pdf.

SANTÉ CANADA. (2002, octobre). *Rapport sur les maladies mentales au Canada.* Ottawa, Ontario : Santé Canada. Document consulté le 18 mars 2011 de http://www.phac-aspc.gc.ca/ publicat/miic-mmac/pdf/men_ill_f.pdf.

SANTÉ CANADA. (2009a). *Enquête de surveillance de l'usage du tabac au Canada (ESUTC) 2009.* Document consulté le 17 février 2011 de http://www.hc-sc.gc.ca/hc-ps/tobac-tabac/ research-recherche/stat/ctums-esutc_2009_graph-fra.php.

SANTÉ CANADA. (2009b). *Enquête de surveillance canadienne de la consommation d'alcool et de drogues.* Document consulté le 17 février 2011 de http://www.hc-sc.gc.ca/hc-ps/drugs-dro- gues/cadums-esccad-fra.php.

SAUSSE, S. (1996). *Le miroir brisé.* Paris, France : Calmann-Lévy.

Saywitz, K. J., Mannarino, A. P., Berliner, L., et Cohen, J. A. (2000). Treatment for sexually abused children and adolescents. *American Psychologist, 55*, 1040-1049.

Scelles, R. (2008). *Handicap : l'éthique dans les pratiques cliniques.* Toulouse : Érès.

Schiller, L., et Bennett, A. (1994). *The quiet room : A journey out of the torment of madness.* New York, N. Y. : Warner Books, Inc.

Schmahl, C., et Bremner, J. D. (2006). Neuroimaging in borderline personality disorder. *Journal of Psychiatric Research, 40*, 419-427.

Schneck, C. D., Miklowitz, D. J., Calabrese, J. R., Allen, M. H., Thomas, M. R., Wisniewski, S. R., *et al.* (2004). Phenomenology of rapid-cycling bipolar disorder : Data from the first 500 participants in the systematic treatment enhancement program. *American Journal of Psychiatry, 161*, 1902-1908.

Schneider, F., Gur, R. G., Koch, K., Backes, V., Amunts, K., Shah, N. J., *et al.* (2006). Impairment in the specificity of emotion processing in schizophrenia. *American Journal of Psychiatry, 163*, 442-447.

Schneider, J. P. (2003). The impact of compulsive cybersex behaviours on the family. *Sexual and Relationship Therapy, 18*, 329-354.

Schneider, J. P. (2004). Sexual addiction & compulsivity : Twenty years of the field, ten years of the journal. *Sexual Addiction & Compulsivity, 11*, 3-5.

Schooler, N., Rabinowitz, J., Davidson, M., Emsley, R., Harvey, P. D., *et al.* (2005). Risperidone and haloperidol in first-episode psychosis : A Long-Term Randomized Trial. *American Journal of Psychiatry, 162*, 947-953.

Schulze, T. G., Ohlraun, S., Czerski, P. M., Schumacher, J., Kassem, L., Deschner, M., *et al.* (2005). Genotype-phenotype studies in bipolar disorder showing association between the DAOA/G30 locus and persecutory delusions : A first step toward a molecular genetic classification of psychiatric phenotypes. *American Journal of Psychiatry, 162*, 2101-2108.

Schüpbach, M., Gargiulo, M., Welter, M. L., Mallet, L., Béhar, C., Houeto, J. L., *et al.* (2006). Neurosurgery in Parkinson disease : A distressed mind in a repaired body ? *Neurology, 66*, 1811-1816.

Schwartz, R. P., Highfield, D. A., Jaffe, J. H., Brady, J. V., Butler, C. B., Rouse, C. A., *et al.* (2006). A randomized controlled trial of interim methadone maintenance. *Archives of General Psychiatry, 63*, 102-109.

Scourfield, J., Van den Bree, M., Martin, N., et McGuffin, P. (2004). Conduct problems in children and adolescents : A twin study. *Archives of General Psychiatry, 61*, 489-496.

Secrétariat à la jeunesse du Québec. (2005, avril). *Stratégie d'action jeunesse 2005-2008. Document de consultation. Briller parmi les meilleurs.* Québec, Québec : Gouvernement du Québec. Document consulté le 18 mars 2011 de http://www.jeunes.gouv.qc.ca/publications/strategie_consultation.pdf.

Segerstrom, S. C., et Miller, G. E. (2004). Psychological stress and the human immune system : A meta-analytic study of 30 years of inquiry. *Psychological Bulletin, 130*, 601-630.

Segrin, C., et Abramson, L. Y. (1994). Negative reactions to depressive behaviors : A communication theories analysis. *Journal of Abnormal Psychology, 103*, 655-668.

Seligman, L., et Hardenburg, S. A. (2000). Assessment and treatment of paraphilias. *Journal of Counseling & Development, 78*(1), 107-113.

Seligman, M. E. P. (1975). *Helplessness : On depression, development, and death.* San Francisco : Freeman.

Seligman, M. E. P. (1991). *Learned optimism.* New York, N. Y. : Knopf.

Seligman, M. E. P. (1998, août). *Prevention of depression and positive psychology.* Communication présentée à la conférence de l'American Psychological Association. San Francisco, Calif.

Seligman, M. E. P., Castellon, C., Cacciola, J., Schulman, P., Luborsky, L., Ollove, M., *et al.* (1988). Explanatory style change during cognitive therapy for unipolar depression. *Journal of Abnormal Psychology, 97*, 13-18.

Seligman, M. E. P., Steen, T. A., Park, N., et Peterson, C. (2005). Positive psychology progress : Empirical validation of interventions. *American Psychologist, 60*, 410-421.

Sellbom, M., Graham, J. R., et Schenk, P. W. (2006). Incremental validity of the MMPI-2 Restructured Clinical (RC) Scales in a private practice sample. *Journal of Personality Assessment, 86*, 196-205.

Selye, H. (1975). *Le stress de la vie.* Paris, France : Éditions Gallimard.

Serrano-Blanco, A., Gabarron, E., Garcia-Bayo, I., Soler-Vila, M., Caramés, E., Peñarrubia-Maria, M. T., *et al.* (2006). Effectiveness and cost-effectiveness of antidepressant treatment in primary health care : A six-month randomised study comparing fluoxetine to imipramine. *Journal of Affective Disorders, 91*, 153-163.

Shapiro, D. A., Rees, A., Barkham, M., Hardy, G., Reynolds, S., et Startup, M. (1995). Effects of treatment duration and severity of depression on the maintenance of gains after cognitive-behavioral and psychodynamic interpersonal psychotherapy. *Journal of Consulting and Clinical Psychology, 63*, 378-387.

Shapiro, F. (2001). *Eye movement desensitization and reprocessing : Basic principles, protocols and procedures* (2e éd.). New York, N. Y. : Guilford Press.

Sharp, A. J., Hansen, S., Selzer, R. R., Cheng, Z., Regan, R., Hurst, J. A., *et al.* (2006, septembre). Discovery of previously unidentified genomic disorders from the duplication architecture of the human genome. *Nature Genetics, 38*(9), 1038-1042.

Sharp, T. A. (2006). New molecule to brighten the mood. *Science, 311*, 45-46.

Shattuck, P. T. (2006a). The contribution of diagnostic substitution to the growing administrative prevalence of autism in US special education. *Pediatrics, 117*, 1028-1037.

Shattuck, P. T. (2006b). Diagnostic substitution and changing autism prevalence. *Pediatrics, 117*, 1438-1439.

Shaw, P., Lerch, J., Greenstein, D., Sharp, W., Clasen, L., Evans, A., *et al.* (2006). Longitudinal mapping of cortical thickness and clinical outcome in children and adolescents with attention-deficit/hyperactivity disorder. *Archives of General Psychiatry, 63*, 540-549.

Shaw, R., Cohen, F., Doyle, B., et Palesky, J. (1985). The impact of denial and repressive style on information gain and rehabilitation outcomes in myocardial infarction patients. *Psychosomatic Medicine, 47*, 262-273.

Shaywitz, S. E., Mody, M., et Shaywitz, B. A. (2006). Neural mechanisms in dyslexia. *Current Directions in Psychological Science, 15*, 278-281.

Shaywitz, S. E., Shaywitz, B. A., Fulbright, R. K., Skudlarski, P., Mencl, W. E., *et al.* (2003). Neural systems for compensation and persistence : Young adult outcome of childhood reading disability. *Biological Psychiatry, 54*, 25-33.

Shear, K., Jin, R., Ruscio, A. M., Walters, E. E., et Kessler, R. C. (2006). Prevalence and correlates of estimated *DSM-IV* child and adult separation anxiety disorder in the National Comorbidity Survey Replication. *American Journal of Psychiatry 163*, 1074-1083.

Sherer, M., Schreibman, L., Sherer, M. R., et Schreibman, L. (2005). Individual behavioral profiles and predictors of treatment effectiveness for children with autism. *Journal of Consulting and Clinical Psychology, 75*, 525-538.

SHERWOOD, N. E., CROWTHER, J. H., WILLS, L., et BEN-PORATH, Y. S. (2000). The perceived function of eating for bulimic, subclinical bulimic, and non-eating disordered women. *Behavior Therapy, 31*(4), 777-793.

SHIFFMAN, S., DRESLER, C. M., HAJEK, P., GILBURT, S. J. A., TARGETT, D. A., et STRAHS, K. R. (2002). Efficacy of a nicotine lozenge for smoking cessation. *Archives of Internal Medicine, 162,* 1267-1276.

SHUGART, Y. Y., MUNDORFF, J., KILSHAW, J., DOHENY, K., DOAN, B., WANYEE, J., *et al.* (2004). Results of a genome-wide linkage scan for stuttering. *American Journal of Medical Genetics, 124A*(2), 133-135.

SHUKLA, P. R., et SINGH, R. H. (2000). Supportive psychotherapy in Dhat syndrome patients. *Journal of Personality & Clinical Studies, 16,* 49-52.

SHULMAN, J. M. (2010, 2 mars). Incidence and risk for dementia in Parkinson disease. *Journal Watch Psychiatry.*

SHUTE, N., LOCY, T., et PASTERNAK, D. (2000, 6 mars). The perils of pills. *US News & World Report,* 44-50.

SIEVER, L. J., et DAVIS, K. L. (2004). The pathophysiology of schizophrenia disorders : Perspectives from the spectrum. *American Journal of Psychiatry, 161,* 398-413.

SILVERMAN, J. M., CIRESI, G., SMITH, C. J., MARIN, D. B., et SCHNAIDER-BEERI, M. (2005). Variability of familial risk of Alzheimer disease across the late life span. *Archives of General Psychiatry, 62,* 565-573.

SILVERTHORN, P. (2001). Oppositional defiant disorder. Dans H. Orvaschel, *et al.* (dir.), *Handbook of conceptualization and treatment of child psychopathology* (p. 41-56). Amsterdam, Netherlands : Pergamon/Elsevier Science.

SIMON, G. E., SAVARINO, J., OPERSKALSKI, B., et WANG, P. S. (2006). Suicide risk during antidepressant treatment. *American Journal of Psychiatry, 163,* 41-47.

SIMON, Y. (2007). Épidémiologie et facteurs de risques psychosociaux dans l'anorexie mentale. *Nutrition clinique et métabolisme, 21,* 137-142.

SIMONEAU, H. (2006). Alcochoix + ou apprendre aux buveurs à risque à gérer leur consommation d'alcool. *L'Écho-Toxico, 16*(2), 10-11.

SIMONEAU, H., LANDRY, M., et TREMBLAY, J. (2005). *Manuel de l'intervenant Alcochoix +, version 1.2.* Québec, Québec : Ministère de la Santé et des Services sociaux du Québec. Document consulté le 18 mars 2011 de http://publications. msss.gouv.qc.ca/acrobat/f/documentation/alcochoix/ 07-804-05.pdf.

SIMONTON, D. K., et BAUMEISTER, R. F. (2005). Positive psychology at the summit. *Review of General Psychology, 9,* 99-102.

SINK, M. (2004, 9 novembre). Drinking deaths draw attention to old campus problem. *The New York Times,* A16.

SIVERTSEN, B., OMVIK, S., PALLESEN, S., BJORVATN, B., HAVIK, O. E., KVALE, G., *et al.* (2006). Cognitive behavioral therapy vs zopiclone for treatment of chronic primary insomnia in older adults : A randomized controlled trial. *Journal of the American Medical Association, 295,* 2851-2858.

SKEGG, K., NADA-RAJA, S., DICKSON, N., PAUL, C., et WILLIAMS, S. (2003). Sexual orientation and self-harm in men and women. *American Journal of Psychiatry, 160,* 541-546.

SKINNER, B. F. (1938). *The behavior of organisms : An experimental analysis.* New York, N. Y. : Appleton.

SKINNER, W. J. W., O'GRADY, C. P., BARTHA, C., et PARKER, C. (2004). *Les troubles concomitants de toxicomanie et de santé mentale. Guide d'information.* Toronto, Ontario : Centre de toxicomanie et de santé mentale.

SLOAN, D. M., et MARX, B. P. (2004). A closer examination of the structured written disclosure procedure. *Journal of Consulting and Clinical Psychology, 72,* 549-554.

SLOAN, D. M., MARX, B. P., et EPSTEIN, E. M. (2005). Further examination of the exposure model underlying the efficacy of written emotional disclosure. *Journal of Consulting and Clinical Psychology, 73,* 549-554.

SLONE, D. G., et GLEASON, C. E. (1999). Behavior management planning for problem behaviors in dementia : A practical model. *Professional Psychology : Research and Practice, 30,* 27-36.

SMEDING, H. M., SPEELMAN, J. D., KONING-HAANSTRA, M., SCHUURMAN, P. R., NIJSSEN, P., van LAAR, T., *et al.* (2006). Neuropsychological effects of bilateral STN stimulation in Parkinson disease : A controlled study. *Neurology, 66,* 1830-1836.

SMITH, A. B., TAYLOR, E., BRAMMER, M., TOONE, B., et RUBIA, K. (2006, juin). Task-specific hypoactivation in prefrontal and temporoparietal brain regions during motor inhibition and task switching in medication-naive children and adolescents with attention deficit hyperactivity disorder. *American Journal of Psychiatry, 163,* 1044-1051.

SMITH, T. (1999). Outcome of early intervention for children with autism. *Clinical Psychology : Science and Practice, 6,* 33-49.

SMOLLER, E. S. (1997). *I can't remember : Family stories of Alzheimer's disease.* Philadelphia : Temple University Press.

SMYTH, J. M., et PENNEBAKER, J. W. (2001). What are the health effects of disclosure ? Dans A. Baum, T. A. Revenson, et J. E. Singer (dir.), *Handbook of health psychology* (p. 339-348). Mahwah, N. J. : Lawrence Erlbaum Associates.

SNITZ, B. E., MACDONALD III, A., COHEN, J. D., CHO, R. Y., BECKER, T., et CARTER, C. S. (2005). Lateral and medial hypofrontality in first-episode schizophrenia : Functional activity in a medication-naive state and effects of short-term atypical antipsychotic treatment. *American Journal of Psychiatry, 162,* 2322-2329.

SNYDER, S. H. (2002). Forty years of neurotransmitters : A personal account. *Archives of General Psychiatry, 59,* 983-994.

SOBELL, M. B., et SOBELL, L. C. (1995). Controlled drinking after 25 years : How important was the great debate ? *Addiction, 90,* 1149-1153.

SOCIÉTÉ ALZHEIMER DU CANADA. (2010). *Raz-de-marée : impact de la maladie d'Alzheimer et des affections connexes au Canada.* Toronto, Ontario : Société Alzheimer du Canada.

SOCIÉTÉ CANADIENNE DE LA SCHIZOPHRÉNIE (SCS). (2009). *La schizophrénie au Canada. Rapport national.* Winnipeg, Manitoba : Société canadienne de la schizophrénie.

SOCIETY FOR NEUROSCIENCE (SFN). (2005). *Alcoholism.* Washington, D. C. : Society for Neuroscience. Document consulté le 29 mars 2006 de http://web.sfn.org/content/Publications/ BrainResearch.

SOCIETY FOR NEUROSCIENCE (SFN). (2006, mars). *Huntington's disease.* Document consulté le 17 avril 2006 de http://web. sfn.org/content/Publications/BrainBriefings/huntingtons_ disease.html.

SOLER, J., PASCUAL, J. C., CAMPINS, J., BARRACHINA, J., PUIGDEMONT, D., AVAREZ, E., *et al.* (2005). Double-blind, placebo-controlled study of dialectical behavior therapy plus olanzapine for borderline personality disorder. *American Journal of Psychiatry, 162,* 1221-1224.

SOLOMON, D. A., *et al.* (1997). Recovery from major depression : A 10-year prospective follow-up across multiple episodes. *Archives of General Psychiatry, 54,* 1001-1006.

SOLOMON, D. A., KELLER, M. B., LEON, A. C., MUELLER, T. I., LAVORI, P. W., SHEA, M. T., *et al.* (2000). Multiple recurrences of major depressive disorder. *American Journal of Psychiatry, 157,* 229-233.

SØRENSEN, H. J., MORTENSEN, E. L., REINISCH, J. M., et MEDNICK, S. A. (2003). Do hypertension and diuretic treatment in pregnancy increase the risk of schizophrenia in offspring ? *American Journal of Psychiatry, 160,* 464-468.

SPANOS, N. P. (1978). Witchcraft in histories of psychiatry : A critical analysis and alternative conceptualization. *Psychological Bulletin, 85*, 417-439.

SPENCER, D. J. (1983). Psychiatric dilemmas in Australian aborigines. *International Journal of Social Psychiatry, 29*(3), 208-214.

SPENCER, M. D., KNIGHT, R. S., et WILL, R. G. (2002). First hundred cases of variant Creutzfeldt-Jakob disease : Retrospective case note review of early psychiatric and neurological features. *British Medical Journal, 324*, 1479-1482.

SPITZER, R. L., GIBBON, M., SKODOL, A. E., WILLIAMS, J. B. W., et FIRST, M. B. (1994). *DSM-IV case book–A Learning Companion to the Diagnostic and Statistical Manual of Mental Disorders* (4ᵉ éd.). Washington, D. C. : American Psychiatric Press.

SPITZER, R. L., GIBBON, M., SKODOL, A. E., WILLIAMS, J. B. W., et FIRST, M. B. (1989). *DSM-III-R casebook.* Washington, D. C. : American Psychiatric Press.

STADDON, J. E. R., et CERUTTI, D. T. (2003). Operant conditioning. *Annual Review of Psychology, 4*, 115-144.

STAMBOR. (2006, octobre). Psychologist calls for more research on adolescents' brains. *Monitor on Psychology, 37*, 16.

STANLEY, M. A., et BECK, J. G. (2000). Anxiety disorders. *Clinical Psychology Review, 20*, 731-754.

STARKSTEIN, S. E., JORGE, R., MIZRAHI, R., et ROBINSON, R. G. (2005). The construct of minor and major depression in Alzheimer's Disease. *American Journal of Psychiatry, 62*, 2086-2093.

STARKWEATHER, C. W. (2002). The epigenesis of stuttering. *Journal of Fluency Disorders, 27*, 269-287.

STATISTIQUE CANADA. (1999). Enquête nationale sur la santé de la population – une enquête longitudinale. *Rapports sur la santé, 10*(4), 73-89, n° 82-003 au catalogue de Statistique Canada. Document consulté le 18 novembre 2010 de http://www.statcan.gc.ca/studies-etudes/82-003/archive/1999/4511-fra.pdf.

STATISTIQUE CANADA. (2007). Statistique de l'état civil du Canada. Base de données sur les décès. *Les principales causes de décès au Canada.* CANSIM, tableau 102–0561 et produit n° 84-215-X au catalogue. Document consulté le 1ᵉʳ mars 2011 de http://www.statcan.gc.ca/pub/84-215-x/2010001/tbl/t001-fra.htm.

STATISTIQUE CANADA. (2010). Asthme, selon le sexe, provinces et les territoires. CANSIM, tableau 105-0501 et produit n° 82-221-X au catalogue de Statistique Canada, mis à jour le 5 novembre 2010. Document consulté le 22 novembre 2010 de http://www40.statcan.ca/l02/cst01/health50a-fra.htm.

STEFFENS, D. C., SKOOG, I., NORTON, M. C., HART, A. D., TSCHANZ, J. T., PLASSMAN, B. L., *et al.* (2000). Prevalence of depression and its treatment in an elderly population : The Cache County Study. *Archives of General Psychiatry, 57*, 601-607.

STEIGER H, et SÉGUIN, J. R. (1999). Eating disorders : Anorexia nervosa and bulimia nervosa. Dans T. Millon, P. H. Blaney, et R. D. David (dir.), *Oxford textbook of psychopathology* (p. 365-388). New York, N. Y. : Oxford University Press.

STEIN, A. L., TRANA, G. Q., LUND, L. M., HAJI, U., DASHEVSKY, B. A., et BAKER, D. G. (2005). Correlates for postraumatic stress disorder in Gulf War veterans : A retrospective study of main and moderating effects. *Journal of Anxiety Disorders, 19*, 861-876.

STEIN, M. A., SARAMPOTE, C. S., WALDMAN, I. D., ROBB, A. S., CONLON, C., PEARL, P. L., *et al.* (2003). A dose-response study of OROS methylphenidate in children with attention-deficit/hyperactivity disorder. *Pediatrics, 112*, 404-413.

STEIN, M. B., FUETSCH, M., MULLER, N., HOFLER, M., LIEB, R., et WITTCHEN, H. U. (2001). Social anxiety disorder and the risk of depression : A prospective community study of adolescents and young adults. *Archives of General Psychiatry, 58*, 251-256.

STEPTOE, A., WARDLE, J., et MARMOT, M. (2005). Positive affect and health-related neuroendocrine, cardiovascular, and inflammatory processes. *Proceedings of the National Academy of Sciences, 102*, 6508-6512.

STEWART, S. M., KENNARD, B. D., LEE, P. W. H., HUGHES, C. W., MAYES, T. L., EMSLIE, G. J., *et al.* (2004). A cross-cultural investigation of cognitions and depressive symptoms in adolescents. *Journal of Abnormal Psychology, 113*, 248-257.

STICE, E. (1994). Review of the evidence for a sociocultural model of bulimia nervosa and an exploration of the mechanisms of action. *Clinical Psychology Review, 14*, 633-661.

STICE, E. (2001). A prospective test of the dual-pathway model of bulimic pathology : Mediating effects of dieting and negative affect. *Journal of Abnormal Psychology, 110*, 124-135.

STICE, E., BURTON, E. M., et SHAW, H. (2004). Prospective relations between bulimic pathology, depression, and substance abuse : Unpacking comorbidity in adolescent girls. *Journal of Consulting and Clinical Psychology, 72*, 62-71.

STICE, E., HAYWARD, C., CAMERON, R. P., KILLEN, J. D., et TAYLOR, C. B. (2000). Body-image and eating disturbances predict onset of depression among female adolescents : A longitudinal study. *Journal of Abnormal Psychology, 109*, 438-444.

STIP, E., CARON, J., et LANE, C. J. (2001). Schizophrenia : People's Perceptions in Quebec. *Canadian Medical Association Journal, 164*(9), 1299-1300.

ST-JACQUES, J., BOUCHARD, S., et BÉLANGER, C. (2007). La réalité virtuelle au service des enfants et des adolescents. *Revue canadienne de psychologie, 28*(2), 93-110.

STOLLER, R. J. (1969). Parental influences in male transsexualism. Dans R. Green, et J. Money (dir.), *Transsexualism and sex reassignment.* Baltimore : Johns Hopkins University Press.

STONE, A. A., NEALE, J. M., COX, D. S., NAPOLI, A., *et al.* (1994). Daily events are associated with a secretory immune response to an oral antigen in men. *Health Psychology, 13*, 440-446.

STOTLAND, N. L. (2000, 26 juillet). Sertraline : An effective treatment for binge-eating disorder ? *Journal Watch Women's Health*, 1-4.

STRASSER, A. A., KAUFMANN, V., JEPSON, C., PERKINS, K. A., PICKWORTH, W. B., et WILEYTO, E. P. (2005). Effects of different nicotine replacement therapies on postcessation psychological responses. *Addictive Behaviors, 30*, 9-17.

STRICKER, G., et GOLD, J. R. (1999). The Rorschach : Toward a nomothetically based, idiographically applicable configurational model. *Psychological Assessment, 11*, 240-250.

STRIKE, P. C., MAGID, K., WHITEHEAD, D. L., BRYDON, L., BHATTACHARYYA, M. R., et STEPTOE, A. (2006). *Pathophysiological processes underlying emotional triggering of acute cardiac events.* Proceedings of the National Academy of Sciences. Document consulté le 16 mars 2006 de http://www.pnas.org/cgi/content/abstract/103/11/4322.

STROEBE, M., STROEBE, W., et ABAKOUMKIN, G. (2005). The broken heart : Suicidal ideation in bereavement. *American Journal of Psychiatry, 162*, 2178-2180.

STROZIER, C. B. (2001). *Heinz Kohut : The making of a psychoanalyst.* New York, N. Y. : Farrar, Strauss & Giroux.

STUART, H. (2003). Stigmatisation. Leçons tirées des programmes visant sa diminution. *Santé Mentale au Québec, 28*(1), 54-72.

STUART, R. B. (2004). Twelve practical suggestions for achieving multicultural competence. *Professional Psychology : Research and Practice, 35*(1), 3-9.

STUART, S., O'HARA, M. W., et GORMAN, L. L. (2003). The prevention and treatment of postpartum depression. *Archives of Women's Mental Health, 6*(Suppl. 2), S57-S69.

STYRON, W. (2000). *Face aux ténèbres.* Paris, France : Gallimard.

SUAREZ, E. C., LEWIS, J. G., et KUHN, C. (2002). The relation of agression, hostility, and anger to lipopolysaccharide-stimulated tumor necrosis factor (TNF)-alpha by blood monocytes from normal men. *Behavior and Immunity, 16,* 675-684.

SUINN, R. M. (2001). The terrible twos–Anger and anxiety : Hazardous to your health. *American Psychologist, 56,* 27-36.

SUKHODOLSKY, D. G., GOLUB, A., STONE, E. C., et ORBAN, L. (2005). Dismantling anger control training for children : A randomized pilot study of social problem-solving versus social skills training components. *Behavior Therapy, 36,* 15-23.

SULLOWAY, F. J. (1983). *Freud : Biologist of the mind.* New York, N. Y. : Basic Books.

SUN, P., CAMERON, A., SEFTEL, A., SHABSIGH, R., NIEDERBERGER, C., et GUAY, A. (2006). Erectile dysfunction–an observable marker of diabetes mellitus ? A large national epidemiological study. *Journal of Urology, 176,* 1081-1085.

SUN, P., et SWINDLE, R. (2005). Are men with erectile dysfunction more likely to have hypertension than men without erectile dysfunction ? A naturalistic national cohort study. *Journal of Urology, 174,* 244-248.

SVARTBERG, M., STILES, T. C., et SELTZER, M. H. (2004). Randomized, controlled trial of the effectiveness of short-term dynamic psychotherapy and cognitive therapy for Cluster C personality disorders. *American Journal of Psychiatry, 161,* 810-817.

SWARTZ, M. S., PERKINS, D. O., STROUP, T. S., DAVIS, S. M., CAPUANO, G., ROSENHECK, R. A., *et al.* (2007). Effects of antipsychotic medications on psychosocial functioning in patients with chronic schizophrenia : Findings from the NIMH CATIE Study. *American Journal of Psychiatry, 164,* 428-436.

SWENDSEN, J. D., et MAZURE, C. M. (2000). Life stress as a risk factor for postpartum depression : Current research and methodological issues. *Clinical Psychology : Science and Practice, 7,* 17-31.

SZASZ, T. S. (1961). *The myth of mental illness.* New York, N. Y. : Harper & Row.

SZASZ, T. S. (2000). Second commentary on "Aristotle's function argument." *Philosophy, Psychiatry & Psychology, 7*(1), 3-16.

TANAKA, K., SHINTANI, N., HASHIMOTO, H., KAWAGISHI, N., AGO, Y., MATSUDA, T., *et al.* (2006). Calming an "ADHD" Mouse. *The Journal of Neuroscience, 26,* 5091-5097.

TARIOT, P. N., FARLOW, M. R., GROSSBERG, G. T., GRAHAM, S. M., MCDONALD, S., GERGEL, I., *et al.* (2004). Memantine treatment in patients with moderate to severe Alzheimer disease already receiving donepezil : A randomized controlled trial. *Journal of the American Medical Association, 291,* 317-324.

TASSIN, J.-P. (2007). Neurobiologie de l'addiction : Proposition d'un nouveau concept. *Neurosciences, 83,* 91-97.

TATE, S., R., DRAPKIN, M. L., et BROWN, S. A. (2009). Substance abuse. Diagnosis, comorbidity, and psychopathology. Dans P. H. Blaney, et T. Millon (dir.), *Oxford textbook of psychopathology* (2e éd.) (p. 280-297). New York, N. Y. : Oxford University Press.

TAYLOR, K. L., LAMDAN, R. M., SIEGEL, J. E., SHELBY, R., MORAN-KLIMI, K., et HRYWNA, M. (2003). Psychological adjustment among African American breast cancer patients : One-year follow-up results of a randomized psychoeducational group intervention. *Health Psychology, 22,* 316-323.

TAYLOR, M. J., FREEMANTLE, N., GEDDES, J. R., et BHAGWAGAR, Z. (2006). Early onset of selective serotonin reuptake inhibitor antidepressant action : Systematic review and meta-analysis. *Archives of General Psychiatry, 63,* 1217-12123.

TAYLOR, S., THORDARSON, D. S., MAXFIELD, L., FEDOROFF, I. C., LOVELL, K., et OGRODNICZUK, J. (2003). Comparative efficacy, speed, and adverse effects of three PTSD treatments : Exposure therapy, EMDR, and relaxation training. *Journal of Consulting and Clinical Psychology, 71,* 330-338.

TAYLOR, V., et RUPP, L. J. (2004). Chicks with dicks, men in dresses : What it means to be a drag queen. *Journal of Homosexuality, 46,* 113-133.

TEASDALE, T. W., et ENGBERG, A. W. (2003). Cognitive dysfunction in young men following head injury in childhood and adolescence : A population study. *Journal of Neurology and Neurosurgical Psychiatry, 74,* 933-936.

TEIN, J. Y., SANDLER, I. N., MACKINNON, D. P., et WOLCHIK, S. A. (2004). How did it work ? Who did it work for ? Mediation in the context of a moderated prevention effect for children of divorce. *Journal of Consulting and Clinical Psychology, 72,* 617-624.

TEUNISSE, R. J., CRUYSBERG, J. R., HOEFNAGELS, W. H., VERBEEK, A. L., et ZITMAN, F. G. (1996). Visual hallucinations in psychologically normal people : Charles Bonnet's syndrome. *The Lancet, 347,* 794-797.

THIEDKE, C. C. (2003). Nocturnal enuresis. *American Family Physician, 67,* 1509-1510.

THIOUX, M., STARK, D. E., KLAIMAN, C., et SCHULTZ, R. (2006). The day of the week when you were born in 700 ms : Calendar computation in an autistic savant. *Journal of Experimental Psychology : Human Perception and Performance, 32,* 1155-1168.

THOMPSON, P. M., HAYASHI, K. M., SIMON, S. L., GEAGA, J. A., HONG, M. S., SUI, Y., *et al.* (2005). Structural abnormalities in the brains of human subjects who use methamphetamine. *Journal of Neuroscience, 30,* 6028-6036.

THOMPSON, P. M., HAYASHI, K. M., DE ZUBICARAY, G., JANKE, A. L., ROSE, S. E., SEMPLE, J., *et al.* (2003). Dynamics of gray matter loss in Alzheimer's Disease. *Journal of Neuroscience, 23,* 994.

THOMPSON, P. M., VIDAL, C., GLEDD, J. N., GOCHMAN, P., BLUMEN-THAL, J., NICOLSON, R., *et al.* (2001). Mapping adolescent brain change reveals dynamic wave of accelerated gray matter loss in very early-onset schizophrenia. *Proceedings of the National Academy of Science, 98,* 11650-11655.

THURIN, J. M., et BAUMANN, N. (2003). *Stress, pathologies et immunité.* Paris, France : Flammarion (Coll. « Médecine-Sciences »).

TIENARI, P., WYNNE, L. C., SORRI, A., LAHTI, I., LAKSY, K., MORING, J., *et al.* (2004). Genotype-environment interaction in schizophrenia spectrum disorder. *British Journal of Psychiatry, 184,* 216-222.

TIIHONEN, J., NAUKKARINEN, H., RIMON, R., JOUSMAKI, V., et KAJOLA, M. (1992). Modified activity of the human auditory cortex during auditory hallucinations. *American Journal of Psychiatry, 149,* 255-257.

TOHEN, M., ZARATE, C. A., HENNEN, J., KHALSA, H.-M. K., STRAKOWSKI, S. M., GEBRE-MEDHIN, P., *et al.* (2003). The McLean-Harvard Fist-Episode Mania Study : Prediction of recovery and first recurrence. *American Journal of Psychiatry, 160,* 2099-2107.

TOICHI, M., KAMIO, Y., OKADA, T., SAKIHAMA, M., YOUNGSTROM, E. A., *et al.* (2002). A lack of self-consciousness in autism. *American Journal of Psychiatry, 159,* 1422-1424.

TOMLINSON, K. L., TATE, S. R., ANDERSON, K. G., MCCARTHY, D. M., et BROWN, S. A. (2006). An examination of self-medication and rebound effects : Psychiatric symptomatology before and after alcohol or drug relapse. *Addictive Behaviors, 21,* 461-474.

TONSTAD, S., TØNNESEN, P., HAJEK, P., WILLIAMS, K. E., BILLING, C. B., et REEVES, K. R., pour le VARENICLINE PHASE 3 STUDY GROUP. (2006). Effect of maintenance therapy with varenicline on smoking cessation : A randomized controlled trial. *Journal of the American Medical Association, 296,* 64-71.

TOTH, S. L., HARRIS, L. S., GOODMAN, G. S., et CICCHETTI, D. (2010). Influence of violence and aggression on children's psychological development : Trauma, attachment, and memory. Dans P. R. Shaver, et M. Mikulincer (dir.), *Human aggression and violence : Causes, manifestations, and consequences* (p. 351-365). Washington, D. C. : American Psychological Association.

TREATMENT FOR ADOLESCENTS WITH DEPRESSIONS STUDY (TADS) TEAM. (2004). Fluoxetine, cognitive-behavioral therapy, and their combination for adolescents with depression treatment for adolescents with depression study (TADS) randomized controlled trial. *Journal of the American Medical Association, 292,* 807-820.

TREFFERT, D. A. (1988). The idiot savant: A review of the syndrome. *American Journal of Psychiatry, 145,* 563-572.

TREMBLAY, J., ALLAIRE, G., DUFRESNE, J., LECAVALIER, M., et NEVEU, Y. (2004). *Les Centres de réadaptation pour personnes alcooliques et autres toxicomanes. Chefs de file des services en toxicomanie et jeu pathologique.* Montréal, Québec: Fédération québécoise des centres de réadaptation pour personnes alcooliques et toxicomanes.

TREMBLAY, J., et SIMONEAU, H. (2010). Trois modèles motivationnels et le traitement de la dépendance aux substances psychoactives. *Drogues, Santé et Société, 9*(1), 165-210.

TREYNOR, W., GONZALEZ, R., et NOLEN-HOEKSEMA, S. (2003). Rumination reconsidered: A psychometric analysis. *Cognitive Therapy & Research, 27,* 247-259.

TRIMBLE, J. E. (1991). The mental service and training needs of American Indians. Dans H. F. Myers, *et al.* (dir.), *Ethnic minority perspectives on clinical training and services in psychology* (p. 43-48). Washington, D. C.: American Psychological Association.

TRIVEDI, M. H., RUSH, A. J., WISNIEWSKI, S. R., NIERENBERG, A. A., WARDEN, D., RITZ, L., *et al.* (2006). Evaluation of outcomes with citalopram for depression using measurement-based care in STAR*D: Implications for clinical practice. *American Journal of Psychiatry, 163,* 28-40.

TRUDEAU, L. E. (2007). Antipsychotiques, dopamine et glutamate, une relation à établir. *Santé Mentale au Québec, 32*(2), 191-199.

TURNER, C. M. (2006). Cognitive-behavioural theory and therapy for obsessive-compulsive disorder in children and adolescents: Current status and future directions. *Clinical Psychology Review, 26,* 912-938.

TURNER, S. M., et BEIDEL, D. C. (1989). Social phobia: Clinical syndrome, diagnosis, and comorbidity. *Clinical Psychology Review, 9,* 3-18.

TUSTIN, F. (1977). *Autisme et psychose de l'enfant.* Paris, France: Seuil.

TUSTIN, F. (1989). *Le trou noir de la psyché.* Paris, France: Seuil.

UK ECT REVIEW GROUP. (2003). Efficacy and safety of electroconvulsive therapy in depressive disorders: A systematic review and meta-analysis. *The Lancet, 361,* 799-808.

ULLMANN, L. P., et KRASNER, L. (1975). *A psychological approach to abnormal behavior* (2ᵉ éd.). Englewood Cliffs, N. J.: Prentice Hall.

US DEPARTMENT OF HEALTH AND HUMAN SERVICES (USDHHS). (1993). *Depression Guideline Panel. Depression in primary care. Treatment of major depression. Clinical Practice Guideline n° 5* (Vol. 2). Rockville, MD: US Department of Health and Human Services.

US DEPARTMENT OF HEALTH AND HUMAN SERVICES (USDHHS). (1999). *Mental Health: A Report of the Surgeon General.* Rockville, MD: US Department of Health and Human Services.

VALDERHAUG, R., LARSSON, B., GTESTAM, K., G., et PIACENTINI, J. (2007). An open clinical trial of cognitive-behaviour therapy in children and adolescents with obsessive-compulsive disorder administered in regular out-patient clinics. *Behaviour Research and Therapy, 45,* 577-589.

VALLEA, M. F., HUEBNER, E. S., et SULDO, S. M. (2006). An analysis of hope as a psychological strength. *Journal of School Psychology, 44,* 393-406.

VAN EERDEWEGH, P., LITTLE, R. D., DUPUIS, J., DEL MASTRO, R. G., FALLS, K., SIMON, J., *et al.* (2002). Association of the ADAM33 gene with asthma and bronchial hyperresponsiveness. *Nature, 418,* 426-430.

VAN GOOZEN, S. H. M., SLABBEKOORN, D., GOOREN, L. J. G., SANDERS, G., et COHEN-KETTENIS, P. T. (2002). Organizing and activating effects of sex hormones in homosexual transsexuals. *Behavioral Neuroscience, 116,* 982-988.

VAN HUMBEECK, G., VAN AUDENHOVE, C., DE HERT, M., PIETERS, G., et STORMS, G. (2002). Expressed emotion: A review of assessment instruments. *Clinical Psychology Review, 22,* 321-341.

VANDEREYCKEN, W., KOG, E., et VANDERLINDEN, J. (1989). *The family approach to eating disorders.* New York, N. Y.: PMA.

VANNOTTI, M. (2010). *Modèle bio-médical et modèle bio-psycho-social. Cours on-line.* Neuchâtel: Centre de recherches familiales et systémiques (CERFASY). Document consulté le 10 février 2011 de http://www.cerfasy.ch/cours_modbmbps.php.

VARESCON, I. (2005). *Psychopathologie des conduites addictives. Alcoolisme et toxicomanie.* Paris, France: Belin.

VASTAG, B. (2004). Obesity is now on everyone's plate. *Journal of the American Medical Association, 291,* 1186-1188.

VAZIRE, S. (2006). Informant reports: A cheap, fast, and easy method for personality assessment. *Journal of Research in Personality, 40,* 472-481.

VEILLEUX, P. C., BÉLANGER, V., FELTHEM, F., et MORISSET, R. (1996). Efficacité et rentabilité de l'intervention psychologique: extrapolation au VIH/SIDA. *Revue Québécoise de Psychologie, 17*(3), 79-93.

VERGHESE, J., LIPTON, R. B., KATZ, M. J., HALL, C. B., DERBY, C. A., KUSLANSKY, G., *et al.* (2003). Leisure activities and the risk of dementia in the elderly. *New England Journal of Medicine, 348,* 2508-2516.

VIDAILHET, P. (2006, 2 mai). *Les troubles cognitifs dans la schizophrénie.* Communication présentée à l'Institut national de la santé et de la recherche médicale (INSERM). Paris, France.

VIDAL, C. N., RAPOPORT, J. L., HAYASHI, K. M., GEAGA, J. A., SUI, Y., MCLEMORE, L. E., *et al.* (2006). Dynamically spreading frontal and cingulate deficits mapped in adolescents with schizophrenia. *Archives of General Psychiatry, 63,* 25-34.

VIKEN, R. J., TREAT, T. A., NOSOFSKY, R. M., MCFALL, R. M., et PALMERI, T. J. (2002). Modeling individual differences in perceptual and attentional processes related to bulimic symptoms. *Journal of Abnormal Psychology, 111,* 598-609.

VINCENT, A. (2005) *Mon cerveau a encore besoin de lunettes.* Québec, Québec: Académie Impact.

VITALIANO, P. P., ZHANG, J., et SCANLAN, J. M. (2003). Is caregiving hazardous to one's physical health? A meta-analysis. *Psychological Bulletin, 129,* 946-972.

VOLKMAR, F. R. (2003). Changing perspectives on ADHD. *American Journal of Psychiatry, 160,* 1025-1007.

VOLKOW, N. D. (2006). Map of human genome opens new opportunities for drug abuse research. *NIDA Notes, 20*(4), 3.

WAGNER, K. D., ROBB, A. S., FINDLING, R. L., JIN, J., GUTIERREZ, M. M., et HEYDORN, W. E. (2004). A randomized, placebo-controlled trial of citalopram for the treatment of major depression in children and adolescents. *American Journal of Psychiatry, 161,* 1079-1083.

WAHLBECK, K., CHEINE, M., ESSALI, A., et ADAMS, C. (1999). Evidence of clozapine's effectiveness in schizophrenia: A systematic review and meta-analysis of randomized trials. *American Journal of Psychiatry, 156,* 990-999.

WAHLBECK, K., FORSEN, T., OSMOND, C., BARKER, D. J., et ERIKSSON, J. G. (2001). Association of schizophrenia with low maternal body mass index, small size at birth, and thinness during childhood. *Archives of General Psychiatry, 58,* 48-52.

WAISMANN, R., FENWICK, P. B. C., WILSON, G. D., HEWETT, T. D., et LUMSDEN, J. (2003, avril). EEG responses to visual erotic stimuli in men with normal and paraphilic interests. *Archives of Sexual Behavior, 32*(2), 135-144.

WAKELING, A. (1996). Epidemiology of anorexia nervosa. *Psychiatry Research, 62,* 3-9.

WALDINGER, M. D., ZWINDERMAN, A. H., et OLIVIER, B. (2001). Antidepressants and ejaculation : A double-blind, randomized, placebo-controlled, fixed dose study with paroxetine, sertraline and nefazodone. *Journal of Clinical Psychopharmacology, 21*(3), 293-297.

WALDMAN, I. D., et GIZERA, I. R. (2006). The genetics of attention deficit hyperactivity disorder. *Clinical Psychology Review, 26,* 396-432.

WALKER, E., KESTLER, L., BOLLINI, A., et HOCHMAN, K. M. (2004). Schizophrenia : Etiology and course. *Annual Review of Psychology, 55,* 401-430.

WALLIS, C. (2006, 15 mai). A tale of two schools. *Time,* 49-51.

WALLOT, H.-A. (1988). Pour un bilan des services psychiatriques et de santé mentale au Québec. *Santé Mentale au Québec, 13*(2), 21-34.

WALSH, B. T., FAIRBURN, C. G., MICKLEY, D., SYSKO, R., et PARIDES, M. K. (2004). Treatment of bulimia nervosa in a primary care setting. *American Journal of Psychiatry, 161,* 556-561.

WALSH, B. T., KAPLAN, A. S., ATTIA, E., OLMSTED, M., PARIDES, M., CARTER, J. C., *et al.* (2006). Fluoxetine after weight restoration in anorexia nervosa : A randomized controlled trial. *Journal of the American Medical Association, 295,* 2605-2612.

WALSH, R., et SHAPIRO, S. L. (2006). The meeting of meditative disciplines and Western psychology : A mutually enriching dialogue. *American Psychologist, 61,* 227-239.

WANG, C., CUNNINGHAM, G., DOBS, A., IRANMANESH, A., MATSUMOTO, A. M., SNYDER, P. J., *et al.* (2004). Long-term testosterone gel (AndroGel) treatment maintains beneficial effects on sexual function and mood, lean and fat mass, and bone mineral density in hypogonadal men. *Journal of Clinical Endocrinology and Metabolism, 89,* 2085-2098.

WARNER, M. B., MOREY, L. C., FINCH, J. F., GUNDERSON, J. G., SKODOL, A. E., SANISLOW, C. A., *et al.* (2004). The longitudinal relationship of personality traits and disorders. *Journal of Abnormal Psychology, 113,* 217-227.

WARREN, S. T., et SHERMAN, S. L. (2001). The fragile X syndrome. Dans C. R. Scriver, A. L. Beaudet, W. S. Sly, et D. Valle (dir.), *Metabolic basis of inherited disease* (8ᵉ éd.) (p. 1257-1290). New York, N. Y. : McGraw-Hill.

WASSINK, T. H., HAZLETT, H. C., EPPING, E. A., ARNDT, S., DAGER, S. R., SCHELLENBERG, G. D., *et al.* (2007). Cerebral cortical gray matter over growth and functional variation of the serotonin transporter gene in autism. *Archives of General Psychiatry, 64,* 709-717.

WATSON, D., et CLARK, L. A. (2006). Clinical diagnosis at the crossroads. *Clinical Psychology : Science and Practice, 13,* 210-215.

WATTS, C., et ZIMMERMAN, C. (2002). Violence against women : Global scope and magnitude. *The Lancet, 359*(9313), 1231-1237.

WEBSTER-STRATTON, C., REID, J., et HAMMOND, M. (2001). Social skills and problem-solving training for children with early-onset conduct problems : Who benefits ? *Journal of Child Psychology & Psychiatry & Allied Disciplines, 42*(7), 943-952.

WECHSLER, D. (1975). Intelligence defined and undefined : A relativistic appraisal. *American Psychologist, 30,* 135-139.

WECHSLER, D. (2000). Manuel de l'échelle d'intelligence de Wechsler pour adultes (3ᵉ éd.). Paris, France : Éditions du Centre de Psychologie Appliquée.

WEI, W., SAMBAMOORTHI, U., OLFSON, M., WALKUP, J. T., et CRYSTAL, S. (2005). Use of psychotherapy for depression in older adults. *American Journal of Psychiatry, 162,* 711-717.

WEICH, S., CHURCHILL, R., et LEWIS, G. (2003). Dysfunctional attitudes and the common mental disorders in primary. *Journal of Affective Disorders, 75,* 269-278.

WEINER, I. B., SPIELBERGER, C. D., et ABELES, N. (2002). Scientific psychology and the Rorschach Inkblot Method. *The Clinical Psychologist, 55,* 7-12.

WEINER, I. B., SPIELBERGER, C. D., et ABELES, N. (2003). Once more around the park : Correcting misinformation about Rorschach assessment. *The Clinical Psychologist, 56,* 8-9.

WEISMAN, A. G., NUECHLERLEIN, K. H., GOLDSTEIN, M. J., et SNYDER, K. S. (1998). Expressed emotion, attributions, and schizophrenia symptom dimensions. *Journal of Abnormal Psychology, 107,* 355-359.

WEISMAN, A. G., NUECHTERLEIN, K. H., GOLDSTEIN, M. J., et SNYDER, K. S. (2000). Controllability perceptions and reactions to symptoms of schizophrenia : A within-family comparison of relatives with high and low expressed emotion. *Journal of Abnormal Psychology, 109,* 167-171.

WEISMAN, A. G., ROSALES, G. A., KYMALAINEN, J. A., et ARMESTO, J. C. (2006). Ethnicity, expressed emotion, and schizophrenia patients' perceptions of their family members' criticism. *Journal of Nervous and Mental Disease, 194,* 644-649.

WEISS, R. D., et MIRIN, S. M. (1987). *Cocaine.* Washington, D. C. : American Psychiatric Press.

WEISSMAN, A. N., et BECK, A. T. (1978, novembre). *Development and validation of the Dysfunctional Attitudes Scale : A preliminary investigation.* Communication présentée à la conférence de l'American Educational Research Association. Toronto, Ontario.

WEISSMAN, M. M., PILOWSKY, D. J., WICKRAMARATNE, P. J., TALATI, A., WISNIEWSKI, S. R., FAVA, C. W., *et al.* (2006). Remissions in maternal depression and child psychopathology : A STAR*D-child report. *Journal of the American Medical Association, 295,* 1389-1398.

WEISSMAN, M. M., WICKRAMARATNE, P., NOMURA, Y., WARNER, V., VERDELI, H., PILOWSKY, D. J., *et al.* (2005). Families at high and low risk for depression : A 3-generation study. *Archives of General Psychiatry, 62,* 29-36.

WEISZ, J. R., McCARTY, C. A., et VALERI, S. M. (2006). Effects of psychotherapy for depression in children and adolescents : A meta-analysis. *Psychological Bulletin, 132,* 132-149.

WELCH, M. R., et KARTUB, P. (1978). Socio-cultural correlates of incidence of impotence : A cross-cultural study. *Journal of Sex Research, 14,* 218-230.

WENDER, P. H., ROSENTHAL, D., KETY, S. S., SCHULSINGER, F., et WELNER, J. (1974). Cross-fostering : A research strategy for clarifying the role of genetic and experiential factors in the etiology of schizophrenia. *Archives of General Psychiatry, 30,* 121-128.

WESTEN, D., et GABBARD, G. O. (2002). Developments in cognitive neuroscience : 1. Conflict, compromise, and connectionism. *Journal of the American Psychoanalytic Association, 50,* 53-98.

WESTEN, D., et SHEDLER, J. (1999). Revising and assessing axis II, Part II : Toward an empirically based and clinically useful classification of personality disorders. *The American Journal of Psychiatry, 156,* 273-285.

WHIFFEN, V. E., et GOTLIB, I. H. (1993). Comparison of postpartum and non postpartum depression : Clinical presentation, psychiatric history, and psychosocial functioning. *Journal of Consulting and Clinical Psychology, 61,* 485-493.

WICHMANN, T., et DELONG, M. R. (2006). Deep brain stimulation for neurologic and neuropsychiatric disorders. *Neuron, 52,* 197-204.

WIDIGER, T. A., et CLARK, L. A. (2000). Toward *DSM-V* and the classification of psychopathology. *Psychological Bulletin, 126,* 946-963.

WIDIGER, T. A. (1992). Generalized social phobia versus avoidant personality disorder : A commentary on three studies. *Journal of Abnormal Psychology, 101*, 340-343.

WIDIGER, T. A., et SIMONSEN, E. (2005). Alternative dimensional models of personality disorder : Finding a common ground. *Journal of Personality Disorders, 19*, 110-130.

WIGG, K., ZAI, G., SCHACHAR, R., TANNOCK, R., ROBERTS, W., MALONE, M., *et al.* (2002). Attention deficit hyperactivity disorder and the gene for dopamine beta-hydroxylase. *American Journal of Psychiatry, 159*, 1046-1048.

WILKINS, J. (1997). Anorexia nervosa : Self sabotage in adolescence. *Canadian Journal of Diagnosis*, 1-6.

WILKINSON, D., DOODY, R., HELME, R., TAUBMAN, K., MINTZER, J., KERTESZ, A., *et al.* (2003). Donepezil in vascular dementia : A randomized, placebo-controlled study. *Neurology, 61*, 479-486.

WILLS, T. A., et FILER FEGAN, M. (2001). Social networks and social support. Dans A. Baum, T. A. Revenson, et J. E. Singer (dir.), *Handbook of health psychology* (p. 3-18). Mahwah, N. J. : Lawrence Erlbaum Associates.

WINBLAD, B., KILANDER, L., ERIKSSON, S., MINTHON, L., BATSMAN, S., WETTERHOLM, A. L., *et al.* (2006). Donepezil in patients with severe Alzheimer's disease : Double-blind, parallel-group, placebo-controlled study. *The Lancet, 367*, 1057-1065.

WINERIP, M. (1998, 4 janvier). Binge nights : The emergency on campus. *The New York Times*, A28-A31, A41.

WING, R. R., et POLLEY, B. A. (2001). *Obesity.* Dans A. Baum, T. A. Revenson, et J. E. Singer (dir.), *Handbook of health psychology* (p. 263-279). Mahwah, N. J. : Lawrence Erlbaum Associates.

WINGERT, P. (2000, 4 décembre). No more "afternoon nasties." *Newsweek*, 59.

WINNICOT, D. (1970). *Processus de maturation chez l'enfant.* Paris, France : Payot.

WINSTANLEY, C. A., EAGLE, D. M., et ROBBINS, T. W. (2006). Behavioral models of impulsivity in relation to ADHD : Translation between clinical and preclinical studies. *Clinical Psychology Review, 26*, 379-395.

WINTERER, G., MUSSO, F., BECKMANN, C., MATTAY, V., EGAN, M. F., JONES, D. W., *et al.* (2006). Instability of prefrontal signal processing in schizophrenia. *American Journal of Psychiatry, 163*, 1960-1968.

WINTGENS, A., et HAYEZ, J.-Y. (2006). Guidance psychopédagogique des parents d'enfants atteints d'autisme. *La psychiatrie de l'enfant, 49*(1), 207-226.

WITKIEWICZ, K., et MARLATT, G. A. (2004). Relapse prevention for alcohol and drug problems : That was *Zen*, this is *Tao. American Psychologist, 59*, 224-235.

WITTSTEIN, I. S., THIEMANN, D. R., LIMA, J. A. C., BAUGHMAN, K. L., SCHULMAN, S. P., GERSTENBLITH, G., *et al.* (2006). Neurohumoral features of myocardial stunning due to sudden emotional stress. *New England Journal of Medicine, 352*, 539-548.

WOERNER, M. G., ROBINSON, D. G., ALVIR, J. M., SHEITMAN, B. B., LIEBERMAN, J. A., et KANE, J. M. (2003). Clozapine as a first treatment for schizophrenia. *American Journal of Psychiatry, 160*, 1514-1516.

WOLFE, D. A., SCOTT, K., WEKERLE, C., et PITTMAN, A.-L. (2001, mars). Child maltreatment : Risk of adjustment problems and dating violence in adolescence. *Journal of American Academy of Child & Adolescent Psychiatry, 40*(3), 282-289.

WOLPE, J., et LAZARUS, A. A. (1966). *Behavior therapy techniques.* New York, N. Y. : Pergamon Press.

WOOD, M. D., VINSON, D. C., et SHER, K. J. (2001). Alcohol use and misuse. Dans A. Baum, T. A. Revenson, et J. E. Singer (dir.), *Handbook of health psychology* (p. 280-320). Mahwah, N. J. : Lawrence Erlbaum Associates.

WOOD, S. E., GREENWOOD, E., BOYD, D., et HÉTU, F. (2009). *L'univers de la psychologie.* Saint-Laurent, Québec : Éditions du Renouveau Pédagogique Inc.

WOODS, S. C., SCHWARTZ, M. W., BASKIN, D. G., et SEELEY, R. J. (2000). Food intake and the regulation of body weight. *Annual Review of Psychology, 51*, 255-277.

WRIGHT, J. H., WRIGHT, A. S., ALBANO, A. M., BASCO, M. R., GOLDSMITH, J., RAFFIELD, T., *et al.* (2006). Computer-assisted cognitive therapy for depression : Maintaining efficacy while reducing therapist time. *American Journal of Psychiatry, 162*, 1158-1164.

WRIGHT, P., et KANTROWITZ, B. (2002, 7 octobre). Young and depressed. *Newsweek*, 53-60.

WU, P., HOVEN, C. W., COHEN, P., LIU, X., MOORE, R. E., TIET, Q., *et al.* (2001). Factors associated with use of mental health services for depression by children and adolescents. *Psychiatric Services, 52*(2), 189-195.

XU, K., LICHTERMANN, D., LIPSKY, R. H., FRANKE, P., LIU, X., HU, Y., *et al.* (2004). Association of specific haplotypes of D2 dopamine receptor gene with vulnerability to heroin dependence in 2 distinct populations. *Archives of General Psychiatry, 61*, 597-606.

YAGER, J. (2005, 18 mai). Which psychotherapy for acute anorexia nervosa ? *Journal Watch Psychiatry.* Document consulté le 7 avril 2006 de http://psychiatry.jwatch.org/cgi/content/full/2005/518/1.

YAGER, J. (2006, octobre). Which patients with major depression will relapse despite maintenance fluoxetine ? *Journal Watch Psychiatry.* Document consulté le 16 octobre 2006 de http://psychiatry.jwatch.org/cgi/content/full/2006/1016/4.

YANG, L. H., PHILLIPS, M. R., LICHT, D. M., et HOOLEY, J. M. (2004). Causal attributions about schizophrenia in families in China : Expressed emotion and patient relapse. *Journal of Abnormal Psychology, 113*, 592-602.

YANG, Q., RASMUSSEN, S. A., et FRIEDMAN, J. M. (2002). Mortality associated with Down's syndrome in the USA from 1983 to 1997 : A population-based study. *The Lancet, 359*, 1019-1025.

YEARGIN-ALLSOPP, M., RICE, C., KARAPURKAR, T., DOERNBERG, N., BOYLE, C., et MURPHY, C. (2003). Prevalence of autism in a US metropolitan area. *Journal of the American Medical Association, 289*(1), 49-55.

YOUNG, E. A, McFATTER, R., et CLOPTON, J. R. (2001). Family functioning, peer influence, and media influence as predictors of bulimic behaviour. *Eating Behaviors, 2*, 323-337.

ZACHOR, D. A., BEN-ITZCHAK, E., RABINOVICH, A.-L., et LAHAT, E. (2007, octobre-décembre). Change in autism core symptoms with intervention, research in autism spectrum. *Disorders, 1*(4), 304-317.

ZHU, A. J, et WALSH, B. T. (2002). Pharmacologic treatment of eating disorders. *Canadian Journal of Psychiatry, 47*(3), 227-234.

ZICKLER, P. (2006, octobre). Marijuana smoking is associated with a spectrum of respiratory disorders. *NIDA Notes, 21*(1), 12-13.

ZIMMERMAN, M., CHELMINSKI, I., et YOUNG, D. (2000). Prevalence and diagnostic correlates of *DSM-IV* pathological gambling in psychiatric outpatients. *Journal of Gambling Studies, 22*, 255-262.

ZUCKER, K. J. (2005a). Gender identity disorder in children and adolescents. *Annual Review of Clinical Psychology, 1,* 467-492.

ZUCKER, K. J. (2005b). Gender identity disorder in girls. Dans D. J. Bell, S. L. Foster, et E. J Mash (dir.), *Handbook of behavioral and emotional problems in girls: Issues in clinical child psychology* (p. 285-319). Kluwer Academic/Plenum Publishers.

ZVOLENSKY, M. J., ARRINDELL, W. A., TAYLOR, S., BOUVARD, M., COX, B. J., STEWART, S. H., *et al.* (2003). Cross-cultural assessment and abnormal psychology. *Behaviour Research and Therapy, 41,* 841-859.

ZWACK, P. (1999, 7 mars). *L'autisme aujourd'hui au Québec.* Communication présentée à la conférence de la Fédération québécoise de l'autisme et des autres troubles envahissants du développement (FQATED). Montréal, Québec: Fédération québécoise de l'autisme et des autres troubles envahissants du développement. Document consulté le 3 mars 2011 de http://www.autisme.qc.ca/bibliotheque/documents-archives/conference-lautisme-aujourdhui-au-quebec.html.

ZWEIG-FRANK, H., et PARIS, J. (1991). Parent's emotional neglect and overprotection according to the recollections of patients with borderline personality disorder. *American Journal of Psychiatry, 148,* 648-651.

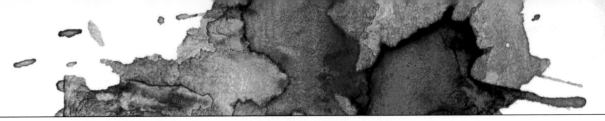

Page couverture: Yan Mathieu, *Le Regard* (2006), Collection Vincent et moi.

Chapitre 1

Page 1: Vladimir Wrangel/Shutterstock. *Page 5*: Peter McCabe/CP Images. *Page 7*: Bill Gozansky/Alamy. *Page 9*: *(en haut)* Musée national, Danemark/Munoz-Yague/Science Photo Library; *(en bas)* The Granger Collection. *Page 10*: The Granger Collection. *Page 11*: Mark Strozier/iStockphoto.com. *Page 13*: Bibliothèque et Archives Canada/C-088566. *Page 14*: Archives de La Presse. *Page 15*: Cinema Photo/Corbis. *Page 16*: *(en haut)* Bettmann/Corbis; *(en bas)* The Granger Collection. *Page 19*: Catchlight Visual Services/Alamy. *Page 20*: *(en haut)* YouraPechkin/iStockphoto.com; *(en bas)* Kati Neudert/iStockphoto.com. *Page 23*: Bettmann/Corbis. *Page 24*: Noam Armonn/iStockphoto.com. *Page 26*: Albert Ellis Institute. *Page 27*: Dr Aaron T. Beck.

Chapitre 2

Page 43: Julien Tromeur/Shutterstock. *Page 49*: Rich Legg/iStockphoto. *Page 52*: Thomas A. Widiger. *Page 62*: Reproduit avec l'autorisation de l'éditeur de Henry A. Murray, *Thematic Apperception Test*, Cambridge, Mass. *Page 68*: Richard T. Nowitz/Corbis. *Page 69*: Scott Camazine/Photo Researchers Inc. *Page 70*: *(en haut)* Brookhaven National Laboratory; *(en bas)* Visuals Unlimited. *Page 76*: Sophie Bassouls/Sygma/Corbis. *Page 81*: Chris Schmidt/iStockphoto.com.

Chapitre 3

Page 85: Optimarc/Shutterstock. *Page 87*: Udo Weber/iStockphoto.com. *Page 90*: Biology Media/Science Source/Photo Researchers Inc. *Page 93*: TommL/iStockphoto.com. *Page 94*: *(à gauche)* Karen Grigoryan/Shutterstock.com; *(à droite)* xyno6/iStockphoto.com. *Page 96*: Endostock/Dreamstime.com. *Page 103*: Michael Banks/Stone All Stock/Getty Images Inc. *Page 107*: Alon Reininger/Woodfin Camp and Associates.

Chapitre 4

Page 109: Mark Cinotti/Shutterstock. *Page 117*: Sony Pictures Entertainment/Photofest. *Page 120*: *(à gauche)* Peter McCabe/CP Images; *(à droite)* Craig DeBourbon/iStockphoto.com. *Page 134*: Bob Mahoney/The Image Works.

Chapitre 5

Page 141: Dima Fadeev/Shutterstock. *Page 146*: Louie Psihoyos/Corbis. *Page 148*: gosn.Momcilo/Shutterstock.

Chapitre 6

Page 169: 1973kla/Shutterstock. *Page 171*: Jack Malipan Travel Photography/Alamy. *Page 176*: *(à gauche)* Jim Pruitt/iStockphoto.com; *(à droite)* Arthur Kwiatkowski/iStockphoto.com. *Page 178*: IGphotography/iStockphoto.com. *Page 181*: Yuri Arcurs/Shutterstock. *Page 191*: bttoro/iStockphoto.com. *Page 193*: Bubbles Photolibrary/Alamy. *Page 196*: Phototake Inc./Alamy.

Chapitre 7

Page 203: Oleg Senkov/Shutterstock. *Page 207*: Tony Freeman/PhotoEdit, Inc. *Page 209*: Photoeuphoria/Dreamstime. *Page 213*: *(en haut, à gauche)* Ho New/Reuters; *(en haut, à droite)* David Gray/Reuters/Corbis; *(en bas)* Andreas Solaro/AFP/Getty Images. *Page 219*: MarFot/Shutterstock.

Chapitre 8

Page 221: Re_bekka/Shutterstock. *Page 228*: Jerry Koch/iStockphoto.com. *Page 233*: Johan Gerber/Shutterstock. *Page 238*: Wavebreakmedia ltd/Shutterstock. *Page 241*: *(en haut)* Lizette Potgieter/Shutterstock; *(en bas)* Netfalls/Shutterstock. *Page 243*: liubomir/Shutterstock. *Page 249*: The Power of Forever Photography/iStockphoto.com.

Chapitre 9

Page 253: Fekete Tibor/Shutterstock. *Page 257*: Savino/The Image Works. *Page 260*: Bettman/Corbis. *Page 263*: Dr. P. Marazzi/PhotoResearchers. *Page 264*: Miao Long/iStockphoto.com. *Page 265*: Willie B. Thomas/iStockphoto.com. *Page 267*: Robert Churchill/iStockphoto.com. *Page 270*: Laima E. Druskis/Pearson Education/PH College. *Page 277*: Elena Efimova/Shutterstock. *Page 279*: Richard Renaldi/Richard Renaldi.

Chapitre 10

Page 283: Larisa Lofitskaya/Shutterstock. *Page 285*: Ingrid Balabanova/Shutterstock. *Page 287*: AP Wild Word Photos. *Page 301*: David Young Wolff/PhotoEdit Inc. *Page 302*: AnneMS/Shutterstock. *Page 307*: Moodboard/Alamy. *Page 308*: Sovereign, ISM/Science Photo Library. *Page 317*: Aurora Photos/Alamy. *Page 328*: Zorani/iStockphoto.com. *Page 330*: Palco Labs, Inc.

Chapitre 11

Page 331: Siloto/Shutterstock. *Page 340*: Tim Larsen/AP Photo/CP Images. *Page 341*: Philip Sayer/Alamy. *Page 343*: Voronin76/Shutterstock. *Page 344*: Bork/Shutterstock. *Page 345*: Tyler Olson/Shutterstock. *Page 348*: *(en haut)* Dʳ Robert P. Friedland, Case Western Reserve University, gracieuseté de *Clinical Neuroimaging*, © 1988 John Wiley and Sons, Inc.; *(en bas)* illusionstudio/Shutterstock. *Page 351*: Iofoto/ Shutterstock. *Page 353*: Jacques Boissinot/CP Images. *Page 355*: Catherine Bauknight/ZUMA/Corbis.

Chapitre 12

Page 357: Yalayama/Shutterstock. *Page 359*: Getty Images. *Page 361*: *(à gauche)* National Library of Medicine/Science Photo Library; *(à droite)* US National Library of Medicine/Science Photo Library. *Page 369*: Dhoxax/Shutterstock. *Page 370*: Paramount Pictures/The Kobal Collection. *Page 371*: Pierre Ostiguy (1949-2009), *Fuite cauchemardesque* (2005)/© Fondation du Centre hospitalier de Granby. *Page 376*: Dʳ Monte S. Buchsbaum, Mount Sinai School of Medicine, New York, NY. *Page 377*: David Lees/Corbis. *Page 388*: Patrick Molnar/Getty Images. *Page 389*: © Diaphana Distribution.

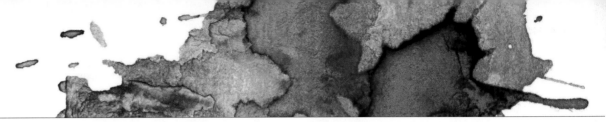

INDEX